中国科学院教材建设专家委员会规划教材
高等医药院校教材

案例版™

供临床、预防、基础、口腔、麻醉、影像、药学、检验、护理、法医等专业使用

诊 断 学

第 2 版

主　　编　李春艳　区文超
副 主 编　徐兆龙　刘　荣　童向民　徐米清　王玉明
编　　委　（按姓氏汉语拼音排序）
　　　　　蔡恩泽（大连医科大学附属大连市第五人民医院）
　　　　　柴文戌（锦州医科大学附属第一医院）
　　　　　郭　莹（锦州医科大学附属第一医院）
　　　　　李　猛（潍坊医学院）
　　　　　李春艳（大连医科大学附属第一医院）
　　　　　刘　丹（大连医科大学附属第一医院）
　　　　　刘　荣（昆明医科大学第一附属医院）
　　　　　卢书明（大连医科大学附属第一医院）
　　　　　孟　华（大连医科大学附属第一医院）
　　　　　区文超（广州医科大学附属第二医院）
　　　　　单　斌（昆明医科大学第一附属医院）
　　　　　童向民（浙江省人民医院）
　　　　　王　莹（浙江省人民医院）
　　　　　王　哲（大连医科大学附属第一医院）
　　　　　王剑超（浙江省立同德医院）
　　　　　王秋林（成都医学院第一附属医院）
　　　　　王玉明（昆明医科大学第二附属医院）
　　　　　徐米清（广州医科大学附属第二医院）
　　　　　徐兆龙（锦州医科大学附属第一医院）
　　　　　许浦生（广州医科大学附属第二医院）
　　　　　杨　丽（昆明医科大学第三附属医院）
　　　　　张丽梅（哈尔滨医科大学附属第二医院）
编写秘书　卢书明

科 学 出 版 社
北　京

郑 重 声 明

为顺应教育部教学改革潮流和改进现有的教学模式，适应目前高等医学院校的教育现状，提高医学教育质量，培养具有创新精神和创新能力的医学人才，科学出版社在充分调研的基础上，引进国外先进的教学模式，独创案例与教学内容相结合的编写形式，组织编写了国内首套引领医学教育发展趋势的案例版教材。案例教学在医学教育中，是培养高素质、创新型和实用型医学人才的有效途径。

案例版教材版权所有，其内容和引用案例的编写模式受法律保护，一切抄袭、模仿和盗版等侵权行为及不正当竞争行为，将被追究法律责任。

图书在版编目（CIP）数据

诊断学 / 李春艳，区文超主编 . —2 版 . —北京：科学出版社，2021.4
中国科学院教材建设专家委员会规划教材·高等医药院校教材
ISBN 978-7-03-063964-6

Ⅰ.①诊… Ⅱ.①李… ②区… Ⅲ.①诊断学－医学院校－教材 Ⅳ.① R44

中国版本图书馆 CIP 数据核字（2019）第 287628 号

责任编辑：李 植／责任校对：郭瑞芝
责任印制：赵 博／封面设计：陈 敬

科学出版社 出版
北京东黄城根北街 16 号
邮政编码：100717
http://www.sciencep.com
北京世汉凌云印刷有限公司 印刷
科学出版社发行 各地新华书店经销

*

2008 年 5 月第 一 版 开本：850×1168 1/16
2021 年 4 月第 二 版 印张：31 1/2
2021 年 4 月第四次印刷 字数：924 000

定价：109.00 元
（如有印装质量问题，我社负责调换）

前　　言

　　诊断学是基础医学向临床医学过渡的一门桥梁课程，是医学生非常重要的专业基础课之一。为了提高教学效果，培养学生的临床思维和实践能力，科学出版社于2006年组织编写了《诊断学》（案例版）教材。该教材创新性地采用了案例式的编写模式，在症状学、体格检查、各个系统常见的异常发现及鉴别、实验诊断学等章节中，用案例引导教学，将案例与教学内容的核心知识点相结合，提出若干思考题，在随后的教学内容中，逐条分析案例，给予解答。其灵活生动、卓有成效的教学成果得到了众多医药院校教师和学生的好评，在教学中纷纷选用该教材，开展案例教学。大家在肯定教材创新、特色的同时，也提出了许多中肯的意见和建议。

　　《诊断学》（案例版）出版至今已经历时十余年，根据目前高等医药院校的教学现状，为适应教学改革和改进现有的案例版教材，科学出版社决定启动修订再版工作。第2版教材在第1版的基础上做了适当修订，仍然以五年制医学本科生为基本点，以临床医学专业为重点对象，以方便教师教学和学生学习为出发点。本教材的编写充分体现案例特色，并涵盖了五年制"诊断学"教学大纲规定的理论知识内容，结合理论知识对案例进行相应的分析和总结。本教材适用于五年制临床、预防、基础、口腔、麻醉、影像、药学、检验、护理、法医等专业本科生的"诊断学"学习，也可以作为全国硕士研究生统一招生考试和国家执业医师资格考试的复习参考用书。主要修订内容如下：

　　1. 症状学部分　更新了部分案例及图片，删减了消化不良，增加了消瘦、便秘等症状。

　　2. 体格检查部分　删减了各部分体格检查纲要和结果记录举例，在全身体格检查章节中详细列举了全身体格检查纲要。修订了部分图片、表格，更新并增加了部分章节的标准化案例。

　　3. 辅助检查部分　增补和更换了部分心电图图片和案例，并对部分概念和诊断标准进行了修订和更新。

　　4. 临床常用诊断技术　将本章单独列为一篇，并调整了部分内容，取消了临床上很少应用的诊断技术（如十二指肠液引流术），补充了胃管置入术。

　　5. 实验诊断学部分　参考国内外最新指南、共识等资料对临床常用的免疫学检测、常见病原体检测及生物化学检测等章节相关内容进行了修改补充。重拍了血液一般检测及骨髓细胞形态学检查的图片，补充了缺铁性贫血和巨幼细胞贫血的实验室检测，新增了临床分子生物学检测（基因诊断、染色体检测）。删减了一些重复的内容，如检验标本的采集、运送和保存在概论中已讲述，在以后的各章节中予以删除；血气分析及酸碱平衡失调在肺功能检查章节中讲述，在生化检测一章中予以删除。并统一了术语。

　　6. 病历书写　取消了表格式住院病历举例，增加了电子病历书写和管理介绍。

　　7. 补充了数字化资源内容　包括各章节教学PPT、体格检查、问诊及部分章节的视频、动画。

　　8. 编写了配套思维导图习题集　以便满足学生及教师需求，供学生学习、复习考研及准备执业医师资格考试参考。

　　在本教材的编写过程中，得到了科学出版社、大连医科大学、广州医科大学和各参编院校各级领导、专家的关怀和指导，特别是《诊断学》（案例版）的主编与编者的工作基础是我们完成本书的重要参考，在此致以深深的谢意。

　　虽然全体编者编写本教材都投入了极大的热情和精力，但由于修订篇幅较大，改动内容较多，难免存在不足与疏漏，我们期待得到使用本教材的广大师生及同道、专家和读者的批评指正，以便再版时修订。

李春艳　区文超

2019年3月

目　　录

绪论………………………………………………………………………………………………1

第一篇　症　状　学

第 1 章　常见症状………………………………………………………………………………4
第一节　发热………………………………………………………………………………4
第二节　皮肤黏膜出血……………………………………………………………………8
第三节　水肿………………………………………………………………………………10
第四节　咳嗽与咳痰………………………………………………………………………13
第五节　咯血………………………………………………………………………………15
第六节　呼吸困难…………………………………………………………………………17
第七节　胸痛………………………………………………………………………………20
第八节　发绀………………………………………………………………………………21
第九节　心悸………………………………………………………………………………23
第十节　恶心与呕吐………………………………………………………………………25
第十一节　呕血……………………………………………………………………………27
第十二节　便血……………………………………………………………………………29
第十三节　腹痛……………………………………………………………………………30
第十四节　腹泻……………………………………………………………………………34
第十五节　便秘……………………………………………………………………………36
第十六节　黄疸……………………………………………………………………………38
第十七节　血尿……………………………………………………………………………41
第十八节　尿频、尿急与尿痛……………………………………………………………44
第十九节　少尿、无尿与多尿……………………………………………………………45
第二十节　腰背痛…………………………………………………………………………47
第二十一节　关节痛………………………………………………………………………50
第二十二节　消瘦…………………………………………………………………………52
第二十三节　头痛…………………………………………………………………………54
第二十四节　眩晕…………………………………………………………………………56
第二十五节　晕厥…………………………………………………………………………57
第二十六节　抽搐与惊厥…………………………………………………………………59
第二十七节　意识障碍……………………………………………………………………61

第二篇　问　诊

第 2 章　问诊……………………………………………………………………………………64
第一节　问诊的重要性……………………………………………………………………64
第二节　问诊的医德要求…………………………………………………………………64
第三节　问诊的内容………………………………………………………………………64
第四节　问诊的基本方法与技巧…………………………………………………………66
第五节　特殊情况的问诊技巧……………………………………………………………67
第六节　重点问诊的方法…………………………………………………………………67

第三篇　体　格　检　查

第 3 章　基本检查方法…………………………………………………………………………69
第一节　视诊………………………………………………………………………………69

第二节 触诊 …………………………………………………………………………… 69
第三节 叩诊 …………………………………………………………………………… 70
第四节 听诊 …………………………………………………………………………… 71
第五节 嗅诊 …………………………………………………………………………… 71
第六节 体格检查的基本要求及注意事项 …………………………………………… 72
第4章 一般检查 ………………………………………………………………………… 74
第一节 全身状态检查 ………………………………………………………………… 74
第二节 皮肤 …………………………………………………………………………… 79
第三节 淋巴结 ………………………………………………………………………… 82
第四节 一般检查中的某些异常发现 ………………………………………………… 84
第5章 头部检查 ………………………………………………………………………… 88
第一节 头发与头皮 …………………………………………………………………… 88
第二节 头颅 …………………………………………………………………………… 88
第三节 颜面及其器官 ………………………………………………………………… 89
第四节 头部检查中某些异常发现及其鉴别 ………………………………………… 96
第6章 颈部检查 ………………………………………………………………………… 101
第一节 颈部检查内容 ………………………………………………………………… 101
第二节 颈部包块及其鉴别 …………………………………………………………… 103
第7章 胸部检查 ………………………………………………………………………… 105
第一节 胸部的体表标志 ……………………………………………………………… 105
第二节 胸壁、胸廓和乳房 …………………………………………………………… 108
第三节 肺和胸膜 ……………………………………………………………………… 112
第四节 呼吸系统异常发现及其鉴别 ………………………………………………… 119
第五节 心脏检查 ……………………………………………………………………… 126
第六节 血管检查 ……………………………………………………………………… 139
第七节 心血管系统常见异常发现及其鉴别 ………………………………………… 143
第8章 腹部检查 ………………………………………………………………………… 151
第一节 腹部的体表标志及分区 ……………………………………………………… 151
第二节 视诊 …………………………………………………………………………… 152
第三节 听诊 …………………………………………………………………………… 157
第四节 叩诊 …………………………………………………………………………… 158
第五节 触诊 …………………………………………………………………………… 161
第六节 腹部异常发现及其鉴别 ……………………………………………………… 170
第9章 肛门、直肠和生殖器检查 ……………………………………………………… 182
第一节 肛门与直肠检查 ……………………………………………………………… 182
第二节 男性生殖器检查 ……………………………………………………………… 183
第三节 女性生殖器检查 ……………………………………………………………… 185
第10章 脊柱与四肢检查 ………………………………………………………………… 187
第一节 脊柱检查 ……………………………………………………………………… 187
第二节 四肢与关节检查 ……………………………………………………………… 188
第11章 神经系统检查 …………………………………………………………………… 192
第一节 脑神经检查 …………………………………………………………………… 192
第二节 运动功能检查 ………………………………………………………………… 194
第三节 感觉功能检查 ………………………………………………………………… 195
第四节 神经反射检查 ………………………………………………………………… 196
第五节 自主神经功能检查 …………………………………………………………… 200
第12章 全身体格检查 …………………………………………………………………… 201
第一节 全身体格检查的基本要求 …………………………………………………… 201

第二节 全身体格检查纲要 ……………………………………………………………………… 201
第三节 特殊情况的体格检查 …………………………………………………………………… 205
第四节 重点体格检查 …………………………………………………………………………… 207
第五节 全身与重点体格检查中常见的问题 ………………………………………………… 207

第四篇 辅 助 检 查

第 13 章 心电图 …………………………………………………………………………………… 208
第一节 临床心电学的基本知识 ……………………………………………………………… 208
第二节 心电图的测量和正常数据 …………………………………………………………… 214
第三节 心房肥大和心室肥大 ………………………………………………………………… 218
第四节 心肌缺血与 ST—T 改变 ……………………………………………………………… 220
第五节 心肌梗死 ………………………………………………………………………………… 223
第六节 心律失常 ………………………………………………………………………………… 229
第七节 电解质紊乱和药物影响 ……………………………………………………………… 245
第八节 其他常用心电学检查 ………………………………………………………………… 248
第九节 心电图的分析方法和临床应用 ……………………………………………………… 252
第 14 章 肺功能检查 …………………………………………………………………………… 254
第一节 肺容积检查 …………………………………………………………………………… 254
第二节 通气功能检查 ………………………………………………………………………… 256
第三节 换气功能检查 ………………………………………………………………………… 259
第四节 小气道功能检查 ……………………………………………………………………… 261
第五节 血气分析与酸碱测定 ………………………………………………………………… 264
第 15 章 内镜检查 ……………………………………………………………………………… 270
第一节 上消化道内镜检查 …………………………………………………………………… 270
第二节 内镜逆行胰胆管造影术 ……………………………………………………………… 272
第三节 下消化道内镜检查 …………………………………………………………………… 273
第四节 支气管镜检查及支气管肺泡灌洗 …………………………………………………… 274

第五篇 临床常用诊断技术

第 16 章 临床常用诊断技术 …………………………………………………………………… 278
第一节 胸膜腔穿刺和胸膜活体组织检查术 ………………………………………………… 278
第二节 腹腔穿刺术 …………………………………………………………………………… 279
第三节 骨髓穿刺及骨髓活组织检查 ………………………………………………………… 280
第四节 腰椎穿刺 ……………………………………………………………………………… 282
第五节 心包穿刺术 …………………………………………………………………………… 283
第六节 肝穿刺活组织检查术及肝穿刺抽脓术 ……………………………………………… 284
第七节 肾穿刺活检 …………………………………………………………………………… 286
第八节 淋巴结穿刺术及活组织检查术 ……………………………………………………… 288
第九节 中心静脉压测定 ……………………………………………………………………… 288
第十节 胃管置入及胃液采集术 ……………………………………………………………… 290
第十一节 导尿术 ……………………………………………………………………………… 291

第六篇 实验诊断学

第 17 章 概论 …………………………………………………………………………………… 292
第一节 实验诊断学及其进展 ………………………………………………………………… 292
第二节 临床检验标本的采集方法 …………………………………………………………… 294
第三节 实验诊断的影响因素和质量控制 …………………………………………………… 296
第 18 章 临床血液学检测 ……………………………………………………………………… 299
第一节 血液一般检测 ………………………………………………………………………… 299

第二节 常见贫血的实验室检测 …………………………………………………………… 315
第三节 骨髓细胞形态学检查 …………………………………………………………… 325
第四节 血型鉴定与交叉配血试验 ……………………………………………………… 348
第五节 血栓与止血的检验 ……………………………………………………………… 353

第 19 章 排泄物、分泌物及体液检测 …………………………………………………… 368
第一节 尿液检验 ………………………………………………………………………… 368
第二节 粪便检验 ………………………………………………………………………… 376
第三节 痰液检查 ………………………………………………………………………… 378
第四节 脑脊液检查 ……………………………………………………………………… 379
第五节 浆膜腔积液的检查 ……………………………………………………………… 385
第六节 生殖系统分泌物检查 …………………………………………………………… 389

第 20 章 肾功能实验室检测 ……………………………………………………………… 396
第一节 肾小球功能检测 ………………………………………………………………… 396
第二节 肾小管功能检测 ………………………………………………………………… 399
第三节 血清尿酸的测定 ………………………………………………………………… 401
第四节 肾功能检测项目的选择与应用 ………………………………………………… 402

第 21 章 肝功能实验室检测 ……………………………………………………………… 403
第一节 蛋白质代谢功能检测 …………………………………………………………… 403
第二节 胆红素代谢检测 ………………………………………………………………… 406
第三节 胆汁酸代谢检测 ………………………………………………………………… 408
第四节 血清酶学检验 …………………………………………………………………… 408
第五节 摄取、排泄功能检查 …………………………………………………………… 413
第六节 肝病检测项目的选择与应用 …………………………………………………… 413

第 22 章 临床常用生物化学检测 ………………………………………………………… 415
第一节 血糖及其代谢产物的检测 ……………………………………………………… 415
第二节 血清脂质和脂蛋白检测 ………………………………………………………… 418
第三节 心肌酶和心肌蛋白检测 ………………………………………………………… 421
第四节 血、尿淀粉酶和血脂肪酶的检测 ……………………………………………… 424
第五节 血清电解质检测 ………………………………………………………………… 425
第六节 内分泌功能测定 ………………………………………………………………… 427

第 23 章 临床常用免疫学检测 …………………………………………………………… 436
第一节 体液免疫检测 …………………………………………………………………… 436
第二节 细胞免疫功能检查 ……………………………………………………………… 439
第三节 肿瘤标志物检测 ………………………………………………………………… 443
第四节 自身抗体检测 …………………………………………………………………… 449

第 24 章 临床常见病原体检测 …………………………………………………………… 454
第一节 病原体检测方法 ………………………………………………………………… 454
第二节 病原体耐药性检测 ……………………………………………………………… 455
第三节 细菌感染的检测 ………………………………………………………………… 457
第四节 病毒感染的检测 ………………………………………………………………… 461
第五节 真菌感染的检测 ………………………………………………………………… 468
第六节 其他感染的病原体检测 ………………………………………………………… 469
第七节 医院感染的常见病原体检测 …………………………………………………… 470

第 25 章 临床分子生物学检测 …………………………………………………………… 472
第一节 基因诊断 ………………………………………………………………………… 472
第二节 染色体检测 ……………………………………………………………………… 477

第七篇　病历书写

第 26 章　病历书写的重要性 ·· 482
第 27 章　病历书写的基本要求 ·· 483
第 28 章　病历书写的种类、格式及内容 ······································ 484
　第一节　住院期间病历 ··· 484
　第二节　门（急）诊病历 ·· 488
第 29 章　电子病历 ·· 490

第八篇　疾病的诊断步骤和临床思维方法

第 30 章　疾病的诊断步骤 ·· 491
第 31 章　临床思维方法 ··· 492
参考文献 ··· 494

绪　　论

诊断学（diagnostics）是一门应用医学基本理论、基本方法、基本技能和临床思维方法对疾病进行诊断的一门学科，是基础医学过渡到临床医学各学科学习的桥梁课程，也是临床医学各学科的基础。要成为一名优秀的临床医师，必须熟练掌握诊断学的基础理论知识、基本技能和方法。

一、诊断学的内容

诊断学的内容，包括搜集临床资料的步骤和方法；对症状、体征、各种实验室及其他检查结果的评价、分析和推理；对疾病预后的判断等，都是临床工作者必须学习和掌握的。主要的基本诊断方法包括：病史采集、体格检查、实验诊断、心电图及其他特殊器械诊断技术。

（一）症状诊断

1. 问诊（inquisition）　即病史采集，是医师通过和患者或有关人员交谈，借以了解疾病的发生、发展、诊疗过程和既往健康情况等，从而提出临床判断的一种诊断方法。症状诊断主要是通过问诊来实现的，问诊是诊断疾病的第一步，一些疾病可从问诊得出初步诊断，大多数情况下可为进一步诊断提供重要的线索。

2. 症状（symptom）　患者病后对机体生理功能异常的自身体验和感觉称为症状，如瘙痒、疼痛、心悸、恶心及眩晕等。症状常能较早地提示疾病的存在，临床上，有时患者已出现异常感受，但尚不能检查出病理形态改变，因此症状对早期发现疾病、诊断疾病具有重要意义。研究症状发生的病因和机制、同一症状在不同疾病的特点，可以帮助医师对疾病进行分析和判断，对形成初步诊断起着导向作用。可以通过对常见症状的学习，初步学会分析症状的病因、产生机制、临床表现和诊断要点，达到正确诊断的目的。

（二）检体诊断

医师运用自己的感官或借助于传统的检查工具（如听诊器、叩诊锤、血压计、体温计等）对患者进行观察和检查，称为体格检查。体格检查时的异常发现，即患者的体表或内部结构发生可察觉的改变称为体征（sign），如皮肤黄染、肝脾大等。症状和体征可单独出现或同时存在。通过体格检查发现体征，进一步提出的诊断称为检体诊断。体格检查的基本方法包括视诊、触诊、叩诊和听诊。体格检查的结果准确与否，直接关系到诊断的正确与否，是建立正确诊断的关键。

（三）实验诊断

实验诊断（laboratory diagnosis）是通过物理、化学、生物学、生物化学、微生物学、免疫学和分子生物学等实验室检查方法，对患者的血液、体液、排泄物、分泌物、组织细胞等标本进行检查，从而获得疾病的病原体、组织的病理形态改变和器官功能变化等资料，再结合临床病情进行全面、综合分析，以协助临床诊断的一种诊断方法。随着科学技术飞速发展，各种现代化仪器设备不断涌现，检查范围不断扩大，检查结果日益准确，实验诊断已成为临床诊断不可缺少的重要组成部分。但是，由于疾病的阶段性及标本的采集、转送和保存，以及检验方法的精确程度、仪器的稳定性、试剂的质量和技术人员的操作技能等环节的不同，均可能导致数据差异。当实验室检查结果与临床其他资料不符时，必须结合临床全面分析，必要时进行复查。

（四）辅助检查

辅助检查包括心电图检查、心向量图、肺功能检查及内镜等器械检查，以及一些临床常用诊断技术，如胸膜腔穿刺术、腹膜腔穿刺术、心包腔穿刺术及腰椎穿刺术等。在问诊、体格检查、必要的实验室检查的基础上，有针对性地选用辅助检查，可以对临床诊断疾病提供依据。

（五）病历书写和诊断方法

病历是关于患者发病情况、病情发展变化、转归和诊疗情况的系统记录，是临床医师做出诊断、选择治疗、判断预后的重要依据，是依法行医的法律文件。书写完整的病历是医师必须掌握的一项基本技能，在书写病历的过程中各级医师的业务水平可得到不断提高。病历的质量可以反映医疗质量和学术水平的高低，是考核医院综合水平和医务人员业务、医德水平的凭证。

诊断的过程就是认识疾病的过程，也是透过现象看本质的过程。要做出正确的诊断，不仅需要足够的医学专业知识和技能，还必须有正确的诊断步骤和思维方法。诊断学课程，将主要学习诊断疾病的步骤、诊断思维方法，为今后的临床实践奠定基础。

二、诊断疾病的步骤和临床思维方法

（一）疾病的诊断步骤及相关注意事项

1. 疾病的诊断步骤

（1）第一步：收集资料。①病史采集：客观而详细的病史资料对诊断有极大的帮助，甚至可以解决半数以上的诊断问题；②体格检查：在问诊的基础上进行全面、系统又重点深入的体格检查，可解决大部分临床诊断问题；③实验室检查及辅助检查：在问诊及体格检查的基础上，有的放矢地选择适当的项目，使临床诊断更及时、准确。

（2）第二步：资料的综合分析。通过对以上资料的综合分析，抓住主要矛盾，做出初步诊断。

（3）第三步：验证或修正诊断。通过对病情变化的细致观察、进一步检查及对治疗效果的判断，在临床实践中验证或修正诊断。

2. 诊断相关的注意问题

（1）常见误诊、漏诊的原因：①资料收集不完整、不确切；②临床观察不细致，检验结果误差；③先入为主，主观臆断；④医学知识不足，缺乏临床经验。

（2）诊断的种类：①直接诊断，适用于病情简单、直观时；②排除诊断，病情不十分典型，有1～2个其他诊断需进一步排除时可用此法；③鉴别诊断，病情复杂，有多种可能的诊断，需进一步鉴别，逐步确定诊断。

（3）诊断内容：①病因诊断；②病理解剖诊断；③病理生理诊断；④疾病的分型与分期；⑤并发症的诊断；⑥伴发疾病的诊断。

（二）临床思维基本原则

（1）实事求是，避免主观臆断，减少误诊。

（2）"一元论"，即尽量用一个疾病去解释多种临床表现。

（3）以临床流行病学所描述的发病率和疾病谱为依据，进行选择诊断，诊断时首先考虑常见病、多发病。

（4）先考虑器质性疾病，后考虑功能性疾病，以免延误了疾病的治疗时机。

（5）首先考虑可治性疾病，在没有完全确诊为"不可治"疾病以前，先考虑可治性疾病，这样可最大程度地减少诊断过程中的周折。

（6）简化思维程序，抓住关键和特征，在最小范围内选择最大可能的诊断，以便给患者最及时的处理。

三、诊断学的学习方法

诊断学的内容是建立在医学基础课（如生物学、解剖学、生理学、微生物与寄生虫学、生物化学、病理学和药理学等）学习的基础上，为了加深理解，课余时间应对有关内容进行复习，以达到基础与临床联系、理论与临床实践相结合的目的。学习了症状学和体格检查的知识后，可以对临床各科的学习起到承上启下的作用，在以后的见习、实习过程中，应该复习、巩固这些知识，诊断学的知识和技能需要终身学习。

诊断学是一门实践性很强的课程，它的教学方式与基础课有很大不同，除理论学习外，还包括更多的实践学习。学习病史采集时，应先在正常人身上练习，可以通过标准化患者反复练习问诊，掌握了问诊方法、技巧后，再到病房或门诊接触患者，进行问诊学习。同样，体格检查的学习可以先在教师指导下、同学之间练习正常的体格检查，再通过多媒体模拟人系统练习异常体征检查，熟练掌握体格检查方法后，再去病房接触患者，进行体格检查的学习。应善于同患者交往、沟通，取得患者的信任与合作，建立和谐、融洽的医患关系。

四、诊断学的学习要求

（1）掌握问诊的方法、技巧和内容；并掌握常见症状的临床意义。

（2）掌握规范化的基本检查方法，能规范、系统地进行体格检查；掌握常见体征的临床意义。

（3）掌握常用实验室检查项目的选择依据；掌握检查结果对疾病的诊断意义；掌握血、尿、便常规检查及其他临床常用检验的参考值和临床意义。

（4）基本掌握心电图，熟悉或了解其正常表现和常见异常表现的临床意义；能辨认心肌供血不足、心肌梗死、心房肥大、心室肥大、期前收缩、心房颤动及心室颤动和传导阻滞等常见的心电图改变。

（5）能将问诊和体格检查资料进行整理，书写出符合要求的、规范的住院病历。

（6）根据疾病史、体检结果、实验室检查及辅助检查结果，提出符合逻辑的初步诊断。

（李春艳）

第一篇 症状学

第 1 章 常见症状

第一节 发 热

案例 1-1-1

患者男性，25岁。以"发热、咳嗽伴胸痛4d"入院。

患者4d前，淋雨后出现寒战、发热，体温在38.7～39.5℃。咳嗽，开始为干咳，2d后咳铁锈色痰，并伴有右侧胸痛，深吸气及咳嗽时加重，为系统诊治而入院。病时感乏力、精神差、食欲缺乏。无腹痛、腹泻、恶心、呕吐，大小便正常。既往无急、慢性传染病史及手术、外伤史，无药物过敏史，预防接种史不详。

问题：

1. 该患者的主要症状是什么？

2. 该患者主要症状有哪些特点？

3. 该患者的伴随症状有哪些？

发热（fever）是指致热原直接作用于体温调节中枢，体温调节中枢功能紊乱或各种原因引起的产热过多、散热过少，导致体温升高超过正常范围的状态。正常人的体温一般为36～37℃，但在不同个体之间可有差异，且受机体内、外因素的影响。24h内，一般下午体温较早晨体温稍高，剧烈运动或进餐后体温也可略升高，但一般波动范围不超过1℃。老年人因代谢率稍低，体温可低于青壮年。

【病因】 发热的病因有很多，临床上一般分为感染性发热和非感染性发热两大类。以感染性发热为多见。

1. 感染性发热（infective fever） 由各种病原体，如病毒、细菌、支原体、衣原体、立克次氏体、螺旋体、真菌、寄生虫等引起的感染性疾病所导致的发热。

2. 非感染性发热（noninfective fever）

（1）无菌性坏死物质的吸收：由于组织细胞坏死、组织蛋白分解及组织坏死产物的吸收，所致的无菌性炎症常可引起发热，常见于：①物理、化学或机械性损害，如大血肿、内出血、大面积烧伤、大手术后组织损伤及内出血等；②血栓形成或血管栓塞引起的脏器梗死或肢体坏死；③组织坏死与细胞破坏，如白血病、癌症、溶血反应等。

（2）变态反应：变态反应时形成外源性致热原（抗原 - 抗体复合物），激活致热原细胞，使其产生并释放内源性致热原。

（3）心力衰竭或某些皮肤病：慢性心力衰竭时由于心排血量降低、尿量减少及皮肤散热减少，以及水肿组织隔热作用，体温升高。某些皮肤病（如广泛性皮炎、鱼鳞病等）也可因散热减少引起低热。

（4）内分泌与代谢疾病：如甲状腺功能亢进、严重脱水，体温均可升高。

（5）体温调节中枢功能失常：①物理性，如中暑、热射病；②化学性，如重度镇静催眠药中毒；③机械性，如脑出血、脑震荡、颅骨骨折等。上述原因可直接损害机体体温调节中枢引起发热。该类疾病引起的发热多数高热而无汗。

（6）自主神经功能紊乱：由于自主神经功能紊乱，影响正常体温调节过程，产热大于散热，体温升高。该类患者多为低热，常伴有自主神经功能紊乱的其他表现，如心悸、失眠、易出汗等，属功能性发热的范畴。①原发性低热：由于自主神经功能紊乱所致的体温调节异常所致。低热可持续数月甚至数年，温度波动范围小，多在0.5℃以内；②感染后低热：由细菌、病毒、原虫等感染所致。

发热后，长期低热不退，而原有感染疾病已痊愈，这是由于体温调节中枢的调节功能仍未完全恢复正常所致；③夏季低热：仅在夏季出现低热，入秋后体温正常，如此反复连续，数年后多可自行缓解。

案例 1-1-1 分析 1
　　该患者的主要症状为发热。根据现有病史资料，该患者发热原因可能为感染性发热。

【发病机制】　正常人的体温受体温调节中枢控制，并通过神经、体液因素使产热和散热过程呈动态平衡，保持体温在相对恒定范围内。由于各种原因导致机体的产热增加或散热减少，均可出现发热。

1. 致热原性发热　致热原有外源性和内源性两大类。

（1）外源性致热原：①各种微生物病原体及其产物，如细菌、病毒、真菌及细菌毒素等；②炎性渗出物及无菌性坏死组织；③抗原 - 抗体复合物；④某些类固醇物质；⑤多糖体成分及多核苷酸、淋巴细胞激活因子等。

外源性致热原多为大分子物质，特别是细菌内毒素，其分子质量很大，不能通过血 - 脑屏障，而是通过激活血液中的中性粒细胞、嗜酸性粒细胞和单核吞噬细胞系统，使其产生并释放内源性致热原，进而作用于体温调节中枢引起发热。

（2）内源性致热原：外源性致热原均能激活血液中的单核吞噬细胞系统，包括中性粒细胞、单核细胞、嗜酸性粒细胞等，使之形成并释放内源性致热原（endogenous pyrogen）。主要包括白细胞介素 -1、白细胞介素 -6 和肿瘤坏死因子。内源性致热原分子质量较小，可被蛋白酶破坏。内源性致热原可通过血 - 脑屏障直接作用于体温调节中枢。

内源性致热原直接作用于大脑视丘下部体温调节中枢的体温调定点，使调定点（温阈）上升，体温调节中枢必须对体温加以重新调节，发出调节冲动，通过垂体内分泌因素使代谢增加或通过运动神经使骨骼肌阵缩，使产热增多；另一方面可通过交感神经使皮肤血管及竖毛肌收缩，排汗停止，散热减少。这一综合调节作用使产热大于散热而发热。

2. 非致热原性发热

（1）体温调节中枢直接受损：如颅脑外伤、出血、炎症等。

（2）引起产热过多的疾病：如癫痫持续状态、甲状腺功能亢进症等。

（3）引起散热减少的疾病：如广泛性皮肤病、心力衰竭等。

【临床表现】

1. 发热的分度　按发热的高低（以口腔测量为准）进行分度。①低热：37.3 ～ 38℃；②中度热：38.1 ～ 39℃；③高热：39.1 ～ 41℃；④超高热：41℃以上。

2. 发热的临床过程及特点　发热临床上一般分为以下 3 个阶段。

（1）体温上升期：此期常有疲乏无力、皮肤苍白、肌肉酸痛、畏寒或寒战等临床表现，产热大于散热，体温上升。体温上升有以下两种方式。

1）骤升型：体温在几小时内达 39 ～ 40℃或以上，常伴有寒战。多见于大叶性肺炎、败血症、疟疾、急性肾盂肾炎、输液或某些药物反应等。

2）缓升型：体温呈逐渐上升，在数日内达高峰，多不伴寒战。常见于伤寒、结核病、布鲁菌病等所致的发热。

（2）高热期：体温上升达高峰后保持一段时间，持续时间的长短因病因不同有所差异。此期机体温度已达或略高于上移的体温调定点水平，体温调节中枢不再发出寒战冲动，皮肤血管由收缩转为舒张从而使皮肤发红、出汗逐渐增多、呼吸加快变深。机体产热与散热在较高水平上保持相对平衡。

（3）体温下降期：由于病因消除、致热原作用逐渐减弱或消失，体温中枢的体温调定点逐渐降至正常水平，散热大于产热，使体温逐渐降至正常水平。依据体温降低快慢分为以下两种方式。

1）骤降（crisis）：体温于数小时内迅速下降至正常，有时可略低于正常，常伴有大汗淋漓。常见于大叶性肺炎、疟疾、急性肾盂肾炎及输液反应等。

2）渐降（lysis）：体温在数日内逐渐下降至正常，如伤寒、风湿热等。

【热型及临床意义】　体温曲线的不同形态（形状）称为热型（fever type）。临床常见的热型如下。

1. 稽留热（continued fever）　体温维持在 39 ～ 40℃甚至以上，达数日或数周，24h 内体温波动范围不超过1℃。常见于大叶性肺炎、斑疹伤寒及伤寒高热期（图1-1-1）。

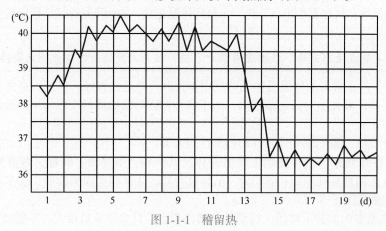

图 1-1-1　稽留热

2. 弛张热（remittent fever）　又称败血症热型。体温常在39℃以上，24h内波动幅度较大，一般超过2℃，且都高于正常。常见于败血症、重症肺结核及化脓性炎症等（图1-1-2）。

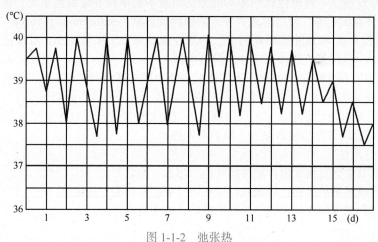

图 1-1-2　弛张热

3. 间歇热（intermittent fever）　体温骤升达高峰后持续数小时，又骤降至正常水平，无热期可持续1日至数日，高热期与无热期反复交替出现。常见于疟疾、急性肾盂肾炎、胆道感染等。若1日内发热呈两次升降者称为双峰热，多见于革兰氏阴性杆菌败血症。长期间歇发热时，又称消耗热（图1-1-3）。

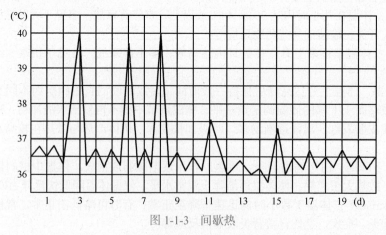

图 1-1-3　间歇热

4. 波状热（undulant fever）　体温逐渐升高达39℃或以上，数日后又逐渐下降至正常水平，持续数日后又逐渐升高。如此反复多次。临床上常见于布鲁菌病、结缔组织病、肿瘤等（图1-1-4）。

笔记栏

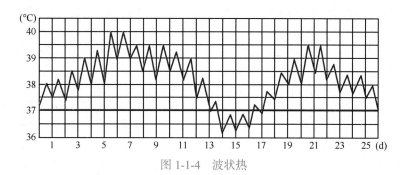

图 1-1-4 波状热

5. 回归热(recurrent fever) 体温急剧上升至39℃或以上,持续数日后又骤然下降至正常水平,高热期与无热期各持续数日后规律交替一次。可见于回归热、霍奇金病、周期热等（图 1-1-5）。

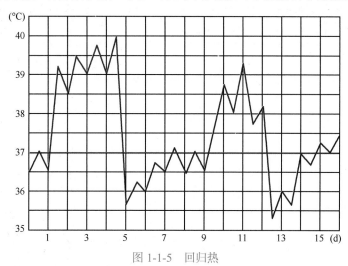

图 1-1-5 回归热

6. 不规则热(irregular fever) 发热的体温曲线无规律性。可见于结核病、风湿热、支气管肺炎、渗出性胸膜炎等（图 1-1-6）。

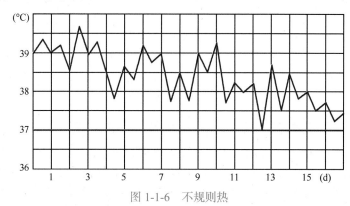

图 1-1-6 不规则热

案例 1-1-1 分析 2
1. 结合上述发热表现,该患者发热的特点为高热,且为稽留热。
2. 该患者受凉后出现高热,伴有寒战,体温上升期属骤升型。

【伴随症状和体征】
1. **伴寒战** 常见于大叶性肺炎、败血症、急性胆囊炎、急性肾盂肾炎、流行性脑脊髓膜炎、疟疾、钩端螺旋体病、急性溶血或输血反应等。
2. **伴咳嗽、咳痰** 可见于多种支气管炎及肺部疾病。
3. **伴结膜充血** 常见于流行性出血热、麻疹、斑疹伤寒、钩端螺旋体病等。
4. **伴单纯疱疹** 口唇单纯疱疹多见于急性发热性疾病。如大叶性肺炎、流行性脑脊髓膜炎、间日疟、流行性感冒等。

5. 伴淋巴结肿大　常见于传染性单核细胞增多症、淋巴结结核、局灶性化脓性感染、白血病、淋巴瘤等。

6. 伴肝脾大　常见于传染性单核细胞增多症、病毒性肝炎、肝及胆道感染、布鲁菌病、疟疾、结缔组织病、白血病、淋巴瘤、黑热病及急性血吸虫病等。

7. 伴关节肿痛　常见于败血症、风湿热、结缔组织病、痛风、猩红热、布鲁菌病等。

8. 伴皮疹　常见于结缔组织病、麻疹、风疹、猩红热、水痘、斑疹伤寒、风湿热、药物热等。

9. 伴出血　发热伴皮肤黏膜出血可见于流行性出血热、病毒性肝炎、斑疹伤寒、败血症等，也可见于急性白血病、重症再生障碍性贫血、恶性组织细胞病等。

10. 伴昏迷　先发热后昏迷者常见于流行性乙型脑炎、斑疹伤寒、流行性脑脊髓膜炎、中毒型痢疾、中暑等；先昏迷后发热者常见于脑出血、巴比妥类药物中毒等。

> **案例 1-1-1 分析 3**
> 1. 该患者的伴随症状有寒战、咳嗽、咳铁锈色痰、胸痛。以上症状多见于大叶性肺炎患者。
> 2. 同时，还需询问有无皮疹及关节疼痛等症状。

【问诊要点】

（1）起病时间、季节、起病情况（缓急）、病程、程度（热度高低）、频度（间歇性或持续性）、诱因。

（2）有无畏寒、寒战、大汗或盗汗等伴随症状。

（3）应询问是否伴随其他系统症状，如是否伴有咳嗽、咳痰、咯血、胸痛；有无腹痛、恶心、呕吐、腹泻；有无尿频、尿急、尿痛；有无皮疹、出血、头痛、肌肉及关节痛等。

（4）患病以来的一般情况，如精神状态、食欲、体重改变、睡眠及大小便情况。

（5）诊治过程（包括有关检查、所用药物的剂量、疗效）。

（6）传染病接触史、疫水接触史、手术史、外伤史、药物过敏史、女性患者的流产或分娩史、服药史、职业特点等。

> **案例 1-1-1 小结**
> 青年男性，因受凉出现发热，呈稽留热，伴有咳嗽、咳铁锈色痰、寒战、胸痛等症状，既往无其他病史。本案例提供的资料中缺乏传染病接触史（如有无传染病患者接触史、近期有无疫区居住史等）重要资料，应在问诊中补充。根据目前所掌握的病史资料，考虑患者诊断大叶性肺炎的可能性大。

（柴文戍）

第二节　皮肤黏膜出血

> **案例 1-1-2**
> 女孩，14 岁。因"四肢皮肤出血点 5d，加重伴关节肿痛 2d"入院。
> 患者于 5d 前因感冒开始出现四肢皮肤出血点，未做任何诊治。2d 前上述症状进一步加重，同时出现小腿关节、膝关节肿胀、疼痛而入院诊治。患者发病以来，无腹痛、便血史，大小便外观正常。
> 体格检查：四肢皮肤散在大小不等、对称分布、高出皮肤的出血点，心肺未见异常，全腹无压痛及反跳痛，肝脾未触及，双侧膝关节、小腿关节明显肿胀，触痛明显，尤以右侧小腿关节为显著。
> 问题：
> 1. 该患者发病的病因和诱因是什么？
> 2. 该患者的典型临床症状、体征是什么？初步诊断是什么？
> 3. 该患者的伴随症状是什么？为明确诊断还需询问的内容是什么？

皮肤黏膜出血（mucocutaneous hemorrhage）指由于机体止血或凝血功能障碍所引起的自发性或轻微外伤后出血，血液由毛细血管内进入皮肤或黏膜下组织。

【病因与发病机制】　正常人体具备很完善而又极为复杂的止血功能。当小血管损伤出血时，血液迅速在损伤处发生凝固，从而防止因轻微损伤导致持续出血。在病理情况下，由于止血、凝血功能缺陷或抗凝系统功能亢进，轻微损伤即可出现严重的出血倾向而导致皮肤、黏膜出血。皮肤黏膜出血的基本病因主要有 3 个因素。

1. 血管壁缺陷 血管分为动脉、静脉和毛细血管。血管壁结构与功能的正常是保证血液在血管内畅流的重要因素。正常情况下，血管受损可通过轴突反射使动脉血管壁中层的平滑肌反射性收缩，引起远端毛细血管闭合，减缓局部血流，以利止血。此外，一些体液因子，如儿茶酚胺、5-羟色胺、血管紧张素及血小板活化后所产生的血栓素 A_2、血管内皮细胞产生的内皮素等也可引起血管收缩。当毛细血管因遗传性或获得性缺陷引起结构异常和收缩功能障碍时可导致皮肤、黏膜出血。常见于以下几种情况。

（1）遗传性出血性毛细血管扩张症、血管性假性血友病等。

（2）过敏性紫癜、单纯性紫癜、老年性紫癜及机械性紫癜等。

（3）严重感染、化学物质或药物中毒及代谢障碍、维生素 C 或维生素 PP 缺乏、尿毒症、动脉硬化等。

2. 血小板数量和功能异常 血小板在止血过程中起着重要作用。当血管受损时，血小板黏附于血管损伤处暴露的内皮下组织，激活并释放二磷酸腺苷（ADP）和代谢产生的血栓素 A_2，引起血小板的聚集，形成白色血栓。活化的血小板还同时释放出血小板因子、5-羟色胺和储存的凝血因子，参与凝血过程和促使血块收缩。当血小板数量和功能异常时，均可引起皮肤、黏膜出血。

（1）血小板数量异常：①主要见于各种原发性和继发性血小板减少症，如原发性血小板减少性紫癜、继发性免疫性血小板减少性紫癜、再生障碍性贫血、脾功能亢进等；②血小板增多，如原发性血小板增多症及继发于慢性粒细胞白血病、脾切除术后、感染、创伤等。

（2）血小板功能异常：①多为先天性异常，如血小板无力症（thrombasthenia）（主要为聚集功能异常）、巨大血小板综合征；②获得性异常，见于继发于药物、尿毒症、肝病、异常球蛋白血症等引起的血小板功能异常。

3. 凝血因子缺乏或活性降低 人体凝血过程较复杂，是一系列血浆凝血因子相继酶解激活的过程，最终生成凝血酶，形成纤维蛋白凝块。凝血因子在整个凝血过程中起着重要的作用（详见第六篇第 18 章第五节）。因此，任何凝血因子的缺乏或功能异常均可引起凝血障碍，导致皮肤、黏膜的出血。先天性凝血功能障碍常见于血友病、低纤维蛋白原血症、凝血因子 V 缺乏症、低凝血酶原血症等；后天获得性凝血障碍多见于维生素 K 缺乏症、严重肝病等。

此外，循环血液中抗凝物质增多（如获得性凝血因子抑制物、肝素样抗凝物质增多和抗凝药物的应用等）和纤维蛋白溶解亢进也是引起皮肤黏膜出血的原因。

案例 1-1-2 分析 1

根据疾病史，患者发病前有感冒，病毒感染很可能是患者发病的诱因。病毒感染致患者小静脉、毛细血管周围产生无菌性炎症，导致小静脉、毛细血管的脆性、通透性增加，进而使患者产生相应的临床症状和体征，故患者发病的病因属血管壁缺陷。

【临床表现】 虽然各种出血性疾病均可出现皮肤、黏膜出血，但以血管和血小板疾病最为常见。根据出血部位、出血程度或范围，皮肤黏膜出血有以下几种常见类型，各种出血表现可单独存在或同时存在于同一患者。

皮肤黏膜出血常表现为血液淤积于皮肤或黏膜下，形成红色或暗红色斑，压之不褪色。视出血面积大小可分为瘀点、紫癜和瘀斑（参见第三篇第 4 章第二节）。血小板减少引起的出血可表现为瘀点、紫癜和瘀斑、鼻出血、齿龈出血、月经过多、血尿及黑粪等，严重者可致颅内出血。血管壁功能异常引起的出血特点为皮肤黏膜的瘀点、瘀斑，如过敏性紫癜表现为四肢或臀部对称性、高出皮肤的紫癜，可伴有痒感、关节痛及腹痛，累及肾可出现蛋白尿、血尿等（图 1-1-7）；老年性紫癜常为手、足的伸侧瘀斑（图 1-1-8）；单纯性紫癜为慢性四肢偶发

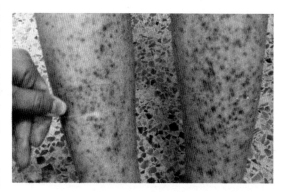

图 1-1-7 过敏性紫癜

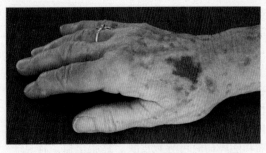

图 1-1-8 老年性紫癜

瘀斑，常见于女性患者月经期等。因凝血功能障碍引起的出血常表现有内脏、肌肉出血或软组织血肿，亦常有关节腔出血。

【伴随症状】

1. 四肢对称性紫癜伴关节痛及腹痛、血尿　见于过敏性紫癜。

2. 紫癜伴有广泛性出血，如鼻出血、齿龈出血、血尿、黑粪等　见于血小板减少性紫癜、弥散性血管内凝血。

3. 紫癜伴有黄疸　见于肝病。

4. 自幼有轻伤后出血不止，有关节肿痛或畸形　见于血友病。

5. 出血伴牙龈肿胀、皮肤毛囊过度角化　应除外维生素 C 缺乏症。

6. 皮肤黏膜出血伴贫血和（或）发热　见于白血病、再生障碍性贫血。

7. 紫癜伴关节病变或多系统损伤者　警惕弥漫性结缔组织病。

案例 1-1-2 分析 2

1. 患者伴随的症状主要是膝、小腿关节的肿胀、疼痛。疾病史上反映出患者无腹痛、便血、血尿等伴随症状。

2. 本案例提供的资料中缺乏既往史、个人史和家族史等的询问。

【问诊要点】

1. 诱因、部位、分布及特点　皮肤黏膜出血的部位、大小、分布、频率、时间缓急、持续天数及消退情况等。

2. 出血时伴随症状　有无鼻出血、血尿、便血，以及有无头晕、黄疸、腹痛、蛋白尿、骨关节痛、皮疹及多系统损伤等表现。

3. 性别、初发年龄　在遗传性出血性疾病中，血友病几乎均见于男性；血管性血友病男女均可发病。年轻女性反复出现下肢瘀斑常见于单纯性紫癜。自幼出血提示先天性出血性疾病，而成年后发病多为获得性因素所致。

4. 既往史及诊治经过　对获得性出血的诊断有重要意义。

5. 个人史　饮食习惯、营养状况、环境、职业，是否接触过放射性物质及毒物等。

案例 1-1-2 小结

1. 患者典型的临床症状、体征（四肢皮肤散在的出血点，特点为大小不等、对称分布、高出皮肤）。

2. 结合疾病史及临床表现，初步诊断为过敏性紫癜。

（童向民）

第三节　水　肿

案例 1-1-3

女性，19 岁。因"排泡沫尿 2 周，颜面、双下肢水肿 1 周"入院。

患者 2 周前无明显诱因发现尿中泡沫增多，尿色深，有时似浓茶样。无关节疼痛、皮疹、恶心、呕吐、发热、心悸、气促及夜间呼吸困难。1 周后尿中泡沫减少，但是出现眼睑及颜面水肿，随之双下肢水肿，指压有凹陷，尿量比平时稍减少，体重增加约 5kg。

问题：

1. 该患者突出的症状是什么？

2. 该患者主要症状有哪些特点？

3. 为明确诊断还需询问的内容是什么？

水肿（edema）是指人体组织间隙过量体液积聚使组织肿胀，俗称浮肿，可分为全身性与局部性。当液体在体内组织间隙弥漫性分布时称全身性水肿（常为凹陷性），早期可仅有体重增加，而无水肿表现；液体积聚在局部组织间隙时称局限性水肿；发生于体腔内时称积液，如心包积液、胸腔积液、腹水。一般情况下，"水肿"这一术语，不包括内脏器官局部的水肿，如脑水肿、肺水肿等。

【发病机制】 正常人体中，血管内液体不断地从毛细血管小动脉端滤出至组织间隙成为组织液，另一方面组织液又不断从毛细血管静脉端回吸收入血管中，两者保持动态平衡，因而组织间隙无过多液体（图 1-1-9）。

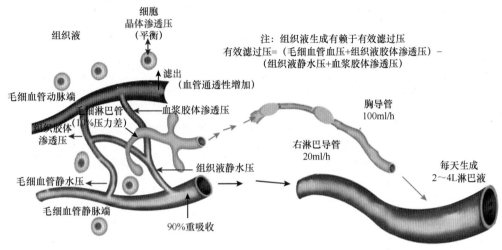

图 1-1-9　水肿发病机制

保持这种动态平衡的力学因素：①毛细血管内静水压；②血浆胶体渗透压；③组织间隙机械压力（组织压）；④组织液的胶体渗透压。当维持体液平衡的因素发生障碍导致组织液的生成大于回吸收时，即可产生水肿。

导致液体动态平衡发生障碍的主要因素：①钠、水潴留，如肾性因素（排钠障碍）、内分泌因素（继发性醛固酮增多症）等；②毛细血管滤过压升高，如右侧心力衰竭；③毛细血管通透性增高，如急性肾炎；④血浆胶体渗透压降低，如血清白蛋白减少；⑤淋巴回流受阻，如丝虫病、乳腺癌淋巴结清扫术后。

在大多数水肿中，钠和水异常潴留是主要原因，而毛细血管的压力梯度仅决定水肿的部位。

案例 1-1-3 分析 1
1. 该患者突出的症状是水肿。
2. 发生的机制主要是钠和水异常潴留。
3. 该患者由于有排尿改变，应该注意肾病。

【病因与临床表现】

1. 全身性水肿

（1）心源性水肿（cardiac edema）：一般认为是右侧心力衰竭的表现。发生机制主要是有效循环血量减少，肾血流量减少，继发性醛固酮增多引起钠、水潴留及体循环淤血，毛细血管滤过压增高，组织液回吸收减少所致。前者决定水肿程度，后者决定水肿部位。水肿程度可由于心力衰竭程度而有所不同，可自轻度的踝部水肿到严重的全身性水肿。

水肿特点：首先出现于身体下垂部位（下垂部流体静水压较高），颜面部一般不肿。能起床活动者，最早出现于踝内侧，行走活动后明显，休息后减轻或消失；经常卧床者以腰骶部为明显。水肿为对称性、凹陷性。严重心力衰竭可以出现颜面部水肿、胸腔积液、腹水。常伴有颈静脉怒张、肝大等静脉压升高的表现，体重迅速增加常为水肿先兆。

（2）肾源性水肿（renal edema）：见于各型肾炎和肾病。发生机制主要是由多种因素引起肾排钠、排水减少，导致钠、水潴留，细胞外液增多，毛细血管静水压升高，引起水肿。钠、水潴留是肾性水肿的基本机制。导致钠、水潴留的可能因素：①肾小球超滤系数（kf）及滤过率下降，肾小管回吸收钠增加（球-管失衡）导致钠、水潴留；②大量蛋白尿导致低蛋白血症，血浆胶体渗透压下降致使水分外渗；③肾实质缺血，刺激肾素-血管紧张素-醛固酮活性增加，导致钠、水潴留；④肾内前列腺素（PGI_2、PGE_2 等）产生减少，导致肾排钠减少。

水肿特点：早期以晨起时出现眼睑与颜面部水肿为特点，以后逐渐发展为全身性水肿，常有尿常规改变（如蛋白尿、血尿、管型尿）及高血压、肾功能损害等表现。

肾源性水肿需与心源性水肿相鉴别，鉴别要点见表 1-1-1。

表 1-1-1　心源性水肿与肾源性水肿的鉴别

鉴别要点	肾源性水肿	心源性水肿
开始部位	眼睑、颜面部继而延及全身	从足部开始，向上延及全身
发展快慢	常较快	较缓慢
水肿性质	软、移动性大	比较坚实、移动性较小
伴随病症	高血压、蛋白尿、血尿、管型尿、眼底改变等	心脏增大、心脏杂音、肝大、静脉压升高等

（3）肝源性水肿（hepatic edema）：为失代偿期肝硬化的主要表现。发生机制：主要由门静脉高压症、营养不良与肝功能不全所致的低蛋白血症、肝淋巴液回流障碍及继发性醛固酮增多引起。相伴随的临床表现主要有肝功能减退和门静脉高压两方面。

水肿特点：可首先出现踝部水肿，逐渐向上蔓延，而头、面部及上肢常无水肿，腹水较为突出。

（4）营养不良性水肿（malnutritional edema）：发生机制为由于慢性消耗性疾病，如长期蛋白质-热量摄入不足、蛋白质丢失性胃肠病、重度烧伤等所致低蛋白血症引起血管内胶体渗透压降低。合并的维生素 B_1 缺乏亦加重水肿。

水肿特点：水肿发生前常有消瘦、体重减轻、皮下脂肪减少、肌肉松弛等营养不良表现，水肿常从足部开始逐渐蔓延至全身。

（5）其他原因导致的全身性水肿：①黏液性水肿（myxedema）是组织液中蛋白质含量较高之故。水肿特点为非压凹性水肿，颜面及下肢较明显，多见于甲状腺功能减退患者，部分甲状腺功能亢进症患者亦可见（图 1-1-10）。②经前期紧张综合征（premenstrual tension syndrome）：特点为月经前 7～14d 出现眼睑、踝部及手部轻度水肿，可伴乳房胀痛及盆腔沉重感，常有神经症症状，如烦躁、易怒、失眠等，月经来潮后水肿逐渐消退。③药物性水肿（pharmaco-edema）：特点是水肿在用药后发生，停药后不久消失，可见于糖皮质激素、雄激素、雌激素、胰岛素、萝芙木制剂、甘草制剂等疗程中。④特发性水肿（idiopathic edema）：几乎只见于妇女，水肿主要表现在身体下垂部位。原因未明，由于部分水肿有与月经相关的周期性，因此被认为是内分泌功能失调所致；部分与直立体位有关，可能是继发性醛固酮增多所致，立卧位水试验有助于诊断。⑤其他：可见于血管神经性水肿、维生素 B_1 缺乏症、妊娠中毒症、硬皮病、血清病及老年性水肿等。

2. 局限性水肿　常由于局部静脉、淋巴回流受阻或毛细血管通透性增加所致，如肢体血栓形成导致血栓性静脉炎、丝虫病导致象皮腿及下肢静脉曲张、局部炎症、创伤或过敏等（图 1-1-11）。

案例 1-1-3 分析 2

1. 该患者水肿自颜面部开始，迅速波及双下肢，呈压凹性水肿。

2. 该患者伴有泡沫尿及茶色尿。

3. 外院门诊检查尿常规显示：尿蛋白（+++），尿红细胞（++），可确定为肾源性水肿。

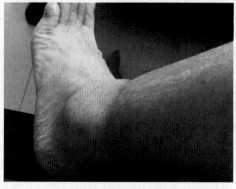 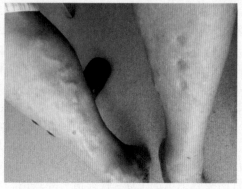

图 1-1-10　甲状腺功能减退症患者下肢黏　　　图 1-1-11　下肢静脉曲张并发水肿
液性水肿（非压凹性水肿）　　　　　　　（压凹性水肿）

笔记栏

【伴随症状】

1. 伴肝大 可为心源性、肝源性与营养不良性，而同时有颈静脉怒张者则为心源性。

2. 伴呼吸困难与发绀 常提示由于心脏病、上腔静脉阻塞综合征等所致。

3. 伴重度蛋白尿 常为肾源性，而轻度蛋白尿也可见于心源性。

4. 水肿与月经周期有明显关系 可见于经前期紧张综合征。

5. 伴消瘦、体重减轻 可见于营养不良。

【问诊要点】

1. 水肿出现的时间、部位（开始部位及蔓延情况）；是否为凹陷性、对称性及其与体位、活动的关系；是否为全身性或局限性。

2. 有无心、肾、肝、内分泌及过敏性疾病史或相关症状，如心悸、胸闷、咳嗽、咳痰、咯血；头晕、头痛、失眠、腹胀、腹痛及食欲、体重和尿量变化等。

3. 与药物、饮食、月经及妊娠的关系。

> **案例 1-1-3 分析 3**
>
> 1. 本案例提供的资料中有体重增加，但对尿量的了解不具体，应掌握尿量问诊技巧。
> 2. 年轻女性应进一步询问引起肾源性水肿的可能病因，尤其是风湿性疾病。

（徐米清）

第四节 咳嗽与咳痰

> **案例 1-1-4**
>
> 男性，30 岁。因"咳嗽、咳脓痰反复发作 12 年，加重伴咯血 1 周"入院。
>
> 患者 12 年前开始每年反复咳嗽、咳脓痰，受凉后加重。脓痰量较多，严重时每天多达 200～300ml，静置后有分层现象。近 1 周来，感冒后咳嗽加重，脓痰量增多，伴咯血，约 100ml/d。既往史：5 岁时有麻疹后肺炎病史。
>
> 体格检查：呼吸平稳，左下肺可闻及湿啰音，双手可见杵状指。
>
> 问题：
>
> 1. 患者咳嗽、咳痰的临床特点是什么？
> 2. 患者咳嗽、咳痰的伴随症状有哪些？
> 3. 患者咳嗽、咳痰的病因是什么？

咳嗽（cough），是人体的一种保护性功能，是临床最常见的呼吸道症状之一。通过咳嗽反射能有效清除呼吸道内的分泌物，清除进入呼吸道内的异物。剧烈咳嗽可导致呼吸道出血、自发性气胸等，长期剧烈咳嗽可影响休息、工作，甚至引起喉痛、声嘶和呼吸肌痛。

【发病机制】 来自呼吸系统及该系统以外的器官（如脑、耳、心、胃等内脏）的各种刺激→刺激咳嗽感受器→经迷走神经、舌咽神经和三叉神经与皮肤的感觉神经纤维传入→延髓咳嗽中枢→冲动经喉下神经、膈神经与脊神经传出→咽肌、声门、膈与其他呼吸肌的共同运动→咳嗽动作。

咳嗽动作首先是快速、深吸气后→声门迅速关闭→膈肌和肋间肌与腹肌收缩→肺内压升高→声门突然开放→肺内高压气流喷射而出→咳嗽→呼吸道内分泌物或异物等亦随之被排出体外。

【病因】

1. 咳嗽 主要病因为呼吸道、肺与胸膜疾病。

（1）呼吸道疾病：如慢性咽炎、喉炎、喉结核；慢性支气管炎、弥漫性泛细支气管炎、百日咳、支气管扩张症、支气管结核、真菌性支气管炎、纤维素性支气管炎、支气管癌、肺泡细胞癌；肺结核、慢性肺脓肿、肺放线菌感染、肺真菌病、肺原虫感染、卫氏并殖吸虫病、肺棘球蚴病、肺囊肿、特发性肺间质纤维化、肺泡蛋白沉着症、呼吸道淀粉样变性、肺尘埃沉着病；系统性疾病累及肺，如 Wegener 肉芽肿肺部病变、结缔组织病肺部病变、尿毒症肺炎、肺嗜酸性粒细胞增多症。

（2）胸膜疾病：胸膜炎、胸膜间皮瘤或气胸、血胸、胸膜腔穿刺等刺激胸膜。

（3）心血管疾病：如二尖瓣狭窄或左侧心力衰竭引起肺淤血、肺水肿，或因体循环静脉及右侧心脏栓子脱落产生肺栓塞，以及肺泡与支气管内水肿液、漏出或渗出物，均可刺激肺泡壁及支气管黏膜引起咳嗽。

（4）中枢神经因素：从大脑皮质发出冲动传至延髓咳嗽中枢，可导致咳嗽，如脑炎、脑膜炎时可产生咳嗽。

（5）其他：胃食管反流是胃酸和有害物质进入食管，刺激和损伤食管黏膜，常引起胃灼热、食管或胸骨后不适，部分患者可表现为以咳嗽与哮喘为首发或主要症状，个别患者因反流物吸入呼吸道，可产生肺炎、肺间质纤维化，甚至呼吸衰竭；药物性咳嗽常见于血管紧张素转换酶抑制药（如卡托普利、依那普利）引起的咳嗽，常在服药后1周至6个月后出现咳嗽，停药后14日至3个月可自行消失。

2. 咳痰（expectoration）　是通过咳嗽将呼吸道内分泌物或渗出物从口腔排出的动作。正常支气管黏膜腺体和杯状细胞分泌少量黏液和浆液，可保持呼吸道黏膜湿润。当呼吸道发生炎症时，黏膜或肺泡充血、水肿，毛细血管通透性增高，腺体、杯状细胞分泌增加而产生痰，包括各种含红细胞、白细胞、巨噬细胞、纤维蛋白等的渗出物、漏出物、黏液、浆液、粉尘与组织破坏产物等。在肺淤血和肺水肿时，因肺毛细血管通透性增高，肺泡和小支气管内有水肿液等漏出，也可引起咳痰。此外，在呼吸道感染和肺寄生虫病时，痰中还可含有细菌、病毒、真菌、寄生虫卵等。

【临床表现】　为判断咳嗽、咳痰的临床意义，应注意以下几点。

1. 咳嗽的性质　咳嗽无痰或痰量极少，称干性咳嗽；咳嗽有痰，称湿性咳嗽。前者见于急慢性咽喉炎、急性气管支气管炎、胸膜炎、喉及支气管异物、支气管肿瘤、肺间质纤维化等；而后者见于支气管炎、慢性阻塞性肺疾病、支气管扩张症、有空洞的肺结核、肺炎、肺脓肿、肺寄生虫病等。

2. 咳嗽的时间与节律　发作性咳嗽，常见于气管与支气管吸入异物、百日咳、咽喉炎与气管支气管炎、支气管内膜结核、气管或支气管受压迫刺激等。咳嗽变异性哮喘可表现为长时间（3个月以上）的发作性咳嗽，闻到各种异味、吸入冷气、运动或夜间更易出现。长期慢性咳嗽，多见于慢性阻塞性肺疾病、支气管扩张症、肺结核、肺脓肿、肺间质纤维化和肺尘埃沉着症等。夜间咳嗽多见于左侧心力衰竭、肺结核。餐后咳嗽或平卧、弯腰、夜间阵发性咳嗽，与季节无关，可见于胃食管反流。咳嗽往往于清晨或夜间变动体位时加剧，并伴咳痰，主要见于慢性阻塞性肺疾病、鼻后滴漏综合征、支气管扩张症和肺脓肿等。

3. 咳嗽的音色　咳嗽声音嘶哑，多为声带炎症或肿瘤压迫喉返神经，多见于喉炎、喉结核、喉癌和喉返神经麻痹等；金属音调咳嗽，常见于纵隔肿瘤、主动脉瘤或支气管肺癌、淋巴瘤等压迫气管；犬吠样咳嗽，见于百日咳及会厌、喉部疾病和肿瘤压迫气管；咳嗽声音低微或无声，见于严重肺气肿、极度衰弱或声带麻痹患者；经常清喉（嗓）咳嗽、有鼻后咽部滴漏的感觉，常见于鼻后滴漏综合征。

4. 痰的性状和量　急性气管、支气管炎时痰量较少，多呈黏液性或黏液脓性；浆液性或泡沫样粉红色痰是肺水肿的特征；铁锈色痰见于肺炎球菌肺炎；脓痰有恶臭气味者，提示有厌氧菌感染；黄绿色或翠绿色痰，提示有铜绿假单胞菌感染；痰白黏稠、牵拉成丝难以咳出，提示有白念珠菌感染；大量稀薄浆液性痰中含粉皮样物，提示棘球蚴病（包虫病）；每日咳数百至上千毫升浆液泡沫样痰，还应考虑弥漫性肺泡癌的可能；慢性阻塞性肺疾病时，痰多为黏液泡沫样，当痰量增多且转为脓性，常提示急性加重。而支气管扩张症、肺脓肿等患者常有大量脓痰，痰量多时静置后出现分层现象：上层为泡沫，中层为浆液或浆液脓性，底层为坏死组织碎屑，清晨与晚睡前增多，且排痰与体位有关。

> **案例 1-1-4 分析 1**
> 　患者主要表现为咳嗽，伴咳脓痰，为湿性咳嗽。且病程较长，为慢性咳嗽。痰为脓性，静置后有分层现象，考虑病因可能为下呼吸道化脓性感染。

【伴随症状】

1. 伴发热　多见于呼吸道感染、肺结核、胸膜炎等。

2. 伴胸痛　多见于各种肺炎、肺栓塞、胸膜炎、气胸、支气管肺癌等。

笔记栏

3. 伴呼吸困难　见于喉部疾病、支气管哮喘、慢性阻塞性肺疾病、肺结核、肺纤维化、气胸、胸腔积液、肺淤血、肺水肿、气管与支气管异物等。

4. 伴大量脓痰　见于支气管扩张症、肺脓肿等。

5. 伴咯血　见于肺结核、支气管扩张症、肺脓肿、支气管肺癌、二尖瓣狭窄等。

6. 伴哮鸣音　见于支气管哮喘、慢性喘息性支气管炎、心源性哮喘、气管支气管异物，局限性吸气性哮鸣音见于支气管肺癌引起的气管与大支气管不完全阻塞。

7. 伴胸骨后烧灼感、反酸、饭后咳嗽明显　提示为胃食管反流。

8. 伴杵状指（趾）　主要见于支气管扩张症、肺脓肿、支气管肺癌和脓胸等。

9. 伴鼻塞、经常鼻后滴漏或需经常清喉　提示鼻后滴漏综合征。

> **案例 1-1-4 分析 2**
>
> 　　患者伴随症状有咯血、大量脓痰、有杵状指，考虑病因可能为支气管扩张症、慢性肺脓肿、支气管肺癌和脓胸等。

【问诊要点】

（1）起病年龄、咳嗽时间长短、有无节律、是急性还是慢性、咳嗽与季节气候关系、是阵发还是渐进的、每天昼夜咳嗽有无差异。

（2）咳嗽程度、音色与影响因素；咳嗽程度重轻；是阵咳还是连续性、发作性咳嗽；咳嗽的音调高低及其音色；是否伴有发热、喘息、呼吸困难、胸痛等；嗅到各种不同气味时咳嗽是否加重。

（3）咳嗽是否伴有咳痰，痰的颜色是白色泡沫样还是黄色脓痰；痰量有多少；性状是黏液性、浆液性、血性，还是脓性；有无气味；痰中是否带血，血的颜色；体位对咳痰有何影响；痰量多时，将痰收集静置后是否有分层现象等。

（4）有无特殊用药史、药物治疗对咳嗽有何影响、是否吸烟（烟龄、烟量）、有无长期粉尘和其他职业接触史。

> **案例 1-1-4 小结**
>
> 　　患者为青年男性，长年反复咳嗽，咳大量脓痰，静置后可分层，伴咯血。有杵状指表现，听诊左下肺可闻及湿啰音，且幼年时曾有麻疹后肺炎病史。考虑病因可能为支气管扩张症合并感染。

（柴文成）

第五节　咯　　血

> **案例 1-1-5**
>
> 　　男性，23 岁。以"咳嗽、痰中带血伴发热、盗汗 1 周"入院。
>
> 　　患者 1 周前无诱因出现咳嗽、咳痰，痰中带血丝，为鲜红色，伴有发热、盗汗，体温在 37.5 ～ 38.3℃。既往体健，有肺结核接触史，无其他传染病病史。
>
> 问题：
>
> 　　1. 患者咯血的临床特点是什么？
>
> 　　2. 患者咯血的伴随症状有哪些？
>
> 　　3. 患者咯血的病因是什么？

咯血（hemoptysis），是指喉及喉以下呼吸道任何部位的出血，经口排出。咯血须与上消化道出血引起的呕血相鉴别（表 1-1-2）。鉴别时须先仔细询问疾病史，有时还需与口腔、鼻、咽部出血相鉴别。体格检查时应注意观察口腔与鼻咽部，观察局部有无出血灶或出血痕迹。

表 1-1-2　咯血与呕血的鉴别

鉴别要点	咯血	呕血
病因	支气管扩张症、肺结核、肺炎、肺脓肿、肺癌、二尖瓣狭窄等	消化道溃疡、肝硬化、急性糜烂性出血性胃炎、胃癌、胆道出血

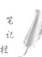

续表

鉴别要点	咯血	呕血
出血前症状	咳嗽、喉部痒感、胸闷等	恶心、呕吐,上腹部不适等
出血方式	咯出	呕出,可为喷射状
血色	鲜红	棕色、咖啡色或暗红,有时鲜红
血中混有物	痰、泡沫	食物残渣、胃液
酸碱反应	碱性	酸性
黑粪	无,若咽下血液较多时可有	常见,可为柏油样便,呕血停止后可持续数日
痰的性状	常有血痰数日	无痰

【病因与发病机制】 以呼吸系统和心血管疾病为常见。

1.支气管疾病 以支气管扩张症、支气管肺癌、支气管内膜结核和慢性支气管炎等常见,支气管微结石、支气管类癌、良性支气管瘤、支气管黏膜非特异性溃疡等较少见。出血机制主要是炎症、肿瘤或结石损伤支气管黏膜,病灶处毛细血管通透性增高或黏膜下血管破裂所致。

2.肺部疾病 常见的有肺结核、肺炎、肺脓肿等;少见的有肺淤血、肺栓塞、肺动静脉瘘、肺真菌病、肺梅毒、卫氏并殖吸虫病、肺阿米巴病、肺棘球蚴病、肺泡微结石症、肺囊肿、肺尘埃沉着病、肺含铁血黄素沉着症、肺血管炎和恶性肿瘤肺转移等。在发生咯血的肺炎中,常见者为肺炎球菌肺炎、葡萄球菌肺炎、肺炎杆菌肺炎等;支原体肺炎在有剧烈咳嗽时,可有痰中带血。在我国,青壮年咯血的主要原因为肺结核,可为痰中带血或中等量咯血,甚至大量咯血,其机制为结核病变使毛细血管通透性增高,血液渗出,表现为痰中带血丝。如病变侵犯小血管使其破裂,则引起中等量咯血;如为空洞壁肺动脉分支形成的小动脉瘤破裂,或继发的结核性支气管扩张所致的动静脉瘘破裂,则引起大量咯血。恶性肿瘤肺转移常见于肝癌、鼻咽癌、乳腺癌、食管癌、前列腺癌、绒毛膜上皮癌、恶性葡萄胎等。

3.心血管疾病 主要是二尖瓣狭窄。由肺淤血致肺泡壁或支气管内膜毛细血管破裂时常呈小量咯血或痰中带血丝;支气管黏膜下层支气管静脉曲张破裂常致大咯血;当出现急性肺水肿或任何性质的心脏病发生急性左侧心力衰竭时,咳粉红色泡沫样血痰;原发性肺动脉高压和某些先天性心脏病,如房间隔缺损、动脉导管未闭等引起肺动脉高压时可出现咯血;肺梗死时,常为暗红色血痰;肺血管炎、肺动静脉瘘,也可发生咯血。

4.全身性疾病及其他原因 血液病(如血小板减少性紫癜、白血病、血友病、再生障碍性贫血等)、风湿性疾病(如系统性红斑狼疮、Wegener 肉芽肿、白塞综合征等)累及肺、肺出血-肾炎综合征、与女性月经周期相应的咯血及气管和支气管子宫内膜异位症、急性传染病(如流行性出血热、肺出血型钩端螺旋体病等),也可引起咯血。

【临床表现】

1.年龄 40 岁以上持续痰中带血且有长期大量吸烟史者,要高度警惕支气管肺癌。青壮年咯血多考虑肺结核、支气管扩张症、风湿性心瓣膜病二尖瓣狭窄、良性支气管瘤等。

2.咯血量 每日咯血量在 100ml 以内为小量咯血,100~500ml 为中等量咯血,500ml 以上(或一次咯血>100ml)为大咯血。大咯血主要见于空洞性肺结核、支气管扩张症和慢性肺脓肿形成动静脉瘘或小动脉瘤破裂。慢性阻塞性肺疾病和支原体肺炎咳嗽剧烈时,可偶有痰中带血或血性痰。支气管肺癌的咯血主要表现为持续或间断痰中带血,少见大咯血。

3.颜色和性状 肺结核、支气管扩张症、肺脓肿、支气管结核、出血性疾病,咯血为鲜红色;铁锈色血痰主要见于肺炎球菌肺炎、卫氏并殖吸虫病和肺泡出血;砖红色胶冻样血痰主要见于肺炎克雷伯菌肺炎;二尖瓣狭窄肺淤血咯血一般为暗红色;左侧心力衰竭肺水肿时咳浆液性粉红色泡沫样血痰;并发肺梗死时常咳黏稠暗红色血痰。

案例 1-1-5 分析 1

患者为青年男性,咯血为持续痰中带血丝,有肺结核病接触史。首先应考虑肺结核的可能性。

【伴随症状】

1.伴发热 见于肺结核、肺癌、肺炎、肺脓肿、流行性出血热等。

2. 伴胸痛 见于大叶性肺炎、肺栓塞、支气管肺癌、肺结核等。

3. 伴脓痰 见于支气管扩张症、肺脓肿、肺结核空洞并发感染、化脓性肺炎等。

4. 伴杵状指 见于支气管扩张症、肺脓肿、支气管肺癌等。

5. 伴呛咳 见于支气管肺癌、支原体肺炎。

6. 伴黄疸 需注意钩端螺旋体病、大叶性肺炎、肺梗死等。

7. 伴皮肤黏膜出血 应考虑血液病、流行性出血热、肺出血型钩端螺旋体病等。

案例 1-1-5 分析 2

患者伴随症状为发热（低热）、盗汗。

【问诊要点】

（1）首先区别是咯血还是呕血，还需问诊有无鼻、咽及口腔出血，以除外上呼吸道出血。

（2）发病年龄、性别、病程及咯血量、咯血的颜色和性状；是否伴有咳痰、痰量及其性状、有无臭味。

（3）是否伴发热、胸痛、呼吸困难，其程度与咯血之间的关系。

（4）注意有无杵状指（趾）、全身出血倾向与黄疸表现等体征。

案例 1-1-5 小结

患者为青年男性，本次持续痰中带血丝伴发热、盗汗，有肺结核病接触史，病因考虑可能为肺结核。

（柴文成）

第六节 呼吸困难

案例 1-1-6

女性，42 岁。呼气性呼吸困难反复发作 5 年，复发 4h。

5 年前于夏秋季节无诱因出现流鼻涕、打喷嚏，继而出现呼吸困难，表现为呼气性呼吸困难，偶伴有咳嗽，经平喘治疗后好转，以后每于此季节复发，大多与闻及发霉气味相关。4h 前闻及发霉气味时再次发作，表现为呼气性呼吸困难，伴有流鼻涕、打喷嚏、眼及咽部发痒，急诊来院。发病以来无发热、无咳痰、精神差、食欲缺乏、大小便正常。既往体健，无心脏病、糖尿病等慢性疾病病史，无外伤、手术史及特殊毒物接触史。

体格检查：神志清楚，呼吸急促，双肺闻及哮鸣音。

问题：

1. 该患者的突出症状是什么？

2. 该患者的伴随症状有哪些？

3. 为了鉴别诊断，还应该询问哪些疾病史？

呼吸困难（dyspnea）是指患者主观上感到空气不足，客观上表现为呼吸需用力，严重时出现鼻翼扇动、张口呼吸、发绀，辅助呼吸肌参与呼吸活动，并可有呼吸频率、深度或节律的异常。

【病因】 引起呼吸困难的原因包括以下几方面。

1. 呼吸系统疾病 ①呼吸道狭窄或阻塞：如喉、气管、支气管的炎症、水肿、肿瘤或异物所致的狭窄或阻塞、支气管哮喘及慢性阻塞性肺疾病等；②肺部疾病：如肺炎、肺脓肿、肺不张、肺水肿、肺结核、弥漫性肺间质疾病、细支气管肺泡癌及急性呼吸窘迫综合征等；③胸壁、胸廓及胸膜疾病：如胸廓外伤、气胸、大量胸腔积液、广泛的胸膜粘连增厚、严重胸廓或脊柱畸形等；④神经肌肉病变及药物不良反应：如急性多发性神经根神经炎、重症肌无力累及呼吸肌、脊髓灰质炎和运动神经元病变累及颈髓、药物过量导致呼吸肌麻痹等；⑤膈疾病与运动功能障碍：如膈肌麻痹、大量腹水、腹腔巨大肿瘤、妊娠晚期等。

2. 心血管系统疾病 常见于由心脏本身疾病及心脏外各种因素所致的左侧心力衰竭和（或）右侧心力衰竭、心脏压塞、缩窄性心包炎、肺栓塞和原发性肺动脉高压等。

3. 中毒性呼吸困难 ①各种原因引起的酸中毒：如糖尿病酮症酸中毒、肾小管酸中毒等；

②药物和化学物质中毒：如吗啡类药物中毒、有机磷杀虫药中毒、氰化物中毒、亚硝酸盐中毒和急性一氧化碳中毒等。

4. 神经精神性疾病　如脑出血或外伤、脑肿瘤、脑炎或脑膜炎等颅脑疾病导致呼吸中枢功能障碍出现呼吸困难；癔症、抑郁症等精神心理障碍的患者也可表现为呼吸频率加快或呼吸费力等。

5. 血液系统疾病　常见于重症贫血、高铁血红蛋白血症、硫化血红蛋白血症等。

> **案例 1-1-6 分析 1**
>
> 1. 该患者的突出症状为呼吸困难。
> 2. 根据病例提供的临床资料，考虑引起患者呼吸困难的原因为呼吸系统疾病所致。

【发病机制】　根据呼吸困难的发生机制，可将其分为以下 5 种类型。

1. 肺源性呼吸困难　肺源性呼吸困难主要是呼吸系统疾病引起的通气、换气功能障碍导致的缺氧和（或）二氧化碳潴留。临床上常分为 3 种类型。

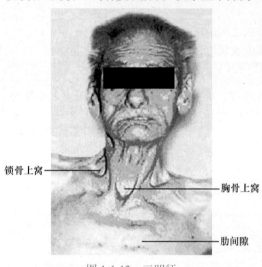

锁骨上窝
胸骨上窝
肋间隙

图 1-1-12　三凹征

（1）吸气性呼吸困难：其特点是吸气费力、有窒息感，重者吸气时可出现"三凹征"（图 1-1-12）：表现为胸骨上窝、锁骨上窝和肋间隙明显凹陷。常提示为喉、气管、大气道狭窄或阻塞。

（2）呼气性呼吸困难：主要特点表现为呼气费力、呼气时间延长，常伴有干啰音。多见于下呼吸道阻塞性疾病。这是由于肺泡弹性减弱和（或）小支气管的痉挛或炎症所致。

（3）混合性呼吸困难：主要特点为吸气、呼气都感觉困难。表现为呼吸浅、快、费力，可伴有呼吸音异常或病理性呼吸音。常见于重症肺炎、重症肺结核、大面积肺栓塞、弥漫性肺间质疾病、大量胸腔积液、气胸等，主要是肺呼吸面积减少引起换气功能障碍所致。

2. 心源性呼吸困难　主要是由于左侧心力衰竭和（或）右侧心力衰竭引起。尤其是左侧心力衰竭时呼吸困难更为明显。

左侧心力衰竭时呼吸困难的特点：①有引起左侧心力衰竭的基础病因，如风湿性心脏病、高血压性心脏病、冠状动脉粥样硬化性心脏病（冠心病）等。②呈混合性呼吸困难。活动时呼吸困难出现或加重，休息后减轻或消失。卧位明显，坐位或立位时减轻，故患者常被迫采取半坐位或端坐位呼吸（orthopnea）。③两肺底或全肺可有湿啰音。④应用强心药、利尿药和血管扩张药治疗后呼吸困难有所好转。

左侧心力衰竭时呼吸困难的机制：①肺淤血引起间质性肺水肿，导致气体弥散功能减低；②肺泡弹性减退使肺泡通气量减少；③肺泡张力增高刺激牵张感受器，通过迷走神经反射兴奋呼吸中枢；④肺循环压力升高反射性地刺激呼吸中枢。

右侧心力衰竭时也可引起呼吸困难，但较左侧心力衰竭引起的呼吸困难相对轻。其发生机制为：①右心房与上腔静脉压升高，刺激压力感受器反射性地兴奋呼吸中枢；②血氧含量减少，乳酸、丙酮酸等酸性代谢产物增多继而刺激呼吸中枢；③淤血性肝大、腹水，甚至胸腔积液，使呼吸运动受限。

3. 中毒性呼吸困难

（1）酸中毒所致呼吸困难：酸中毒可间接通过刺激颈动脉窦和主动脉体化学感受器，也可直接作用于呼吸中枢，使其兴奋性增高。酸中毒引起的呼吸困难，患者可出现深、长而规则的呼吸（Kussmaul 呼吸），可伴有鼾音。

（2）药物和化学毒物所致呼吸困难：某些药物如吗啡类、巴比妥类等中枢抑制药和有机磷杀虫药中毒时，可抑制呼吸中枢引起呼吸困难。表现为呼吸浅、慢，甚至出现呼吸节律的异常。如潮式呼吸（Cheyne-Stokes 呼吸）或间停呼吸（Biots 呼吸）等。

一氧化碳（CO）中毒时，吸入的 CO 与血红蛋白结合形成碳氧血红蛋白，失去携带氧的能力，而导致机体缺氧引起呼吸困难。亚硝酸盐和苯胺类中毒时，血红蛋白转变为高铁血红蛋白失去携带氧的能力导致缺氧。氰化物中毒时，氰抑制细胞色素氧化酶的活性而致细胞呼吸受抑制，导致组织缺氧引起呼吸困难。

4. 神经精神性呼吸困难

（1）神经性呼吸困难：主要是由于呼吸中枢兴奋性受颅内压增高和供血减少的影响而降低，常伴有呼吸节律的改变，如双吸气（抽泣样呼吸）、呼吸遏制（吸气突然停止）等。

（2）精神性呼吸困难：其发生多是由于过度通气引起的呼吸性碱中毒所致，严重时也可出现意识障碍。表现为呼吸快而浅，伴有叹息样呼吸或出现手足抽搐。

5. 血源性呼吸困难　如重症贫血、高铁血红蛋白血症、硫化血红蛋白血症等。该类患者的呼吸困难是因血氧含量减少所致。表现为呼吸浅、心率快。大出血或休克时，因缺氧和血压下降，进而刺激呼吸中枢，可使患者呼吸加快。

> **案例 1-1-6 分析 2**
> 1. 患者呼吸困难表现为呼气性呼吸困难，伴有流鼻涕、打喷嚏。
> 2. 患者既往无引起心力衰竭的基础疾病，无神经精神系统及血液系统病变，无毒物接触史，考虑为肺源性呼吸困难。患者表现为呼气性呼吸困难，考虑为小气道阻塞所致。

【伴随症状】

1. 发作性呼吸困难伴干啰音　多见于支气管哮喘、心源性哮喘；突发性呼吸困难见于急性喉水肿、气管异物、自发性气胸、大面积肺栓塞等。

2. 伴发热　多见于肺炎、肺脓肿、肺结核、胸膜炎、急性心包炎等。

3. 伴一侧胸痛　见于大叶性肺炎、肺栓塞、自发性气胸、急性渗出性胸膜炎、急性心肌梗死、支气管肺癌等。

4. 伴咳嗽、咳痰　见于慢性支气管炎并发感染、肺脓肿、支气管扩张症并发感染；伴大量泡沫样痰可见于有机磷中毒；伴粉红色泡沫样痰见于急性左侧心力衰竭；痰中带有鲜红色血液或咳血性痰者，应注意有无肺癌的可能。

5. 伴意识障碍　见于脑出血、脑膜炎、尿毒症、糖尿病酮症酸中毒、肺性脑病、急性中毒、休克等。

> **案例 1-1-6 分析 3**
> 1. 患者的伴随症状有流鼻涕、打喷嚏、眼及咽部发痒。
> 2. 本案例提供的资料中缺乏对呼吸困难的进一步描述，如呼吸困难与活动和体位的关系、呼吸困难昼夜是否一样。

【问诊要点】

（1）呼吸困难起病的急缓，询问起病是突发性还是渐进性；发生的原因和诱因；既往有无心、肺疾病病史；有无肾病、代谢性疾病病史；有无药物、毒物接触史和各种导致免疫功能低下的情况。

（2）呼吸困难的表现是吸气性、呼气性还是吸气、呼气都感到困难；呼吸困难与活动、体位的关系，昼夜呼吸是否一样等。

（3）呼吸困难是否伴有发热、胸痛、咳嗽、咳痰、发绀；咳痰的性状；是否有咯血，咯血的量及血的性状；有无恶心、呕吐等。

（4）呼吸困难发生过程中有无头痛、意识障碍，是否有颅脑外伤史等。

> **案例 1-1-6 小结**
> 1. 结合患者呈季节性发病，与接触发霉物质有关，发病时呼吸急促，双肺有哮鸣音，平喘药能缓解，且患者呈呼气性呼吸困难，故应考虑支气管哮喘。
> 2. 问诊中还应问及患者的个人史、习惯及嗜好，如有无吸烟及饮酒史、以往从事的职业是什么等。

（柴文戍）

第七节 胸 痛

案例 1-1-7

男性，58 岁。胸痛伴呼吸困难、咯血 4d。

患者于 4d 前从国外乘坐飞机（15h）回国后突感剧烈胸痛，右侧明显，伴呼吸困难、咳嗽，有暗红色血痰，经服用硝酸甘油等对症治疗后胸痛不缓解，心电图及冠状动脉造影除外急性冠脉综合征，经吸氧等对症治疗，病情无改善来院。既往体健，无烟酒嗜好。

体格检查：神志清楚，呼吸平稳，口唇发绀，双肺呼吸音清，心率 110 次/分，律齐，各瓣膜区未闻及杂音，右下肢水肿。

辅助检查：下肢静脉血管超声提示右下肢股静脉内血栓形成。

问题：

1. 患者胸痛的临床特点是什么？
2. 患者胸痛的伴随症状有哪些？
3. 患者胸痛的病因是什么？

胸痛（chest pain）是临床上常见的症状，主要由胸部疾病所致，少数由其他疾病引起。

【病因与发病机制】 引起胸痛的原因主要为胸部疾病。常见的有以下几类。

1.胸壁疾病 急性皮炎、皮下蜂窝织炎、带状疱疹、胸骨前水肿、硬皮病、肋间神经炎、肋间神经肿瘤、神经根痛、胸段脊髓压迫症、多发性硬化、胸部外伤、肋软骨炎、肌炎与皮肌炎、肋骨骨折、多发性骨髓瘤、急性白血病、强直性脊柱炎、颈椎病、化脓性胸椎炎、化脓性骨髓炎、骨肿瘤等。

2.心血管疾病 冠状动脉硬化性心脏病（各种心绞痛、心肌梗死）、心肌炎、二尖瓣或主动脉瓣病变、急性心包炎、胸主动脉瘤（夹层动脉瘤）、梗阻性肥厚型心肌病、先天性心血管疾病、肺梗死、肺动脉高压、肺动脉瘤、梅毒性心血管疾病、心血管神经症等。

3.呼吸系统疾病 胸膜炎、胸膜肿瘤、肺炎、肺结核、自发性气胸、血胸、支气管炎、支气管肺癌等。

4.纵隔疾病 胸腺疾病、纵隔肿瘤、纵隔炎、纵隔气肿、反流性食管炎、食管癌、食管裂孔疝等。

5.其他 通气过度综合征、痛风、胸廓下口综合征、膈下脓肿、肝癌、肝脓肿、消化性溃疡急性穿孔、肝胆道疾病、脾梗死、胆心综合征等。

各种化学、物理因素及刺激因子均可刺激胸部的感觉神经纤维产生痛觉冲动，并传至大脑皮质的痛觉中枢引起胸痛。胸部感觉神经纤维有：①肋间神经感觉纤维；②支配主动脉的交感神经纤维；③支配气管与支气管的迷走神经纤维；④膈神经的感觉纤维。

另外，除患病器官的局部疼痛外，还可见远离该器官某部体表或深部组织的疼痛，称放射痛（radiating pain）或牵涉痛。其原因是内脏病变与相应区域体表的传入神经进入脊髓同一节段并在后角发生联系，故来自内脏的感觉冲动可直接激发脊髓体表感觉神经元，引起相应体表区域的痛感。如心绞痛时除出现心前区、胸骨后疼痛外，还可放射至左肩、左臂内侧或左颈、左侧面颊部与咽部。

【临床表现】

1.发病年龄 青壮年胸痛多考虑结核性胸膜炎、自发性气胸、心肌炎、心肌病、风湿性心瓣膜病。40 岁以上须注意心绞痛、急性冠脉综合征和支气管肺癌。

2.胸痛部位 大部分疾病引起的胸痛常有一定部位。如胸壁疾病所致的胸痛常固定在病变部位，且局部有压痛；胸壁皮肤的炎症性病变，局部可有红、肿、热、痛表现；肋软骨炎引起的胸痛，常在第 1、2 肋软骨处见单个或多个隆起，局部有压痛，但无红肿表现；带状疱疹所致胸痛，可见水泡沿一侧肋间神经分布，呈带状伴剧痛，且疱疹不超过体表中线；心绞痛及心肌梗死的疼痛多在胸骨后方和心前区或剑突下，可向左肩和左臂内侧放射，甚或达无名指与小指，也可放射至左颈或面颊部；急性心包炎疼痛多位于胸骨后方和心前区，也可放射至左颈或面颊部；自发性气胸、肺梗死、胸膜炎引起的疼痛多在胸侧部；食管及纵隔病变引起的胸痛多在胸骨后，进食或吞咽后加重；夹层动脉瘤引起的疼痛多位于胸背部，向下放射至下腹、腰部与两侧腹股沟和下肢；肝胆疾病及膈下脓肿引起的胸痛多在右下胸，侵犯膈肌中心部时疼痛放射至右肩部；肺尖部肺癌（肺上沟癌，Pancoast 瘤）引起的疼痛多以肩部、腋下为主，向上肢内侧放射；急性胰腺炎引起的疼痛可放射至左下胸部。

3. 胸痛性质 胸痛的性质可有多种多样。程度可呈剧烈、轻微或隐痛。带状疱疹呈刀割样或灼热样剧痛；肋间神经痛为阵发性灼痛或刺痛；食管炎多呈烧灼痛；心绞痛呈绞窄样痛并有重压窒息感；心肌梗死则疼痛更为剧烈并有恐惧、濒死感；夹层动脉瘤常呈突然发生的胸背部撕裂样剧痛或锥痛；肺梗死常为突然发生胸部剧痛或绞痛，常伴呼吸困难与发绀；肺癌常为胸部闷痛；胸膜炎常呈隐痛、钝痛和刺痛；气胸常在发病初期有撕裂样疼痛。

4. 疼痛持续时间 通常平滑肌痉挛或血管狭窄缺血所致的疼痛为阵发性，而炎症、肿瘤、栓塞或梗死所致疼痛呈持续性。如心绞痛发作时间短暂（一般持续 1～5min），而心肌梗死疼痛持续时间很长（数小时或更长）且不易缓解。

5. 影响疼痛因素 主要为疼痛发生的诱因、加重与缓解的因素。如心绞痛常在劳累或精神紧张时诱发，休息后或含服硝酸甘油后 1～2min 内缓解；而心肌梗死所致疼痛则服药无效。自发性气胸多在剧烈运动、用力咳嗽后发生；肺栓塞多在长期制动（如长途旅行），下肢深静脉血栓形成后并发；反流性食管炎多在进食时发作或加剧，仰卧、俯卧或弯腰后加重，服用抗酸药、质子泵抑制药减轻或消失；胸膜炎及心包炎的胸痛可因咳嗽或用力呼吸而加剧。

> **案例 1-1-7 分析 1**
> 患者为 58 岁男性，长途旅行后突发胸痛，服用硝酸甘油后胸痛不缓解，心电图及冠状动脉造影除外急性冠脉综合征。

【伴随症状】

1. 伴咳嗽、咳痰、发热 常见于气管、支气管和肺部感染。

2. 伴呼吸困难 常提示大叶性肺炎、自发性气胸、渗出性胸膜炎和肺栓塞等。

3. 伴咯血 主要见于大叶性肺炎、肺栓塞、支气管肺癌。

4. 伴面色苍白、大汗淋漓、血压下降或休克 多见于心肌梗死、夹层动脉瘤、主动脉窦瘤破裂和大面积肺梗死。

5. 伴吞咽困难 提示食管疾病，如反流性食管炎等。

6. 伴下肢不对称性肿胀 提示肺栓塞。

> **案例 1-1-7 分析 2**
> 结合患者为中年男性，剧烈胸痛，除外急性冠脉综合征；胸痛伴呼吸困难、咯血、右下肢水肿；下肢静脉超声提示右下肢静脉内血栓形成，考虑患者肺栓塞可能性大。

【问诊要点】

1. 一般资料 包括年龄、职业、发病急缓、诱因、加重与缓解的方式。

2. 胸痛表现 包括胸痛部位、性质、程度、持续时间、加重或缓解方式及其有无放射痛、与活动或进餐关系等。

3. 伴随症状 包括发热、咳嗽、咳痰、咯血、呼吸困难、吞咽困难、咽下痛、反酸等症状和程度。

> **案例 1-1-7 小结**
> 患者为中年男性，长途旅行久坐后出现右侧胸痛，伴有呼吸困难、咯血、右下肢水肿，体格检查有口唇发绀，相关检查除外急性冠脉综合征，下肢静脉超声提示静脉血栓形成，考虑急性肺栓塞可能性大。需要进行肺动脉 CT 检查以明确诊断。

（柴文戍）

第八节 发 绀

> **案例 1-1-8**
> 男性，80 岁，因"突发胸闷、气促 3d"就诊。
> 患者于 3d 前下床活动后突发胸闷、气促不适，伴大汗淋漓，休息稍缓解，未及时就诊。3d 来，上述症状持续，并进行性加重，休息状态下也感气促。
> 体格检查：体温 36.5℃，脉搏 96 次/分，呼吸 28 次/分，血压 150/90mmHg，血氧饱和度 85%；神志清楚，精神差，口唇发绀，颈静脉充盈。

辅助检查：血常规、生化指标未见明显异常；血气分析：pH 7.457，PCO_2 29.6mmHg，PO_2 50.2mmHg，血浆 D-二聚体 4.37mg/L；胸部 CT 提示双肺动脉多发栓塞，以右肺下叶前基底段肺栓塞为主。

问题：

    1. 该患者就诊的主要症状是什么？

    2. 哪些疾病可引起该症状？该患者可能病因及发生机制是什么？

    3. 为明确病因需要询问哪些病史？

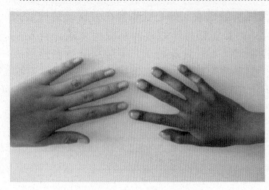

图 1-1-13　甲床发绀

发绀（cyanosis）指血液中还原血红蛋白增多致皮肤和黏膜呈青紫色改变的一种表现，也可称为紫绀。广义的发绀还包括由于异常血红蛋白衍生物，如硫化或高铁血红蛋白增多所致的发绀。发绀常发生在皮肤较薄、色素较少和毛细血管较丰富的部位，如口唇、指（趾）末端、甲床等（图 1-1-13）。

【发病机制】　发绀是由于还原血红蛋白在血液中的绝对量增加所致。还原血红蛋白浓度可用血氧的未饱和度表示。正常血液中含血红蛋白为 150g/L，能携带 20vol/dl 的氧，此种情况称为 100% 血氧饱和度。正常情况下动脉血氧的未饱和度不大于 5%，静脉内血氧未饱和度不大于 30%，毛细血管的血氧未饱和度为前两者的平均值。当毛细血管血液的还原血红蛋白量超过 50g/L 时，皮肤黏膜即可出现发绀。但需要注意的是临床上所见发绀并不能全部确切反映动脉血氧下降的情况。在血红蛋白浓度正常的患者，如血氧饱和度（SaO_2）< 85% 时，可见发绀，而在血红蛋白增多达 180g/L 时，即使 SaO_2 > 85% 亦可出现发绀。严重贫血（Hb < 60g/L）时，虽 SaO_2 明显降低，但常不能显示发绀。

【病因与分类】　根据引起发绀的原因可将其做如下分类。

1. 血液中还原血红蛋白增加（真性发绀）

（1）中心性发绀：发绀的特点是全身性，除四肢及颜面部外，也累及躯干和黏膜的皮肤，受累部位的皮肤是温暖的。发绀原因多为由心、肺疾病引起呼吸功能衰竭、通气与换气功能障碍、肺氧合作用不足。可分为肺性发绀和心性混合性发绀。①肺性发绀：通常由于呼吸功能障碍，肺氧合作用不足所致，常见于各种严重的呼吸系统疾病，如慢性阻塞性肺疾病、急性呼吸窘迫综合征、肺栓塞、原发性肺动脉高压等。②心性混合性发绀：由于心脏异常通道分流，使部分静脉血未经肺氧合作用而入体循环动脉，如分流量超过心排血量的 1/3 即可出现发绀。常见于紫绀型先天性心脏病，如法洛四联症、艾森门格综合征等。

（2）周围性发绀：常出现于肢体末端与下垂部位，给予皮肤按摩或加温，发绀可消退，此特点亦可作为与中心性发绀的鉴别点。发绀原因是周围循环血流障碍所致。根据病因可分为淤血性周围性发绀和缺血性周围性发绀。①淤血性周围性发绀：常见于体循环淤血和周围血流缓慢的疾病，如右侧心力衰竭、心包压塞、血栓性静脉炎、上腔静脉阻塞综合征、下肢静脉曲张等。②缺血性周围性发绀：常见于心排血量减少的疾病和局部血流障碍性疾病，如严重休克、血栓闭塞性脉管炎、雷诺（Raynaud）病、肢端发绀症、冷球蛋白血症等。

（3）混合性发绀：中心性发绀与周围性发绀同时存在，可见于心力衰竭等。

案例 1-1-8 分析 1

    1. 该患者最突出的症状为发绀、低氧血症。

    2. 严重呼吸系统疾病如慢性阻塞性肺疾病、重症肺炎、肺动脉高压、肺栓塞及急性心力衰竭、肺水肿等均可引起发绀。结合症状及辅助检查，该患者最可能病因为急性肺动脉栓塞症。可能机制：栓塞部位肺血流量减少，肺泡无效腔增大；肺内血流重新分布，通气/血流比例失调，肺氧合不足等，故属于肺性发绀。

2. 血液中存在异常血红蛋白衍生物

（1）高铁血红蛋白血症：包括先天性和后天获得性。先天性高铁血红蛋白血症是指自幼即有发绀，而无心、肺疾病及引起异常血红蛋白的其他原因，通常有家族史。后天获得性高铁血红蛋白血症最常见于各种化学物质或药物中毒引起血红蛋白分子中二价铁被三价铁所取代，致使失去与氧结合的能力。当血中高铁血红蛋白量达到 30g/L 时可出现发绀。常见于苯胺、硝基苯、伯氨喹、亚硝酸盐、磺胺类药等中毒所致发绀。若发绀出现急剧，抽出的静脉血呈深棕色，则氧疗不能改善发绀，给予静脉注射亚甲蓝或大量维生素 C，发绀方可消退。用分光镜检查可证实血中高铁血红蛋白存在。大量进食含亚硝酸盐的变质蔬菜而引起的中毒性高铁血红蛋白血症，也可出现发绀，称"肠源性青紫症"。

（2）硫化血红蛋白血症：为后天获得性。服用某些含硫药物或化学物品后，血液中硫化血红蛋白达到 5g/L 即可发生发绀。一般认为本病患者须以同时有便秘及服用含硫药物在肠内形成大量硫化氢为先决条件。发绀持续时间长，可达数月以上，血液呈蓝褐色，分光镜检查可证明有硫化血红蛋白的存在。

【伴随症状】

1. 伴呼吸困难 常见于重症心、肺疾病及急性呼吸道阻塞、气胸、心力衰竭等。

2. 伴杵状指（趾） 常见于病程较长的紫绀型先天性心脏病及某些慢性肺部疾病。

3. 伴意识障碍 常见于肺性脑病、某些药物或化学物质中毒、休克、急性肺部感染或急性心力衰竭。

案例 1-1-8 分析 2

为明确发绀的病因还应询问：①诱因。既往有无长期卧床病史、有无双下肢动静脉血栓病史及手术或创伤史、有无心房颤动病史等。②伴随症状。发病时有无伴咳嗽、咳痰、胸痛、心悸、晕厥等不适。

【问诊要点】

1. 发病年龄 如自出生或幼年即有发绀者，常见于紫绀型先天性心脏病、先天性高铁血红蛋白血症等。

2. 发绀部位及特点 用以判断发绀的类型，结合有无心脏和肺部疾病的症状，如心悸、晕厥、胸痛、气促、咳嗽等加以鉴别。

3. 发病诱因及病程 起病急又无心肺疾病的发绀须注意有无摄入相关药物、化学物品、变质蔬菜及有便秘情况且服用含硫化物的病史。

案例 1-1-8 小结

患者为老年男性，因气促、发绀入院，入院查血气分析提示低氧血症，结合患者胸部 CT 提示急性肺动脉栓塞；急性肺栓塞时，栓塞部位的肺血流量减少，肺泡无效腔增大；肺内血流重新分布，通气 / 血流比例失调，肺氧合不足，故属肺性发绀。

（区文超）

第九节 心 悸

案例 1-1-9

女性，70 岁。因"突发心悸 1 周"就诊。

患者 1 周前无明显诱因出现心悸，症状呈突发突止，与活动无明显相关，伴胸闷，无胸痛、气促，无晕厥、黑矇。有高血压病史 20 年余。

体格检查：体温 36.5℃，脉搏 125 次 / 分，呼吸 20 次 / 分，血压 146/92mmHg。神志清楚，双侧瞳孔正大等圆。双肺呼吸音清，未闻及明显干、湿啰音。心率 138 次 / 分，心律绝对不齐，第一心音强弱不等，各瓣膜区未闻及杂音。腹部检查未见明显异常。双下肢未见水肿。

问题：

1. 该患者最突出的症状是什么？

2. 该患者最主要的病因及发病机制是什么？

3. 可出现的伴随症状有什么？

心悸（palpitation）是一种自觉心脏跳动的不适感或心慌感。当心率加快时感到心脏跳动不适，心率缓慢时则感到搏动有力。心悸时，心率可快、可慢，也可有心律失常，心率和心律正常者亦可有。

> **案例 1-1-9 分析 1**
>
> 该患者最突出的症状为心悸，结合患者体格检查考虑为快速型心房颤动。

【病因】 心悸的病因很多，除心脏本身病变外，某些全身性疾病也可引起心悸，还有生理性和功能性心悸。

1. 心脏搏动增强 心脏搏动增强引起的心悸，可为生理性或病理性。

（1）生理性：可见于①健康人在剧烈运动或精神过度紧张时；②饮酒、喝浓茶或咖啡后；③应用某些药物，如肾上腺素、阿托品、甲状腺片；④妊娠等。

（2）病理性：可见于高血压及风湿性心脏病引起的左心室肥大，心脏收缩力增强。一些先天性心脏病（如动脉导管未闭、室间隔缺损）可致回心血流量增多，增加心脏的负荷量，引起心悸。此外，脚气病性心脏病，因维生素 B_1 缺乏，周围小动脉扩张，阻力降低，回心血流增多，心脏工作量增加，也可出现心悸。

以下其他疾病也可因心率加快、搏动增强发生心悸，如甲状腺功能亢进症、贫血（以急性失血时为明显）、发热、低血糖症、嗜铬细胞瘤。

2. 心律失常 心动过速、心动过缓或其他心律失常均可出现心悸。

各种原因引起的窦性心动过速、阵发性室上性心动过速或室性心动过速等，均可发生心悸。缓慢性心律失常如高度房室传导阻滞（二、三度房室传导阻滞）、窦性心动过缓或病态窦房结综合征等，由于舒张期延长，心室充盈度增加、心脏搏动增强引起心悸。其他可引起心悸的心律失常还包括期前收缩、心房扑动或心房颤动等。

3. 心力衰竭 各种原因引起的心力衰竭均可以出现心悸。

4. 心脏神经症 由自主神经功能紊乱所引起，心脏本身并无器质性病变。多见于青年女性。常伴有心率加快、心前区隐痛、疲乏失眠、头晕耳鸣、记忆力减退及焦虑、情绪激动等表现。

5. β 受体亢进综合征 也与自主神经功能紊乱有关，表现除心悸、胸闷、头晕外，部分还可有心电图 ST 段下移及 T 波平坦或倒置的改变，应用普萘洛尔后心电图改变可恢复正常。

6. 绝经期综合征 在绝经期前后，出现一系列内分泌与自主神经功能紊乱症状，心悸也是其中一个症状。

7. 其他 胸腔大量积液、高原病、胆心综合征等，也可出现心悸。

> **案例 1-1-9 分析 2**
>
> 结合疾病史及体格检查，考虑患者为快速型心房颤动引起的心悸不适；快速型心房颤动时，由于心脏快速、不规律的跳动，可引起心悸；另外，心动过速时，由于舒张期缩短，心室充盈量减少，收缩期心室内压力上升速率增快，使心室肌与心瓣膜的紧张度突然增加而产生心悸。

【发病机制】 心悸发生机制尚未完全清楚，一般认为心脏活动过度是心悸发生的基础，常与心率、心律、心肌收缩力及心排血量改变有关。

1. 血流动力学改变 器质性心脏病出现心室肥大，心肌收缩力增强，心排血量增加，心脏搏动增强而产生心悸。某些疾病因代谢增强或交感神经兴奋性增高，致心率加快，心脏搏动增强而引起心悸。

2. 心律失常 心动过速时，由于舒张期缩短，心室充盈量减少，收缩期心室内压力上升速率增快，使心室肌与心瓣膜的紧张度突然增加而产生心悸。反之，心动过缓时，心室充盈量增加，心肌收缩力代偿性增强而导致心悸。期前收缩时，于一个较长的间歇之后的心室收缩，强而有力，引起心悸，加之提前的心脏搏动距上一次心脏搏动间歇较短，似连续心跳，也会感到心悸。心房颤动时由于心脏跳动不规则或有一段间歇，患者感到心悸，甚至有停搏感觉。

3. 神经体液及精神因素 心力衰竭时，交感神经兴奋性增强，同时肾素-血管紧张素-醛固酮系统被激活，心率增快，引起心悸。无器质性心脏病变，也可由于自主神经功能紊乱而引起心悸，多在焦虑、紧张、情绪激动及注意力集中时出现。

案例 1-1-9 分析 3
　　快速型心房颤动时可伴胸闷、头晕，部分可出现血压降低表现。

【伴随症状】

1.伴心前区疼痛　见于冠心病（如心绞痛、心肌梗死）、心肌炎、心包炎，亦可见于心脏神经症等。

2.伴发热　见于急性传染病、风湿热、心肌炎、心包炎、感染性心内膜炎等。

3.伴晕厥或抽搐　见于窦性停搏、高度房室传导阻滞、室性心动过速、病态窦房结综合征等。

4.伴贫血　见于各种原因引起的急性失血，此时常有虚汗、脉搏微弱、血压下降或休克。慢性贫血时，心悸多在劳累后较明显。

5.伴呼吸困难　见于急性心肌梗死、心肌炎、心包炎、心力衰竭、重症贫血等。

6.伴消瘦及出汗　见于甲状腺功能亢进症。

7.伴发绀　见于先天性心脏病、右心功能不全和休克。

【问诊要点】

（1）发作诱因、时间、频率、特点、病程。

（2）有无心前区疼痛、呼吸困难、发热、头晕、头痛、晕厥、四肢抽搐无力、消瘦、多汗、失眠及焦虑等相关症状。

（3）有无心脏、内分泌、贫血性及神经症等病史。

（4）有无嗜好浓茶、咖啡、烟酒情况及精神刺激史。

案例 1-1-9 总结
　　患者为老年女性，因突发心悸 1 周就诊。有高血压病史。体格检查可见：心率快，心律绝对不齐，第一心音强弱不等，脉搏短绌，为心房颤动的典型三联征，故诊断：快速型心房颤动。长期高血压可导致心脏结构性改变，易发生心房颤动；心房颤动时由于心脏快速、不规律的跳动，可引起心悸；另外，心动过速时，由于舒张期缩短，心室充盈量减少，收缩期心室内压力上升速率增快，使心室肌与心瓣膜的紧张度突然增加而产生心悸。

（区文超）

第十节　恶心与呕吐

案例 1-1-10
　　男性，34 岁。因"恶心、呕吐 1 周"入院。
　　患者于 1 周前开始每日晚餐后出现恶心及呕吐，非喷射样，呕吐物带腐臭味，含有隔夜宿食，呕吐量为 600～800ml，伴中上腹胀痛，呕吐后明显减轻。既往健康，无高血压、糖尿病病史。
　　体格检查：体温 37℃，脉搏 84 次/分，呼吸 20 次/分，血压 130/80mmHg。心肺未及异常，上腹部饱满，可见胃型，腹软，上腹部压痛，无反跳痛及肌紧张，振水音阳性，肠鸣音正常。
　　问题：
　　1.该患者就诊的主要症状是什么？
　　2.引起这一症状的疾病有哪些？该患者最可能的病因是什么？
　　3.为明确引起该症状的病因需要补充问诊哪些情况？该疾病引起呕吐时临床表现有哪些特点？

　　恶心（nausea）、呕吐（vomiting）是临床常见的症状，可以单独或序贯发生。恶心是上腹部不适、紧迫欲吐的感觉，可伴有迷走神经兴奋的症状，如皮肤苍白、出汗、流涎、血压降低及心动过缓等，常为呕吐的前兆。呕吐是通过胃的强烈收缩迫使胃或部分小肠内容物经食管、口腔而排出体外的现象。一般恶心后随之呕吐，但也可仅有恶心没有呕吐，或仅有呕吐而无恶心。

【病因】

1.反射性呕吐

（1）咽部受到刺激：如吸烟、剧咳、鼻咽部炎症等。

笔记栏

（2）胃、十二指肠疾病：急、慢性胃炎，以及消化性溃疡、急性胃扩张、幽门梗阻及十二指肠壅滞症等。

（3）肠道疾病：急性阑尾炎、肠梗阻、腹型过敏性紫癜等。

（4）肝胆胰疾病：急性肝炎、肝硬化，以及急、慢性胆囊炎或胰腺炎、胆石症等。

（5）腹膜及肠系膜病：急性腹膜炎、肠系膜淋巴结炎等。

（6）其他疾病：肾、输尿管结石及急性肾盂肾炎、妊娠、急性心肌梗死、心力衰竭、白血病、青光眼等。

2. 中枢性呕吐

（1）神经系统疾病：颅内感染、脑血管疾病、颅脑损伤、癫痫等。

（2）全身疾病：尿毒症、糖尿病酮症酸中毒、甲状腺危象、肾上腺皮质功能不全、低钠血症等。

（3）药物：某些非甾体抗炎药、抗生素、抗癌药、洋地黄、吗啡等。

（4）中毒：重金属、乙醇、有机磷农药、鼠药、河豚等。

（5）精神因素：胃神经症、癔症等。

3. 前庭障碍性呕吐 迷路炎、梅尼埃病、晕动病等。

> **案例 1-1-10 分析 1**
> 1. 本患者主要症状是恶心、呕吐。
> 2. 引起恶心、呕吐的病因包括反射性、中枢性和前庭障碍性疾病。

【发病机制】 呕吐中枢位于延髓，它有两个功能不同的机构，一个是呕吐中枢（vomiting center），位于延髓外侧网状结构的背部，接受来自消化道、大脑皮质、内耳前庭、冠状动脉及化学感受器触发带的传入冲动，直接支配呕吐动作；另一个是化学感受器触发带（chemoreceptor trigger zone），位于延髓第四脑室的底面，接受各种外来的化学物质或药物（如吗啡、洋地黄等）及内生代谢产物（如感染、尿毒症等）的刺激，并由此引发神经冲动，传至呕吐中枢引起呕吐。

【临床表现】

1. 发生的时间 育龄妇女晨起呕吐见于早期妊娠，也可见于尿毒症、慢性酒精中毒和功能性消化不良、鼻窦炎等；晚上或夜间呕吐见于幽门梗阻。

2. 与进食的关系 进食过程中或餐后立即呕吐可能是幽门管溃疡或神经性呕吐；餐后 1h 以上呕吐，提示胃张力下降或排空延迟；餐后较久或数餐后呕吐见于幽门梗阻；餐后近期呕吐、集体发病者多由食物中毒引起。

3. 呕吐的特点 喷射性呕吐多为颅内压增高所致；进食后即吐，吐后又可进食，恶心很轻或无，长期反复发作而全身营养状态不受影响，多为神经症性呕吐。

4. 呕吐物的性质 带发酵、腐臭气味提示幽门梗阻、胃潴留；不含胆汁提示梗阻部位多在十二指肠乳头以上，含多量胆汁提示在此平面以下；带粪臭味提示低位小肠梗阻；含大量酸性液体多见于胃泌素瘤或十二指肠溃疡。

【伴随症状】

1. 伴腹痛、腹泻 多见于急性胃肠炎、细菌性食物中毒及各种原因引起的中毒等。

2. 伴腹痛、发热 多见于腹腔内炎症，右上腹痛、发热、寒战或有黄疸者应考虑胆囊炎或胆石症。

3. 伴头痛及喷射性呕吐 见于颅内高压症或青光眼。

4. 伴意识障碍 见于颅内器质性疾病、尿毒症、肝性脑病、酮症酸中毒等。

5. 伴眩晕、眼球震颤 见于前庭器官疾病。

6. 应用某些药物 如抗生素、抗癌药等，应考虑药物的副作用。

7. 育龄女性晨起呕吐 需注意早孕。

> **案例 1-1-10 分析 2**
> 1. 本患者主要症状是恶心、呕吐，呕吐主要发生在傍晚及三餐后，量大，含腐臭味宿食，呕吐后腹胀感减轻，符合幽门梗阻所致呕吐特点。
> 2. 为明确恶心、呕吐的病因，还应询问的情况及伴随症状：恶心、呕吐的起病情况（如不当饮食史、聚餐情况）、呕吐发生的环境、心理状态、呕吐物是否含有胆汁、是否伴有发热、寒战、腹泻、眩晕、意识障碍，以及诊治情况及既往病史等。

【问诊要点】

1. 起病经过 急性或是慢性，急性起病共餐者有无类似症状。

2. 呕吐的特点 呕吐的时间、与进食的关系、呕吐的方式、呕吐物的性状。

3. 伴随症状。

4. 其他病史 慢性肾病、糖尿病、恶性肿瘤等；用药史、外伤史、手术史、月经史、饮酒及吸烟史等。

5. 诊治情况 是否做过常规化验、B超、CT、胃镜等检查及治疗情况。

案例 1-1-10 小结

患者为青年男性，表现为恶心、呕吐，症状主要出现在三餐后及夜间，非喷射样，呕吐量大，有腐臭味，含隔夜宿食。主要体征有上腹部饱满，可见胃型，振水音阳性，诊断考虑为幽门梗阻，待禁食水、胃肠减压治疗后行胃镜检查明确病因诊断。

（孟 华）

第十一节 呕 血

案例 1-1-11

男性，45 岁。因"呕血5h"入院。

患者5h前突觉恶心，随之呕吐新鲜血，量约500ml，含血凝块，伴周身大汗、头晕、乏力。既往饮酒史近20年，每日饮白酒4～5两。

体格检查：体温36.7℃，脉搏134次/分，呼吸32次/分，血压80/50mmHg。脉搏细弱，巩膜黄染，睑结膜苍白，肝掌（+），蜘蛛痣（+），腹部饱满，未见胃肠型及蠕动波，腹软，无压痛、反跳痛及肌紧张，肝未触及，脾大，肋下2cm触及，移动性浊音阳性，肠鸣音活跃，5～8次/分。

问题：

1. 该患者就诊的主要症状是什么？

2. 能引起该症状的病因有哪些？该患者最可能的病因是什么？

3. 能否大致判断该患者的出血量？

4. 为明确引起该症状的病因需要补充问诊哪些情况？

呕血（hematemesis）是指急性上消化道出血时，血液积聚在胃内达一定量后即经口腔呕出。呕血应与咯血相鉴别，其鉴别要点参见本章第五节表1-1-2。此外，口、鼻、咽、喉等部位出血，血液被咽入胃内后再呕出，称为"假性呕血"，也应与呕血相区别。

【病因和发病机制】

1. 常见疾病

（1）消化性溃疡：最常见，包括胃、十二指肠溃疡。

（2）急性出血糜烂性胃炎：常因服用非甾体抗炎药（如阿司匹林、吲哚美辛等）和应激等所引起。

（3）食管-胃底静脉曲张破裂：多因肝硬化门静脉高压所致。

（4）胃癌：肿瘤血管破裂。

2. 其他疾病

（1）食管疾病：食管炎、食管憩室炎、食管异物、食管-贲门黏膜撕裂综合征（Mallory-Weiss综合征）、食管裂孔疝、食管癌等。食管异物戳穿主动脉可造成大量呕血。

（2）胃及十二指肠疾病：血管异常，如恒径动脉破裂（Dieulafoy综合征）可引起致命性呕血。

（3）胆道疾病：从胆道进入十二指肠的血液可来自①肝恶性肿瘤（如肝癌）、肝脓肿或肝动脉瘤破裂出血；②胆囊及胆管结石、胆道寄生虫、胆囊癌、胆管癌及壶腹癌等引起出血，大量血液流入十二指肠，可造成呕血。

（4）胰腺疾病：急性胰腺炎合并脓肿或囊肿、胰腺癌破裂出血经胰管进入上消化道。

（5）血液系统疾病：血小板减少性紫癜、过敏性紫癜、白血病、血友病、霍奇金病、弥散性血管内凝血、其他凝血机制障碍（如应用抗凝药过量）等。

（6）其他：尿毒症、流行性出血热、钩端螺旋体病等。

案例 1-1-11 分析 1

1. 本患者最主要的症状是呕血。
2. 根据临床表现及体征，首先考虑肝硬化门静脉高压食管 - 胃底静脉曲张破裂所致呕血可能性最大。

【临床表现】

1. 呕血与黑粪　呕血前往往有上腹部不适、恶心，呕血的颜色因出血量的多少、血液在胃内存留的时间及出血的部位不同而不同。出血量大、在胃内存留时间短、出血部位高则为鲜红或为暗红色，常混有血凝块；出血量小、在胃内存留时间长，血红蛋白与胃酸作用形成酸化正铁血红蛋白（hematin），呕吐物可呈棕褐色或咖啡样。部分血液经肠道排出体外，在肠道内血红蛋白与硫化物结合形成硫化亚铁，从肛门排出时呈黑色，形成黑粪（melena）。

2. 失血性周围循环衰竭　当出血量在循环血量的 10% 以下时，患者一般无明显的临床表现；出血量占循环血量的 10% ～ 20% 时，患者可有头晕、乏力等症状，多无血压、脉搏等变化；出血量达循环血量的 20% 以上时，患者则会有冷汗、四肢厥冷、心悸、脉搏增快等急性失血症状；若出血量达循环血量的 30% 以上时，患者则出现神志不清、面色苍白、心率加快、脉搏细弱、血压下降、呼吸急促等周围循环衰竭的表现。

3. 血液学改变　出血早期可无明显的血液学改变，出血 3 ～ 4h 后由于组织液的渗出及输液等，血液被稀释，血红蛋白及血细胞比容逐渐降低。

4. 其他　大量呕血时可出现氮质血症、发热等表现。

【伴随症状及体征】

1. 伴上腹痛　中青年人，慢性反复发作的上腹痛，具有一定的周期性和节律性，多为消化性溃疡；中老年人，慢性上腹痛，疼痛无明显规律性并有厌食及消瘦者，应警惕胃癌。

2. 伴肝脾大　脾大、蜘蛛痣、肝掌、腹壁静脉怒张或有腹水，提示肝硬化门静脉高压；出现肝区疼痛、肝大、质地坚硬、表面凹凸不平或有结节，提示肝癌。

3. 伴黄疸、寒战、发热、右上腹绞痛　可能为化脓性胆管炎；黄疸、发热及全身皮肤黏膜有出血倾向者，见于某些感染性疾病，如败血症及钩端螺旋体病等。

4. 伴皮肤黏膜出血　提示血液疾病及凝血功能障碍。

案例 1-1-11 分析 2

1. 该患者呕血同时伴有急性循环衰竭表现：血压下降、脉搏增快无力，提示出血量大，在 30% 血容量以上。
2. 为明确呕血的病因还应询问的情况及伴随症状：呕血的起病情况（如是否有咳嗽、呕吐物是否混有食物等），诱因（如不当饮食史、饮酒、服用特殊药物等），是否伴有头晕、晕厥等症状及既往病史、诊治情况等。

【问诊要点】

1. 起病情况　呕血前是否有咳嗽、呕吐；呕吐物颜色；是否混有食物；血液是否来自鼻腔；呕血量。

2. 呕血诱因　有无不洁饮食、大量饮酒、毒物或特殊药物摄入史。

3. 是否有头晕、心悸、出汗、晕厥等症状，卧位变坐位、立位时心悸、心率变化。

4. 既往史、个人史、手术史。

5. 伴随症状。

6. 诊治情况　是否做常规化验（如血常规、便常规、肝炎病毒学等）、胃镜、B 超、CT 等检查及治疗情况。

案例 1-1-11 小结

患者为中年男性，表现为呕血，伴休克表现，提示出血量大。体格检查见肝掌、蜘蛛痣、脾大、腹水等体征，结合既往长期大量饮酒史，故呕血病因诊断考虑为肝硬化门静脉高压食管 - 胃底静脉曲张破裂出血。进一步行胃镜、腹部 B 超或 CT 等明确诊断，治疗上应积极输血、补液扩容抗休克，降低门静脉压力、止血治疗。根据治疗反应决定是否需要内镜、介入及外科进一步治疗。

（孟　华）

第十二节　便　　血

案例 1-1-12

　　男性，65 岁。因"暗红色血便 3d"入院。

　　患者于 3d 前无诱因发现排便带血，为暗红色血，便与血混合，每日 3～4 次，每次 20～30ml，伴明显里急后重感，头晕、乏力，无心悸、晕厥。近半年消瘦明显。

　　体格检查：体温 36.7℃，脉搏 92 次/分，呼吸 24 次/分，血压 110/60mmHg。睑结膜苍白，腹部平坦，未见胃肠型及蠕动波，腹软，左下腹压痛，未触及包块，肠鸣音 3～4 次/分。

　　问题：

　　1. 该患者就诊的主要症状是什么？

　　2. 能引起该症状的病因有哪些？该患者最可能的病因是什么？

　　3. 为明确引起该症状的病因需要补充问诊哪些情况？最先考虑做哪项简单有效的检查？确诊需什么检查？

　　便血（hematochezia）与黑粪（melena）是指消化道出血，血液由肛门排出，颜色鲜红或暗红称为便血，黑色者称为黑粪，粪便颜色的差别多与消化道出血的部位和速度有关。

　　【病因和发病机制】　引起便血的病因众多，由于消化道出血的部位不同，表现各有差异。消化道以十二指肠悬韧带和回盲瓣为界分为上消化道、中消化道和下消化道。其中，十二指肠悬韧带以近为上消化道，十二指肠悬韧带至回盲瓣为中消化道，回盲瓣以远为下消化道。下消化道出血时，鲜红或暗红血液可随肠蠕动较快地从肛门排出；上消化道大出血时（> 1000ml），大量血液除以呕血方式排出外，也可从肛门排出，表现为便血；上、中消化道出血，出血量不大时，血红蛋白与胃酸作用形成酸化正铁血红蛋白，呕吐物呈咖啡色，血红蛋白与肠道内硫化物结合形成硫化亚铁，从肛门排出时粪便多呈黑色。因此，黑粪多提示上、中消化道少至中量出血；但下消化道少至中量出血、粪便在肠道滞留较久后排出，也可以是黑粪（表 1-1-3）。各种全身疾病影响凝血功能时，可能出现以某段消化道为主的出血，或者导致全消化道弥漫性出血。

表 1-1-3　便血与黑粪的部位与病因

部位	病因
上消化道	见本章第十一节
中消化道	小肠憩室、血管畸形、息肉、克罗恩病、肠结核、伤寒、急性出血性坏死性肠炎、钩虫病、肿瘤、小肠溃疡、Meckel 憩室炎或溃疡、肠套叠等
下消化道	痔、肛裂、息肉、结直肠肿瘤、溃疡性结肠炎、肛瘘、缺血性肠病、憩室、血管畸形、细菌性痢疾、阿米巴痢疾、血吸虫病等

案例 1-1-12 分析 1

　　1. 本患者最主要的症状是便血。

　　2. 根据临床表现及体征，考虑结肠癌所致便血可能性最大。

　　【临床表现】

　　1. 便血　便血量少时，仅手纸上少量血迹或黄色大便外裹少量血液；亦可便后肛门滴血；当血液与粪便混在一起排出时，可呈酱红色或咖啡色粪便；当消化道出血量大时，可排出大量鲜血，而粪质较少。

　　2. 黑粪　消化道出血所致黑粪常因表面附有黏液而发亮，类似柏油，称为柏油便，可闻及血腥味儿。值得注意的是，服用铋剂、铁剂、炭粉及中药等药物也可使粪便变黑，但一般呈灰黑色无光泽；进食动物血、猪肝等也可使粪便呈黑色，但无血腥味儿。鉴别有困难时，可做粪便隐血试验鉴别。

　　3. 粪便隐血（occult blood）　每日 5ml 以下的消化道出血，无肉眼可见的粪便颜色改变者称为隐血便，粪便隐血需用粪便隐血试验确定。

　　4. 常见相关疾病的临床症状要点

　　（1）消化性溃疡：所致出血属于上消化道出血，多表现为黑粪；消化性溃疡典型临床表现为慢性、周期性、节律性上腹痛，出血后上腹痛减轻。

（2）Dieulafoy 综合征：病因是胃底恒径动脉破裂，常表现为呕血和大量鲜血便。

（3）胆道出血：常伴有上腹绞痛和黄疸，活动性出血期间，黄疸明显加重。

（4）细菌性痢疾：腹痛时排血便或脓血便，排便后腹痛减轻，多为黏液脓性鲜血便，伴发热。

（5）溃疡性结肠炎：轻者可仅有黏液血便，严重者可有暗红色血便。

（6）急性出血性坏死性肠炎：排洗肉水样便，有特殊的腥臭味。

（7）结直肠癌：可有便血、黑粪、便秘、腹痛、肠梗阻、贫血、消瘦、腹部包块等。

（8）结直肠息肉：息肉较大时表面糜烂可以出现便血，腹痛少见。

（9）痔、肛裂：鲜血，黏附于粪便表面或排便前后滴出或喷出，不与粪便混合。

【伴随症状】

1. 伴腹痛　见于消化性溃疡、胆道出血、细菌性痢疾、阿米巴痢疾、溃疡性结肠炎、急性出血性坏死性肠炎、结直肠癌、肠套叠、肠系膜血栓形成等。

2. 伴里急后重（tenesmus）　提示肛门、直肠疾病，见于痢疾、直肠炎和直肠癌。

3. 伴发热　常见于细菌性痢疾、伤寒、败血症、流行性出血热等传染性疾病和肠道淋巴瘤、白血病等部分恶性肿瘤。

4. 伴全身出血倾向　见于急性传染性疾病及血液疾病，如重症肝炎、流行性出血热、白血病、过敏性紫癜、血友病等。

5. 伴皮肤改变　有蜘蛛痣和肝掌者，便血可能是肝硬化门静脉高压食管 - 胃底静脉曲张破裂出血所致。若皮肤黏膜出现成簇的毛细血管扩张，便血可能是遗传性毛细血管扩张症所致。

6. 伴腹部肿块　见于肠道恶性淋巴瘤、肠结核、肠套叠、结肠癌及克罗恩病等。

案例 1-1-12 分析 2

　　1. 明确呕血的病因还应询问的情况及伴随症状：便血的起病情况（如是否有不洁饮食史等）、血与粪便的关系、伴随症状、既往史、家族史、服药史及诊治情况等。

　　2. 首选最简单有效的检查是直肠指诊（因患者里急后重明显，往往提示直肠、肛门病变）。确诊需要行结肠镜及病理检查。

【问诊要点】

1. 起病情况　有无不洁饮食、进食辛辣刺激或生冷等食物史；共餐者是否发病。

2. 便血的颜色及其与粪便的关系。

3. 便血、黑粪的量。

4. 既往史、个人史、手术史及服药史。

5. 伴随症状。

6. 一般情况　头晕、心悸、出汗、晕厥情况及生命体征变化。

7. 诊治情况　是否做过常规化验（血常规、便常规、肝炎病毒学等）、胃肠镜、胶囊内镜、B超、CT 等检查及治疗情况。

案例 1-1-12 小结

　　患者为老年男性，表现为便血，血便混合，伴里急后重、消瘦，显性出血量不大，但贫血明显，提示结肠癌的可能性大。患者里急后重症状明显，提示病变位于直肠、肛门可能性大，可行直肠指诊检查，简单有效。结肠镜检查可见肿瘤性病变，结合病理检查可确诊。

（孟　华）

第十三节　腹　痛

案例 1-1-13

　　男性，72 岁。因"腹痛 6h"入院。

　　患者于 6h 前出现左下腹疼痛，为持续隐痛，并有阵发性绞痛，无腰背部、肩部及会阴部放射痛，伴腹胀、恶心、呕吐，呕吐后自觉腹痛、腹胀略有好转。肛门停止排气、排便，急诊就诊。既往无类似腹痛发作史，无高血压、糖尿病病史。

体格检查：体温 37.2℃，脉搏 92 次 / 分，呼吸 22 次 / 分，血压 135/90mmHg。急性病容，痛苦表情。腹部饱满，可见肠型和蠕动波，腹软，全腹压痛，左下腹为重，无反跳痛及肌紧张，腹部叩诊呈鼓音，移动性浊音阴性，肠鸣音亢进，12 次 / 分，可闻及气过水音。

问题：

　　1. 该患者就诊的主要症状是什么？

　　2. 哪些疾病可以引起这一症状？该患者最可能的病因及发生机制是什么？

　　3. 为明确引起该症状的病因需要询问哪些病史？

　　腹痛（abdominal pain）是临床极其常见的症状，也是患者就诊的重要原因。腹痛多数由腹腔脏器疾病引起，但腹腔外疾病及全身性疾病也可引起腹痛。腹痛的性质和程度既受病变性质影响，也受神经和心理因素的影响。临床上一般将腹痛按起病的急缓、病程的长短分为急性腹痛和慢性腹痛。急性腹痛指既往没有腹痛病史的患者突然出现、持续时间在 7d 以内的腹部疼痛，更常用的时间定义为 48h 以内的腹痛。引起急性腹痛的病因很多，包括脏器的炎症、破裂、梗阻、套叠、扭转、绞窄等，其特点是起病急、变化快、病情重，临床上有外科情况者一般称为"急腹症"。腹痛病因复杂，发生机制各异，对腹痛患者须认真了解疾病史，进行全面的体格检查和必要的辅助检查（包括化验检查和器械检查），综合分析，才能做出正确的诊断。

【病因】

1. 急性腹痛

（1）腹腔器官急性炎症：如急性胃炎、急性肠炎、急性胰腺炎、急性出血性坏死性肠炎、急性胆囊炎、急性阑尾炎等。

（2）空腔脏器阻塞或扩张：如肠梗阻、肠套叠、胆管结石、胆道蛔虫、尿路结石等。

（3）脏器扭转或破裂：如肠扭转、肠绞窄、肠系膜或大网膜扭转、卵巢蒂扭转、肝破裂、脾破裂、异位妊娠破裂等。

（4）腹膜炎症：多由胃肠穿孔引起，少部分为自发性腹膜炎。

（5）腹腔内血管病变：如缺血性肠病、夹层腹主动脉瘤、门静脉血栓形成。

（6）腹壁疾病：如腹壁挫伤、脓肿及腹壁皮肤带状疱疹。

（7）胸腔疾病所致的腹部牵涉痛：如肺炎、肺梗死、心绞痛、心肌梗死、急性心包炎、胸膜炎、食管裂孔疝、胸椎结核。

（8）全身性疾病所致的腹痛：如腹型过敏性紫癜、糖尿病酮症酸中毒、尿毒症、铅中毒、血卟啉病等。

2. 慢性腹痛

（1）腹腔脏器的慢性炎症：如反流性食管炎、慢性胃炎、慢性胆囊炎及胆道感染、慢性胰腺炎、结核性腹膜炎、溃疡性结肠炎、克罗恩病等。

（2）空腔脏器张力的变化：如胃肠痉挛或胃、肠、胆道运动障碍等。

（3）胃、十二指肠溃疡。

（4）腹腔脏器的扭转或梗阻：如慢性胃肠扭转、十二指肠壅滞症、慢性假性肠梗阻。

（5）脏器包膜的牵张：实质脏器肿胀导致包膜张力增加发生腹痛，如肝淤血、肝炎、肝脓肿、肝癌等。

（6）中毒与代谢障碍：如铅中毒、尿毒症等。

（7）肿瘤压迫与浸润：以恶性肿瘤居多，与肿瘤不断生长、压迫与浸润感觉神经有关。

（8）胃肠神经功能紊乱：如功能性消化不良、肠易激综合征等。

【发病机制】　按传入神经特点和临床表现可分为 3 种，即内脏性腹痛、躯体性腹痛和牵涉痛。

1. 内脏性腹痛（visceral pain）　是腹腔内某一器官的痛觉信号，主要由交感神经传入脊髓，其疼痛特点为：①疼痛部位不确切，接近腹中线；②疼痛感觉模糊，多为痉挛、不适、钝痛、灼痛；③常伴恶心、呕吐、出汗等其他自主神经兴奋的症状。

2. 躯体性腹痛（somatic pain）　是来自腹膜壁层及腹壁的痛觉信号，经体神经传至脊神经根，反映到相应脊髓节段所支配的皮肤。其特点是：①定位准确，可在腹部一侧；②程度剧烈而持续；③可有局部腹肌强直；④腹痛可因咳嗽、体位变化而加重。

3. 牵涉痛（referred pain）　是指内脏性疼痛牵涉到身体体表部位，即内脏痛觉信号传至相应

笔记栏

脊髓节段，引起该节段支配的体表部位疼痛。其特点是定位准确、疼痛剧烈，以及有压痛、肌紧张及感觉过敏等。理解牵涉痛的机制对判断疼痛的临床意义有很大价值。常见病变牵涉痛部位见表 1-1-4。

表 1-1-4　常见病变脏器牵涉痛部位

脏器	牵涉痛部位	脏器	牵涉痛部位
胃、胰腺	左上腹、肩胛间	阑尾炎	上腹部或脐周
肝、胆	右肩部	子宫与直肠	腰骶部
消化性溃疡穿孔	肩顶部	急性心肌梗死	左臂、颈或下颌部
输尿管结石	大腿内侧、会阴部		

很多疾病的腹痛的发生涉及多种机制，如急性阑尾炎早期腹痛位于脐周或上腹部，常伴有恶心、呕吐，为内脏性疼痛，强烈而持续的炎症刺激影响相应脊髓节段的躯体传入神经，疼痛转移至右下腹麦氏（McBurney）点，为牵涉痛。当炎症进一步发展波及腹膜壁层，则出现躯体性疼痛，程度剧烈，伴有压痛、反跳痛和肌紧张。

案例 1-1-13 分析 1
1. 本患者主要症状是腹痛，引起该症状最可能的病因是肠梗阻。
2. 分析其腹痛的发生机制，包括了内脏性腹痛和牵涉痛。
3. 如病情未得到及时准确处理，机械性肠梗阻进展为麻痹性肠梗阻，肠缺血坏死，炎症进一步波及壁腹膜，则为躯体性疼痛，疼痛剧烈，出现压痛、反跳痛及肌紧张。

【临床表现】
1. 腹痛部位　一般来说腹痛部位多为病变所在的部位，常见疾病的腹痛部位见表 1-1-5。

表 1-1-5　常见疾病的腹痛部位

疾病	腹痛部位
胃、十二指肠、肝、胆、胰疾病	中上腹部
胆囊炎、胆石症、肝脓肿	右上腹部
急性阑尾炎	右下腹部
小肠疾病	脐部或脐周
结肠疾病	左、右下腹部
膀胱炎、盆腔炎及异位妊娠破裂	下腹部
急性弥漫性腹膜炎、机械性肠梗阻、急性出血性坏死性肠炎、血卟啉病、铅中毒、腹型过敏性紫癜等	部位不定

2. 疼痛性质和程度　突发中上腹剧烈刀割样痛、烧灼样痛，多为胃、十二指肠溃疡穿孔。中上腹持续性剧痛或阵发性加剧应考虑急性胃炎、急性胰腺炎。胆石症或尿路结石常为阵发性绞痛，疼痛剧烈，患者常辗转不安。持续性、广泛性剧烈腹痛伴腹壁肌紧张或板样强直，提示为急性弥漫性腹膜炎。隐痛或钝痛多为内脏性疼痛，多由胃肠张力变化或轻度炎症引起，胀痛可能为实质性脏器的包膜被牵张所致。绞痛多为空腔脏器痉挛、扩张或梗阻引起，临床常见肠绞痛、胆绞痛、肾绞痛，三者鉴别点见表 1-1-6。

表 1-1-6　三种绞痛鉴别表

疼痛类型	疼痛部位	其他特点
肠绞痛	多位于脐周、下腹部	常有恶心、呕吐、腹泻、便秘、肠鸣音活跃等
胆绞痛	位于右上腹，放射至右肩与右肩胛	常有黄疸、发热，肝可触及或 Murphy 征阳性
肾绞痛	位于腰部并向下放射至腹股沟、外生殖器及大腿内侧	常有尿频、尿急，尿中含蛋白质、红细胞等

3. 诱发因素　胆囊炎或胆石症发作前常有进食油腻食物史；而急性胰腺炎发作前常有酗酒、暴饮暴食史；部分机械性肠梗阻多与腹部手术有关；腹部受暴力作用出现的剧痛并伴有休克者，可能

是肝、脾破裂所致。

4. 发作时间　餐后痛可能是胆胰疾病、胃部肿瘤或消化不良所致；饥饿痛，发作有周期性、节律性者见于胃、十二指肠溃疡；子宫内膜异位症腹痛与月经来潮相关；卵泡破裂多发生在月经间期。

5. 与体位的关系　某些体位时腹痛加剧或减轻可能成为诊断的线索。如胃黏膜脱垂患者左侧卧位可使腹痛减轻；十二指肠壅滞症患者膝胸或俯卧位时腹痛或呕吐等症状缓解；胰体癌患者仰卧位时疼痛明显，而前倾蜷曲体位或俯卧位时减轻；反流性食管炎患者烧灼痛在躯体前倾时明显，直立位时减轻。

【伴随症状】

1. 伴发热、寒战　提示炎症可能，见于急性胆道感染、胆囊炎、肝脓肿、腹腔脓肿等，也可见于腹腔外疾病。

2. 伴黄疸　可能与肝胆胰疾病有关。急性溶血性贫血也可出现腹痛和黄疸。

3. 伴休克　同时有贫血者可能是腹腔脏器破裂（如肝、脾、异位妊娠破裂）；无贫血者见于胃肠穿孔、绞窄性肠梗阻、肠扭转、急性出血性坏死性胰腺炎。腹腔外疾病如心肌梗死、大叶性肺炎也可有腹痛与休克，须特别警惕。

4. 伴呕吐、反酸、腹泻　提示食管、胃肠病变，呕吐量大者提示胃肠道梗阻；伴反酸、嗳气者提示胃十二指肠溃疡或胃炎；伴腹泻者提示消化吸收障碍或肠道炎症、溃疡或肿瘤。

5. 伴血尿　提示可能为泌尿系统疾病，如尿路结石等。

> **案例 1-1-13 分析 2**
> 　1. 本患者主要症状是腹痛，伴随症状有恶心、呕吐，停止排气和排便。
> 　2. 为明确腹痛的病因还应询问的情况及伴随症状包括：腹痛的诱因（如腹部手术史）及是否伴有发热、寒战、黄疸、血尿，以及呕吐物的性质和量等。

【问诊要点】

1. 腹痛与年龄、性别、职业　中老年以胆囊炎、胆石症、恶性肿瘤、心血管疾病多见；青壮年以急性阑尾炎、胰腺炎、消化性溃疡等多见；婴幼儿多见于先天畸形、肠套叠、蛔虫病等；生育期女性患者要注意异位妊娠、卵巢囊肿扭转等；有长期铅接触史要考虑铅中毒。

2. 腹痛起病情况　有无饮食、外科手术等诱因；急性起病者要注意与急腹症的鉴别，应仔细询问病史，寻找诊断线索；缓慢起病者涉及功能性和器质性、良性和恶性疾病的鉴别。亦应特别注意腹痛的缓解因素。

3. 腹痛的部位　一般腹痛部位多为病变所在部位。但应注意部分腹痛可有放射痛，如胆道疾病可引起右肩胛下区疼痛，肾盂、输尿管结石腹痛可放射到腹股沟。对牵涉痛的理解更有助于判断疾病的部位和性质。

4. 腹痛的性质和程度　腹痛的性质和疾病密切相关。钝痛多为内脏性疼痛，持续性钝痛可为实质脏器牵张或腹膜外刺激所致；剧烈刀割样疼痛多为脏器穿孔或严重炎症；烧灼样痛多与化学性刺激有关，如胃酸刺激；隐痛或胀痛反映病变轻微，可能为脏器轻微扩张或包膜牵扯所致。

5. 腹痛的时间　饥饿性疼痛，进食缓解，对高酸分泌性胃病，特别是十二指肠溃疡诊断有利，特别要注意腹痛与进食、排便、活动、体位的关系，如前述。

6. 伴随症状。

7. 既往史　如有消化性溃疡病史要考虑溃疡穿孔；育龄女性有停经史要考虑异位妊娠；有酗酒史要考虑胰腺炎、急性胃炎；有心血管病史要考虑血管栓塞。

8. 诊治情况　常规化验、腹部超声、腹部 CT、心电图、胃肠镜等检查及治疗情况。

> **案例 1-1-13 小结**
> 　患者为老年男性，表现为急性腹痛，主要位于左下腹，持续性胀痛并阵发性加剧，伴有恶心、呕吐，停止排气和排便。主要体征有腹部肠型和蠕动波及肠鸣音亢进，诊断考虑为肠梗阻，进一步行立位腹平片及腹部 CT 检查明确。

（孟华）

第十四节 腹 泻

案例 1-1-14

男性，24 岁。因"腹痛、腹泻 5h，发热 3h"入院。

患者于 5h 前海边聚餐后出现腹泻，共排便 10 余次，稀水样便，无脓血，伴腹痛，下腹为主，阵发性绞痛，排便后可明显减轻，3h 前感畏寒、发热，体温最高达 38.7℃。既往健康，无高血压、糖尿病病史。

体格检查：体温 38.7℃，脉搏 104 次/分，呼吸 25 次/分，血压 110/70mmHg。心肺未查见异常，腹部平坦，未见胃肠型及蠕动波，腹软，下腹压痛，无反跳痛及肌紧张，肠鸣音亢进，5～8 次/分。

问题：

1. 该患者就诊的主要症状是什么？

2. 该患者最可能的病因是什么？引起该症状的主要机制是什么？

3. 为明确引起该症状的病因需要补充问诊哪些情况？

腹泻（diarrhea）指排便次数增多，粪质稀薄，或带有黏液、脓血或未消化的食物。排便次数每天 3 次以上，或每日粪便总量大于 200g，其中粪便含水量大于 80%。腹泻按病程分为急性和慢性，超过 2 个月者属慢性腹泻。

【病因】

1. 急性腹泻

（1）急性肠道疾病：常见的是细菌、病毒、真菌、寄生虫等感染引起的结肠炎、克罗恩病、溃疡性结肠炎急性发作及急性缺血性肠病等。亦可因抗生素应用不当发生抗生素相关性腹泻。

（2）急性中毒：食用毒物、河豚、鱼胆及化学药物（如砷、铅、汞）等。

（3）全身性疾病：如败血症、伤寒等急性全身性感染及过敏性紫癜、变态反应性疾病、尿毒症等。

2. 慢性腹泻

（1）消化系统疾病

1）胃部疾病：慢性萎缩性胃炎、胃大部切除术后胃酸缺乏。

2）肠道感染：肠结核、慢性细菌性痢疾、肠道寄生虫感染等。

3）肠道非感染性疾病：溃疡性结肠炎、克罗恩病、结肠多发息肉、吸收不良综合征等。

4）肠道肿瘤：结肠绒毛状腺瘤、肠道恶性肿瘤等。

5）胰腺疾病：慢性胰腺炎、胰腺癌、胰腺切除术后等。

6）肝胆疾病：肝硬化、胆汁淤积性黄疸、慢性胆囊炎、胆石症等。

（2）全身性疾病

1）内分泌及代谢障碍性疾病：甲状腺功能亢进、糖尿病、肾上腺皮质功能减退、胃泌素瘤、类癌综合征等。

2）其他系统疾病：系统性红斑狼疮、硬皮病、放射性肠炎、尿毒症等。

3）药物不良反应：洋地黄类、甲状腺素等。

4）神经功能紊乱：如肠易激综合征。

案例 1-1-14 分析 1

本患者最主要的症状是腹泻。起病急，病史短，属于急性腹泻。

【发病机制】 腹泻的发病机制复杂，有些因素互为因果，从病理生理角度归纳为以下几个方面。

1. 分泌性腹泻 系肠道分泌大量液体超过肠黏膜吸收能力所致，如霍乱弧菌引起的大量水样腹泻即属于典型的分泌性腹泻。其他如细菌性痢疾、溃疡性结肠炎、肠结核、肠肿瘤、放射性肠炎等均可使炎症渗出物增多导致腹泻，某些胃肠道内分泌肿瘤所致的腹泻也属分泌性腹泻。

2. 渗透性腹泻 由肠内容物渗透压增高，阻碍肠内水分及电解质吸收所致，如乳糖酶缺乏，乳糖不能水解，形成肠内高渗。服用盐类泻药或甘露醇等引起的腹泻亦属此类。

3. 渗出性腹泻 由于肠黏膜炎症、溃疡、浸润性病变致血浆、黏液、脓血渗出，见于炎性肠病、缺血性肠炎、放射性肠炎等。

4. 动力性腹泻 由肠蠕动亢进致肠内食糜停留时间短，未被充分吸收所致，见于急性肠炎、甲状腺功能亢进、胃肠功能紊乱等。

5. 吸收不良性腹泻 由肠黏膜吸收面积减少或吸收障碍引起，如小肠大部分切除、成人乳糜泻、慢性胰腺炎等引起的腹泻。

腹泻病例往往不是单一的致病机制，可涉及多种机制，但以其中之一为主。

【临床表现】

1. 起病及病程 急性腹泻起病急骤，病程短，多为感染或食物中毒所致。慢性腹泻起病慢，病程长，多见于慢性感染、非特异性炎症、吸收不良、肠道肿瘤或神经功能紊乱。

2. 腹泻次数及粪便性状 急性感染性腹泻常有不洁饮食史，每日排便次数可达10次以上，如为细菌感染可有黏液血便或脓血便。慢性腹泻多为每日排便次数增多，可为稀便，也可带黏液、脓血，见于慢性细菌性痢疾、炎性肠病、肿瘤等。粪便中带黏液而无病理成分者常见于肠易激综合征。

3. 腹泻与腹痛的关系 急性腹泻常有腹痛，尤以感染性腹泻明显。小肠疾病所致腹泻疼痛常在脐周，便后腹痛缓解不明显；而结肠病变疼痛多在下腹部，便后疼痛常可缓解。小肠和大肠性腹泻特点有所不同（表1-1-7），分泌性腹泻往往没有明显腹痛。

表 1-1-7 小肠与大肠的腹泻特点比较

鉴别要点	小肠性腹泻	大肠性腹泻
腹痛	脐周	下腹部或左下腹
粪便	量多，烂或稀薄，可含脂肪，黏液少，臭	量少，肉眼可见脓、血，有黏液
排便次数	2～10次/日	次数可以更多
里急后重	无	可有
体重减轻	常见	少见

【伴随症状及体征】

1. 伴发热 见于急性细菌性痢疾、肠结核、伤寒或副伤寒、溃疡性结肠炎急性发作期、败血症等。

2. 伴里急后重 提示病变以直肠、乙状结肠为主，如细菌性痢疾、直肠炎、直肠癌等。

3. 伴明显消瘦 多提示病变位于小肠，如肿瘤、结核、吸收不良综合征等。

4. 伴皮疹及皮下出血 见于败血症、伤寒或副伤寒、麻疹、过敏性紫癜等。

5. 伴腹部包块 见于恶性肿瘤、结核、克罗恩病等。

6. 伴重度失水 常见于分泌性腹泻，如霍乱、细菌性食物中毒、尿毒症等。

7. 伴关节痛或关节肿胀 见于克罗恩病、溃疡性结肠炎、系统性红斑狼疮、肠结核、Whipple病等。

案例 1-1-14 分析 2

1. 本患者主要症状是腹泻，次数多，有下腹绞痛，排便后腹痛减轻，伴随症状主要是发热，故最可能的病因是急性肠道感染。

2. 该病例腹泻的主要机制是肠黏膜炎症，通透性增加，致大量黏液、脓血渗出，属渗出性腹泻。

3. 为明确腹泻的病因还应询问的情况及伴随症状：腹泻的起病情况（如不当饮食史、聚餐情况、聚餐者是否有类似发病）、是否伴有皮疹、皮下出血、脱水及既往史、诊治情况等。

【问诊要点】

1. 起病情况 是否有不洁饮食、聚餐史，有无紧张、焦虑等因素，共餐者有无集体发病。

2. 腹泻的次数和粪便量 有助于判断腹泻的类型和病变的部位，分泌性腹泻每日粪便量常超过1L，而渗出性腹泻粪便量较少，次数多而量少往往与直肠激惹有关，反之病变部位较高。

3. 粪便的性状及臭味 对判断腹泻的类型十分有帮助，配合粪便常规检查，可大致区分感染与非感染、炎症渗出性与分泌性、动力性腹泻。奇臭多有消化吸收障碍，无臭多为分泌性腹泻。

4. 腹泻的加重和缓解因素 如与进食油腻食物的关系，以及禁食、抗生素的作用等。

5. 伴随症状。

6. 既往史、个人史、家族史 药物、饮酒、手术、既往史及所在地区和家族中的患病情况。

7. 诊治情况 是否做过常规化验、B超、CT、胃肠镜等检查及治疗情况。

> **案例 1-1-14 小结**
>
> 患者为青年男性，表现为急性腹泻，有腹痛，排便后腹痛减轻，伴发热。发病前有聚餐史。主要体征有下腹部压痛，肠鸣音活跃，诊断考虑为急性肠道感染，行粪便常规、粪便培养、血常规明确诊断。治疗上应控制饮食，以减轻胃肠道负担，并补液，根据检验结果加用抗生素治疗。

（孟 华）

第十五节 便 秘

> **案例 1-1-15**
>
> 女性，42 岁。便秘 10 余年，加重半年。
>
> 患者于 10 余年前出现便秘，4～5d 排便 1 次，粪便干硬，无便血，伴腹胀，排便后腹胀减轻或消失，经常口服通便药物排便。近半年便秘症状加重，7～8d 排便 1 次，需手法辅助排便，病程无体力及体重下降。既往身体健康。
>
> 体格检查：体温 36.7℃，脉搏 70 次/分，呼吸 18 次/分，血压 120/70mmHg。结膜无苍白，腹部略饱满，腹软，全腹无压痛，肠鸣音 1～2 次/分。
>
> 问题：
>
> 1. 该患者就诊的主要症状是什么？
>
> 2. 哪些疾病可以引起这一症状？
>
> 3. 为明确引起该症状的病因需要补充询问哪些病史？

便秘（constipation）是指排便次数减少，每周少于 3 次，伴有排便困难、粪便干结。便秘是临床常见症状，多长期存在，影响生活质量。便秘的病因很多，但以肠道病变最为常见。

【病因】 便秘可分为功能性、器质性和药物性便秘。

1. 功能性便秘 常见病因有以下几种。

（1）进食少、食物缺乏纤维素或水分不足，对结肠运动的刺激减少。

（2）因工作紧张、生活节奏快、工作性质变化、精神因素等干扰了正常的排便习惯。

（3）结肠运动功能紊乱，常见于肠易激综合征，系由结肠及乙状结肠痉挛引起。

（4）腹肌和盆底肌张力差，排便推动力不足。

（5）滥用泻药，形成依赖。

（6）老年体弱，活动少。

（7）结肠冗长。

2. 器质性便秘 常见病因有以下几种。

（1）直肠与肛门病变引起肛门括约肌痉挛、排便疼痛，造成排便恐惧，如痔疮、肛裂、肛周脓肿等。

（2）局部病变导致排便无力：如大量腹水、系统性硬化症、肌营养不良等。

（3）结肠完全或不完全性梗阻：结肠良、恶性肿瘤及克罗恩病、先天性巨结肠等。

（4）腹腔或盆腔内肿瘤压迫：如子宫肌瘤。

（5）全身性疾病使肠肌松弛、排便无力：糖尿病、尿毒症、甲状腺功能减退、皮肌炎等。此外，血卟啉病及铅中毒引起肠肌痉挛，亦可导致便秘。

3. 药物性便秘 应用吗啡类药物、抗胆碱药、钙通道阻滞药、神经阻滞药、镇静药、抗抑郁药及含钙、铝的制酸药等可使肠肌松弛引起便秘。

【发病机制】 食物在消化道经消化吸收后，剩余的食糜残渣从小肠输送至结肠，在结肠内再将大部分水分和电解质吸收，形成粪团，最后输送至乙状结肠及直肠，通过一系列的排便活动将粪便排出体外。从形成粪团到产生便意和排便动作的各个环节，均可因神经系统活动异常、肠平滑肌病变及肛门括约肌功能异常或病变而发生便秘。就排便过程而言，其生理活动包括：①粪团在直肠内膨胀所致的机械性刺激，引起便意及排便反射和随后一系列肌肉活动；②直肠平滑肌的推动性收缩；③肛门内、外括约肌的松弛；④腹肌与膈肌收缩使腹压增高，最后将粪便排出体外。若上述任何一环节存在缺陷即可导致便秘。

便秘发生机制中，常见的因素有：①摄入食物过少特别是纤维素和水分摄入不足，致肠内食糜和粪团的量不足以刺激肠道的正常蠕动；②各种原因引起的肠道内肌肉张力减低和蠕动减弱；③肠蠕动受阻致肠内容物滞留而不能下排，如肠梗阻；④排便过程的神经及肌肉活动障碍，如排便反射减弱或消失、肛门括约肌痉挛、腹肌及膈肌收缩力减弱等。

案例 1-1-15 分析 1

　　本患者的主要症状是便秘。

　　引起该症状的病因包括功能性、器质性和药物性因素。

【临床表现】　排便困难、粪便干结、便不尽感及排便不畅是便秘的主要症状；经常性排便频率减少（＜2～3 次/周）在便秘患者的症状中仅占 35% 左右。

急性便秘可有原发病的临床表现，患者多有腹痛、腹胀，甚至恶心、呕吐，多见于各种原因的肠梗阻；慢性便秘多无特殊表现，部分患者诉口苦、食欲缺乏、腹胀、下腹不适或有头晕、头痛、疲乏等症状，但一般不重。排出粪便坚硬如羊粪，排便时可有左腹部或下腹痉挛性疼痛与下坠感，常可在左下腹触及痉挛的乙状结肠。排便困难严重者可因痔加重或肛裂而有鲜便带血或便血，患者亦可因此紧张、焦虑。慢性习惯性便秘多发生于老年人，尤其是经产妇，可能与肠肌、腹肌、盆底肌张力降低有关。

便秘患者症状轻者，不影响生活，通过短时间调整或用药即可；症状重且持续时，可严重影响工作、生活，常依赖泻药，甚至治疗无效。

不同类型的功能性便秘的症状有所不同（表 1-1-8）。

表 1-1-8　功能性便秘的症状特点

正常传输	排便不尽，腹痛可有可无
慢传输	排便＜1 次/周；少便意；对纤维及缓泻药反应差；全身不适、疲劳，多见于青年女性
出口梗阻	常紧张，排便不尽，排便时需要手法辅助

【伴随症状】

1. 伴呕吐、腹胀、肠绞痛等　可能为各种原因引起的肠梗阻。

2. 伴腹部包块　应注意结肠肿瘤、肠结核与克罗恩病。

3. 与腹泻交替者　应注意肠结核、溃疡性结肠炎、肠易激综合征。

4. 伴生活条件改变、精神紧张　多为原发性便秘。

案例 1-1-15 分析 2

　　本患者主要症状是便秘，伴腹胀，需口服泻药及手法辅助排便。

　　为明确便秘的病因还应询问的情况及伴随症状：便秘的起病及病程，如是否为腹泻之后发生，是否有精神紧张、饮食和生活习惯的改变等；是否伴有呕吐、痉挛性腹痛、便血、腹部包块、体重变化等；服药的种类和剂量；便秘的诊治情况；既往史、手术史等。

【问诊要点】

（1）排便是否困难、费力、频度、性状、排便量等，需要手法辅助的频率。

（2）便秘的起病与病程，如便秘是否于腹泻之后发生，持续或间歇发作，是否因精神紧张、工作压力诱发，是否有生活和饮食习惯改变等。

（3）对泻药是否有依赖。

（4）常用药物的种类、疗程及效果，既往腹部、盆腔手术史及其他病史。

（5）伴随症状。

（6）诊治情况：常规化验（血常规、粪便常规、粪便隐血试验、血糖、血钙、癌胚抗原等）、腹部超声、腹部 CT、肠镜等及治疗情况。

案例 1-1-15 小结

　　患者为女性，表现为慢性便秘，伴有腹胀。病程长，依赖泻药排便，近期需手法辅助排便。无便血、贫血、消瘦、腹部包块等报警症状及体征，考虑为功能性便秘，进一步行肠镜、理化等检查。

（孟　华）

笔记栏

第十六节 黄 疸

案例 1-1-16

男性，62 岁。因"皮肤、巩膜进行性黄染 1 个月"入院。

患者于 1 个月前开始出现皮肤、巩膜黄染，呈进行性加重，尿色深黄，上腹部隐痛不适，食欲缺乏，并出现乏力，时有恶心，无呕吐，无发热。既往无肝炎病史及特殊服药史。

体格检查：神志清楚，慢性病容，皮肤、巩膜黄染。未见肝掌及蜘蛛痣。双肺呼吸音清，心率 80 次 / 分，律齐。腹软，全腹无压痛，肝脾未触及，移动性浊音阴性。双下肢无水肿。

问题：

1. 该患者的主要症状是什么？哪些疾病会引起该症状？

2. 还应该补充哪些病史？

3. 为进一步明确诊断应该行哪些辅助检查？

黄疸（jaundice）是由于血清中胆红素升高致使皮肤、黏膜和巩膜发黄的症状和体征。正常血清胆红素为 1.7 ~ 17.1μmol/L。胆红素在 17.1 ~ 34.2μmol/L 时，临床上不易察觉，称为隐性黄疸或亚临床黄疸，超过 34.2μmol/L 时即出现黄疸。长期过量进食含胡萝卜素的食物（如胡萝卜、南瓜、西红柿及柑橘）或某些药物（如米帕林、新霉素等），可引起皮肤发黄而巩膜正常，血清胆红素浓度正常，称为"假性黄疸"。

【胆红素的正常代谢】

1. 胆红素的来源 正常成人每日产生胆红素 250 ~ 350mg，其中 80% ~ 85% 来自血液循环中的衰老红细胞。另有 15% ~ 20% 的胆红素来源于骨髓幼稚红细胞的血红蛋白和肝内含有亚铁血红素的蛋白质（如过氧化氢酶、过氧化物酶及细胞色素氧化酶与肌红蛋白等）。

2. 胆红素的运输和排泄 上述形成的胆红素称为游离胆红素或非结合胆红素（unconjugated-bilirubin，UCB），与血清白蛋白结合而输送，非水溶性，不能从肾小球滤过，不能出现在尿中。UCB 通过血液循环运输至肝，与白蛋白分离后被肝细胞摄取，在肝细胞内与 Y、Z 两种载体蛋白结合，并被运输至肝细胞光面内质网的微粒体部分，经葡萄糖醛酸转移酶的催化作用与葡萄糖醛酸结合，形成胆红素葡萄糖醛酸酯或称结合胆红素（conjugated bilirubin，CB）。CB 经高尔基复合体运输至毛细胆管微突、细胆管、胆管而排入肠道。CB 为水溶性，可通过肾小球滤过，可以出现在尿中。

3. 胆红素的肝后处理 CB 进入肠腔后，在回肠末端及结肠经肠道细菌脱氢作用还原为尿胆原，其大部分氧化为尿胆素随粪便排出，称为粪胆素。小部分（10% ~ 20%）经回肠下段或结肠重吸收，通过门静脉回到肝，其中大部分又转变为 CB 随胆汁排入肠内，形成"胆红素的肠肝循环"。从肠道重吸收回肝的小部分尿胆原进入体循环，经肾排出体外（图 1-1-14）。

正常情况下，血中胆红素的浓度保持恒定，总胆红素（total bilirubin，TB）为 1.7 ~ 17.1μmol/L，其中 CB 为 0 ~ 3.42μmol/L，UCB 为 1.7 ~ 13.68μmol/L。

【病因】 黄疸按其发生的病因，分为溶血性黄疸、肝细胞性黄疸、胆汁淤积性黄疸、先天性非溶血性黄疸。

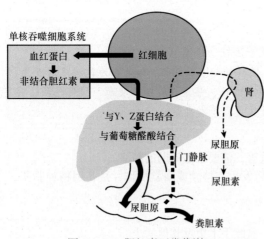

图 1-1-14 胆红素正常代谢

1. 溶血性黄疸

（1）先天性：遗传性球形红细胞增多症、葡萄糖 -6- 磷酸脱氢酶缺乏症等。

（2）后天获得性：系统性红斑狼疮（systemic lupus erythematosus，SLE）等。

（3）药物：氨基比林、非那西丁、磺胺类药、伯氨喹、奎宁等。

（4）生物因素：疟疾、伤寒、副伤寒、沙门菌感染、大叶性肺炎、败血症及蛇毒等。

2. 肝细胞性黄疸

（1）病毒：由各种类型嗜肝病毒引起的急性或慢性病毒性肝炎等。

（2）肝硬化：各种慢性肝病的晚期阶段。

（3）药物：异烟肼、利福平、甲巯咪唑、甲睾酮、辛可芬、咪康唑和酮康唑等。

（4）乙醇。

（5）寄生虫：血吸虫病、华支睾吸虫病等。

（6）妊娠急性脂肪肝。

（7）其他：狼疮性肝炎、感染中毒性肝炎等。

3. 胆汁淤积性黄疸 胆汁淤积可分为肝内性和肝外性。肝内性又分为肝内胆汁淤积和肝内阻塞性胆汁淤积。

（1）肝内胆汁淤积：由肝炎病毒、药物（如氯丙嗪、甲睾酮和口服避孕药等）和乙醇中毒引起的淤胆型肝炎，以及原发性胆汁性肝硬化及妊娠期复发性黄疸等。

（2）肝内阻塞性胆汁淤积：由肝内泥沙样结石、原发性肝癌、华支睾吸虫病等引起。

（3）肝外性胆汁淤积：胆总管结石、狭窄、炎性水肿、肿瘤及蛔虫等阻塞肝外胆道。

4. 先天性非溶血性黄疸 由于肝细胞对胆红素的摄取、结合及排泄有先天性缺陷所致。

【发病机制】 在正常情况下，胆红素的生成与排泄处于动态平衡，血清胆红素量相对稳定。在病理情况下，胆红素代谢过程中的某一环节发生障碍，则胆红素生成与排泄失去平衡，致血清胆红素升高。临床上即可出现黄疸。各类黄疸的发生机制分述如下。

1. 溶血性黄疸 红细胞大量破坏，UCB 形成增多，超过肝细胞的摄取、结合及排泄能力。另外，大量溶血引起贫血、缺氧及红细胞破坏释出毒性物质，削弱了肝细胞对胆红素的代谢功能，使血中 UCB 潴留，超过正常水平，从而出现黄疸。

2. 肝细胞性黄疸 各种导致肝细胞严重损害的疾病，降低肝细胞对胆红素的摄取、结合功能，造成血中 UCB 增加。而未受损的肝细胞仍能将部分 UCB 转变成 CB。一部分经毛细胆管从胆道排泄；另有一部分因肿胀的肝细胞及炎症细胞浸润压迫毛细胆管及小胆管，或因胆道梗阻使胆汁排泄受阻而反流入血，使血中 CB 升高而出现黄疸。

3. 胆汁淤积性黄疸

（1）肝内胆汁淤积：其机制为肝细胞质膜结构、物理特性和功能改变，质膜中液态胆固醇与类脂比例失常，从而影响了质膜的流动性与微黏度，以及 Na^+-K^+-ATP 酶（钠泵）的活性降低，导致胆汁的生成和分泌减少；微丝和微管功能障碍，使胆汁酸的转运和钠、水向毛细胆管腔移动作用降低；毛细胆管膜通透性增加，胆汁中溶质分子向周围弥散或反流，致胆汁中水分减少；胆汁酸代谢异常，羟化不完全而生成具有毒性作用的单羟胆汁酸或石胆酸，使肝细胞和细小胆管上皮坏死，加重胆汁排泄障碍。

（2）肝内阻塞性胆汁淤积：实验表明，当 75% 以上肝实质的胆汁排泄受阻时，黄疸才会发生。左、右肝管中任何一单支肝管梗阻不会引起黄疸。

（3）肝外性胆汁淤积：各种病变引起胆道阻塞或受压，导致阻塞上端的胆管内压力不断升高，各级胆管逐渐扩张，致小胆管与毛细胆管破裂，胆汁中胆红素反流入血，引起黄疸。

4. 先天性非溶血性黄疸 分 4 种类型。

（1）Gilbert 综合征：指肝细胞对 UCB 摄取障碍及微粒体内葡萄糖醛酸转移酶不足，使血中 UCB 升高而出现黄疸。

（2）Dubin-Johnson 综合征：指肝细胞对 CB 及某些阴离子向毛细胆管排泄发生障碍，使血中 CB 增加而出现黄疸。

（3）Crigler-Najjar 综合征：指肝细胞缺乏葡萄糖醛酸转移酶，使 UCB 不能形成 CB，造成血中 UCB 增多而出现黄疸。

（4）Rotor 综合征：指肝细胞对摄取 UCB 和排泄 CB 存在先天性缺陷，使血中胆红素升高而出现黄疸。

案例 1-1-16 分析 1

1. 该患者突出的症状为皮肤、巩膜黄染，即黄疸，也是体征。

2. 黄疸的病因分类为溶血性黄疸、肝细胞性黄疸、胆汁淤积性黄疸、先天性非溶血性黄疸。

【临床表现】

1.溶血性黄疸　黄疸程度一般较轻，呈浅柠檬色，无皮肤瘙痒。急性溶血时可有发热、寒战、呕吐、腰痛、头痛，并伴有贫血和血红蛋白尿（尿液呈茶色或酱油色），病情严重者可有急性肾衰竭。慢性溶血除贫血外，多有脾大。实验室检查：血清总胆红素（total bilirubin, TB）增加，以 UCB 增加为主，CB 基本正常；尿中尿胆原增加而无胆红素；急性溶血时可有血红蛋白尿，尿呈酱油色，尿隐血试验阳性；粪胆素增加，粪色加深；此外，有骨髓增生活跃的表现，如周围血出现网织红细胞增多、骨髓红细胞系增生旺盛。

2.肝细胞性黄疸　表现为皮肤、黏膜浅黄色至深黄色，可伴有皮肤轻度瘙痒；其他为肝原发病的症状，如食欲缺乏、乏力、出血倾向、腹水、昏迷等。实验室检查：血清 TB 增加，其中 CB 及 UCB 均增加，以 CB 增加为主；尿中胆红素阳性，尿胆原常增加，在疾病高峰时，可因肝内胆汁淤积致尿胆原减少或缺如；同样，粪胆素可增加、减少或缺如；肝功能试验可有不同程度的异常。

3.胆汁淤积性黄疸　皮肤一般呈暗黄色，当胆道完全阻塞时，皮肤呈深黄色，甚至为黄绿色，并伴有皮肤瘙痒及心动过缓，尿色较深，粪便颜色变浅或呈白陶土色。实验室检查：血清 TB 增加，其中以 CB 增加为主，尿胆红素阳性，尿胆原和粪胆素减少或缺如；血清碱性磷酸酶和总胆固醇增高。

4.先天性非溶血性黄疸　Gilbert 综合征见于新生儿及青年期，一般黄疸较轻，呈波动性，肝功能检查正常，血中 UCB 轻度升高。Dubin-Johnson 综合征可有肝大，血中 CB 增加，尿胆红素阳性。Crigler-Najjar 综合征血中 UCB 增多明显，可产生胆红素脑病，见于新生儿，预后极差。Rotor 综合征见于新生儿，血中 UCB 升高。

> **案例 1-1-16 分析 2**
>
> 1. 为明确患者黄疸的病因，还应该补充的病史包括：有无饮酒史，以及有无皮肤瘙痒、排便的颜色及有无消瘦等。
> 2. 患者主要表现为无痛性、进行性加重的黄疸，并有乏力、食欲缺乏等表现，结合补充的病史：无饮酒史，有皮肤瘙痒，大便颜色呈白陶土色，近期体重下降 5kg 左右，考虑患者为肿瘤所致的胆汁淤积性黄疸。

【辅助检查】

1.超声检查　对了解肝脏的形态、大小及肝内有无占位性病变、胆囊大小、有无胆道结石及梗阻扩张、脾脏大小、胰腺有无病变等有较大帮助。

2.电子计算机体层扫描（CT）　可显示肝、胆、胰等病变及其周围情况。

3.磁共振成像（MRI）及磁共振胰胆管成像（MRCP）　能清楚地显示胆道系统的形态结构，对各种原因引起的肝外胆汁淤积性黄疸、胆道扩张情况可以作出比较客观的判断。适于超声或者CT 检查有阳性发现，但又不能明确诊断的患者，为首选的非创伤性检查。

4.经内镜逆行胰胆管造影（ERCP）　可通过内镜直接观察壶腹区及乳头部有无病变，通过造影了解肝内外胆道梗阻的部位，并了解胰腺病变。

5.经皮肝穿刺胆道造影（PTC）　能清楚显示整个胆道系统，区分肝外阻塞与肝内胆汁淤积性黄疸，了解胆道阻塞的部位、程度及范围。

6.肝穿刺活检及腹腔镜检查　肝穿刺用于持续性黄疸怀疑肝内胆汁淤积或其他原因导致的弥漫性肝病，以及肝内占位性病变的诊断。先天性非溶血性黄疸一般需经肝穿刺活检确诊。腹腔镜检查对少数诊断困难的黄疸病例可以选用。

【伴随症状】

1.伴发热　见于肝脓肿、急性胆管炎、败血症、大叶性肺炎、病毒性肝炎、钩端螺旋体病等。

2.伴腹痛　见于胆道结石、肝脓肿、胆道蛔虫病、急性化脓性胆管炎、病毒性肝炎或原发性肝癌。上腹剧烈绞痛、发热及寒战、黄疸提示胆道系统感染（Charcot 三联征）。

3.伴皮肤瘙痒　常提示肝外梗阻性黄疸和肝内胆汁淤积。

4.伴肝大　轻度至中度肿大者，见于病毒性肝炎、急性胆道感染或胆道阻塞；肝大不明显、质地较硬者，见于肝硬化；肝脏显著肿大，质坚硬并有压痛，表面有不规则结节提示肝癌。

5. 伴胆囊肿大 进行性黄疸伴胆囊肿大、表面平滑，可移动，无压痛，提示胆总管梗阻，常见于壶腹癌、胰腺癌、胆总管癌及胆管结石等。

6. 伴脾大 见于病毒性肝炎、败血症、疟疾、肝硬化、钩端螺旋体病、溶血性贫血及淋巴瘤等。急性黄疸型病毒性肝炎时，脾脏轻度肿大；胆汁性肝硬化、先天性溶血性贫血时，脾脏中度以上肿大；肝硬化伴门脉高压时脾脏明显肿大。

7. 伴腹水 见于重症肝炎、肝硬化失代偿期、肝癌等。

案例 1-1-16 分析 3

该患者宜行肝功能化验，并做腹部超声或 CT 检查了解有无肝外胆道占位梗阻，MRI 及 MRCP 检查对胆道及胰腺病变的诊断有很大的价值。

【问诊要点】
1. 确定有无黄疸 应与皮肤苍黄、胡萝卜素血症及球结膜下脂肪相区别。注意询问尿色变化。
2. 起病情况及病程 急性或缓慢起病，黄疸持续的时间及波动情况。
3. 既往史 胆道疾病史、手术史、用药史、长期饮酒史，与肝炎患者接触史、不洁饮食史，有无近期输血、输血浆制品史，疫区居住史及疫水接触史。
4. 伴随症状 有无腹痛、发热、皮肤瘙痒等。
5. 对全身健康状况的影响 有无食欲下降、消瘦等。
6. 诊治情况。

案例 1-1-16 小结

患者为老年男性，主要表现为无痛性进行性加重的黄疸，伴有尿色加深，大便颜色变浅，皮肤瘙痒，为胆汁淤积性黄疸的特点，结合有乏力、食欲下降、消瘦等表现，诊断考虑为胆胰系统恶性肿瘤，行超声、CT、MRI 及 MRCP 检查有助于病因诊断。

（李春艳）

第十七节 血 尿

案例 1-1-17

男性，24 岁。因"间断排浓茶样尿液 1 个月，加重 3 天"来诊。

患者于 1 个月前长跑后排浓茶样尿液，无明显尿急、尿痛，大量喝水后尿色变淡，第二天尿色正常，未引起注意。3 天前跑 5km 后再次出现浓茶样尿，无发热、水肿，无肌肉酸痛，无关节疼痛，遂到门诊就诊。检验尿蛋白（＋）、尿潜血（＋＋＋），尿红细胞满视野/高倍镜。

问题：
1. 该患者的最主要症状是什么？
2. 引起上述主要症状的疾病有哪些？
3. 确定诊断还需要询问的伴随症状是什么？

血尿（hematuria）一般分为肉眼血尿及镜下血尿，肉眼血尿即外观为洗肉水色或血色。镜下血尿是将新鲜排出的尿液经离心沉淀后，在显微镜下检查，每高倍视野下红细胞在 3 个以上，通常在健康体检时发现。

【病因】 血尿最常见于泌尿系统疾病，是该系统重要的症状，大约占 98%。其余约 2% 的血尿是由于泌尿系统邻近器官病变或全身性疾病及药物化学因素等所致。

1. 泌尿系统疾病 肾小球疾病如急性肾小球肾炎、急进性肾小球肾炎、慢性肾小球肾炎、遗传性肾炎、薄基膜肾病、IgA 肾病等；各种间质性肾炎；感染如肾及膀胱结核、尿路感染等；肿瘤如肾胚胎瘤、膀胱癌等；畸形如肾血管畸形、先天性多囊肾、肾下垂等；其他还有泌尿系统结石、尿路憩室、息肉等。

2. 全身性疾病 ①感染性疾病：败血症、亚急性细菌性心内膜炎、流行性出血热、猩红热、伤寒、传染性单核细胞增多症、钩端螺旋体病等所致感染后肾炎；②出血性疾病：弥散性血管内凝血、血小板减少性紫癜、血友病、再生障碍性贫血、白血病等；③免疫性疾病：系统性红斑狼疮、结节性多动脉炎、皮肌炎、系统性硬化症及类风湿关节炎等引起肾损害；④心、肾血管疾病：充血性心力衰竭、急进性高血压、肾动脉栓塞和肾静脉血栓形成等。

3.尿路邻近器官疾病　感染，如急慢性前列腺炎、急慢性盆腔炎、输卵管炎、阴道炎、急性阑尾炎等；肿瘤如宫颈癌、直肠和结肠癌等。

4.化学物品或药品对尿路的损害　肾毒性药物如庆大霉素、水杨酸制剂、磺胺类等及重金属汞、铅、镉等对肾小管损害致血尿；环磷酰胺可引起出血性膀胱炎；肝素等抗凝剂过量也可导致血尿。

5.其他　健康人在剧烈运动（长跑等）、重体力劳动或长时间站立后会出现一过性血尿。

案例 1-1-17 分析 1
1.该患者的最主要症状为肉眼血尿。
2.根据病史资料及实验室检查确定该患者为真性血尿，需排除泌尿系统疾病。

【临床表现】

1.尿颜色的改变　正常情况下，尿颜色为淡黄色，呈透明状，无沉淀混浊现象。深黄色尿可见于正常情况下尿液浓缩、黄疸、进食某些红色蔬菜如胡萝卜等，镜下血尿其颜色是正常的。1000ml尿液中含血量若超过 1ml 可呈淡红色云雾状或洗肉水样，严重者呈全血样，甚至可见血凝块，常见于肾结核、尿路结石、尿路肿瘤、急性肾炎，也可见于尿路损伤或出血性疾病。但红色尿不一定都是血尿，如血红蛋白尿呈暗红色、浓茶或酱油色，无沉淀，镜检几乎无红细胞，常见于蚕豆病、阵发性血红蛋白尿、恶性疟疾和血型不合的输血反应等；服用某些药物如大黄、利福平、氨基吡啉等，尿液可呈红色，但镜检无红细胞。

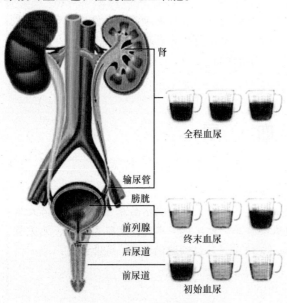

图 1-1-15　尿三杯试验示意图

2.分段尿异常　应用尿三杯试验可作为血尿来源的过筛试验，判断出血的部位（图 1-1-15）。取三个清洁玻璃杯，嘱患者一次排尿，分别留起始段、中段和终末段尿入杯，起始段血尿（初血尿）提示病变在尿道；终末段血尿（终末血尿）提示病变在膀胱颈部和三角区、后尿道或前列腺；三段尿均为血尿（全程血尿）提示来自于肾脏、输尿管或膀胱内弥漫出血。

3.镜下血尿　尿液外观颜色正常，但是将新鲜排出的尿液经离心沉淀后，在显微镜下检查，每高倍视野下红细胞在 3 个以上为镜下血尿。相差显微镜可判断其为肾小球源性或非肾小球源性血尿（图 1-1-16）。肾源性血尿见于各种肾小球肾炎，镜下示红细胞大小、形态不一，是由于红细胞从肾小球基膜漏出，受不同渗透梯度的肾小管中化学和物理作用而使红细胞膜受损，血红蛋白溢出而变形所致。肾后性血尿见于肾盂、肾盏、输尿管、膀胱和前列腺病变，镜下示红细胞大小、形态与外周血近似，为均一型血尿。

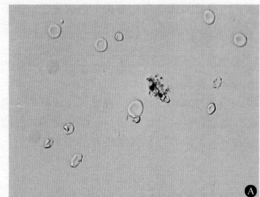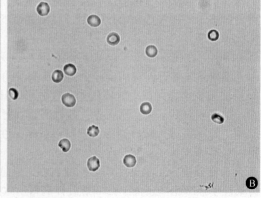

图 1-1-16　镜下尿红细胞

A.畸形红细胞为主；B.均一型红细胞

4. 症状性血尿　伴有肾绞痛提示病变为源于结石或血凝块等的尿路梗阻；伴有尿频、尿急、尿痛症状提示病变位于膀胱或后尿道；伴高血压可见于急、慢性肾小球肾炎，肾动脉栓塞等。

5. 无症状性血尿　肾结核、肾癌或膀胱癌早期，血尿常不伴任何症状。

案例 1-1-17 分析 2

1. 本病例主要症状的发生特征是浓茶样尿，且可能与运动相关。

2. 虽然尿检发现尿潜血（+++），但发现红细胞满视野，提示真性血尿，排除了溶血、食物、药物等影响，亦排除了运动后肌红蛋白尿。

3. 患者同时有尿蛋白（+），需要排除各型肾小球肾炎等。

【伴随症状】

1. 伴疼痛　肾或输尿管结石时疼痛沿输尿管向同侧下腹部、大腿内侧及会阴部放射；膀胱和尿道结石则有排尿时疼痛、尿流中断或排尿困难。

2. 伴尿频、尿急、尿痛　是膀胱炎和尿道炎的特征，若症状一直未能消除要警惕泌尿系统结核、膀胱肿瘤；肾盂肾炎则同时伴有腰痛、高热、畏寒等。

3. 伴水肿、高血压、蛋白尿　多见于各型肾小球肾炎。

4. 伴肾肿块　见于肾积水和肾下垂或游走肾，可触及移动性肾。

5. 伴身体其他部位出血　可见于血液病、感染性疾病等全身性疾病。

6. 合并乳糜尿　见于丝虫病。

【问诊要点】　应按照图 1-1-17 中所示的血尿诊断程序进行问诊。问诊时应注意以下几点。

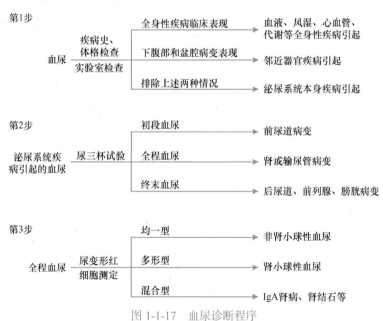

图 1-1-17　血尿诊断程序

（1）尿色如为红色需了解用药及进食食物，如为女性应询问月经期，以排除假性血尿。

（2）血尿源自尿程的初始或终末，是否全程血尿，有无血块。

（3）伴随症状。

（4）腰腹部外伤史及尿路器械检查史。

（5）高血压及肾炎史。

（6）家族中有无耳聋及肾炎史。

案例 1-1-17 分析 3

1. 本案例提供的资料中缺乏患者既往健康状况及慢性疾病病史，应在问诊中补充。

2. 还应问及的伴随症状包括既往有无肾病病史、肾病家族史，最近进食食物、药物情况。

3. 建议有茶色尿时做尿三杯试验进一步明确出血部位。

4. 停止运动后肉眼血尿有无停止，尿色正常时的尿液检查结果是否正常等。

5. 患者为 24 岁青年, 爱好长跑, 运动后出现一过性血尿, 考虑运动损伤, 基本排除肾小球肾炎。

(徐米清)

第十八节 尿频、尿急与尿痛

案例 1-1-18

男性, 78 岁。因"排尿费力 10 年余, 尿频、尿急、夜尿增多 1 年余"来诊。

患者 10 余年前逐渐出现尿流间断、尿流缓慢、排尿费力、尿滴沥不尽, 逐渐加重, 未予诊治。近 1 年来逐渐出现尿频、尿急、夜尿增多, 每日排尿 10 ～ 15 次, 每次尿量较少, 有排尿后滴沥、尿不尽感, 夜间排尿 4 ～ 5 次, 尿急明显, 有时难以控制, 间有尿失禁。无发热、寒战, 无尿痛, 无肉眼血尿, 无水肿, 睡眠欠佳, 偶有便秘, 体重无下降。

问题:

1. 促使患者就医的突出症状有哪些?

2. 能够引起上述主要症状的有哪些原因或疾病?

3. 鉴别诊断上需要询问的伴随症状是什么?

4. 该患者最可能的诊断是什么?

正常成人日间排尿 4 ～ 6 次, 夜间 0 ～ 2 次。单位时间内排尿次数增多称为尿频(frequent micturition); 难以控制的尿意并迫不及待排尿的症状称为尿急(urgent micturition); 而排尿时感觉耻骨上区、会阴部和尿道内疼痛或烧灼感即为尿痛(odynuria)。尿频、尿急和尿痛统称为膀胱刺激征或尿路刺激征。

【病因与临床表现】

1. 尿频

(1)生理性尿频: 在生理情况下, 如大量饮水时由于进水量增加, 通过肾的调节和滤过作用, 尿量增多, 排尿次数亦增多; 紧张或气候寒冷时排尿次数亦增多, 均属正常现象。每次尿量不少, 一般不伴随其他症状。

(2)病理性尿频: 可见于以下几种情况。

1)多尿性尿频: 糖尿病、尿崩症、精神性多饮和急性肾衰竭的多尿期时, 全日总尿量增多, 因而排尿次数增多且每次尿量不少。

2)炎性尿频: 炎症刺激膀胱、尿道、前列腺等时, 神经感受阈值降低, 尿意中枢处于兴奋状态, 产生尿频, 并且每次尿量减少, 往往同时出现尿急、尿痛, 尿液镜检可见炎症细胞。

3)精神神经性尿频: 尿频仅见于白昼, 或夜间入睡前, 每次尿量少, 少伴尿急、尿痛, 尿液镜检未见炎症细胞。常见于癔症、焦虑、神经源性膀胱等。

4)膀胱容量减少性尿频: 如膀胱占位性病变、妊娠期增大的子宫压迫、结核性膀胱挛缩或较大的膀胱结石、慢性尿潴留等, 尿频持续而药物治疗难以缓解且每次尿量少。

5)尿道口周围病变: 尿道口受刺激引起尿频, 见于尿道口息肉、处女膜伞和尿道旁腺囊肿等。

2. 尿急 常见于下列情况。

(1)炎症: 多见于膀胱炎、尿道炎、前列腺炎等, 尤其是膀胱三角区和后尿道炎症时尿急症状更加明显; 慢性前列腺炎由于多有腺体增生肥大, 尿急同时可伴有排尿困难、尿线细和尿流中断等排尿期症状。

(2)结石和异物: 膀胱和尿道结石或其他异物刺激黏膜产生。

(3)肿瘤: 膀胱癌和前列腺癌。

(4)神经源性: 控制排尿功能的中枢或周围神经受损, 称为神经源性膀胱(neurogenic bladder)。

(5)膀胱过度活动症(overactive bladder, OAB): 是一种以尿急为特征的症候群, 常伴有尿频和夜尿症状, 伴或不伴有急迫性尿失禁, 但没有尿路感染及明确的病理改变。

(6)其他: 高温及尿液浓缩、酸性高的尿可刺激膀胱或尿道黏膜产生尿急。

3.尿痛　引起尿急的病因几乎都可以引起尿痛。其疼痛程度有轻有重，常呈烧灼样，重者痛如刀割。疼痛部位多在耻骨上区、会阴部和尿道内。在排尿开始时尿痛明显，或合并排尿困难者，病变多在尿道，常见于急性尿道炎；终末性尿痛或排尿后仍感疼痛，见于后尿道炎、膀胱炎和前列腺炎。根据尿痛的特点，可协助疾病的诊断。

案例 1-1-18 分析 1

1.该患者的突出症状为排尿费力、缓慢、尿频、尿急、夜尿、尿失禁，统称下尿路综合征（low urinary tract syndrome，LUTS）。

2.根据已有资料考虑该患者的病因是非炎性疾病。

3.该患者最可能的诊断是前列腺增生，确诊需要尿液与前列腺液镜检排除炎性疾病。

【伴随症状】

1.尿频、尿急、尿痛　膀胱刺激征明显者，多见于膀胱炎和尿道炎；排尿刺痛或烧灼痛伴会阴、腹股沟和睾丸胀痛者见于急性前列腺炎。

2.尿频、尿急伴血尿　有结核中毒症状（如午后低热、乏力、盗汗）者，见于膀胱结核。

3.尿频无尿急和尿痛，伴多饮、多尿、烦渴　见于精神性多饮、糖尿病和尿崩症。

4.尿频、尿急伴无痛性血尿　常见于膀胱癌。

5.老年男性尿频、排尿不畅伴胀痛或尿线细、进行性排尿困难　见于前列腺增生。

6.尿频、尿急、排尿突然中断，伴疼痛或尿潴留　见于膀胱、尿道结石或尿路异物、后尿道结石嵌顿。

案例 1-1-18 分析 2

该患者的临床表现有排尿期症状：排尿费力缓慢、尿流间断；储尿期症状：尿频、尿急、夜尿、尿失禁。可做肛门指检、前列腺超声等了解前列腺大小。

【问诊要点】

（1）尿频程度，如每日排尿次数、间隔时间和每次排尿量，尿痛的部位和时间。

（2）尿频、尿急和尿痛是否同时存在，是否伴全身症状，如发热畏寒、腹痛腰痛、乏力盗汗等，三者皆有者多为炎症。

（3）是否有尿路感染的诱发因素，如劳累、受凉、月经期、尿路器械检查或流产术等。

（4）有无结核病、糖尿病、肾炎和尿路结石等慢性疾病病史，这些疾病常为尿路感染易发和难以治愈的因素。

（5）既往有无尿路感染，是否做过尿培养，药物使用的种类和疗程。

案例 1-1-18 分析 3

1.本案例为男性患者，要注意急慢性炎性疾病的临床表现、发作的诱因及缓解因素的问诊，前列腺增生患者往往在喝酒及进食辛辣后加重，应在问诊中补充。

2.鉴别诊断中缺乏相关精神状态及生活质量方面的问诊。

（徐米清）

第十九节　少尿、无尿与多尿

案例 1-1-19

女性，30 岁。因"少尿、恶心、呕吐、双下肢水肿 6d"入院。于 6d 前受凉后出现鼻塞、流涕、发热（体温不详）、咽痛、乏力，无咳嗽、咳痰，无胸痛，吞服生"鲩鱼胆"一枚。2d 后出现尿量比平时减少，未予注意，继而出现 24h 无尿，双下肢水肿，同时伴恶心、呕吐（为胃内容物），并有胸闷、气促来诊。发病以来体重增加约 6kg。无皮疹及关节痛，无肉眼血尿，无尿急、尿频、尿痛。

体格检查：体温 36.6℃，脉搏 66 次 / 分，呼吸 20 次 / 分，血压 140/90mmHg，一般情况较好，双眼睑轻度水肿。双肺呼吸音清，心率 66 次 / 分，律齐。腹部平软，肝脾未触及。双下肢中度压凹性水肿。

检验：血肌酐 560μmol/L，尿蛋白阳性，尿隐血阳性。

入院后第 2 日，在超声引导下行经皮肾穿刺活组织检查，诊断为急性肾小管坏死。入院后7d 患者尿量逐渐增加，达 1000ml 以上，最多每日尿量达 3000 ～ 4000ml。

问题：

1. 该患者突出的症状是什么？

2. 为了确定诊断还需要询问的伴随症状是什么？

3. 能够引起上述主要症状的有哪些情况或疾病？

正常成人 24h 尿量为 1000 ～ 2000ml。每日尿量少于 400ml 或少于 17ml/h 称为少尿。每日尿量少于 100ml 则称为无尿。每日尿量大于 2500ml 称为多尿。

【病因与发病机制】

1. 少尿或无尿

（1）肾前性

1）有效循环血容量不足致肾血流量减少：见于多种原因所致的休克、大出血、重度失水、肾病综合征、肝肾综合征、烧伤等。

2）心脏射血功能下降：各种原因的心力衰竭、严重的心律失常、血压下降导致肾血流灌注减少。

3）肾血管病变致肾灌注减少：如各种原因所致肾动脉血栓栓塞及肾动脉持续痉挛，使肾灌注急剧降低导致急性肾衰竭。

（2）肾性

1）肾小球疾病：由于肾实质病变致肾小球功能损害，如急性肾炎、急进性肾炎、慢性肾炎患者的应激状态（如严重感染、血压持续增高或应用肾毒性药物）引起肾功能急剧恶化。

2）肾小管疾病：急性间质性肾炎（如药物性和感染性间质性肾炎）；生物毒、重金属、化学毒所致的急性肾小管坏死；严重的肾盂肾炎所致的肾乳头坏死等。

（3）肾后性

1）机械性尿路梗阻：如结石、血凝块、坏死组织阻塞尿路。

2）尿路的外部受压引起梗阻：多见于肿瘤转移，如腹腔肿瘤晚期、腹膜后淋巴瘤、前列腺增生等。

3）其他：输尿管手术、尿路感染、结核愈合后瘢痕挛缩、严重肾下垂或游走肾所致的肾扭转、神经源性膀胱等。

2. 多尿

（1）一过性多尿：如摄入水过多、使用利尿药后可出现短时间多尿。

（2）持续性多尿

1）内分泌代谢性疾病：①垂体性尿崩症。因下丘脑 - 垂体病变使抗利尿激素（anti-diuretic hormone，ADH）分泌减少或缺乏，肾远曲小管重吸收水分功能下降致多尿，尿比重下降。②糖尿病性多尿。尿糖浓度增高引起渗透性利尿，尿量增多。③原发性醛固酮增多症。血中高浓度钠，刺激渗透压感受器，摄入水分增多，排尿也随之增多。

2）肾病：①肾性尿崩症。由于肾远曲小管和集合管存在先天或获得性缺陷，对抗利尿激素敏感性下降，肾小管重吸收水分减少而出现多尿。②肾小管浓缩功能下降。多见于慢性肾炎、慢性肾盂肾炎、肾小管性酸中毒及药物、化学物品、重金属对肾小管的损害。也可见于急性肾功能不全多尿期等。

3）精神性烦渴：患者因精神因素而自觉烦渴，大量饮水引起多尿，见于精神性多尿症。

【伴随症状】

1. 少尿常见的伴随症状

（1）伴出血：见于各种原因所致的消化道大出血、大量咯血等。

（2）伴大量蛋白尿、高度水肿：见于肾病综合征。

（3）伴血尿、蛋白尿、高血压和水肿：见于急性肾炎、急性间质性肾炎、急性肾小管坏死、急进性肾炎等。

（4）伴心悸、胸闷不能平卧：见于心功能不全。

（5）伴乏力、纳差、腹水、皮肤黄染：见于肝肾综合征。

（6）伴发热、腰痛、尿频、尿急、尿痛：见于急性肾乳头坏死。

（7）伴排尿费力、淋漓不尽等：见于老年男性前列腺增生。

（8）伴肾绞痛：见于肾动脉血栓形成或栓塞、肾结石。

2. 多尿常见的伴随症状

（1）伴烦渴、多饮：常见于糖尿病、尿崩症，后者同时伴尿比重下降至 < 1.005。

（2）伴高血压、低钾性周期性麻痹：见于原发性醛固酮增多症。

（3）伴酸中毒、骨痛和肌麻痹：见于肾小管性酸中毒。

（4）少尿数日后出现的多尿：见于急性肾小管坏死致急性肾损伤恢复期。

（5）伴精神症状：可能为精神性多饮。

【问诊要点】

（1）少尿、无尿与多尿的原因、时间及先后关系。

（2）有无发热、皮疹、关节痛典型的急性间质性肾炎"三联征"。

（3）有无药物过敏史，有助于协助诊断药物过敏引起的急性间质性肾炎。

（4）有无急性肾盂肾炎病史，有助于急性感染性间质性肾炎的鉴别诊断。

案例 1-1-19 分析

1. 该患者的突出症状为少尿（无尿）、多尿。

2. 该患者的伴随症状有恶心、呕吐、血肌酐升高，是急性肾功能不全的表现。

3. 该患者少尿、无尿、恶心、呕吐及水肿为急性肾功能不全所致，主要病因是生物毒（鲩鱼胆）所致的急性肾小管 - 间质性损害，导致肾性急性肾损伤。

4. 发病机制为毒物引起急性肾小管损伤，肾小管上皮细胞变性、坏死、崩解脱落至管腔内，引起肾小管阻塞，而出现少尿及无尿，引起急性肾损伤。

5. 当肾小管细胞再生、修复，肾小管功能逐渐恢复，则可有多尿表现。

6. 缺乏既往病史中有无食物、药物过敏史，应在问诊中补充。

7. 询问患者出现少尿后有无合并感染、心功能不全的表现等。

8. 常见的外源性毒物（生物毒素、化学毒素、抗菌药、造影剂等）和内源性毒物（血红蛋白、肌红蛋白等）都可引起急性肾小管坏死致少尿、无尿。

（徐米清）

第二十节 腰 背 痛

案例 1-1-20

男性，34 岁，健身教练。因"腰痛 20d，右下肢疼痛、无力 10d"入院。

患者于 20d 前健身后出现腰部疼痛，呈锐痛，外敷"伤湿止痛膏"数日未见好转。10d 前腰痛加重，并出现右小腿疼痛、无力。弯腰、咳嗽、用力排便时加重，卧床休息后可稍缓解。

体格检查：营养发育良好，腰部活动受限，右侧 $L_{4\sim5}$ 水平椎旁有明显压痛，腰椎轻微左侧凸，右侧下肢指背伸力下降，右侧跟腱反射减弱，右下肢直腿抬高试验阳性。

问题：

1. 该患者突出的症状是什么？

2. 该患者的伴随症状是什么？

3. 该患者的初步诊断是什么？

腰背痛（lumbodorsalgia）指腰部或下背部疼痛，是很常见的临床症状。可见于脊椎骨、韧带、椎间盘的病变；也可见于胸膜、肺、肾、胰、直肠、前列腺、子宫等邻近脏器病变引起的放射性腰背痛，其中腰背部长期过度负重造成的局部损伤是主要因素。

【病因及分类】 腰背痛的发生原因复杂，可有不同分类方法。

1. 按病因分类

（1）外伤性

1）急性损伤：由于暴力使肌肉拉力过大所致的急性腰部外伤，如腰椎骨折、脱位或腰肌软组织损伤，甚至椎间盘脱出。

2）慢性损伤：不良体位或劳动姿势不良等引起的慢性累积性损伤。易在潮湿、寒冷等刺激后发生腰背痛。

（2）炎性

1）感染：可见于尿路感染、胆囊炎、胰腺炎、前列腺炎、子宫内膜炎、附件炎及盆腔炎等，或者结核分枝杆菌、化脓菌等对腰部及软组织的直接侵犯形成感染性炎症。

2）无菌性炎症：骨及软组织由于寒冷、潮湿、变态反应和重手法推拿等引起无菌性炎症，表现为骨膜、韧带、筋膜和肌纤维的渗出、肿胀。

（3）退行性变：胸腰椎的退行性变包括纤维环及髓核组织退行性变，如过度活动，髓核易于脱出，而前后纵韧带、小关节可随椎体松动发生移位，致韧带或骨膜下出血，血肿机化而形成骨刺。此时髓核突出和骨刺可压迫或刺激神经而引起疼痛。

（4）先天性疾病：如隐性脊柱裂、腰椎骶化或骶椎腰化、发育性椎管狭窄和椎体畸形等。由于骨性结构异常所形成的薄弱环节，随着年龄的增长为累积性损伤致腰背痛提供了基础。

（5）肿瘤：原发性或转移性肿瘤对胸腰椎及软组织的侵犯。

2. 按解剖部位分类

（1）脊椎疾病：如类风湿脊椎炎、骨质增生症、结核性脊椎炎、脊椎外伤和椎间盘突出等。

（2）脊椎旁软组织疾病：常见于腰肌劳损、肌纤维组织炎等。

（3）脊神经根病变：常见于脊髓压迫症、急性脊髓炎及神经根炎等。

（4）邻近脏器疾病：胸膜、肺、肾、胰、直肠、前列腺、子宫等的病变均可引起放射性腰背部疼痛。

【临床表现】　不同疾病引起的腰背疼痛具有不同特点。

1. 脊椎病变

（1）脊椎骨折：有明显的外伤史，包括扭伤、挫伤、撞击伤等。骨折部有压痛和叩击痛，脊柱可有后凸或侧突畸形伴活动受限。

（2）椎间盘突出：主要表现为腰痛和（或）坐骨神经痛。常有搬重物或扭伤史，突发或缓慢发病。咳嗽、喷嚏、用力排便等增加腹压可使疼痛加重，可伴下肢麻木、冷感或间歇性跛行。

（3）增生性脊柱炎（退行性脊柱炎）：表现为长时间休息后或关节不活动时，如晨起腰痛明显，以及酸胀、僵直，活动后好转；可并发一侧或双侧神经根激惹症状。腰椎可无明显压痛。

（4）结核性脊柱炎：是最常见的感染性脊椎炎，易累及腰椎、胸椎。疼痛局限于病变部位的脊椎，呈隐痛、钝痛或酸痛性质，夜间明显，活动时加剧。背痛常为首发症状并伴有不同程度的结核中毒症状，晚期除背痛外出现三联征：脊柱后凸畸形、冷脓肿及脊髓压迫症状。

（5）化脓性脊柱炎：主要为血源性感染，如败血症，也可由外伤、腰椎手术或穿刺感染所致。表现为剧烈腰背痛，并有局部明显压痛和叩痛，可伴畏寒、高热等全身中毒症状。

（6）脊椎肿瘤：表现为剧烈而持续的顽固性腰背痛和放射性神经根痛，休息、药物、理疗都难以缓解。多见于前列腺癌、甲状腺癌和乳腺癌等的转移或多发性骨髓瘤累及脊柱。

2. 脊柱旁组织病变

（1）腰肌劳损：表现为慢性间歇性或持续性的腰肌周围酸痛，劳累时疼痛加重，休息后可好转。一般疼痛不太剧烈，但可反复持续数月至数年之久。

（2）腰肌纤维组织炎：腰背部筋膜、韧带及肌肉组织水肿、纤维变性，常由寒冷、潮湿、慢性劳损或精神创伤诱发。腰背部呈弥漫性疼痛、僵硬感。晨起加重，活动或热敷后缓解，急性病例活动时疼痛加重。

3. 脊神经根病变

（1）脊髓压迫症：神经根刺激症状最早发生，表现为颈背痛或腰痛，并沿脊神经后根分布区放射，剧烈的烧灼样或绞窄样痛。脊柱活动、咳嗽、喷嚏均可加重疼痛，适当改变体位可使疼痛暂时减轻。可起源于结核性脊柱炎、脊髓蛛网膜炎、椎管内原发性或转移性肿瘤、硬脊膜外脓肿、椎间盘突出和脊椎骨折等。

（2）蛛网膜下腔出血：血液刺激脊膜和脊神经后根引起剧烈的腰背痛。

（3）腰骶神经根炎：为下背部和腰骶部疼痛，可放射至臀部和下肢，有明显僵直感，局部压痛明显，严重时可伴有节段性感觉障碍，下肢无力甚至肌萎缩，腱反射减退。

4. 内脏疾病引起的腰背痛

（1）泌尿系统疾病：许多肾病都可引起腰背痛，常见的有肾炎、肾盂肾炎、肾及输尿管结石、肾结核、肿瘤、肾下垂、多囊肾和肾积水、积脓等。每种疾病各有其疼痛特点：肾炎呈位于腰肋三角区的深部胀痛，伴轻微叩击痛；肾盂肾炎腰痛及叩痛均较明显；肾脓肿常伴有局部肌紧张和压痛，可为单侧腰痛；肾结石为绞痛，叩痛剧烈；而肾肿瘤则多为钝痛或胀痛，有时呈绞痛。

（2）盆腔器官疾病：男性慢性前列腺炎和前列腺癌常引起下腰部疼痛，伴尿频、排尿困难。女性慢性附件炎、子宫脱垂、宫颈癌和子宫癌可引起腰骶部疼痛，同时伴有下腹坠胀感和压痛。

（3）消化系统疾病：胃、十二指肠穿透性溃疡多有明显的背痛，部分非穿透性溃疡也可以有背部放射痛，尤以十二指肠球后溃疡明显；急性胰腺炎的腹痛常向左腰背部放射，前倾位时疼痛缓解，仰卧位时加重。

（4）呼吸系统疾病：所致背痛一般位于后胸部、侧胸部和肩胛部，常见于胸膜炎、胸膜增厚或粘连、肺结核、肺癌等。背痛的同时必伴有呼吸系统症状与体征。

> **案例 1-1-20 分析 1**
> 1. 该患者的突出症状为腰痛，后来伴有右下肢疼痛（坐骨神经痛）。
> 2. 根据已有资料，该患者腰痛和腿痛的主要原因是腰椎间盘突出。
> 3. 发病机制是髓核突出压迫或刺激神经引起疼痛。
> 4. 按病因分类属于退行性变所致的脊椎病变。
> 5. 发病部位在 $L_{4\sim5}$ 椎间盘，该病例应进一步行腰椎CT检查或磁共振检查，进一步明确椎间盘突出的部位和程度。

【伴随症状】

1. 伴脊柱畸形　外伤后畸形则多因脊柱骨折，错位所致；自幼畸形则为先天性脊椎疾病所致；缓慢发生者见于脊椎结核和强直性脊柱炎；脊柱侧凸也可为坐骨神经性侧凸，属于姿势性侧凸的一种，多因7YY椎间盘突出、患者被迫改变体位以放松对神经根压迫的一种保护性措施，突出的椎间盘位于神经根外侧，腰椎突向患侧，突出的椎间盘位于神经根内侧，腰椎突向健侧。

2. 伴活动受限　见于脊椎外伤、强直性脊柱炎、椎间盘突出、腰背部软组织急性扭挫伤等。

3. 伴发热　伴低热，见于脊柱结核、类风湿关节炎；伴高热，可见于化脓性脊椎炎和椎旁脓肿。

4. 伴发热、尿频、尿急　见于尿路感染、前列腺炎或前列腺增生。腰背剧痛伴血尿，可见于肾或输尿管结石。

5. 伴嗳气、反酸、上腹胀痛　可见于胃十二指肠溃疡或胰腺病变。

6. 伴月经异常、痛经、白带过多　见于宫颈炎、盆腔炎、卵巢及附件炎症或肿瘤。

> **案例 1-1-20 分析 2**
> 1. 该患者腰痛伴有脊柱畸形和活动受限是患者为了减轻痛苦所产生的保护性措施所致。
> 2. 本病例结合症状及体征说明患者的椎间盘突出程度进行性加重，由开始的单纯腰痛逐渐发展到坐骨神经痛（表现为右下肢痛和无力），由于剧烈疼痛严重限制了患者的活动，为了减轻疼痛脊柱也发生了姿势性侧凸。
> 3. 从脊柱凸向健侧分析，该患者的椎间盘可能位于神经根内侧。可通过辅助检查进一步明确。

【问诊要点】

1. 起病时间　慢性损伤所致的背痛仅能说出大概时间，有外伤史者则可以准确指出疼痛时间。

2. 起病缓急　肾结石及胆道、胰腺疾病等所致腰背痛起病急骤；而腰椎结核、腰肌劳损等所致腰背痛则起病缓慢，疼痛出现的缓急因不同疾病而异。

3. 疼痛部位　腰背痛可在病变部位，也可为放射痛。如脊椎及软组织病变引起的腰背痛在病变部位；胸膜、肺部病变所致放射痛位于颈胸背部；胃肠、胰腺及泌尿系统疾病所致的放射痛位于中腰部；而前列腺、子宫、附件等病变则放射至腰骶部。

4. 疼痛的性质　因疾病不同而异，如腰椎骨折和腰肌急性扭伤多为锐痛，化脓性炎症多为跳痛，腰肌陈旧性损伤多为胀痛，而肾结石多为绞痛。

5. 疼痛的程度　慢性腰肌劳损、盆腔脏器炎症引起的疼痛一般轻微模糊；急性外伤及炎症，以及肾、输尿管结石和脊椎肿瘤压迫神经根等所致疼痛剧烈。

6. 疼痛的诱因和缓解因素 劳累和活动过多加重,休息时缓解常见于腰肌劳损;天气变冷或潮湿阴冷的环境诱发常见于风湿性腰背痛;咳嗽、喷嚏和用力大小便时加重常见于腰椎间盘突出;而盆腔妇科疾病患者月经期腰部常疼痛加重。

7. 疼痛的演变过程 慢性腰肌劳损可反复出现疼痛而不留畸形;椎间盘突出、脊柱结核和肿瘤则呈进行性加重的疼痛。

8. 伴随症状 其他病变脏器的症状是否伴随。

9. 职业特点 如搬运负重或在潮湿环境工作的翻砂、搬运工人及井下矿工,易产生腰背部痛;而体操、举重、柔道、摔跤等运动员易出现腰背损伤而腰背痛。

（徐米清）

第二十一节 关 节 痛

案例 1-1-21

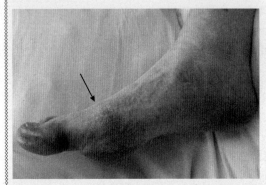

图 1-1-18 右足第一跖趾关节局部红肿

男性,40 岁。因"突发性右足第一跖趾关节肿痛 8h"就诊。

患者于晚餐进食海鲜、啤酒后,午夜出现右足第一跖趾关节疼痛伴局部红肿,皮温增高,伴有发热,体温最高达 37.5℃。既往体健,但有大量饮酒史。

体格检查:体温 37.4℃,脉搏 85 次/分,呼吸 18 次/分,血压 135/75mmHg。痛苦表情,心、肺、腹查体未见异常,右足第一跖趾关节局部红肿(图 1-1-18),皮温增高,余关节未见异常。

实验室检查:血尿酸 460μmol/L,尿常规:潜血(+)、蛋白(−),pH 5.5,WBC 0 ~ 2 个/HP。

问题:

1. 该患者突出的症状是什么?初步诊断是什么?

2. 为明确诊断,问诊还需注意什么?哪些疾病可以引起这一症状?

3. 除了上述主要症状,还有哪些情况需要考虑?

关节痛(arthralgia)是关节疾病最常见的症状。可以是单纯关节病变的临床表现,也可以是全身性疾病在关节的表现。

【病因】 关节痛的病因复杂,常见如下。

1. 外伤因素

(1)急性损伤:关节因外力碰撞或过度伸展扭曲导致关节的骨质、肌肉、韧带等结构损伤,甚至造成关节脱位或骨折,临床表现为关节肿胀疼痛。

(2)慢性损伤:关节面受损后留下粗糙瘢痕或持续的慢性机械性损伤,使关节面长期受摩擦而产生慢性损伤;长期负重或关节扭伤处理不当、骨折愈合不良或畸形愈合等都使关节负重不平衡,破坏关节软骨;关节面及关节活动过度造成关节软骨的累积性损伤等都可造成关节慢性损伤。

2. 感染因素 由细菌侵入关节内引起,可直接侵入,如外伤;经血液循环,如败血症;蔓延至关节内,如关节邻近病变及医源性因素等。常见的病原菌有葡萄球菌、肺炎球菌、脑膜炎奈瑟菌、结核分枝杆菌等。

3. 变态反应和自身免疫因素 变态反应性关节炎,如细菌性痢疾、过敏性紫癜和结核菌感染后,由于病原微生物及产物或药物、异种血清等与血液中的抗体形成免疫复合物,沉积在关节腔引起组织损伤和关节病变。自身免疫因素所致关节炎,如类风湿关节炎、系统性红斑狼疮,由于外来抗原或理化因素使机体组织成分改变,形成自身抗原刺激机体产生自身抗体而引起的关节病变,只是全身性病变之一,表现为滑膜充血水肿,软骨进行性破坏,并可形成畸形。

4. 代谢性骨病 在阳光照射不足、消化不良、维生素 D 缺乏和磷摄入不足等情况下,由于维生素 D 代谢障碍,可引起骨质软化性骨关节病;尿毒症患者引起关节疼痛是因继发性甲状旁腺功能亢进所致的肾性骨营养不良；其他，如老年性或失用性骨质疏松性关节病、高脂血症性关节病、骨膜和关节腔组织脂蛋白转运代谢障碍性关节炎、痛风性关节炎、糖尿病性骨病、皮质醇增多症性骨病及甲状腺或甲状旁腺疾病引起的骨关节病等均可出现关节疼痛。

5. 退行性骨关节病　又称增生性关节炎或肥大性关节炎。本质上并非炎症，以膝骨关节炎多见，可为原发性和继发性两种。原发性多见于肥胖老年人，女性多见，有家族史，常有多关节受累而无明显局部病因；继发性则与吸烟、肥胖和重体力劳动有关，多有创伤、感染或先天性畸形等基础病变。

6. 骨关节肿瘤　无论良性或恶性骨关节肿瘤多数都可引起关节痛。常见的有骨样骨瘤、骨软骨瘤、骨肉瘤、软骨肉瘤、骨巨细胞瘤、骨纤维异常增生症等。

> **案例 1-1-21 分析 1**
>
> 　　该患者为年轻男性，突出症状为关节疼痛，且为典型的第一跖趾关节伴局部红、肿、热、痛，结合血尿酸升高，初步诊断为痛风性关节炎急性期。

【临床表现】　关节痛是关节疾病最常见的症状。根据不同病因及病程，关节痛可分急性和慢性。急性关节痛以关节及其周围组织的炎性反应为主，慢性关节痛则以关节囊肥厚及骨质增生为主。

1. 外伤性关节痛　分为急性外伤性关节痛和慢性外伤性关节痛。急性者在外伤后即出现关节疼痛、肿胀和功能障碍；慢性者一般有明确的外伤史，常由于过度活动或气候寒冷刺激诱发，药物及物理治疗后可缓解。

2. 化脓性关节炎　起病急骤，常有明显的畏寒或寒战、高热，体温迅速上升，可达39℃以上，病变关节红、肿、热、痛，可有活动障碍。肩关节和髋关节因位置较深，红肿可不明显。较表浅的关节可有波动感，患者常因肌痉挛且病变关节持续疼痛而不愿活动患肢。

3. 结核性关节炎　儿童和青壮年多见，常为慢性经过，病变多发生于负重大、活动多、肌肉不发达的关节。发病率依次为脊柱、髋关节和膝关节等。有结核病史，早期症状和体征不明显；活动期有疲劳、低热、盗汗等结核中毒症状，受累关节明显肿胀疼痛；晚期可有关节畸形和功能障碍，寒性脓肿及瘘管形成为本病的特点。

4. 风湿性关节炎　以急性发热和关节痛起病，常为链球菌感染后出现，受累关节最多的为膝、踝、肩和髋关节。病变关节重者表现为红、肿、热、痛，疼痛呈游走性，炎症消退后一般不留关节僵直或畸形改变。

5. 类风湿关节炎　是常见的慢性关节病，多见于青壮年，属于侵蚀性关节炎，多由一个关节起病，从手、足小关节，尤其以近端指间关节开始发生疼痛、肿胀，并形成对称性梭形指，继而累及其他指间关节、腕关节及踝、膝和髋等关节，全身关节均可受累。病变关节活动受限，有晨僵现象，可伴发热、乏力、消瘦、贫血等全身症状。晚期病变关节附近出现肌萎缩，关节软骨增生、破坏而出现畸形，甚至关节强直而影响关节功能。

6. 系统性红斑狼疮的关节损害　年轻女性多见，可为系统性红斑狼疮患者最早期的症状。多累及指、腕、膝关节，伴红肿者少见，多为游走性疼痛，偶因关节周围肌腱受损而出现关节畸形。关节X线片多无关节骨破坏，属于非侵蚀性关节炎。常同时合并有多系统器官的损害。

7. 退行性骨关节病　以骨关节炎最具代表性，起病缓慢。临床表现为罹患关节酸痛，尤其步行、久站和天气变化时病变关节疼痛（休息后缓解），轻度僵硬，活动不灵。晚期病变关节疼痛加重并向他处放射，关节活动时有摩擦音，但不发生关节强直；关节周围肌肉挛缩常呈屈曲畸形，患者常有跛行。一般无发热、贫血等全身症状。

8. 慢性痛风性关节炎　是由于关节软骨及关节囊内积累尿酸所致。常在饮酒、劳累或高嘌呤饮食（如肝、肾、脑、海产品、豆制品等）后急起关节剧痛，局部皮肤红肿灼热。常累及1个或多个关节，以第一跖趾关节多见，踝、手、膝、腕和肘关节也可受累。病变有自限性，可于1～2周消退，但常复发，反复发作后晚期可渐出现关节变性与强直，半数病例在关节附近软组织中出现痛风石，可增大向皮肤穿破，有白色乳酪状分泌物流出。

> **案例 1-1-21 分析 2**
>
> 　　具有典型的第一跖趾关节红、肿、热、痛，痛风常有饮酒、劳累、高嘌呤饮食诱因，该患者有进食大量海鲜、啤酒诱因。

【伴随症状】

1. 伴畏寒、高热、局部红肿　见于化脓性关节炎。

2. 伴结核中毒症状　如低热、乏力、盗汗、消瘦、纳差等，见于结核性关节炎。

3. 伴晨僵和关节畸形、全身小关节对称性疼痛　见于类风湿关节炎。

4. 伴皮肤紫癜、腹痛、腹泻甚至便血　见于关节受累型过敏性紫癜。

5. 伴皮肤红斑、光过敏及多脏器损害　提示系统性红斑狼疮。

6. 伴血尿酸升高、局部红肿热痛　提示痛风，但也可不伴有血尿酸升高。

7. 伴心肌炎、舞蹈病、关节痛呈游走性　提示风湿热。

【问诊要点】

1. 关节疼痛出现的时间　外伤性、化脓性关节炎常可问出起病的具体时间；其他反复发作的慢性关节疼痛，如系统性红斑狼疮、代谢性骨病等常难以陈述确切的起病时间。

2. 关节疼痛的诱因　因气候变冷、潮湿而发病者常见于风湿性关节炎；常在饮酒或高嘌呤饮食后诱发痛风性关节炎；在关节过度负重、活动过多时诱发疼痛多见于增生性关节炎。

3. 疼痛的部位　类风湿关节炎多为指（趾）等小关节痛；第一跖趾关节红、肿、热、痛多为痛风性关节炎；增生性关节炎常以膝关节多见；结核性关节炎多见于髋关节和脊椎；而化脓性关节炎则多为大关节和单关节发病。

4. 疼痛出现的缓急程度及性质　急性外伤、化脓性关节炎及痛风起病急剧，疼痛剧烈，呈烧灼切割样疼痛或跳痛；骨折和韧带拉挫伤则呈锐痛；骨关节肿瘤呈钝痛；系统性红斑狼疮、类风湿关节炎、增生性骨关节病等起病缓慢，疼痛程度较轻，呈酸痛、胀痛。

5. 加重与缓解因素　化脓性关节炎局部冷敷可缓解疼痛；增生性关节炎起床活动后静脉回流改善，疼痛缓解；痛风多因饮酒而加重，秋水仙碱效果显著；关节肌肉劳损休息时减轻，活动则疼痛加重。

6. 伴局部与全身症状　局部症状如红、肿、灼热、功能障碍或肌萎缩，关节痛为全身症状之一。

7. 慢性疾病病史及用药史。

8. 职业及居住环境　长期负重的职业，如搬运工、翻砂工及体操、举重、摔跤运动员，以及工作和居住在潮湿寒冷环境中的人员等易患关节病。

案例 1-1-21 小结

　　痛风、高尿酸血症可引起肾结石、痛风性肾病，可表现为沙粒状的结石随尿排出，以及肾绞痛、血尿、排尿困难等，或出现夜尿增多、低比重尿、低分子蛋白尿、管型等尿浓缩功能下降的表现，该患者有尿潜血（+）、WBC 0～2 个/HP，除询问上述症状外，可行肾超声检查明确。

　　继发性痛风主要由于肾病致尿酸的排泄减少；骨髓增生性疾病；放疗致尿酸生成增多；药物抑制尿酸排泄等多种原因所致，本病例提供的资料中缺乏上述情况的问诊，需补充。

（刘　丹）

第二十二节　消　瘦

案例 1-1-22

　　男性，52 岁。因"体重下降半年"入院。

　　患者半年前开始出现体重下降，且为进行性，体重在半年内下降 10kg。伴有食欲缺乏，略恶心，并有乏力，有时左上腹部隐痛，无发热，排便正常。

　　体格检查：体温 36.2℃，脉搏 70 次/分，呼吸 16 次/分，血压 120/75mmHg。体型消瘦，浅表淋巴结不大，巩膜略有黄染，甲状腺未触及明显肿大。腹软，左上腹略有压痛，肝脾肋下未触及。

　　问题：

　　1. 该患者的突出症状是什么？

　　2. 引起该症状的主要疾病有哪些？

　　3. 患者的伴随症状有哪些？为了确定诊断，还需要询问哪些伴随症状？

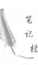

消瘦（emaciation）是指由于某些疾病或某种因素造成体重低于正常低限的一种状态（低于标准体重的10%）。极度消瘦者称为恶病质。采用体重指数（body mass index，BMI）判定消瘦，BMI ＜ 18.5 为消瘦。

【病因与发病机制】

1. 营养物质摄入不足　消化系统疾病如慢性萎缩性胃炎、胰腺炎、消化道梗阻、肝硬化等引起进食减少，甚至恶心、呕吐；恶性肿瘤患者食欲缺乏；食管癌、贲门癌、口腔疾病等导致吞咽困难；某些药物常致食欲缺乏；慢性感染如结核病、伤寒、慢性化脓性感染等致食欲缺乏；各种原因所致的肺功能不全、肝功能不全及慢性肾衰竭；神经性厌食、焦虑、抑郁等神经精神疾病可引起摄入减少。

2. 营养物质消耗过多　恶性肿瘤、甲状腺功能亢进症、结核病、糖尿病、创伤、大面积烧伤及感染性疾病等使能量消耗过多。

3. 营养物质利用障碍　糖尿病患者由于胰岛素缺乏，糖不能被机体利用，导致消瘦。

4. 消化与吸收功能障碍　消化道疾病如胃大部切除术后、各种肠道疾病、重症肝炎、肝硬化、慢性胰腺炎、胰腺癌、慢性胆囊炎、胆囊癌、胆囊切除术后、胆道功能障碍综合征等疾病，引起消化酶产生减少，导致消化与吸收功能障碍。

5. 减肥　主动控制饮食，或者服用减肥药物抑制食欲，使体重减轻而引起消瘦。

6. 体质性消瘦　个别人生来就一直消瘦，无任何疾病征象，可有家族史。

> **案例 1-1-22 分析 1**
> 1. 该患者突出的症状为消瘦。
> 2. 消瘦常见的病因：消化系统疾病、恶性肿瘤、内分泌代谢性疾病、慢性感染和精神心理疾病。

【临床表现】　以体重减轻为主要表现，根据病因不同而有不同的临床表现。恶性肿瘤往往消瘦程度重，进展速度快；慢性感染可有相应的感染性疾病的症状和体征；神经精神性疾病（如抑郁症）患者往往有情绪低落、自杀倾向、睡眠障碍、食欲缺乏等表现。

儿童消瘦多有偏食、摄入不足，也可能为寄生虫病及先天性疾病；青少年消瘦，如伴有发热、盗汗、淋巴结肿大、咳嗽时，应除外结核病；老年人消瘦应注意恶性肿瘤及内分泌代谢性疾病。

【伴随症状】

1. 伴食欲缺乏、恶心、呕吐、腹胀、腹泻　见于消化系统疾病。

2. 伴食欲亢进　见于内分泌代谢性疾病，如甲状腺功能亢进症、糖尿病。

3. 伴吞咽困难　见于口腔及食管疾病。

4. 伴发热　见于慢性感染、肺结核等。

5. 伴多饮、多食、多尿　见于糖尿病。

6. 伴心悸、多汗、烦躁、易怒　见于甲状腺功能亢进症。

7. 伴情绪低落、食欲缺乏　见于精神心理疾病，如抑郁症。

> **案例 1-1-22 分析 2**
> 1. 该患者的伴随症状为食欲缺乏、恶心、左上腹隐痛。
> 2. 还应询问有无心悸、多汗、情绪异常、排尿颜色改变及尿量等。

【问诊要点】

1. 消瘦出现的时间　消瘦发生的时间、进展情况、消瘦的程度。

2. 病因和诱因　饮食习惯、饮食结构、每日摄入量；工作、生活压力情况等社会心理因素；用药史等。

3. 伴随症状。

4. 既往史　有无糖尿病、甲状腺功能亢进症、垂体瘤等内分泌系统疾病史；有无消化系统疾病、结核、肿瘤、外伤、产后大出血等病史。

5. 家族史　甲状腺功能亢进症、糖尿病、某些恶性肿瘤常有家族史。

案例 1-1-22 小结

患者为 52 岁男性，近半年出现消瘦，伴有左上腹隐痛及恶心、食欲缺乏、乏力，并有左上腹压痛及黄疸，考虑病因为消化系统疾病，尤其是胆、胰恶性肿瘤可能。应进一步查肝功能、腹部超声或者 CT，以确定诊断。

（李春艳）

第二十三节 头 痛

案例 1-1-23

女性，45 岁。以"阵发性右侧头痛 1 周"入院。

患者 1 周前突然感到右侧后枕部头痛，针刺样剧痛，并向同侧头顶部放射，持续几分钟，压迫枕后区，疼痛可缓解。每日发作 2～4 次，近 2 日发作频繁，每日十几次。

体格检查：体温 36.5℃，脉搏 78 次 / 分，呼吸 20 次 / 分，血压 120/80mmHg。心、肺、腹未见明显异常。神志清楚，双侧瞳孔正大等圆，对光反射灵敏，右侧枕部枕神经处有压痛，四肢肌力、肌张力正常，病理征阴性。

问题：

1. 该患者突出的症状是什么？

2. 为了确定诊断应该注意询问的伴随症状是什么？

3. 上述症状可能由哪种情况导致？

头痛（headache）是临床最常见的症状之一，一般指头颅上半部（眉弓、耳郭上方、枕外隆突连线以上）疼痛，即额、顶、颞及枕部的疼痛。可见于多种疾病，大多无特异性，可有全身性疾病伴有头痛，也可有过度疲劳、精神因素导致的头痛。如果是反复发作或持续的头痛，可能为某些器质性疾病，应认真检查，及时治疗。

【病因】

1. 颅内病变

（1）血管病变：如蛛网膜下腔出血、脑出血、高血压脑病、脑血栓形成、脑栓塞、脑供血不足等。

（2）感染：如脑膜炎、脑炎、脑膜脑炎。

（3）占位性病变：如脑肿瘤、颅内转移瘤、颅内寄生虫病等。

（4）脑外伤：如颅内血肿、硬膜下血肿、脑挫伤、脑震荡及脑外伤后遗症等。

（5）其他：如偏头痛、丛集性头痛、低颅压性头痛。

2. 颅外病变

（1）神经痛：如三叉神经痛、舌咽神经痛及枕神经痛。

（2）颅骨疾病：如颅骨肿瘤、颅底凹陷症。

（3）其他头面颈部疾病导致的头痛：如眼、耳、鼻、齿和颈椎疾病所导致的头痛。

3. 全身性疾病

（1）急性感染：如流感、肺炎等发热性疾病。

（2）心血管疾病：如高血压、心力衰竭。

（3）中毒性疾病：如一氧化碳、有机磷、乙醇或药物中毒等。

（4）其他系统疾病：肺性脑病、尿毒症、低血糖、贫血、系统性红斑狼疮等。

（5）神经症：神经衰弱或癔症性头痛。

案例 1-1-23 分析 1

1. 该患者的突出症状为头痛。

2. 根据已有的资料，该患者头痛的主要病因是神经痛。

【发病机制】 头痛发病机制有下列几种情况。

（1）血管因素：各种原因引起的颅内外血管的扩张，多见于颅内感染、代谢性疾病、中毒性疾病等。

（2）颅内痛觉敏感组织被牵拉或移位：多见于颅内肿瘤、颅内血肿、脑积水和低颅压等。

（3）颅内外痛觉敏感组织炎症引起的头痛。

（4）头颈部肌肉的收缩。

（5）传导痛觉的脑神经或颈神经直接受损或炎症：如三叉神经痛、枕神经痛。

（6）眼、耳鼻咽喉、口腔或颈椎病变疼痛的扩散。

（7）生化因素及内分泌紊乱。

（8）神经功能紊乱。

案例 1-1-23 分析 2

该患者头痛的发病机制为传导痛觉的脑神经直接受损引起。

【临床表现】　头痛的表现，往往由于病因的不同而表现不同的特征。

1. 起病方式　急剧的头痛，并有不同程度的意识障碍而无发热者，提示颅内血管性疾病（如蛛网膜下腔出血）；急性起病并有发热者常为感染性疾病所致；长期的反复发作头痛或波动性头痛，多为血管性头痛或神经症；慢性进行性头痛并有颅内压增高的症状应注意颅内占位性病变。

2. 头痛部位　头痛部位是单侧或双侧、前额或枕部、局部或弥散、颅内或颅外对病因的诊断有一定的价值。如偏头痛及丛集性头痛多在一侧；高血压引起的头痛多在额部或整个头部；全身性或颅内感染性疾病的头痛，多为全头部痛；蛛网膜下腔出血除头痛外尚有颈痛；眼源性头痛多为浅表性且局限于眼眶、前额或颞部；鼻源性或牙源性也多为浅表性疼痛。

3. 头痛的病程　某些头痛可发生在特定时间，如颅内占位性病变往往清晨加剧；女性偏头痛常与月经期有关；丛集性头痛常在晚间发生；鼻窦炎的头痛也常发生于清晨或上午；脑肿瘤的头痛多为持续性。

4. 头痛的性质　搏动性头痛为血管性头痛的特征，见于偏头痛、丛集性头痛、高血压性头痛、发热、使用血管扩张药等；尖锐的针刺样疼痛或短暂的电击样疼痛是神经痛的特征，见于三叉神经痛、枕神经痛；脑肿瘤等颅内占位性病变伴有的头痛呈牵引性头痛，可有咳嗽或低头加重的特点；肌肉收缩性头痛多为重压感、紧箍感或钳夹样痛。

5. 头痛的诱因和缓解因素　咳嗽、打喷嚏、摇头、俯身可使颅内压增高性头痛、血管性头痛、颅内感染性头痛及脑肿瘤性头痛加剧；慢性或职业性的颈肌痉挛所致的头痛，可因活动按摩颈肌而逐渐缓解；颈肌急性炎症所致的头痛可因颈部运动而加剧；偏头痛在应用麦角胺后可缓解。

【伴随症状】

1. 伴发热　常见于感染性疾病，包括颅内或全身性感染。

2. 伴眩晕　常见于小脑病变、椎基底动脉供血不足。

3. 伴剧烈呕吐　常为颅内压增高；头痛在呕吐后减轻者见于偏头痛。

4. 伴意识障碍　提示可能发生脑疝。

5. 伴精神症状　早期出现淡漠或欣快可能为病毒性脑炎或额叶肿瘤。

6. 伴视力障碍　可见于青光眼或脑肿瘤。

7. 伴脑膜刺激征　提示有脑膜炎或蛛网膜下腔出血。

8. 伴癫痫发作　可见于脑血管畸形、脑内寄生虫病或脑肿瘤。

9. 伴神经功能紊乱症状　可能是神经功能性头痛。

【问诊要点】

（1）起病方式、病程、部位、性质、程度、持续时间、诱发或缓解因素、治疗经过、效果等。

（2）有无剧烈呕吐、眩晕、晕厥、失眠、焦虑、出汗、抽搐、视力障碍、运动障碍、精神异常、意识障碍等相关症状。

（3）有无感染、高血压、脑部外伤、肿瘤、癫痫、神经症及眼、耳、鼻、齿等部位疾病。

（4）有无毒物接触史。

案例 1-1-23 小结

1. 该患者的临床表现特点为急性起病，疼痛部位为单侧枕部，性质为针刺样剧痛，疼痛时间为持续几分钟，缓解方式为压迫枕后区。本例结合症状、体征诊断为枕神经痛。

2.本案例提供的资料中通过问诊注意到患者发病时的部位、持续时间、性质、缓解方式，缺乏有无高血压、感染及脑外伤病史等，应补充。

（王　哲）

第二十四节　眩　晕

案例 1-1-24

女性，50岁。以"发作性眩晕3h"入院。

患者3h前晨醒后突发眩晕，视物旋转，伴恶心、呕吐，眩晕反复发作，体位变动时可诱发，安静不动后持续数秒可缓解。发病前有熬夜。

体格检查：体温36.8℃，脉搏85次/分，呼吸20次/分，血压135/75mmHg。心、肺、腹未见明显异常。神志清楚，仰卧位时头快速左转可诱发双眼水平眼震，持续约10s后消失，粗测双耳听力正常，颅神经阴性，四肢肌力、肌张力、共济运动、感觉正常，病理征阴性。头部磁共振平扫未见明显异常。

问题：

1.该患者的症状特点是什么？

2.该患者的诊断是什么？

3.该病与梅尼埃病及前庭神经元炎有哪些不同之处？

眩晕（vertigo）是一种主观症状，是机体对于空间关系的定向感觉障碍或平衡感觉障碍，患者感到自身或周围环境物体旋转或摇动的一种主观感觉障碍，常伴有客观的平衡障碍。主要由迷路、前庭神经、脑干及小脑病变引起或由于其他系统或全身性疾病而引起。

【发病机制】

1.良性阵发性眩晕（benign paroxysmal positional vertigo，BPPV）　耳石从内耳椭圆囊斑中脱落，悬浮于后半规管壶腹嵴或半规管长臂内淋巴中，变换头位时耳石移位，导致眩晕和眼球震颤。

2.梅尼埃（Ménière）病　可能是由于内耳的淋巴代谢失调，淋巴分泌过多或吸收障碍，引起内耳膜迷路积水所致。

3.椎基底动脉供血不足　由动脉管腔变窄、椎动脉受压或动脉舒缩功能障碍等因素所致。

4.迷路炎　常由于中耳病变（胆脂瘤、炎性肉芽组织等）直接破坏迷路的骨壁引起。

5.晕动病　由于内耳迷路受到机械性刺激，引起前庭功能紊乱所致。

6.药物中毒　由于对药物敏感、内耳前庭或耳蜗受损所致。

案例 1-1-24 分析 1

1.该患者的突出症状为眩晕。

2.根据已有资料，该患者眩晕的主要病因是良性阵发性眩晕。

【病因与临床表现】

1.周围性眩晕（耳性眩晕）　是由前庭器官病变，即前庭感受器及前庭神经颅外段（未出内听道）病变引起。

（1）BPPV：又称耳石症，是眩晕最常见病因，指患者的头部处于某一位置时，出现眩晕和眼球震颤，历时短暂，多不超过1min，可伴有恶心、呕吐。多数不伴耳鸣及听力减退。诱因包括睡眠不足、饮酒和劳累。可见于迷路病变。

（2）梅尼埃病：以发作性眩晕、耳鸣、听力减退及眼球震颤为主要临床表现，并具有发作性及复发性的特点。发作时往往伴有恶心、呕吐、面色苍白、出汗、脉搏或快或慢、血压多数偏低等一系列自主神经功能紊乱症状。

（3）迷路炎：是急性或慢性中耳炎的常见并发症，症状同上，外耳道检查发现鼓膜穿孔，有助于诊断，并可与梅尼埃病鉴别。

（4）前庭神经元炎：发病多在20～50岁，大部分患者发病前有发热或上呼吸道感染病史，骤然发病，出现眩晕，伴恶心、呕吐，常无耳鸣及听力减退。病程常持续6周左右，逐渐痊愈。

（5）内耳药物中毒：病因为链霉素及其同类药物中毒、水杨酸制剂及奎宁中毒。临床表现为先有口周及四肢发麻，渐进性出现眩晕伴耳鸣、听力减退等。

（6）晕动病：见于晕船、晕车等，常伴恶心、呕吐、面色苍白、出冷汗等。

2. 中枢性眩晕（脑性眩晕）　指前庭神经颅内段、前庭神经核及其纤维联系、小脑、大脑等的病变所引起的眩晕。可有不同程度眩晕和原发病的其他表现。

（1）颅内血管性疾病：高血压脑病和小脑梗死或出血、椎基底动脉供血不足、Wallenberg 综合征。

（2）颅内占位性病变：听神经瘤、小脑肿瘤等。

（3）颅内感染性疾病：小脑炎症或脓肿。

（4）颅内脱髓鞘疾病及变性疾病：多发性硬化、延髓空洞症。

（5）颞叶癫痫。

3. 其他系统疾病导致的眩晕　常无真正旋转感，一般不伴听力减退、眼球震颤，耳鸣出现较少，有原发病的其他表现。

（1）心血管疾病：高血压、低血压、阵发性心动过速、房室传导阻滞等。

（2）血液病：各种原因所致贫血、出血等。

（3）中毒性：急性感染性疾病、尿毒症、严重肝病、糖尿病等。

（4）眼源性：屈光不正、眼肌麻痹。

（5）头部或颈椎损伤后。

（6）神经症。

> **案例 1-1-24 分析 2**
>
> 1. 该患者的临床表现为周围性眩晕。
>
> 2. 本病例特点：中年女性，发病诱因为熬夜，眩晕反复发作，与头位变动显著相关，持续时间短暂，神经系统检查未见脑干、小脑等定位体征，头部磁共振平扫未见明显异常。

【伴随症状】

1. 伴恶心、呕吐　可见于 BPPV、梅尼埃病、晕动病。

2. 伴耳鸣、听力下降　可见于前庭器官疾病、听神经病变及肿瘤。

3. 伴共济失调　可见于小脑或脑干病变。

4. 伴眼球震颤　可见于 BPPV、梅尼埃病、脑干或小脑病变。

> **案例 1-1-24 分析 3**
>
> 本病例伴随症状：恶心、呕吐、位置相关的眼球震颤。

【问诊要点】

（1）眩晕发作的时间、诱因、病程。

（2）伴随症状，如发热、耳鸣、听力减退、恶心、呕吐、出汗、平衡失调等。

（3）既往有无脑外伤、心血管疾病、糖尿病等。

（4）有无晕车及服药史。

> **案例 1-1-24 小结**
>
> 1. 本病例提供的资料中通过问诊注意到患者发病诱因、持续时间、伴随症状，有反复发作与头位变动相关的特点。
>
> 2. 本病例提供的资料中的问诊内容缺乏发作前有无感染史、发作时有无耳鸣等。
>
> 3. BPPV 又称耳石症，"耳石危象"也是部分梅尼埃病患者的临床特征。

（王　哲）

第二十五节　晕　厥

> **案例 1-1-25**
>
> 女性，17 岁。以"发作性意识丧失 2h"入院。

　　患者2h前在军训过程中感头晕目眩、心悸出汗、上腹不适，几分钟后突然意识丧失，摔倒在地，旁人估计患者约2min后意识恢复，当时面色苍白、多汗，送往医院。

　　体格检查：体温36.8℃，脉搏72次/分，呼吸16次/分，血压100/70mmHg。心、肺、腹未见明显异常。神志清楚，双瞳孔等大正圆，对光反射灵敏，四肢肌力、肌张力正常，病理征阴性。

问题：

　　1.该患者突出的症状是什么？

　　2.疾病史询问时应注意询问的伴随症状是什么？

　　3.上述症状可能由哪些情况导致？

　　晕厥（syncope）是较常见的临床综合征，指因全脑血流量突然减少而导致的短暂意识丧失状态，并因姿势性张力丧失而倒地，但可很快恢复。

　　【病因】　导致晕厥的病因很多、机制复杂，涉及多个学科，常见的有以下几种。

　　1.血管舒缩障碍　见于血管迷走性、直立性低血压及排尿性、咳嗽性及疼痛性晕厥等。

　　2.心源性晕厥　见于心律失常及血流动力学性。如病态窦房结综合征、高度房室传导阻滞、阵发性心动过速、阵发性心房颤动、长Q—T综合征、主动脉瓣狭窄、急性心肌梗死、梗阻性肥厚型心肌病等，最严重的为阿-斯（Adams-Stokes）综合征。

　　3.脑源性晕厥　见于短暂性脑缺血发作、偏头痛等。

　　4.血液成分异常　见于低血糖、重症贫血、换气过度综合征等。

案例1-1-25 分析1

　　1.该患者的突出症状为晕厥。

　　2.根据已有的资料，该患者晕厥的主要病因是血管舒缩障碍。

　　【发病机制和临床表现】

　　1.血管舒缩障碍

　　（1）单纯性晕厥：发病机制是由于各种刺激通过迷走神经反射，引起短暂的血管床扩张，回心血量减少、心排血量减少、血压下降导致脑供血不足所致。临床表现多见于年轻体弱女性，发作常有明显诱因（如疼痛、情绪紧张、恐惧、轻微出血、各种穿刺及小手术等），在天气闷热、空气污浊、疲劳、空腹、失眠及妊娠等情况下更易发生。晕厥前期可有短暂而明显的自主神经症状，如头晕、眩晕、恶心、上腹不适、面色苍白、肢体发软、坐立不安和焦虑等，持续数分钟继而突然意识丧失，常伴有血压下降、脉搏微弱，持续数秒或数分钟后可自然苏醒，无后遗症。

　　（2）直立性低血压：发病机制可能是由于下肢静脉张力低、血液蓄积于下肢（体位性）或血液循环反射调节障碍等因素使回心血量减少、心排血量减少、血压下降导致脑供血不足所致。临床表现为在体位改变时候，主要由卧位或蹲位突然站起时发生晕厥。多见于：①长期卧床者；②服用某些药物，如氯丙嗪或交感神经切除术后患者；③某些全身性疾病，如急性传染病恢复期、慢性营养不良等。

　　（3）颈动脉窦综合征：指颈动脉窦被过度刺激，引起神经反射致心率减慢、心排血量减少、血压下降出现的晕厥。常见诱因为颈动脉窦附近局部病变，如动脉硬化、动脉炎、颈动脉窦周围淋巴结炎或淋巴结肿大压迫，其他刺激颈动脉窦的动作如突然转头、衣领过紧等。

　　（4）排尿性晕厥：机制可能为综合性的，包括膀胱收缩产生强烈的迷走神经性反射、体位骤变、反射性周围血管扩张、排尿时腹压的突然降低等因素。多见于青年男性，发病前无前驱症状，在排尿中或排尿结束时发作，表现为突然的意识丧失，持续1～2min，自行苏醒。

　　（5）咳嗽性晕厥：机制未明，一般认为是剧咳时胸腔内压力增加，妨碍静脉回流，使心排血量减少、血压下降导致脑缺血。也有认为剧烈咳嗽时脑脊液压力迅速升高，对大脑产生一种震荡样作用所致。临床多见于40～60岁男性患者，常有慢性肺部疾病，剧烈咳嗽后突然意识丧失，发生数秒至数分钟后可自行缓解。

　　（6）其他因素：如剧烈疼痛及食管、胸腔疾病，以及胆绞痛时由于血管舒缩功能障碍或迷走神经兴奋引起晕厥。

　　2.心源性晕厥　由于心脏病导致心排血量突然减少或心脏停搏，导致脑组织缺氧而发生。严重心源性晕厥称为阿-斯综合征，临床主要表现是心搏停止5～10s出现晕厥，停搏15s以上可出现抽搐。

3. 脑源性晕厥 由于脑部血管或主要供应脑部血液的血管发生循环障碍，导致一时性广泛性脑供血不足所致。如脑动脉硬化引起血管腔变窄、高血压病引起脑动脉痉挛，以及各种原因所致的脑动脉微栓塞、动脉炎等病变均可出现晕厥。其中短暂性脑缺血发作可表现为多种神经功能障碍症状，如偏瘫、肢体麻木、语言障碍等。

4. 血液成分异常 低血糖症是由于血糖低影响了脑的能量供应，症状为头晕、乏力、饥饿感、恶心、出汗、晕厥，甚至昏迷。换气过度综合征是当情绪紧张或癔症发作时，换气过度，二氧化碳排出增加，导致呼吸性碱中毒、脑缺氧，表现为头晕、乏力、颜面四肢针刺感，并因可伴有血钙降低而发生手足搐搦。

案例 1-1-25 分析 2

1. 该患者的临床表现为晕厥发作。

2. 该患者为年轻女性，发病诱因为运动期间，有头晕目眩、心悸、出汗、面色苍白等前驱症状，是单纯性晕厥，发病机制是通过刺激迷走神经反射引起。

3. 反射性晕厥常见触发因素有长时间站立、待在温暖或拥挤的场所及排尿、排便、咳嗽、吞咽期间或之后即刻，以及运动期间或运动后即刻、突然的颈部运动后即刻，与情绪应激、恐惧或剧烈疼痛有关及餐后等。

【伴随症状】

1. 伴面色苍白、出汗、恶心等 多见于血管抑制性晕厥或低血糖性晕厥。

2. 伴头痛、呕吐、视听障碍 见于中枢神经系统疾病。

3. 伴抽搐者 见于中枢神经系统疾病或心源性晕厥。

4. 伴心率和心律明显改变 见于心源性晕厥。

5. 伴发热、水肿、杵状指 见于心肺疾病。

6. 伴呼吸深而快、手足发麻、抽搐 见于换气过度综合征、癔症等。

案例 1-1-25 分析 3

1. 该患者的伴随症状：面色苍白、心悸、出汗、头晕、目眩、上腹不适。

2. 还应问及的伴随症状包括：有无头痛、呼吸急促、胸痛、抽搐、大小便失禁等症状。

【问诊要点】

（1）晕厥发生的年龄。

（2）发作的诱因、发作与体位的关系、发作持续时间、发作时生命体征情况。

（3）伴随的症状。

（4）既往史及家族史。

案例 1-1-25 小结

1. 本案例提供的资料中通过问诊注意到患者的年龄、发病诱因、持续时间、部分伴随症状。

2. 本案例提供的资料中问诊内容缺乏发作时部分伴随症状，如抽搐、大小便失禁；缺乏晕厥后的相关症状，如头痛、胸痛；缺乏询问既往已存在的身体状况、药物和家族史。

3. 在评估疑似晕厥的患者时，临床医师还必须考虑并排除类似但并非晕厥的其他短暂性意识丧失形式，如癫痫发作、睡眠障碍、意外跌倒、部分精神疾病（转换障碍）、代谢紊乱、中毒等。

（王　哲）

第二十六节　抽搐与惊厥

案例 1-1-26

男性，70 岁，以"阵发性四肢抽搐 5h"入院。

患者 5h 前无明显诱因出现四肢肌强直、眼球上翻、口吐白沫，继而出现四肢不自主的阵挛性抽搐，呼之不应，症状持续约 1min，之后自行好转，发病过程中有尿失禁及舌咬伤。3h 前再次发作一次，症状大致同前，为求进一步诊治收入院。既往高血压病史 10 年，左侧顶叶脑出血病史 3 个月。

笔记栏

体格检查：体温 36.8℃，脉搏 82 次 / 分，呼吸 18 次 / 分，血压 130/90mmHg。心、肺、腹未见明显异常。神志清楚，双侧瞳孔正大等圆，对光反射灵敏，右侧肢体肌力 5⁻ 级，右侧肢体针刺痛觉减退，右侧巴宾斯基征阳性，脑膜刺激征阴性。

问题：

　　1. 该患者突出的症状是什么？

　　2. 为了确定诊断应该注意询问的伴随症状有哪些？

　　3. 以上症状可能由哪些情况导致？

　　抽搐（tic）与惊厥（convulsion）均属于不随意运动。抽搐指全身或局部成群骨骼肌非自主地抽动或强烈收缩，常可引起关节运动和强直。当肌群收缩表现为强直性和阵挛性时，称为惊厥。惊厥表现的抽搐一般多为全身性、对称性、伴有或不伴有意识丧失。

　　【病因】　　抽搐与惊厥的病因可分为特发性与症状性。特发性常由于先天性脑部不稳定状态所致。症状性病因有以下几种。

　　1. 脑部疾病

　　（1）感染：如脑炎、脑膜炎、脑脓肿、脑结核球等。

　　（2）外伤：如产伤、颅脑外伤等。

　　（3）肿瘤：包括原发性肿瘤（如胶质细胞瘤）、脑膜瘤、脑转移瘤。

　　（4）血管疾病：如脑出血、蛛网膜下腔出血、高血压脑病、脑栓塞、脑血栓形成、脑缺氧等。

　　（5）寄生虫病：如脑囊虫、脑棘球蚴病、脑型疟疾、脑血吸虫病等。

　　（6）其他：先天性脑发育障碍、原因未明的大脑变性，如结节性硬化、播散性硬化、胆红素脑病等。

　　2. 全身性疾病

　　（1）感染：急性胃肠炎、中毒型菌痢、链球菌败血症、中耳炎、狂犬病、破伤风等。小儿热性惊厥主要由急性感染所致。

　　（2）中毒：内源性，如尿毒症、肝性脑病；外源性，如乙醇、苯、铅、砷、汞、阿托品、樟脑、白果、有机磷等中毒。

　　（3）心血管疾病：高血压脑病或阿 - 斯综合征等。

　　（4）代谢障碍：如低血糖、低血钙、低镁血症及子痫等。其中低血钙可表现为典型的手足搐搦。

　　（5）风湿病：如风湿热、系统性红斑狼疮、脑血管炎等。

　　（6）其他：突然撤停镇静催眠药、抗癫痫药，以及窒息、触电等。

　　3. 神经症　　如癔症性抽搐和惊厥。

案例 1-1-26 分析 1

　　1. 该患者的突出症状为惊厥。

　　2. 根据已有的资料，该患者惊厥的主要病因是脑部血管疾病。

　　【发病机制】　　抽搐及惊厥的发病机制目前认为可能与运动神经元的异常放电有关，而病理性放电主要由神经元膜电位的不稳定引起。可由代谢、营养、脑皮质肿物或瘢痕等激发，与遗传、免疫、内分泌、微量元素、精神因素等相关。

　　【临床表现】　　根据不同的临床病因，抽搐和惊厥通常分为全身性和局限性两种。

　　1. 全身性抽搐　　以全身骨骼肌痉挛为主要表现，典型者为癫痫大发作（惊厥），表现为患者突然意识模糊或丧失，全身强直、呼吸暂停，继而四肢发生痉挛性抽搐，呼吸不规则，大小便失禁、发绀，发作约 30s 自行停止，也可反复发作或呈持续状态。发作时可有瞳孔散大，对光反射消失或迟钝、病理反射阳性等，发作停止后意识恢复。

　　2. 局限性抽搐　　以身体某一局部连续性肌肉收缩为主要临床表现，多见于口角、眼睑、手足等。而手足搐搦则表现为间歇性双侧强直性肌痉挛，以上肢手部最典型，呈"助产士手"。

案例 1-1-26 分析 2

　　该患者的临床表现为癫痫大发作。

【伴随症状】

1. 伴发热 多见于小儿的急性感染，也可见于胃肠道功能紊乱、重度失水等。但惊厥也可引起发热。

2. 伴脑膜刺激征 见于脑膜炎、脑膜脑炎、假性脑膜炎、蛛网膜下腔出血等。

3. 伴血压增高 见于高血压、肾炎、子痫、铅中毒等。

4. 伴瞳孔散大与舌咬伤 见于癫痫大发作。

5. 发作前有剧烈头痛 见于脑炎、高血压、蛛网膜下腔出血、脑外伤、颅内占位性病变等。

6. 伴意识丧失 见于癫痫大发作，重症颅脑疾病等。

> **案例 1-1-26 分析 3**
> 1. 该患者的伴随症状：尿失禁、舌咬伤、意识丧失。
> 2. 还应该问及的伴随症状包括：有无外伤、头痛、恶心及呕吐等。

【问诊要点】

（1）抽搐与惊厥发生的年龄。

（2）发作的诱因、持续时间、性质，发作部位是全身性还是局限性。

（3）发作时意识状态，有无大小便失禁、舌咬伤、肌痛等伴随症状。

（4）既往有无脑部疾病、全身性疾病、毒物接触、外伤等病史。

（5）小儿应询问生长发育异常史。

> **案例 1-1-26 小结**
> 1. 本案例提供的资料中通过问诊注意到发病时的诱因、持续时间、症状是全身性的，以及发病时尿失禁、舌咬伤病史。
> 2. 本案例提供的资料中问诊内容缺乏生长发育史、有无发热及外伤史，应该补充。

（王 哲）

第二十七节 意识障碍

> **案例 1-1-27**
> 女性，68 岁。以"突发左侧肢体无力伴意识不清 3h"入院。
> 患者 3h 前在搬运重物时突发左侧肢体无力，伴剧烈头痛、恶心，呕吐 3 次，呕吐物为胃内容物，出现意识不清，呼之不应，送至医院急诊科就诊。既往高血压病史 5 年，近 2 周未服用抗高血压药。
> 体格检查：体温 36.5℃，呼吸 21 次 / 分，脉搏 95 次 / 分，血压 200/115mmHg。神志不清，呼之不应，双侧瞳孔正大等圆，对光反射灵敏，体格检查配合欠佳，心、肺、腹未见明显异常。针刺右侧肢体有自主活动，左侧肢体呈外旋状态，无活动，左侧肢体腱反射活跃，左侧病理征阳性。
> 问题：
> 1. 该患者突出的症状是什么？
> 2. 为确定诊断还需要询问的伴随症状有什么？
> 3. 上述症状如何分级？

意识障碍（disturbance of consciousness）指人体对周围环境及自身状态的识别和察觉能力障碍的一种精神状态，多由于高级神经中枢功能活动（意识、感觉和运动）受损引起。

【病因】

1. 重症急性感染 如败血症、肺炎、中毒型痢疾、伤寒和颅脑感染（脑炎、脑膜脑炎、脑型疟疾）等。

2. 颅脑疾病 ①脑血管疾病：脑缺血、脑出血、蛛网膜下腔出血、脑栓塞、脑血栓形成、高血压脑病等；②脑占位性病变：如脑肿瘤、脑脓肿；③颅脑损伤：脑震荡、脑挫裂伤、外伤性颅内血肿、颅骨骨折等；④癫痫。

3. 内分泌及代谢性疾病 如肝性脑病、尿毒症、甲状腺危象、糖尿病酮症酸中毒等。

4. 心血管疾病 如重度休克、心肌梗死、心律失常等。

5. 水、电解质紊乱 如稀释性低钠血症、低氯性碱中毒等。

6. 外源性中毒 巴比妥、有机磷、乙醇、一氧化碳及氰化物等中毒。

7. 物理性及缺氧性损害 如触电、溺水、中暑等。

> **案例 1-1-27 分析 1**
> 1. 该患者的突出症状为意识障碍。
> 2. 根据已有的资料分析该患者意识障碍的主要病因是颅脑非感染性疾病。

【发病机制】 意识的"开关"系统包括经典的感觉传导路径（特异性上行投射系统）及脑干网状结构（非特异性上行投射系统）。清醒的意识活动有赖于大脑皮质和皮质下网状结构功能的完整。任何原因引起的脑缺血、缺氧、能量供应不足、酶代谢异常均可引起脑细胞代谢紊乱，从而导致弥漫性大脑皮质或脑干网状结构损害或功能抑制，产生不同程度的意识障碍。

【临床表现】 意识障碍可有下列不同程度的表现。

1. 嗜睡（somnolence） 是最轻的意识障碍，患者处于病理的睡眠状态，表现为持续性的睡眠。轻刺激（如推动或呼唤患者）可被唤醒，醒后能回答简单的问题或做一些简单的活动，但反应迟钝，刺激停止后，又迅速入睡。

2. 昏睡（stupor） 指患者近乎不省人事，处于熟睡状态，不易唤醒。虽在强刺激下（如压迫眶上神经）可被唤醒，但不能回答问题或答非所问，而且很快又再入睡。

3. 昏迷（coma） 指意识丧失，任何强大的刺激都不能唤醒，是最严重的意识障碍。按程度不同可分为 3 个阶段。

（1）轻度昏迷：意识大部分丧失，强刺激也不能唤醒，但对疼痛刺激有痛苦表情及躲避反应。角膜反射、瞳孔对光反射、吞咽反射、眼球运动等都存在。

（2）中度昏迷：意识全部丧失，对强刺激的反应减弱，角膜反射、瞳孔对光反射迟钝，眼球活动消失。

（3）深度昏迷：对疼痛等各种刺激均无反应，全身肌肉松弛，角膜反射、瞳孔对光反射、眼球活动均消失。

> **案例 1-1-27 分析 2**
> 1. 该患者的临床表现为昏迷。
> 2. 根据已有的资料，分析该患者昏迷的分级为轻度昏迷。

【伴随症状】

1. 伴体温异常 先发热后出现意识障碍见于严重感染性疾病；先出现意识障碍后出现发热见于脑出血、脑肿瘤、脑外伤等；伴体温低见于休克、低血糖症、中毒、甲状腺功能减退症、肾上腺皮质功能减退症等。

2. 伴呼吸异常 呼吸缓慢见于吗啡或巴比妥类中毒、颅内压增高等；呼吸急促见于急性感染性疾病；呼气带有烂苹果味见于糖尿病昏迷；呼气带有氨味见于尿毒症昏迷；苦杏仁气息提示氢氰酸中毒；呼气带有大蒜味见于有机磷农药中毒。

3. 伴瞳孔异常 瞳孔散大见于酒精中毒、癫痫、低血糖昏迷等；瞳孔缩小见于海洛因、吗啡、巴比妥类、有机磷等中毒。

4. 伴血压异常 伴高血压见于脑出血、高血压脑病、肾炎等；伴低血压见于各种原因的休克。

5. 伴心动过缓 可见于房室传导阻滞及吗啡类等中毒。

6. 伴皮肤黏膜改变 口唇出现樱桃红色提示一氧化碳中毒；口唇疱疹见于大叶性肺炎、流行性脑膜炎等；皮肤潮红见于脑出血、颠茄类中毒及酒精中毒。

7. 伴脑膜刺激征 见于各种脑膜炎及蛛网膜下腔出血等。

> **案例 1-1-27 分析 3**
> 1. 根据已有的资料，该患者的伴随症状有左侧肢体无力、头痛、恶心、呕吐，以及血压高。
> 2. 本案例提供的资料中通过问诊注意到发病的诱因、程度、伴随症状，以及既往高血压病史。

笔记栏

【问诊要点】

（1）询问起病时间、发病前后情况、诱因、病因、程度。

（2）有无发热、头痛、恶心、呕吐、皮肤黏膜改变及感觉运动障碍等伴随症状。

（3）有无高血压病、糖尿病、癫痫及心、肝、肾疾病。

（4）有无服药、服毒及接触毒物史。

（5）有无脑外伤。

（6）有无化脓性中耳炎等慢性感染史。

> **案例1-1-27 小结**
>
> 患者为老年人，有高血压病史，急性起病，用力时突发左侧肢体无力伴头痛、恶心、呕吐，然后意识不清，体格检查时血压 200/115mmHg，神志不清，左侧偏瘫，左侧肢体腱反射活跃，左侧病理征阳性。综上，提示患者有右侧大脑半球的高血压性脑出血，应立即行头部 CT 检查以证实诊断，确定治疗方案。

（王　哲）

第二篇 问　诊

第 2 章 问　诊

第一节　问诊的重要性

问诊（inquiry）是医师通过对患者或相关人员的系统询问获取病史资料，经过综合分析而作出临床判断的一种诊断方法。问诊是病史采集（history taking）的主要手段，是每个临床医师必须掌握的基本技能。

通过问诊所获取的资料可以了解疾病的发生发展、诊治经过、既往健康状况和曾患疾病的情况，对诊断具有极其重要的意义，也为随后对患者进行的体格检查和各种诊断性检查的安排提供了最重要的基本资料。对病情复杂而又缺乏典型症状和体征的病例，深入、细致的问诊就更为重要，可以避免临床工作中的漏诊或误诊。问诊是医师诊治疾病的第一步，也是医患沟通的第一步，是建立良好医患关系的重要时机。

第二节　问诊的医德要求

问诊是医患沟通的第一步，在双方的交流中会涉及很多方面的问题，如医师会接触到患者疾病、生活、工作等方面的大量资料，包括一些他对任何人都不愿意讲的隐私。因此，在问诊中必须遵守以下医德要求。

1. 严肃认真　问诊是一个非常严肃的医疗行为，医师在问诊过程中，要保持认真的态度和行为，听患者诉说病情时，必须集中注意力，耐心倾听。

2. 尊重隐私　对患者提供的任何情况只能作为解决患者病痛的科学依据，而绝不作它用。对患者本人或其他人的任何隐私，不能传播给无关的任何人，绝不能嘲弄和讥笑。

3. 对任何患者一视同仁　不能因为患者的经济状况、社会地位、文化程度、家庭背景等不同而采用不同的态度和言行。对残疾人、老年人和儿童，医师应给予更多的关怀。

4. 对同道不作随意评价　不在患者面前诋毁别的医师。

5. 患者教育和健康指导　在问诊过程中，对患者及其家属进行教育和指导，是医师对社会、对大众的义务和责任，也是问诊的医德要求之一。

第三节　问诊的内容

一、一般项目

一般项目（general data）包括姓名、性别、年龄、籍贯、出生地、民族、婚姻、通信地址、电话号码、工作单位、职业、入院日期、记录日期、疾病史陈述者及可靠程度等。若疾病史陈述者不是本人，则应注明与患者的关系。为避免问诊初始过于生硬，可将某些一般项目的内容（如职业、婚姻等）放在个人史中穿插询问。

二、主　诉

主诉（chief complaint）为患者感受最主要的痛苦或最明显的症状和（或）体征，也就是本次就诊最主要的原因及其持续时间。确切的主诉可初步反映病情轻重与缓急，并提供对某系统疾病的诊断线索。主诉应用 1～2 句话加以概括，并同时注明主诉自发生到就诊的时间，如"活动后胸闷2d"。记录主诉要简明，应尽可能用患者自己描述的症状。然而，病程较长、病情比较复杂的病例，症状、体征较多，应该结合整个疾病史，综合分析归纳出更能反映其患病特征的主诉。有时对病情没有连续性的情况，可以灵活掌握，如"发现心脏杂音20年，心悸、气促1月余"。对当前无症状，诊断资料和入院目的又十分明确的患者，也可以用以下方式记录主诉，如"患白血病 3 年，经检验复发 10d""超声检查发现胆囊结石 2 周"。

三、现 病 史

现病史（history of present illness）是疾病史中的主体部分，它记述患者患病后的全过程，即发生、发展、演变、诊治经过及转归。

可按以下的内容和程序询问。

1. 起病情况与患病的时间 每种疾病的起病或发作都有各自的特点，详细询问起病的情况，其对诊断疾病具有重要的鉴别作用。有的疾病起病急骤，如脑栓塞、心绞痛、动脉瘤破裂和急性胃肠穿孔等；有的疾病则起病缓慢，如肺结核、肿瘤、风湿性心瓣膜病等。疾病的起病常与某些因素有关，如脑血栓形成常发生于睡眠时；脑出血、高血压危象常发生于激动或紧张状态时。患病时间是指从起病到就诊或入院的时间。如先后出现几个症状则需追溯到首发症状的时间，并按时间顺序询问整个疾病史后分别记录。时间长短可按数年、数月、数日计算，发病急骤者可以小时、分钟为计时单位。

2. 主要症状的特点 包括主要症状出现的部位、性质、持续时间和程度、缓解或加剧的因素等。对症状的性质也应做有鉴别意义的询问，如灼痛、绞痛、胀痛、隐痛和症状为持续性还是阵发性及发作与缓解的时间等。

3. 病因与诱因 尽可能了解与本次发病有关的病因（如外伤、中毒、感染等）和诱因（如气候变化、环境改变、情绪、起居饮食失调等），有助于明确诊断与拟定治疗措施。

4. 病情的发展与演变 包括患病过程中主要症状的变化或新症状的出现。如有心绞痛病史的患者本次发作疼痛加重而且持续时间较长时，则应考虑到急性心肌梗死的可能；如肝硬化患者出现性格、情绪和行为异常等新症状，可能是早期肝性脑病的表现。

5. 伴随症状 指在主要症状的基础上又同时出现一系列的其他症状。描述伴随症状与主诉的相互关系，同时记录与鉴别诊断有关的阳性或阴性症状。

6. 诊治经过 询问患者发病后到就诊前，在院内外接受检查与治疗的详细经过及结果。

7. 病程中的一般情况 记述患者患病后的精神、体力状态及食欲、食量的改变，以及睡眠、大小便、体重情况等。

四、既 往 史

既往史（history of past illness）包括患者既往的健康状况和过去曾经患过的疾病（包括各种传染病）、外伤手术、预防注射、过敏等，特别是与目前所患疾病有密切关系的情况。

五、系 统 回 顾

系统回顾（review of systems）指各系统是否发生过目前尚存在或已痊愈的疾病，以及这些疾病与本次疾病之间是否存在因果关系。用以作为最后一遍搜集病史资料环节，补充问诊过程中患者或医师所忽略或遗漏的内容。

1. 呼吸系统 有无咳嗽，咳嗽的性质、程度、频率，以及与气候变化和体位改变的关系；有无咳痰，咳痰的颜色、黏稠度和气味等；有无呼吸困难，呼吸困难的性质、程度和出现的时间；有无胸痛，胸痛的部位、性质及与呼吸、咳嗽、体位的关系；有无发冷、发热、盗汗、食欲减退等。

2. 循环系统 有无心前区疼痛，疼痛的性质、程度及出现和持续的时间，以及有无放射，放射的部位及引起疼痛发作的诱因和缓解方法。心悸发生的时间与诱因，呼吸困难出现的诱因和程度，发作时与体力活动和体位的关系。有无水肿，水肿出现的部位和时间。有无风湿热、心脏病、高血压、动脉硬化等病史。

3. 消化系统 有无腹痛、腹泻、嗳气、反酸，腹痛的部位、程度、性质和持续时间，有无规律性，是否向其他部位放射，与饮食、气候及精神因素的关系，按压时疼痛减轻或加重；有无呕吐，呕吐的诱因、次数、呕吐物的内容、量、颜色及气味，如有呕血，呕血的量及颜色；排便次数，粪便颜色、性状、量和气味，排便时有无腹痛和里急后重；有无发热与皮肤、巩膜黄染；有无体力、体重的改变。

4. 泌尿系统 有无尿痛、尿急、尿频和排尿困难；尿量和夜尿量多少，尿的颜色、清浊度，有无尿潴留及尿失禁等。

5. 血液系统 皮肤黏膜有无苍白、黄染、出血点、瘀斑、血肿，以及有无淋巴结、肝、脾肿大，有无骨骼痛等。

笔
记
栏

6. **内分泌及代谢系统**　有无怕热、多汗、乏力、畏寒、头痛、视力障碍、心悸、食欲异常、烦渴多饮、多尿等；有无肌震颤及痉挛；性格、智力、体格、性器官的发育；有无体重、皮肤、毛发的改变。

7. **神经精神系统**　有无头痛、失眠、嗜睡、记忆力减退、意识障碍、晕厥、痉挛、瘫痪、视力障碍、感觉及运动异常、性格改变、感觉与定向障碍。如疑有精神状态改变，还应了解情绪状态、思维过程、智力、能力、自知力等。

8. **肌肉骨骼系统**　有无肢体肌肉麻木、疼痛、痉挛、萎缩、瘫痪等；有无外伤、关节肿痛、运动障碍、先天畸形等。

六、个 人 史

个人史（personal history）是指与疾病有关的个人历史，包括以下内容。

1. **社会经历**　出生地、居住地区和居留时间（尤其是疫源地和地方病流行区）、受教育程度、经济生活和业余爱好等。

2. **职业及工作条件**　包括工种、劳动环境、对工业毒物的接触情况及时间。

3. **习惯与嗜好**　包括起居与卫生习惯、饮食的规律与质量、烟酒嗜好时间与摄入量，以及其他异嗜物和麻醉药、毒品等。

4. 有无冶游史。

七、婚 姻 史

婚姻史（marital history）包括未婚或已婚、结婚年龄、配偶健康状况、性生活情况、夫妻关系等。

八、月经史与生育史

月经史包括月经初潮的年龄、月经周期和经期天数、经血的量和颜色、经期症状、有无痛经与白带、末次月经日期（last menstrual period，LMP）、闭经日期、绝经年龄。记录格式如下。

$$初潮年龄\frac{行经期(d)}{月经周期(d)}末次月经时间（LMP）或绝经年龄$$

例：

$$14\frac{3\sim5d}{28\sim30d}2018 年 1 月 8 日（或 50 岁）$$

生育史包括妊娠与生育次数，人工或自然流产的次数，有无死产、手术产、围生期感染，计划生育状况等。对男性患者应询问是否患过影响生育的疾病。

九、家 族 史

家族史（family history）包括询问双亲与兄弟、姐妹及子女的健康与疾病情况，以及是否有与患者同样的疾病、遗传病等。对已死亡的直系亲属要问明死因与年龄。

第四节　问诊的基本方法与技巧

问诊的方法和技巧与获取病史资料的数量和质量有密切的关系，涉及一般交流技能、资料收集、医患关系、医学知识、仪表礼节，以及提供咨询和教育患者等多个方面。

（1）创造一种宽松和谐的环境以解除患者的紧张情绪。以礼节性交谈开始，进行自我介绍，言语得体，缩短医患距离，改善生疏的局面，建立良好的医患关系，充分取得患者信任。作为医师，也要充分信任和理解患者。

（2）尽可能让患者充分地陈述和强调他认为重要的情况和感受，太离题时要委婉地把话题转回，避免生硬地打断患者的叙述。

（3）追溯首发症状开始的确切时间，直至目前的演变过程。如有几个症状同时出现，必须确定其先后顺序。

（4）在问诊的两个项目之间合理使用过渡语言，避免患者感到困惑。

（5）根据具体情况采用不同类型的提问，提问时要注意系统性和目的性，避免连续性、责难性、暗示性及反复提问。一般性提问（或称开放式提问），常用于问诊开始，如"您今天来医院，是哪里不舒服啊？"，这种提问可在现病史、既往史、个人史等每一部分开始时使用，待获得一些信息后，再着重追问一些重点问题。直接提问，用于收集一些特定的有关细节，获得的信息更有针对性，

笔记栏

如"您胸痛每次发作持续多长时间呢？"，在问诊过程中，应避免诱导性提问或暗示性提问，如"您每次胸痛时会有左手痛吗？"。

（6）避免使用医学术语，如"心悸""纳差"等，应该用通俗易懂的词语提问。

（7）为了收集到准确的病史，有时医师要引证核实患者提供的信息，如患者说"我对青霉素过敏"，则应追问"您怎么知道过敏的？当时出现了什么反应？"。

（8）注意仪表、礼节和友善的举止，态度亲切，不要只埋头记录，注意适当与患者视线接触。

（9）恰当地运用一些评价、赞扬与鼓励性语言。

（10）医师应明白患者的期望，了解患者就诊的确切目的和要求，医师应为患者提供信息和指导。

（11）问诊结束时感谢患者的合作，并告知患者下一步的诊疗计划，便于患者及其家属对以后检查和治疗方案的理解和配合。

第五节　特殊情况的问诊技巧

1. 老年患者　老年人因体力、视力、听力的减退，部分患者反应缓慢，可能会对问诊有一定的影响。医师在问诊时，应注意减慢问诊速度，使之有足够时间思索、回忆，注意患者的反应，判断其是否听懂。与听力减退的患者交谈时，说话要缓慢、清晰、大声，必要时作适当的重复。若患者不能清楚地自述病史，可由家属代述。

2. 儿童患者　小儿多不能自述病史，须由家长或保育人员代述。应注意态度和蔼，体谅家长因子女患病而引起的焦急心情，耐心听取家长提供的每个线索。5、6 岁以上的小儿，可让他补充叙述一些有关病情的细节，但应注意其记忆及表达的准确性。有些患儿由于害怕住院打针等而不肯实说病情，在与他们交谈时须仔细观察并全面分析，有助于判断其可靠性。

3. 残疾患者　残疾患者在接触和提供病史上较其他人更为困难。除了需要更多的同情、关心和耐心之外，需要花更多的时间采集病史。对听力损害或聋哑人，可用简单明了的手势、肢体语言或书面交流，同时注意患者表情，判断其理解程度或回答是否切题，必要时可请患者亲属、朋友解释或代述。

4. 危重急症患者　医师应根据其病情的特点或治疗的需要，问诊要抓住急需解决的主要矛盾，突出重点、简明扼要，问诊及体格检查可同时进行。经初步处理，病情稳定后，再详细询问病史。

5. 文化程度低下和语言障碍的患者　对于文化程度低下的患者，问诊时语言应通俗易懂，减慢提问的速度，注意必要的重复及核实。语言不通者，最好是找到翻译人员，并请如实翻译。

6. 愤怒与敌意的患者　若患者表现出愤怒或怀有敌意，医师一定不能发怒，应采取坦然、理解、不卑不亢的态度，尽量发现患者发怒的原因并给予说明。提问应该缓慢而清晰，内容主要限于现病史，对个人史及家族史或其他可能比较敏感的问题，询问要十分谨慎，或分次进行，以免触怒患者。

7. 多话与唠叨的患者　遇到多话与唠叨的患者，医师在提问时应限定在主要问题上。当患者提供不相关的内容时，巧妙地打断，也可分次进行问诊，告诉患者问诊的内容及时间限制等，但均应有礼貌、诚恳表述，切勿表现得不耐心而失去患者的信任。

第六节　重点问诊的方法

重点病史采集（focused history taking）是指针对就诊的最主要或单个问题（现病史）来问诊，并收集除现病史外的其他病史部分中与该问题密切相关的资料。学习和掌握全面、系统的问诊内容和方法是重点问诊的前提和基础。重点病史采集主要用于急诊和门诊。

重点病史采集不同于全面的病史采集过程，医师根据患者表现的问题及其紧急程度，选择那些对解决该问题所必需的内容进行问诊。问诊仍必须获得主要症状的以下资料：全面的时间演变和发生发展情况，即发生、发展、性质、强度、频度、加重和缓解因素及相关症状等。通常患者的主要症状或主诉提示了需要做重点问诊的内容。因此，随着问诊的进行，医师逐渐形成诊断假设，判断该患者可能是哪些器官系统患病，从而考虑下一步在过去史、个人史、家族史和系统回顾中选择相关内容进行问诊，并可以有选择性地省掉那些对解决本次就诊问题无关的病史内容。如一个主要症状是呼吸困难的疾病史，心血管和呼吸系统疾病是其主要的原因。因此，与这些系统和器官相关的其他症状就应包括在问诊之中，如询问有无劳力性呼吸困难、端坐呼吸、夜间阵发性呼吸困难，有无胸痛、心悸、踝部水肿或有无咳嗽、喘息、咯血、咳痰和发热。还应询问有无哮喘或其他肺部疾病的病史，阳性回答应分类并按恰当的发生时间顺序记录，阴性回答也应加以分类并记录。这对明确该诊断或做进一步的鉴别诊断很有意义。

采集既往史资料是为了能进一步解释目前的问题或进一步证实诊断假设，如针对目前受累器官系统询问是否患过疾病或是否做过手术，患者过去是否有过该病的症状或类似的症状。如果是，应该询问当时的症状、体征及诊疗经过。一般说来，药物（包括处方和非处方药）和过敏史对每位患者都应询问。对育龄期妇女，应询问有无妊娠的可能性。是否询问家族史或询问家族史中的哪些内容，取决于医师的诊断假设。个人史的情况也相同，如一个气短的患者，应询问有无吸烟史或接触毒物的病史，不论是阴性回答还是阳性回答都能提供有用的资料。

患者的个人史资料，包括年龄、职业、生活状况、近来的精神状态和体力情况等，应及时询问并记录下来。系统回顾所收集的资料会对先前提出的诊断假设进行支持或修改。

完成重点问诊后，医师就有条件选择重点的体格检查内容和项目，体格检查结果将支持、修正或否定病史中建立的诊断假设。

（区文超）

第三篇 体格检查

第3章 基本检查方法

体格检查（physical examination）指医师运用正确的医学知识，借助本人的眼、手、耳、鼻和简便的检查工具，如体温计、血压计、叩诊锤、听诊器等，客观地了解和评估患者身体状况的一系列最基本的检查方法。体格检查的基本方法有5种：视诊、触诊、叩诊、听诊和嗅诊。正确、规范而熟练地掌握体格检查的方法，是每个医师必须掌握的基本功。

第一节 视 诊

视诊（inspection）是医师用眼睛观察患者全身或局部表现的诊断方法。视诊可用于全身一般状态和许多体征的检查，如年龄、发育、营养、意识状态、面容、表情、体位、姿势、步态等；局部视诊可了解患者身体各部分的改变，如皮肤、黏膜、眼、耳、鼻、口、舌、头颈、胸廓、腹部、肌肉、骨骼、关节外形等。特殊部位的视诊需借助于某些仪器，如耳镜、鼻镜、检眼镜及内镜等。

视诊简便易行，适用范围广，常能提供重要的诊断资料和线索，有时仅凭视诊就可明确一些疾病的诊断，如发现口腔黏膜科氏斑可诊断麻疹；皮肤黏膜特征性焦痂可诊断恙虫病等。视诊又是一种常被忽略的诊断和检查方法。因此，要培养细致、敏锐的观察力，积累丰富的医学知识和临床经验，才能发现重要体征，减少和避免视而不见的现象。

第二节 触 诊

触诊（palpation）是医师通过手接触被检查部位时产生的感觉来进行判断的一种方法。它能进一步验证视诊发现的一些异常征象，也能确定一些异常的体征，如体温、湿度、震颤、波动、压痛、摩擦感及包块的位置、大小、轮廓、表面性质、硬度、移动度等。触诊的适用范围很广，对腹部检查尤为重要，由于手指指腹对触觉和对心脏杂音引起的震颤较为敏感，掌指关节部掌面皮肤对振动较为敏感，手背皮肤对温度较为敏感，因此，触诊时可根据检查目的选用这些部位。由于触诊目的不同，施加的压力有轻有重，因而可分为浅部触诊法和深部触诊法。

1. 浅部触诊法（light palpation） 适用于检查和评估体表浅在部位，如关节、软组织、浅部动脉、浅静脉、神经、阴囊、精索等的病变。腹部浅部触诊可触及的深度约为1cm。

触诊时，将一手放在被检查部位，用掌指关节和腕关节的协同动作以旋转或滑动方式轻压触摸。浅部触诊不引起患者痛苦或痛苦较轻，一般也不会引起肌紧张，因此，有助于检查腹部有无压痛、抵抗感、搏动、包块和某些肿大脏器等。浅部触诊也常为深部触诊的前奏，以便患者做好接受深部触诊检查的心理准备。

2. 深部触诊法（deep palpation） 可用单手或两手重叠，由浅入深，逐渐加压检查。深部触诊法触及的深度常在2cm以上，有时可达4～5cm，主要用于检查和评估腹腔病变和脏器情况。根据检查目的和手法不同又分为以下几种。

（1）深部滑行触诊法（deep slipping palpation）：常用于腹腔深部包块和胃肠病变的检查。检查时嘱患者张口平静呼吸，或与患者谈话转移其注意力，尽量使腹肌松弛。医师用右手并拢的示、中、环指平放在腹壁上，以手指末端逐渐触向腹腔的脏器或包块，在被触及的包块上做上下、左右、滑动触摸，如为肠管或索条状包块，应在与其长轴相垂直的方向进行滑动触诊。

（2）双手触诊法（bimanual palpation）：用于肝、脾、肾和腹腔肿物的检查。医师的右手置于患者的腹壁，将左手掌置于被检查部位的背后部并向右手方向托起，使被检查的脏器或包块位于双手之间，并更接近体表以利于右手触诊。

（3）深压触诊法（deep press palpation）：用一个或两个并拢的手指逐渐深压腹壁被检查部位，用

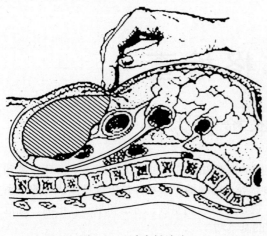

图 3-3-1 冲击触诊法

于探测腹腔深在病变的部位或确定腹腔压痛点,如阑尾压痛点、胆囊压痛点或输尿管压痛点等。检查反跳痛时,用手指深压压痛部位片刻然后迅速抬起,并询问患者是否感觉疼痛加重或察看其面部有无痛苦表情。

(4)冲击触诊(ballottement):又称为浮沉触诊法,一般只用于大量腹水时肝、脾及腹腔包块难以触及者。检查时,右手并拢的示、中、环 3 个手指取 70°～90° 角,放置于腹壁拟检查的相应部位,做数次急速而较有力的冲击动作。在冲击时指端会有腹腔脏器或包块浮沉的感觉。手指急速冲击使腹水在脏器或包块表面暂时移去,指端易于触及肿大的肝、脾或腹腔包块。冲击触诊会使患者感到不适,操作时应用力适当(图 3-3-1)。

第三节 叩 诊

叩诊(percussion)是用手指叩击身体表面某一部位,使之振动而产生音响。根据振动和声响的特点来判断被检查部位的脏器状态有无异常的一种方法。

叩诊多用于确定肺尖宽度、肺下缘位置、胸膜病变、胸膜腔中有无气体或液体、肺部病变大小与性质、纵隔宽度、心界大小与形状、肝脾的边界、腹水有无与多少,以及子宫、卵巢、膀胱有无胀大等情况;另外,用手或叩诊锤直接叩击被检查部位,诊察反射情况和有无疼痛反应也属叩诊。

(一)叩诊方法

根据叩诊的目的和手法又分为直接叩诊法和间接叩诊法两种。

1. 直接叩诊法(direct percussion) 医师右手中间三指并拢,用其掌面直接拍击被检查部位,借助于拍击的反响和指下的振动感来判断病变情况的方法称为直接叩诊法。适用于检查胸部和腹部范围较广泛的病变,如气胸、胸膜粘连或增厚、大量胸腔积液或腹水等。

2. 间接叩诊法(indirect percussion) 为应用最多的叩诊方法。医师将左手中指第二指节紧贴于叩诊部位,其他手指稍微抬起,勿与体表接触,右手指自然弯曲,用中指指端垂直叩击左手中指末端指关节处或第二节指骨的远端。因为该处易于与被检查部位紧密接触,而且对于被检查部位的振动较敏感(图 3-3-2)。叩诊时应以腕关节与掌指关节的活动为主,避免肘关节和肩关节参与运动。叩击动作要灵活、短促、富有弹性,叩击后右手中指应立即抬起,以免影响对叩诊音的判断。在同一部位叩诊可连续叩击两三下,若未获得明确印象,可再连续叩击两三下,应避免不间断的连续的快速叩击,否则不利于分辨叩诊音。

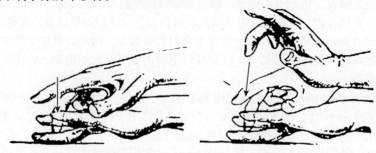

图 3-3-2 间接叩诊法的正确方法

为了检查患者肝区或肾区有无叩击痛,医师可将左手手掌平置于被检查部位,右手握成拳状并用其尺侧叩击左手手背,询问或观察患者有无疼痛感(图 3-3-3)。

(二)叩诊音

叩诊时被叩击部位产生的反响称为叩诊音(percussion sound)。叩诊音的性质取决于被叩击部位组织或器官的致密度、弹性、含气量及与体表的间距。叩诊音根据音响的频率(高音者调高,低音者调低)、振幅(大者音响强,小者音响弱)和乐音(音律和谐)的不同,在临床上分为清音、

笔记栏

浊音、鼓音、实音、过清音 5 种。

1.清音（resonance） 是正常肺部的叩诊音，为频率 100～128 次／秒、振幅持续时间较长、音响不甚一致的非乐音。提示肺组织的弹性、含气量、致密度正常。

2.浊音（dullness） 是一种音调较高、音响较弱、振动持续时间较短的非乐性叩诊音。除音响外，扳指所感到的振动也较弱，当叩击被少量含气组织覆盖的实质脏器时产生，如叩击心或肝被肺段边缘所覆盖的部分；或在病理状态下肺组织含气量减少时，如肺炎的叩诊音。

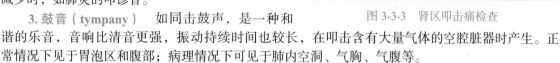

图 3-3-3 肾区叩击痛检查

3.鼓音（tympany） 如同击鼓声，是一种和谐的乐音，音响比清音更强，振动持续时间也较长，在叩击含有大量气体的空腔脏器时产生。正常情况下见于胃泡区和腹部；病理情况下可见于肺内空洞、气胸、气腹等。

4.实音（flatness） 是一种音调较浊音更高，音响更弱，振动持续时间更短的一种非乐音，如叩击心、肝等实质脏器所产生的音响。在病理状态下可见于大量胸腔积液或肺实变等。

5.过清音（hyperresonance） 介于鼓音与清音之间，是鼓音的一种变音，音调较清音低，音响较清音强，为一种类乐音，是正常成人不会出现的一种病态叩击音。临床上常见于肺组织含气量增多、弹性减弱时，如肺气肿。正常儿童可叩出相对过清音。各种叩诊音及其特点见表 3-3-1。

表 3-3-1 叩诊音及其特点

叩诊音	相对强度	相对音调	相对时限	性质	出现部位	病理情况
清音	响亮	低	长	空响	正常肺	支气管炎
浊音	中等	中等	中等	重击声样	心、肝被肺缘覆盖部分	大叶性肺炎
鼓音	响亮	高	较长	鼓响样	胃泡区和腹部	大量气胸、肺空洞、气腹
实音	弱	高	短	极钝	实质脏器部分	大量胸腔积液、肺实变
过清音	更响亮	更低	更长	回响	正常成人不出现	肺气肿、肺含气量增加

第四节 听 诊

听诊（auscultation）是医师用听觉听取患者身体各部分发出的声音，判断有无异常的诊断方法。

听诊可分为直接听诊和间接听诊两种方法。直接听诊法（direct auscultation）是医师将耳直接贴附于被检查者的体壁上进行听诊。这种方法所能听到的体内声音很弱，这是听诊器出现之前所采用的听诊方法，有诸多不便，目前仅在某些特殊和紧急情况下才会采用。

间接听诊法（indirect auscultation）是用听诊器进行听诊的一种检查方法。此法方便，可以在任何体位听诊时应用，听诊效果好。因听诊器对器官活动的声音有一定的放大作用，且能阻断环境中的噪声，应用范围广。除听诊心、肺、腹部外，还可以听取身体其他部位的血管音、皮下气肿音、肌束震颤音、关节活动音、骨折面摩擦音等。

第五节 嗅 诊

嗅诊（olfactory examination）是通过嗅觉来判断发自患者的异常气味与疾病之间关系的诊断方法。患者皮肤、黏膜、呼吸道、胃肠道、呕吐物、排泄物、分泌物、脓液和血液等发出的气味，常因疾病的不同，其性质及特点也不一样。

正常汗液无特殊强烈刺激气味。酸性汗液见于风湿热和长期服用水杨酸、阿司匹林等解热镇痛药的患者；狐臭味见于腋臭等患者，狐臭味是由于腋窝的皮脂腺分泌的皮脂经细菌作用散发出的特殊气味。

正常痰液无特殊气味，若呈恶臭味提示厌氧菌感染，见于支气管扩张症或肺脓肿；呈现血腥味多见于大量咯血的患者。

恶臭的脓液可见于气性坏疽。

呼吸呈刺激性蒜味见于有机磷杀虫药中毒；烂苹果味见于糖尿病酮症酸中毒者，糖尿病患者病情严重时，大量脂肪在肝氧化而产生酮体，并扩散到血液中，致使呼出的气息中带有丙酮，患者呼出的气体就会带有烂苹果味；氨味见于尿毒症；肝腥味见于肝性脑病者，是由于甲基硫醇和二甲基二硫化物不能被肝代谢，在体内潴留散发出的一种特殊气味。

口臭为口腔发出的难闻气味，一般见于口腔炎症、胃炎等消化道疾病。

呕吐物呈酸味提示食物在胃内滞留时间长而发酵，常见于幽门梗阻或贲门失弛缓症的患者；呕吐物出现粪臭味可见于长期剧烈呕吐或肠梗阻患者；呕吐物伴有脓液并有令人恶心的烂苹果味，可见于胃坏疽。

粪便具有腐败性臭味见于消化不良或胰腺功能不良者；腥臭味粪便见于细菌性痢疾；肝腥味粪便见于阿米巴性痢疾。

尿呈浓烈氨味见于膀胱炎，由于尿液在膀胱内被细菌发酵所致。

临床工作中，嗅诊可迅速提供具有重要意义的诊断线索，但必须结合其他检查才能做出正确的诊断。

第六节　体格检查的基本要求及注意事项

（一）体格检查中的一般要求

（1）体格检查前要洗手，避免交叉感染。要关心、体贴患者，要有认真负责的态度和良好的医德修养。

（2）医师应站在患者右侧。检查患者前，应有礼貌地对患者做自我介绍，并说明体格检查的原因、目的和要求，便于更好地取得患者的密切配合。男医师检查女患者时，一般要有第三者陪同。

（3）检查患者时应光线适当、环境安静及检查手法规范、轻柔，被检查部位充分暴露。全身体格检查时力求达到全面、系统、重点、规范和正确。体格检查要按一定顺序进行，避免重复和遗漏，避免反复搬动患者，按规范的检查顺序进行，通常首先进行生命体征和一般检查，然后按头、颈、胸、腹、脊柱、四肢和神经系统的顺序进行检查，必要时进行生殖器、肛门和直肠检查。

（二）触诊注意事项

（1）检查前医师要向患者讲清触诊的目的，消除患者的紧张情绪，取得患者的密切配合。

（2）医师的手应温暖，手法应轻柔，以免引起肌紧张，影响检查效果。在检查过程中应随时观察患者表情。

（3）患者通常取仰卧位，双手置于体侧，双腿稍屈，腹肌尽可能放松。检查肝、脾、肾时也可嘱患者取侧卧位。

（4）触诊下腹部时，应嘱患者排尿，以免将充盈的膀胱误认为腹腔包块，有时也须排便后检查。

（5）触诊时医师应手脑并用。边检查边思索，应注意病变的部位、特点、毗邻关系，以便明确病变的性质和来源。

（三）叩诊注意事项

（1）环境应安静，以免影响叩诊音的判断。

（2）根据叩诊部位不同，患者应采取适当体位，如叩诊胸部时可取坐位或卧位；叩诊腹部时常取仰卧位；确定有无少量腹水时，可嘱患者取膝胸卧位。

（3）叩诊时应注意对称部位的比较与鉴别。叩诊时不仅要注意叩诊音响的变化，还要注意不同病灶的振动感差异，两者应相互配合。

（4）叩诊动作应规范，用力要均匀适当。叩诊力量应视不同的检查部位、病变组织性质、范围大小或位置深浅等情况而定。当被检查部位范围比较大或位置比较深时，则需要用中度力量叩诊，如确定心、肝绝对浊音界；若病灶位置距体表 7cm 左右时，则叩诊力度应重（强）。

（四）听诊注意事项

（1）听诊环境要安静，避免干扰；要温暖、避风，以免患者由于肌束震颤而出现附加音。

 笔记栏

（2）切忌隔着衣服听诊，听诊器体件应直接接触皮肤以获取确切的听诊结果。

（3）应根据病情和听诊的需要，嘱患者采取适当的体位。

（4）要正确使用听诊器。听诊器通常由耳件、体件和软管三部分组成。体件有钟型和膜型两种类型，钟型体件适用于听取低调声音，如二尖瓣狭窄的隆隆样舒张期杂音，使用时应轻触体表被检查部位，但应注意避免体件与皮肤摩擦而产生附加音；膜型体件适用于听取高调声音，如主动脉瓣关闭不全的杂音及呼吸音、肠鸣音等，使用时应紧触体表被检查部位。

（区文超）

第4章 一般检查

一般检查是对患者全身状态的概括性观察，是体格检查整体程序的第一步，检查方法以视诊为主，必要时辅以触诊、听诊和嗅诊等检查。

一般检查的内容和顺序：性别、年龄、体温、呼吸、脉搏、血压、发育与营养、意识与精神状态、面容表情、体位姿势、步态、皮肤和淋巴结等。

第一节　全身状态检查

一、性　　别

性别（sex）主要根据性征特点进行判断，男女性征的正常发育与性激素有关，所以某些疾病影响到性激素分泌时可引起性征改变，其性别辨认可有困难，需做专科检查和染色体核型分析方能确定。性别与疾病的关系表现在以下几方面。

1. 某些疾病对性征的影响　肾上腺皮质瘤或长期使用肾上腺皮质激素和雄激素等可导致女性患者出现男性化改变；肝硬化、肾上腺皮质瘤、催乳素瘤及某些支气管肺癌等可使男性患者女性化。主要表现为乳腺、毛发、脂肪分布及声音等方面发生改变。

2. 性分化及发育异常对性别和性征的影响　Turner 综合征、Klinefelter 综合征、Frohlich 综合征等均可影响性发育和性征，可致两性畸形。

3. 某些疾病的发生率与性别有关　临床上甲状腺疾病和系统性红斑狼疮以女性多见，而甲型血友病、消化道肿瘤、色盲等多见于男性。

二、年　　龄

医师一般通过问诊了解患者的年龄（age），但在某些情况下，如昏迷、死亡、隐瞒年龄等，或者未能得到及时治疗的儿童甲状腺功能减退、早衰等导致不能准确判断患者的年龄时，则需通过观察皮肤的弹性与光泽、肌肉的状态、毛发的颜色和分布、面与颈部皮肤的皱纹、牙齿的状态等进行粗略的判断。

年龄与疾病的发生及预后有密切的关系，如佝偻病、麻疹、白喉等多发生于幼儿及儿童；结核病、风湿热多发生于少年与青年；糖尿病、心脑血管性疾病、某些癌肿多发生于老年人等。一般情况下，年轻人病后易恢复，老年人预后较差。

三、生　命　体　征

生命体征（vital sign）是评价生命活动质量的重要指标，包括体温、脉搏、呼吸和血压，为体格检查时必须检查的项目之一。

1. 体温　生理情况下，体温有一定的波动。早晨体温略低，下午略高，在 24h 内波动幅度一般不超过 1℃；运动或进食后体温略高；老年人体温略低；月经期前或妊娠期妇女体温略高。

体温高于正常称为发热。体温低于正常称为体温过低，见于休克、严重营养不良、甲状腺功能减退、低血糖昏迷及暴露于低温环境下等情况。

体温的测量：测量体温的方法通常有以下 3 种。

（1）口测法：将消毒后的体温计置于患者舌下，让其紧闭口唇，5min 后读数，正常值为 36.3～37.2℃，使用该法时应嘱患者不用口腔呼吸，以免影响测量结果，该法结果较为准确，但不能用于婴幼儿及神志不清者。

（2）肛测法：让患者取侧卧位，将肛门体温计头端涂布润滑剂后，徐徐插入肛门内达体温计长度的一半为止，5min 后读数，正常值为 36.5～37.7℃。肛测法一般较口测法读数高 0.3～0.5℃。该法测值稳定，多用于婴幼儿及神志不清者。

（3）腋测法：将体温计头端置于患者腋窝深处，嘱患者用上臂将体温计夹紧，10min 后读数，正常值为 36.0～37.0℃。使用该法时，注意腋窝处应无致热或降温物品，并应将腋窝汗液擦干，以免影响测量结果。该法简便、安全，且不易发生交叉感染，为最常用的体温测量方法。

每次体格检查均应测量体温，将测量结果记录于体温单相应的坐标点上，以直线将各点相连，即成体温曲线。国内一般按摄氏法进行记录。

2.脉搏 观察并记录患者的脉搏节律和每分钟次数，详见第三篇第 7 章第六节。

3.呼吸 观察并记录患者的呼吸节律和每分钟次数，详见第三篇第 7 章第三节。

4.血压 检测并记录动脉血压，详见第三篇第 7 章第六节。

四、发育与体型

（一）发育

发育（development）是否正常，通常是经过综合评价患者的年龄、智力和体格成长状态（包括身高、体重及第二性征）之间的关系来判断。发育正常时，年龄与智力和体格成长状态之间的关系是相应的。机体的发育受种族遗传、内分泌、营养代谢及体育锻炼等多种因素的影响。

临床上的病态发育与内分泌的疾病密切相关。①在发育成熟前，如出现垂体前叶功能亢进，可致体格异常高大称为巨人症（gigantism）；如发生垂体功能减退可致体格异常矮小，称为垂体性侏儒症（pituitary dwarfism）。②甲状腺对体格发育具有促进作用，发育成熟前，如发生甲状腺功能减退，可导致体格矮小和智力低下，称为呆小病（cretinism）。③性激素分泌减少，可致第二性征的改变：男性患者出现阉人症（eunuchism），表现为四肢过长、骨盆宽大、无胡须、毛发稀少、皮下脂肪丰满、外生殖器发育不良、发女声；女性患者出现乳房发育不良、闭经、体格男性化、多毛、皮下脂肪减少、发男声。④性早熟儿童患病初期可较同龄儿童体格发育快，但常因骨骺过早闭合限制其后期的体格发育。⑤婴幼儿时期营养不良亦可影响发育，如维生素 D 缺乏时可致佝偻病（rachitis）。

（二）体型

体型（habitus）指身体发育各部的外观表现，包括骨骼、肌肉的生长与脂肪分布的状态等。体型往往呈现家族特点，成年人的体型可分为以下 3 种。

1.正力型（亦称匀称型） 表现为身体各个部分结构匀称适中，腹上角 90°，见于多数正常成人。

2.无力型（亦称瘦长型） 表现为体高肌瘦、颈细长、肩窄下垂、胸廓扁平，腹上角小于 90°。

3.超力型（亦称矮胖型） 表现为体格粗壮、颈粗短、面红、肩宽平、胸围大，腹上角大于 90°。

五、营养状态

食物的摄入、消化、吸收和代谢等因素与营养状态（state of nutrition）密切相关，其好坏可作为鉴定健康和疾病程度的标准之一。通常采用肥胖和消瘦加以描述。

营养状态一般较易评价，通常根据皮肤、毛发、皮下脂肪、肌肉的发育情况进行综合判断。最简便而迅速的方法是检测前臂屈侧或上臂背侧下 1/3 处皮下脂肪充实的程度。临床上通常用良好、中等、不良 3 个等级对营养状态进行描述。常见的营养状态异常包括营养不良和营养过度两个方面。

1.营养不良 多因长期或严重的疾病致摄食不足和（或）消耗增多引起。当体重减轻至低于正常的 10% 时称为消瘦（ematiation），极度消瘦者称为恶病质（cachexia）。引起营养不良的常见原因有以下几个方面。

（1）摄入减少：多见于食管、胃肠道、胰腺、肝及胆道疾病，以及神经系统及肾等疾病引起的严重恶心、呕吐及神经性厌食。

（2）消耗增多：见于慢性消耗性疾病，如长期活动性肺结核、恶性肿瘤、内分泌代谢性疾病。

2.营养过度 体内脂肪积聚过多时，主要表现为体重增加，当超过标准体重的 20% 以上者称为肥胖（obesity），亦可计算体重指数（BMI）。世界卫生组织标准，BMI ≥ 30 为肥胖；我国标准，BMI ≥ 28 为肥胖。

（1）单纯性肥胖：为摄入热量过多所致，常有一定的遗传倾向。儿童期患者表现为生长较快，青少年患者可有外生殖器发育迟缓。

（2）继发性肥胖：主要为某些内分泌疾病所致。如肥胖性生殖无能综合征（Frohlich 综合征）、库欣综合征、甲状腺功能减退等可引起具有一定特征的肥胖和性功能障碍。

六、意识状态

大脑高级神经中枢功能活动的综合表现即为意识（consciousness），表现为人对环境的知觉状态，凡能影响大脑功能活动的疾病均可引起程度不等的意识改变，称为意识障碍。患者可出现兴奋不安、思维紊乱、语言表达能力减退或失常、情感活动异常、无意识动作增加等。根据意识障碍的程度可将其分为嗜睡、意识模糊、谵妄、昏睡及昏迷。

判断患者意识状态多采用问诊，通过交谈了解患者的思维、反应、情感、计算及定向力（即对时间、人物、地点的分析能力）等方面的情况。对意识障碍较为严重者，尚应进行痛觉试验、瞳孔反射等检查，以确定患者意识障碍的程度。

七、精神状态

人的精神是外部客观世界在人脑中的反映，精神活动则是大脑的产物，语言是人类精神活动主要的表现形式，精神活动的主要内容包括认识、思维、情感和意志行为等过程。不正常的精神活动称为精神障碍，主要见于精神病、人格障碍、心因性障碍及各种原因的脑损伤后等，分类如下。

1. 感知觉障碍 感知觉是客观刺激作用于感觉器官而被意识到的过程。感知觉障碍可分为感觉障碍和知觉障碍。感觉障碍表现为感觉过敏、感觉减退或缺失及体感异常，多见于神经症、抑郁症、脑外伤、更年期及精神分裂症等。知觉障碍表现为错觉和幻觉（包括幻听、幻视、幻嗅、幻味和幻触），见于精神分裂症、意识障碍、颞叶癫痫及情绪因素刺激等。

2. 思维障碍 思维是人类精神活动的重要特征，一般都具有目的性、连贯性和逻辑性的特点。思维障碍常表现为言语和书写等方面的异常，主要见于精神分裂症。思维障碍分为：①思维形式障碍，表现为思维奔逸、迟缓、贫乏、散漫及中断和病理性赘述、持续言语及语词新作等。②思维内容障碍，表现为超价观念、强迫思维及各种类型的妄想（被害妄想、关系妄想、夸大妄想、嫉妒妄想和被控制妄想等）。

3. 注意障碍 在一段时间内，精神活动指向某一事物称为注意，可分为主动注意和被动注意两种。注意障碍常表现为注意增强、注意减弱、随境转移和注意范围缩小。

4. 记忆障碍 对过去经验的保留就是记忆。记忆是最基本的心理活动，没有记忆人类就不能认识自己，也不能认识世界。记忆过程可分为识记、保留和再现3个过程。记忆障碍分为：①遗忘，表现为癔症性遗忘、顺行性和逆行性遗忘及近事遗忘和远事遗忘。②记忆错误，表现为错构、虚构、妄想性回忆、似曾相识感及遗忘综合征。

5. 智能障碍 智能（或智力）一般指接受知识和运用知识的能力，它牵涉到感觉、记忆、判断、分析等过程，智能障碍主要表现为智能低下、痴呆、心因性假性痴呆（Ganser综合征）和童样痴呆。

6. 定向力与定向障碍 定向力指个体对时间、地点、人物及自身状态的认识能力。定向障碍在脑器质性病变中较为常见，是判断有无意识障碍的一个重要标志，但也可见于某些功能性精神病，如精神分裂症、反应性精神病和重症躁狂等；定向障碍最敏感、最早的表现是时间定向障碍，此后随意识障碍的加深才出现地点和人物的定向障碍。

7. 其他精神障碍 除了上述常见的精神障碍，还有情感障碍、意志和动作行为障碍、性格障碍、自知力障碍等。

八、语调与语态

讲话的音调即为语调（tone）。神经系统和发音器官的病变均可使音调发生改变，如喉部炎症、结核和肿瘤可引起声音嘶哑；脑血管意外可致音调变浊和发音困难；喉返神经麻痹可使音调降低和语言共鸣消失。

语态（voice）指言语的节奏情况。语态异常指语言节奏紊乱，出现语言不畅、快慢不均、音节不清，见于帕金森病、舞蹈症及手足徐动症等。

九、面容与表情

面部的表现状态即为面容（facial features）。

表情（expression）是思想感情在面部或姿态上的表现。健康人表情自然，神态安怡。患病后因病痛困扰，常出现痛苦、忧虑或疲惫的面容与表情。

病容表现多种多样，临床上常见的典型病容有以下几种。

1. 急性病容 面色潮红、躁动不安、鼻翼扇动、口唇疱疹、表情痛苦。多见于急性感染性疾病，如肺炎球菌肺炎、疟疾、流行性脑脊髓膜炎等。

2. 慢性病容 面容憔悴、面色晦暗或苍白无华、目光暗淡。见于慢性消耗性疾病，如恶性肿瘤、肝硬化、严重结核病等。

3. 特殊面容

（1）贫血面容：面色苍白、唇舌色淡、表情疲惫。见于各种原因所致的贫血。

（2）肝病面容：面色晦暗及额部、鼻背、双颊有褐色色素沉着。见于慢性肝病。

（3）肾病面容：面色苍白及眼睑、颜面水肿，以及舌色淡、舌缘有齿痕。见于慢性肾病。

（4）甲状腺功能亢进面容：目光炯炯、面容惊愕、眼裂增宽、眼球突出、兴奋不安、烦躁易怒。见于甲状腺功能亢进症（图 3-4-1）。

（5）黏液性水肿面容：面色苍黄、颜面水肿、睑厚面宽、反应迟钝及眉毛、头发稀疏，以及舌色淡、肥大。见于甲状腺功能减退症（图 3-4-2）。

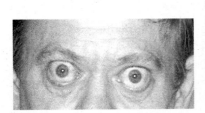
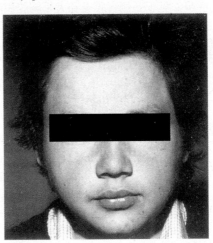

图 3-4-1　甲状腺功能亢进症面容　　　　图 3-4-2　黏液性水肿面容

（6）二尖瓣面容：双颊紫红、口唇轻度发绀。见于风湿性心瓣膜病二尖瓣狭窄（图 3-4-3）。

（7）肢端肥大症面容：头颅增大、面部变长、下颌增大前突、眉弓及两颧隆起、唇舌肥厚、耳鼻增大。见于肢端肥大症。

（8）伤寒面容：表情淡漠，呈无欲状态。见于伤寒、脑脊髓膜炎、脑炎等高热衰竭患者。

（9）苦笑面容：牙关紧闭、面肌痉挛，呈苦笑状。见于破伤风。

（10）满月面容：面圆如满月、皮肤发红，常伴痤疮和胡须生长（图 3-4-4）。见于库欣综合征。

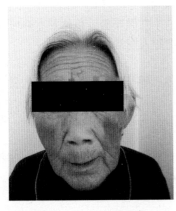
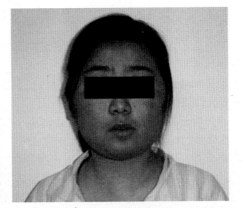

图 3-4-3　二尖瓣面容　　　　　　图 3-4-4　满月面容

（11）面具面容：面部呆板、无表情、似面具样。见于帕金森病、脑炎等。

（12）病危面容：也称 Hippocrates 面容，面色苍白或铅灰、表情淡漠、目光晦暗。见于大出血、急性弥漫性腹膜炎及休克等濒危患者。

十、体 位

患者身体所处的状态即为体位（position），体位的改变对某些疾病的诊断具有一定的意义，常见的体位有以下几种。

1. 自主体位（active position） 身体活动自如，不受限制。见于正常人、轻症或疾病早期患者。

2. 被动体位（passive position） 患者不能自己调整或变换身体的位置。见于极度衰竭、意识丧失或周围运动神经损伤者。

3. 强迫体位（compulsive position） 患者为减轻痛苦，被迫采取某种特殊的体位。临床上常见的强迫体位可分为以下几种。

（1）强迫仰卧位：患者仰卧，双腿蜷曲，借以减轻腹部肌肉的紧张程度。见于急性腹膜炎等。

（2）强迫俯卧位：俯卧位可减轻脊背肌肉的紧张程度。见于脊柱疾病。

（3）强迫侧卧位：有胸膜疾病的患者多采取患侧卧位，可限制患侧胸廓活动而减轻疼痛，有利于健侧代偿呼吸。见于一侧胸膜炎和大量胸腔积液的患者。

（4）强迫坐位：亦称端坐呼吸（orthopnea），患者坐于床沿上，以两手置于膝盖或扶持床边。

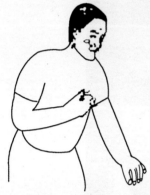

图 3-4-5　强迫停立位

该体位便于呼吸肌参与呼吸运动，加大膈肌活动度，增加肺通气量；且下肢回心血量减少，使心脏负担减轻。见于心、肺功能不全者。

（5）强迫蹲位：患者在活动过程中，因呼吸困难和心悸而停止活动，并采用蹲踞位或膝胸位，以缓解症状。见于紫绀型先天性心脏病。

（6）强迫停立位（compulsive standstill position）：在步行时心前区疼痛突然发作，患者常被迫立刻站住，并以手按抚心前部位，待症状稍缓解后，才能继续行走（图 3-4-5）。见于心绞痛。

（7）辗转体位（alternative position）：患者辗转反侧，坐卧不安。见于胆石症、胆道蛔虫病、肾绞痛等。

（8）角弓反张位（opisthotonos position）：患者颈及脊背肌强直，头向后仰，胸、腹前凸，背过伸，躯干呈弓形。见于破伤风及小儿脑膜炎。

十一、姿 势

人的举止状态即为姿势（posture）。健康成人躯干端正，肢体活动灵活、适度。正常的姿势主要依靠骨骼结构和各部分肌肉的紧张度来保持。此外，机体健康状况及精神状态对保持正常姿势也有一定影响，如疲劳和情绪低沉时可出现肩垂、弯背、拖拉蹒跚的姿势和步态。

患者因疾病的影响，可出现姿势的改变，如充血性心力衰竭患者多采取坐位；颈部活动受限提示患者有颈椎疾病；腹部疼痛时患者有躯干制动或弯曲；胃、十二指肠溃疡或胃肠痉挛性疼痛发作时，患者常捧腹而行。

十二、步 态

人走动时所表现的姿态即为步态（gait）。健康人的步态因年龄、机体状态和所受训练的影响而有所不同，如小儿喜急行或小跑，青壮年矫健快速，老年人则常为小步慢行。

常见的典型异常步态有以下几种。

1. 蹒跚步态（waddling gait） 走路时身体左右摇摆似鸭行。见于佝偻病、大骨节病、进行性肌营养不良或先天性双侧髋关节脱位等。

2. 醉酒步态（drunken man gait） 行走时躯干重心不稳，步态紊乱、不准确，如醉酒状。见于小脑疾病、乙醇及巴比妥中毒。

3. 共济失调步态（ataxic gait） 起步时一脚高抬，骤然垂落，且双目向下注视，两脚间距很宽，以防身体倾斜，闭目时则不能保持平衡。见于脊髓病患者。

4. 慌张步态（festinating gait） 起步后小步急速趋行，身体前倾，有难以止步之势（图 3-4-6）。见于帕金森病患者。

5. 跨阈步态（steppage gait） 由于踝部肌腱、肌肉弛缓致患足下垂，行走时必须抬高下肢才能起步（图 3-4-7）。见于腓总神经麻痹。

6. 剪刀步态（scissors gait） 由于双下肢肌张力增高，尤以伸肌和内收肌张力增高明显，移步时下肢内收过度，两腿交叉呈剪刀状（图 3-4-8）。见于脑性瘫痪与截瘫患者。

7. 偏瘫步态（hemiplegic gait） 由于瘫痪肢体肌张力增高，行走时，患侧趾屈，下肢伸直、外旋、向下画圆圈（图3-4-9）。

8. 间歇性跛行（intermittent claudication） 步行中，因下肢突发性酸痛、乏力，患者被迫停止行进，需稍事休息后方能继续行进。见于高血压、动脉硬化患者。

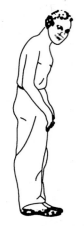 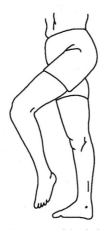 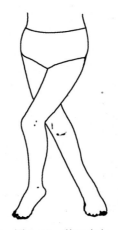 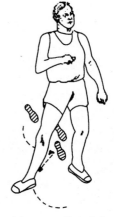

图 3-4-6　慌张步态　　　　图 3-4-7　跨阈步态　　　　图 3-4-8　剪刀步态　　　　图 3-4-9　偏瘫步态

第二节 皮　肤

皮肤检查包括对皮肤及其附属物的检查。皮肤本身的疾病有很多，此外，许多全身性疾病在病程中也伴随着许多皮肤病变和反应。皮肤的病变和反应可发生于局部，也可见于全身。皮肤检查的主要方法为视诊，有时尚需配合触诊。

一、颜　色

皮肤的颜色既与血液供应情况和血红蛋白水平有关，也取决于皮肤色素的多少和皮下脂肪的厚薄等。

1. 发红（redness） 皮肤发红是由于毛细血管扩张充血、血流加速、血流量增加及红细胞数量增多所致。在生理情况下见于运动、饮酒后；病理情况下见于发热性疾病，如肺炎球菌肺炎、肺结核、猩红热等，以及阿托品或一氧化碳等中毒。皮肤持久性发红见于库欣综合征及真性红细胞增多症。

2. 苍白（pallor） 皮肤苍白可由贫血、末梢毛细血管痉挛或充盈不足所致，如寒冷、惊恐、休克、虚脱及主动脉瓣关闭不全等。仅见肢端苍白，可能与肢体动脉痉挛或阻塞有关，如雷诺病、血栓闭塞性脉管炎等。

3. 发绀（cyanosis） 是皮肤呈青紫色，常出现于口唇、耳郭、面颊及肢端。见于还原血红蛋白增多或异常血红蛋白血症。

4. 黄染（stained yellow） 皮肤、黏膜发黄称为黄染，常见的原因包括以下几方面。

（1）黄疸：由于血清中胆红素浓度增高，而使皮肤、黏膜、体液及其他组织黄染的现象为黄疸（图3-4-10）。黄疸的特点：①黄染首先见于巩膜、硬腭后部及软腭黏膜，随着血中胆红素浓度的继续增高，黏膜黄染更明显时，才会出现皮肤黄染；②巩膜黄染是连续的，近角巩膜缘处黄染轻，远角巩膜缘处黄染重。

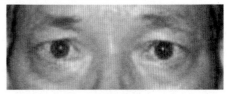

图 3-4-10　黄疸

（2）色素性黄染：过多食用胡萝卜、南瓜、橘子等可引起血中胡萝卜素浓度增高，当其浓度超过 2.5g/L 时，可使皮肤黄染；长期服用含有黄色素的药物，如米帕林、呋喃类等药物也可引起皮肤黄染。特点：①黄染首先出现于手掌、足底、前额及鼻部皮肤，严重者也可出现于巩膜，但离角巩膜缘越远，黄染越轻；②血中胆红素不高；③停止食用相关食品或药品后，皮肤黄染逐渐消退。

5. 色素沉着（pigmentation） 是由于表皮基底层的黑色素增多，引起的部分或全身皮肤色泽加深。生理情况下，身体的外露部分，以及乳头、腋窝、生殖器官、关节、肛门周围等处皮肤色素较深，如果这些部位的色素明显加深，或其他部位出现色素沉着，则提示为病理征象。常见于慢性肾上腺皮质功能减退症，其他如肝硬化、系统性红斑狼疮、血色病、神经纤维瘤、Nelson综合征、肢端肥大症、慢性间质性肾炎、恶性黑色素瘤、疟疾，以及使用某些药物（如砷剂和抗肿瘤药等），亦可引起不同程度的皮肤色素沉着。

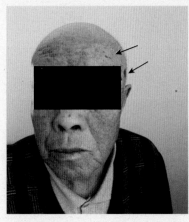

图 3-4-11　老年斑

妇女妊娠期间，面部、额部可出现棕褐色对称性色素斑，称为妊娠斑；老年人也可出现全身或面部的散在色素斑，称为老年斑（图3-4-11）。

6. 色素脱失　正常皮肤含有一定量的黑色素，当缺乏酪氨酸酶，体内酪氨酸不能转化为多巴，黑色素生成减少时，即可发生色素脱失。

（1）白癜（vitiligo）：为多形性、大小不等的色素脱失斑片，发生后可逐渐扩大，但进展缓慢，无自觉症状，亦不引起生理功能的改变。见于白癜风，有时偶见于甲状腺功能亢进症、肾上腺皮质功能减退症及恶性贫血患者。

（2）白斑（leukoplakia）：多为圆形或椭圆形色素脱失斑片，面积一般较小，常发生于口腔黏膜及女性外阴部，部分白斑可发生癌变。

（3）白化病（albinismus）：为全身皮肤和毛发色素脱失，属于遗传疾病，为先天性酪氨酸酶合成障碍所致。

二、湿　　度

皮肤湿度取决于汗腺分泌功能，出汗多者皮肤比较湿润，出汗少者则干燥。在气温高、湿度大的环境中出汗增多属生理调节功能。在病理情况下，发生多汗或无汗，具有一定的诊断价值：①风湿病、结核病和布鲁菌病出汗较多；甲状腺功能亢进症、佝偻病、脑炎后遗症亦常伴多汗。②睡眠时出汗称为盗汗，多见于结核病、低钙等。③手足皮肤发凉而大汗淋漓称为冷汗，见于休克和虚脱患者。④无汗常见于维生素A缺乏症、黏液性水肿、硬皮病、尿毒症和脱水等。

三、弹　　性

年龄、营养状态、皮下脂肪及组织间隙所含液体量均与皮肤的弹性有关，儿童及青年的皮肤紧致、富有弹性；中年以后皮肤组织逐渐松弛，弹性减弱；老年皮肤组织萎缩，皮下脂肪减少，弹性减退。检查皮肤弹性时，常选择手背或上臂内侧部位，以拇指和示指将皮肤提起，松手后如皮肤皱褶迅速平复为弹性正常；如皱褶平复缓慢为弹性减退，见于长期消耗性疾病或严重脱水者；发热时血液循环加速，周围血管充盈，可使皮肤弹性增加。

四、皮　　疹

全身性疾病和皮肤本身疾病均可出现皮疹（skin eruption），有时是临床上诊断某些疾病的重要依据。皮疹的种类很多，常见于传染病、皮肤病、药物及其他物质所致的过敏反应等。其出现的规律和形态有一定的特异性，发现皮疹时应仔细观察和记录其出现与消失的时间、发展顺序、分布部位、形态、大小、颜色，以及压之是否褪色、平坦或隆起、有无瘙痒及脱屑等。临床上常见的皮疹有以下几种。

1. 丘疹（papules）　局部颜色改变，病灶凸出皮肤表面。见于药物疹、麻疹及湿疹等。

2. 斑疹（macula）　局部皮肤发红，一般不凸出皮肤表面。见于斑疹伤寒、丹毒、风湿性多形性红斑等。

3. 玫瑰疹（roseola）　为一种鲜红色圆形斑疹，直径2～3mm，为病灶周围血管扩张所致。压之可消退，松开时又复出现，多出现于胸腹部，为伤寒和副伤寒的特征性皮疹。

4. 斑丘疹（maculopapular）　在皮肤发红的斑疹底盘上出现的丘疹称为斑丘疹。见于风疹、猩红热和药物疹等。

5. 荨麻疹（urticaria）　为稍隆起皮肤表面的苍白色或红色的局限性水肿，大小不等，形态各异，为速发型皮肤变态反应所致。见于各种过敏反应。

6. 疱疹（bleb） 为局限性、内含液体、高出皮面的损害。见于单纯疱疹、带状疱疹、天疱疮（图 3-4-12）、脓疱疮和水痘等。

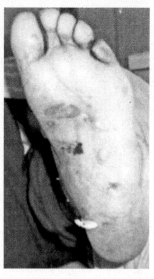

图 3-4-12 天疱疮

五、脱 屑

正常皮肤表层不断角化和更新，可致少量皮肤脱屑，一般不易察觉。病理状态下可见大量皮肤脱屑，如米糠样脱屑常见于麻疹，片状脱屑常见于猩红热，银白色鳞状脱屑见于银屑病。

六、皮 下 出 血

根据直径大小及伴随情况，皮下出血分为以下几种：直径小于 2mm 称为瘀点（petechia），3～5mm 称为紫癜（purpura），大于 5mm 称为瘀斑（ecchymosis）；片状出血并伴有皮肤显著隆起称为血肿（hematoma）。皮下出血常见于血液系统疾病、重症感染、某些血管损害性疾病及毒物或药物中毒等。较小的瘀点应注意与充血性皮疹或小红痣鉴别：皮疹受压时，一般可褪色或消失；瘀点和小红痣受压后不褪色，但小红痣表面光亮，于触诊时可感到稍高于皮肤表面。

七、蜘蛛痣与肝掌

蜘蛛痣（spider angioma）（图 3-4-13）是皮肤小动脉末端分支血管扩张所形成的形似蜘蛛的血管痣。多出现于上腔静脉分布的区域内，如面、颈、手背、上臂、前胸和肩部等处。其大小不一，小如针头帽，大至直径数厘米。检查时用棉签或火柴梗压迫蜘蛛痣的中心，其辐射状小血管网立即消失，去除压力后又复出现。一般认为，蜘蛛痣的出现与肝对雌激素的灭活作用减弱有关，常见于急、慢性肝炎或肝硬化。但有的患者不形成蜘蛛痣，仅表现为毛细血管扩张，慢性肝病患者手掌大、小鱼际及指腹处常发红，加压后褪色，称为肝掌（liver palms），发病机制与蜘蛛痣相同（图 3-4-14）。

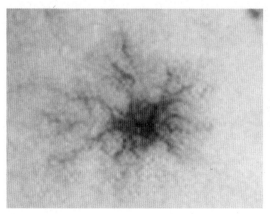

图 3-4-13 蜘蛛痣

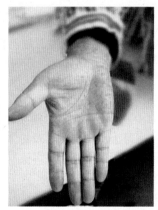

图 3-4-14 肝掌

八、水 肿

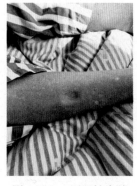

图 3-4-15 压凹性水肿

水肿（edema）指皮下组织细胞内及组织间隙液体积聚过多。检查水肿应以视诊和触诊相结合。压凹性水肿（图 3-4-15）局部受压后可出现凹陷，而黏液性水肿及象皮肿（丝虫病）尽管组织肿胀明显，但受压后并无组织凹陷。根据压凹性水肿的轻重，可分为轻、中、重三度。

1. 轻度 仅见于眼睑、眶下软组织、胫骨前、踝部皮下组织，指压后可见组织轻度下陷，平复较快。

2. 中度 全身组织均见明显水肿，指压后可出现明显的或较深的组织下陷，平复缓慢。

3.重度 全身组织严重水肿，身体低位皮肤紧张发亮，甚至有液体渗出。此外，胸腔、腹腔等浆膜腔内可有积液，外阴部亦可见严重水肿。

九、皮下结节

皮下结节（subcutaneous nodules）无论大小均应触诊检查，注意其大小、硬度、部位、活动度及有无压痛等。临床常见的结节：①风湿性结节，位于关节附近、长骨干骺端，无压痛，质硬，常伴红细胞沉降率增快；②位于皮下肌肉表面，豆状、硬韧、可推动、无压痛的结节，多为黄瘤病、神经纤维瘤、结节病、猪绦虫囊蚴结节等；③如结节沿末梢动脉分布，可能为结节性多动脉炎；④指尖、足趾、大小鱼际肌腱等部位的粉红色、有压痛的小结节，称为 Osler 小结，见于感染性心内膜炎；⑤游走性皮下结节，见于一些寄生虫病，如卫氏并殖吸虫病；⑥无明显局部炎症、生长迅速的皮下结节，见于肿瘤所致皮下转移、结节病等。

十、溃疡与糜烂

溃疡（ulcer）和糜烂（erosion）为皮肤的继发性损害，由原发性损害自然演变或人为搔抓、治疗等形成。

（1）糜烂为黏膜上皮缺损所致的潮红湿润面，基底为表皮下层或真皮乳头层，损害较浅。常见于水疱、脓疱破裂或浸渍处表皮脱落后，表面常有渗出和结痂，糜烂愈合较快，愈后不留瘢痕。

（2）溃疡为深达真皮网状层或更深的皮肤黏膜缺损，大小不一，愈后留下瘢痕。常见于皮损破裂和烧伤后伴感染等。

十一、瘢　痕

组织缺损、破坏后，结缔组织增生形成的斑块称为瘢痕（scar）。外伤、感染及手术等均可在皮肤上遗留瘢痕，为曾患过某些疾病的证据。如癫痫患者于摔伤后常出现额部与面部瘢痕；患过皮肤疮疖者在相应部位可遗留瘢痕；患过天花者，在其面部或其他部位有多数大小类似的瘢痕；颈淋巴结结核破溃愈合后的患者常遗留颈部皮肤瘢痕；手术后在相应部位留有瘢痕等。

十二、毛　发

毛发（hair）的分布、疏密、颜色和曲直与种族、性别、年龄等有关，亦受遗传、营养和精神状态的影响。正常人毛发的数量存在一定差异，一般男性体毛较多，阴毛呈菱形分布；女性体毛较少，阴毛多呈倒三角形分布。中年以后因毛发根部的血运和细胞代谢减退，头发可逐渐减少或色素脱失，形成秃顶或白发。

毛发的多少及分布变化对诊断某些疾病有辅助意义。毛发增多见于一些内分泌疾病，如库欣综合征、长期使用肾上腺皮质激素及雄激素者，女性患者除一般体毛增多外，尚可生出胡须。病理性毛发脱落常见于以下原因：①头部皮肤病，如脂溢性皮炎、螨寄生可呈不规则脱发，以顶部为著；②神经营养障碍，如斑秃，脱发多为圆形，范围大小不等，发生突然，可以再生；③某些内分泌疾病，如甲状腺功能或垂体功能减退症；④理化因素性脱发，如过量的放射线辐射及某些抗癌药，如环磷酰胺等；⑤某些发热性疾病，如伤寒。

第三节 淋 巴 结

体格检查一般仅能检查身体各部表浅的淋巴结。表浅淋巴结呈组群分布，正常情况下，淋巴结较小，直径多为 0.2～0.5cm，质地柔软，表面光滑，与毗邻组织无粘连且活动良好，不易触及也无压痛。

一、表浅淋巴结分布

表浅淋巴结遍及全身，一个组群的淋巴结收集一定区域内的淋巴液，局部炎症或肿瘤往往引起相应区域的淋巴结肿大，这一点对判断淋巴结肿大的原因非常重要。

1.头颈部（图 3-4-16）

（1）耳前淋巴结：位于耳屏前方，收集面部皮肤、

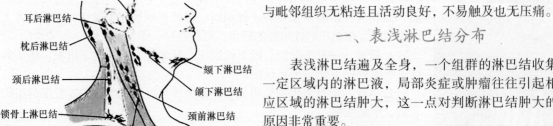

图 3-4-16　头颈部淋巴结群

耳前淋巴结
耳后淋巴结
枕后淋巴结
颈后淋巴结
锁骨上淋巴结
颏下淋巴结
颌下淋巴结
颈前淋巴结

笔记栏

腮腺等处的淋巴液。

（2）耳后淋巴结：位于耳后乳突表面、胸锁乳突肌止点处，亦称为乳突淋巴结，主要收集头皮范围内的淋巴液。

（3）枕后淋巴结：位于枕部皮下，斜方肌起点与胸锁乳突肌止点之间，收集枕部和项部皮肤等处的淋巴液。

（4）颌下淋巴结：位于颌下腺附近，在下颌角与颏部中间部位，收集口底、颊黏膜、牙龈等处的淋巴液。

（5）颏下淋巴结：位于颏下三角内，下颌舌骨肌表面，两侧下颌骨前端中点后方，收集颏下三角区内组织、唇和舌部的淋巴液。

（6）颈前淋巴结：位于胸锁乳突肌表面及下颌角处，收集鼻咽喉部、气管、甲状腺等处的淋巴液。

（7）颈后淋巴结：位于斜方肌前缘，收集咽喉部、气管、甲状腺等处的淋巴液。

（8）锁骨上淋巴结：位于锁骨与胸锁乳突肌所形成的夹角处，左侧收集食管、胃等处的淋巴液，右侧多收集气管、肺、胸膜等处的淋巴液。

2. 上肢

（1）腋窝淋巴结：是上肢最大的淋巴结组群，收集躯干上部、乳腺、胸壁等处的淋巴液。可分为 5 群：①外侧淋巴结群，位于腋窝外侧壁；②胸肌淋巴结群，位于胸大肌下缘深部；③肩胛下淋巴结群，位于腋窝后皱襞深部；④中央淋巴结群，位于腋窝内侧壁近肋骨及前锯肌处；⑤腋尖淋巴结群，位于腋窝顶部。

（2）滑车上淋巴结：位于上臂内侧，内上髁上方 3～4cm 处，肱二头肌与肱三头肌之间的沟内，主要收集上肢和手部的淋巴液。

3. 下肢

（1）腹股沟淋巴结：位于腹股沟韧带下方股三角内，主要收集下肢和会阴部的淋巴液。它分为上、下两群：①上群位于腹股沟韧带下方，与韧带平行排列，故又称为腹股沟韧带横组或水平组；②下群位于大隐静脉上端，沿静脉走向排列，故又称为腹股沟淋巴结纵组或垂直组。

（2）腘窝淋巴结：位于小隐静脉和腘静脉的汇合处，主要收集下肢和足部的淋巴液。

二、检查方法及顺序

1. 检查方法　检查淋巴结的方法是视诊和触诊。视诊时不仅要注意局部征象，包括皮肤是否隆起，颜色有无变化，有无皮疹、瘢痕、瘘管等，也要注意全身状态。

触诊是检查淋巴结的主要方法。检查者将示、中、环三指并拢，其指腹平放于被检查部位的皮肤上进行滑动触诊。发现淋巴结肿大时，应注意其部位、大小、数目、硬度、压痛、活动度、有无粘连、局部皮肤有无红肿、瘢痕、瘘管等，同时注意寻找引起淋巴结肿大的原发病灶。

常见部位淋巴结的检查要点：①颈部淋巴结。站在被检查者背后，嘱被检查者头稍低，或偏向检查侧，以使皮肤或肌肉松弛，有利于触诊。②锁骨上淋巴结。让被检查者取坐位或卧位，头部稍向前屈，用双手进行触诊，左手触诊右侧，右手触诊左侧，由浅部逐渐触摸至锁骨后深部。③腋窝淋巴结。以手扶被检查者前臂稍外展，检查者以右手检查左侧，以左手检查右侧，触诊时由浅及深至腋窝顶部。④滑车上淋巴结。以左（右）手扶托被检查者左（右）前臂，以右（左）手向滑车上由浅及深进行触摸。

2. 检查顺序　全身体格检查时，淋巴结的检查应在相应身体部位检查过程中进行。为了避免遗漏，应特别注意淋巴结的检查顺序。①头颈部淋巴结的检查顺序：耳前、耳后、枕部、颌下、颏下、颈前、颈后、锁骨上淋巴结；②上肢淋巴结的检查顺序：腋窝淋巴结、滑车上淋巴结，腋窝淋巴结应按尖群、中央群、胸肌群、肩胛下群和外侧群的顺序进行；③下肢淋巴结的检查顺序：腹股沟部（先查上群、后查下群）、腘窝部。

三、淋巴结肿大的病因与特点

淋巴结肿大按其分布可分为局限性肿大和全身性肿大。

1. 局限性淋巴结肿大

（1）非特异性淋巴结炎：由引流区域的急、慢性炎症所引起，如急性化脓性扁桃体炎、齿龈炎可引起颈部淋巴结肿大。急性炎症初始，肿大的淋巴结柔软、有压痛、表面光滑、无粘连，肿大至一定程度即停止；慢性炎症时，淋巴结较硬，随炎症消散，淋巴结可缩小或消退。

（2）淋巴结结核：肿大的淋巴结常发生于颈部血管周围，呈多发性、大小不等、质地稍硬、可相互粘连或与周围组织粘连，如发生干酪性坏死，则可触及波动感。晚期破溃后形成瘘管，愈合后可形成瘢痕。

（3）恶性肿瘤淋巴结转移：恶性肿瘤转移所致淋巴结肿大，质地坚硬，或有象皮样感，表面可光滑或突起，与周围组织粘连，不易推动，一般无压痛。胸部肿瘤（如肺癌）可向右侧锁骨上或腋窝淋巴结群转移；食管癌、胃癌多向左侧锁骨上淋巴结群转移，因此处系胸导管进颈静脉的入口，这种肿大的淋巴结称为 Virchow 淋巴结，常为胃癌、食管癌转移的标志。

2. 全身性淋巴结肿大 肿大的淋巴结可遍及全身，大小不等，无粘连。可见于急、慢性传染性疾病引起的淋巴结肿大、淋巴瘤及各型急、慢性白血病，以及变态反应性疾病、结缔组织疾病、毒蛇咬伤、坏死增生性淋巴结病等。

第四节　一般检查中的某些异常发现

一、发育异常

> **案例 3-4-1**
>
> 　　女孩，12 岁。因"生长发育迟缓、智力低下 11 年"收入院。
>
> 　　患者出生后 10 个月因发育滞后，反应不灵活，感觉迟钝，记忆力、注意力均下降，于当地医院诊断为"先天性甲状腺功能减退症"，并给予"甲状腺素片"治疗，治疗期间用药不规律，6 年前自行停药。
>
> 　　体格检查：体温 36.5℃，脉搏 68 次 / 分，呼吸 19 次 / 分，血压 90/60mmHg。表情呆滞、反应迟钝、声音嘶哑、身材矮小（身高 82cm，体重 15kg）、颜面及眼睑水肿、皮肤干燥粗糙、毛发稀疏干燥。甲状腺未触及肿大，第二性征未见发育；余未查见异常。
>
> 　　问题：
>
> 　　1. 患者的主要症状及初步诊断是什么？
>
> 　　2. 尚需询问哪些伴随症状？
>
> 　　3. 还需补充哪些问诊内容？
>
> 　　4. 应注意与哪些疾病相鉴别？

机体的发育受种族遗传、内分泌、营养代谢、生活条件及体育锻炼等诸多因素的影响。发育如何，应通过观察患者的年龄是否与其智力和体格状态（包括身高、体重及第二性征）相符做出综合评价。

【病因】

1. 垂体性疾病 临床上表现为身高改变、智力正常，如垂体性巨人症、肢端肥大症、垂体性侏儒症等。

2. 甲状腺疾病 发育成熟前，若发生甲状腺功能减退（原发性和继发性，如桥本甲状腺炎、先天性甲状腺发育不全等），可导致体格矮小、智力低下等。

3. 肾上腺疾病 发育成熟前，若有肾上腺肿瘤过早分泌性激素，可致真性性早熟，表现为第二性征提早出现。

4. 染色体疾病 曲细精管发育不全（Klinefelter 综合征 /XYY 综合征）、Turner 综合征等可出现身高、性征、体型等改变。

5. 其他 显性遗传病马方综合征患者表现为四肢长而细；典型的软骨发育不全患者表现为不成比例的侏儒；儿童期肾病如肾小管性酸中毒、Bartter 综合征、慢性肾小球肾炎等，其营养不良可致身材矮小。

> **案例 3-4-1 分析 1**
>
> 　　该患者主要症状为身材矮小、智力低下、感觉迟钝，综上所述及病史资料，初步诊断患者为先天性甲状腺功能减退症所致呆小病。

【伴随症状及体征】

1. 发育异常伴头痛、视力障碍　见于垂体肿瘤。

2. 身材高大伴活动后气短、心悸等　考虑马方综合征或垂体性巨人症合并心功能不全。

3. 身材矮小伴面黄、水肿、乏力、怕冷等　考虑甲状腺功能减退症。

4. 伴性征改变　应考虑肾上腺疾病、性腺发育不全、呆小病等。

5. 伴水肿、消瘦、乏力等　考虑营养不良、慢性疾病（肾病、肝病、糖尿病等）。

案例 3-4-1 分析 2

　　本案例应注意患者有无怕冷、乏力、食欲缺乏、黏液性水肿等，尚应询问生活及饮食习惯、智力障碍的具体情况和家族史。

【问诊要点】

（1）年龄、性别、生活习惯及饮食情况。

（2）身高随年龄增长情况。

（3）第二性征发育情况。

（4）智力发育情况。

（5）有无慢性脏器疾病及治疗情况。

（6）月经史、生育史。

（7）家族史。

案例 3-4-1 分析 3

　　要与下列疾病进行鉴别诊断。

　　1. 垂体性侏儒症　患者多在 2～3 岁后与同龄儿童的差别愈见明显，逐渐出现体型矮小、生长发育迟缓，无性腺及第二性征发育。但骨骼呈比例生长，智力发育正常。

　　2. 唐氏综合征　染色体核型呈 21- 三体，患者智能、运动发育迟缓，有特殊面容：眼裂小、眼距宽、双眼外眼角上斜、鼻根低平、舌胖外伸，手掌常见通贯掌纹，头发细软，无黏液性水肿。

　　综上，该患儿诊断为先天性甲状腺功能减退症所致呆小病，可进一步行甲状腺功能化验、甲状腺超声等明确诊断。

二、色素沉着

案例 3-4-2

　　男性，40 岁。因"皮肤黏膜变黑 1 年余，周身乏力 1 个月"入院。

　　患者 1 年前无明显诱因出现皮肤黏膜变黑，以唇、齿龈、舌、乳晕、皮肤皱褶部位为著，近 1 个月明显感乏力，伴纳差，无恶心、呕吐，无发热，无体重减低。既往肺结核 20 年，给予抗结核药治疗。

　　体格检查：体温 36.2℃，脉搏 52 次 / 分，呼吸 18 次 / 分，血压 120/70mmHg。全身皮肤黏膜色素沉着发黑，以唇、齿龈、舌、乳晕、皮肤皱褶及摩擦部位为著，余未查见异常。

问题：

　　1. 该患者突出的症状是什么？有何伴随症状？

　　2. 体格检查中有哪些阳性体征？考虑初步诊断是什么？

　　3. 该患者还需补充哪些问诊内容？

【病因】

　　1. **遗传因素**　神经纤维瘤的咖啡色斑、Albright 综合征、雀斑、黑色棘皮症、Fanconi 综合征等。

　　2. **药物和物理化学因素**　博来霉素、氯丙嗪、苯妥因、非那西汀、金、银、砷、紫外线、烧伤、电离射线、慢性创伤、机械性压迫等。

　　3. **内分泌疾病**　Addison 病、Nelson 综合征、垂体瘤、雌激素治疗等。

　　4. **代谢性疾病**　血色病、Wilson 病、Gaucher 病、Nieman-Pick 病、迟发性皮肤卟啉病等。

　　5. **炎症与感染**　红斑狼疮、银屑病、过敏性皮疹、带状疱疹、下肢溃疡、疟疾、黑热病等。

　　6. **其他**　恶性黑色素瘤全身扩散、肝硬化、营养不良、维生素 B_{12} 缺乏、慢性间质性肾炎等。

案例 3-4-2 分析 1

　　该患者的突出症状为皮肤黏膜变黑、乏力，伴纳差。

【伴随症状】

1. 伴食欲缺乏　见于肝硬化、Wilson病、血色病、重金属中毒等。

2. 伴发热　见于感染、红斑狼疮、黑色素瘤转移等。

3. 伴乏力　见于内分泌疾病、营养不良、间质性肾炎等。

4. 伴皮下多处结节　见于多发神经纤维瘤。

5. 伴关节疼痛　见于红斑狼疮等。

案例 3-4-2 分析 2

　　体格检查可发现全身皮肤黏膜色素沉着发黑，以唇、齿龈、舌、乳晕、皮肤皱褶及摩擦部位为著，初步诊断为 Addison 病。

【问诊要点】

　　（1）年龄、性别、病程、诱因。

　　（2）有无特殊物理、化学因素影响及服用药物情况。

　　（3）有无发热、关节疼痛等。

　　（4）有无乏力、食欲缺乏、水肿等。

　　（5）既往史。

　　（6）月经生育史、家族史。

案例 3-4-2 小结

　　还需询问患者有无服药情况；有无特殊物理、化学物质接触史；有无头颅手术、外伤史。

　　本病例有典型的皮肤黏膜发黑，既往有肺结核病史，故考虑为肾上腺结核所致肾上腺皮质功能减退症，即 Addison 病。

三、淋巴结肿大

案例 3-4-3

　　女性，16 岁。因"反复发热 20d"就诊。

　　患者 20d 前出现发热，最高达 38.5℃，口服退热药体温可降至正常，约 24h 后体温再次升高，感咽痛明显，偶有咳嗽、无恶心呕吐，曾于当地医院静脉滴注阿莫西林，未见明显好转。患者自发病以来饮食一般，睡眠可，大小便正常。

　　体格检查：体温 37.5℃，脉搏 94 次 / 分，呼吸 22 次 / 分，血压 140/85mmHg。神志清楚，全身皮肤未见皮疹及出血点。双侧颈部可触及数个肿大的淋巴结，最大约 2cm×1cm，有触痛，活动度可，质略硬，无破溃，其余淋巴结未触及肿大。口唇红润，咽部充血，扁桃体Ⅱ度肿大，咽后壁可见滤泡。甲状腺未触及肿大。心、肺、腹未见异常，神经系统检查未见阳性体征。

问题：

　　1. 该患者突出的临床表现是什么？体格检查中阳性体征有哪些？

　　2. 明显的伴随症状是什么，尚需注意与哪些情况相鉴别？

　　3. 该患者还需补充哪些问诊内容？

　　正常情况下，浅表淋巴结较小，质地柔软，表面光滑，活动度好，无压痛，直径多在 0.2 ～ 0.5cm，常不能触及。若淋巴结有触痛或质地改变而触及或直径＞ 0.5cm 者为淋巴结肿大。局限性疾病或全身性疾病均可能引起淋巴结肿大。

【病因】

1. 感染　由各种病原体引起的急、慢性炎症，如细菌、病毒、立克次氏体、衣原体、螺旋体、寄生虫感染均可导致淋巴结肿大。

2. 淋巴结结核。

3. 恶性肿瘤的淋巴结转移。

4. 结缔组织病　如系统性红斑狼疮、干燥综合征等。

5. 变态反应性疾病。

6. 血液系统疾病　如淋巴瘤及各型急、慢性白血病。

7. 其他　如坏死增生性淋巴结病、毒蛇咬伤等。

案例 3-4-3 分析 1

突出的临床症状为发热，阳性体征为颈部淋巴结肿大、伴压痛，以及咽部充血、扁桃体Ⅱ度肿大。

【伴随症状】

1. 伴疼痛　提示急性炎症，如腋窝淋巴结肿大伴乳腺炎、颌下 / 颏下淋巴结肿大伴扁桃体炎。

2. 伴低热、盗汗、消瘦　提示淋巴结结核、恶性淋巴瘤或其他恶性肿瘤。

3. 伴发热、出血、贫血　可见于血液系统疾病，偶可见于系统性红斑狼疮。

4. 伴皮疹、瘙痒　可见于某些传染病或变态反应性疾病。

5. 伴周期性发热　多见于恶性淋巴瘤。

案例 3-4-3 分析 2

患者伴有咽部疼痛、偶有咳嗽症状，考虑急性扁桃体炎的可能性大。需注意患者有无消瘦、乏力等伴随症状，以除外淋巴结结核可能。

【问诊要点】

（1）年龄、性别、饮食情况、大小便、体重改变情况。

（2）有无各种局部感染、肝炎、肿瘤等疾病史。

（3）有无长期疫区居住史。

（4）有无传染病接触史。

（5）有无药物和食物过敏史。

（6）家族史。

案例 3-4-3 小结

该患者尚应问及体重有无改变，有无乏力、盗汗等情况，平素健康状况及传染病接触情况。

综上，淋巴结肿大伴发热、疼痛、扁桃体肿大，考虑急性扁桃体炎。

（蔡恩泽　刘　丹）

第 5 章 头部检查

头部及其器官是表现人体外形特征的最重要的部位之一，也是检查者最容易和最早观察到的部位，全面的视诊、触诊常能提供有价值的诊断资料。

第一节 头发与头皮

头发（hair）的色泽、曲直和疏密度可因种族遗传因素和年龄而不同。检查时要注意其颜色、疏密度、脱发的类型与特点。儿童和老年人头发较稀疏，头发逐渐变白属老年性改变。脱发可由多种疾病引起，如伤寒、甲状腺功能减退症、斑秃等；也可由物理与化学因素引起，如放射治疗或抗癌药物治疗等。要注意检查脱发发生部位、形状与头发改变的特点。

检查头皮（scalp）时需分开头发，观察头皮颜色、头皮屑，有无头癣、疖痈、外伤、血肿及瘢痕等。

第二节 头 颅

视诊观察头颅（skull）的大小、外形和活动情况。触诊时，用双手仔细触摸头颅的各个部位，了解其外形，有无压痛和异常隆起。以头围来衡量头颅的大小，测量时以软尺自眉间绕到颅后通过枕骨隆突为准。头围在各发育阶段为：新生儿约34cm，出生后的前半年增加8cm，后半年增加3cm，第 2 年增加 2cm，第 3、4 年内约增加 1.5cm，4 ～ 10 岁共增加约 1.5cm，到 18 岁可达 53cm 或以上，以后几乎不再变化。矢状缝和其他颅缝大多在出生后 6 个月骨化，骨化过早会影响颅脑的发育。

头颅的大小异常或畸形可成为一些疾病的典型体征，临床常见者如下。

1. 小颅（microcephalia） 小儿囟门多在 12 ～ 18 个月闭合，如过早闭合可形成小头畸形，同时伴有智力发育障碍。

2. 尖颅（oxycephaly） 亦称塔颅（tower skull）。由于矢状缝与冠状缝过早闭合，以致头顶部耸起，与颜面的比例失调。见于先天性疾病尖头并指（趾）畸形（acro-cephalosyndactylia），即 Apert 综合征。

3. 方颅（squared skull） 前额左右突出，头顶平坦呈方形，见于小儿佝偻病或先天性梅毒。

4. 巨颅（large skull） 额、顶、颞及枕部突出膨大呈圆形，颈部静脉充盈，颜面相对较小。由于颅内压增高，压迫眼球，形成双目下视、巩膜外露的特殊表情，称落日现象（sitting sun phenomenon）。见于脑积水（图 3-5-1）。

5. 长颅（delichocephalia） 自颅顶至下颌部的长度明显增大。见于马方综合征及肢端肥大症（图 3-5-2）。

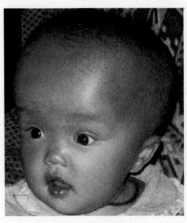
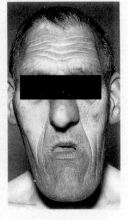

图 3-5-1 脑积水　　　　图 3-5-2 长颅

6. 变形颅（deforming skull） 中年人以颅骨增大变形为特征，同时伴有长骨的骨质增厚与弯曲。见于变形性骨炎（Paget 病）。

视诊可发现头部的运动异常：①头部活动受限，见于颈椎疾病；②头部不随意颤动，见于帕金森病（Parkinson 病）；③ Musset 征，与颈动脉搏动一致的点头运动，见于严重主动脉瓣关闭不全。

第三节 颜面及其器官

头部前面不被头发遮盖的部分即为颜（face），一般可概括为 3 个类型，即椭圆形、方形、三角形。面部肌群发达，有丰富的血管和神经分布，是构成表情的基础。除面部器官本身的疾病外，许多全身性疾病在面部及其器官也有特征性改变。检查面部及其器官对诊断某些疾病具有重要意义。

一、眼

检查包括视功能、外眼、眼前节、眼底四部分。

（一）眼的功能检查

1. 视力（visual acuity） 视力分为远视力和近视力，后者通常指阅读视力。视力检测需借助国际标准视力表。

（1）远视力检测：患者距远距离视力表 5m 远。一般先检查右眼，此时用干净的卡片或遮板盖于左眼前，但勿使眼球受压。嘱受检者从上至下指出"E"字形视标开口的方向，记录所能看清的最小一行视力读数，即为该眼的远视力。能看清"1.0"行视标者为正常视力。然后检查左眼，程序同前。

（2）近视力检测：在距近距离视力表 33cm 处，能看清"1.0"行视标者为正常视力。尚可改变患者检查距离，即将视力表靠近或远离，至患者能清晰辨认，以便测得其最佳视力和估计其屈光性质与度数。

近视力检查能了解眼的调节能力，与远视力检查配合则可初步诊断有无屈光不正（包括散光、近视、远视）和老视，或是有器质性病变，如白内障、眼底病变等。

2. 视野（visual fields） 是眼球向正前方固视不动时所见的空间范围，相对中央视力而言，它是周围视力，用来检查黄斑中心凹以外的视网膜功能。采用手势对比检查法可粗略地测定视野。若对比检查法结果异常或疑有视野缺失，可利用视野计做精确的视野测定。

视野在各方向均缩小者，称为向心性视野狭小。在视野内的视力缺失区称为暗点。视野的左或右一半缺失，称为偏盲。双眼视野颞侧偏盲或象限偏盲，见于视交叉以后的中枢病变，单侧不规则的视野缺损见于视神经或视网膜病变。

3. 色觉（color sensation） 色觉的异常可分为色弱和色盲两种。对某种颜色的识别能力减低为色弱；识别能力丧失则为色盲。色盲又有先天性与后天性之分，先天性色盲是遗传疾病，以红、绿色盲最常见，遗传方式为伴性遗传，男性发病率为 4.7%，女性约 0.7%；后天性者多由视网膜病变、视神经萎缩和球后视神经炎引起。蓝、黄色盲极为少见，全色盲更罕见。

色觉检查宜在适当的光线下进行，让受检者在 50cm 距离处读出色盲表上的数字或图像，如 5 ～ 10s 不能读出，则可按色盲表的说明判断为某种色盲或色弱。

4. 立体视觉的检查 见《眼科学》教材。

（二）外眼检查

外眼结构见图 3-5-3，检查内容包括以下内容。

1. 眼睑（eyelids）

（1）睑内翻（entropion）：由于瘢痕形成使睑缘向内翻转，见于沙眼。

（2）上睑下垂（ptosis）：双侧上睑下垂见于先天性上睑下垂、重症肌无力；单侧上睑下垂见于蛛网膜下腔出血、脑脓肿、脑炎、外伤等引起的动眼神经麻痹。

（3）眼睑闭合不全：双侧眼睑闭合障碍可见于甲状腺功能亢进症；单侧闭合障碍见于面神经麻痹。

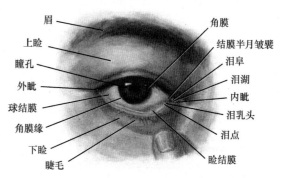

眉　　　　　　　角膜
上睑　　　　　　结膜半月皱襞
瞳孔　　　　　　泪阜
外眦　　　　　　泪湖
球结膜　　　　　内眦
角膜缘　　　　　泪乳头
下睑　　　　　　泪点
睫毛　　　　　　睑结膜

图 3-5-3 眼的外部结构

（4）眼睑水肿：眼睑皮下组织疏松，轻度或初发水肿常表现在眼睑。常见原因为肾炎、慢性肝病、营养不良、贫血、血管神经性水肿等。

此外，还应注意眼睑有无包块、压痛、倒睫等。

2. 结膜（conjunctiva）　分为睑结膜、穹窿结膜与球结膜三部分。检查上睑结膜时需翻转眼睑。其要领为：用示指和拇指捏住上睑中外 1/3 交界处的边缘，被检查者配合向下看，此时轻轻向前下方牵拉，然后示指向下压迫睑板上缘，并与拇指配合将睑缘向上捻转即可将眼睑翻开（图 3-5-4）。

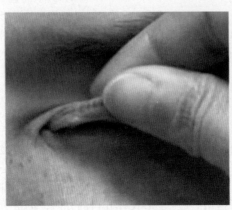
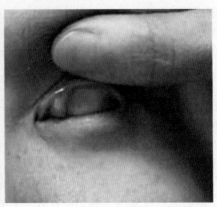

图 3-5-4　检查上睑结膜

结膜常见的改变：充血、分泌物，见于急性结膜炎；颗粒与滤泡见于沙眼；结膜苍白见于贫血；结膜黄染见于黄疸；若有多少不等散在的出血点时，可见于感染性心内膜炎；若见大片的结膜下出血，可见于高血压、动脉硬化。

3. 泪囊　请患者上视，检查者用双手拇指轻压患者双眼内眦下方，同时观察有无分泌物或泪液溢出。若有黏液、脓性分泌物流出，应考虑慢性泪囊炎。急性炎症时应避免做此检查。

4. 眼球（eyeball）　主要检查眼球的外形与运动。

（1）眼球突出（exophthalmos）（图 3-5-5）：双侧眼球突出见于甲状腺功能亢进症。患者除突眼外还有以下眼征，① Stellwag 征：瞬目减少；② Graefe 征：眼球下转时上睑不能相应下垂；③ Mobius 征：表现为集合运动减弱，即目标由远处逐渐移近眼球时，两侧眼球不能适度内聚；④ Joffroy 征：上视时无额纹出现。单侧眼球突出，多由于局部炎症或眶内占位性病变所致，偶见于颅内病变。

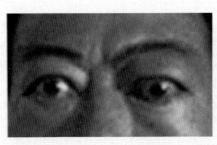
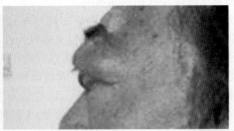

图 3-5-5　甲状腺功能亢进眼征

（2）眼球下陷（enophthalmos）：双侧眼球下陷见于严重脱水，老年人由于眶内脂肪萎缩亦有双眼眼球后退；单侧眼球下陷，见于 Horner 综合征和眶尖骨折。

（3）眼球运动：实际上是检查六条眼外肌（图 3-5-6）的运动功能，眼外肌受动眼、外展、滑车三对脑神经支配。置目标物于受检者眼前 30～40cm 处，嘱患者固定头位，眼球随目标按左→左上→左下、右→右上→右下 6 个方向的顺序转动，若某一方向运动受限提示对应配偶肌功能障碍，可伴有复视。由支配眼肌运动的神经麻痹所产生的斜视，称为麻痹性斜视（paralyticsquint），多由颅脑外伤、鼻咽癌、脑炎、脑膜炎、脑脓肿、脑血管病变引起。

右上直肌
左下斜肌　　　　　右下斜肌
左上直肌

右外直肌　　右内直肌
左内直肌　　左外直肌
右　　　　　　　　　　　　　　左

右下直肌　　右上斜肌
左上斜肌　　左下直肌

图 3-5-6　眼球 6 个方向的运动及其相应的配偶肌

（4）眼压检测：眼压可采用触诊法或眼压计来检

笔记栏

查。眼压减低，双眼球凹陷，见于眼球萎缩或脱水；眼压增高，如青光眼。

（三）眼前节检查

1. 角膜（cornea） 正常人角膜透明，感觉灵敏。检查时注意有无云翳、白斑、软化、溃疡、新生血管等。云翳与白斑如果发生在角膜的瞳孔部位可以引起不同程度的视力障碍；角膜软化见于婴幼儿营养不良、维生素 A 缺乏等；老年人角膜边缘及周围出现灰白色混浊环，称为老年环（arcus senilis），因类脂质沉着所致，无自觉症状，不妨碍视力；角膜缘若出现黄色或棕褐色的色素环，其外缘较清晰，内缘较模糊，称为 Kayser-Fleischer 环（图 3-5-7），与铜代谢障碍有关，见于肝豆状核变性（Wilson 病）；严重沙眼者角膜周边有血管增生。

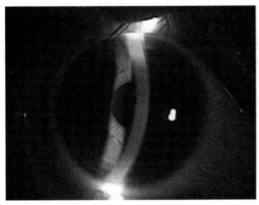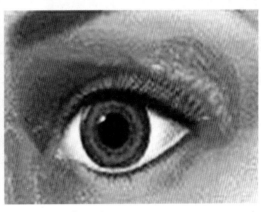

图 3-5-7　Kayser-Fleischer 环

2. 巩膜（sclera） 巩膜不透明，瓷白色。黄疸时，巩膜黄染先于其他黏膜。中年以后在内眦部可出现不均匀分布的黄色斑块，常为脂肪沉着。

3. 虹膜（iris） 是眼球葡萄膜的最前部分，中央的圆形孔洞即瞳孔，虹膜内有瞳孔括约肌与瞳孔开大肌，能调节瞳孔的大小。正常虹膜纹理近瞳孔呈放射状排列，周边呈环形排列。纹理模糊或消失见于虹膜炎症、水肿和萎缩；形态异常或有裂孔，见于虹膜后粘连、外伤、先天性虹膜缺损等。

4. 瞳孔（pupil） 是虹膜中央的圆形孔洞，正常直径为 3 ～ 4mm。瞳孔括约肌收缩，瞳孔缩小，由动眼神经的副交感神经纤维支配；瞳孔开大肌收缩，瞳孔扩大，由交感神经支配。检查瞳孔应注意其形状、大小、位置及双侧是否等圆等大，以及对光及集合反射等。

（1）瞳孔的形状：正常人双侧瞳孔等圆。青光眼或眼内肿瘤时可呈椭圆形，虹膜粘连时形状可不规则。

（2）瞳孔大小：正常人双侧瞳孔等大。生理情况下，婴幼儿和老年人瞳孔较小；青少年瞳孔较大；在光亮处瞳孔较小，兴奋或在暗处瞳孔扩大。病理情况下：瞳孔缩小，见于虹膜炎症、中毒（有机磷类农药中毒）、药物反应（毛果芸香碱、吗啡、氯丙嗪）等；瞳孔扩大，见于外伤、颈交感神经受刺激、青光眼绝对期、视神经萎缩、药物影响（阿托品、可卡因）等；双侧瞳孔散大并伴有对光反射消失为濒死状态的表现；一侧眼交感神经麻痹，出现瞳孔缩小、眼睑下垂和眼球下陷，同侧结膜充血及面部无汗，称 Horner 综合征；双侧瞳孔大小不等，常提示有颅内病变，如脑外伤、脑肿瘤、中枢神经梅毒、脑疝等；双侧瞳孔不等，且变化不定，可能是中枢神经和虹膜的神经支配障碍；如双侧瞳孔不等，伴有对光反射减弱或消失及神志不清，往往是中脑功能损害的表现。

（3）对光反射：用以检查瞳孔活动功能。直接对光反射，通常用手电筒直接照射瞳孔，并观察其动态反应。正常人眼受到光线刺激后瞳孔立即缩小，移开光源后瞳孔迅速复原。间接对光反射，用光线照射一眼时，另一眼瞳孔立即缩小，移开光源，瞳孔扩大。瞳孔对光反射迟钝或消失，见于昏迷患者。

（4）集合反射：嘱患者注视 1m 以外的目标，如检查者的示指尖，然后将目标逐渐移近眼球，至距眼球 5 ～ 10cm 处，正常人此时瞳孔缩小（调节反射），双眼内聚，称为集合反射（convergence reflex）。由于视物由远至近，也同时伴有晶状体的调节（accommodation）。因此，将上述双眼内聚、瞳孔缩小和晶状体的调节三者统称为近反射（near reflex）。动眼神经功能损害时，睫状肌和双眼内直肌麻痹，调节反射和集合反射均消失。

（四）眼底检查

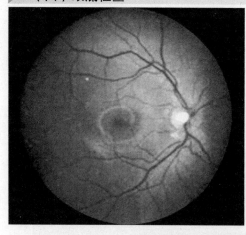

图 3-5-8　右侧正常眼底

检查眼底需借助检眼镜。正常眼底的视盘为卵圆形或圆形，边缘清楚，色淡红，颞侧较鼻侧稍淡，中央凹陷；动脉色鲜红，静脉色暗红，动、静脉管径的正常比例为 2：3（图 3-5-8）。眼底检查主要的项目：视盘、视网膜血管、黄斑区、视网膜各象限。应注意视盘的颜色、边缘、大小、形状、视网膜有无出血和渗出物、动脉有无硬化等。

视盘常见于颅内肿瘤、脑脓肿、外伤性脑出血、脑膜炎、脑炎等引起的颅内压增高时，其发生的机制是颅内压增高后影响了视网膜中央静脉的回流。

许多全身性疾病可以引起眼底的改变，几种常见的改变：①高血压动脉硬化。早期为视网膜动脉痉挛；硬化期为视网膜动脉变细、反光增强，有动、静脉交叉压迫现象，动脉呈铜丝状甚至银丝状；晚期围绕视盘可见火焰状出血、棉絮状渗出物，严重时有视盘。②慢性肾炎。视盘及周围视网膜水肿，有火焰状出血、棉絮状渗出物。③妊娠高血压综合征。视网膜动脉痉挛、水肿，渗出物增多时可致视网膜脱离。④糖尿病。视网膜静脉扩张迂曲，可见软性或硬性渗出，视网膜有点状和片状深层出血。⑤白血病。视盘边界不清，视网膜血管色淡，血管曲张或弯曲，视网膜上有带白色中心的出血斑及渗出物。

二、耳

耳为听觉和平衡器官，分外耳、中耳和内耳 3 个部分。

1.外耳

（1）耳郭（auricle）：注意其外形、大小、位置和对称性，有无发育畸形、外伤瘢痕、红肿、瘘口等。耳廓红肿、局部发热和疼痛，或牵拉、触诊耳廓引起疼痛，常提示有炎症；痛风患者可在耳廓上触及痛性小结，为尿酸盐沉着。

（2）外耳道（external auditory canal）：注意皮肤是否正常，有无溢液。如有黄色液体流出并有痒痛者为外耳道炎；有脓液流出伴全身症状，则应考虑急性中耳炎；外伤患者有血液或脑脊液流出应疑有颅底骨折。外耳道内局部红肿、疼痛，并有耳廓牵拉痛则为疖肿。对耳鸣患者应注意有无外耳道瘢痕狭窄、耵聍或异物堵塞。

2.中耳　观察鼓膜是否穿孔，注意穿孔位置，如有恶臭溢脓，可能为胆脂瘤。

3.乳突（mastoid）　外壳由骨密质组成，内腔为大小不等的骨松质小房，乳突内腔与中耳道相连。化脓性中耳炎引流不畅时可蔓延为乳突炎，检查时可发现耳廓后方皮肤红肿，乳突有明显压痛，有时可见瘘管。严重时，可继发耳源性脑脓肿或脑膜炎。

4.听力（auditory acuity）　检查时可先用粗略的方法了解被检查者的听力，检测方法为：在静室内嘱被检查者闭目坐于椅子上，并用手指堵塞一侧耳道，医师持手表或以拇指与示指互相摩擦，自 1m 以外逐渐移近被检查者耳部，直到被检查者听到声音，测量距离。正常人一般在 1m 处可闻及机械表声或捻指声。粗测若发现被检查者有听力减退，则应进行精确的听力测试和其他相应的专科检查。精测方法是使用规定频率的音叉或电测听设备进行一系列较精确的测试，对明确诊断更有价值。听力减退见于耳道有耵聍或异物、听神经损害、局部或全身血管硬化、中耳炎、耳硬化等。

三、鼻

1.鼻外观　视诊时注意鼻部皮肤颜色和鼻外形。鼻梁皮肤出现黑褐色斑点或斑片，为日晒后或其他原因所致的色素沉着，如黑热病、慢性肝病等；鼻梁部皮肤出现红色斑块，病损处高出皮面并向两侧面颊部扩展，见于系统性红斑狼疮；鼻尖和鼻翼出现红色皮肤损害，并有毛细血管扩张和组织肥厚，见于酒渣鼻（rosacea）；鞍鼻（saddle nose）是由于鼻骨破坏、鼻梁塌陷所致，见于鼻骨骨折、鼻骨发育不良、先天性梅毒和麻风病；鼻骨骨折十分常见，凡因鼻外伤引起鼻出血的患者都应仔细检查有无鼻骨或软骨骨折或移位；鼻腔完全堵塞、鼻变形、鼻梁宽平如蛙状，称为蛙状鼻，见于肥大的鼻息肉患者。

2. 鼻翼扇动（flaring of alaenasi） 吸气时鼻孔张大，呼气时鼻孔回缩。见于伴呼吸困难的高热性疾病（如大叶性肺炎）、支气管哮喘或心源性哮喘发作时。

3. 鼻腔

（1）鼻黏膜和鼻腔分泌物：急性鼻黏膜肿胀多为炎症充血所致，伴有鼻塞和流涕，见于急性鼻炎；慢性鼻黏膜肿胀多为黏膜组织肥厚，见于各种因素引起的慢性鼻炎；鼻黏膜萎缩、鼻腔分泌物减少、鼻甲缩小、鼻腔宽大、嗅觉减退或丧失，见于慢性萎缩性鼻炎。鼻黏膜受到各种刺激时会产生过多的分泌物，稀薄、无色的分泌物为卡他性炎症；黏稠、黄色或绿色的分泌物为鼻或鼻窦的化脓性炎症。

（2）鼻中隔：正常成人的鼻中隔很少完全居中，多数稍有偏曲，如有明显的偏曲，引起呼吸障碍，称为鼻中隔偏曲。严重的高位偏曲可压迫鼻甲，引起神经性头痛，也可因偏曲骨质刺激黏膜而引起出血。鼻中隔出现孔洞称为鼻中隔穿孔，多为鼻腔慢性炎症、外伤等引起。

（3）鼻出血（epistaxis）：多发生于单侧，见于外伤、鼻腔感染、局部血管损伤、鼻咽癌、鼻中隔偏曲等。双侧出血则多由全身性疾病引起，如某些发热性传染病（流行性出血热、伤寒等）、血液系统疾病（血小板减少性紫癜、再生障碍性贫血、白血病、血友病等）、高血压、肝病、维生素 C 或维生素 D 缺乏等。妇女如发生周期性鼻出血则应考虑到子宫内膜异位症。

4. 鼻窦（nasal sinus） 为鼻腔周围含气的骨质空腔，共四对（图 3-5-9），都以窦口与鼻腔相通，当引流不畅时常发生炎症。鼻窦炎时出现鼻塞、流涕、头痛和鼻窦压痛。

各鼻窦区压痛检查法如下。

（1）上颌窦：双手固定于患者的两侧耳后，将拇指分别置于左右颧部向后按压，比较两侧压痛情况。

（2）额窦：一手扶持患者枕部，用另一手拇指或示指置于眼眶上缘内侧用力向后向上按压；或以两手固定头部，双手拇指置于眼眶上缘内侧向后向上按压，比较两侧压痛情况。

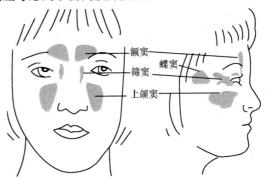

图 3-5-9 鼻窦位置

（3）筛窦：双手固定患者两侧耳后，双侧拇指分别置于鼻根部与眼内眦之间向后方按压，比较两侧压痛情况。

（4）蝶窦：因解剖位置较深，不能在体表进行检查。

四、口

口（mouth）的检查内容包括口唇、口腔内器官和组织及口腔气味等。

1. 口唇 口唇的毛细血管十分丰富，健康人口唇红润光泽。口唇颜色深红，为血液循环加速、毛细血管过度充盈所致，见于急性发热性疾病；口唇苍白，见于贫血、虚脱、主动脉瓣关闭不全等；口唇发绀，见于心力衰竭和呼吸衰竭等；口唇干燥并有皲裂，见于严重脱水患者；口唇疱疹为发生于口唇黏膜与皮肤交界处成簇的小水疱，半透明，初发时发痒或有刺激感，随后感疼痛，1 周左右即结痂，愈后不留瘢痕，多为单纯疱疹病毒感染所引起，常伴发于大叶性肺炎、感冒、流行性脑脊髓膜炎、疟疾等高热性疾病；唇裂为先天性发育畸形；口唇有红色斑片，压之褪色，见于遗传性毛细血管扩张症，除口唇外，身体其他部位也可出现；口唇突然发生非充血性、无痛性肿胀，见于血管神经性水肿，常与过敏有关；口唇肥厚增大，见于黏液性水肿（myxedema）、肢端肥大症（acromegaly）及呆小病（cretinism）等；口角糜烂见于维生素 B_2 缺乏症。

2. 口腔黏膜 检查口腔黏膜应在充分的自然光线下进行，正常口腔黏膜光洁呈粉红色。检查口腔黏膜和舌底部，让患者舌尖上翘触及硬腭。如出现蓝黑色色素沉着斑片，多为肾上腺皮质功能减退症（Addison 病）；如见大小不等的黏膜下出血点或瘀斑，可能为各种出血性疾病或维生素 C 缺乏所引起；在相当于第二磨牙的颊黏膜处出现针头大小白色斑点，称为麻疹黏膜斑（Koplik 斑），为麻疹的早期特征；黏膜充血、肿胀并伴有小出血点，称为黏膜疹（erathema），多为对称性，见于猩红热、风疹和某些药物中毒；黏膜溃疡可见于慢性复发性口疮；雪口病（鹅口疮）为假丝酵母菌感染，多见于衰弱的病儿或老年患者，也可出现于长期使用广谱抗生素和抗癌药之后。

由于口底组织比较松软，有时要用触诊才能触及口底新生物，颌下腺导管结石也宜用触诊检查。

3. 牙齿（teeth）　应注意有无龋齿、残根、缺齿和义齿等。如发现牙齿疾病，应按下列格式标明所在部位（图3-5-10）：

右上颌	8 7 6 5 4 3 2 1	1 2 3 4 5 6 7 8	左上颌
右下颌	8 7 6 5 4 3 2 1	1 2 3 4 5 6 7 8	左下颌

1. 中切牙；2. 侧切牙；3. 尖牙；4. 第一前磨牙；5. 第二前磨牙；
6. 第一磨牙；7. 第二磨牙；8. 第三磨牙

图 3-5-10　牙齿位置

如⌐1为右上中切牙，7⌐为左下第二磨牙。

牙齿的色泽与形状也具有临床诊断意义，如牙齿呈黄褐色，称为斑釉牙，为长期饮用含氟量过高的水所引起；如发现中切牙切缘呈月牙形凹陷且牙间隙分离过宽，称为Hutchinson齿，为先天性梅毒的重要体征之一；单纯齿间隙过宽，见于肢端肥大症。

4. 牙龈（gum）　正常牙龈呈粉红色，质坚韧且与牙颈部紧密贴合，压迫后无出血及溢脓。牙龈水肿见于慢性牙周炎；牙龈缘出血常为口腔内局部因素引起，如牙石等，也可由全身性疾病所致，如维生素C缺乏症、肝病或血液系统疾病等；牙龈经挤压后有脓液溢出，见于慢性牙周炎、牙龈瘘管等；牙龈的游离缘若出现蓝灰色点线，称为铅线，是铅中毒的特征，在铋、汞、砷等中毒时也可出现类似的黑褐色点线状色素沉着。

5. 舌（tongue）　舌的运动异常，如震颤见于甲状腺功能亢进症；偏斜见于舌下神经麻痹。舌的常见感觉、形态异常如下。

（1）干燥舌：轻度干燥一般不伴外形的改变；明显干燥见于鼻部疾病（可伴有张口呼吸、唾液缺乏）、大量吸烟、阿托品作用、放射治疗后等；严重的干燥舌可见舌体缩小，并有纵沟，见于严重脱水、干燥综合征等，可伴有皮肤弹性减退。

（2）胖大舌：一过性肿大见于舌炎、口腔炎、舌的蜂窝织炎、脓肿、血肿、血管神经性水肿等；长期增大见于黏液性水肿、呆小病和唐氏综合征（先天愚型）、舌肿瘤等。

（3）地图舌：又名"游走性舌炎"（geographic tongue），指舌面上出现黄色上皮细胞堆积而成的隆起，状如地图，边缘不规则，存在时间短，数日内即可剥脱，恢复正常。若再形成新的黄色隆起，称移行性舌炎（migratory glossitis）。这种舌炎很少伴随其他病变，发生原因尚不明确，可能由维生素B_2缺乏引起。

（4）镜面舌：又名光滑舌（smooth tongue），表现为舌萎缩，舌体较小，舌面光滑呈粉红色或红色，见于缺铁性贫血、恶性贫血及慢性萎缩性胃炎。

（5）草莓舌（strawberry tongue）：表现为舌乳头肿胀、发红，外观似草莓，见于猩红热或长期发热患者。

（6）毛舌（hairy tongue）：又名黑舌，舌面敷有黑色或黄褐色毛状物，为丝状乳头缠绕了真菌菌丝，以及其上皮细胞角化所形成，见于久病衰弱或长期使用广谱抗生素（引起真菌生长）的患者。

（7）裂纹舌（wrinkled tongue）：舌面上出现横向裂纹，见于唐氏综合征或维生素B_2缺乏，后者有舌痛；纵向裂纹见于梅毒舌。

（8）牛肉舌（beefy tongue）：舌面绛红色如生牛肉状，见于糙皮病（烟酸缺乏）。

6. 咽及扁桃体　咽分为鼻咽、口咽、喉咽三部分（图3-5-11）。鼻咽位于软腭平面之上、鼻腔的后方，如一侧有血性分泌物和耳鸣、耳聋，应考虑早期鼻咽癌。喉咽（laryngeal pharynx）位于口咽之下，也称下咽，其前方通喉腔，下端通食管，此部分的检查需借助间接或直接喉镜。口咽（oral pharynx）

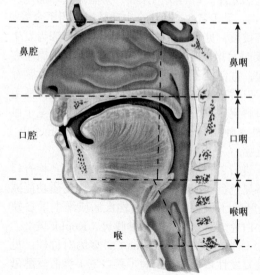

图 3-5-11　咽部结构

位于软腭平面之下、会厌上缘的上方，前方直对口腔，软腭向下延续形成前、后两层黏膜皱襞，前面的黏膜皱襞称为腭舌弓，后方的称为腭咽弓。扁桃体位于腭舌弓和腭咽弓之间的扁桃体窝中。腭咽弓的后方称咽后壁。一般咽部检查即指上述范围。

咽部的检查方法：被检查者取坐位，头略后仰，口张大并发"啊"音，用压舌板在舌的前 2/3 与后 1/3 交界处迅速下压，使软腭上抬，在照明的配合下即可见软腭、腭垂、软腭弓、扁桃体、咽后壁等。

检查时若发现咽部黏膜充血、红肿、黏膜腺分泌增多，多为急性咽炎；若咽部黏膜充血、表面粗糙，并有淋巴滤泡呈簇状增殖，见于慢性咽炎。扁桃体发炎时，腺体红肿、增大，在扁桃体隐窝内有黄白色分泌物，或渗出物形成的苔片状假膜，很易剥离，这点可与咽白喉时扁桃体上所形成的假膜鉴别。白喉假膜不易剥离，若强行剥离则易引起出血。扁桃体增大一般分为三度（图 3-5-12）：不超过腭咽弓者为Ⅰ度；超过腭咽弓者为Ⅱ度；达到或超过咽后壁中线者为Ⅲ度。

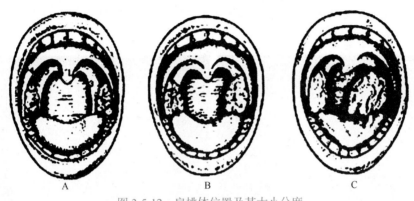

图 3-5-12 扁桃体位置及其大小分度
A. Ⅰ度扁桃体肿大；B. Ⅱ度扁桃体肿大；C. Ⅲ度扁桃体肿大

7. 喉（larynx） 位于喉咽之下，向下连接气管。喉为软骨、肌肉、韧带、纤维组织及黏膜所组成的一个管腔结构，是发音的主要器官。但发音的协调尚需肺、气管、咽、口腔、鼻腔、鼻窦等多方面的配合才能完成。急性声音嘶哑或失音常见于急性炎症；慢性失音要考虑喉癌。喉由喉上神经与喉返神经支配，当纵隔肿瘤、喉肿瘤及颈前手术时，上述神经受到损害，可引起声带麻痹以致失音。

8. 口腔气味 健康人口腔无特殊气味。饮酒、吸烟的人可有烟、酒味，如有特殊难闻的气味，可由口腔局部、胃肠道或其他全身性疾病引起。局部原因如牙龈炎、龋齿、牙周炎可产生臭味；牙槽脓肿为腥臭味；牙龈出血为血腥味。全身性疾病引起的特殊气味：糖尿病酮症酸中毒患者可发出烂苹果味；尿毒症患者可发出尿味；肝坏死患者的肝臭味；有机磷农药中毒的大蒜味等。

五、腮 腺

腮腺（parotid gland）位于耳屏、下颌角、颧弓所构成的三角区内，正常腮腺体薄而软，触诊时摸不清轮廓。腮腺肿大时可见到以耳垂为中心的局部隆起。腮腺管位于颧骨下 1.5cm 处，横过咀嚼肌表面，开口相当于上颌第二磨牙对面的颊黏膜上（图 3-5-13）。检查时应注意导管口有无分泌物。腮腺肿大见于以下几种情况。

1. 急性流行性腮腺炎 腮腺迅速肿大，先为单侧，继而可累及对侧，检查时有压痛，急性期可能累及胰腺、睾丸或卵巢。

2. 急性化脓性腮腺炎 发生于免疫功能低下的重症患者，多为单侧性，检查时在导管口处加压可见脓性分泌物流出，多见于胃肠道手术后及口腔卫生不良者。

3. 腮腺肿瘤 多形性腺瘤质韧，呈结节状，边界清楚，可有移动性；恶性肿瘤质硬、有痛感，发展迅速，与周围组织有粘连，可伴有面瘫。

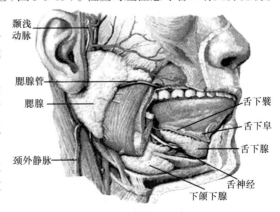

图 3-5-13 腮腺及腮腺导管位置

笔记栏

4.腮腺导管结石 进食时肿胀和疼痛加重。Mikulicz综合征除腮腺肿大外，还同时有泪腺、颌下腺肿大，但皆为无痛性。

第四节 头部检查中某些异常发现及其鉴别

一、视力障碍

案例 3-5-1

女性，40岁。因"口干、多饮、多尿3年，双眼视物模糊不清2个月"就诊。近1年体重下降5kg，双足有麻木、疼痛感。

体格检查：头颅及其各器官无异常，心、肺、腹未查见异常。双下肢无水肿，双侧足背动脉搏动良好，双下肢痛、触觉减退。神经病理反射未引出。

辅助检查：右眼底可见少量出血、硬性渗出；左眼底可见新生血管、玻璃体积血、少量硬性渗出（图3-5-14）。

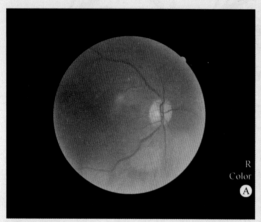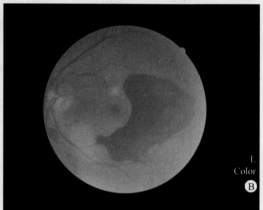

图 3-5-14 眼底检查
A.右眼底；B.左眼底

问题：

1.该患者突出的症状是什么？

2.哪些情况和疾病能够引起上述症状？

3.为确诊尚需询问哪些伴随症状？

视力障碍主要表现为视物模糊不清，但程度大相径庭，可从轻度视力下降直至失明。

【病因】

1.眼科疾病 角膜疾病、屈光不正、白内障、原发性视网膜和视神经病变等。

2.内科疾病 高血压、糖尿病、肾病等继发视力改变。

3.颅内病变 颅内肿瘤、炎症、出血等累及视神经。

案例 3-5-1 分析 1

患者突出的症状是双眼视物模糊不清，有"三多一少"的典型表现。可进一步查血糖，明确糖尿病诊断。

【伴随症状】

1.伴畏光、眼痛 考虑角膜疾病。

2.伴头晕、头痛、心悸、胸闷 考虑高血压。

3.伴多饮、多尿、消瘦、乏力、四肢麻木 考虑糖尿病。

4.伴腰痛、乏力、水肿 考虑肾病。

5.伴头痛、瘫痪等 考虑颅内病变。

笔记栏

案例 3-5-1 分析 2

需除外眼科本身疾病，但该患者除双眼视物模糊不清外，还有"三多一少"的典型表现，故为全身性疾病。

【问诊要点】

（1）每日饮水量、夜尿情况。

（2）既往史有无颅脑外伤或炎症等。

（3）是否伴头痛、视野缩小等。

（4）是否有腰痛、乏力等。

（5）发病后诊治经过及疗效。

（6）月经情况。

案例 3-5-1 小结

综合患者情况，患者双眼视物不清伴有双足麻木、疼痛、双下肢痛、触觉减退，结合眼底检查所见，考虑为糖尿病的视网膜病变及糖尿病神经病变。糖尿病慢性并发症可在诊断糖尿病前已存在，有些患者因并发症作为线索发现糖尿病，当出现增殖性视网膜病变时常伴有糖尿病肾病及神经病变。该患者可进一步进行相关检查评定糖尿病肾病及其他并发症。

二、眼 球 突 出

案例 3-5-2

女性，45 岁。因"发现颈粗伴心悸、乏力、消瘦 1 年，双眼外突 1 个月"入院。患者 1 年前偶然发现颈粗，并逐渐感觉心悸、乏力，未在意。近 1 个月来，发觉双眼外突且畏光、流泪，遂来院就诊。

体格检查：体温 37℃，脉搏 120 次 / 分，呼吸 22 次 / 分，血压 150/70mmHg。甲状腺功能亢进面容、双眼外突、眼裂增宽、甲状腺功能亢进眼征阳性（图 3-5-15）。甲状腺Ⅱ度肿大，质软，无压痛，可闻及收缩期杂音。心率 120 次 / 分，律齐，心尖区第一心音增强，可闻及 2/6 级收缩期杂音。双手平举细颤。闻及股动脉枪击音。胫前无水肿。

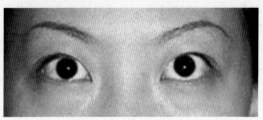

图 3-5-15 眼部表现

问题：

1. 患者的突出症状及体征是什么？

2. 尚需询问哪些伴随症状及病史？

3. 患者最可能的诊断是什么？

眼球突出分为单侧眼球突出和双侧眼球突出，主要见于 Graves 病和眼眶内及周围局部病变。

【病因】

1. 双侧眼球突出　主要见于 Graves 病，该病多见于中年女性，多有精神刺激等诱因，临床出现一系列症状和体征，如高代谢症候群、烦躁、失眠、腹泻、心悸等。眼球突出可伴或不伴有甲状腺功能亢进症，双侧眼球突出程度可相同或不同，还可伴有 Graefe 征、Stellwag 征、Mobius 征等眼征。

2. 单侧眼球突出　见于 Graves 病、眼眶内肿瘤及炎症、眶周肿瘤（如鼻旁窦肿瘤、鼻咽癌）等。

案例 3-5-2 分析 1

1. 有怕热、多汗、乏力、消瘦等高代谢症候群。

2. 体格检查有甲状腺功能亢进表现，双侧眼球突出、甲状腺Ⅱ度肿大且可闻及收缩期杂音、细颤、枪击音等体征。

【伴随症状】

1. 伴怕热、多汗、乏力、消瘦　考虑 Graves 病。

2. 伴心悸、腹泻　考虑 Graves 病。

3. 伴烦躁、失眠、性格改变等　考虑 Graves 病。

4. 伴甲状腺自身抗体阳性　考虑 Graves 病。

5. 伴头痛、视物模糊等　考虑球后肿瘤、眶内炎症。

6. 伴鼻塞、失嗅等　考虑鼻咽和鼻窦肿瘤。

案例 3-5-2 分析 2

该患者缺乏精神及性格改变、月经生育史等问诊情况。

【问诊要点】

（1）年龄、性别、居住地、饮食习惯。

（2）是否有精神刺激情况。

（3）是否有多食而消瘦、怕热、多汗、心悸、乏力等。

（4）是否有烦躁、失眠、性格改变等。

（5）询问家族史、月经、生育史。

案例 3-5-2 小结

中年女性，有怕热、多汗、乏力、消瘦等高代谢症候群，双侧眼球突出、甲状腺肿大且可闻及收缩期杂音、细颤、枪击音等体征。综上所述，本病例为典型的 Graves 病。

三、鼻 出 血

案例 3-5-3

女性，53 岁。因 "反复鼻出血 3d" 入院。

患者 3d 来，反复出现鼻出血，多发生于右侧，持续时间较长。近期工作繁忙，饮食不规律。有高血压病史 10 余年，平素自服抗高血压药和阿司匹林，很少监测血压情况。

体格检查：体温 36.6℃，脉搏 85 次 / 分，呼吸 21 次 / 分，血压 200/120mmHg。面部发红，一般情况可，右侧鼻孔出血，敷料填塞压迫止血。其余体格检查无明显异常。

问题：

1. 该患者的突出症状是什么？

2. 尚需询问哪些伴随症状？

3. 引起鼻出血的情况有哪些？

鼻出血相当常见。大多数鼻出血来源于鼻中隔前端的 Little 区，多为单侧，严重时也可双侧。引起鼻出血的原因很多，常见于外伤、出血性疾病、鼻腔局部病变及血管发育异常等。

【病因】

1. **鼻腔疾病**　鼻腔感染、鼻中隔偏曲、局部血管损伤、鼻咽癌、青少年血管纤维瘤等，多为单侧出血。

2. **外伤。**

3. **全身性疾病**　某些发热性传染病（流行性出血热、伤寒等）、血液系统疾病（血小板减少性紫癜、再生障碍性贫血、白血病、血友病等）、高血压、肝病、维生素 C 或维生素 D 缺乏等，往往出血量较多。

4. **其他**　遗传性出血性毛细血管扩张症、子宫内膜异位症等。

5. **抗凝血药用量过大或特异性体质。**

案例 3-5-3 分析

该患者的突出症状为鼻出血，其主要原因为高血压。近来劳累，可能致血压更高；服用阿司匹林，影响了血小板功能，均促发了鼻出血的发生。

【伴随症状】

1. **伴发热、鼻部疼痛、流涕**　见于鼻腔感染。

2. **伴其他部位皮肤黏膜出血**　见于血液系统疾病、遗传性出血性毛细血管扩张症或维生素 C 缺乏等。

3. 伴鼻塞、耳鸣、失嗅　可见于鼻咽癌等。

4. 伴头晕、头痛　考虑高血压。

5. 伴乏力、食欲缺乏、黄疸等　常见于肝病。

6. 随月经周期性的鼻出血　见于子宫内膜异位症。

【问诊要点】

（1）年龄、性别、职业、饮食、生活习惯等。

（2）诱因、时间频率、病程。

（3）有无头晕、乏力、面色苍白、其他出血情况。

（4）有无鼻塞、耳鸣、失嗅等症状。

（5）有无发热、流涕、鼻塞、鼻部疼痛等。

（6）详细用药情况。

（7）既往史、家族史、月经史及治疗情况。

案例 3-5-3 小结

　　本案例提供的资料缺乏伴随症状；此外，尚需问及全身状况、生活习惯、详细用药情况、家族史、月经史等。

　　综上所述，该患者的突出症状为鼻出血，其主要原因为高血压全身性疾病。

四、声　嘶

案例 3-5-4

　　男性，45 岁，农民，平素体健，无不良嗜好。因"胸闷、憋气、声嘶 1 月余"入院。

　　患者 1 个多月来，无明显诱因出现逐渐加重的胸闷、憋气、声嘶，伴有轻微咳嗽，无发热，无咳痰及咯血。

　　体格检查：体温 36.8℃，脉搏 80 次 / 分，呼吸 25 次 / 分，血压 110/70mmHg。面部发红、水肿、喘憋貌、声嘶。颈静脉怒张，右侧锁骨上窝触及两个肿大的淋巴结。右肺上野呼吸音低，闻及干啰音，左肺呼吸音清晰。心界扩大，心尖冲动触不到，心音低钝。其余体格检查未见异常。

问题：

　　1. 该患者的主要症状是什么？

　　2. 有哪些主要伴随症状？

　　3. 能够引起声嘶的疾病有哪些？

声嘶是耳鼻喉科常见的症状之一，表现为音调变低，严重时可失音，主要是神经或发音器官的病变所致。

【病因】

1. 喉部病变　急、慢性炎症及先天畸形、水肿、囊肿和肿瘤等。

2. 声带本身疾病　声带小结、声带息肉、声带肉芽肿（结核、组织胞浆菌病、结节病、韦格内肉芽肿等）和溃疡及先天畸形等。

3. 中枢性病变　大脑皮质大面积损伤或脑干损伤引起声带麻痹。

4. 甲状腺及颈部其他手术损伤喉上神经或喉返神经。

5. 纵隔原发或转移瘤　（支气管肺癌、胃癌、甲状腺癌等）压迫喉上神经或喉返神经。

6. 甲状腺功能减退症　该病可引起 Reinke 间隙水肿，Reinke 间隙为声带表面黏膜与甲杓肌及声带之间的潜在间隙，发声时可使声带黏膜自由运动及振动。

案例 3-5-4 分析

　　该患者的主要症状是胸闷、憋气、声嘶。综合患者情况和上述常见的声嘶原因，考虑该患者可能为肺部或纵隔疾病累及喉返神经。

【伴随症状】

1. 伴咽喉疼痛、异物感、咽痒、咳嗽　见于急、慢性喉炎。

2. 伴咽干、咽痒、异物感等　考虑声带疾病。

3. 伴咳嗽、咯血、胸痛、胸闷等　考虑支气管肺癌。

4. 伴食欲缺乏、呃逆、上腹痛、呕血、黑粪　考虑胃癌。

5. 伴胸闷、憋气、活动后心悸、气短等　考虑纵隔肿物。

6. 伴怕冷、乏力、食欲缺乏、体重增加、少言懒动等　考虑甲状腺功能减退症。

【问诊要点】

（1）年龄、诱因、持续时间。

（2）职业、烟酒等嗜好。

（3）有无咽痛、咽痒、异物感等。

（4）有无咳嗽、胸闷、胸痛、咯血等。

（5）有无食欲缺乏、呃逆、呕血、便血等。

（6）有无怕冷、少言、懒动、乏力等。

（7）有无气促、活动后心悸、气短、面部发红水肿等。

（8）有无甲状腺及颈部其他手术。

> **案例 3-5-4 小结**
>
> 　该患者轻微咳嗽，但无胸痛、咯血，无活动后心悸、气短等资料。体格检查可见面部发红水肿、颈静脉怒张、锁骨上淋巴结肿大及心肺体征等，进一步提示为支气管肺癌纵隔转移。经进一步行肺 CT 及气管镜等检查，确诊为支气管肺癌纵隔内转移、心包转移并积液。

（刘　丹）

第 6 章　颈部检查

第一节　颈部检查内容

检查颈部时，被检查者宜取舒适坐位，解开内衣，暴露颈部和肩部。如患者卧位，也应尽量充分暴露局部。头稍后仰，更易观察颈部有无包块、瘢痕和两侧是否对称。触诊手法应轻柔，当怀疑颈椎疾病时更应注意。

一、颈部外形与分区

正常人颈部两侧对称，静坐时颈部血管不显露，矮胖者较粗短，瘦长者较细长。男性甲状软骨比较突出，女性则平坦不显著。转头时可见胸锁乳突肌突起。为描述和标记颈部病变的部位，根据解剖结构，将每侧颈部分为两个区域，即颈前三角和颈后三角。颈前三角为胸锁乳突肌内缘、下颌骨下缘与前正中线之间的区域；颈后三角为胸锁乳突肌的后缘、锁骨上缘与斜方肌前缘的区域。

二、颈部姿势与运动

正常人坐位时颈部直立，伸屈、转动自如。应检查颈部静态与动态时的改变：如头不能抬起，见于严重消耗性疾病的晚期、重症肌无力、脊髓前角细胞炎及进行性肌萎缩等；头部向一侧偏斜称为斜颈（torticollis），见于颈肌外伤、瘢痕收缩、先天性颈肌挛缩和斜颈。先天性斜颈者患侧的胸锁乳突肌粗短，当两侧差别不明显时，可将患者头位复正，此时病侧胸锁乳突肌的胸骨端会立即隆起，为诊断本病的特征性表现。颈部运动受限并伴有疼痛，可见于软组织炎症、颈肌扭伤、肥大性脊椎炎、颈椎结核或肿瘤等；颈强直为脑膜受刺激的特征，见于各种脑膜炎、蛛网膜下腔出血等。

三、颈部皮肤与包块

1. 颈部皮肤　注意有无蜘蛛痣、感染（疖、痈、结核）及其他病变，如瘢痕、瘘管、神经性皮炎、银屑病等。

2. 颈部包块　注意其部位、数目、大小、质地、活动度、与邻近器官的关系和有无压痛等。局部包块可能为肿大的淋巴结，如质地较软，有轻度压痛，可能为非特异性淋巴结炎；如质地较硬，且伴有纵隔、胸腔或腹腔病变的症状或体征，则应考虑恶性肿瘤的淋巴结转移。若为全身性、无痛性淋巴结肿大，多见于血液系统疾病。肿大的甲状腺和甲状腺来源的包块，做吞咽动作时可随吞咽向上移动，以此可与颈前其他包块鉴别。若为囊肿，则弹性大，一般无全身症状，如为圆形、表面光滑、有囊样感，压迫能使之缩小，可能为囊状瘤。

四、颈部血管

正常人去枕仰卧时颈静脉可充盈，但在坐位或半坐位（即上身与水平面成45°角）时，颈静脉是塌陷的。若在坐位或半坐位时颈静脉明显充盈、怒张，则为异常征象，提示颈静脉压升高，见于右侧心力衰竭、缩窄性心包炎、心包积液、上腔静脉阻塞综合征及胸腔、腹腔压力增加等情况。

正常人仅在剧烈活动后，心排血量增加时，可见颈动脉搏动，且很微弱，若在安静状态下出现明显的颈动脉搏动，则多见于主动脉瓣关闭不全、高血压、甲状腺功能亢进症及严重贫血患者。

正常情况下不会出现颈静脉搏动，只有在三尖瓣关闭不全、颈静脉怒张时才易见到。因颈动脉和颈静脉都可能发生搏动，而且部位相近，故应鉴别。静脉搏动一般柔和，范围弥散，触诊时无搏动感；动脉搏动比较强劲，为膨胀性，搏动感明显。

听诊颈部血管，一般让患者取坐位，用钟型听诊器听诊。如发现血管杂音，应注意其部位、强度、性质、音调、传播方向和出现时间，以及患者姿势改变和呼吸等对杂音的影响。如在颈部大血管区域听到血管性杂音，应考虑颈动脉或椎动脉狭窄。颈动脉狭窄的典型杂音发自颈动脉分叉部，并向下颌部放射，出现于收缩中期，呈现吹风样高音调性质，这种杂音往往提示强劲颈动脉血流和颈动脉狭窄。若在锁骨上窝处听到杂音，可能为锁骨下动脉狭窄。颈静脉杂音最常出现于右侧颈下部，与动脉杂音不同，它受体位改变、转颈和呼吸的影响。如在右锁骨上窝听到低调、柔和、连续性杂音，则可能为颈静脉血快速流入上腔静脉口径较宽的球部所产生，属生理性，用手指压迫颈静脉后即可消失。

五、甲 状 腺

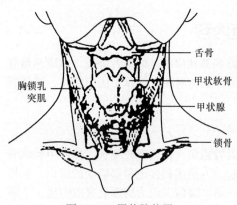

图 3-6-1 甲状腺位置

甲状腺（thyroid）位于甲状软骨下方和两侧（图 3-6-1），重 15～25g，表面光滑，柔软且不易触及。

（一）甲状腺检查法

1. 视诊 正常人甲状腺外观不明显，女性在青春发育期可略增大。嘱被检查者做吞咽动作，可见甲状腺随吞咽而向上移动，仍不易辨认时，嘱被检查者两手放于枕后，头向后仰，即易观察到。注意观察甲状腺的大小和对称性。

2. 触诊 能进一步明确甲状腺的轮廓及质地。触诊范围包括甲状腺峡部和左、右侧叶。

（1）甲状腺峡部：位于环状软骨下方，2～4气管环前方。医师站于受检者前面，用拇指从胸骨上切迹向上触摸，也可站于受检者后面用示指触诊在手指下滑动，该组织即为甲状腺峡部，应仔细判断有无增厚和肿块。

（2）甲状腺侧叶：①前面触诊：拇指施压于一侧甲状软骨，将气管推向对侧，另一手示、中指在对侧胸锁乳突肌后缘向前推挤甲状腺侧叶，拇指在胸锁乳突肌前缘触诊，配合吞咽的动作，重复检查，可触及被推挤的甲状腺（图 3-6-2）。用同样的方法检查另一侧甲状腺。②后面触诊：示、中指施压于一侧甲状软骨，将气管推向对侧，另一手的拇指在对侧胸锁乳突肌后缘向前推挤甲状腺，示、中指在其前缘触诊甲状腺。配合吞咽动作，重复检查（图 3-6-3）。用同样方法检查另一侧甲状腺。

3. 听诊 触到肿大甲状腺后，用钟型听诊器直接放在其上方，若听到低调的连续性静脉"嗡鸣"音，有助于诊断甲状腺功能亢进症。在弥漫性甲状腺肿伴甲状腺功能亢进者还可听到收缩期动脉杂音。

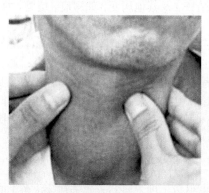

图 3-6-2 前面触诊甲状腺

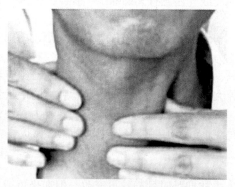

图 3-6-3 后面触诊甲状腺

（二）甲状腺肿大常见疾病

甲状腺肿大可分三度：看不出肿大，但能触及者为Ⅰ度；能看到肿大，又能触及，但在胸锁乳突肌以内者为Ⅱ度；超过胸锁乳突肌外缘者为Ⅲ度（图 3-6-4）。

引起甲状腺肿大的常见疾病如下。

1. 单纯性甲状腺肿 腺体肿大可为弥漫性，也可为结节性，不伴有甲状腺功能亢进的体征。

2. 甲状腺功能亢进症 肿大的甲状腺质地柔软，触诊时可有震颤，可能听到"嗡鸣"样血管杂音，由血管增多、增粗及血流增速引起。

3. 甲状腺癌 触诊有结节感，包块不规则、质硬。因发展较慢，体积可较小，易与甲状腺腺瘤、颈前淋巴结肿大相混淆。

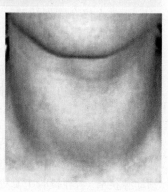

图 3-6-4 Ⅲ度甲状腺肿大

4. 慢性淋巴细胞性甲状腺炎 又称桥本甲状腺炎，质韧，呈弥漫性或结节性肿大，常伴甲状腺功能亢进或减退。

5. 甲状旁腺腺瘤 甲状旁腺位于甲状腺之后，发生腺瘤后可使甲状腺突出，检查时也随吞咽移动。需结合甲状旁腺功能亢进的临床表现加以鉴别。

六、气 管

正常人气管位于颈前正中部。检查时让患者取舒适坐位或仰卧位，使颈部处于正位自然状态，医师将示指与环指分别置于两侧胸锁关节上，然后将中指置于气管之上，观察中指是否居于示指与环指中间；或以中指置于气管与两侧胸锁乳突肌之间的间隙，凭两侧间隙是否等宽来判断气管有无偏移。若有偏移，根据气管的偏移方向可以判断病变部位：如一侧大量胸腔积液、积气，纵隔肿瘤及单侧甲状腺肿大可将气管推向健侧；而肺不张、肺硬化、胸膜粘连可将气管拉向患侧。主动脉弓动脉瘤患者由于心脏收缩时瘤体膨大，将气管压向后下，因而随心脏搏动可以触到气管的向下掦动，称为 Oliver 征。

第二节 颈部包块及其鉴别

案例 3-6-1

男性，20 岁。因"反复出现发热伴颈前肿块 2 年余，再发病 1d"入院。

患者自 2 年前不明原因出现发热伴颈前肿块，肿块直径约 2cm，有疼痛及压痛，在当地应用"先锋霉素 V"7d 后症状消失，肿块明显减小；以后每年均有发作，间隔 2～7 个月，每次经抗生素治疗痊愈；1d 前再次发病，伴肌肉酸痛、周身不适，为明确诊断来医院就诊。

体格检查：体温 39.5℃，脉搏 105 次/分，呼吸 26 次/分，血压 120/80mmHg。急病面容，颌下触及 1 个 2cm×3cm 肿块，伴红、肿、热、压痛，有波动感，随吞咽移动。

问题：

1. 该患者的突出症状、体征是什么？

2. 能够引起上述主要症状、体征的有哪些情况？

3. 为明确引起该症状、体征的病因需要询问哪些病史？

颈部包块是临床常见症状和体征，涉及的疾病较多，需要仔细检查，予以鉴别。

【病因】

1. 炎症反应性颈部淋巴结肿大

（1）急性淋巴结炎：短时间内出现的淋巴结疼痛必须考虑局部的淋巴结炎，若炎症较重，局部皮肤红肿，可伴高热，并最终导致蜂窝织炎和脓肿形成。应寻找原发炎症病灶，如咽喉炎、扁桃体炎、腮腺炎及牙周病等。肿大淋巴结可因急性淋巴结炎消散后的瘢痕而长期存留。

（2）颈部淋巴结结核：常表现为单侧的、大小不等的淋巴结肿大。较大的淋巴结可与皮肤粘连呈现特征性蓝色，最终导致瘘管形成。

（3）病毒性感染所致颈部淋巴结肿大：麻疹、传染性单核细胞增多症、猫抓病、艾滋病、风疹、肝炎等。

（4）其他感染性疾病所致颈部淋巴结肿大：衣原体感染、恙虫病、钩端螺旋体病、布鲁菌病、弓形虫病等。

（5）结节病致颈部淋巴结肿大：颈部双侧淋巴结为无痛性、质较韧且明显肿大，不伴全身损害。

2. 肿瘤性颈部淋巴结肿大 通常在中、下颈部可发现无痛性，有时与周围组织粘连的单个或多个淋巴结，质韧或硬，生长迅速。若有不规则发热、多汗和体力下降等全身症状，更要考虑恶性疾病。咽喉癌、支气管肺癌、胃癌、乳腺癌等常有颈部淋巴结转移；霍奇金病、非霍奇金淋巴瘤、急性或慢性白血病等也是常见的颈部肿瘤性淋巴结肿大的原因。

3. 鳃裂囊肿 为先天畸形，主要见于青少年，多局限于颌下、胸锁乳突肌前，大小不定，有弹性。若合并感染，不易与炎性淋巴结区别。

4. 甲状舌管囊肿 起因于未闭的甲状舌管，青春期时发生于甲状舌骨膜，多位于颈中线，常伴感染。当长至足够大时，可成为透光性炎症病灶，且可通过形成的瘘管与外界相通。

5.甲状腺肿　见于甲状腺功能亢进症、单纯性甲状腺肿、甲状腺癌、桥本甲状腺炎、甲状旁腺瘤、迷走甲状腺肿等。

案例 3-6-1 分析 1

该患者主要症状是反复发作的痛性颈前肿块，伴发热。体格检查：颌下触及 1 个 2cm×3cm 肿块，伴红、肿、热、压痛，有波动感，随吞咽移动。

【伴随症状】

1.伴全身中毒症状（如发热、全身酸痛等）　多为急性淋巴结炎或囊肿伴感染。

2.伴多汗、乏力、消瘦　应考虑恶性疾病或慢性传染性疾病。

3.伴突眼、消瘦、心悸　应考虑甲状腺功能亢进症。

4.伴贫血、肝脾大　应考虑白血病。

5.伴瘘管形成　考虑淋巴结结核、囊肿等。

案例 3-6-1 分析 2

该患者主要症状是反复发作的痛性颈前肿块，伴全身感染中毒症状，如发热、肌肉酸痛，抗生素治疗有效，考虑囊肿并感染。

【问诊要点】

（1）发病诱因、发作频率、病程。

（2）年龄、性别。

（3）包块数量。

（4）包块有无压痛、红肿、波动、粘连、瘘管形成及质地情况。

（5）是否伴发热、多汗、消瘦、乏力、贫血等。

（6）是否到过疫区及有无不洁性生活史。

案例 3-6-1 小结

患者为青年男性，近 2 年来颈部肿块反复发作、抗生素治疗有效，肿块位于颈前中线，较大，考虑囊肿并感染。但病史中缺乏消瘦、乏力、生活习惯、是否到过疫区等情况的问诊。

（刘　丹）

笔记栏

第 7 章　胸 部 检 查

胸部（chest）指颈部以下和腹部以上的区域，胸廓由12个胸椎和12对肋骨、锁骨及胸骨组成。胸廓和横膈共同围成胸腔，胸腔分为两侧部和中间部，侧部容纳左、右胸膜腔和肺，中间部由纵隔占据，内容包括心脏、出入心脏的大血管、气管、食管、胸导管、胸腺及神经、淋巴管和淋巴结等。

胸部检查除采用常规的一般物理检查外，目前有很多辅助检查，如X线、CT、肺功能、血气分析、纤维支气管镜、胸腔镜、睡眠监测仪及各种病原学、细胞学和组织学检查。这些检查虽能提供细致的早期病变和图像，甚至做出病原学和病理学的决定性诊断，但是基本的物理学检查方法所能发现的改变，如叩诊音、呼吸音和啰音等却不能完全从辅助检查中得来。因此，实验室检查不能替代基本的物理学检查方法。

传统的胸部物理检查包括视诊、触诊、叩诊和听诊4个部分。患者应尽可能暴露全部胸廓，视病情或检查需要采取坐位或卧位，全面系统地按视、触、叩、听顺序进行检查。一般先检查前胸部及两侧胸部，然后再检查背部。

第一节　胸部的体表标志

胸部体表标志包括骨骼标志、自然陷窝、人工划线及分区等（图3-7-1～图3-7-3），可用来标记胸部脏器的位置和轮廓，也可用于描述体征的位置和范围，还可用于指示穿刺或手术的部位。

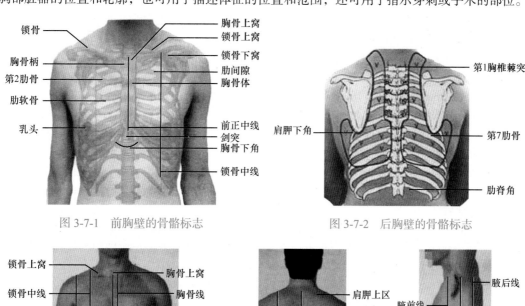

图 3-7-1　前胸壁的骨骼标志　　　　　　图 3-7-2　后胸壁的骨骼标志

图 3-7-3　胸壁的自然陷窝和人工划线与分区
A. 前胸壁；B. 后胸壁；C. 侧胸壁

一、骨骼标志

1. 胸骨上切迹（suprasternal notch）　位于胸骨柄的上方。正常情况下气管位于切迹正中。

2. 胸骨柄（manubrium sterni）　为胸骨上端略呈六角形的骨块。其上部两侧与左右锁骨的胸骨端相连接，下方则与胸骨体连接。

105

3. 胸骨角（sternal angle） 又称 Louis 角，为胸骨柄与胸骨体的连接处。其两侧分别与左右第2 肋软骨相连接，胸骨角标志气管分叉、心房上缘和上下纵隔交界及相当于第 5 胸椎水平。

4. 剑突（xiphoid process） 位于胸骨体下端，呈三角形，其底部与胸骨体相连，正常人剑突的长短差异很大。

5. 腹上角 为左、右肋弓（由两侧的第 7 ～ 10 肋软骨相互连接而成）在胸骨下端会合处所形成的夹角，又称胸骨下角（infrasternal angle）。正常为 70°～ 110°，体型瘦长者较小，矮胖者较大，深呼气时可稍增宽。其后为肝左叶、胃及胰腺所在区域。

6. 肋骨（rib） 共 12 对。肋骨除被锁骨和肩胛骨掩盖部分外，大多能在胸壁触及。在背部与相应的胸椎相连，由后上方向前下方倾斜。其倾斜度上方略小，下方稍大。第 1 ～ 7 肋骨在前胸部通过各自的肋软骨与胸骨相连。而第 8、9、10 肋软骨通过上一肋软骨与胸骨相连。第 11 和 12 肋骨不与胸骨相连，称为浮肋（free ribs）。

7. 肋间隙（intercostal space） 为两个肋骨之间的空隙，第 1 肋骨下面的间隙为第 1 肋间隙，第 2 肋骨下面的间隙为第 2 肋间隙，其余依此类推。

8. 肩胛骨（scapula） 位于后胸壁第 2 ～ 8 肋骨之间，肩胛冈及其肩峰端均易触及。肩胛骨呈三角形，其下部尖端称肩胛下角。被检查者取坐位或直立位，两上肢自然下垂时，肩胛下角平第 7 肋骨水平或第 7 肋间隙，或相当于第 8 胸椎水平。

9. 脊柱棘突（spinous process） 是后正中线的标志。位于颈根部的第 7 颈椎棘突最为突出，其下为第 1 胸椎，常以此作为计数胸椎的标志。

胸壁的垂直定位大都以肋骨和肋间隙为标志。前肋一般根据胸骨角定位第 2 肋软骨，然后依此类推。后肋可以根据第 7 颈椎棘突或第 12 肋计数。

二、垂直线标志

1. 前正中线（anterior midline） 即胸骨中线，为通过胸骨的正中线。即上端位于胸骨柄上缘的中点，向下通过剑突中央的垂直线。

2. 胸骨线（sternal line）（左、右） 为沿胸骨边缘与前正中线平行的垂直线。

3. 胸骨旁线（parasternal line）（左、右） 胸骨线与锁骨中线中点的垂直线。

4. 锁骨中线（midclavicular line）（左、右） 为通过锁骨的肩峰端与胸骨端两者中点所做的与前正中线平行的直线，即通过锁骨中点向下的垂直线。

5. 腋前线（anterior axillary line）（左、右） 上肢向外侧方平举，与躯体成 90° 以上角时，通过腋窝前皱襞沿前侧胸壁向下的垂直线。

6. 腋后线（posterior axillary line）（左、右） 为通过腋窝后皱襞沿后侧胸壁向下的垂直线。

7. 腋中线（midaxillary line）（左、右） 为自腋窝顶于腋前线和腋后线之间向下的垂直线。它与腋前线和腋后线距离相等。

8. 后正中线（posteriormid line） 即脊柱中线，为通过椎骨棘突或沿脊柱正中下行的垂直线。

9. 肩胛线（scapular line）（左、右） 为双臂下垂时通过肩胛下角所做的与后正中线平行的垂直线，故亦称肩胛下角线。

三、自然陷窝和解剖区域

1. 腋窝（axillary fossa）（左、右） 为上肢内侧与胸壁相连的凹陷部。

2. 胸骨上窝（suprasternal fossa） 为胸骨柄上方的凹陷部，正常气管位于其后。

3. 锁骨上窝（supraclavicular fossa）（左、右） 为锁骨上方的凹陷部，相当于两肺尖的上部。

4. 锁骨下窝（infraclavicular fossa）（左、右） 为锁骨下方的凹陷部，下界为第 3 肋骨下缘，相当于两肺上叶肺尖的下部。

5. 肩胛上区（suprascapular region）（左、右） 为肩胛冈以上的区域，其外上界为斜方肌的上缘，相当于两肺上叶肺尖的下部。

6. 肩胛下区（infrascapular region）（左、右） 为两肩胛下角的连线与第 12 胸椎水平线之间的区域。后正中线将此区分为左右两部分。

7. 肩胛区（scapular region）（左、右） 为肩胛冈以下、肩胛下角水平以上、肩胛骨内缘以外的区域，后正中线将此区分为左、右两部分。

8.肩胛间区（interscapular region）（左、右）　两肩胛骨内缘之间的区域。后正中线将此区分为左、右两部分。

四、肺和胸膜的体表投影

气管自颈前部正中沿食管前方下行进入胸部，在胸骨角水平分为左、右主支气管。右主支气管粗短而陡直，左主支气管细长而倾斜。肺的体表投影见图 3-7-4～图 3-7-7。

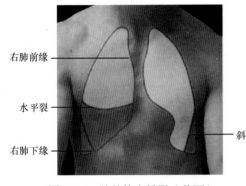

图 3-7-4　肺的体表投影（前面）

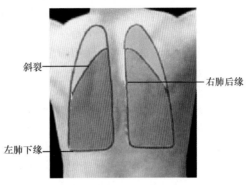

图 3-7-5　肺的体表投影（后面）

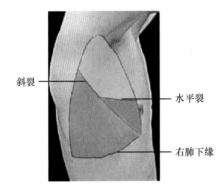

图 3-7-6　肺的体表投影（右侧面）

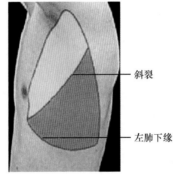

图 3-7-7　肺的体表投影（左侧面）

1.肺尖　位于锁骨之上，其最高点偏内，近锁骨的胸骨端，达第 1 胸椎的水平，在锁骨上约 3cm。

2.肺上界　始于胸锁关节，向上至第 1 胸椎水平，然后转折向下至锁骨中 1/3 与内 1/3 交界处，为一向上凸起的弧线。

3.肺外侧界　由肺上界向下延伸而成，几乎与侧胸壁的内表面相接触。

4.肺内侧界　自胸锁关节处下行，于胸骨角处左、右两肺的前内界几乎相遇。然后分别沿前正中线两旁下行，至第 4 肋软骨水平处分开。右侧几乎呈直线继续向下，至第 6 肋软骨水平处垂直向右，下行与右肺下界连接；左侧于第 4 肋软骨水平处向左侧达第 4 肋骨前端，沿第 4～6 肋骨的前面向下，至第 6 肋软骨水平处再向左，与左肺下界连接。

5.肺下界　左、右两肺下界的位置基本相似。前胸部的肺下界始于第 6 肋骨，向两侧斜行向下，于锁骨中线处达第 6 肋间隙，至腋中线处达第 8 肋间隙；后胸壁的肺下界几乎呈一水平线，于肩胛线处位于第 10 肋间隙水平。

6.胸膜　可分为脏胸膜（visceral pleura）和壁胸膜（parietal pleura）。其中脏胸膜覆盖在肺的表面，壁胸膜则覆盖在胸廓内表面、膈上面及纵隔面。

7.其他　肺叶之间由脏层胸膜分开，称为叶间隙（interlobar fissures）。左、右肺斜裂始于后正中线第 3 胸椎，向外下方斜行，在腋后线与第 4 肋骨相交，然后向前下方延伸，止于第 6 肋骨与肋软骨的连接处。右肺的水平叶间隙或水平裂，始于腋后线第 4 肋骨，终于第 4 肋间隙的胸骨右缘；左肺无水平裂。肋胸膜与膈胸膜在肺下界以下的转折处称为肋膈窦（sinus phrenicocostalis），由于其位置最低，胸腔积液易积于此处。

第二节　胸壁、胸廓和乳房

一、胸　　壁

胸壁（chest wall）主要是视诊和触诊检查，病情允许时，可采取坐位。检查背部时，受检者上身稍前倾，两手抱肘。检查胸壁时除了注意营养状态、皮肤颜色和肿胀及淋巴结等情况外，还要注意下列各征象。

1. 静脉（vein）　正常胸壁静脉多无明显显露。若有显露、扩张或曲张的静脉应检查血流方向。方法：可选取一段显露清楚、无分叉的、较直的静脉，将右手示、中指并拢放于静脉上，稍用力轻压，并分别向两侧推移，此时两指之间的一段静脉无血液充盈；放开压迫上端血管的手指，若血液迅速充盈血管，说明血流方向为自上而下，反之亦然。上腔静脉阻塞时，静脉血流自上而下；下腔静脉阻塞时，血流方向自下而上。

2. 皮下气肿（subcutaneous emphysema）　胸部皮下组织有气体积存时谓之皮下气肿，视诊可见胸壁外观肿胀，触诊可引起气体在皮下组织内移动，有捻发感或握雪感。引起皮下气肿的原因：胸部外伤、肋骨骨折、肺结核、肺气肿、支气管哮喘、矽肺和肺癌的并发症、胸腔闭式引流术和胸腔穿刺术的并发症，以及机械通气治疗的肺部损伤并发症，偶见于局部产气杆菌感染。

3. 胸壁压痛　正常情况下胸壁无压痛。肋间神经炎、肋软骨炎、胸壁软组织炎及肋骨骨折的患者，受累的局部可有胸壁压痛。白血病患者常有胸骨压痛和叩击痛。

4. 肋间隙（intercostal space）　观察肋间隙有无狭窄或饱满。吸气时肋间隙回缩常伴胸骨上窝和锁骨上窝同时发生凹陷，称为"三凹征"（three depressions sign），提示呼吸道阻塞，使吸气时气体不能顺利地进入肺内。肋间隙膨隆见于大量胸腔积液、张力性气胸或严重肺气肿患者。此外，胸壁肿瘤、主动脉瘤或婴儿和儿童心脏明显增大者，其相应局部的肋间隙可见膨出。

二、胸　　廓

> **案例 3-7-1**
>
> 男性，54 岁。以"反复咳嗽、咳痰、活动后气短 10 年，加重 1 周"为主诉入院。
>
> 患者 10 年前开始出现反复咳嗽、活动后气短，伴有咳白色黏痰。入院前 1 周受凉后再次出现咳嗽加重，晨起咳黄脓痰，且痰量逐渐增多，活动后气短症状逐渐加重。
>
> 体格检查：神志清楚，气促，胸廓对称，呈圆桶状，前后径增加，肋间隙增宽，双侧呼吸运动正常对称，双侧触觉语颤减弱，叩诊过清音，双肺呼吸音低，可闻及湿啰音及散在哮鸣音。双侧未闻及胸膜摩擦音。
>
> 问题
>
> 1. 患者的典型体征是什么？
> 2. 患者可能的病因是什么？

胸廓检查时患者取坐位或立位，平静呼吸，充分暴露全部胸廓。检查者从前、后、左、右对患者胸廓形态进行全面、详细的视诊检查，两侧对比观察，必要时可配合触诊。

正常胸廓两侧大致对称，呈椭圆形。惯用右手的人右侧胸大肌常较左胸发达。成年人胸廓的前后径较左右径为短，两者的比例约为 1：1.5。小儿和老年人胸廓的前后径略小于左右径或几乎相等，故呈圆柱形。

胸廓大小、形态发生明显改变，失去常态，造成胸廓对称性或非对称性形态改变即为胸廓异常（thoracic abnormalities）。因组成胸廓各组织结构的变形程度不同，会表现出各种形态的胸廓异常。常见的胸廓异常有以下几种，见图 3-7-8。

1. 扁平胸（flat chest）　胸廓扁平，前后径短于横径的 1/2。肋骨斜度变大，肋间隙变窄，腹上角小于 90°。见于瘦长体型者，也可见于慢性消耗性疾病，如肺结核等。

2. 桶状胸（barrel chest）　胸廓呈圆桶状，前后径增加，可与横径相等或超过横径，肋骨上抬变水平，肋间隙变宽，腹上角增大。常可见于阻塞性肺气肿或哮喘发作期，也可见于正常婴幼儿、老年或矮胖体型者。

3. 佝偻病胸（rachitic chest）　前胸部各肋软骨与肋骨连接处常隆起，形成串珠状，谓之佝偻病串珠（rachitic rosary）；下胸部前面的肋骨常外翻，沿膈附着的部位，胸壁向内凹陷形成肋膈沟

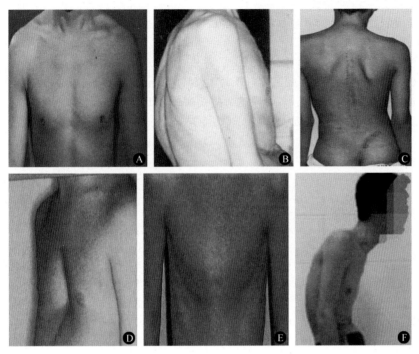

图 3-7-8 常见胸廓外形的改变
A. 正常胸；B. 桶状胸；C. 脊柱侧凸；D. 漏斗胸；E. 鸡胸；F. 脊柱后凸

（Harrison's groove）；胸廓前后径略长于左右径，侧壁向内凹陷，胸骨向前突出，形如鸡的胸廓，称为鸡胸（pigeon chest），为佝偻病所致的胸廓改变，多见于儿童。

4. 漏斗胸（funnel chest） 胸前壁正中凹陷，以胸骨下段和剑突处凹陷多见，形如漏斗状，谓之漏斗胸。

5. 胸廓一侧变形 胸廓一侧膨隆、平坦或凹陷。胸廓一侧膨隆多见于大量胸腔积液、气胸或一侧严重代偿性肺气肿；胸廓一侧平坦或凹陷常见于肺不张、肺纤维化、胸膜广泛粘连及增厚等。一侧多根肋骨骨折时也可表现一侧胸廓变形。

6. 胸廓局部隆起 可能为胸壁局部肿块结节，也可能由胸内病变所致。常见病因如下。
（1）胸壁皮肤肿块结节：如神经纤维瘤、脂肪瘤、肋骨结核的冷脓肿、带状疱疹、疖等。
（2）肋软骨隆起：见于肋软骨炎、软骨肿瘤、佝偻病所致的"肋骨串珠"等。
（3）肋骨肿块：见于肋骨骨折、结核、化脓性骨髓炎、肿瘤、先天性畸形等。
（4）胸骨柄或胸骨上窝隆起：可能为主动脉瘤、胸壁肿瘤等。
（5）心前区隆起：多见于先天性心脏病、心脏明显肥大、大量心包积液等。

7. 脊柱畸形引起的胸廓改变 脊柱异常，尤其是胸椎畸形可引起胸部变形。如严重的脊柱前凸、后凸等，使胸廓不对称、肋间隙增宽或变窄、胸腔内器官与胸壁表面标志关系发生改变，同时可造成胸腔内脏位置发生改变引起呼吸、循环功能障碍。可见于先天畸形、脊柱外伤和结核等。

案例 3-7-1 分析

患者的典型体征：胸廓对称，呈圆桶状，前后径增加，肋间隙增宽，双侧呼吸运动正常对称，双侧触觉语颤减弱，叩诊过清音，双肺呼吸音低，可闻及湿啰音及散在哮鸣音。

结合疾病史，患者反复咳嗽、咳痰、活动后气短10年，考虑该患者桶状胸可能的病因为肺气肿。

三、乳 房

案例 3-7-2

女性，56岁，已婚。以"发现右乳肿块10余天"为主诉入院。

10余天前患者无意中发现右乳孤立肿块，10余天来肿块大小无明显改变，无疼痛及触痛，乳头无溢液，乳头、乳晕无糜烂。病程中无寒战、发热，无胸痛、气短，右上腹及骨骼无疼痛。

笔记栏

否认乳腺、子宫和卵巢病史。月经初潮年龄为 12 岁，量较多，不规则，54 岁绝经。30 岁结婚，31 岁生一胎，未哺乳。

体格检查：体温 36.5℃，脉搏 85 次 / 分，呼吸 21 次 / 分，血压 140/86mmHg。神志清楚，发育正常，体格检查合作。右侧腋窝可触及约 1.5cm×1cm×1cm 的淋巴结，质地中等偏硬，表面光滑，活动度良好。双乳对称，乳头未见凹陷或偏斜，乳腺皮肤无水肿和橘皮征，轻压右乳，右乳头未见溢液，右乳外上象限近乳晕部位触及约 3cm×2cm×2cm 包块，质地硬，表面不平整，边界欠清，活动度欠佳，肿块表面皮肤无破溃，与皮肤、胸大肌无明显粘连，托起右侧乳房，发现肿块部位皮肤凹陷。

问题

1. 患者的典型体征是什么？
2. 患者可能的病因是什么？

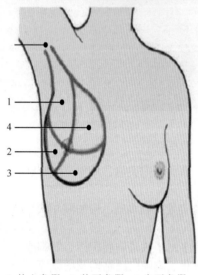

1.外上象限；2.外下象限；3.内下象限；
4.内上象限

图 3-7-9　乳房的划线和区分

一般儿童和成年男性的乳房（breast）不明显。男性乳头在乳房前中央突起，平第 4 肋间隙或第 5 肋骨水平。女性乳房在青春期后逐渐长大，呈半球形，乳头也长大呈圆柱状。成年女性乳房位于第 2～6 肋骨间，内侧至胸骨线旁，外侧可达腋中线，乳头平第 4 肋间隙或第 5 肋骨水平。妊娠和哺乳期乳腺增生，乳房明显增大，乳晕扩大，颜色加深，停止哺乳后乳腺萎缩。

为便于记录病变部位，常以乳头为中心分别做一条水平线和一条垂直线，将乳房分成 4 个象限，即外上、外下、内上、内下象限（图 3-7-9）。男医师检查女患者时要有患者的家属或女医护人员在场。

（一）视诊

患者取坐位或仰卧位，脱去上衣充分暴露颈部、前胸和两上臂，光线良好。

1. 对称性（symmetry）　正常女性两侧乳房基本对称，若有轻度不对称者，是由两侧乳房发育程度不同造成。一侧乳房明显增大可见于炎症、囊肿形成、肿瘤、先天畸形等；一侧乳房明显缩小则多因发育不全引起。

2. 乳房皮肤（skin of breast）　局部皮肤发红应考虑乳房局部炎症或乳腺癌。单纯炎症常伴局部肿胀、疼痛和发热；肿瘤引起的皮肤颜色改变常为暗红色，不伴发热和疼痛。乳房皮肤水肿多见于炎症、乳腺癌，前者由于炎症刺激使毛细血管通透性增加，血浆渗出至血管外，并进入细胞间隙，多伴有皮肤发红；后者由于癌细胞机械性阻塞皮肤淋巴管引起淋巴水肿，且多伴有毛囊和毛囊孔下陷，使局部皮肤呈猪皮（pig skin）或橘子皮（orange peel）状。乳房皮肤局部回缩，可由于外伤或炎症使局部脂肪坏死，成纤维细胞增生，造成受累区域乳房表层和深层之间悬韧带纤维缩短，也可能是乳腺癌早期征象，应该引起重视。为了能发现早期乳房皮肤回缩的现象，可使患者双手高举过头或双手叉腰，该现象会更加明显。此外，还应注意乳房皮肤有无溃疡、瘢痕和色素沉着。

3. 乳头（nipple）　正常乳头呈圆柱形，两侧大小相等，颜色相近，表面有皱褶。视诊时应注意乳头位置、大小、双侧是否对称等。乳头回缩若自幼发生，为发育异常，若近期发生，则可能为癌变或炎症；乳头出现分泌物提示乳腺导管病变，分泌物为清亮的黄色常见于慢性囊性乳腺炎；分泌物为血性多见于导管内良性乳头状瘤、乳腺癌。

4. 乳晕（areola）　指围绕在乳头周围的褐色区域。乳晕的表面可以看到少许或许多突起的皮脂腺，外表略显粗糙。应观察其大小、形状、对称性、颜色和表面特征。颜色变深可见于服用避孕药或妊娠；若呈深褐色可见于肾上腺皮质功能减退；孕妇及哺乳期妇女的乳房可明显增大，向前突出或下垂，乳晕扩大，色素加深。

5. 腋窝和锁骨上窝　应注意腋窝和锁骨上窝有无包块、溃疡、红肿、瘘管、瘢痕等。

（二）触诊

触诊乳房时，被检查者通常取坐位或仰卧位。仰卧位时，可垫一小枕头以抬高肩部，并嘱受检者将手臂置于枕后，有助于乳房对称地分布于胸前。检查者可用一手托住乳房，另一手将乳房组织向胸壁挤压进行触诊。

触诊顺序：外上象限→外下象限→内下象限→内上象限。

触诊先由健侧乳房开始，后检查患侧。检查左侧乳房时由外上象限开始，然后按顺时针方向进行由浅入深的触诊，直到 4 个象限检查完毕为止，最后触诊乳头，然后以同样的方式检查右侧乳房，但沿逆时针方向进行。触诊时应注意有无红肿、热痛和包块，乳头有无分泌物；另外，还应触诊腋下及锁骨上淋巴结有无肿大。

正常乳房触诊时呈模糊的颗粒感和柔韧感，乳房触诊时的感觉可因皮下脂肪组织多少而异：正常青年人的乳房柔软，质地均匀一致；而老年人则多呈纤维和结节感；月经期乳房小叶充血，乳房有紧胀感，月经后充血迅即消退；妊娠期乳房增大并有柔韧感，而哺乳期则呈结节感。

触诊乳房时必须注意以下几方面临床表现。

1. 硬度和弹性（consistency and elasticity） 乳房硬度增加和弹性消失提示皮下组织被炎症或新生物所浸润，如急性乳腺炎、乳腺肿瘤等。此外，还应注意乳头的硬度和弹性。当乳晕下有癌肿存在时，该区域皮肤弹性常消失。

2. 压痛（tenderness） 乳房局部压痛常提示其下有炎性病变，一般性炎症常表现为中至重度压痛，而乳腺癌则很少出现压痛。另外，月经期乳房较敏感，有时可误认为病理性，月经期后可消失。

3. 包块（masses） 如触及乳房包块应注意以下特征。

（1）部位：注意包块在哪一象限，可按钟表时针的方位来描述，指出与乳头的距离。

（2）大小：以厘米（cm）记录包块的长度、宽度和厚度，如肿块为 2cm×1cm×1cm，用于以后包块大小发生变化时的比较。

（3）数目：肿块是单发还是多发，前者多见于乳腺癌，后者则多见于乳腺囊性增大或乳腺纤维瘤。

（4）外形：包块的外形是否规则，边缘是否光滑，与周围组织有无粘连固定。大多数良性肿瘤表面光滑规整，而恶性肿瘤则凹凸不平，边缘多固定。圆形或椭圆形肿块可见于囊肿、腺瘤、纤维腺瘤、正常乳房腺体；不规则的肿块，可见于癌肿、肉瘤和导管内乳头状瘤。

（5）硬度：包块的质地可描述为柔软、囊性、中等硬度或极硬等。良性肿瘤多呈柔软或囊性感觉；坚硬者多提示恶性病变，也可由炎症后硬结引起。

（6）压痛：炎性病变常表现为中度至重度压痛，而恶性病变压痛大多不明显。

（7）活动度：检查者应确定该包块是否可自由移动，如仅能向某一方向活动或固定不动，则应进一步确定包块是固定于皮肤、乳腺周围组织还是深部结构。一般炎性病变较固定，大多数良性肿瘤活动度较大而恶性包块早期虽可活动，但经过病情的发展，到晚期癌肿侵犯周围组织，则固定度可明显增加。

> **案例 3-7-2 分析 1**
> 患者的典型体征：右乳外上象限近乳晕部位触及约 3cm×2cm×2cm 包块，质地硬，表面不平整，边界欠清，活动度欠佳，肿块表面皮肤无破溃，与皮肤、胸大肌无明显粘连，肿块部位皮肤凹陷。右侧腋窝可触及约 1.5cm×1cm×1cm 的淋巴结，质地中等偏硬，表面光滑，活动度良好。

（三）乳房的常见病变

1. 急性乳腺炎 乳房红、肿、热、痛，常局限于一侧乳房的某一象限。触诊有硬结包块，伴寒战、发热及出汗等全身中毒症状，常发生于哺乳期妇女，但亦见于青年女性和男子。

2. 乳腺肿瘤 应区别良性或恶性，良性肿瘤一般为多发结节，质地较软，边缘光滑，形态规整并有一定的活动度，常见于乳腺囊性增生、乳腺纤维瘤等。乳腺癌则多为单发，质地硬，形态不规则，与皮下组织粘连，局部皮肤呈橘皮样，乳头常回缩，多见于中年以上的妇女，晚期多伴有腋窝淋巴结转移。

3. 男子一侧或两侧乳房女性化 主要由于雌激素过多及乳腺组织对雌激素特别敏感所致，多见于内分泌紊乱，如使用雌激素、睾丸功能不全、肾上腺皮质激素分泌过多或肝硬化等。

案例 3-7-2 分析 2

结合患者为中年女性，乳腺包块质地硬，表面不平整，边界欠清，活动度欠佳，伴右侧腋窝淋巴结肿大，考虑乳腺癌可能性大。

第三节　肺和胸膜

肺和胸膜的检查是胸部检查的重点内容之一，包括视诊、触诊、叩诊和听诊 4 个部分。检查时被检查者一般取仰卧位或坐位，充分暴露胸部。仰卧位检查时，光线应从上方直接照射在患者的胸部。

一、视　诊

（一）呼吸运动

呼吸运动（breathing movement）：正常人在静息状态下呼吸运动稳定而有节律。正常情况下吸气为主动运动，此时肋间肌和膈肌收缩，胸廓扩张，胸腔内负压增高，肺扩张，空气因压力差进入肺内。呼气为被动运动，呼气时吸气肌松弛，靠肺脏弹性回缩使得胸廓缩小，胸腔内负压降低，肺内气体随之呼出。

1. 胸式呼吸（thoracic respiration）和腹式呼吸（diaphragmatic respiration）　正常成年男性和儿童的呼吸以膈肌运动为主，呼吸时上腹部运动较大形成腹式呼吸。正常成年女性的呼吸则以肋间肌的运动为主，呼吸时胸廓扩张明显，形成胸式呼吸。生理状态下，以上两种呼吸运动均不同程度地同时存在。某些疾病的出现可造成呼吸运动的改变，如广泛肺炎、肺水肿、重症肺结核、大量胸腔积液和气胸、肋间神经痛和肋骨骨折等时，胸式呼吸减弱而腹式呼吸增强。而腹膜炎、大量腹水、肝脾极度肿大、腹腔内巨大肿瘤及妊娠晚期时，腹式呼吸减弱而胸式呼吸增强。

2. 胸腹矛盾呼吸（paradoxic breathing）　指吸气时胸廓扩张而腹壁反而塌陷，见于膈肌麻痹或疲惫时。这是因为吸气时胸腔内负压增加，而膈肌收缩无力，故被负压吸引而导致腹壁塌陷。

3. 呼吸困难（dyspnea）　指患者感到呼吸费力，临床上患者可出现鼻翼扇动、张口呼吸、辅助呼吸肌也参与呼吸运动或伴有呼吸频率、深度与节律的异常。根据呼吸困难主要出现在吸气相还是呼气相，判定是吸气性呼吸困难、呼气性呼吸困难还是混合性呼吸困难。详见第 1 章第六节。

（二）呼吸频率

正常成人静息状态下，呼吸频率为 12 ～ 20 次 / 分，新生儿呼吸频率约 44 次 / 分，呼吸频率随着年龄增长而逐渐减慢。检测时一般应至少检测 30s（图 3-7-10）。

1. 呼吸过速（tachypnea）　指成人呼吸频率超过 20 次 / 分。见于发热、疼痛、贫血、甲状腺功能亢进症及心力衰竭等。一般体温升高 1℃，呼吸频率大约增加 4 次 / 分（图 3-7-10）。

2. 呼吸过缓（bradypnea）　指成人呼吸频率低于 12 次 / 分，见于麻醉药或镇静药过量和颅内压增高等（图 3-7-10）。

（三）呼吸深度

1. 呼吸变浅　指呼吸幅度变浅，作为代偿性改变，常有呼吸频率的增快。呼吸变浅常见于呼吸中枢受到抑制或呼吸肌无力，如麻醉药或镇静药过量、吉兰 - 巴雷综合征、严重肺炎、肺水肿、大量胸腔积液和气胸等（图 3-7-10）。

2. 呼吸变深　指呼吸幅度的变大，见于剧烈运动、情绪激动或过度紧张时。糖尿病酮症酸中毒和尿毒症酸中毒时的深大呼吸称为 Kussmaul 呼吸（图 3-7-10）。

（四）呼吸节律和幅度

正常人静息状态下的呼吸节律基本整齐、幅度均匀。病理状态下往往出现呼吸节律和幅度的变化。

1. 潮式呼吸（tidal breathing）　呼吸由浅慢逐渐变为深快，然后再由深快转为浅慢，随之出现一段呼吸暂停，

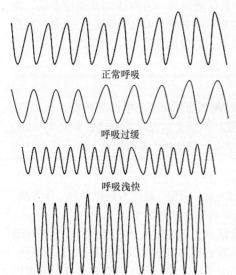

正常呼吸

呼吸过缓

呼吸浅快

呼吸深快

图 3-7-10　呼吸频率的变化

如此周而复始。这是由于呼吸中枢兴奋性降低、对呼吸节律的调节失常所致。轻度潮式呼吸生理情况下可见于老年人睡眠时，病理情况下见于脑炎、脑出血、脑肿瘤、脑外伤、脑栓塞等，也可见于尿毒症、糖尿病酮症酸中毒和巴比妥中毒等（图 3-7-11）。

2. 间停呼吸　表现为规律呼吸几次后，突然停止一段时间，然后又开始呼吸，如此周而复始。该呼吸与潮式呼吸不同，它每次呼吸幅度基本一致，呼吸暂停时间比潮式呼吸长，呼吸次数相对少。引起间停呼吸的疾病与潮式呼吸基本相同（图 3-7-11）。

3. 叹气样呼吸（sighing breathing）　表现在一段正常呼吸中插入一次深大呼吸，并常伴有叹气声（图 3-7-11）。多为功能性改变，见于神经衰弱、精神紧张或抑郁症。

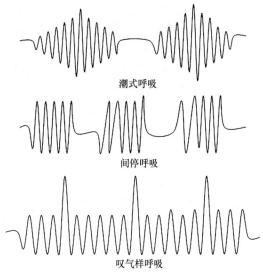

潮式呼吸

间停呼吸

叹气样呼吸

图 3-7-11　呼吸节律和幅度的变化

二、触　诊

（一）胸廓扩张度

胸廓扩张度（thoracic expansion）指平静呼吸及深呼吸时两侧胸廓的活动度。可在被检者胸廓前下部及背部进行检查，因该处呼吸时胸廓活动度较大。触诊前胸时，检查者两手置于胸廓下面的前侧部，双拇指沿两侧肋缘指向剑突，拇指尖置于正中线两侧对称部位，两拇指间相距约 2cm，手掌和伸展的手指置于前侧胸壁。触诊背部时，两手平置于患者背部，双拇指在约第 10 肋骨水平，拇指与中线平行，其余手指对称地置于胸廓两侧。嘱被检者做深呼吸运动，观察比较两手的活动度是否一致，并感觉呼吸运动的范围和对称性。正常人平静呼吸或深呼吸时，两侧胸廓对称性张缩。一侧胸廓扩张度受限，见于大量胸腔积液、气胸、胸膜增厚和肺不张等；一侧胸廓扩张度增强多见于引起对侧肺扩张度受限的疾病。若两侧胸廓扩张度均减弱则多见于中枢神经系统病变或周围神经系统病变（呼吸肌无力）、广泛肺部病变等；两侧胸廓扩张度增强则见于引起腹式呼吸减弱的疾病（图 3-7-12）。

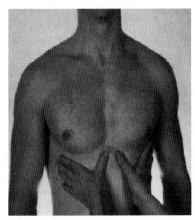 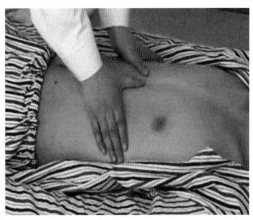

图 3-7-12　胸部扩张度的检查方法

（二）语音震颤

语音震颤（vocal fremitus）：被检者发出语音后，声波沿气管、支气管及肺泡传导至胸壁所引起的振动，由检查者的手触及，故又称触觉语颤（tactile fremitus）。可根据振动的强弱，判断胸内病变的性质。检查前胸壁时，被检者取仰卧位，检查背部时，嘱被检者取坐位，检查者立于患者背后触诊比较方便。检查时，检查者将左右手掌的尺侧缘或掌面轻放于两侧胸壁的对称部位，嘱患者用强度一致的声音发长音"yi"，然后检查者自上而下、从内到外、两侧交叉对比，比较两侧相应部位振动感的强弱（图 3-7-13）。

笔记栏

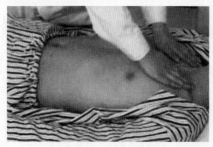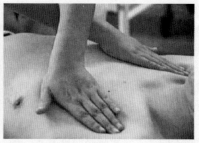

图 3-7-13 语音震颤的检查手法

语音震颤的强度与发音的强弱、音调的高低、胸壁的薄厚及支气管至胸壁的距离等因素有密切关系。发音强、音调低、胸壁薄及支气管至胸膜的距离近者，语音震颤增强；反之则弱。一般情况下，胸骨角附近及第4胸椎后棘突处声音最强，由上至下呈对称性逐渐减弱，两侧语音震颤强度基本一致。

语音震颤增强主要见于：①肺组织实变，如大叶性肺炎实变期和肺栓塞等；②接近胸膜的肺内大空腔，声波在空洞内产生共鸣，特别是当空洞周围有炎症浸润并与胸膜粘连时，更有利于声波传导，使语音震颤增强，如肺脓肿、空洞型肺结核等；③压迫性肺不张，如胸腔积液压迫引起肺组织变致密，有利于声音传导，故可导致语音震颤增强。

语音震颤减弱或消失主要见于：①支气管阻塞，如支气管肺癌、支气管分泌物增多引起呼吸道阻塞或肺不张；②肺泡内含气量过多，如肺气肿、支气管哮喘发作期；③胸膜高度增厚粘连；④大量胸腔积液或气胸；⑤胸壁皮下气肿或皮下水肿。

（三）胸膜摩擦感

各种原因引起胸膜炎时，纤维蛋白沉着于两层胸膜之间，使其表面变得粗糙，呼吸时两层胸膜互相摩擦，故可触及摩擦感。胸膜摩擦感于前胸下侧壁或腋中线第5～6肋间隙最易触及，因此处呼吸活动度较大，一般情况下以吸气末和呼气初比较明显。检查时，检查者用手掌轻贴患者胸壁，胸膜摩擦似皮革相互摩擦的感觉。胸膜摩擦感常见于以下疾病。

1.胸膜炎症 如结核性胸膜炎、化脓性胸膜炎及其他原因引起的胸膜炎。

2.肺部病变累及胸膜 如肺炎、肺脓肿、肺栓塞等。

3.胸膜原发性或继发性肿瘤。

4.胸膜高度干燥 如严重脱水。

5.糖尿病、尿毒症等。

三、叩 诊

（一）叩诊的方法

被检者取坐位或仰卧位，均匀呼吸。叩诊前胸时，以左手中指为板指，与肋骨平行并贴紧肋间隙，按照自上而下、由外向内的顺序，逐一肋间隙进行叩诊；检查侧胸壁时，嘱被检者举起上臂置于头部，自腋窝开始沿腋中线、腋后线叩诊，向下至肋缘；检查背部时，被检查上半身略向前倾，双手交叉抱肘，尽可能使肩胛骨移向外侧方。叩诊一般自肺尖开始，沿肩胛线逐一肋间隙向下检查。叩诊肩胛间区时，板指可与脊柱平行（图 3-7-14）。

叩诊时用右手中指指端叩击板指第二指骨前端，每个部位叩2～3下。叩击力量要均匀，此为间接叩诊的方法。有时检查者将右手2～4指并拢，以其指腹对胸壁进行直接拍击，称为直接叩诊。

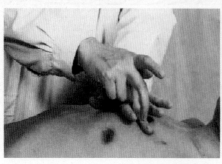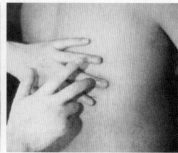

图 3-7-14 叩诊手法

（二）影响叩诊音的因素

叩诊音强弱与胸壁薄厚、肺泡含气量多少有关。胸壁组织增厚，如皮下脂肪较多及肌肉层较厚、水肿等，可使叩诊音变浊；肋软骨钙化、胸廓变硬，可使叩诊振动的范围增大；胸腔内积液，可使叩诊音变浊；深吸气时，肺泡张力增加，叩诊音调增高。

（三）叩诊音的分类

胸部的叩诊音可分为清音、过清音、鼓音、浊音和实音，其在强度、音调、时限和性质方面具有各自的特点，归纳于表 3-7-1。

表 3-7-1　胸部叩诊音的类型和特点

类型	强度	音调	时限	性质
清音	响亮	低	长	空响
过清音	极响亮	极低	较长	回响
鼓音	响亮	高	中等	鼓响样
浊音	中等	中至高	中等	重击声样
实音	弱	高	短	极钝

（四）正常胸部叩诊音

正常肺部叩诊音为清音，各部位略有不同。因叩诊音强弱和高低受到肺含气量的多少、胸壁薄厚及邻近器官的影响。一般来说，前胸上部叩诊音较下部稍浊、右上肺叩诊音较左上肺稍浊、右侧心缘旁叩诊音稍浊、左侧腋前线下方因靠近胃部叩诊音呈鼓音、右下肺受肝影响叩诊音稍浊、背部叩诊音较前胸稍浊。

（五）肺界的叩诊

1. **肺上界**　即肺尖的宽度，其内侧为颈肌，外侧为肩胛带。叩诊方法：被检者取坐位，自斜方肌前缘中央部开始叩诊，此音为清音，逐渐叩向外侧，当音响变为浊音时，即为肺上界的外侧终点。然后再由上述中央部叩向内侧，直至清音变为浊音时，即为肺上界的内侧终点。以上叩得的清音带的宽度即为肺尖的宽度，正常人为 4～6cm。肺上界变窄常见于结核所致的肺尖浸润、肺炎、肺肿瘤、胸膜增厚或胸膜顶包裹性积液等；肺上界增宽见于肺气肿、气胸、肺尖部的肺大疱等。

2. **肺前界**　正常人的肺前界与心脏的绝对浊音界相当。右肺前界相当于胸骨线的位置；左肺前界相当于胸骨旁线第 4～6 肋间隙的位置。当心脏扩大、心肌肥厚、心包积液、肺门淋巴结明显肿大时，可使肺前界间的浊音区扩大；肺气肿时肺前界间的浊音区缩小。

3. **肺下界**　肺下界的叩诊时，嘱被检者平静呼吸，前胸的叩诊从第 2 或第 3 肋间隙开始，沿锁骨中线、腋中线自上而下，直至清音变为浊音；背部从肩胛线第 8 肋间隙开始，沿肩胛线，直至叩诊浊音。正常人两侧肺下界基本相同，平静呼吸时分别位于锁骨中线、腋中线、肩胛线第 6、8、10 肋间隙上。矮胖者的肺下界可上升 1 个肋间隙，瘦长者可下降 1 个肋间隙。病理情况下，肺下界上升见于肺不张、胸腔积液及腹内压升高者，如鼓肠、腹水、肝脾大、腹腔内巨大肿瘤等；肺下界降低见于肺气肿、肺大疱、腹腔内脏下垂。

4. **肺下界移动度**　即相当于呼吸时膈肌的移动范围。叩诊时，首先在平静呼吸时于肩胛线上叩出肺下界的位置，然后嘱被检者做深吸气且屏住呼吸，同时向下叩诊，由清音转为浊音时，即为肩胛线上肺下界的最低点。待被检者恢复平静呼吸后再嘱其深呼气，并且屏气，再由上而下叩出肺下界，即为肩胛线上肺下界的最高点，最高点至最低点间的距离即为肺下界的移动范围。正常人肺下界的移动范围为 6～8cm。肺下界移动度减小见于肺气肿、肺不张、肺纤维化、肺部炎症等，气胸、胸腔积液、胸膜肥厚或膈肌麻痹时肺下界移动度也减少（图 3-7-15）。

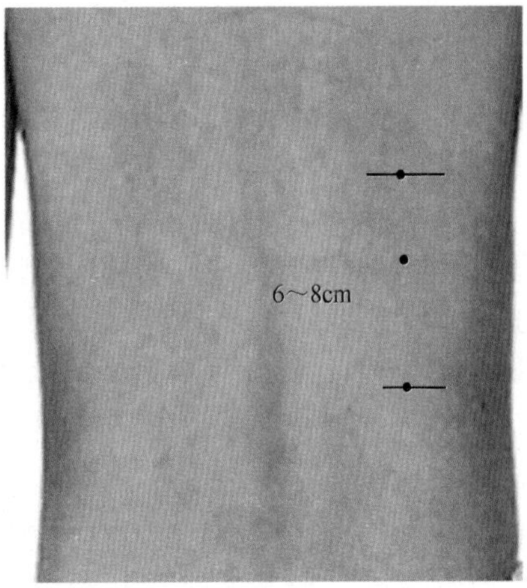

6～8cm

图 3-7-15　正常肺下界移动度

（六）异常胸部叩诊音

肺正常清音区范围内如出现过清音、浊音、实音、鼓音或浊鼓音时称为异常呼吸音，提示肺、胸膜或胸壁有病理性改变。

1.异常浊音或实音 见于肺炎、肺脓肿、肺结核、肺栓塞、肺癌、肺水肿、肺部广泛纤维化、胸腔积液、胸膜肥厚、胸膜肿瘤、胸壁水肿等。

2.过清音 见于肺气肿，这是由于肺弹性减弱而含气量增多所致。

3.鼓音 由于肺内含气量显著增加所致，见于肺结核巨大空洞、肺脓肿、肺部肿瘤或肺囊肿破溃形成空洞、肺大疱、气胸及膈疝等。

4.浊鼓音 在肺泡壁松弛，肺泡含气量减少的情况下（如肺不张、肺炎充血期或消散期、肺水肿等），局部叩诊时出现一种兼有浊音和鼓音特点的混合性叩诊音，称为浊鼓音。

四、听 诊

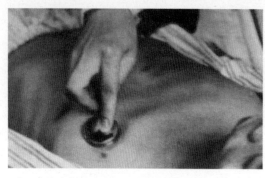

图 3-7-16　肺部听诊

肺部听诊时，被检者取坐位或卧位，充分暴露胸部（图 3-7-16）。一般要求患者做均匀而平静的呼吸，必要时做深吸气、深呼气、屏气或咳嗽。

听诊顺序一般由肺尖开始，自上而下，由前胸到侧胸（由腋窝向下），最后检查背部，两侧对称部位进行比较。

听诊的部位：前胸部为锁骨上窝，锁骨中线上、中、下部，腋前线上、中、下部和腋中线上、下部，左右两侧，共 16 个听诊部位。背部听诊为腋后线上、中、下部，肩胛间区上、下部，肩胛下区内、外部，左右两侧共 14 个部位。根据需要在某一部位可多听几个点。

（一）正常呼吸音（图 3-7-17）

1.气管呼吸音（tracheal breath sound） 是空气进出气管发出的声音，粗糙、响亮且调高，吸气与呼气相几乎相等，在胸外气管段可闻及。

2.支气管呼吸音（bronchial breath sound） 为气流在声门、气管或主支气管形成湍流所产生的声音，似抬舌后经口腔呼气时发出"ha"的声音。该呼吸音的特点是吸气相较呼气相短，呼气音较吸气音音响强、音调高。正常人可于喉部、胸骨上窝、背部第 6～7 颈椎和第 1～2 胸椎附近闻及该呼吸音。

3.支气管肺泡呼吸音（bronchovesicular breath sound） 也称混合呼吸音，兼有支气管呼吸音和肺泡呼吸音的特点。其吸气音的性质与正常肺泡呼吸音相似，但音调较高且较响亮；呼气音性质与支气管呼吸音相似，但强度较弱，音调较低，时间较短。支气管肺泡呼吸音的吸气相与呼气相长短大致相同。正常人可于胸骨两侧第 1～2 肋间隙、肩胛间区第 3～4 胸椎水平及右肺尖听到支气管肺泡呼吸音。

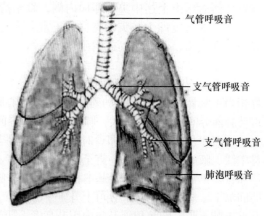

图 3-7-17　4 种正常呼吸音的分布特点

气管呼吸音
支气管呼吸音
支气管呼吸音
肺泡呼吸音

4.肺泡呼吸音（vesicular breath sound） 为气流在细支气管和肺泡内进出所致。吸气时气流经支气管进入肺泡，呼气时肺泡由紧张变为松弛。肺泡呼吸音很像上齿轻咬下唇吸气时发出的"fu"的声音，音调较低，音响较弱。吸气相较呼气相音响强、音调高，且时间更长。正常人除支气管呼吸音部位和支气管肺泡呼吸音部位外其余部位均可闻及肺泡呼吸音。

正常人呼吸音的强弱与性别、年龄、呼吸的深浅、肺组织弹性的大小及胸壁的厚薄等有关（表 3-7-2）。男性肺泡呼吸音较女性强，儿童的肺泡呼吸音较老年人强。肺泡组织较多、胸壁肌肉较薄的部位，如乳房及肩胛下部肺泡呼吸音最强，其次为腋窝下，而肺尖及肺下缘区域则较弱。

笔记栏

表 3-7-2　4 种正常呼吸音的特征比较

特征	气管呼吸音	支气管呼吸音	支气管肺泡呼吸音	肺泡呼吸音
强度	极响亮	响亮	中等	柔和
音调	极高	高	中等	低
呼：吸	1：1	1：3	1：1	3：1
性质	粗糙	管样	沙沙声	柔和的沙沙声
正常听诊区域	胸外气管	胸骨柄	主支气管	大部分肺野

（二）异常呼吸音

1. 异常肺泡呼吸音　由于病理或生理变化引起肺泡呼吸音强度、性质或时间的变化，称为异常肺泡呼吸音。

（1）肺泡呼吸音增强：双侧肺泡呼吸音增强见于呼吸运动增强、肺泡通气量增加、流量增加或流速增快。生理性肺泡呼吸音增强见于运动、婴幼儿及胸壁较薄的成年人；病理性肺泡呼吸音增强见于贫血、发热或代谢亢进等。

（2）肺泡呼吸音减弱或消失：由于肺泡内的空气流量减少、流速减低或传导减弱及胸廓或肺扩张受限所致。常见的原因如下。

1）胸廓或肺的扩张受限：单侧见于肺不张、肋骨骨折、肋软骨骨化；双侧见于妊娠晚期、大量腹水和腹腔巨大肿瘤；局限性者可见于肺叶不张。

2）通气动力不足：单侧肺泡呼吸音减弱见于膈肌麻痹；双侧可见于呼吸中枢抑制、镇静药过量、低钾血症、呼吸肌无力。

3）呼吸音传导障碍：见于气胸、胸腔积液、胸膜肥厚等。

4）通气阻力增加：单侧者可见于中央型肺癌和淋巴瘤；双侧者见于慢性支气管炎、哮喘、阻塞性肺气肿；局限性者可见于支气管异物和肿瘤等。

（3）呼气音延长：由于下呼吸道阻力增加，导致呼气阻力增加，如慢性支气管炎、支气管哮喘发作期等；或者由于肺组织弹性减退，使呼气的驱动力减弱，导致呼气音延长，见于肺气肿等。

（4）断续性呼吸音：肺内局限性炎症或支气管狭窄，使空气不能均匀地进入肺泡，出现断续性呼吸音。有时可伴有短促的不规则间隙，故又称为齿轮呼吸音，常见于肺炎。

（5）粗糙性呼吸音：支气管黏膜水肿或炎症造成管腔不光滑或狭窄，使气流进出不畅造成粗糙性呼吸音，见于支气管或肺部炎症的早期。

2. 异常支气管呼吸音　在应当闻及肺泡呼吸音的部位听到了支气管呼吸音，称为异常的支气管呼吸音。常见原因如下。

（1）肺组织实变：实变的肺组织传导性较好，故支气管呼吸音可传到体表易于听到。肺实变的范围越大、越浅，其声音越强；反之则较弱。常见于大叶性肺炎的实变期、肺栓塞、干酪性肺炎等。

（2）肺内大空腔：当空腔与支气管相通，音响在空腔内共鸣，通过传导可闻及支气管呼吸音，见于肺脓肿或空洞性肺结核的患者。

（3）压迫性肺不张：肺组织受压（如胸腔积液或大量心包积液）时，受压的肺组织较致密，有利于声音传导，故于压迫部位可听到支气管呼吸音，但强度较弱。

3. 异常的支气管肺泡呼吸音　在正常的肺泡呼吸音听诊区听到的支气管肺泡呼吸音，称为异常的支气管肺泡呼吸音。产生机制为肺实变区域较小且与正常含气肺组织混合存在，或肺实变部位较深并被正常肺组织所覆盖。见于支气管肺炎、肺结核、大叶性肺炎初期。

（三）啰音

啰音（rales）是呼吸音以外的附加音（adven-titious sound），正常情况下并不存在啰音，故非呼吸音的改变，按性质的不同可分为以下几种。

1. 湿啰音（moist rales）　吸气时气体通过呼吸道内的分泌物形成水泡并破裂产生的声音，故又称水泡音（bubble sound）；或认为是由于小支气管壁因分泌物黏着而陷闭，当吸气时突然张开重新充气所产生的爆裂音。

（1）湿啰音的特点：为呼吸音外的附加音，断续而短暂，可连续多个出现，于吸气相尤其吸气终末较为明显，部位较固定，性质不易变，咳嗽后可减轻或消失。

（2）湿啰音的分类

1）按湿啰音的性质分类：分为粗、中、细湿啰音和捻发音。①粗湿啰音（coarse rales）：又称大水泡音，见于支气管扩张症、肺空洞形成。有时不用听诊器也可听到，称为痰鸣。②中湿啰音（medium rales）：又称中水泡音，见于支气管炎和支气管肺炎等。③细湿啰音（fine rales）：又称小水泡音，常见于细支气管炎、支气管肺炎、肺淤血和肺栓塞等。④捻发音（crepitus）：是一种细而均匀一致的湿啰音，多在吸气终末期听到，似在耳边捻搓一束头发所发出的声音，此系细支气管和肺泡壁黏着陷闭，吸气时被气流冲开所发出的细小爆裂音，见于肺淤血、肺炎早期和肺泡炎等。

2）根据湿啰音的部位分类：可分为局限性和弥漫性。局限性固定不变的湿啰音，提示局部有病灶，如肺部炎症、肺结核、支气管扩张症等；两侧肺底湿啰音常见于心功能不全导致的肺淤血；双肺广泛湿啰音常见于急性肺水肿、支气管肺炎、慢性支气管炎等。心功能不全时湿啰音的分布部位往往与体位有关，随体位变动而异。

2. 干啰音（wheezes，rhonchi） 由于气管、支气管或细支气管狭窄或阻塞，空气吸入或呼出时发生湍流所产生的声音，见于炎症、分泌物增加、支气管痉挛、肿瘤阻塞或压迫、异物阻塞等。

（1）干啰音的特点：干啰音为一种呼吸附加音，音调较高，持续时间较长，吸气相及呼气相均可闻及。干啰音的强度、性质易改变。

（2）干啰音的分类

1）根据音调分类：①高调干啰音，又称哨笛音，音调高，多起源于较下的支气管或细支气管；②低调干啰音，又称鼾音，音调低，多发生于气管或主支气管。

2）根据部位分类：①弥漫性干啰音，见于慢性支气管炎、支气管哮喘、阻塞性肺气肿和心源性哮喘等；②局限性干啰音，可见于支气管内膜结核、肺癌和支气管异物等。

（四）语音共振

语音共振（vocal resonance）的产生方式与语音震颤基本相同。检查时，嘱被检者用一致声音强度重复发"yi"长音，喉部发音产生振动经气管、支气管和肺泡传导至胸壁，与语音震颤不同的是并非用手触及胸壁振动，而是用听诊器听声音强度是否一致。通过两侧比较，发现有无语音共振增强或减弱，其临床意义同语音震颤。根据听诊音的差异可分为以下几种。

1. 支气管语音（bronchophony） 为语音共振和清晰度均有增加，常伴有语音震颤增强、叩诊浊音和听到异常支气管呼吸音，见于肺实变的患者。

2. 胸语音（pectoriloquy） 是一种更强、更响亮的支气管语音，言词清晰可辨，见于大范围的肺实变区域。

3. 羊鸣音（egophony） 不仅语音的强度增加，而且其性质发生改变，带有鼻音性质，颇似羊叫声。常在中等量胸腔积液的上方肺受压的区域听到，亦可在肺实变伴有少量胸腔积液的部位听到。

4. 耳语音（whispered） 为了提高语音共振的检查灵敏度，检出较轻的病变，可做耳语音检查。即嘱被检者用耳语声发"yi、yi、yi"音，在胸壁上听诊时，正常人只能听到极微弱极含糊的音响。但肺实变时，则可听到增强的、清晰的耳语音。故对诊断肺实变具有一定价值。

（五）胸膜摩擦音

当胸膜面由于炎症、纤维素渗出而变得粗糙时，随着呼吸可出现胸膜摩擦音。检查时，被检者取坐位或卧位，检查者用听诊器在胸部听诊，可听到一种摩擦的声音，如搔抓声、沙沙声、踏雪或握雪的声音。呼气与吸气时均可闻及，一般于吸气末或呼气初较为明显，屏气时即消失。深呼吸或在听诊器体件上加压时，摩擦音的强度可增强。

胸膜摩擦音可随体位的变动而消失或复现。当胸腔积液较多时，因两层胸膜被分开，摩擦音可消失；在胸腔积液吸收过程中当两层胸膜接近时，可再出现；纵隔胸膜炎时，随呼吸及心脏搏动时均可闻及摩擦音，称为胸膜心包摩擦音。

胸膜摩擦音见于以下疾病：结核性、化脓性胸膜炎；胸膜原发性或继发性肿瘤；胸膜高度干燥，如严重脱水；肺部病变累及胸膜，如肺炎、肺栓塞及尿毒症等。

第四节 呼吸系统异常发现及其鉴别

一、肺 实 变

案例 3-7-3

男性，30 岁。以"发热、咳嗽 5d，伴胸痛 3d"入院。

患者 5d 前醉酒淋雨后出现寒战，继之高热，体温达 39～40℃，咳嗽、咳痰，开始痰量不多，为白色黏痰，3d 后逐渐转为铁锈色痰，伴左侧胸痛，无咽痛及呼吸困难。既往体健，无结核病史。

体格检查：体温 39℃，脉搏 120/分，呼吸 28 次/分，血压 130/75mmHg。急性病容，呼吸急促，口唇发绀，口周可见疱疹，气管居中。左侧胸部呼吸运动减弱，左下肺触觉语颤增强，叩诊为浊音，听诊可闻及支气管呼吸音，语音共振增强。心率 120 次/分，律齐，各瓣膜区未闻及杂音，腹部平软，肝脾未触及。

问题：

1. 该患者的主要体征是什么？

2. 患者的伴随症状和体征有哪些？

3. 患者的病因可能是什么？

肺实变（consolidation of lung）指各种原因引起的肺泡腔内积聚浆液、纤维蛋白和细胞成分等，从而使肺泡含气量减少、肺质地致密化的一种病变，肺体积可不变或增大。

【病因】

1. 肺炎 为引起肺实变最常见的病因，根据病原体不同可分为细菌性肺炎、病毒性肺炎、支原体肺炎、肺部真菌感染、衣原体肺炎等，结核分枝杆菌引起的干酪性肺炎也可表现为肺实变。

2. 肺寄生虫病 如卫氏并殖吸虫病、肺棘球蚴病、血吸虫病及肺孢子虫病等。

3. 理化因素 如氧中毒、吸入性肺炎和放射性肺炎等。

4. 免疫反应异常 如变态反应性肺浸润（过敏性肺炎、肺出血-肾炎综合征等）。

5. 肺循环功能障碍 如心源性肺水肿、肺栓塞。

6. 其他 如急性呼吸窘迫综合征等。

【体征】

1. 视诊 胸廓对称，患侧呼吸运动减弱。

2. 触诊 气管居中，患侧语音震颤增强。

3. 叩诊 病变部位叩诊呈浊音或实音。

4. 听诊 病变部位可闻及支气管呼吸音和响亮的湿啰音，语音共振增强，累及胸膜者可闻及胸膜摩擦音。

案例 3-7-3 分析 1

结合体格检查发现：左侧胸部呼吸运动减弱，左下肺触觉语颤增强，叩诊为浊音，听诊可闻及支气管呼吸音，语音共振增强。根据以上体征考虑该患者有左下肺实变。

【伴随症状】

（1）伴寒战、稽留热、胸痛、咳铁锈色痰，提示大叶性肺炎。

（2）伴突发高热、咳大量脓臭痰，提示肺脓肿。

（3）伴长期低热、乏力、纳差、盗汗、咯血，提示肺结核。

（4）伴突发咯血、胸痛、呼吸困难，提示为肺栓塞。

【伴随体征】

（1）急性热病容、口唇疱疹，可见于大叶性肺炎。

（2）口唇发绀、呼吸窘迫，可平卧，提示急性呼吸窘迫综合征。

（3）面部蝶形红斑、光过敏、口腔溃疡、关节炎、蛋白尿等，提示系统性红斑狼疮；关节晨僵、关节肿、指间关节畸形提示类风湿关节炎。

（4）端坐呼吸、心动过速、心前区奔马律、两肺广泛湿啰音，可见于心源性肺水肿。

（5）心浊音界扩大、肺动脉瓣听诊区第二心音亢进，可见于肺梗死。

笔记栏

案例 3-7-3 分析 2

　　患者的伴随症状有寒战、高热、咳铁锈色痰；伴随体征有口周疱疹。上述伴随症状和体征提示大叶性肺炎。

【问诊要点】

　　（1）年龄：肺炎球菌肺炎多见于青壮年，肺结核常见于年轻患者。

　　（2）既往史：心源性肺水肿多有原发性高血压、冠心病、风湿性心瓣膜病病史。

　　（3）有外伤、休克、严重感染、烧伤、高浓度吸入史可能为急性呼吸窘迫综合征。

　　（4）术后长期卧床、有下肢静脉血栓形成者可能为肺梗死；有放射治疗史要考虑放射性肺炎。

　　（5）有系统性红斑狼疮、类风湿关节炎等结缔组织病者可能是上述病变致肺浸润。

　　（6）器官移植后免疫功能抑制者可能患肺结核、病毒性肺炎、肺真菌感染或肺孢子虫肺炎。

　　（7）接触史：来自牧区有羊、犬密切接触史者要考虑肺棘球蚴病；有疫区居住史者要警惕肺寄生虫病；有变应原接触史者要考虑变态反应性肺浸润。

【鉴别诊断】

　　1. 肺不张　急性起病者可有胸闷、气短、呼吸困难、干咳等，体格检查示病变部位胸廓扩张度减弱或消失，气管向患侧移位，叩诊呈浊音或实音，呼吸音减弱或消失，X 线显示气管被拉向患侧，横膈上抬，正常肺组织代偿性肺气肿。

　　2. 肺水肿　患者可有呼吸困难、发绀、阵发性咳嗽伴大量白色或粉红色泡沫样痰，体格检查可见双侧胸廓扩张度减弱，气管居中，语音震颤减弱，叩诊呈浊音或正常，呼吸音减弱或消失，可闻及湿啰音。

案例 3-7-3 小结

　　该患者为 30 岁青壮年，既往体健，有醉酒、淋雨诱因，寒战、高热、咳铁锈色痰。体格检查发现：口周疱疹，左侧胸部呼吸运动减弱，左下肺触觉语颤增强，叩诊为浊音，听诊可闻及支气管呼吸音，语音共振增强。综合以上资料考虑病因可能为肺炎球菌肺炎。

二、肺 气 肿

案例 3-7-4

　　男性，70 岁。以"间断咳嗽、咳痰 20 余年，伴活动后胸闷、气促 5 年，加重 7d"入院。

　　患者 20 余年前出现间断咳嗽、咳痰，多为白色黏痰，清晨排痰较多，每于秋、冬季节或受凉后加重。近 5 年来活动后出现胸闷、气促，休息后好转。7d 前受凉感冒后加重，感全身乏力，休息时仍感气短、上腹胀满。既往无结核病史，无粉尘职业接触史，吸烟 40 年，30 支 / 日，已戒 7 年。

　　体格检查：慢性病容，桶状胸，肋间隙增宽，双肺触觉语颤减弱，叩诊为过清音，肝浊音界下降。听诊双肺呼吸音减弱，呼气相延长，两肺可闻及干啰音。心率 90 次 / 分，律齐，心音遥远，心浊音界缩小，各瓣膜区未闻及杂音。

问题：

　　1. 患者的典型症状和体征是什么？

　　2. 患者的伴随症状有哪些？

　　3. 患者的诊断可能是什么？

　　肺气肿（pulmonary emphysema）指终末细支气管远端肺组织（呼吸性细支气管、肺泡囊、肺泡管和肺泡）小气道过度膨胀、弹性减弱、肺容积增大或同时伴有气道壁破坏的病理状态。可分为老年性肺气肿、代偿性肺气肿、间质性肺气肿、灶性肺气肿、α_1- 抗胰蛋白酶缺乏性肺气肿，临床最常见的为阻塞性肺气肿，主要为慢性支气管炎、哮喘等气流阻塞性疾病所致远端终末肺组织过度充气，气腔壁膨胀、破裂而产生。

【病因】

　　1. 阻塞性肺气肿　由于长期吸烟等有害物质或颗粒吸入、慢性支气管炎、慢性支气管哮喘、硅肺和 α_1- 抗胰蛋白酶缺乏症等呼吸道阻塞性疾病引起。

2. 非阻塞性肺气肿　可见于老年人肺气肿、肺叶切除术后代偿性肺气肿、肺不张及胸廓畸形等代偿性肺气肿。

【发病机制】　至今尚未完全清楚，一般认为是多因素共同作用的结果。

1. 阻塞性肺气肿　感染、吸烟等诱因使白细胞、巨噬细胞蛋白分解酶功能增强，支气管充血、水肿、痉挛，支气管软骨环破坏；呼气延长，导致残气量增加，肺弹性减弱，肺大疱形成，肺泡壁毛细血管受压，肺组织营养障碍，最终都导致肺气肿。国外 α_1- 抗胰蛋白酶缺乏症常见，多为遗传性，这时弹性蛋白酶活性增强，分解弹力纤维，造成肺气肿。

2. 非阻塞性肺气肿　老年性肺气肿主要是由于老年人肺泡的退行性改变、肺泡弹性回缩力减弱引起，一般仅有肺泡过度充气而无肺泡壁的损坏。

代偿性肺气肿主要是由于部分肺组织被切除、损坏及肺不张等使其他健康肺组织出现代偿性肺泡膨大。一般肺泡尽管膨大，但其结构完整，功能基本正常。

【体征】

1. 视诊　桶状胸、呼吸运动减弱、肋间隙增宽。

2. 触诊　气管居中、双侧触觉语颤减弱。

3. 叩诊　两肺呈过清音，肺下界降低，肺下界活动度减少，心浊音界缩小，肝浊音界下移。

4. 听诊　肺泡呼吸音减弱，呼气延长，用力呼气时可闻及干啰音，语音共振减弱，心音遥远。

代偿性肺气肿一般无上述典型表现，仅可见代偿性肺气肿区呼吸运动减弱，肋间隙增宽，触觉语颤减弱，叩诊呈过清音，听诊肺泡呼吸音减弱，语音共振减弱。

> **案例 3-7-4 分析 1**
>
> 　　患者的典型症状：活动后胸闷、气促。体格检查发现：桶状胸，肋间隙增宽，双肺触觉语颤减弱，叩诊为过清音，听诊双肺呼吸音减弱，呼气相延长，心音遥远，心脏浊音界缩小，肝浊音界下降。结合症状、体征考虑该患者存在肺气肿。

【鉴别要点】

1. 病史

（1）年龄：老年人有慢性咳嗽、咳痰史多为慢性支气管炎；老年人既往无呼吸系统疾病且不吸烟者可能是老年性肺气肿；青壮年发作性喘息者要考虑支气管哮喘；自幼因麻疹、百日咳或肺炎后出现反复咳嗽、咳脓痰者考虑支气管扩张症。

（2）长期吸烟者：要考虑阻塞性肺气肿。

（3）肺切除术后、一侧肺毁损或肺不张要考虑代偿性肺气肿。

（4）有职业性粉尘或有害气体接触史者应考虑职业性肺病。

（5）有家族聚集倾向年轻发作者要考虑遗传性 α_1- 抗胰蛋白酶缺乏症。

2. 伴随症状

（1）反复咳嗽、咳白痰，冬季加重者，多见于慢性支气管炎，若为大量脓痰可见于支气管扩张症。

（2）痰中带血、咯血，多见于支气管扩张症和肺结核。

（3）低热、乏力、纳差、盗汗、消瘦，见于肺结核。

> **案例 3-7-4 分析 2**
>
> 　　患者的伴随症状：反复咳嗽、咳白色黏痰，清晨排痰较多，每于秋、冬季节或受凉后加重。考虑存在慢性支气管炎。

3. 伴随体征

（1）两肺可闻及散在或广泛干、湿啰音，考虑慢性支气管炎。

（2）两肺可闻及发作性呼气相哮鸣音，可见于支气管哮喘。

（3）肺部有手术史、胸廓畸形，考虑代偿性肺气肿。

（4）杵状指、肺底部可闻及固定性湿啰音，考虑支气管扩张症。

> **案例 3-7-4 小结**
>
> 　　该患者为反复咳嗽、咳白痰，秋、冬季节加重，有长期大量吸烟史，伴有胸闷、气促、乏力。体格检查发现：桶状胸，肋间隙增宽，双肺触觉语颤减弱，叩诊为过清音，听诊双肺呼吸音减弱，

笔记栏

呼气相延长，两肺底可闻及湿啰音，心音遥远，心脏浊音界缩小，肝浊音界下降。故考虑患者诊断为慢性支气管炎合并肺气肿。

三、肺 不 张

案例 3-7-5

男性，55岁。以"刺激性咳嗽、咳痰3个月，气短伴痰中带血2周"入院。

患者近3个月前无明显诱因出现刺激性咳嗽、咳痰，多为白色泡沫样痰，近2周来出现气短，痰中带血丝，在院外使用抗生素治疗后无效。既往体健，无结核病史，无手术史，吸烟30年，20支／日。

体格检查：慢性病容，体型消瘦，右锁骨上可触及两个1cm大小的淋巴结，质地硬，不活动。口唇发绀，气管移向右侧，右上侧胸廓塌陷，肋间隙变窄，右上肺触觉语颤减弱，叩诊为浊音，听诊呼吸音减弱，左肺呼吸音正常。

问题：

1. 该患者的主要症状及体征是什么？

2. 应与哪些疾病相鉴别？

3. 结合疾病史及体征初步诊断是什么？

肺不张（atelectasis）指肺组织含气量减少或完全无充气，伴肺组织体积萎缩、缩小的一种病理改变，包括先天性与后天性两类，先天性是婴儿在出生时肺部有较多未充气的肺泡存在，出生后因呼吸运动障碍而未能迅速充气导致病变。肺不张可发生于肺的一侧、一叶、一段或亚段，分为局限性或广泛性、不完全性或完全性。当病变范围有一定大小，且充气减少到一定程度时，体格检查才能发现肺不张体征。

【病因】

1. 支气管内阻塞性肺不张　常见于气管内良性或恶性肿瘤和支气管结核、炎性肉芽肿、异物或因黏痰、血块阻塞呼吸道等，也可见于肺癌或纵隔肿大淋巴结从管外压迫呼吸道引起阻塞。

2. 压迫性肺不张　多见于大量气胸或胸腔积液、心包积液、腹腔巨大肿块或大量腹水所致膈肌抬高，压迫肺组织。

3. 肺表面活性物质减少　见于急性呼吸窘迫综合征、新生儿肺透明膜病等。

【发病机制】

1. 呼吸道阻塞　由于呼吸道管腔部分或完全阻塞，肺泡与外环境交通减少，使肺循环血液通过肺泡毛细血管时，肺泡中的氧气顺压力差进入血液。随着肺泡含气量的减少，肺泡的体积缩小，肺泡内氧气被吸收后肺泡的氮气和CO_2的分压便高于毛细血管血液，为了保持平衡，肺泡内氮气和CO_2向血液弥散，最终肺泡内气体被完全吸收。

2. 肺组织受压迫　外力压迫肺组织使肺呼吸时无法完全膨胀，产生肺不张。

3. 其他　肺泡表面活性物质减少或失活使肺泡表面张力增高致肺泡陷闭不张。此外，肺局部炎症后（如肺结核）继发纤维化及呼吸肌无力，使痰液潴留阻塞呼吸道等，均可造成肺泡萎陷。

【体征】

1. 视诊　病变部位胸廓塌陷，肋间隙变窄，呼吸运动减弱。

2. 触诊　气管向患侧移位，病变部位语音震颤减弱。

3. 叩诊　病变部位呈浊音或实音，心脏向患侧移位。

4. 听诊　病变部位呼吸音减弱或消失，语音共振减弱或消失。

若肺不张时间较长，肺的体积缩小，而周围肺泡可代偿性扩张，因此叩诊不一定出现浊音，呼吸音也不一定减弱。

案例 3-7-5 分析 1

患者刺激性咳嗽、咳痰3个月，气短伴痰中带血2周，体格检查发现慢性病容，口唇发绀，气管移向右侧，右上侧胸廓塌陷，肋间隙变窄，右上肺触觉语颤减弱，叩诊为浊音，听诊呼吸音减弱，左肺呼吸音正常。考虑该患者有右上肺不张。

【鉴别要点】

1.病史

（1）年龄：老年男性多见支气管肺癌，青年多见支气管结核，儿童多见支气管异物，新生儿肺不张多为先天性肺不张或新生儿肺透明膜病。

（2）呼吸肌无力，咳痰不畅，引起痰液阻塞呼吸道，可见于神经肌肉疾病。

（3）异物吸入史：异物阻塞呼吸道常见于儿童肺不张。

（4）大量咯血者发生肺不张，多考虑血块阻塞呼吸道。

（5）手术后肺不张，常因呼吸道分泌物引流不畅阻塞呼吸道所致。

> **案例 3-7-5 分析 2**
>
> 　患者为老年男性，咳嗽、咳痰伴咯血，考虑为支气管肺癌。应与以下疾病相鉴别，如支气管异物：有异物吸入史，体格检查可见吸气性三凹征，即胸骨上窝、锁骨上窝、肋间隙凹陷，该患者无异物吸入史，故可排除；支气管结核：多见于青年人，有乏力、午后低热、盗汗等症状；痰液阻塞：多见于老年患者，常有大量咳痰病史且痰液不易咳出，该患者咳痰少，痰液引起阻塞的可能性小。

2.伴随症状

（1）伴发热：可见于支气管异物感染、支气管内膜结核、支气管肺癌和纵隔肿瘤等。

（2）伴咳嗽：刺激性干咳多为支气管腔内结核、肿瘤或异物。

（3）伴咯血：见于支气管结核、支气管肺癌等。

3.伴随体征

（1）颈部淋巴结肿大：见于淋巴结核或淋巴瘤。肺癌转移多见于右锁骨上淋巴结肿大。

（2）营养不良、体型消瘦、恶病质：可能为肺癌晚期或肺结核。

（3）四肢肌力减退、腱反射减弱：可见于神经肌肉病变。

> **案例 3-7-5 小结**
>
> 　患者为老年男性，长期大量吸烟史，刺激性咳嗽、咳痰。结合体征：体型消瘦，颈部淋巴结肿大，右上肺不张。考虑患者初步诊断为支气管肺癌。

四、胸腔积液

> **案例 3-7-6**
>
> 　女，60 岁。以"发热伴右侧胸痛 1 个月，胸闷、气短 3d"入院。
>
> 　患者 1 个月前无明显诱因出现发热，体温波动在 37.5～38℃，轻咳，有少量白痰，伴有右侧胸痛。近 3d 来患者自觉胸痛减轻，并渐感胸闷、气短，以活动时明显。曾经抗感染治疗，效果欠佳。发病以来自觉困倦无力，精神差，体重下降约 5kg。
>
> 　体格检查：体温 38℃，脉搏 90 次 / 分，呼吸 22 次 / 分，血压 110/70mmHg，神志清楚，精神差，气管轻度左偏，右侧胸廓饱满，右侧语音震颤减弱，无胸膜摩擦感，右锁骨中线第 3 肋间隙以下叩诊呈浊音，右下肺呼吸音消失，左肺呼吸音粗，未闻及干、湿啰音。
>
> 问题：
>
> 　1.该患者的主要症状及伴随症状有哪些？
>
> 　2.该患者主要的肺部体征有哪些？
>
> 　3.根据其疾病史及体征该患者应诊断什么？

　任何病理因素引起的胸膜腔液体产生增多和（或）吸收减少，导致胸膜腔内的液体积聚，均称为胸腔积液（pleural effusion）（图 3-7-18）。

【病因】　引起胸腔积液的疾病及其发病机制如下。

1.胸膜毛细血管静水压增高　见于充血性心力衰竭、缩窄性心包炎、上腔静脉或奇静脉阻塞，可出现胸腔漏出液。

2.胸膜毛细血管壁通透性增加　见于结核等炎症导致的胸膜炎症改变、结缔组织病、胸膜间皮瘤或肿瘤胸膜转移、肺梗死、急性胰腺炎、膈下脓肿、阿米巴肝脓肿等，可出现渗出液。

3.胸膜毛细血管内胶体渗透压降低　如肝硬化、肾病综合征、低蛋白血症、黏液性水肿等，可

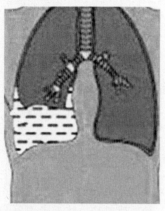

图 3-7-18 右侧胸腔积液

出现漏出液。

4.壁层胸膜淋巴引流障碍 如癌性淋巴管受阻、淋巴管发育异常。

5.损伤 如肋骨骨折、食管破裂、主动脉瘤破裂、胸导管破裂等患者可出现血胸、脓胸、乳糜胸。

【症状】

胸腔积液少于300ml时症状多不明显。以纤维素性渗出为主的患者可出现患侧胸痛，胸痛吸气时加重，患者喜患侧卧位以减少胸廓扩张度，减轻疼痛。部分患者可有轻咳。当胸腔积液增多时胸膜脏层与壁层分开，胸痛可减轻或消失。胸腔积液大于500ml的患者，常主诉气短、胸闷，大量胸腔积液时因纵隔脏器受压而出现心悸、呼吸困难，甚至端坐呼吸。

除胸腔积液的症状外，不同病因的存在可使患者有原发病的临床表现。

案例 3-7-6 分析 1

1.该患者的主要症状为低热、胸痛伴胸闷、气短。

2.伴随症状有轻微咳嗽、咳少量白色黏痰、困倦无力、精神差、盗汗、消瘦。

【体征】 少量胸腔积液的患者体格检查时可无异常发现，中等量以上的胸腔积液可有以下典型体征。

1.视诊 患侧胸廓饱满、肋间隙增宽、呼吸运动受限。

2.触诊 气管偏向健侧，患侧呼吸活动度减弱，语音震颤减弱或消失。

3.叩诊 积液区以上为清音，积液区以下为浊音或实音。

4.听诊 积液区以上呼吸音减弱或可闻及支气管呼吸音，积液区以下呼吸音减弱或消失，语音共振减弱或消失。

案例 3-7-6 分析 2

1.该患者的体征：气管轻度左偏，右侧胸廓饱满，右侧语音震颤减弱，无胸膜摩擦感，右锁骨中线第3肋间隙以下叩诊呈浊音，右下肺呼吸音消失，左肺呼吸音粗，未闻及干、湿啰音。

2.结合患者疾病史及体征，考虑该患者诊断符合中等量胸腔积液。

【鉴别要点】

1.病史

（1）年龄及性别：年轻人多考虑结核性胸膜炎；老年人胸腔积液特别是血性胸腔积液，肿瘤的可能性大；女性患者还应想到结缔组织疾病，如系统性红斑狼疮等。

（2）有无痰结核分枝杆菌阳性患者密切接触史，结核性胸膜炎是胸腔积液最常见的病因。

（3）有无心力衰竭、肝硬化、肾病综合征、肾衰竭和严重营养不良等，上述疾病是全身水肿及胸腔积液的常见病因。

（4）有无结缔组织病史，如类风湿关节炎、系统性红斑狼疮、Wegener肉芽肿病、血管炎等。

（5）有无肺炎、气胸、膈下脓肿、胰腺炎等，上述病因可引起反应性胸腔积液。

（6）有无外伤、穿刺或手术史，这些病因可引起血胸、脓胸、乳糜胸。

（7）有无肿瘤病史，肺癌、乳腺癌等胸膜转移是癌性胸腔积液的常见原因。

（8）有无生食蟹、虾和蝲蛄史，寄生虫感染也可合并胸腔积液。

（9）若患者是手术后长期卧床，尤其有下肢静脉血栓形成者，应注意有无肺栓塞。

（10）职业性接触石棉者，其胸腔积液要想到恶性胸膜间皮瘤。

2.伴随症状

（1）伴发热：高热者应考虑化脓性胸膜炎，午后低热伴盗汗提示可能为结核所致。

（2）伴咳嗽：有刺激性干咳，应考虑支气管肺癌、肺结核等。

（3）伴咳痰：伴有大量脓臭痰时，应考虑肺脓肿合并胸腔积液或支气管胸膜瘘；痰中带血时，应注意肺结核或肺癌的可能。

（4）伴咯血：要考虑肺结核、肺癌或肺栓塞等。

（5）伴剧烈胸痛：应考虑胸部外伤、胸膜间皮瘤或胸膜转移瘤。

（6）伴关节肿痛、关节红斑：应考虑结缔组织疾病引起的胸膜损害。

（7）伴血尿：可能为肾小球肾炎。

（8）伴上腹部疼痛：要注意膈下疾病，如胰腺炎、肝脓肿、肝包虫等。

案例 3-7-6 小结

患者为青年，存在午后低热、乏力、消瘦、盗汗等症状，结合体征应首先考虑患者结核性胸膜炎所致胸腔积液的可能性大。

五、气 胸

案例 3-7-7

男，65 岁。主因"突发性左侧胸痛伴胸闷、气短 1d"入院。

患者 1d 前晨练时突然出现左侧胸部疼痛，撕裂样痛，伴有胸闷、气短、呼吸困难，时有刺激性咳嗽、无痰，自觉心悸，无发热、腹痛及恶心、呕吐，为进一步诊治来医院。既往慢性阻塞性肺疾病病史 20 余年。

体格检查：体温 36.5℃，脉搏 110 次 / 分，呼吸 22 次 / 分，血压 140/90mmHg。神志清楚，精神尚可，痛苦病容，气管右偏。左侧胸廓饱满，肋间隙增宽，左侧胸廓扩张度、语音震颤较右侧减弱，左肺叩诊呈鼓音，右肺叩诊呈清音，左肺呼吸音消失，语音共振消失，右肺呼吸音稍增强。

问题：

1. 该患者的症状有哪些？引起这些症状的诱因是什么？

2. 该患者的主要体征有哪些？

3. 结合患者的症状和体征，该患者的可能诊断是什么？

气胸（pneumothorax）指任何原因导致胸膜破损，气体进入胸膜腔，常见于慢性阻塞性肺气肿、肺结核或肺表面胸膜下肺大疱破裂（图 3-7-19）。无外伤或人为因素导致的气胸，称为自发性气胸；用人工方法将过滤的空气注入胸膜腔以诊治疾病者称为人工气胸；此外，胸部外伤所引起者，称为外伤性气胸。

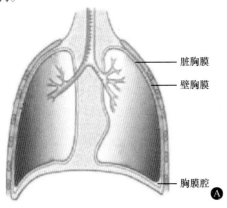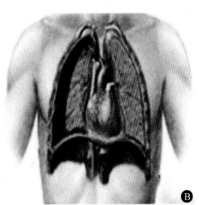

脏胸膜
壁胸膜
胸膜腔

图 3-7-19 气胸
A. 胸膜腔；B. 右侧气胸

【病因】

1. 外伤性或医源性气胸 见于针灸、静脉穿刺、外科手术、胸部刀伤或枪炮伤等。

2. 继发性自发性气胸 见于慢性阻塞性肺疾病、肺大疱、哮喘、肺结核、肺癌、葡萄球菌肺炎、肺脓肿、弥漫性肺间质病变、子宫内膜异位症等。

3. 其他 特发性自发性气胸、机械通气气压伤或人工气胸等。

【症状】 持重物、屏气、剧烈运动或咳嗽常为诱因。患者突感一侧胸痛，伴有或不伴有进行性呼吸困难，严重者不能平卧或被迫健侧卧位，患侧朝上以减轻压迫症状。可有咳嗽，多数无痰。小量闭合性气胸者仅有轻度胸闷、气短，数小时后逐渐平稳。大量张力性气胸者，除严重的呼吸困难外，尚有表情紧张、烦躁不安、大汗淋漓、脉速、虚脱、发绀，甚至呼吸衰竭表现。

案例 3-7-7 分析 1

1. 患者的主要症状：突发性左侧胸痛伴胸闷、气短。伴随症状：刺激性咳嗽、无痰，自感心悸。
2. 引起这些症状的诱因为剧烈运动。

【体征】 少量气胸常无明显体征，胸腔气体较多时可有以下的表现。

1. 颈部检查 气体较多时患者可有气管偏向健侧。

2. 视诊 患侧胸廓饱满，肋间隙增宽，呼吸运动减弱。

3. 触诊 语音震颤减弱或消失。

4. 叩诊 患侧呈鼓音。右侧气胸时肝浊音界下移，左侧气胸时心浊音区变小或叩不出。

5. 听诊 患侧呼吸音减弱或消失，语音共振减弱或消失，健侧呼吸音代偿性增强。

案例 3-7-7 分析 2

患者肺部的主要体征：左侧胸廓饱满，肋间隙增宽，胸廓扩张度、语音震颤较右侧减弱；左肺叩诊呈鼓音，右肺叩诊呈清音；听诊左肺呼吸音消失，语音共振消失，右肺呼吸音稍强。

【鉴别要点】

1. 病史

（1）年龄、性别：儿童多见于肺部感染，如肺结核或肺炎；老年人多见于慢性阻塞性肺疾病或肺部肿瘤等；生育期妇女在月经期发生气胸时要考虑子宫内膜异位症；婴儿多见于新生儿气胸。

（2）外伤患者：应考虑外伤性气胸。

（3）外科手术、静脉穿刺、邻近部位针灸患者：要考虑医源性气胸。

（4）有职业接触史者：应考虑肺尘埃沉着病等职业病。

（5）是否有慢性阻塞性肺疾病：如肺大疱、哮喘、弥漫性肺间质病变等呼吸道或肺部疾病。

2. 伴随症状

（1）伴发热：低热要考虑肺结核或肺部肿瘤等；高热要注意葡萄球菌肺炎、肺脓肿等急性感染性病变。

（2）伴咳嗽：刺激性干咳可能为支气管内膜结核，而老年患者要考虑肺癌等。

（3）伴咳痰：咳脓性痰者要考虑是否有肺脓肿。

（4）伴咯血：多见于肺结核、肺癌、肺栓塞等。

（5）伴气短、发绀、大汗、烦躁不安：应考虑张力性气胸。

案例 3-7-7 小结

患者为老年男性，既往有慢性阻塞性肺疾病病史 20 年，主要症状为突发性左侧胸痛伴胸闷、气短。主要肺部体征：左侧胸廓饱满，肋间隙增宽，胸廓扩张度、语音震颤较右侧减弱；左肺叩诊呈鼓音，右肺叩诊呈清音；听诊左肺呼吸音消失，语音共振消失，右肺呼吸音稍强。结合患者的症状和体征，考虑患者可能的诊断为自发性气胸。

（郭 莹）

第五节 心脏检查

心脏检查是心血管疾病诊断的基本功，在对患者进行详细询问病史的基础上，进一步认真地进行心脏检查。心脏检查对于初步判定有无心脏疾病，了解其病因、性质、部位、程度等有很大帮助，特别是对反复检查体征的变化更具临床意义，一些心脏病依据体格检查的结果便可诊断。检查环境要求安静、舒适、温度适宜，并注意保护患者隐私。心脏检查时，应注意以下几点：①全神贯注，按视诊（inspection）、触诊（palpation）、叩诊（percussion）、听诊（auscultation）顺序依次规范化进行系统、全面、细致的检查，在确定某一异常体征时，也可同时将这几种检查方法交替应用，以利于作出正确的判断；②做好记录，初学者应反复训练，逐步掌握体格检查的基本技能；③选择合适的光线，光线最好来自患者左侧；④被检查者通常取仰卧位，医师站在其右侧；⑤有一副适耳的听诊器。

笔记栏

一、视 诊

心脏视诊，被检者一般取仰卧位或坐位，充分暴露胸部，光线最好来源于被检者左侧。检查者观察心前区隆起和心尖冲动时需蹲下（图 3-7-20），两眼与被检者的胸廓平齐，双眼视线与心前区呈切线方向，仔细观察心前区有无隆起及异常搏动，心尖冲动的位置与范围。

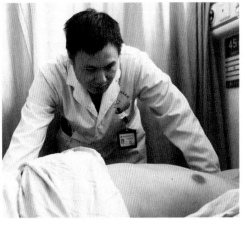

图 3-7-20 心脏视诊

（一）心前区隆起与凹陷

正常人心前区与右侧胸廓相应部位对称，无异常隆起或凹陷。

心前区局部隆起往往提示：①心脏增大、患有器质性心脏病，特别是儿童时期心脏显著增大时，由于胸部骨骼尚在发育中，可因前胸壁受压而向外隆起；儿童时期器质性心脏病多为先天性心脏病、风湿性心脏病等。②鸡胸（keeled chest）和漏斗胸畸形伴有心前区隆起者，常合并先天性心脏病；大量心包积液时，心前区外观显得饱满。

凹陷胸指胸骨向后移位。

（二）心尖冲动

心脏收缩时，左心室前壁在收缩早期撞击心前区胸壁，使相应部位肋间组织向外搏动，称为心尖冲动（apical impulse）。

1. 正常心尖冲动 心尖冲动一般位于第 5 肋间左锁骨中线内 0.5～1.0cm 处，距正中线 7.0～9.0cm，搏动范围直径为 2.0～2.5cm。体胖者或女性乳房垂悬时不易看见。

2. 位置的变化 心尖冲动位置的变化受生理或病理因素的影响。

（1）影响心尖冲动位置的生理因素

1）体型：超力型者心脏呈横位，心尖冲动可向上外移至第 4 肋间；无力型者心脏呈垂悬位，心尖冲动可向下内移至第 6 肋间。

2）年龄：婴儿及儿童的心脏呈横位，心脏体积与胸廓容积之比较成年人大，因此心尖冲动的位置可在第 4 肋间左锁骨中线偏外处。

3）体位：卧位时膈的位置较坐位稍高，心尖冲动的位置亦可稍高；右侧卧位时，心尖冲动可向右移 1.0～2.5cm；左侧卧位时，心尖冲动则向左移 2～3cm。相反，侧卧位时心尖冲动位置若无变动，提示胸腔内可能有病变，如粘连性心包炎。

4）呼吸：深吸气时膈肌下降，心尖冲动可下移至第 6 肋间；深呼气时膈肌上升，心尖冲动则上移。

5）妊娠：妊娠时膈肌升高，心脏呈横位，心尖冲动向上移位。

（2）影响心尖冲动位置的病理因素

1）心脏疾病：①左心室增大。心尖冲动向左下移位，甚至可达腋中线，提示左心室舒张末期容积增加、射血分数减少。②右心室增大。心脏呈顺时针转位，可使心尖冲动向左移位，甚至可稍向上，但不向下移位。③全心增大。心尖冲动向左下移位，并可伴有心界向两侧扩大。④先天性右位心。心尖冲动位于右侧与正常心尖冲动相对应的部位。

2）胸部疾病：纵隔及气管移位的胸腔内或肺部疾病，均可使心尖冲动移位。①一侧胸腔积液或气胸，可将纵隔推向健侧，心尖冲动亦稍向健侧移位；②一侧肺不张或胸膜粘连，纵隔向患侧移位，心尖冲动则稍向患侧移位；③胸廓或脊柱畸形时，胸腔内脏器的位置发生变化，心尖冲动亦相应移位。

3）腹部疾病：大量腹水、腹腔内巨大肿瘤等可使腹腔内压增高，膈肌位置升高，从而使心尖冲动位置上移。

表 3-7-3 列举了常见的引起心尖冲动移位的病理因素。

表 3-7-3 心尖冲动移位的常见病理因素

因素	心尖冲动移位	临床常见疾病
心脏因素		
左心室增大	向左下移位	主动脉瓣关闭不全
右心室增大	向左侧移位	二尖瓣狭窄
左、右心室增大	向左下移位，伴心浊音界向两侧扩大	扩张型心肌病等
右位心	心尖冲动位于右侧胸壁与正常心尖冲动相对应的部位	先天性右位心
心脏以外的因素		
纵隔移位	心尖冲动向患侧移位	一侧胸膜增厚或肺不张
	心尖冲动向病变对侧移位	一侧大量胸腔积液或气胸等
横膈移位	心尖冲动向左外侧移位	大量腹水等，横膈抬高使心脏横位
	心尖冲动移向内下，可达第6肋间	严重肺气肿等，横膈下移使心脏垂位

3. 心尖冲动强度及范围的变化

（1）生理条件下：心尖冲动的强弱与胸壁厚度有关。体型胖者胸壁肥厚或肋间隙变窄时心尖冲动较弱，范围也较小；体型瘦者胸壁薄、儿童或肋间隙增宽时，心尖冲动较强，范围也较大。剧烈活动、情绪激动、兴奋时，心脏活动加强，心尖冲动亦增强。

（2）病理条件下：心尖冲动的强弱及范围受以下疾病的影响。

1）心脏疾病：①左心室肥大时心脏搏动有力，心尖冲动明显增强，可呈抬举性，心尖冲动范围也较大；②心肌病变（急性心肌梗死、扩张型心肌病等）可使心肌收缩乏力，心尖冲动减弱；③心室腔扩大时，心尖冲动减弱，心尖冲动范围明显增大（搏动弥散）；④心包积液时，心脏与前胸壁距离增加，心尖冲动可减弱甚至消失；⑤心脏收缩时心尖反向内陷，称为负性心尖冲动（inward impulse）。90%以上的缩窄性心包炎患者可见负性心尖冲动。当心包与周围组织有广泛粘连时，此现象又称为Broadbent征。右心室明显肥大时，推挤左心室向左向后移位，引起心脏顺时针转位，亦可出现负性心尖冲动。

2）肺部或其他疾病：①甲状腺功能亢进症、发热、严重贫血时，心尖冲动增强且范围较大；②左侧胸腔大量积气或积液、肺气肿时，心尖冲动减弱或消失。

（三）心前区异常搏动

1. 胸骨左缘第2肋间搏动 见于肺动脉高压或肺动脉扩张时，有时也可见于正常青年人。

2. 胸骨右缘第2肋间及胸骨上窝搏动 主要见于升主动脉瘤及主动脉弓瘤，也可见于升主动脉及主动脉弓扩张、主动脉瓣关闭不全、贫血、甲状腺功能亢进症。

3. 胸骨左缘第3、4肋间搏动 可见于右心室肥大或瘦弱者。

4. 剑突下搏动 可见于右心室肥大、部分心脏垂位者，同时应与腹主动脉搏动及腹主动脉瘤所致搏动相鉴别。

二、触　诊

心脏触诊除可进一步确定视诊检查发现的心尖冲动位置和心前区异常搏动的结果外，还可了解心脏病特有的震颤及心包摩擦感。心脏触诊的内容有心尖冲动及心前区搏动、震颤和心包摩擦感。

触诊方法：检查者用右手置于心前区，注意心尖冲动的位置和有无震颤。示指和中指并拢，用指腹或小鱼际确定心尖冲动的准确位置、范围，是否弥散，有无抬举性搏动（图3-7-21）。用手掌在心底部和胸骨左缘第3～4肋间触诊，注意有无震颤及心包摩擦感。必要时用手掌尺侧（小鱼际）确定震颤的具体位置，判定是收缩期还是舒张期。

（一）心尖冲动及心前区搏动

触诊能更准确地判断心尖冲动或其他搏动的位置、强弱和范围，尤其是视诊不能发现或看不清楚的心尖冲动及心前区搏动，触诊检查则可进一步确定或鉴别。通过心脏触诊还可了解心脏搏动的速率及节律变化。

仰卧位时，25%～40%的成年人能触及心尖冲动，左侧卧位时，50%的成年人能触及。触诊时，心尖冲动冲击胸壁的时间标志着心室收缩期的开始，这有助于确定第一心音、收缩期还是舒张期震

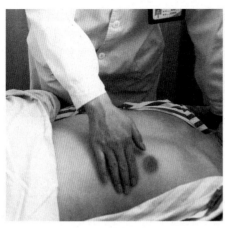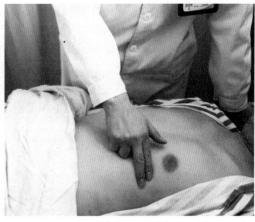

图 3-7-21 触诊心尖冲动

颤或杂音。当用手指触诊时，手指如被强有力的心尖冲动抬起，这种较大范围的外向运动称为抬举性心尖冲动，常提示可能存在左心室肥厚。

心尖冲动位置、强度及范围的变化，以及心前区异常搏动的临床意义同视诊所述。

视诊时发现剑突下搏动，须鉴别是右心室肥大还是腹主动脉搏动所致。具体方法：检查者将右手示指、中指及环指平放在剑突下，指端指向剑突，向上后方加压，如搏动冲击指尖，且深吸气时增强，则为右心室搏动，提示有右心室肥大；如果搏动冲击手指指腹，且深吸气时减弱，则为腹主动脉搏动，提示为腹主动脉瘤。消瘦者、腹壁薄或空腹时，剑突下搏动常为正常的腹主动脉搏动传导所致。

在左侧心底部触及与第二心音同时发生的短促的振动感，为第二心音的肺动脉瓣成分亢进所致，如为二尖瓣狭窄患者，则提示肺动脉高压；如果二尖瓣狭窄患者未触及第二心音，则提示肺动脉压不太高。

（二）震颤

震颤指心脏搏动时，用手触诊感觉到的一种细小振动，此振动与猫在安静时产生的呼吸震颤相似，故又被称为"猫喘"，是器质性心血管疾病的特征性体征之一。

震颤的产生是由于血流经口径较狭窄的部位，或经异常的方向流动而产生漩涡，使心壁或血管壁振动，传至胸壁而被触及。一般情况下，震颤的强弱与血流的速度、病变狭窄的程度及两侧的压力阶差密切相关。如果狭窄口过小，通过血流过少时可无震颤。同时，震颤的强弱也与胸壁的厚薄有关，胸壁越薄（如儿童、消瘦者）则震颤越易触及。

震颤与听诊时发现的杂音有类同的机制，但触觉对频率较低的振动比较敏感，音调较高或较弱的杂音常不伴有震颤。震颤常见于某些先天性心脏病和心脏瓣膜狭窄时（表 3-7-4），而瓣膜关闭不全时震颤很少见，仅在房室瓣重度关闭不全时可扪及收缩期震颤。检查震颤时应注意：①部位；②出现的时间：可根据心尖冲动或颈动脉搏动判定，紧随心尖冲动和颈动脉搏动几乎同时出现的为收缩期震颤，也可通过听诊来进一步确定。

表 3-7-4 心前区震颤的临床意义

时相	部位	常见病变
收缩期	胸骨右缘第 2 肋间	主动脉瓣狭窄
收缩期	胸骨左缘第 2 肋间	肺动脉瓣狭窄
收缩期	胸骨左缘第 3～4 肋间	室间隔缺损
连续性	胸骨左缘第 2 肋间	动脉导管未闭
舒张期	心尖区	二尖瓣狭窄
收缩期	心尖区	重度二尖瓣关闭不全

（三）心包摩擦感

心包发生炎性病变时，渗出的纤维蛋白使其表面变得粗糙。心脏搏动时，心包脏层和壁层间的摩擦引起的振动经胸壁传导至体表而触到的摩擦感，称为心包摩擦感。

笔记栏

心包摩擦感通常在胸骨左缘第4肋间处较易触及，该部位心脏表面无肺覆盖，收缩期心脏更易接近胸壁，较易被检查者触及。同理，坐位前倾及呼气末心包摩擦感更明显。心包摩擦感与呼吸、运动无关，在收缩期与舒张期均能触及，以收缩期更易触及。当心包渗出液增多时，使脏层和壁层分离，心包摩擦感则消失。

触诊心包摩擦感时，在患者取坐位前倾呼气末时较明显。注意触诊时按压在胸壁上的力量不宜过大，因用力按压可降低手掌触觉感受器的敏感度，以致触不到震颤或心包摩擦感，应适当地调整按压的力量，以求得到最佳的效果。

三、叩　诊

叩诊常用于确定心界大小及其形状。心浊音界包括相对浊音界和绝对浊音界，心脏左右缘被肺遮盖的部分，叩诊呈相对浊音，不被肺遮盖的部分叩诊时呈绝对浊音。通常心脏相对浊音界反映心脏的实际大小。在早期右心室增大时，相对浊音界的变化可能不大，但绝对浊音界常增大；而心包积液量较多时，相对浊音界与绝对浊音界则较为接近。

（一）叩诊方法

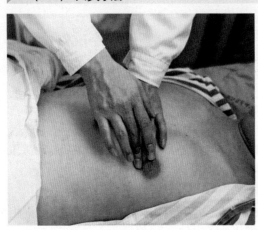

图3-7-22　心脏的叩诊

心脏叩诊通常采用间接叩诊法，被检者一般取仰卧位，以左手中指作为叩诊板指，板指与肋间隙平行放置，叩诊用力均匀，以腕部自然下落中指叩诊，以听到叩诊音由清音变浊音来确定心脏的大小（图3-7-22）。如被检者取仰卧位，检查者则立于被检者右侧，左手叩诊板指与心缘垂直（与肋间隙平行）。被检者取坐位时，宜保持上半身直立姿势，平稳呼吸。检查者面对被检者而坐，左手叩诊板指一般与心缘平行（与肋骨垂直）。测定心脏左侧的心浊音界用轻叩诊法较为准确，而右侧则宜使用较重的叩诊法，并根据患者胖瘦程度等调整力度，力量过强或过轻均不能叩出心脏的正确大小。此外，还必须注意叩诊时板指每次移动距离不宜过大，并在发现声音由清变浊时，需进一步往返叩诊几次，以避免叩出的心界范围小于实际大小。

（二）叩诊顺序

通常的顺序是先左后右，由外向内，自下而上。先叩心脏左界，从心尖冲动最强点外2～3cm处开始，沿肋间由外向内，叩诊音由清变浊时翻转板指，在板指中点相应的胸壁处用标记笔做一标记。如此自下而上，叩至第2肋间，分别标记。然后叩心脏右界，先沿右锁骨中线，自上而下，叩诊音由清变浊时为肝上界，于其上一肋间（一般为第4肋间）由外向内进行叩诊，叩诊音由清变浊时，用标记笔做一标记；同心脏左侧叩诊时类似，自下而上，分别于第2、3间由外向内叩出浊音界，并做标记（图3-7-23）。测量方法：标出前正中线和左锁骨中线，用直尺测量左锁骨中线与前正中线间的垂直距离，以及左右相对浊音界各标记点与胸骨中线间的垂直距离。按心浊音界表做记录。

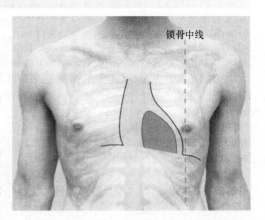

锁骨中线

图3-7-23　心脏绝对浊音界和相对浊音界

（三）正常心浊音界

心脏左界自第2肋间起向外逐渐形成一外凸弧形，直至第5肋间。心脏右界各肋间几乎与胸骨右缘一致，仅第4肋间稍超过胸骨右缘。以胸骨中线至心浊音界线的垂直距离（cm）表示正常成人心脏的相对浊音界，并标出胸骨中线与左锁骨中线的间距（表3-7-5）。

表 3-7-5 正常心脏相对浊音界

右侧（cm）	肋间	左侧（cm）
2～3	2	2～3
2～3	3	3.5～4.5
3～4	4	5～6
	5	7～9

注：左锁骨中线距前正中线为 8～10cm。

（四）心浊音界各部的组成

心浊音左界第 2 肋间处相当于肺动脉段，第 3 肋间为左心耳，第 4～5 肋间为左心室。心浊音右界第 2 肋间相当于升主动脉和上腔静脉，第 3 肋间以下为右心房。心上界相当于第 3 肋骨前端下缘水平，第 2 肋间以上又称心底部浊音区，相当于主动脉、肺动脉段。主动脉及左心室交接处向内凹陷，称为心腰。心下界由右心室及左心室心尖部组成，见图 3-7-24。

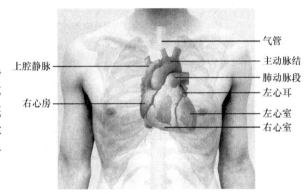

气管
主动脉结
肺动脉段
左心耳
左心室
右心室
上腔静脉
右心房

图 3-7-24 心脏和大血管在胸壁上的投影

（五）心浊音界的变化及其临床意义

心浊音界的大小、形态和位置可受心脏本身病变或心外因素的影响而发生变化。

1. 心脏病变

（1）左心室增大：心左界向左下扩大，心腰加深接近直角，使心浊音区呈靴形，或称"主动脉型"。常见于主动脉瓣关闭不全、高血压性心脏病等（图 3-7-25）。

（2）右心室增大：轻度增大时仅心脏绝对浊音界增大，相对浊音界增大不明显。显著性增大时，相对浊音界向两侧扩大，但由于心脏同时沿长轴发生顺时针转位，因此向左增大较显著。常见于肺源性心脏病等。

（3）左心室、右心室增大：心浊音界向两侧扩大，且左界向左下扩大，呈普大型。常见于扩张型心肌病、重症心肌炎、心力衰竭。

（4）左心房增大：左心房显著增大时，胸骨左缘第 3 肋间隙心浊音界向外扩大，使心腰部消失甚至膨出。二尖瓣狭窄时，左心房及肺动脉均扩大，心腰部饱满或膨出，心浊音界的外形成为梨形，或称"二尖瓣型"（图 3-7-26）。

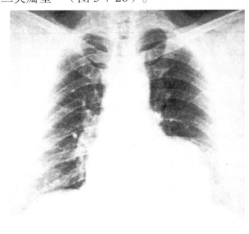

图 3-7-25 "主动脉型"靴形心

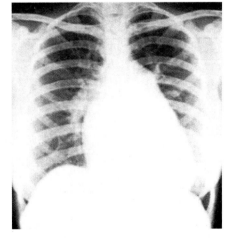

图 3-7-26 "二尖瓣型"梨形心

（5）主动脉扩张或升主动脉瘤：第 1～2 肋间心浊音区增宽。

（6）心包积液：心包积液达一定量时，心浊音界向两侧扩大，其相对浊音区与绝对浊音区几乎相同，坐位时呈三角烧瓶形。但患者取仰卧位时，心底部浊音区明显增宽，心尖部浊音区可变小。这种心浊音界随体位改变而变化的特点，是鉴别心包积液还是心脏扩大的要点之一。

2. 心外因素

（1）胸壁较厚或肺气肿时，心浊音界变小，重度肺气肿时可能叩不出心浊音界。

（2）如胸腔积液、肺浸润或肺实变、肺部肿块或纵隔淋巴结肿大，心浊音区与胸部病变浊音区可重叠在一起，使心脏本身的浊音区无法辨识。

（3）大量胸腔积液、积气时，患侧的心浊音界叩不出，健侧的心浊音界外移。

（4）大量腹水或腹腔巨大肿瘤时，可使膈肌抬高，心脏呈横位，叩诊时心浊音界向左扩大。

（5）胃内含气量增多时，Traube 鼓音区增大，可影响心脏左界下部叩诊的准确性。

四、听 诊

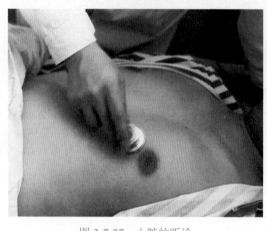

心脏听诊是心脏物理诊断中最重要和较难掌握的方法，心脏听诊时需注意了解心率、心律、心音、心脏杂音和额外心音等特征，进而去分析心脏的病理、生理状况。听诊时，患者可采取坐位或仰卧位，必要时可嘱患者改变体位，如疑有二尖瓣狭窄时，患者取左侧卧位；疑有主动脉瓣关闭不全者宜取坐位且上半身前倾。高质量的听诊器有利于获得更多和更可靠的信息。钟型体件常轻放在胸前皮肤，适合听低音调声音，如二尖瓣舒张期隆隆样杂音；膜型体件则需紧贴皮肤，可滤过部分低音调声音而听高音调声音，如主动脉瓣舒张期叹气样杂音。心脏听诊时应注意不能隔着衣服进行（图 3-7-27）。

图 3-7-27 心脏的听诊

（一）心脏瓣膜听诊区

心脏各瓣膜开放与关闭时所产生的声音传导到体表，最易听清的部位称心脏瓣膜听诊区（auscultatory valve area）。心脏各瓣膜听诊区是由瓣膜产生的声音沿血流方向传导到胸壁特定部位而命名，因此，与瓣膜的解剖位置并不完全一致。传统的心脏瓣膜听诊区为 4 个瓣膜 5 个区（图 3-7-28）。

1. 二尖瓣区（心尖部，mitral valve area） 位于心尖冲动最强点。心脏大小正常时，多位于第 5 肋间左锁骨中线稍内侧；当心脏增大时，听诊部位随心尖位置向左或左下移位。

2. 肺动脉瓣区（pulmonary valve area） 胸骨左缘第 2 肋间。

3. 主动脉瓣区（aortic valve area） 胸骨右缘第 2 肋间。

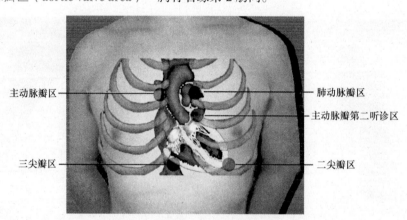

图 3-7-28 心脏各瓣膜听诊区

4. 主动脉瓣第二听诊区（the second aortic valve area） 胸骨左缘第 3～4 肋间。

5. 三尖瓣区（tricuspid valve area） 胸骨体下端左缘或右缘。

（二）听诊顺序

心脏听诊顺序通常按逆时针方向听诊，通常从二尖瓣区（心尖部）开始，逆时针方向依次听诊为心尖区→肺动脉瓣区→主动脉瓣区→主动脉瓣第二听诊区→三尖瓣区。

（三）听诊内容

听诊内容包括心率、心律、心音、额外心音、心脏杂音和心包摩擦音。

1. 心率　指每分钟心脏搏动的次数。正常成人在安静、清醒的情况下心率为 60 ～ 100 次 / 分，女性稍快，儿童偏快（3 岁以下儿童的心率多在 100 次 / 分以上），老年人偏慢。成年人心率超过 100 次 / 分，婴幼儿心率超过 150 次 / 分，称为心动过速（tachycardia）；心率低于 60 次 / 分，称为心动过缓（bradycardia）。心动过速或心动过缓可为短暂性或持续性，可由多种生理性、病理性或药物性因素引起。

2. 心律　指心脏搏动的节律。正常成人心律基本规整，部分青年人可出现随呼吸改变的心率，吸气时心率增快，呼气时心率减慢，称窦性心律不齐，一般无临床意义。听诊时最常发现的心律失常主要有期前收缩（premature contraction）和心房颤动（atrial fibrillation）。期前收缩指在规整心脏搏动的基础上提前出现一次心脏搏动，其后有一个较长的间期。期前收缩可规律地出现，形成联律。连续每一次窦性搏动后出现一次期前收缩，称为二联律（bigeminal beats）；每两次窦性搏动后出现一次期前收缩称为三联律（trigeminal beats），依此类推。期前收缩按其来源可分为房性、交界性和室性 3 种。

心房颤动的听诊特点：心律绝对不齐，第一心音强弱不等和脉搏短绌（pulse deficit）（脉率低于心率）。其发病机制是：因心房颤动时心室率不规整，当某次心室收缩与上一次心室收缩相距近到一定程度时，心室舒张期缩短，心室内血液充盈不足，不能将足够的血液推送到周围血管所致。心房颤动的常见原因有二尖瓣狭窄、冠心病、高血压、心肌病及甲状腺功能亢进症等。

3. 心音（heart sound）　健康人心前区可以听到两个性质不同的声音交替出现，按其在心动周期中出现的先后顺序依次命名为第一心音（first heart sound，S_1）和第二心音（second heart sound，S_2）。某些健康儿童和青少年在 S_2 后有时可听到一个较弱的第三心音（third heart sound，S_3）。第四心音（fourth heart sound，S_4）一般听不到，如能听到则为病理性。

（1）S_1 产生机制：二尖瓣和三尖瓣关闭，瓣叶突然紧张引起振动所致。其他如半月瓣的开放等因素也参与 S_1 的形成。S_1 标志着心室收缩的开始，在心电图 QRS 波群后 0.02 ～ 0.04s。

听诊特点：①音调较低钝；②强度较响；③性质较钝；④历时较长（持续约 0.10s）；⑤与心尖冲动同时出现；⑥心尖部听诊最清楚。

（2）S_2 产生机制：主要由于主动脉瓣和肺动脉瓣的关闭引起瓣膜的振动所致，此外，房室瓣开放等因素，也参与 S_2 的形成。S_2 标志着心室舒张的开始，约在心电图 T 波的终末或稍后。

听诊特点：①音调较高；②强度较低；③性质较清脆；④占时较短（持续 0.08s）；⑤在心尖冲动后出现；⑥心底部听诊最清楚。

心脏听诊最基本的技能是判定 S_1 和 S_2，从而进一步确定额外心音或杂音所出现的心动周期时相。辨别要点：①S_1 较长而音调较低，在心尖区最强，S_2 则较短而音调较高，在心底部较强；②S_1 与 S_2 的间距较短，而 S_2 与下一个 S_1 的间距较长，即舒张期较收缩期长。

在某些复杂的心律失常时，则需利用心尖冲动或颈动脉搏动帮助辨别，心尖或颈动脉的向外搏动与 S_1 同步或几乎同步，其中利用左手拇指触诊颈动脉搏动判别 S_1 更为方便。如仍有困难，可先听心底部，心底部尤其是肺动脉瓣区 S_1 与 S_2 易于区分，再将听诊器体件逐步移向心尖部，边移边默诵 S_1、S_2 节律，进而确定心尖部的 S_1 和 S_2。

（3）S_3 产生机制：由于心室快速充盈的血流自心房冲击心室壁，使心室壁、乳头肌和腱索紧张、振动所致，出现在心室舒张早期，距 S_2 后 0.12 ～ 0.18s。

听诊特点：①音调低；②强度弱；③性质重浊而低钝；④持续时间短（约 0.04s）；⑤在心尖部或其内上方，仰卧位、呼气时较清楚。S_3 通常只在部分儿童和青少年中听到。

（4）S_4 产生机制：一般认为与心房收缩使房室瓣及其相关组织（瓣膜、瓣环、腱索和乳头肌）突然紧张、振动有关。出现在心室舒张末期，约在 S_1 前约 0.10s 处。这种低频、低振幅振动通常在病理情况下听到。

听诊特点：低调、沉浊、很弱，在心尖部及其内侧较明显。

（5）心音的改变及其临床意义

1）心音强度改变：除肺含气量多少、胸壁或胸腔病变等心外因素和是否有心包积液外，影响心音强度的主要因素是心肌收缩力与心室充盈程度（影响心室内压增加的速率）、瓣膜位置的高低，以及瓣膜的结构、活动性等。

A. S_1强度的改变：主要决定因素是心室内压增加的速率，心室内压增加的速率越快，S_1越强；其次受心室开始收缩时二尖瓣和三尖瓣的位置和上述其他因素影响。

S_1增强：常见于二尖瓣狭窄。由于心室充盈减慢、减少，导致在心室开始收缩时二尖瓣位置低垂，以及由于心室充盈减少，使心室收缩时左室内压上升加速和收缩时间缩短，造成瓣膜关闭振动幅度大，因而S_1亢进。但是，二尖瓣狭窄时如果伴有严重的瓣叶病变，瓣叶显著纤维化或钙化，使瓣叶增厚、僵硬，瓣膜活动明显受限，则S_1反而减弱。另外，在心肌收缩力增强和心动过速时，如高热、贫血、甲状腺功能亢进症等均可使S_1增强。

S_1减弱：常见于二尖瓣关闭不全。由于左心室舒张期过度充盈（包括由肺静脉回流的血液及收缩期反流入左心房的血液），使二尖瓣漂浮，导致在心室收缩前二尖瓣位置较高，关闭时振幅小，因而S_1减弱。其他原因，如心电图PR间期延长、主动脉瓣关闭不全等也可使心室充盈过度和二尖瓣位置较高；以及心肌炎、心肌病、心肌梗死或心力衰竭时，由于心肌收缩力减弱均可致S_1减弱。

S_1强弱不等：常见于心房颤动和完全性房室传导阻滞。前者当两次心脏搏动相近时S_1增强，相距远时则S_1减弱；后者当心房、心室几乎同时收缩时S_1增强，又称"大炮音"（cannon sound），其机制是当心室收缩正好即刻出现在心房收缩之后（心电图上表现为QRS波接近P波出现），心室在相对未完全舒张和未被血液充盈充分的情况下，二尖瓣位置较低，急速的心室收缩使二尖瓣迅速和有力地关闭使S_1增强。

B. S_2强度的改变：体循环或肺循环阻力的大小和半月瓣的病理改变是影响S_2的主要因素。S_2有两个主要部分，即主动脉瓣部分（A_2）和肺动脉瓣部分（P_2），通常A_2在主动脉瓣区听诊最清楚，P_2在肺动脉瓣区听诊最清晰。一般情况下，青少年$P_2 > A_2$，成年人$P_2 = A_2$，而老年人$P_2 < A_2$。

S_2增强：体循环阻力增高或血流量增多时，主动脉压增高，主动脉瓣关闭有力，振动大，以致S_2的A_2增强或亢进，可呈高调金属撞击音，亢进的A_2可向心尖及肺动脉瓣区传导，如高血压、动脉粥样硬化。同样，肺循环阻力增高或血流量增多时，肺动脉压力增高，S_2的P_2亢进，可向胸骨左缘第3肋间传导，但不向心尖传导，如肺源性心脏病、左向右分流的先天性心脏病（如房间隔缺损、室间隔缺损、动脉导管未闭等）、二尖瓣狭窄伴肺动脉高压等。

S_2减弱：由于体循环或肺循环阻力降低、血流量减少、半月瓣钙化或严重纤维化时均可分别导致S_2的A_2或P_2减弱，如低血压、主动脉瓣狭窄或肺动脉瓣狭窄等。

2）心音性质改变：心肌严重病变时，S_1失去原有性质且明显减弱，S_2也弱，S_1、S_2极相似，可形成"单音律"。当心率增快，收缩期与舒张期时限几乎相等时，听诊类似钟摆声，又称"钟摆律"或"胎心律"，提示病情严重，如大面积急性心肌梗死和重症心肌炎等。

3）心音分裂（splitting of heart sounds）：正常生理条件下，心室收缩与舒张时两个房室瓣与两个半月瓣的关闭并非绝对同步，三尖瓣较二尖瓣延迟关闭$0.02 \sim 0.03s$，肺动脉瓣迟于主动脉瓣约$0.03s$，上述时间差不能被人耳分辨，听诊仍为一个声音。当S_1或S_2的两个主要成分之间的间距延长，导致听诊闻及心音分裂为两个声音即称心音分裂。

A. S_1分裂：当左心室及右心室收缩明显不同步时，S_1的两个成分相距$0.03s$以上时，可出现S_1分裂，在心尖或胸骨左下缘可闻及S_1分裂。S_1的分裂一般并不因呼吸而有变异，常见于心室电活动或机械活动延迟，使三尖瓣关闭明显迟于二尖瓣。电活动延迟见于完全性右束支传导阻滞，机械活动延迟见于肺动脉高压等，由于右心室开始收缩时间晚于左心室，三尖瓣延迟关闭，以致S_1分裂。

B. S_2分裂：临床上较常见，以肺动脉瓣区明显，见于下列情况，①生理性分裂（physiologic splitting）：由于深吸气时胸腔负压增加，右心房回心血流量增加，右心室排血时间延长，使肺动脉瓣关闭延迟，如果肺动脉瓣关闭明显迟于主动脉瓣关闭，则可在深吸气末出现S_2分裂，无心脏疾病存在，尤其是在青少年更常见。②通常分裂（general splitting）：是临床上最为常见的S_2分裂，也受呼吸影响，见于某些使右心室排血时间延长的情况，如二尖瓣狭窄伴肺动脉高压、肺动脉瓣狭窄等，也可见于左心室射血时间缩短，使主动脉瓣关闭时间提前（如二尖瓣关闭不全、室间隔缺损等）的情况。③固定分裂（fixed splitting）：指S_2分裂不受吸气、呼气的影响，S_2分裂的两个成分时距较固定，可见于先天性心脏病房间隔缺损（atrial septal defect，ASD）。房间隔缺损时，虽然呼气时右心房回心血量有所减少，但由于存在左心房向右心房的血液分流，右心房血流量仍然增加，排血时间延长，肺动脉瓣关闭明显延迟，致S_2分裂；当吸气时，回心血流量增加，但右心房压力暂时性增高同时造成左心房向右心房分流稍减，抵消了吸气导致的右心房血流量增加的改变，因此其S_2分裂的时距较固定。④反常分裂（paradoxical splitting）：又称逆分裂（reversed splitting），指主动脉瓣关闭迟于肺动脉瓣，吸气时分裂变窄，呼气时变宽。S_2 逆分裂是病理性体征，见于完全性左束支传导阻滞。另外，主动脉瓣狭窄或重度高血压时，左心室排血受阻，排血时间延长使主动脉瓣关闭明显延迟，也可出现 S_2 反常分裂。

4. 额外心音　指在正常 S_1、S_2 外听到病理性附加心音。额外心音大部分出现在 S_2 后即舒张期，主要有奔马律、开瓣音和心包叩击音；出现在收缩期的额外心音主要有收缩期喷射音和收缩期喀喇音。多数情况下出现一个额外心音，构成三音律；少数为两个额外心音，构成四音律。

（1）舒张期额外心音

1）奔马律（gallop rhythm）：为出现在 S_2 后的附加心音，由于同时存在心率增快，额外心音与原有的 S_1、S_2 组成的心音类似马奔跑时的蹄声，故称奔马律。按其出现时间的不同，奔马律又可分为 3 种。

舒张早期奔马律（protodiastolic gallop）：也称病理性 S_3、室性奔马律（ventricular gallop）。产生机制：由于舒张期心室负荷过重，心肌张力降低，心室壁顺应性减退，当血液自心房快速注入心室时，可使过度充盈的心室壁产生振动。其与生理性 S_3 的区别在于：①舒张早期奔马律见于器质性心脏病，而生理性 S_3 出现于健康人，尤其是儿童和青少年；②奔马律多伴有心率快（常在 100 次 / 分以上），而生理性 S_3 则在心跳缓慢时（运动后由快而慢时）较易发现；③奔马律的 3 个心音间时距大致相同，性质亦相近，而 S_3 则距 S_1 较近；④奔马律不受体位影响，生理性 S_3 常在坐位或立位时消失。听诊特点：音调较低，强度较弱，在心尖部听诊最清晰。舒张早期奔马律的临床意义：是心肌严重受损的重要体征之一，提示有严重的器质性心脏病，如心力衰竭、急性心肌梗死、重症心肌炎与心肌病等严重心功能不全时。

舒张晚期奔马律（late diastolic gallop）：发生较晚，出现在收缩期开始之前，也称为病理性的 S_4、房性奔马律（atrial gallop）。产生机制：是舒张末期左心室压力增高和顺应性降低，左心房为克服增大的心室充盈阻力而加强收缩所致。来自右心房的舒张晚期奔马律极少见。听诊特点：音调较低，强度弱，额外心音距 S_2 较远，距 S_1 近，心尖部稍内侧听诊最清楚。舒张晚期奔马律的临床意义：见于阻力负荷过重引起的心室肥厚型心脏病，如高血压性心脏病、肥厚型心肌病、主动脉瓣狭窄、肺动脉瓣狭窄等。

重叠性奔马律（summation gallop）：当心率加快（＞ 120 次 / 分）时，舒张早期和舒张晚期奔马律的额外心音重叠在一起，称为重叠性奔马律（三音律）。常见于心肌病、左侧或右侧心力衰竭伴心动过速患者。

2）开瓣音（opening snap）：又称二尖瓣开放拍击音。当二尖瓣狭窄而瓣膜尚柔软时，在 S_2 后（0.07s）可出现一个音调较高而清脆的额外心音。产生机制：是舒张早期血流自左心房快速流入左心室，弹性尚好的二尖瓣迅速开放又突然停止，引起瓣叶"张帆"样振动，产生拍击样声音。听诊特点：音调较高，响亮、清脆、短促，在心尖部及其内上方听诊最清楚，呼气时增强。开瓣音的临床意义：可作为二尖瓣瓣膜弹性和活动性尚好的间接指标，是二尖瓣分离术适应证的参考条件。

3）心包叩击音（pericardial knock）：缩窄性心包炎时，可在 S_2 后约 0.10s 处出现一个较响的短促声音。产生机制：由于心包增厚，在心室快速充盈时，心室舒张受限，被迫骤然停止，使心室壁振动产生此声音。听诊特点：在心尖部和胸骨下段左缘最清楚。

4）肿瘤扑落音（tumor plop）：见于心房黏液瘤患者。在心尖或胸骨左缘第 3 ～ 4 肋间隙，S_2 后 0.08 ～ 0.12s，较晚于开瓣音。产生机制：黏液瘤在舒张期随血流进入左心室，撞碰心房、心室壁和瓣膜，瘤蒂柄突然紧张，产生振动所致。听诊特点：与开瓣音相似，但音调较低，且随体位改变。

（2）收缩期额外心音：收缩期的额外心音有收缩期喷射音（systolic ejection sound）和收缩期喀喇音（ejection click），可发生在收缩早期、中期或晚期，其临床意义较小。

1）收缩早期喷射音（early systolic ejection sound）：亦称收缩早期喀喇音（click），按发生部位分为主动脉喷射音（aortic ejection click）和肺动脉喷射音（pulmonary ejection click）。收缩早期喷射音出现在 S_1 后 0.05 ～ 0.07s。产生机制：主动脉或肺动脉扩张或压力增高的情况下，收缩早期心室射血时主动脉或肺动脉突然紧张发生振动而发出声音。

听诊特点：①紧跟在 S_1 后出现；②音调高而清脆，时间短促，呈爆裂样；③主动脉喷射音在胸骨右缘第 2 ～ 3 肋间隙最清楚；④肺动脉喷射音在胸骨左缘第 2 ～ 3 肋间隙最响；⑤主动脉喷射音的响度不受呼吸影响；⑥肺动脉喷射音于呼气时增强，吸气时减弱。

临床意义：①主动脉收缩期喷射音：在主动脉瓣区听诊最响，可向心尖传导，不受呼吸影响，常见于主动脉瓣狭窄、主动脉瓣关闭不全、主动脉缩窄、高血压等疾病，当瓣膜钙化和活动减弱时，此喷射音可消失。②肺动脉收缩期喷射音：在肺动脉瓣区最响，吸气时减弱，呼气时增强，见于肺动脉高压、轻中度肺动脉瓣狭窄、房间隔缺损、动脉导管未闭、室间隔缺损等疾病。

2）收缩中、晚期喀喇音（middle and late systolic click）：喀喇音出现于 S_1 后 0.08s 以上称收缩中、晚期喀喇音。产生机制：为二尖瓣后叶（多见）或前叶在收缩中、晚期凸入左心房，引起"张帆"样声响；也可由于腱索、瓣膜过长或乳头肌收缩无力，在收缩期突然被拉紧产生振动所致。这种情况临床上称为"二尖瓣脱垂"。由于二尖瓣后叶（或前叶）凸入左心房，可使二尖瓣关闭不全，血液反流至左心房，部分患者可出现收缩晚期杂音。收缩中、晚期喀喇音合并收缩晚期杂音也被称为二尖瓣脱垂综合征（mitral valve prolapse syndrome）。

听诊特点：在心尖部及其内侧听诊最清楚，高调、短促、清脆，如关门落锁的"Ka-Ta"声。改变体位从下蹲到直立可使喀喇音在收缩期的较早阶段发生，而下蹲位或持续紧紧握拳可使喀喇音发生时间延迟。

（3）医源性额外心音：随着心血管疾病治疗技术的发展，将人工器材置入心脏后，也可导致额外心音的产生。常见的主要有两种，即人工瓣膜音和人工起搏音。

1）人工瓣膜音：在置换人工金属瓣后均可产生瓣膜开关时撞击金属支架所致的金属乐音，音调高、响亮、短促。人工二尖瓣关瓣音在心尖部最响而开瓣音在胸骨左下缘最明显；人工主动脉瓣开瓣音在心底及心尖部均可听到，而关瓣音则仅在心底部闻及。

2）人工起搏音：安置起搏器后有可能出现两种额外心音。①起搏音：发生于 S_1 前 0.08～0.12s 处，高频、短促、带喀喇音性质，在心尖内侧或胸骨左下缘最清楚。为起搏电极发放的脉冲电流刺激心内膜或心外膜电极附近的神经组织，引起局部肌肉收缩和起搏电极导管在心腔内摆动引起的振动所致。②膈肌音：发生在 S_1 之前，伴上腹部肌肉收缩，为起搏电极发放的脉冲电流刺激膈肌或膈神经引起膈肌收缩所产生。

5. 心脏杂音（cardiac murmurs） 指心音和额外心音之外，由心室壁、瓣膜或血管壁振动所致的持续时间较长的在心脏收缩或舒张过程中的异常声音，性质特异。杂音对于某些心脏病的诊断具有重要的价值。

（1）产生机制：正常情况下，血液在血管内流动呈层流状态（luminar flow），在血流加快、管壁异常的情况下，血流则由层流变为湍流（turbulent flow）或漩涡（voitices），撞击心室壁、瓣膜、腱索或大血管壁产生振动，从而在相应部位产生杂音。具体的机制有以下 6 种。

1）血流加速：血流速度越快，越容易产生漩涡，杂音也越响。如正常人剧烈运动后、发热、严重贫血、甲状腺功能亢进症等。

2）狭窄：瓣膜口或大血管有狭窄时，血流通过时可产生漩涡而出现杂音。这是形成杂音的常见原因之一。或者由于心脏扩大或大血管扩张所产生的瓣膜口相对狭窄，血流通过时也可产生漩涡出现杂音。

3）瓣膜关闭不全：瓣膜关闭不全或由于大血管或心脏扩大使瓣膜口扩大形成相对性关闭不全，血液反流形成漩涡，产生杂音。

4）异常血流通道：在心脏内或大血管间有不正常的通路，如室间隔缺损、动脉导管未闭、动静脉瘘等。血流可经异常通道而分流，形成漩涡，产生杂音。

5）心腔内漂浮物或异常结构：心室内假腱索或乳头肌、腱索断裂的残端在心腔内漂浮，扰乱血液层流而出现杂音。

6）大血管瘤样扩张：血流自正常的动脉管腔流经扩张的部位时，可产生漩涡而引起杂音。

（2）杂音的特性与听诊要点：杂音的听诊有一定的难度，可根据以下要点进行仔细分辨并分析。

1）最响部位：杂音最响部位常与病变部位有关，一般杂音在某瓣膜听诊区最响，提示病变部位位于该区相应瓣膜。如杂音在心尖部最响提示二尖瓣病变；杂音在主动脉瓣区或肺动脉瓣区最响，则分别提示主动脉瓣或肺动脉瓣病变；如在胸骨左缘第 3～4 肋间处闻及响亮而粗糙的收缩期杂音，应考虑室间隔缺损等。

2）时期：根据心动周期不同时期，可分为收缩期杂音（systolic murmurs）、舒张期杂音（diastolic murmurs）和连续性杂音（continuous murmurs）3 种。收缩期和舒张期均出现杂音时，称为双期杂音。按杂音在收缩期或舒张期出现的早晚和持续时间的长短，可分为早期、中期、晚期和全期杂音。一般认为，舒张期杂音和连续性杂音均为器质性杂音，而收缩期杂音则有器质性和功能性两种可能，应注意区别。

3）性质：杂音的性质是由于振动的频率不同而表现为音色和音调的不同。临床上常用吹风样、隆隆样（雷鸣样）、叹气样（哈气样）、机器声样（拉锯样）、乐音样（鸟鸣样、鸥鸣样、鸽鸣样、雁鸣样）等来描述。根据音调高低，杂音又可分为柔和、粗糙两种，一般功能性杂音较柔和，器质性杂音较粗糙。杂音的频率常与形成杂音的血流速度成正比。临床上可依据听诊的杂音性质，推断不同的病变。如心尖部舒张期低调隆隆样杂音是二尖瓣狭窄的特征；心尖部粗糙的收缩期吹风样杂音常提示二尖瓣关闭不全；心尖部高音调柔和的吹风样杂音则常为功能性杂音；乐音样杂音为高调具有音乐性质的杂音，多由于瓣膜穿孔、乳头肌或腱索断裂所致，见于感染性心内膜炎、梅毒性心脏病等。

4）传导：杂音的传导方向有一定规律，可循产生杂音的血流方向传导，亦可经周围组织向外扩散。杂音的传导方向有助于判断杂音的来源及其病理性质。二尖瓣器质性关闭不全的收缩期杂音向左腋下或左肩胛下区传导；二尖瓣狭窄的舒张期杂音则较局限。主动脉瓣狭窄的收缩期杂音向颈部、胸骨上窝传导；主动脉瓣关闭不全的舒张期杂音主要沿胸骨左缘下传并可到达心尖部；三尖瓣关闭不全时的收缩期杂音可传至心尖部；三尖瓣狭窄很少见，其杂音亦可传导至心尖部。

在心脏任何听诊区听到杂音均应考虑是否为他处传导而来。一般杂音传导得越远，则其声音变得越弱，但性质仍保持不变。可将听诊器自某一瓣膜区逐渐移向另一个瓣膜区，若杂音逐渐减弱，只在某一瓣膜区杂音最响，则可能仅是这一瓣膜有病变，另一瓣膜区的杂音是传导而来的。若移动时，杂音先逐渐减弱，而移近另一瓣膜区时杂音又增强且性质不相同，宜考虑两个瓣膜均有病变。

5）强度（响度）：杂音的强度取决于狭窄程度、血流速度、压力阶差及心肌收缩力。杂音强度的变化，在心音图上可显示出一定的形态。常见的形态有 5 种，①递增型杂音（crescendo murmurs）：开始较弱，逐渐增强，如二尖瓣狭窄时的舒张期隆隆样杂音；②递减型杂音（decrescendo murmurs）：开始时较强，逐渐减弱，如主动脉瓣关闭不全时的舒张期叹气样杂音；③递增递减型杂音（crescendo-decrescendo murmurs）：又称菱形杂音，开始时较弱，逐渐增强后又渐渐减弱，如主动脉瓣狭窄的收缩期喷射性杂音；④连续性杂音（continuous murmurs）：杂音自S_1后开始逐渐增强，至第S_2时达最高峰，此后逐渐减弱，直至下一个心动周期的S_1前消失，其形态实际上是一个占据收缩期和舒张期的大菱形杂音，菱峰在S_2处，如动脉导管未闭的连续性杂音；⑤一贯型杂音（plateau murmurs）：杂音的强度大体保持一致，如二尖瓣关闭不全的收缩期吹风样杂音。

杂音的强度通常采用 Levine 6 级分级法（表 3-7-6）。记录方法：杂音的级别为分子，6 为分母。如杂音的强度为 3 级，则记录为 3/6 级杂音。舒张期杂音也可参照此标准，亦可分为轻、中、重 3 级。2/6 级以下收缩期杂音多为功能性，3/6 和 3/6 级以上杂音则多为器质性。

表 3-7-6　杂音强度分级

级别	响度	听诊特点	震颤
1	很轻	很弱，须在安静环境下仔细听诊才能听到	无
2	轻度	弱，但较易听到	无
3	中度	较响亮，容易听到	无
4	响亮	杂音响亮	有
5	响亮	更响亮，且向四周甚至背部传导，但听诊器离开胸壁则听不到	明显
6	响亮	极响震耳，甚至听诊器距胸壁一定距离也可听到	明显

6）与体位、呼吸和运动的关系：采取特殊体位或改变体位、深吸气、深呼气、活动后听诊，可使某些杂音增强或减弱，有助于病变部位和性质的判定和鉴别。二尖瓣狭窄的杂音左侧卧位时更易听到；主动脉瓣关闭不全的舒张期杂音在坐位身体前倾时更明显。

深吸气时，胸腔内压下降，使体静脉回心血量增多和肺循环血容量增加，从而使右心房、右心室发生的杂音（三尖瓣关闭不全或狭窄、肺动脉瓣关闭不全或狭窄）增强。深呼气时，胸腔内压上升，肺循环阻力增加，肺循环血容量减少，流入左心房、左心室的血量增加，可使左心房、左心室的杂音（二尖瓣狭窄或关闭不全、主动脉瓣狭窄或关闭不全）听得更清楚。吸气后紧闭声门，用力做呼气动作（Valsalva 动作）时，胸腔内压增高，回心血量明显减少，心脏发生的杂音一般均减弱，而梗阻性肥厚型心肌病的杂音增强。运动时，心率加快，循环血量增加及加速，可使原有的器质性杂音增强，以此发现较弱的杂音。

（3）杂音的临床意义：杂音对判断心血管疾病有重要的意义，但有杂音不一定有心脏病，有心脏病不一定有杂音。健康人在某些条件下（如运动、发热、妊娠等）可出现杂音，而有些心脏病（如冠心病、高血压性心脏病等）可没有杂音。

在分析杂音的临床意义时，根据产生杂音的部位有没有器质性病变可分为功能性杂音和器质性心脏杂音。舒张期杂音绝大多数为器质性心脏杂音，而收缩期杂音则分为功能性杂音和器质性杂音。

功能性杂音包含生理性杂音（在心脏和大血管均无器质性病变的健康人中发现的杂音）、无害性杂音（如锁骨处出现的连续性、柔和的颈静脉营营声）及有心脏病理意义的相对性关闭不全或狭窄引起的相对性杂音等。后者局部虽无器质性病变，与器质性杂音可合称为病理性杂音。器质性收缩期杂音与生理性收缩期杂音的鉴别要点见表3-7-7。

表 3-7-7　器质性收缩期杂音与生理性收缩期杂音的鉴别

鉴别点	器质性	生理性
年龄	不定	儿童、青少年多见
部位	不定	肺动脉瓣区和（或）心尖区
性质	粗糙、吹风样、常呈高调	柔和、吹风样
持续时间	较长、常为全收缩期	短促
强度	常≥3/6级	≤2/6级
震颤	3/6级以上可伴有震颤	无
传导	沿血流方向传导较远而广	局限

（4）临床上根据杂音出现的时期与部位，将常见的杂音特点及意义简述如下。

1）收缩期杂音

A. 二尖瓣区：a. 功能性杂音，常见于发热、贫血、甲状腺功能亢进症、妊娠、剧烈运动时。听诊特点：为柔和的吹风样杂音，强度2/6级以下，不向他处传导，运动后或去除原因后可消失。由于左心室扩大，引起二尖瓣相对性关闭不全所致的功能性杂音，见于扩张型心肌病、高血压性心脏病。听诊特点：柔和的吹风样杂音，强度2/6～3/6级，可有一定的传导。b. 器质性心脏杂音，见于风湿性心脏病二尖瓣关闭不全、二尖瓣脱垂、乳头肌功能失调等。听诊特点：呈全收缩期递减型吹风样杂音，可遮盖S_1，高调较粗糙，强度常在3/6级或以上，向左腋下或左肩胛下区传导，吸气时减弱，呼气时加强。

B. 主动脉瓣区：a. 功能性杂音，主要见于主动脉粥样硬化、主动脉扩张、高血压等。听诊特点：较柔和的吹风样杂音，常伴有A_2亢进。b. 器质性杂音，主要见于主动脉瓣狭窄。听诊特点：为喷射性或吹风样杂音，呈菱形，不遮盖S_1，性质粗糙，常伴有震颤，杂音向颈部传导，伴A_2减弱。

C. 肺动脉瓣区：a. 功能性杂音，大多见于健康儿童和青少年。听诊特点：柔和而较弱、音调低的吹风样杂音，不传导，常为2/6级以下，卧位时明显，坐位时减弱或消失。b. 器质性杂音，少见，可见于先天性肺动脉瓣狭窄。听诊特点：杂音呈喷射性，粗糙而响亮，强度在3/6级或3/6级以上，呈菱形，向四周及背部传导，伴震颤，P_2减弱并分裂。

D. 三尖瓣区：a. 功能性杂音，多见。产生机制：右心室腔扩大，三尖瓣相对性关闭不全所致。听诊特点：吹风样、较柔和、吸气时增强，呼气末减弱，可向心尖区传导，须注意与二尖瓣关闭不全相鉴别。b. 器质性杂音，很少见，杂音特点与二尖瓣关闭不全类似，但不传至腋下，可伴颈静脉和肝收缩期搏动。

E. 其他部位：室间隔缺损时，在胸骨左缘第3～4肋间可闻及粗糙而响亮的收缩期杂音，强度常在3/6级以上，并可传导至心前区其他部位，伴震颤。

2）舒张期杂音

A. 二尖瓣区：a. 功能性杂音，见于主动脉瓣关闭不全时，导致左心室舒张期容量负荷过高，使二尖瓣处于半关闭状态，呈现相对狭窄而产生的杂音，称为Austin Flint杂音。应与器质性二尖瓣狭窄相鉴别（表3-7-8）。b. 器质性杂音，主要见于风湿性心脏病二尖瓣狭窄。听诊特点：舒张中、晚期隆隆样杂音，呈递增型，音调较低，局限于心尖部，左侧卧位较清楚，常伴有舒张期震颤及 S_1 亢进或开瓣音。叩诊心界呈梨形。

表 3-7-8　二尖瓣器质性与相对性狭窄杂音的鉴别

	器质性二尖瓣狭窄	相对性二尖瓣狭窄
杂音特点	粗糙，递增型舒张中、晚期，常伴震颤	柔和，递减型舒张中、晚期，无震颤
S_1 亢进	常有	无
开瓣音	常有	无
心房颤动	常有	常无
心脏外形	呈二尖瓣型，左心房、右心室增大	呈主动脉型、左心室增大

　　B. 主动脉瓣区：主要见于各种原因所导致的主动脉瓣关闭不全等器质性心脏病变。听诊特点：舒张早期开始，呈递减型、叹气样杂音，在胸骨左缘第 3 肋间（主动脉瓣第二听诊区）最清楚，前倾坐位及呼气末屏住呼吸可使其更明显。该杂音沿胸骨左缘下传，可达心尖部。

　　C. 肺动脉瓣区：器质性病变少见，多由肺动脉扩张引起肺动脉瓣相对性关闭不全，产生舒张期杂音，称为 Graham Steel 杂音。常见于二尖瓣狭窄、肺源性心脏病、房间隔缺损、原发性肺动脉高压等。听诊特点：为递减型、吹风样或叹气样舒张期杂音，在胸骨左缘第 2 肋间最清楚，向第 3 肋间传导，平卧或吸气时增强。

　　3）连续性杂音：临床上连续性杂音最常见于动脉导管未闭，在胸骨左缘第 2 肋间稍外侧处最响，主 - 肺动脉间隔缺损可有类似杂音，但位置偏内而低，在胸骨左缘第 3 肋间最响。听诊特点：在 S_1 后不久开始，持续整个收缩期和舒张期，其间无间断，高峰在 S_2 处，S_2 被遮盖，呈大菱形杂音。杂音性质粗糙、响亮而嘈杂，类似旧式机器转动时的噪声，故又称机器样杂音（Gibson murmurs），向上胸部和肩胛间区传导，常伴有连续性震颤。

　　6. 心包摩擦音（pericardial friction sound）　产生机制：心包因炎症或其他原因发生纤维蛋白沉着而变得粗糙，在心脏搏动时两层粗糙的表面互相摩擦可产生振动所听到的声音称心包摩擦音。

　　听诊特点：粗糙呈搔抓样，摩擦音与心跳一致，与呼吸无关，屏气时心包摩擦音仍存在，以此可与胸膜摩擦音相鉴别。心包摩擦音以胸骨左缘第 3 ～ 4 肋间最响，坐位前倾时更明显。听诊器体件向胸壁加压时，心包摩擦音可加强，而皮肤摩擦音则消失，这有助于鉴别。

（王秋林）

第六节　血管检查

案例 3-7-8

　　女性，22 岁。因"头痛、头晕 2 年，左手乏力、发凉 1 周"入院。

　　患者近 2 年来反复头痛、头晕，以左侧头部为主，严重时伴短暂视物模糊，无呕吐。头痛发作时服去痛片可暂时缓解。近 1 周自觉左手乏力，皮肤发凉，不影响活动，活动后左手易疲劳。

　　体格检查；体温 36.5℃，脉搏 80 次 / 分，呼吸 18 次 / 分，血压 185/105mmHg（右上肢）、60/30mmHg（左上肢）。神志清楚，心肺无异常，左侧脉搏细而弱，右侧脉搏强而有力。神经系统检查无异常。

问题：

　　1. 患者的症状可能是什么原因引起的？

　　2. 体格检查还需做哪些补充？

　　3. 可通过哪些特殊检查以确定诊断？

　　血管检查是心血管检查的重要组成部分。本节重点阐述周围血管检查，包括脉搏、血压、血管杂音和周围血管征。

一、脉　搏

　　检查脉搏主要用触诊。检查时可选择桡动脉、肱动脉、股动脉及足背动脉等（图 3-7-29）。

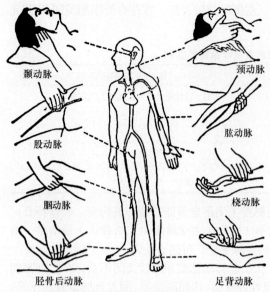

颞动脉

颈动脉

股动脉

肱动脉

腘动脉

桡动脉

胫骨后动脉

足背动脉

图 3-7-29　体表脉搏检查

桡动脉检查的方法：患者手掌平置向上，医师用示指、中指及环指指尖，按于桡动脉近手腕处。注意两侧桡动脉脉搏的强弱和出现时间，生理情况下，两侧动脉差异很小。

临床意义：某些病理情况下，可有明显的差异。当两侧脉搏强弱不等时，应考虑脉搏弱的一侧动脉有无先天性或获得性异常、动脉病变或其他因素的影响。某些疾病时，如多发性大动脉炎累及一侧锁骨下动脉可引起同侧桡动脉减弱至消失；主动脉缩窄时下肢动脉搏动可较上肢明显减弱甚至触不到；一侧胫后动脉或足背动脉搏动减弱或消失，则提示该侧动脉阻塞，可见于血栓性闭塞性脉管炎。在检查脉搏时除注意脉搏减弱或消失的情况外，还应注意脉搏脉率、节律、紧张度和动脉壁弹性、强弱和波形变化。

1. 脉率　即脉搏频率，正常成人脉率在安静、清醒的情况下为 60～100 次/分。影响脉率因素类似于心率，老年人偏慢，女性稍快，儿童较快，<3 岁的儿童多在 100 次/分以上。影响脉率的生理因素：脉搏日间较快，睡眠时较慢；体力活动、饭后、精神兴奋时可增快。病理情况下，脉率增快可见于：发热、贫血、甲状腺功能亢进症、心肌炎、心功能不全、休克、阵发性心动过速、心房颤动；脉率减慢可见于：颅压增高（迷走神经紧张度增高）、胆汁淤积性黄疸、完全性房室传导阻滞、甲状腺功能减退症等。此外，除脉率快慢外，还应观察脉率与心率是否一致。某些心律失常，如心房颤动或频发期前收缩时，由于部分心脏收缩的搏出量低，不足以引起周围动脉搏动，故脉率可少于心率。

2. 脉律　可反映心律。正常人脉律规则，有窦性心律不齐者脉律可随呼吸改变，吸气时增快，呼气时减慢。各种心律失常均可影响脉律，如心房颤动者脉律绝对不规则、脉搏强弱不等、脉搏短绌；有期前收缩呈二联律或三联律者可形成二联脉、三联脉；二度房室传导阻滞者可有脱落脉（dropped pulse）等。

3. 紧张度与动脉壁状态　脉搏的紧张度与血压（主要为收缩压）有关。检查方法：可将两个手指指腹置于脉搏上，近心端手指用力按压血管，阻断血流使远心端手指触不到脉搏，通过施加压力的大小及感觉血管壁弹性状态判断脉搏紧张度。如将桡动脉压紧后，虽远端手指触不到动脉搏动，但可触及条状动脉的存在，并且硬而缺乏弹性，似条索状、纡曲或结节状，提示动脉硬化。

4. 强弱　脉搏的强弱与心排血量、脉压和外周血管阻力相关。脉搏增强且振幅大，是由于心排血量大、脉压宽和外周阻力低所致，见于高热、甲状腺功能亢进症、主动脉瓣关闭不全等。脉搏减弱而振幅低，是由于心排血量少、脉压小和外周阻力增高所致，见于心力衰竭、主动脉瓣狭窄与休克等。

5. 脉波　脉搏触诊可以了解血流通过动脉内压力上升和下降的情况。上升的速度与左心室收缩时血液至主动脉内的速度及主动脉的完整性有关。脉搏也可用脉波计描记成曲线进行分析。

通过仔细地触诊大动脉（如肱动脉或股动脉）可发现各种脉波异常的脉搏（图 3-7-30）。

（1）水冲脉（water hammer pulse）：脉搏骤起骤落，犹如潮水涨落，故名水冲脉。产生机制：由于周围血管扩张或存在分流、反流所致。前者常见于甲状腺功能亢进症、严重贫血、"脚气病"等，后者常见于主动脉瓣关闭不全、先天性心脏病动脉导管未闭、动静脉瘘等。检查方法：握紧患者手腕掌面，将其前臂高举过头部，可明显感知犹如水冲的急促而有力的脉搏冲击。

（2）迟脉（tardus pulse）：脉波升支上升缓慢，波幅低，波顶平宽，降支也慢。产生

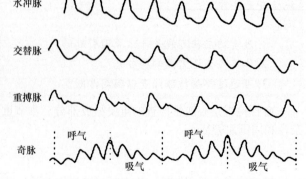

水冲脉

交替脉

重搏脉

奇脉　　呼气　　　　　呼气
　　　　　　吸气　　　　　吸气

图 3-7-30　常见异常脉搏波形

机制：脉压减小所致，主要见于主动脉瓣狭窄、心肌梗死、缩窄性心包炎、严重的心力衰竭等。

（3）重搏脉（dicrotic pulse）：在正常情况下一般不能被触知，但在某些病理情况下，可使正常的重搏波增大，一次心脏搏动引起的脉波似两次，即收缩期与舒张期各触及一次。见于肥厚型梗阻性心肌病、长期发热使外周血管紧张度降低患者，亦可见于心脏压塞、严重心力衰竭和低血容量性休克等。

（4）交替脉（alternans pulsus）：节律规则且强弱交替的脉搏。必要时可嘱患者在呼气中期屏住呼吸，以排除呼吸变化的影响。如测量血压时可发现强弱脉搏间有 10～30mmHg 的压力差，当气袖慢慢放气至脉搏声刚出现时，代表强搏的声音，此时的频率是心率的一半。产生机制：系左心室收缩力强弱交替所致，为左心室心力衰竭的重要体征之一。常见于高血压性心脏病、急性心肌梗死和主动脉瓣关闭不全等。

（5）奇脉（paradoxical pulse）：指吸气时脉搏明显减弱或消失，系左心室排血量减少所致。正常人脉搏强弱不受呼吸周期影响。产生机制：有心脏压塞或缩窄性心包炎时，吸气时一方面由于右心房舒张受限，回心血量减少而影响右心室排血量，右心室排入肺循环的血量减少；另一方面肺循环受吸气时胸腔负压的影响，肺血管扩张，这些因素致使肺静脉回流入左心房血量减少，因而左心室排血量也减少，形成吸气时脉搏减弱，甚至不能触及，故又称"吸停脉"。明显的奇脉触诊时即可检知，不明显的可用血压计检测，吸气时收缩压较呼气时低 10mmHg 以上。

（6）无脉（pulseless）：即脉搏消失，可见于严重休克及多发性大动脉炎，后者系由于某一部位动脉闭塞而致相应部位脉搏消失。

> **案例 3-7-8 分析**
>
> 　　患者头痛、头晕、短暂视物模糊主要是因血压升高引起；左手乏力，皮肤发凉是由于左手血压低，供血减少造成。

二、血　压

（一）测量方法

血压的测量方法：①直接测压法，即经皮穿刺将导管由周围动脉送至主动脉，导管末端接监护测压系统，自动显示血压值。本法虽然精确、实时且不受外周动脉收缩的影响，但为有创方式，仅适用于手术中及危重病例。②间接测量法，即袖带加压法，以血压计测量。血压计有水银柱式、弹簧式和电子血压计，诊所或医院常用水银柱式血压计，电子血压计包括腕式和上臂式两种，目前常用作家庭自我监测血压。间接测量法的优点为简便易行，但易受多种因素影响，尤其是周围动脉舒缩变化的影响。

对血压测量的具体要求如下。

（1）选择符合计量标准的水银柱血压计或经国际标准（BHS 和 AAMI）检验合格的电子血压计进行测量。

（2）使用大小合适的袖带，袖带气囊至少应包裹 80% 的上臂。大多数人的臂围为 25～35cm，应使用长 35cm、宽 12～13cm 规格气囊的袖带。为保证测量准确，须使用适当大小的袖带，肥胖者或臂围大者应使用大规格袖带，儿童使用小规格袖带。

（3）被测量者至少安静休息 5min，在测量前 30min 内禁止吸烟或饮咖啡，排空膀胱。

（4）被测量者取坐位，最好坐靠背椅，上肢裸露伸直并轻度外展，保持上臂与心脏处在同一水平。首次就诊时应测量左、右上臂的双臂血压，以后以血压读数较高的一侧作为血压测量的上臂。在一些特殊情况下，还需测量双下肢的血压。

（5）将袖带缚在被测量者的上臂，松紧适度，以容纳 1～2 指为宜，袖带的下缘应在肘横纹上 2.5cm，将听诊器探头置于肱动脉搏动处。

（6）测量时快速充气，使气囊内压力达到桡动脉搏动消失后再升高 30mmHg（4.0kPa），然后以恒定的速率（2～6mmHg/s）缓慢放气。在心率缓慢者，放气速率应更慢些。获得舒张压读数后，快速放气至零。

（7）在放气过程中双眼随汞柱下降，平视汞柱表面，根据听诊结果读出血压值。根据 Korotkoff 5 期法，首先听到的响亮拍击声（第 1 期）代表收缩压，随后拍击声有所减弱和带有柔和的吹风样杂音成为第 2 期，在第 3 期当压力进一步降低而动脉血流量增加后，这些声音被比较响的杂音所代替，然后音调突然变得沉闷为第 4 期，最终声音消失即达第 5 期。第 5 期的血压即舒张压。

对于 12 岁以下儿童、妊娠期妇女、严重贫血、甲状腺功能亢进症、主动脉瓣关闭不全及 Korotkoff 音不消失者，可以第 4 期作为舒张压读数。收缩压与舒张压之差值为脉压，舒张压加 1/3 脉压为平均动脉压。

（8）血压单位在临床使用时采用毫米汞柱（mmHg），在我国正式出版物中应注明毫米汞柱与千帕斯卡（kPa）的换算关系，1mmHg=0.133kPa。

（9）应相隔 1～2min 重复测量，取 2 次读数的平均值记录。如果收缩压或舒张压的 2 次读数相差 5mmHg 以上，应再次测量，取 3 次读数的平均值记录。

（二）血压标准

血压水平参照 2018 年《中国高血压防治指南》（修订版）的标准，见表 3-7-9。若患者的收缩压与舒张压分属不同级别时，则以较高的分级为准。单纯收缩期高血压也可按照收缩压水平分为 1、2、3 级。

表 3-7-9 血压水平的定义和分类

分类	收缩压（mmHg）	舒张压（mmHg）
正常血压	＜ 120 和	＜ 80
正常高值	120～139 和（或）	80～89
高血压	≥ 140 和（或）	≥ 90
1 级高血压	140～159 和（或）	90～99
2 级高血压	160～179 和（或）	100～109
3 级高血压	≥ 180 和（或）	≥ 110
单纯收缩期高血压	≥ 140 和	＜ 90

（三）动态血压监测

动态血压监测（ambulatory blood pressure monitoring，ABPM）是高血压诊治中的一个重要方面，按设定间隔时间，24h 连续记录血压。一般设日间为 6：00～22：00，晚间为 22：00 至次晨 6：00，通常日间每 30min 记录 1 次，晚间每 120min 记录 1 次。也可根据需要设定所需的时间间隔。动态血压的国内正常值参考标准：24h 平均血压值＜ 130/80mmHg，日间平均值＜ 135/85mmHg，夜间平均值＜ 120/70mmHg。日间血压有两个高峰：上午 8：00～10：00，下午 16：00～18：00，正常情况下，夜间血压均值较日间下降 10%～15%，为血压的正常昼夜节律。动态血压监测可用于帮助诊断白大衣性高血压、隐匿性高血压、顽固难治性高血压、发作性高血压或低血压，目前已经广泛用于临床诊疗过程当中。

（四）血压变动的临床意义

1. 高血压 血压测量值受多种因素的影响，如情绪激动、紧张、运动等。若在安静、清醒的条件下采用标准测量方法，至少 3 次非同日血压值达到或超过收缩压 140mmHg 和（或）舒张压 90mmHg，即可认为有高血压，如果仅收缩压达到标准则称为单纯收缩期高血压。高血压绝大多数是原发性高血压，约 5% 继发于其他疾病，称为继发性或症状性高血压，如慢性肾炎、肾动脉狭窄、原发性醛固酮增多症、嗜铬细胞瘤、主动脉缩窄等。高血压是动脉粥样硬化和冠心病的重要危险因素，也是心力衰竭的重要原因。

2. 低血压 凡血压低于 90/60mmHg 时称低血压。持续的低血压状态多见于严重疾病，如休克、心肌梗死、急性心脏压塞等。低血压也可有体质的原因，患者自诉一贯血压偏低，一般无症状。另外，如果患者平卧 5min 以上后站立 1min 和 5min，其收缩压下降 20mmHg 以上，或舒张压下降 10mmHg 以上，并伴有头晕或晕厥，为直立性低血压（postural hypotension）。

3. 双侧上肢血压差别显著 通常情况下，人的右臂收缩压比左臂高大约 10mmHg，右臂舒张压比左臂高 5mmHg。双侧上臂血压测量值相差 10mmHg 以上则可能存在健康风险，常提示可能存在外周血管病变，如多发性大动脉炎或先天性动脉畸形等。

4. 上下肢血压差异常 正常下肢血压高于上肢血压达 20～40mmHg，如下肢血压低于上肢应考虑主动脉缩窄，或胸腹主动脉型大动脉炎等。

5. 脉压改变 脉压明显增大，结合疾病史，可考虑甲状腺功能亢进症、主动脉瓣关闭不全和动脉硬化等。若脉压减小，可见于主动脉瓣狭窄、心包积液及严重心力衰竭患者。

案例 3-7-8 小结

根据描述的临床特征，患者年轻女性，左侧脉搏明显减弱，为无脉症表现，最可能是多发性大动脉炎侵犯左锁骨下动脉，可考虑行动脉造影证实。

三、血管杂音及周围血管征

（一）静脉杂音

由于静脉压力低，不易出现涡流，故杂音一般多不明显。临床较有意义的是在颈根部锁骨附近听到的颈静脉营营声，属无害性杂音。应注意与甲状腺功能亢进症的血管杂音和某些先天性心脏病的杂音鉴别。此外，少数肝硬化门静脉高压引起腹壁静脉曲张时，可在脐周或上腹部闻及连续性静脉营营声。

（二）动脉杂音

动脉杂音多见于周围动脉、肺动脉和冠状动脉。由于局部血流速度加快、血管异常通道或狭窄引起。常见的血管杂音：①甲状腺功能亢进症时在甲状腺侧叶可闻及连续性杂音。②多发性大动脉炎的狭窄病变部位可听到收缩期杂音。③肾动脉狭窄时，在上腹部或腰背部闻及收缩期杂音。④动静脉瘘：肺内动静脉瘘时，在胸部相应部位有连续性杂音；外周动静脉瘘时则在病变部位出现连续性杂音；冠状动静脉瘘时可在胸骨中下端出现较表浅而柔和的连续性杂音或双期杂音，部分以舒张期更为显著。

（三）周围血管征

脉压增大除可触及水冲脉外，还有以下体征。

1. 枪击音（pistol shot sound） 检查方法是在外周较大动脉表面，常选股动脉，轻放听诊器膜型体件时可闻及与心跳一致的短促如射枪的声音。

2. 杜氏（Duroziez）双重杂音 检查方法是以听诊器膜型体件稍加压力于股动脉，可闻及收缩期与舒张期双期吹风样杂音。

3. 毛细血管搏动征（capillary pulsation） 检查方法是用手指轻压患者指甲末端或以玻片轻压患者口唇黏膜，使局部发白，当心脏收缩和舒张时则发白的局部边缘发生有规律的红、白交替改变即为毛细血管搏动征。如压力过重反不易检出。

凡体格检查时发现上述体征及水冲脉可统称周围血管征阳性，主要见于主动脉瓣重度关闭不全、甲状腺功能亢进症和严重贫血。

（王秋林）

第七节　心血管系统常见异常发现及其鉴别

一、心脏瓣膜损害（各部位主要杂音）

案例 3-7-9

女性，45 岁。主因"活动性心悸、气促 2 年，腹胀、双下肢水肿 5 个月，加重并咳粉红色泡沫样痰 2h"入院。既往有风湿性关节炎 28 年，未给予治疗。

体格检查：体温 36.5℃，脉搏 98 次/分，呼吸 26 次/分，血压 131/80mmHg。端坐呼吸，双颊紫红，口唇发绀，颈静脉怒张。双肺满布湿啰音和哮鸣音。心前区无隆起，心尖冲动较弥散，心尖区触及舒张期震颤，心浊音界向左侧扩大，心率 98 次/分，节律规整，S_1 亢进，心尖区可闻及舒张中、晚期隆隆样杂音，P_2 亢进和分裂，胸骨左缘第 2 肋间隙可闻及舒张早期叹气样杂音。肝肋下 2cm，质地软。双下肢轻度压凹性水肿。

问题：

1. 该患者突出的症状、体征是什么？
2. 最可能的诊断是什么？

（一）二尖瓣狭窄

【概述】　二尖瓣狭窄（mistral stenosis）是我国很常见的心脏瓣膜病，主要病因是风湿热，即由于反复链球菌感染后异常免疫反应所致的心脏瓣膜损害。但随着生活及医疗条件的改善，近年来风湿性二尖瓣狭窄发病呈下降趋势，而黏液样变性及老年瓣膜钙化退行性改变（瓣环钙化）所致的心脏瓣膜病变在我国日益增多，先天性二尖瓣发育异常为少见病因。

正常成人二尖瓣口面积为 $4.0 \sim 6.0cm^2$。按瓣口面积缩小程度将二尖瓣狭窄分为 3 度：①轻度狭窄，瓣口面积缩小至 $1.5 \sim 2.0cm^2$；②中度狭窄，瓣口面积缩小至 $1.0 \sim 1.5cm^2$；③重度狭窄，瓣口面积 $\leq 1.0cm^2$。一般二尖瓣中度狭窄（瓣口面积 $< 1.5cm^2$）开始有临床症状。

风湿性二尖瓣狭窄主要病理解剖改变为瓣叶交界处发生炎症、水肿、相互粘连及融合，严重病变时瓣膜增厚、硬化和腱索挛缩及相互粘连，造成瓣膜狭窄进一步加重。

二尖瓣狭窄时，血流经二尖瓣口受阻，导致左心房压升高，物理学上管腔内压力阶差是向后传递的，进而造成肺静脉和肺毛细血管压增高，造成肺淤血，肺顺应性降低，呼吸道通气阻力增加，造成呼吸困难。如压力进一步增高将导致肺泡内液体渗出，引起肺水肿。肺静脉及肺毛细血管压增高必然导致肺动脉高压，增加右心室后负荷，引起右心室肥厚扩张，终致右心衰竭。

【症状】　初为劳力性呼吸困难，随着病情发展，出现静息时呼吸困难、夜间阵发性呼吸困难、端坐呼吸，甚至急性肺水肿。另外，多于活动或夜间睡眠时发生咳嗽（可能与患者支气管黏膜淤血、水肿易患支气管炎或扩大的左心房压迫主支气管有关）、咳血丝痰（可能与支气管炎、肺部感染、肺充血或肺毛细血管破裂有关）、大咯血（支气管静脉破裂）、咳粉红色泡沫样痰（急性肺水肿时伴有肺毛细血管破裂）等。此外，左心房显著扩大，左侧肺动脉扩张压迫食管引起吞咽困难，压迫左侧喉返神经引起声嘶。

【体征】

1. 视诊　两颊绀红色呈二尖瓣面容；由于右心室肥大，心尖冲动可向左移位；若儿童期即有二尖瓣狭窄，因右心室肥大，心前区可有隆起。

2. 触诊　心尖区常有舒张期震颤，左侧卧位时较明显。右心室肥大时，在胸骨左下缘或剑突下可触及右心室收缩期抬举样搏动。

3. 叩诊　当二尖瓣狭窄致左侧心房肥大，肺动脉段突出时，胸骨左缘第 2 ～ 3 肋间隙心浊音界向左扩大，正常心腰消失，心浊音界可呈梨形。

4. 听诊　①局限于心尖区的低调、隆隆样、舒张中晚期递增型杂音，左侧卧位时明显。窦性心律时，杂音可因舒张晚期心房收缩促使血流加速而增强；当发生心房颤动时，心房失去有效收缩，舒张晚期的杂音可不明显。②心尖区 S_1 亢进。③部分患者于心尖区内侧可闻及开瓣音，提示瓣膜弹性及活动度尚好，是经皮球囊二尖瓣成形术的重要参考条件，若瓣膜钙化严重，开瓣音可消失。④当出现肺动脉高压时，P_2 亢进和分裂。⑤肺动脉扩张，肺动脉瓣区可有递减型高调叹气样舒张早期 Graham Steell 杂音，于吸气末增强。⑥右心室肥大产生相对三尖瓣关闭不全时，胸骨左缘第 4 ～ 5 肋间隙有收缩期吹风性杂音。⑦晚期患者可出现心房颤动，表现为 S_1 强弱不等，心律绝对不规则，脉搏短绌。

5. 其他　右心衰竭后出现颈静脉怒张、肝大、腹水、下肢水肿的体循环淤血征。

（二）二尖瓣关闭不全

【概述】　二尖瓣关闭不全（mitral insufficiency）可分为急性与慢性两种类型。急性常由于感染或缺血坏死引起腱索断裂或乳头肌坏死，也可因人工瓣膜置换术后并发急性瓣周漏而致，病情危急，预后严重。慢性二尖瓣关闭不全的病因可有风湿性心脏病、二尖瓣脱垂、冠心病乳头肌功能失调、老年性二尖瓣退行性变等。

单纯慢性二尖瓣关闭不全的病程往往较长，由于二尖瓣关闭不全，收缩期左心室射出的部分血流通过关闭不全的瓣口反流到左心房，使左心房容量和压力均增加，导致左心房扩张；另一方面，因左心房流入左心室的血量较正常增多，亦致使左心室扩大。持续的严重过度负荷，导致左心室心肌功能衰竭，左心室舒张末压和左心房压明显上升，出现肺淤血，最终发生肺动脉高压和右心衰竭。

二尖瓣关闭不全收缩期左心房容量和压力增加，但舒张期血液可迅速充盈左心室，左心房压迅速降至正常，使左心房及肺静脉压力有缓冲间隙，加上左心室代偿机制，单纯二尖瓣关闭不全可在较长时间无明显左心房扩大和肺淤血而无临床症状，可达十几年，然而，一旦出现症状则左心功能急转直下，发生明显的症状。

【症状】　慢性二尖瓣关闭不全早期，无明显自觉症状，一旦出现明显症状，多已有不可逆的心功能损害。表现为由于低心排血量所致疲乏无力；因肺淤血出现劳力性呼吸困难直至端坐呼吸等；若心尖冲动增强和心律失常亦可导致心悸；急性肺水肿、咯血或动脉栓塞较二尖瓣狭窄为少。

【体征】

1. 视诊　左心室增大时，心尖冲动向左下移位，心尖冲动增强；发生心力衰竭后心尖冲动减弱。

2. 触诊　心尖冲动有力，可呈抬举样，在重度关闭不全时可触及收缩期震颤。

3. 叩诊　心浊音界向左下扩大。晚期可向两侧扩大，提示左心室、右心室均增大。

4. 听诊　心尖区可闻及响亮粗糙、音调较高的 3/6 级以上全收缩期吹风样杂音，向左腋下和左肩胛区传导。后叶损害为主时，杂音可传向胸骨左缘和心底部。S_1 常减弱，P_2 可亢进和分裂。严重反流时心尖区可闻及 S_3，以及紧随 S_3 后的短促的舒张期隆隆样杂音。

（三）主动脉瓣狭窄

【概述】　主动脉瓣狭窄（aortic stenosis）主要病因有风湿性心脏病、先天畸形及老年退行性主动脉瓣钙化等。正常成人主动脉瓣口面积为 $3.0 \sim 4.0cm^2$，当瓣口面积缩小至正常瓣口的 1/3 前，血流动力学改变不明显，当主动脉瓣口面积 $\leq 1.0cm^2$ 时，可出现严重血流梗阻，导致左心室射血阻力增加，加重左心室后负荷，致左心室壁向心性肥厚，顺应性降低，引起左心室舒张末压进行性升高，增加左心房后负荷，长期可导致肺静脉压、肺毛细血管压和肺动脉压相继增加，临床上出现左心衰竭症状；此外，由于左心室壁增厚，左心室射血时间延长，使心肌氧耗量增加，主动脉根部舒张压降低、左心室舒张末压增高，压迫心内膜下血管使冠状动脉灌注减少，引起心肌缺血而产生心绞痛，并进一步损害左心室功能；又因心排血量减少和（或）心律失常导致大脑供血不足可出现眩晕、晕厥。

【症状】　一般主动脉瓣狭窄患者，主动脉瓣瓣口面积 $\leq 1.0cm^2$ 时才出现临床症状。呼吸困难、心绞痛和晕厥，为典型主动脉瓣狭窄的常见三联征。

【体征】

1. 视诊　心尖冲动增强，位置可稍移向左下。

2. 触诊　心尖冲动有力，呈抬举样。胸骨右缘第 2 肋间隙可触及收缩期震颤，脉搏呈迟脉。

3. 叩诊　心浊音界正常或可稍向左下增大。

4. 听诊　在胸骨右缘第 2 肋间隙可闻及 3/6 级以上收缩期粗糙喷射性杂音，呈递增递减型，向颈部传导。主动脉瓣区 S_2 减弱，由于左心室射血时间延长，可在呼气时闻及 S_2 逆分裂。因左心室显著肥厚致舒张功能减退、顺应性下降，致使心房为增强排血而收缩加强，因此心尖区有时可闻及 S_4。

（四）主动脉瓣关闭不全

【概述】　主动脉瓣关闭不全（aortic insufficiency）可由风湿性与非风湿性病因（先天性、感染性心内膜炎等）引起。主动脉瓣关闭不全可分为急性与慢性，慢性者也可有很长的无症状期。主动脉瓣关闭不全时左心室的舒张期不仅接受左心房流入的血液，而且接受从主动脉反流的血液，左心室舒张末期容量增加，机体可通过 Frank-Starling 机制提高心肌收缩力和心排血量，左心室心排血量增加，代偿反应的结果是左心室肥厚扩张，但代偿总是有限度的，左心室舒张末期容量增高到一定程度，最终引起左心衰竭。左心室心肌肥厚致心肌氧耗量增多，并且主动脉舒张压显著降低，引起冠状动脉供血不足，两者引起心肌缺血，可产生心绞痛并加速心功能恶化。主动脉瓣关闭不全时由于出现舒张压下降，脉压增大，出现周围血管征。另外，由于左心室舒张期容量增加，使二尖瓣一直处于较高位置而形成相对性二尖瓣狭窄。

急性主动脉瓣关闭不全者，正常大小的左心室对急性容量负荷增加耐受性差，左心室不能扩张，当左心室舒张末期容量迅速增加时，左心房排空受限，进而引起肺淤血、肺水肿。

【症状】　慢性主动脉瓣关闭不全可在较长时间无症状。随反流量增大，出现因心排血量增多所致的心悸、心前区不适、头颈部强烈动脉搏动感等症状。存在心肌缺血时可出现心绞痛，

笔记栏

病变后期有劳力性呼吸困难、端坐呼吸、咳粉红色泡沫样痰。少部分患者由于致死性心律失常而猝死。

【体征】

1. 视诊 心尖冲动向左下移位，部分重度关闭不全者颈动脉搏动明显，并可有随心脏搏动出现的点头运动（点头征，即 De Musset 征，因脉压增大引起）。

2. 触诊 心尖冲动移向左下，呈抬举样搏动。可有水冲脉及毛细血管搏动等。

3. 叩诊 心界向左下增大而心腰不大，因而心浊音界轮廓似靴形。

4. 听诊 主动脉瓣第二听诊区可闻及叹气样或泼水样、递减型、舒张早期杂音，向胸骨左下方和心尖区传导，以前倾坐位最易听清。重度反流者，有相对性二尖瓣狭窄，心尖区出现柔和、低调、递减型舒张中、晚期隆隆样杂音（Austin Flint 杂音），系主动脉瓣关闭不全时回流血液限制二尖瓣开放所致。周围血管可听到枪击音和 Duroziez 双重杂音。

常见心瓣膜病鉴别见表 3-7-10。

表 3-7-10 常见心瓣膜病的鉴别要点

鉴别要点	二尖瓣狭窄	二尖瓣关闭不全	主动脉瓣狭窄	主动脉瓣关闭不全
病因	绝大多数风湿性心脏病，先天性心脏病罕见	风湿性心脏病、二尖瓣脱垂、左心室扩大、冠心病乳头肌功能不全等	风湿性心脏病、先天畸形、老年退行性变等	风湿性心脏病、先天性心脏病、梅毒性心脏病、马方综合征
病理机制	舒张期左心房血进入左心室受阻，左心房压升高	收缩期左心室血反流至左心房，舒张期左心室血量增加	收缩期左心室排血受阻，左心室收缩压升高	舒张期主动脉血反流至左心室，左心室血量增加
心脏变化	左心房、右心室大，肺动脉高压	左心室大	左心室肥厚	左心室大、脉压大
体征要点	心尖区 S_1 亢进，舒张期隆隆样杂音，可伴有震颤	心尖区 S_1 减弱至消失，收缩期吹风样杂音	心尖区 S_1 亢进，胸骨右缘第 2 肋间隙可闻及收缩期喷射性杂音，常伴有震颤	心尖区 S_1 减弱，胸骨左缘第 3 肋间隙可闻及舒张早期叹气样杂音，周围血管征阳性

案例 3-7-9 分析

患者心悸、气促及咳粉红色泡沫样痰、端坐呼吸、双肺满布湿啰音和哮鸣音、心脏扩大，说明存在左心衰竭；同时患者有腹胀，并有颈静脉怒张、肝大、双下肢轻度压凹性水肿等右心衰竭表现。心力衰竭是由于各种心脏结构或功能性疾病导致心室充盈和（或）射血功能受损引起。结合二尖瓣狭窄面容、心尖区触及舒张期震颤，心尖区有明显舒张期隆隆样杂音，P_2 亢进，考虑存在二尖瓣狭窄；而胸骨左缘第 3 肋间 A_2 减弱，有舒张早期叹气样杂音，说明有主动脉瓣关闭不全。二尖瓣狭窄病因最常见为风湿性心脏病，患者既往有风湿性关节炎病史。

因此本案例应诊断：风湿性心瓣膜病，二尖瓣狭窄及主动脉瓣关闭不全，心脏扩大，心功能 IV 级。

二、心 包 积 液

案例 3-7-10

女性，27 岁。近 2 年反复出现气促、心悸、胸闷、乏力及双下肢水肿，2 周前上述症状加重，并出现呼吸困难、心前区闷痛、干咳、声嘶、腹胀。

体格检查：体温 37.8℃，脉搏 120 次 / 分，呼吸 30 次 / 分，血压 110/90mmHg。慢性病容，端坐呼吸，口唇发绀，颈静脉怒张，肝 - 颈静脉回流征阳性，心前区饱满，心尖冲动消失，心浊音界向两侧扩大并随体位而改变，心音低钝而遥远。肝大，双下肢压凹性水肿。

问题：

1. 患者的典型症状和体征是什么？

2. 患者的可能病因是什么？

3. 诊断及鉴别诊断要点有哪些？

【概述】　心包积液（pericardial effusion）指心包腔内液体积聚过多（正常心包液为 15～50ml），包括液性、浆液纤维蛋白性、脓性和血性等。常见病因为感染性（病毒、细菌等）与非感染性（肿瘤、自身免疫等）。近年来结核性心包炎所致心包积液也有回升趋势。右心衰竭致漏出性心包积液，穿刺伤、心室破裂、心胸外科手术及介入操作致冠状动脉穿孔等也可造成血性心包积液。其病理、生理改变取决于积液的量与积液的速度，大量心包积液或急性心包积液量较大时可以出现急性心脏压塞而危及生命。

【发病机制】　心包腔内液体大量和（或）迅速积聚，心包腔内压力急剧上升，心脏舒张受限，体静脉回流减少，心室充盈及心排血量减少，同时周围静脉压升高，从而产生一系列症状和体征。

【症状与体征】

1. 症状　常见症状有心前区闷痛、呼吸困难、腹胀、水肿，以及原发病的症状，如结核的低热、盗汗等；如大量心包积液压迫邻近器官或组织，可产生干咳、声嘶、吞咽困难；严重心脏压塞可出现休克。

2. 体征

（1）视诊：心尖冲动明显减弱或消失。

（2）触诊：心尖冲动弱而触不到，如能触及则在心相对浊音界内侧。

（3）叩诊：心浊音界向两侧扩大，并随体位改变而变化。卧位时心底部浊音界增宽，坐位时心尖部浊音界增宽（图 3-7-31）。

（4）听诊：炎症初期心包脏层及壁层被纤维蛋白附着时可听到心包摩擦音；当渗出液增多时，心包摩擦音消失，心率较快，心音弱而遥远；当心包缩窄时，偶尔可闻及心包叩击音。

大量心包积液时，由于静脉回流障碍，可出现颈静脉怒张、Kussmaul 征（吸气时颈静脉扩张更明显）、肝大和腹水。脉压减小，可出现奇脉；左肺下叶可因心包积液的挤压出现肺不张的表现，如左肩胛下区语音震颤增强，叩诊为浊音，听诊闻及支气管呼吸音，称为 Ewart 征。

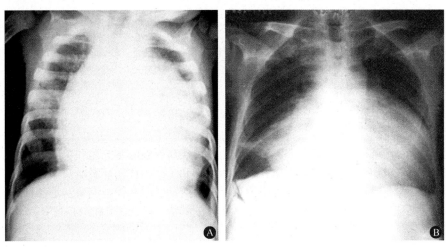

图 3-7-31　心包积液 X 线片
A. 卧位；B. 立位

案例 3-7-10 分析

　　患者主要体征为心前区饱满，心尖冲动消失，心浊音界向两侧扩大并随体位而改变，心音低钝而遥远，提示心包积液，若进而出现颈静脉怒张，肝 - 颈静脉回流征阳性，肝大，双下肢压凹性水肿说明由心包积液引起体循环淤血。呼吸困难是心包积液最突出的症状，可能与支气管、肺、大血管受压引起肺淤血有关，而干咳、声嘶也与气管及食管受压有关。患者为 27 岁女性，病史 2 年，右心衰竭的表现较明显，伴有低热、慢性病容，需要注意有无结核性心包积液的可能。

【诊断与鉴别诊断】

1. 诊断　对于呼吸困难的患者，如体格检查时发现有典型心包积液体征，应考虑心包积液的诊断，特别是超声心动图检查可确诊。结合不同病因所致心包炎的特征、实验室检查、心包穿刺液检查，甚至心包活检、是否存在其他疾病等再进一步明确其病因。

2. 鉴别诊断

（1）扩张型心肌病：扩张型心肌病时心浊音界向两侧扩大，心音低钝，需与大量心包积液相鉴别。心包炎早期可触及心包摩擦感，闻及心包摩擦音；心包积液量增多或迅速积聚时，心尖冲动减弱或消失，心音遥远；大量心包积液时心浊音界向两侧增大，似烧瓶样，但随体位改变而变化是其特点。此外，结合疾病史、症状与体征则有助于心包积液与扩张型心肌病的鉴别。超声心动图的检查可明确诊断。

（2）右心衰竭：心包积液与右心衰竭均有体循环淤血的表现，但心包积液临床上有从少量到大量积液的演变过程，疾病史对鉴别很有帮助。此外，心包积液时心浊音界向两侧扩大并随体位而变化，此时可摸到奇脉，亦具有鉴别意义。右心室增大所致剑突下搏动、相对性三尖瓣关闭不全所致颈静脉搏动、收缩期吹风样杂音等是右心衰竭的特征性体征，而导致右心衰竭的心脏病的疾病史和临床表现也是鉴别的依据，超声心动图检查对鉴别心包积液有特殊意义。

三、心 力 衰 竭

案例 3-7-11

1. 男性，65 岁。6 个月前出现活动性胸闷、气促，经休息可缓解，逐渐安静时也感到呼吸困难，15d 前感冒后出现夜间阵发性呼吸困难，咳嗽，咳白色泡沫样痰，坐起可缓解，为求诊治来院。既往有前壁心肌梗死 2 年。

体格检查：血压 100/60mmHg，脉搏 109 次 / 分。端坐呼吸，双肺底可闻及细湿啰音，心界向左下扩大，心率 109 次 / 分，律齐，心音弱，心尖部可闻及舒张早期奔马律及 2/6 级收缩期吹风样杂音。

2. 女性，72 岁。30 年来每于冬季出现咳嗽、咳痰，用抗生素后缓解，后出现活动后气喘，休息可缓解，1 周前感冒后出现腹胀、食欲缺乏及双下肢水肿。

体格检查：脉搏 110 次 / 分，颈静脉怒张，桶状胸，双肺叩诊呈过清音，呼吸音低，双肺满布哮鸣音及湿啰音，心界向左扩大，心率 110 次 / 分，律齐，心音较弱，$P_2 > A_2$，三尖瓣区可闻及 2/6 级收缩期吹风样杂音，肝肋下 1 指、剑突下 2 指，质地韧，触痛，移动性浊音阳性，双下肢中度压凹性水肿。

问题：

1. 这两位患者的主要诊断分别是什么？

2. 这两位患者的主要症状、体征有什么不同？

心力衰竭（heart failure）是各种心脏结构或功能性疾病导致心室充盈和（或）射血功能受损，心排血量减少，不能满足机体组织代谢需要，以肺循环和（或）体循环淤血及器官、组织灌注不足为临床表现的一组综合征。主要表现为呼吸困难、体力活动受限和体液潴留，是各种病因所致心脏病的终末阶段。根据心力衰竭发生的部位，可分为左心衰竭、右心衰竭和全心衰竭。

【病因】

1. 心肌损害

（1）原发性心肌损害：如心肌梗死、心肌炎、扩张型心肌病等。

（2）继发性心肌损害：如糖尿病、心肌淀粉样变性、心脏毒性药物等并发的心肌损害。

2. 心室负荷过重

（1）压力负荷（后负荷）过重：见于高血压、肺动脉高压、主动脉瓣狭窄、肺动脉瓣狭窄等左心室、右心室收缩期射血阻抗增高的情况。

（2）容量负荷（前负荷）过重：①瓣膜反流性疾病，如二尖瓣关闭不全、主动脉瓣关闭不全等；②心内外分流性疾病，如房间隔缺损、室间隔缺损等；③血容量增多，如甲状腺功能亢进症、慢性贫血等。

3. 心室前负荷不足 如二尖瓣狭窄、心脏压塞、限制性心肌病等引起心室充盈受限，体循环、肺循环淤血。

【症状和体征】

1. 左心衰竭

（1）症状

1）主要症状：表现为不同程度的呼吸困难，包括劳力性呼吸困难、端坐呼吸、夜间阵发性呼吸困难。急性肺水肿时，可伴有咳粉红色泡沫样痰。

2）其他：肺泡和支气管黏膜淤血所致咳嗽、咳痰、咯血；心排血量减少，器官、组织灌注不足表现的乏力、心悸、运动耐量减低、头晕、尿少等，严重者出现心源性休克。

（2）体征：除原发性心脏病的相关体征外，主要为肺循环淤血的体征。

1）视诊：有不同程度的呼吸急促、轻微发绀、高枕卧位或端坐呼吸。急性肺水肿时，可出现自口、鼻涌出大量粉红色泡沫，呼吸窘迫，并大汗淋漓。

2）触诊：严重者可出现交替脉。

3）叩诊：原发性心脏病的体征，通常无特殊发现。

4）听诊：心率增快，心尖区可闻及舒张期早期奔马律，P_2 增强或亢进。心力衰竭程度不同，由肺底往上可闻及不同程度的细小湿啰音，如为单侧则多见于右侧；伴支气管痉挛时可闻及哮鸣音；急性肺水肿时则双肺满布湿啰音和哮鸣音。

2. 右心衰竭

（1）症状：可有食欲缺乏、恶心、呕吐、腹胀、腹泻、尿少、水肿等症状，由于脏器慢性持续性淤血所致。

（2）体征：除原发心脏病的相关体征外，尚有以下体征。

1）视诊：颈静脉充盈或怒张，可有周围性发绀，水肿。

2）触诊：可触及不同程度的肝大、质地较软，压痛明显及肝 - 颈静脉回流征阳性。水肿易出现在身体低垂部位，如踝部和下肢，为对称性。经常卧床者在腰骶部可出现压凹性水肿。

3）叩诊：可有双侧胸腔积液或单侧胸腔积液（右侧多见），以及腹水体征。

4）听诊：胸骨左缘第 3 ～ 4 肋间隙可闻及舒张早期奔马律。右心室显著扩大时可在三尖瓣区闻及收缩期吹风样杂音。

3. 全心衰竭　左、右心力衰竭的临床表现和体征同时存在，但阵发性夜间呼吸困难等肺淤血的表现反而减轻，主要是由于右心衰竭时右心排血量减少，缓解了左心的负荷。

> **案例 3-7-11 分析**
>
> 1. 左心衰竭，突出症状为呼吸困难（劳力性呼吸困难、夜间阵发性呼吸困难及端坐呼吸）；体征：肺淤血体征（肺底啰音）及心脏体征（心浊音界向左下扩大，心音低钝，心尖部可闻及舒张早期奔马律）。病因考虑与冠心病、陈旧性前壁心肌梗死有关。
>
> 2. 右心衰竭，突出临床表现为体循环淤血，包括颈静脉怒张、肝大、腹水、双下肢水肿及原发病体征（桶状胸、双肺叩诊过清音、双肺哮鸣音、湿啰音及 P_2 亢进、右心室肥大，以及心浊音界向左扩大）。病因考虑与慢性支气管炎、肺气肿、肺源性心脏病有关。

【诊断与鉴别诊断】

1. 诊断　症状和体征是诊断心力衰竭的重要依据，根据心源性呼吸困难和水肿的特点，以及肺淤血和体循环淤血的临床表现，一般不难诊断左、右心力衰竭及全心衰竭。诊断还应包括基础心脏病的病因、病理解剖、病理生理状况和心功能分级。

2. 鉴别诊断

（1）心源性呼吸困难与肺源性呼吸困难的鉴别：左心衰竭引起的心源性呼吸困难往往与活动有关，坐起后可好转，劳力性、阵发性夜间呼吸困难为其特点；肺部疾病引起的肺源性呼吸困难常有咳痰后缓解，与体位的关系并不明显。此外，体格检查和器械检查可发现器质性心脏病和心脏增大的证据或呼吸系统疾病的诊断依据。

（2）心源性哮喘与支气管哮喘的鉴别：两者的症状颇相似，鉴别要点见表 3-7-11。

表 3-7-11 心源性哮喘与支气管哮喘的鉴别

鉴别要点	心源性哮喘	支气管哮喘
疾病史	有心血管疾病，如冠心病、二尖瓣狭窄等	有个人过敏史或哮喘发作史
发作期	常在夜间出现阵发性呼吸困难	多见于秋末、冬春季
肺部体征	双肺底有湿啰音伴哮鸣音	双肺有弥漫性干啰音
心脏体征	左心增大，心动过速，奔马律及心脏病相关的体征，如杂音	多数正常，可有心动过速

（3）右心衰竭引起的水肿、腹水：应与肾性水肿、心包疾病和肝硬化引起的水肿和腹水相鉴别。

1）心源性水肿与肾源性水肿的鉴别要点见第 1 章第三节。

2）大量心包积液可引起水肿、肝大、腹水等征象，鉴别要点见心包积液章节。

3）肝硬化：见第 8 章第五节。与右心衰竭一般不难鉴别。

（徐兆龙）

第 8 章 腹 部 检 查

　　腹部由腹壁、腹腔和腹腔内脏器组成。腹部范围上起横膈，下至骨盆；腹部体表以两侧肋弓下缘和胸骨剑突与胸部为界，下至两侧腹股沟韧带和耻骨联合；前面和侧面由腹壁组成，后面是脊柱和腰肌。

　　腹腔内有很多重要脏器，包括消化、泌尿、生殖、内分泌、血液及血管系统，因此腹部检查十分重要。腹部检查应用视诊、触诊、叩诊、听诊4种方法，尤以触诊最为重要，触诊中又以脏器及肿块触诊较难掌握，需要勤学苦练，在实践中体会，不断提高触诊水平。为了避免触诊激惹胃肠道蠕动，使肠鸣音发生变化，腹部检查的顺序可改为视、听、触、叩，但记录时仍按统一格式，即视、触、叩、听的顺序。

第一节　腹部的体表标志及分区

　　检查腹部首先要熟悉腹部脏器的体表标志及内在部位的关系。为了准确描述腹部体征的部位和范围，常借助腹部的天然体表标志和人为地画线，将腹部划分为若干个区，以便熟悉脏器的位置及其在体表的投影。

一、体 表 标 志

　　常见腹部体表标志见图 3-8-1。

　　1. 肋弓下缘（costal margin）　由第 8～10 肋软骨和第 11、12 浮肋构成肋弓，其下缘是腹部的上界，常用于腹部分区、肝脾测量和胆囊的定位。

　　2. 剑突（xiphoid process）　是胸骨下端的软骨，亦为腹部上界，常作为肝测量的标志。

　　3. 腹上角（upper abdominal angle）　即胸骨下角，是两侧肋弓至剑突根部的交角，常用于判断体型及肝测量。

　　4. 脐（umbilicus）　位于腹部中心，投影相当于第 3～4 腰椎，是腹部四区分法的标志，此处可形成脐疝。

　　5. 髂前上棘（anterior superior iliac spine）　为髂嵴前上方突出点，是腹部九分法的标志和骨髓穿刺的常用部位。

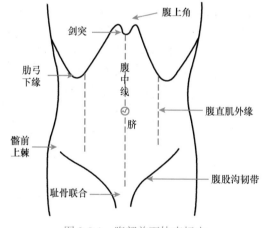

图 3-8-1　腹部前面体表标志

　　6. 腹直肌外缘（lateral border of rectus muscles）　相当于锁骨中线的延续，常用于手术切口部位。右侧腹直肌外缘与肋弓下缘交界处即为胆囊点。

　　7. 腹中线（midabdominalline）　为前正中线的延续，是腹部四区分法的垂直线，此处可发生白线疝。

　　8. 腹股沟韧带（inguinal ligament）　是寻找股动脉、股静脉的标志，常是腹股沟疝的通过部位和所在部位。

　　9. 耻骨联合（pubic symphysis）　为两耻骨间的纤维软骨连接，与两侧腹股沟韧带共同组成腹部体表下界。

　　10. 肋脊角（costovertebral angle）　两侧背部第 12 肋骨与脊柱的交角，为检查肾叩痛的部位。

二、腹 部 分 区

　　临床用体表标志将腹部划分成不同区域，有助于诊断腹部疾病，因为腹部的症状、体征与腹部脏器位置有一定的关系。临床常用四区分法和九区分法。

（一）四区分法

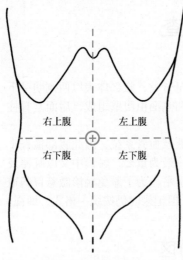

图 3-8-2 腹部四区分法

四区分法即十字形法，以脐为中心画一水平线和一垂直线，两线相交，把腹部分为四区，即左、右上腹部和左、右下腹部，见图 3-8-2。各区所包含的主要脏器如下。

1. 左上腹部（left upper quadrant） 肝左叶、脾、胃、小肠、胰体、胰尾、左肾上腺、左肾、结肠左曲、部分横结肠、腹主动脉、大网膜。

2. 右上腹部（right upper quadrant） 肝、胆囊、幽门、十二指肠、小肠、胰头、右肾上腺、右肾、结肠右曲、部分横结肠、腹主动脉及大网膜。

3. 左下腹部（left lower quadrant） 乙状结肠、部分降结肠、小肠、左输尿管、胀大的膀胱、淋巴结、女性左侧卵巢和输卵管、增大的子宫、男性左侧精索。

4. 右下腹部（right lower quadrant） 盲肠、阑尾、部分升结肠、小肠、右输尿管、胀大的膀胱、淋巴结、女性右侧卵巢和输卵管、增大的子宫、男性右侧精索。

（二）九区分法

以两侧肋弓下缘连线和两侧髂前上棘连线为两条水平线，由左、右髂前上棘至腹中线连线的中点做两条垂直线，四条线相交将腹部划分为井字形九区，即左右上腹部（季肋部）、左右侧腹部（腰部）、左右下腹部（髂窝部）、上腹部（腹上区）、中腹部（脐区、脐部）和下腹部（耻区、耻骨上部），见图 3-8-3。各区脏器分布情况如下。

1. 左上腹部（左季肋部，left hypochondriac region） 脾、胃、结肠左曲、胰尾、左肾、左肾上腺。

2. 上腹部（epigastric region） 胃、肝左叶、十二指肠、胰头、胰体、横结肠、腹主动脉、大网膜。

3. 右上腹部（右季肋部，right hypochondriac region） 肝右叶、胆囊、结肠右曲、右肾、右肾上腺。

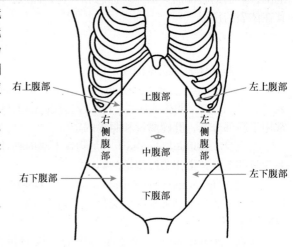

图 3-8-3 腹部九区分法

4. 左侧腹部（左腰部，left lumbar region） 降结肠、空肠、回肠、左肾。

5. 中腹部（umbilical region） 十二指肠、空肠、回肠、下垂的胃或横结肠、肠系膜及淋巴结、输尿管、腹主动脉、大网膜。

6. 右侧腹部（右腰部，right lumber region） 升结肠、空肠、右肾。

7. 左下腹部（左髂部，left iliac region） 乙状结肠、淋巴结、女性左侧卵巢和输卵管、男性左侧精索。

8. 下腹部（hypogastric region） 回肠、乙状结肠、输尿管、胀大的膀胱、女性增大的子宫。

9. 右下腹部（右髂部，right iliac region） 盲肠、阑尾、回肠下端、淋巴结、女性右侧卵巢和输卵管、男性右侧精索。

第二节 视 诊

视诊腹部时，室内需温暖，最好采取自然光线。嘱患者排空膀胱，取低枕仰卧位，两手自然置于身体两侧，充分暴露全腹，上自剑突，下至耻骨联合，遮盖躯体其他部分，暴露时间不宜过长，以免腹部受凉引起不适（图 3-8-4）。医师应站立于患者右侧，按顺序自上而下地观察腹部。为了查出细小隆起或蠕动波，诊视者应将视线降低至腹平面，从侧面呈切线方向进行观察。

笔记栏

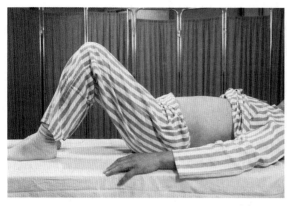
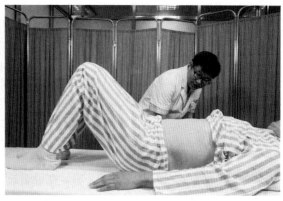

图 3-8-4 腹部视诊

腹部视诊的主要内容有腹部外形、呼吸运动、腹壁皮肤、腹壁静脉、胃肠型和蠕动波及疝等。

一、腹部外形

应注意腹部外形是否对称，有无全腹或局部的膨隆或凹陷（图 3-8-5）。疑有腹水或腹部肿块时，还应测量腹围的大小。

健康正常成年人平卧时，前腹壁大致处于肋缘至耻骨联合同一平面或略为低凹；坐起时脐以下部分稍前凸，称为腹部平坦（图 3-8-6）。小儿因腹腔内脏发育较快且腹肌较薄弱，故腹部呈圆形微隆起，腹部外形较饱满，前腹壁稍高于肋缘与耻骨联合的平面，称为腹部饱满，亦可见于肥胖者。消瘦者及老年人，因腹壁皮下脂肪较少，腹部下陷，前腹壁稍低于肋缘与耻骨联合的平面，称为腹部低平，这些都属于正常腹部外形。

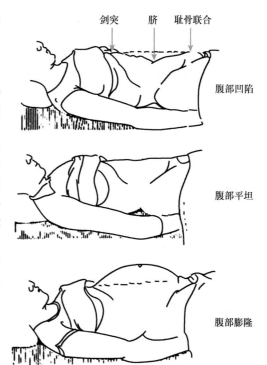

图 3-8-5 腹部外形

（一）腹部膨隆

平卧时前腹壁明显高于肋缘与耻骨联合的平面，外观呈凸起状，称腹部膨隆（abdominal bulge），可为生理性，如妊娠、肥胖；或为病理性，如腹水、腹内积气、巨大肿瘤等。腹部膨隆可分为全腹膨隆和局部膨隆。

1. 全腹膨隆 为弥漫性膨隆，腹部呈球形或椭圆形（图 3-8-7）。肥胖、腹壁皮下脂肪明显增多者可有脐凹陷；因腹腔内容物增多腹内压增高时脐可突出。常见于下列情况。

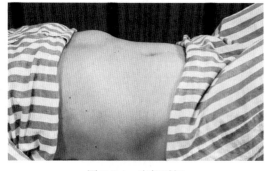

图 3-8-6 腹部平坦

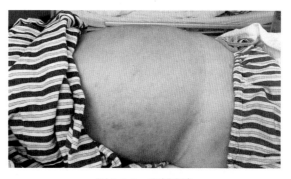

图 3-8-7 腹部膨隆

（1）腹水（ascites）：当腹腔内有大量积液时，仰卧位时积液沉积于腹腔两侧，致腹部扁而宽，称为蛙腹（frog belly）（图 3-8-8）。侧卧或坐位时，因液体移动而使下腹部膨出。腹水量多时因腹压增高，可使脐部突出，常见于肝硬化门静脉高压，亦可见于心力衰竭、缩窄性心包炎、腹膜

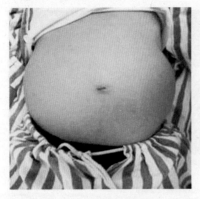

图 3-8-8 蛙腹

转移癌（肝癌、胃癌、结肠癌、卵巢癌转移多见）、肾病综合征、胰源性腹水或结核性腹膜炎等。腹膜有炎症或肿瘤浸润时，腹部可呈尖凸型，称为尖腹（apical belly）。

（2）腹内积气：胃肠道内大量积气可引起全腹膨隆，使腹部呈球形，两侧腰部膨出不明显，移动体位时，其形状无明显改变，见于各种原因引起的肠梗阻，尤其是麻痹性肠梗阻。若积气在腹腔内，称为气腹（pneumoperitoneum），见于胃肠穿孔或治疗性人工气腹，前者常伴有腹膜炎。

（3）腹内巨大包块：如足月妊娠、巨大卵巢囊肿或畸胎瘤等，亦可引起全腹膨隆。为观察全腹膨隆的程度和变化，常需测量腹围。方法是嘱患者排尿后取仰卧位，用软尺经脐绕腹一周，测得的周长即为腹围（脐周腹围），通常以厘米（cm）为单位。还可以同时测其腹部最大周长（最大腹围）。定期在相同条件下测量、比较，可以观察腹腔内容物（如腹水）的变化。

2.局部膨隆　腹部的局限性膨隆常见于脏器增大、腹内肿瘤或炎性肿块、胃肠胀气及腹壁上的肿物和疝等。视诊时应注意膨隆的部位、外形，是否随呼吸而移位或随体位而改变，有无搏动。

右上腹膨隆常见于肝大（肿瘤、脓肿、淤血等）、胆囊肿大及结肠右曲肿瘤等；上腹中部膨隆常见于肝左叶肿大、胃癌、胃扩张（如幽门梗阻、胃扭转等）、胰腺肿瘤或囊肿等；左上腹膨隆常见于脾大、结肠左曲肿瘤或巨结肠；腰部膨隆见于患侧多囊肾、巨大肾上腺肿瘤、肾盂大量积水或积脓；脐部膨隆常因脐疝、腹部炎性肿块（如结核性腹膜炎致肠粘连）引起；下腹膨隆常见于子宫增大（妊娠、子宫肌瘤等）、膀胱胀大，后者在排尿后可以消失；右下腹膨隆常见于回盲部结核或肿瘤、克罗恩病及阑尾周围脓肿等；左下腹膨隆见于降结肠及乙状结肠肿瘤，亦可因干结粪块所致。此外，游走、下垂的肾或女性患者的卵巢癌或囊肿也可致下腹部膨隆。

局部膨隆也可是腹壁上的肿块（如皮下脂肪瘤、结核性脓肿等），而非腹腔内病变。其鉴别方法是嘱患者仰卧位做屈颈抬肩，使腹壁肌肉紧张，若肿块更加明显，说明肿块位于腹壁；反之，若变得不明显或消失，提示肿块在腹腔内，被收缩变硬的腹肌所掩盖，此即为抬头试验。

局部膨隆近圆形者，多为囊肿、肿瘤或炎性肿块，后者有压痛亦可边缘不规则；呈长形者，多为肠管的病变，如肠梗阻、肠扭转、肠套叠或巨结肠等。膨隆有搏动者可能是动脉瘤，亦可能是腹主动脉前方的脏器或肿块传导其搏动；膨隆随体位变化而明显移位者，可能为游走的脏器（如游走肾、游走脾等）、带蒂肿物（如卵巢囊肿）或大网膜、肠系膜的肿块；腹壁或腹膜后肿物（如神经纤维瘤、纤维肉瘤等）一般不随体位变化而移位；随呼吸移动的局部膨隆多为膈下脏器或其肿块；腹压增加时在腹白线、脐、腹股沟或手术瘢痕部位出现膨隆，而卧位或降低腹压后消失者，常为该部位的可复性疝。

（二）腹部凹陷

仰卧时前腹壁明显低于肋缘与耻骨联合的平面，称腹部凹陷（abdominal retraction）。凹陷亦有全腹和局部之分，以前者意义更为重要。

1.全腹凹陷　患者仰卧时前腹壁水平明显低下，见于消瘦和脱水者。严重凹陷时前腹壁几乎贴近脊柱，肋弓、髂嵴和耻骨联合显露，使腹外形如舟状，称舟状腹（scaphoid abdomen）（图 3-8-9），见于恶病质，如结核病、恶性肿瘤等慢性消耗性疾病。吸气时全腹凹陷见于膈肌麻痹和上呼吸道梗阻。急性弥漫性腹膜炎早期因腹肌痉挛性收缩及膈疝时腹腔内脏器进入胸腔，都可导致全腹凹陷。

2.局部凹陷　多由于手术后腹壁瘢痕收缩所致。患者立位或加大腹压时，凹陷更明显。白线疝（腹直肌分裂）、切口疝于卧位时可见凹陷，但立位或加大腹压时，局部反而膨出。

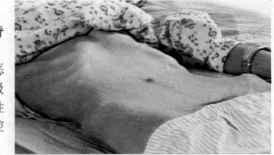

图 3-8-9 腹部凹陷（舟状腹）

二、腹　壁

1.皮疹　不同种类的皮疹提示患有不同的疾病。充血性或出血性皮疹常出现于发疹性高热疾病、某些传染病（如麻疹、猩红热、斑疹伤寒等）及药物过敏等；紫癜或荨麻疹可能系过敏性疾病全身表现的一部分；一侧腹部或腰部沿脊神经走行分布的疱疹最可能为带状疱疹。

2. 色素　正常情况下，腹部皮肤颜色较暴露部位稍淡，散在点状深褐色色素沉着常为血色病。皮肤皱褶处如腹股沟及系腰带部位有褐色色素沉着，可见于肾上腺皮质功能减退症；左腰部皮肤呈蓝色，为血液自腹膜后间隙渗到侧腹壁的皮下所致，称 Grey-Turner 征，可见于急性出血坏死性胰腺炎；脐周围或下腹壁皮肤发蓝为腹腔内大出血的征象，称 Cullen 征，见于异位妊娠破裂或急性出血坏死性胰腺炎；腹部和腰部不规则的斑片状色素沉着，见于多发性神经纤维瘤；妇女妊娠时，在脐与耻骨之间的中线上有褐色色素沉着，常持续至分娩后才逐渐消退。此外，长久热敷可于腹壁留下红褐色环状或地图样痕迹，类似皮疹，需注意鉴别。

3. 腹纹　多分布于下腹部。白纹为腹壁真皮结缔组织因张力增高裂开所致，呈银白色条纹，可见于肥胖者；妊娠纹出现于下腹部和髂部，下腹部以耻骨为中心略呈放射状，条纹处皮肤较薄，在妊娠期呈淡蓝色或粉红色，产后则转为银白色而长期存在，其成因系真皮层的结缔组织因张力增高而断裂所致（图 3-8-10A）；紫纹是皮质醇增多症的常见征象，除下腹部和臀部外，还可见于股外侧和肩背部，其成因系由于糖皮质激素引起蛋白质分解增强并且被迅速沉积的皮下脂肪膨胀，真皮层中结缔组织胀裂，以致紫纹处的真皮萎缩变薄，上面覆盖一层菲薄表皮，因皮下毛细血管网丰富，故条纹呈紫色（图 3-8-10B）。

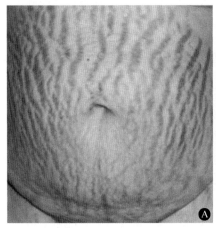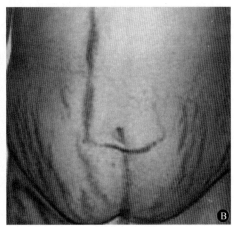

图 3-8-10　腹纹
A. 妊娠纹；B. 肾上腺皮质功能亢进患者出现腹部紫纹

4. 瘢痕　腹部瘢痕多为外伤、手术或皮肤感染的痕迹，有时对诊断和鉴别诊断很有帮助，特别是某些特定部位的手术瘢痕，常提示患者的手术史。如右下腹 McBurey 切口瘢痕标志阑尾手术，右上腹直肌旁切口瘢痕标志胆囊手术，左上腹弧形切口瘢痕标志脾切除术等。

5. 疝　腹部疝可分为腹内疝和腹外疝两大类，前者少见，后者较多见，为腹腔内容物经腹壁或骨盆壁的间隙或薄弱部分向体表突出而形成。脐疝多见于婴幼儿，成人则可见于经产妇或有大量腹水的患者（图 3-8-11）；先天性腹直肌两侧闭合不良者可有白线疝；手术瘢痕愈合不良处可有切口疝；股疝位于腹股沟韧带中部，多见于女性；腹股沟疝则偏于内侧。男性腹股沟斜疝可下降至阴囊，该疝在直立位或咳嗽用力时明显，卧位时可缩小或消失，亦可以手法还纳，若有嵌顿则不可回纳，且伴有急性腹痛。

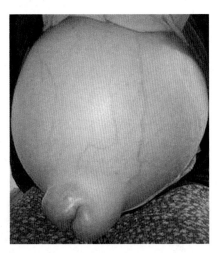

图 3-8-11　脐疝

6. 脐部　正常人脐位于第 4 腰椎平面，与腹壁相平或稍凹陷。脐深陷见于腹壁肥胖者，脐稍突出见于少年或腹壁菲薄者。脐凹分泌物呈浆液性或脓性，有臭味，多为炎症所致；分泌物呈水样，有尿味，为脐尿管未闭的征象。脐部溃烂，可能为化脓性或结核性炎症；坚硬、固定而突出的脐部溃疡，多为癌肿所致。

7. 腹部体毛　男性胸骨前的体毛可向下延伸达脐部。男性阴毛的分布多呈三角形，尖端向上，可沿前正中线直达脐部；女性阴毛分布为倒三角形，上缘呈水平线，止于耻骨联合上缘处，界线清楚。腹部体毛增多或女性阴毛呈男性型分布，见于皮质醇增多症和肾上腺性变态综合征；腹部体毛稀少见于腺垂体功能减退症、黏液性水肿和性腺功能减退症。

8. 腹股沟　腹部检查未包括腹股沟不能视为完整的检查，视诊时注意双侧腹股沟是否有异常肿块、结节及其对称性，是否有瘢痕或肿胀，是否有异常搏动等。

三、腹壁静脉

正常人腹壁皮下静脉一般不显露，较瘦或皮肤白皙的人隐约可见，皮肤较薄而松弛的老年人腹壁静脉显露，但较直、不迁曲，均属正常，其他使腹压增加的情况，如腹水、腹腔巨大肿物、妊娠等也可见静脉显露。腹壁静脉曲张或扩张常见于门静脉高压或上、下腔静脉回流受阻且有侧支循环形成时，此时腹壁静脉显而易见或迁曲变粗。

门静脉高压时，可于脐部见到一簇向四周放射的曲张静脉，如水母头（caput medusae），并可在此处听到静脉血管杂音。

为辨别腹壁静脉曲张的来源，需要检查其血流方向。正常情况下脐水平线以上的腹壁静脉血流自下向上，经胸壁静脉和腋静脉进入上腔静脉；脐水平以下的腹壁静脉自上向下，经大隐静脉而流入下腔静脉。门静脉高压时，腹壁曲张静脉常以脐为中心向四周伸展，血液经脐静脉（胎儿出生后脐静脉闭塞而成圆韧带，此时再通）至脐孔，而入腹壁浅静脉流向四方（图 3-8-12）。下腔静脉阻塞时，曲张的静脉多位于腹壁两侧，也可见于臀部及股部外侧，脐以下的腹壁静脉血流方向转向上（图 3-8-13）。上腔静脉阻塞时，上腹壁或胸壁的浅静脉血流均转向下方，两者通过简单的指压法即可鉴别。

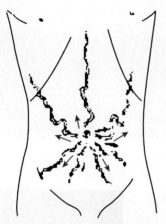
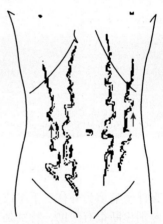

图 3-8-12　门脉高压时腹壁浅　　　　图 3-8-13　下腔静脉阻塞时腹
静脉血流分布和方向　　　　　　壁浅静脉血流分布和方向

选择一段没有分支的腹壁静脉，检查者将一只手的示指和中指并拢压在静脉上，然后一手指紧压不动，另一只手指紧压静脉向外滑动，挤出该段静脉内的血液，至一定距离放松该手指，看静脉是否充盈，若迅速充盈，则血流方向是从放松的一端流向紧压手指的一端；再用同法放松另一手指，即可判断出血流方向（图 3-8-14）。

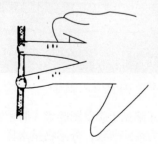
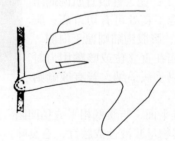

图 3-8-14　检查静脉血流方向

笔记栏

四、呼吸运动

正常人呼吸时腹壁上下起伏，即为腹式呼吸运动。男性及小儿以腹式呼吸为主，而成年女性则以胸式呼吸为主。

腹式呼吸减弱常因腹膜炎症、大量腹水、急性腹痛、腹腔内巨大肿物或妊娠等；腹式呼吸消失常见于胃肠穿孔所致急性腹膜炎或膈肌麻痹等。

腹式呼吸增强少见，常见于癔症性呼吸或胸腔疾病（如大量积液）等。

五、胃肠型和蠕动波

除腹壁菲薄、松弛的老年人，以及经产妇或极度消瘦者外，正常人的腹部一般看不到胃、肠的轮廓及蠕动波形。胃肠道梗阻时，梗阻近端的胃或肠段饱满而隆起，可显出其轮廓，称为胃型或肠型（gastral or intestinal pattern）（图 3-18-15）；伴有局部蠕动加强，可以看到蠕动波（peristalsis）。胃蠕动波自左肋缘下开始，缓慢地向右推进，消失于右腹直肌旁（幽门区），此为正蠕动波。有时尚可见到自右向左的逆蠕动波，肠梗阻时亦可看到肠蠕动波。小肠梗阻所致的蠕动波多见于脐部；严重梗阻时，胀大的肠袢呈管状隆起，横行排列于腹中部，组成多层梯形肠型，并可看到明显的肠蠕动波，运

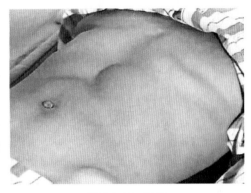

图 3-8-15 肠型

行方向不一致，此起彼伏，全腹膨隆，伴高调肠鸣音或呈金属音调。结肠远端梗阻时，其宽大的肠型多位于腹部周边，同时盲肠可胀大成球形，随每次蠕动波的到来而更加隆起。若发生了肠肌麻痹，则蠕动波消失。从侧面观察蠕动波更易发现，亦可用手轻拍腹壁而诱发。值得注意的是，有些消瘦而腹壁较薄的正常人，可能看到微弱的胃肠蠕动波，但在轻按时消失；相反，胃肠道器质性梗阻时，用手轻弹或按摩腹壁后，蠕动波更为明显。

六、上腹部搏动

上腹部搏动大多由腹主动脉搏动传导而来，可见于较瘦的正常人。腹主动脉瘤或肝血管瘤时，上腹部搏动明显；二尖瓣狭窄或三尖瓣关闭不全引起右心室增大，亦可见明显的上腹部搏动。鉴别两者的方法：用拇指指腹贴于剑突下部，于吸气时指尖部感到搏动为右心室增大；若于呼气时指腹感到搏动明显，则为腹主动脉搏动。

第三节 听 诊

听诊一般用听诊器鼓型体件，全面听诊各区，尤其注意上腹部、脐部、右下腹部及肝、脾区，听诊内容主要有肠鸣音、血管杂音、摩擦音和搔弹音等。妊娠 5 个月以上的妇女还可在脐下方听到胎心音（130～160 次 / 分）。

一、肠 鸣 音

当肠蠕动时，肠管内气体和液体随之流动产生一种断断续续的咕噜声，称为肠鸣音（bowel

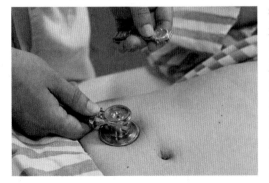

图 3-8-16 肠鸣音听诊

sound）。正常情况下，听诊部位在右下腹，肠鸣音一般 4～5 次 / 分（图 3-8-16）。当肠蠕动增加时，肠鸣音在 10 次 / 分以上，但音调并非高亢，称肠鸣音活跃，见于急性肠炎、服泻药后或胃肠道大出血等；如肠鸣音次数多且响亮、高亢，甚至呈叮当或金属音调，称肠鸣音亢进，见于机械性肠梗阻，这是因为患者肠腔扩大，肠壁变薄，且极度紧张，活跃的肠鸣音产生共鸣所致。持续 3～5min 以上才听到 1 次或听不到肠鸣音者为肠鸣音减弱或消失，见于急性腹膜炎、电解质紊乱、肠肌麻痹等。

笔记栏

二、血管杂音

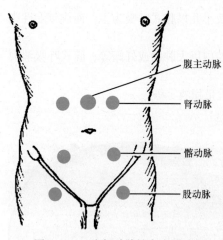

图 3-8-17 腹部动脉性杂音听诊

腹部血管杂音对诊断某些疾病有一定帮助，应仔细听诊。血管杂音分为动脉性和静脉性杂音。动脉性杂音常在腹中部或腹部一侧，腹中部的收缩期血管杂音（喷射性杂音）常提示腹主动脉瘤或腹主动脉狭窄，前者可触到局部搏动的肿块，后者则搏动减弱，下肢血压低于上肢，严重者触不到足背动脉搏动；年轻的高血压患者在左、右上腹听到收缩期血管杂音，常提示肾动脉狭窄；如杂音出现在下腹两侧，应考虑髂动脉狭窄（图 3-8-17）；当肝左叶癌肿压迫肝动脉或腹主动脉时，也可在局部听到吹风样杂音或在肿瘤部位（较表浅时）听到轻微的连续性血管杂音。

静脉性杂音为连续的嗡鸣声，无收缩期与舒张期之分，常出现于脐周或上腹部，尤其是腹壁静脉重度曲张者，此音提示门静脉高压侧支循环形成。

三、摩 擦 音

当脾梗死、脾周围炎、肝周围炎或胆囊炎累及局部腹膜，嘱患者深呼吸时，可于相应部位听到摩擦音（friction sound），甚至触及摩擦感。腹膜纤维渗出性炎症时，亦可在腹壁听到摩擦音。

四、搔 弹 音

腹部搔弹音（scratch sound）的改变可协助测定肝下缘和微量腹水，还可确定胃扩张的界线。

1.肝下缘的测定　腹壁较厚或不能满意地配合触诊的患者，可用搔弹法协助确定肝下缘。患者取仰卧位，医师以左手持听诊器鼓型体件置于剑突下的肝左叶上，右手指沿右锁骨中线自脐水平向上轻弹或搔刮腹壁，搔弹处未达肝缘时，只听到遥远而轻微的声音，当搔弹至肝表面时，声音明显增强且近耳，这是因为实质性脏器对声音的传导优于空腔脏器之故。此法有时也用于鉴定右上腹肿物是否为肿大的肝。

2.微量腹水的测定　患者取膝胸卧位数分钟，使腹水积聚于腹内最低处的脐区。将听诊器鼓型体件贴于此处腹壁，医师以手指在一侧腹壁轻弹，听其声响，然后将体件向对侧腹部移动，继续轻弹，如声音突然减弱，此体件所在处即为腹水边缘，称水坑征阳性。此法可鉴定出至少120ml 的游离腹水。

关于腹部检查的顺序，因考虑到触诊或叩诊可能对听诊产生一定影响，故有人主张按照视、听、触、叩（或视、听、叩、触）的顺序，在听诊胸部后将听诊器下移至腹部听诊片刻，以减少干扰亦较方便。但在病历书写时仍应按照视、触、叩、听的顺序。

第四节　叩　诊

腹部叩诊的主要目的是叩知某些脏器的大小、有无叩痛，以及了解胃肠道胀气情况及腹腔内有无积气、积液和肿块等。

腹部叩诊一般采用间接叩诊法，因其较为准确、可靠；检查振水音及叩击痛时，也用直接叩诊法，腹部叩诊内容如下。

一、腹部叩诊音

正常腹部叩诊除肝、脾区呈浊音或实音外，其余部位均为鼓音。鼓音的程度与胃肠道含气量多少有直接关系，其液体和固体含量的多少也会产生一定的影响。胃肠高度胀气、人工气腹或胃肠穿孔时，腹部呈高度鼓音；实质脏器极度肿大、腹腔内肿物或大量腹水时，病变部位为浊音或实音，鼓音区缩小。叩诊有助于鉴别腹部病变的性质。

二、肝及胆囊叩诊

肝叩诊呈实音。叩诊肝上、下界时，一般沿右侧锁骨中线自上而下进行，叩指用力要适当，勿过轻或过重。当由清音转为浊音时，即为肝上界，相当于肺遮盖的肝顶部，故又称为肝肺相对浊音界；

继续向下叩诊，由浊音转为实音处，即为肝肺绝对浊音界，相当于肺下缘的位置；再向下叩，由实音转变为鼓音处，即为肝下界（图3-8-18）。也可由腹部鼓音区沿锁骨中线向上叩诊，由鼓音转为浊音处即肝下界，肝下界因与含气的胃、结肠等重叠，很难叩准，故多用触诊来确定。一般叩得的肝下界比触得的肝下缘高 2 ～ 3cm，如肝缘明显增厚，则叩诊与触诊结果较为接近。正常肝上界在右锁骨中线第 5 肋间隙（肝绝对浊音界比相对浊音界位置低 1 个肋间隙），下界位于右肋缘下，肝上界至肝下界之间称肝浊音区，正常成人为 9 ～ 11cm，瘦长体型者肝上、下界均可下降 1 个肋间隙，矮胖体型者则可高 1 个肋间隙。

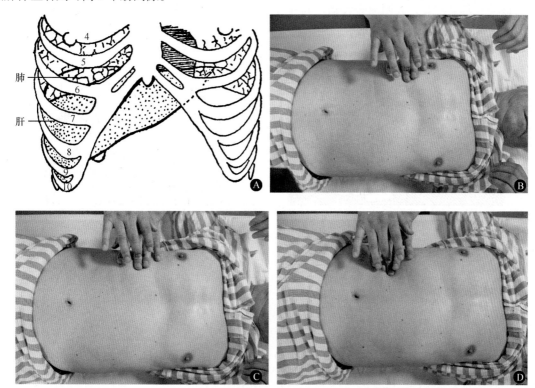

图 3-8-18　肝浊音界叩诊
A.肝浊音界叩诊；B.肝肺相对浊音界；C.肝肺绝对浊音界；D.肝下界

肝浊音界扩大见于肝癌、肝脓肿、肝炎、肝淤血和多囊肝等；肝浊音界缩小见于急性重型肝炎、肝硬化和胃肠胀气等；肝浊音界消失代之以鼓音者，多由于肝表面覆有气体所致，是急性胃肠穿孔的重要征象之一，但也可见于腹部大手术后数日内、间位结肠（结肠位于肝与横膈之间）或全内脏转位；肝浊音界向上移位见于右肺纤维化、右下肺不张、气腹及鼓肠等；肝浊音界向下移位见于肺气肿、右侧张力性气胸等。膈下脓肿时，由于肝下移和膈升高，肝浊音区也扩大，但肝本身并未增大。

肝区叩击痛对诊断肝炎、肝脓肿或肝癌有一定的价值。

胆囊位于腹腔深部，且被肝遮盖，临床不能叩出其大小，但能检查胆囊区有无叩击痛，该征为胆囊炎的重要体征。

三、胃泡鼓音区

胃泡鼓音区（Traube区）位于左前胸下部、肋缘以上，略呈半圆形，为胃底穹窿含气而形成。其上界为横膈及肺下缘，下界为肋弓，左界为脾，右界为肝左缘。正常情况下除在饱餐后，应该存在胃泡鼓音区，其大小既与胃内含气量多少有关，也受邻近器官和组织的影响。

四、脾 叩 诊

正常成人 Traube 区长径中位数为 9.5cm（5.0 ～ 13.0cm），高径为 6.0cm（2.7 ～ 10.0cm）。此区明显缩小或消失可见于中、重度脾大及左侧胸腔积液、心包积液、肝左叶肿大（不会使鼓音区完全消失），也可见于急性胃扩张或溺水的患者。

当脾触诊不满意，或在左肋下触到似是而非的脾缘时，宜用叩诊法进一步检查脾大小。脾叩诊宜采用轻叩法，患者取仰卧或右侧卧位，在左腋中线上进行。正常时在左腋中线第 9 ～ 11 肋骨叩到脾浊音区，其长度为 4 ～ 7cm，前方不超过腋前线。脾浊音区扩大见于各种原因所致的脾大，脾浊音区缩小见于左侧气胸、胃扩张、肠胀气等。

五、移动性浊音

腹腔内存留较多的液体时，因重力作用，液体多聚积于腹腔的低处，在此处叩诊呈浊音。检查时先让患者仰卧，腹中部由于含气的肠管在液面浮起，叩诊呈鼓音，两侧腹部因腹水积聚，叩诊呈浊音。检查者自患者的脐周开始向左腹叩诊，发现浊音时，板指固定不动，嘱患者取右侧卧位，再叩诊该处，若呈鼓音，表明浊音移动。同样方法向右腹叩诊，叩得浊音后嘱患者左侧卧位，以核实浊音是否移动（图 3-8-19）。这种因体位改变而出现浊音区变动的现象，称移动性浊音（shifting dullness），这是检查有无腹水的重要方法。当腹腔内游离腹水在 1000ml 以上时，即可查出移动性浊音。

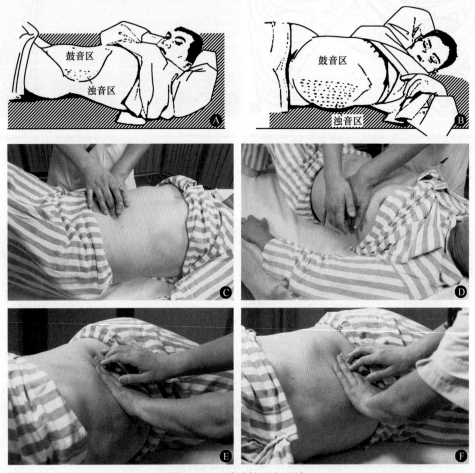

图 3-8-19　移动性浊音叩诊

A. 移动性浊音（仰卧位）；B. 移动性浊音（左侧卧位）；C. 平卧位脐部叩诊；D. 叩诊一侧鼓音变浊音；E. 侧卧位叩诊浊音变化；F. 侧卧位向对侧叩诊

当腹水量少，用上述方法不能查出移动性浊音时，可让患者取膝胸卧位，使脐部处于最低部位，由侧腹部向脐部叩诊，若由鼓音转为浊音，则提示有腹水的可能（即水坑征，puddle sign）；也可让患者站立，若下腹部积有液体，叩诊呈浊音，液体的上方为浮动的肠曲，叩诊为鼓音。

下列情况易与腹水混淆，应注意鉴别。

（1）肠梗阻的患者肠管内潴留大量液体时，可因患者体位的移动，出现移动性浊音。

（2）巨大卵巢囊肿：亦可使腹部膨隆，并出现大面积浊音区，其与腹水的鉴别点如下：①卵巢囊肿所致浊音区于仰卧位时常在腹中部，鼓音区则在腹部两侧，这是由于肠管被卵巢囊肿压挤至两侧腹部所致（图 3-8-20）；②卵巢囊肿的浊音不呈移动性；③尺压试验（ruler pressing test）：嘱患者取仰卧位，用一硬尺横置于脐旁腹壁上，检查者用手将尺下压，如为卵巢囊肿，则腹主动脉的搏动可经囊肿传到硬尺，使硬尺发生节奏性跳动；如为腹水，则硬尺不跳动。

笔记栏

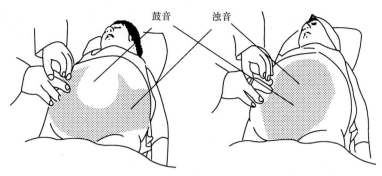

图 3-8-20　腹水与卵巢囊肿浊音区及鼓音区的区别

六、膀胱叩诊

当膀胱触诊结果不满意时，可用叩诊来判断膀胱是否膨胀。叩诊在下腹部从上往下进行（图3-8-21）。膀胱空虚时，因耻骨上方有肠管存在，叩诊呈鼓音，叩不出膀胱的轮廓；当膀胱充盈时，耻骨上方叩诊呈圆形浊音区。女性妊娠子宫、子宫肌瘤或卵巢囊肿，在该区叩诊也呈浊音，应给予鉴别。排尿或导尿后复查，若浊音区转为鼓音，即为尿潴留所致膀胱增大。腹水时，耻骨上方叩诊也可有浊音区，但此区的弧形上缘凹向脐部，而膀胱胀大时浊音区的弧形上缘凸向脐部。

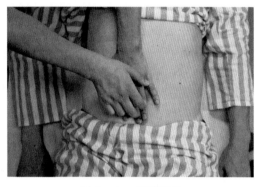

图 3-8-21　膀胱叩诊

七、肋脊角叩痛

检查时，患者采取坐位或侧卧位，医师用左手掌平放在其肋脊角处（肾区），右手握拳用由轻到中等的力量叩击左手背（图3-8-22）。正常人肋脊角处无叩击痛，肾炎、肾盂肾炎、肾结石、肾结核及肾周围炎患者的肾区有不同程度的叩击痛。

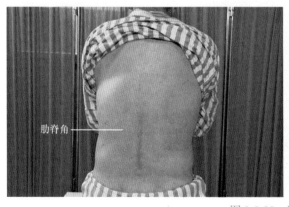

肋脊角——

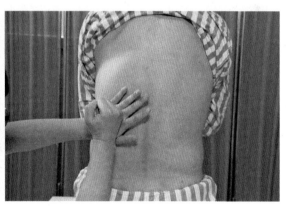

图 3-8-22　肋脊角叩痛

第五节　触　诊

触诊是腹部检查的主要方法，对腹部体征的认知和疾病的诊断具有重要意义，可以进一步确定视诊所见，又可为叩诊、听诊提示重点。有些体征如腹膜刺激征、腹部肿块、脏器肿大等主要靠触诊发现。在腹部触诊时，需运用各种触诊法。

为能满意地配合腹部触诊，被检查者应排尿后取低枕仰卧位，两手自然置于身体两侧，两腿屈起并稍分开，以使腹肌松弛，张口做缓慢腹式呼吸，吸气时横膈向下而腹部隆起，呼气时腹部自然下陷，可使膈下脏器随呼吸上下移动。检查肝、脾时，还可分别取左、右侧卧位（图3-8-23）。检查肾脏时可用坐位或立位。检查腹部肿瘤时也可用膝胸卧位。

笔
记
栏

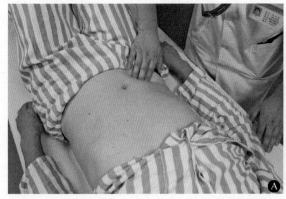
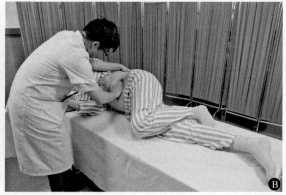

图 3-8-23　腹部触诊体位
A.腹部触诊体位；B.右侧卧位触诊脾

医师应面对被检者，站立于其右侧，前臂应与其前腹壁在同一水平，指甲剪短，检查时手要温暖，先以全手掌放于前腹壁上部，使患者适应片刻，并感受腹肌紧张度。

腹部触诊应结合问诊情况，从健康部位开始，逐渐移向病变区域。一般从左下腹开始，沿逆时针方向，由下而上、先左后右、由浅入深仔细触诊腹部各区，并注意比较病变区与健康部位。边触诊，边观察被检者的反应与表情，对精神紧张或有痛苦表情者给予安慰和解释。亦可边触诊，边与患者交谈，转移其注意力而减少腹肌紧张，以保证顺利完成检查。触诊内容主要包括检查腹壁紧张度、有无压痛和反跳痛、腹部包块、液波震颤及肝、脾等腹内脏器情况。

浅部触诊可使腹壁压陷约1cm，用于判断腹壁的紧张度，发现表浅的压痛、肿块、搏动和腹壁上的肿物，如皮下脂肪瘤、结节等（图 3-8-24）。

深部触诊可使腹壁压陷 2cm 以上，以了解腹腔内脏器情况，检查压痛、反跳痛和腹内肿物等。深压触诊可探查腹腔深部病变的压痛点和反跳痛（图 3-8-25）；滑动触诊，在被触及脏器或肿块上做上下、左右的滑动触摸，以探知脏器或肿块的形态和大小；双手触诊，常用于肝、脾、肾和腹腔内肿块的检查，检查盆腔的双合诊亦属此列；浮沉触诊又称冲击触诊法（ballottement），用于检查大量腹水时深部的脏器或肿物；钩指触诊（hook technique），多用于肝、脾触诊。

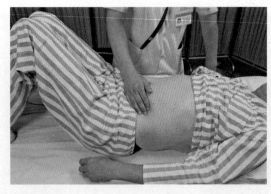
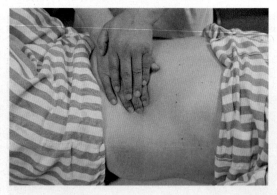

图 3-8-24　腹部浅部触诊　　　　　　　　　图 3-8-25　腹部深部触诊

一、腹壁紧张度

正常人腹壁柔软，有一定张力，较易压陷，称腹壁柔软。有些人尤其是儿童因不习惯触摸或怕痒而发笑，致腹肌自主性痉挛，称肌卫增强，在适当诱导或转移注意力后可消失，不属异常。在某些病理情况下可使全腹或局部紧张度增加、减弱或消失。

（一）腹壁紧张度增加

全腹壁紧张可由于腹腔内容物增加所致，如肠胀气、气腹或腹腔内大量腹水（多为漏出液或血性漏出液）。触诊腹部张力增加，但无肌痉挛，也无压痛。

按压腹壁阻力较大，有明显抵抗感，多为腹腔内急性炎症刺激腹膜，引起反射性腹肌痉挛，使腹壁变硬，称腹肌紧张。腹肌紧张可分为弥漫性和局限性。前者多见于胃肠道穿孔或实质脏器破裂所致的急性弥漫性腹膜炎,此时腹肌痉挛,腹壁明显紧张,甚至强直硬如木板,称板状腹(board liked rigidity);腹膜结核性炎症或其他慢性炎症,由于炎症进展较慢,对腹膜刺激缓和,且有腹膜增厚和肠管、肠系膜的粘连,故形成腹壁柔韧而具抵抗,不易压陷,称作揉面感(dough kneading sensation)或柔韧感,此征亦可见于癌性腹膜炎。

局限性腹壁紧张常因脏器炎症波及邻近腹膜而引起,如上腹或左上腹肌紧张常见于急性胰腺炎,右上腹肌紧张常见于急性胆囊炎,右下腹肌紧张常见于急性阑尾炎,但也可见于胃穿孔(此时胃内容物顺肠系膜右侧流至右下腹,引起该部的肌紧张和压痛)。年老体弱、腹肌发育不良、大量腹水或过度肥胖的患者腹膜虽有炎症,但腹壁紧张可不明显。盆腔脏器炎症也无明显腹壁紧张。

（二）腹壁紧张度减低

按压腹壁时,感到腹壁松软无力,多因腹肌张力降低或消失所致。全腹紧张度减低,见于慢性消耗性疾病或刚排放大量腹水者,也可见于经产妇或老年体弱、脱水的患者。全腹紧张度消失,见于脊髓损伤所致腹肌瘫痪和重症肌无力等。局部紧张度降低较少见,多由局部的腹肌瘫痪或缺陷(如腹壁疝等)所致。

二、压痛及反跳痛

正常腹部被触摸时不引起疼痛,重按时仅有一种压迫感。真正意义的压痛(tenderness)多来自于腹壁或腹腔内各种性质的病变。腹壁病变比较表浅,可借抓捏腹壁或嘱患者于仰卧位做屈颈、抬肩动作时触痛更明显,而有别于腹腔内病变引起者。腹腔内的病变,如脏器的炎症、淤血、肿瘤、破裂、扭转及腹膜受刺激(如炎症、出血等)等均可引起压痛,压痛的部位常提示存在相关脏器的病变(图 3-8-26)。

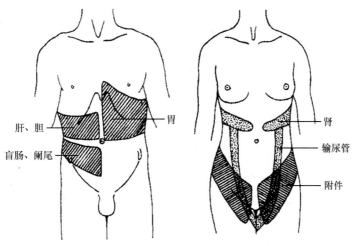

肝、胆　　胃
盲肠、阑尾
肾
输尿管
附件

图 3-8-26　腹部常见脏器病变压痛部位

胰体、胰尾的炎症或肿瘤,可有左腰部压痛;胆囊的病变常有右腰部压痛;胸部病变如下叶肺炎、胸膜炎、心肌梗死等也可在上腹部或季肋部出现压痛;盆腔疾病如膀胱、子宫及附件(卵巢、输卵管)的疾病可在下腹部出现压痛。但也有一些情况特殊,如阑尾炎早期局部可无压痛,稍后才有右下腹压痛。一些位置较固定的压痛点常反映特定的疾病,如位于右锁骨中线与肋缘交界处的胆囊点压痛标志胆囊的病变;位于脐与右髂前上棘连线中、外 1/3 交界处麦氏点(McBurney 点)压痛标志阑尾的病变等(图 3-8-27)。

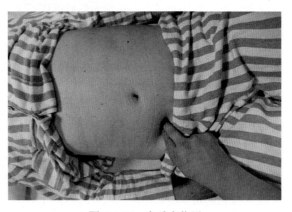

图 3-8-27　麦氏点位置

当触诊腹部出现压痛后,用并拢的 2 ~ 3 个手指压于原处稍停片刻,使压痛感觉趋于稳定,然后迅速将手抬起,若此时患者感觉腹痛骤然加重,并常伴有痛苦表情或呻吟，称为反跳痛（rebound tenderness）（图3-8-28）。反跳痛是壁腹膜已受炎症累及的征象，当突然抬手时腹膜被激惹而引起，是腹腔内脏器炎症波及邻近腹膜的标志。反跳痛也可发生在远离受试的部位，提示局部或弥漫性腹膜炎。腹膜炎患者常同时有腹肌紧张、压痛与反跳痛，称腹膜刺激征（peritoneal irritation sign）。当腹内脏器炎症尚未累及壁腹膜时，可仅有压痛而无反跳痛。

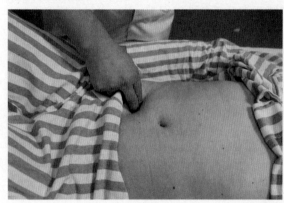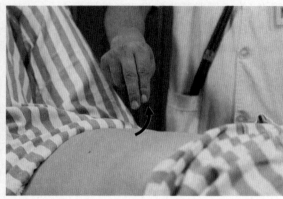

图3-8-28　压痛与反跳痛

三、脏 器 触 诊

腹腔内重要脏器较多，有肝、脾、肾、胆囊、胰腺、膀胱及胃肠等。当其发生病变时，常可触到增大的脏器或局限性肿块，对诊断有重要意义。

（一）肝触诊

肝触诊主要用于了解肝下缘的位置和肝的质地、表面、边缘及搏动等。触诊时，被检者取仰卧位，两膝关节屈曲，使腹壁放松，并做腹式呼吸动作，使肝在膈下上下移动，检查者立于患者右侧，用单手或双手触诊。

1.单手触诊法　较常用。检查者将右手四指并拢，掌指关节伸直，与肋缘大致平行地放在右上腹部（或脐右侧）触诊肝浊音界下方2～3cm，估计为肝下缘以下处。随患者呼气时，手指压向腹深部；吸气时，手指向上迎触下移的肝缘（图3-8-29A）。如此反复进行，手指逐渐向肋缘移动，直到触到肝缘或肋缘为止。应在右腹直肌外缘和腹中线分别触诊肝下缘，并在平静呼吸时测量其至肋缘及剑突根部的距离，以厘米表示。在右肋缘下触到的一般是肝右叶，剑突下一般是肝左叶。

触诊肝时需注意：①示指前端的桡侧触觉最敏感，故应以示指前外侧指腹而非指尖端触诊肝。②检查腹肌发达者时，右手宜置于腹直肌外缘向上触诊，否则肝缘易被掩盖或将腹直肌腱误认为肝缘。③触诊时需密切配合呼吸动作，吸气时上抬手指速度一定要落后于腹壁的抬起，而呼气时应在腹壁下陷前提前下压手指，这样才可能触到肝缘。④若右腹部较饱满，应考虑肝明显肿大。应从髂前上棘水平开始向上触诊，否则，手指可能始终位于肝表面，而触不到肝缘。⑤腹水患者可应用浮沉法触诊肝，即用并拢三手指垂直在肝缘附近冲击式连续按压数次，待排开腹水后肝浮起时可触及。此法亦可应用于脾和腹部肿块触诊。⑥易误认为肝下缘的其他腹腔内容物有：横结肠为横行索条状物，可用滑行触诊法于上腹部或脐水平触到，与肝缘感觉不同；腹直肌腱划有时酷似肝缘，但左右两侧对称，不超过腹直肌外缘，且不随呼吸上下移动。右肾下极位置较深，边缘圆钝，不向两侧延展，触诊手指不能探入其后掀起下缘。

2.双手触诊法　检查者右手位置同单手法，而用左手托住被检者右腰部，拇指张开置于肋部，触诊时左手向上托，使肝下缘紧贴前腹壁下移，并限制右下胸廓扩张，以增加膈下移的幅度。如此，右手指更易碰到吸气时下移的肝，可增强触诊的效果（图3-8-29B）。

3.钩指触诊法　适用于儿童和腹壁薄软者。触诊时，检查者位于被检者右肩旁，面向其足部，将右手掌搭在其右前胸下部，第2～5指弯曲成钩状，嘱被检者做深呼吸动作，检查者随其吸气而更进一步屈曲指关节，这样指腹容易触到下移的肝下缘。

触及肝时，应仔细体会并描述下列内容。

笔记栏

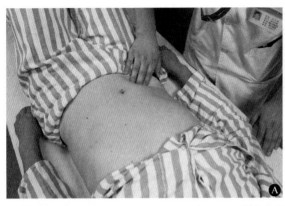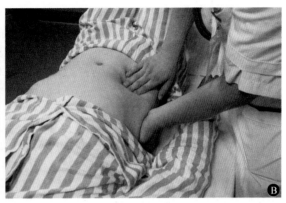

图 3-8-29　肝触诊

A. 单手触诊肝；B. 双手触诊肝

（1）大小：一般在肋缘下触不到正常成人的肝，但腹壁松软或体瘦的人，当深吸气时在右肋缘下可触及，肝下缘 1cm 以内，剑突下多在 3cm 以内，质软，表面光滑，无压痛。肝下缘超过上述标准，可能是肝大，也可能是肝下移，要结合叩诊肝上界的位置，如肝上界正常或升高，则提示肝大；如肝上界相应降低则为肝下移，可因肺气肿、右侧胸腔积液、腹壁松弛及内脏下垂等所致。肝大可分为弥漫性或局限性，弥漫性肝大常见于肝炎、脂肪肝、肝淤血、血吸虫病等；局限性肝大见于肝脓肿、肝肿瘤、肝囊肿等（图 3-8-30）。

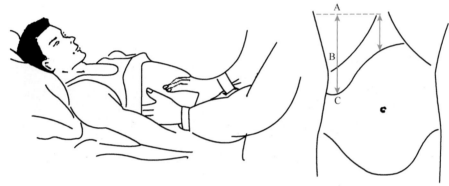

图 3-8-30　肝的触诊和肝大的测量

（2）质地：正常肝质地柔软。一般将肝质地分为三级：①质软，如触及嘴唇样感觉。②质地中等硬度，如触鼻尖。③质硬，如触额部。脂肪肝、急性肝炎质地稍韧、较软；慢性肝炎、肝淤血质韧，中等硬；肝硬化质硬，肝癌质地最坚硬；液化的肝脓肿或肝囊肿呈囊性感，大而表浅者可能触到波动感（fluctuation）。

（3）边缘和表面状态：正常肝边缘稍锐利或稍圆钝，肝硬化时边缘锐利，充血性肝大时边缘圆钝，肝癌时边缘不规则。正常肝表面光滑；肝硬化时表面略不平，有时可触及小结节；肝表面高低不平，有结节样隆起，见于肝癌、多囊肝；若肝表面呈大块状隆起，见于巨块型肝癌、肝脓肿、肝棘球蚴病；肝呈明显分叶状者，常为肝梅毒。

（4）压痛：正常肝无压痛。如果肝包膜有炎症或因肝大受到牵拉，则有压痛。轻度弥漫性压痛见于肝炎、肝淤血等；局限性剧烈压痛见于较表浅的肝脓肿（常在右侧肋间隙处），叩击时可有叩击痛。

（5）肝 - 颈静脉回流征：当右心衰竭引起肝淤血肿大时，用手压迫肝下方可使颈静脉怒张更明显，称为肝 - 颈静脉回流征阳性。

（6）搏动：正常肝及因炎症引起的肝大均无搏动。凡肝大尚未压迫到腹主动脉，或右心室未增大到向下推压肝时，也不出现肝的搏动。如果触到肝搏动，应注意其为单向性亦或扩张性。单向性常为传导性搏动，即肝传导了其下方腹主动脉的搏动所致，检查者手掌置于体表肝上方，有被向上推的感觉。扩张性搏动为肝本身的搏动，见于三尖瓣关闭不全，是由于右心室的收缩搏动通过右心房、下腔静脉而传导至肝，使其呈扩张性。若置两手掌于体表肝左、右叶上面，即可感到两手分别被推向两侧的感觉，称为扩张性搏动。

（7）肝区摩擦感：检查时将右手的掌面轻贴于肝区，让患者做腹式呼吸动作。正常时掌下无摩擦感。肝周围炎时，肝包膜和邻近的壁腹膜因有纤维素性渗出物而变得粗糙，可用手触知两者的相互摩擦，为肝区摩擦感。听诊时则可听到肝区摩擦音。

（8）肝震颤：采取浮沉触诊法，当手指压下时，若感到一种微细的振动感，称为肝震颤（liver thrill），见于肝棘球蚴病。系由于手指冲击时包囊中的多数子囊浮动，撞击囊壁而形成震颤。此征少见，但有其特殊意义。

触诊肝时必须逐项仔细检查，认真体验，综合判断其临床意义。由于肝病变的性质不同，物理性状也各异。如急性肝炎时，肝可轻度肿大，表面光滑，边缘钝，质地稍韧，但有充实感及压痛。肝淤血时，肝可明显肿大，且大小随淤血程度变化较大，表面光滑，边缘圆钝，质地韧，也有压痛，肝 - 颈静脉回流征阳性为其特征。脂肪肝所致肝大，表面光滑，质地软或稍韧，一般无压痛。肝硬化早期肝常肿大，晚期则缩小，质地较硬，边缘锐利，表面可能触到小结节，无压痛。肝癌时肝呈进行性肿大，质地坚硬若石，边缘不整齐，表面高低不平，可有大小不等的结节或巨块，压痛和叩痛明显。

（二）脾触诊

正常情况下脾不能触及。内脏下垂或左侧胸腔积液、积气时膈下降，可使脾向下移位，若能在肋弓下触到脾则提示脾大。脾明显肿大而位置又较表浅时，用右手单手触诊稍用力即可查到；如果肿大的脾位置较深，需应用双手触诊法检查。嘱患者取仰卧位，两腿稍屈曲，医师左手绕过患者腹前方，手掌置于其左胸下部第 9～11 肋骨处，试将脾向前托起，并可限制其胸廓运动；右手掌平放于脐部，与左肋弓大致成垂直方向，配合呼吸，如同触诊肝一样，迎触脾尖，直至触到脾缘或左肋缘（图 3-8-31A）。当脾轻度肿大而仰卧位不易触到时，可嘱患者取右侧卧位，右下肢伸直，左下肢屈曲，此时，用双手触诊则容易触到脾（图 3-8-31B）。

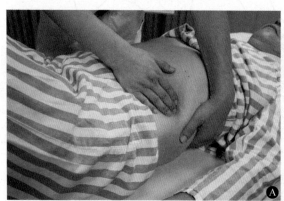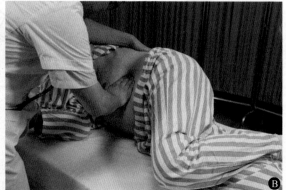

图 3-8-31　脾触诊
A. 仰卧位时双手触诊脾；B. 侧卧位时双手触诊脾

脾触诊有一定难度，初学者因不能掌握其要领以致容易漏诊，须注意按压不要太重，否则可能将脾挤开。肿大脾的形态不一，有的很薄、很软，触到后也常不易察觉。有的呈狭长形，紧贴腰肌前面，故需沿左肋缘仔细探查，认真体会。亦可站于被检者左肩旁，用钩手触诊法双手在肋缘触诊脾边缘。

脾大的测量法（图 3-8-32）：脾下缘不超过脐水平时，可沿左锁骨中线测量肋下缘至脾下缘的距离，以厘米表示；脾大超过脐水平时，可用三线记录法。

I 线又称甲乙线，为左锁骨中线与左肋弓交叉点至脾下缘的距离。

II 线又称甲丙线，为上述交叉点至脾尖的最远距离。

III 线又称丁戊线，为脾右缘到正中线的垂直距离，超过正中线，以 "+" 号表示，未超过则以 "-" 号表示。

图 3-8-32　脾大测量法

临床记录时，常将脾大分为轻、中、高三度。脾缘不超过肋下 2cm 为轻度肿大；超过 2cm，在脐水平线以上为中度肿大；超过脐水平线或前正中线则为高度肿大，即巨脾。

在左肋缘下还可能触到其他脏器或肿块，需与脾鉴别：①增大的左肾，其位置较深，边缘圆钝，表面光滑并无切迹，即使高度肿大，也不会越过正中线，但游走肾位置多变。②肿大的肝左叶，可沿其边缘向右触诊，若发现其隐没于右肋缘后或与肝右叶相连，则为肝左叶。肝左叶肿大不会引起脾浊音区扩大。③结肠左曲肿物，质地硬，呈圆形或不规则状，与脾边缘不同。④胰尾部囊肿，无锐利的边缘和切迹，并且不随呼吸移动。

触到脾后除注意其大小外，还要判断它的质地、边缘和表面情况，以及有无压痛及摩擦感等，这些常可提示引起脾大的某些病因。急性传染病（如伤寒）、败血症时肿大的脾质地柔软；慢性传染病（如疟疾）、肝硬化及慢性白血病时肿大的脾质地较硬；肝硬化、白血病时脾表面光滑；脾肿瘤、囊肿、结核、淋巴肉瘤表面不平滑，有结节或凹凸不平，脾可变形。脾中等程度以上肿大者，常可在内侧缘摸到 1～2 个切迹，借此特点可与左上腹部其他肿块相鉴别。一般脾大无压痛，与脾包膜松弛有关。当脾周围炎、脾脓肿或脾梗死时，炎症累及脾包膜及壁腹膜，则可出现脾区压痛。

脾大的原因：①传染病或严重感染，如病毒性肝炎、伤寒、粟粒性结核、感染性心内膜炎、败血症、急性疟疾等，可致脾轻度肿大、质地软，治愈后，多可短期内回缩至正常；在慢性感染或短期内重复感染者，如慢性疟疾、黑热病、血吸虫病等，脾可中度或高度肿大，质地较硬，感染控制后，肿大的脾仍能恢复正常。②肝内或肝外门静脉阻塞，引起门静脉高压，均可致充血性脾大，呈中度或高度肿大，质地坚韧，见于肝硬化、门静脉高压。③造血系统疾病，如白血病、血小板减少性紫癜、慢性溶血性贫血、淋巴瘤、恶性组织细胞病等，可致脾中等度肿大，质地较硬；慢性粒细胞白血病、淋巴肉瘤和骨髓纤维化症等可致脾高度肿大。④血液循环障碍，如心力衰竭。⑤脾囊肿、原发性或转移性脾肿瘤。⑥结缔组织病，如系统性红斑狼疮。

（三）胆囊触诊

胆囊触诊，可采用单手滑行触诊法或钩指触诊法。正常胆囊不能触到。胆囊肿大时，在右肋弓与腹直肌外缘交界处可触到一梨形或卵圆形、张力较高、常有触痛、随呼吸上下移动的肿块，质地视病变性质而定。胆囊肿大，有囊性感且压痛明显者，见于急性胆囊炎；胆囊肿大有囊性感而无压痛者，见于壶腹周围癌；胆囊肿大，有实体感者，见于胆囊结石或胆囊癌。有时胆囊虽有炎症，但无明显肿大，不能触及，此时可检测胆囊触痛。方法：医师以左手掌平放于患者右胸下部，以拇指指腹钩压于右肋下胆囊点处（图 3-8-33），然后嘱患者缓慢深吸气，在吸气过程中病变胆囊下移，碰到用力按压的拇指，即可引起疼痛，此为胆囊触痛，如患者因剧烈疼痛而终止吸气，称墨菲征（Murphy 征，Murphy sign）阳性。在胆总管结石阻塞胆道时，可有明显黄疸，但胆囊可不肿大，系因胆囊慢性炎症，囊壁因纤维化而皱缩，且与周围组织粘连而失去扩张性所致。胰头癌压迫胆总管，导致胆道阻塞，黄疸进行性加深，胆囊显著肿大，但无压痛，称为 Courvoisier 征阳性。

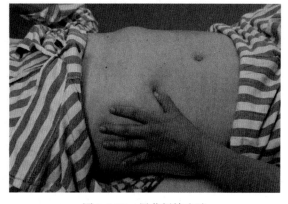

图 3-8-33　墨菲征检查法

（四）肾触诊

检查肾一般使用双手触诊法，患者可采取仰卧位或立位。卧位触诊右肾时，医师将左手托住患者的右腰部，右手掌放在同侧肋缘下，将微弯的手指末端置于肋弓下方，嘱患者做腹式呼吸，于呼气末，右手逐渐压向腹腔深部，同时用左手将后腹壁推向前方，两手互相配合，即可触及肾或肾下极；触诊左肾时，医师的左手自患者前方绕过，左手掌托住患者左侧后腰部，右手同上法触诊（图 3-8-34）。如呼气末未触及肾，嘱患者深吸气，使肾下降，有时可感觉到肾从触诊的双手中滑过。若卧位未触到肾，可让患者改坐位或立位，此时由于重力和膈肌下降，使肾位置较低，易于被触及。若患者腹壁较厚或配合动作不协调，右手难以下压时，可采用下法触诊：于患者吸气时，用左手向前冲击后腰部，此时肾下移至两手之间，则右手有被顶、推的感觉，也可用右手推向左手方向做冲击动作，右手也有相同感觉，可感知触及肾。

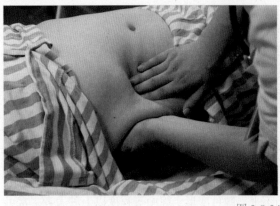
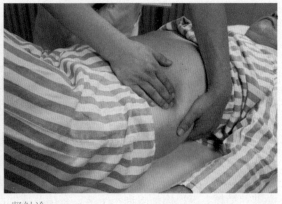

图 3-8-34　肾触诊

　　触诊肾时要注意其大小、硬度、形状、表面状态、有无压痛及活动度等。正常人的肾一般不能触及,在腹壁松弛、内脏下垂或瘦长的人,深吸气后可能触到右肾下极。正常肾表面光滑,边缘圆钝、质地实而有弹性,随呼吸上下移动,无压痛,但有不适感。若在深吸气时能触到 1/2 以上、移动度较大的肾即为肾下垂。有时右侧肾下垂易被误认为肝大,左侧肾下垂易被误认为脾大,应注意鉴别。如肾下垂明显,并能在腹腔各个方向移动时,称为游走肾。肾肿大见于肾盂积水或积脓、肾肿瘤、多囊肾等。肾盂积水或积脓时,肾的质地柔软而富有弹性,可有波动感;多囊肾时,一侧或两侧肾为不规则形增大,有囊性感;肾肿瘤则表面不平,质地坚硬。

　　当肾和尿路有炎症或其他病变时,可在相应部位出现压痛点(图 3-8-35):①季肋点(前肾点),位于第 10 肋骨前端,右侧位置稍低,相当于肾盂位置;②上输尿管点,在脐水平线腹直肌外缘;③中输尿管点,在髂前上棘水平腹直肌外缘,相当于输尿管第二狭窄处;④肋脊点,即背部第 12 肋骨与脊柱交角(肋脊角)的顶点;⑤肋腰点,位于第 12 肋骨与腰肌外缘的交角(肋腰角)顶点。

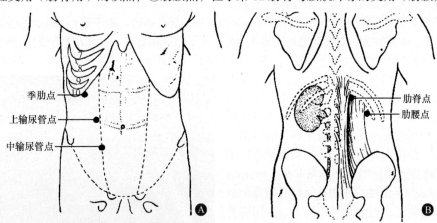

图 3-8-35　肾和尿路疾病压痛点

A. 腹面;B. 背面

　　肋脊点和肋腰点是肾的炎性疾病(如肾盂肾炎、肾脓肿和肾结核等)常出现的压痛部位,如炎症深隐于肾实质内,可无压痛而仅有叩击痛;季肋点压痛亦提示肾病;上输尿管点或中输尿管点压痛,提示输尿管结石、结核或化脓性炎症。

(五)膀胱触诊

　　正常膀胱空虚时隐存于盆腔内,不易触到。当膀胱积尿、充盈胀大时,即越出耻骨上缘而在下腹中部触到。膀胱触诊一般采用单手滑行法。患者仰卧屈膝,医师以右手自脐向耻骨方向触摸,触及“肿块”后应鉴别其为膀胱、子宫或其他肿物(图 3-8-36)。膀胱增大多为积尿所致,呈扁圆形或圆形,触之有囊性感,不能用手推移,按压时有憋胀感、

图 3-8-36　膀胱触诊

尿意，排尿或导尿后缩小或消失。借此可与妊娠子宫、卵巢囊肿及直肠肿物等鉴别。

膀胱胀大最常见于尿道梗阻，如前列腺增生或前列腺癌；脊髓病，如截瘫所致的尿潴留；也可见于昏迷、腰椎或骶椎麻醉后、手术后局部疼痛的患者。长期尿潴留可致膀胱慢性炎症，导尿后膀胱亦难以完全回缩。对腹壁菲薄、柔软的膀胱结石或肿瘤患者用双手触诊法，即右手示指戴手套插入直肠内向前方推压，左手四指在耻骨联合处向下施压，可在耻骨联合的后方深处触到肿块。

（六）胰触诊

胰位于腹膜后，相当于第 1～2 腰椎处，胰头及胰颈位于中线偏右，而胰体、胰尾在中线左侧。正常人不能触及。

胰病变可在上腹部发现体征。在上腹中部或左上腹有横行呈带状压痛区及肌紧张，涉及左腰部者，提示胰腺炎症；若起病急，同时有左腰部皮下淤血而发蓝，则提示急性出血坏死性胰腺炎；如在上腹部触及质地硬而无移动性的横行条索状物，应考虑为慢性胰腺炎；若呈坚硬块状，表面不光滑似有结节，则可能为胰腺癌；胰头癌可出现胆汁淤积性黄疸伴胆囊肿大而无压痛，即 Courvoisier 征阳性；在上腹部肝缘下或左上腹部触到囊性肿物，可能为胰腺囊肿。由于胃位于胰腺前方，故此区肿物需与胃肿瘤鉴别。

四、腹部肿块

除以上脏器外，腹部还可能触及一些包块，包括肿大或异位的脏器、炎性肿块、囊肿、肿大的淋巴结及良、恶性肿瘤，以及胃内结石、肠内粪块等。因此应注意鉴别，首先应将正常脏器与病理性肿块区别开来。

（一）正常腹部可触到的结构

1.腹直肌肌腹及腱划　在腹肌发达者或运动员的腹壁中、上部，可触到腹直肌肌腹，隆起略呈圆形或方块状，较硬，其间有横行凹沟，为腱划，易被误为腹壁肿物或肝缘，但其在中线两侧对称出现，较浅表，于抬头腹肌紧张时更明显，借此可与肝及腹腔内肿物区别。

2.腰椎椎体及骶骨岬　形体消瘦及腹壁薄软者，在脐附近中线位常可触到骨样硬度的肿块，自腹后壁向前突出，有时可触到其上方有搏动，此即腰椎（第 4～5 腰椎）椎体或骶骨岬（第 1 骶椎）向前突出处，初学者易将其误为后腹壁肿瘤，在其左前方常可触及腹主动脉搏动。

3.乙状结肠粪块　正常的乙状结肠可用滑行触诊法触及，内存粪便时尤其明显，为光滑条索状物，无压痛，可被推动。当内有干结粪块时，可触到类圆形或较粗条索状物，可有轻压痛，易误为肿瘤。为鉴别起见，可于"肿块"部位皮肤上做标志，隔日复查，若于排便或清洁灌肠后"肿块"移位或消失，即可明确。

4.横结肠　较瘦的正常人于上腹部可触到一中间下垂的横行条索状物，如腊肠粗细，光滑柔软，滑行触诊时可被推动，此即横结肠。有时冗长的横结肠可下垂至脐部以下，呈"U"形，因其上、下缘均可触及，一般不难与肝缘区别。

5.盲肠　除腹壁过厚者外，大多数正常人在右下腹麦氏点稍上内方可触到盲肠，如圆柱状，其下部呈梨状扩大的盲端，稍能移动，表面光滑，无压痛。

（二）异常肿块

腹腔内肿大、异位的脏器及良、恶性肿瘤，以及囊肿或脓肿、炎性组织粘连或肿大的淋巴结等，均可形成包块。若触到包块，要鉴别其来源于何种脏器，是炎性还是非炎性，是实质性还是囊性，是良性还是恶性，在腹腔内还是在腹壁上。因此，触诊腹部包块时必须注意下列几方面。

1.部位　某些部位的肿块常来源于该部的脏器，如上腹中部触到肿块可能为胃或胰腺的肿瘤、囊肿或胃结石（可以移动）；右肋下肿块常与肝和胆有关；两侧腹部的肿块常来自结肠；脐周或右下腹不规则的、有压痛的肿块常为结核性腹膜炎所致肠粘连；下腹两侧类圆形、可活动、有压痛的肿块可能系腹腔淋巴结肿大；位置较深、坚硬、不规则的肿块则可能为腹膜后肿瘤；卵巢囊肿多有蒂，可在腹腔内游走；腹股沟韧带上方的肿块可能来自卵巢及其他盆腔器官。

2.大小　凡触及的肿块均应测量其上下（纵长）、左右（横宽）和前后径（深厚）。前后径一般难以测出，可大概估计。也可以用众所周知的实物作比拟，如鸡蛋、拳头、核桃等，使描述形象化，明确肿块大小，以便于动态观察。巨大肿块多发生于卵巢、肾、肝、胰和子宫等实质性脏器，且以囊肿居多；腹膜后淋巴结结核和肿瘤也可能增长为较大肿块；胃、肠道肿物很少超过其内腔横径，因未达横径长度就已出现梗阻。若肿块大小形态多变，甚至自发消失，则可能是痉挛、充气的肠袢。

3. 形态　应注意肿块的形状、轮廓、边缘和表面是否规则。圆形且表面光滑的肿块多为良性，以囊肿或淋巴结居多；形态不规则，表面凹凸不平且坚硬者，应多考虑恶性肿瘤、炎性肿物或结核性肿块；短时间内形态多变的条索状或管状肿物，可能为蛔虫团或肠套叠；若在右上腹触到边缘光滑的卵圆形肿物，应疑为胆囊积液；左上腹有明显切迹的肿块多为脾。

4. 质地　实质性的肿块质地可能柔韧、中等硬或坚硬，见于肿瘤、炎性或结核浸润块，如胃癌、肝癌、回盲部结核等；囊性肿块质地柔软，见于囊肿、脓肿，如卵巢囊肿、多囊肾等。

5. 压痛　炎性包块及部分肿瘤有明显压痛，无压痛的包块多系囊肿。若右下腹肿块压痛明显，常为阑尾脓肿、肠结核或克罗恩病等。与脏器有关的肿瘤压痛轻重不等。

6. 搏动　消瘦者可以在腹部见到或触到动脉的搏动。若在腹中线附近触到明显的膨胀性搏动，则应考虑腹主动脉或其分支的动脉瘤，有时伴有震颤。

7. 移动度　随呼吸而上下移动的肿块，多为肝、脾、胃、肾或其肿物。胆囊附在肝下，而横结肠借胃结肠韧带与胃相连，故其肿物亦随呼吸而上下移动。肝和胆囊的移动度大，不易用手固定；能用手推动的肿块可能来自胃、肠或肠系膜；移动度大的多为带蒂的肿物或游走的脏器。局部炎性肿块、脓肿及腹膜后壁的肿瘤一般不能移动。

此外，还应注意所触及的肿块与腹壁及皮肤的关系，以区别腹腔内、外的病变。

五、液波震颤

腹腔内有大量的游离液体时，触诊可感到液波震颤（fluid thrill），或称波动感（fluctuation）。体格检查时患者取仰卧位，医师以一手掌面贴于患者一侧腹壁，另一手四指并拢屈曲，用指端叩击对侧腹壁（或以指端冲击式触诊），若腹腔内有大量液体，则贴于腹壁的手掌有被液体波动冲击的感觉，即为波动感。为防止腹壁本身的振动传至对侧，可让助手将手掌尺侧缘压于脐部腹中线上（图3-8-37）。用此法检查腹水，其量在3000～4000ml方能查出，不如移动性浊音敏感。

六、振 水 音

在胃内存留大量液体及气体时，可出现振水音（succussion splash）。检查时嘱患者取仰卧位，医师以一耳凑近上腹部，同时以冲击触诊法振动胃部，即可听到气、液体撞击的声音；亦可将听诊器鼓型体件置于上腹部听诊（图3-8-38）。正常人在餐后或饮进大量流食后可有上腹部振水音，但若在清晨空腹或餐后6～8h仍听到此音，则提示胃出口梗阻或胃扩张。

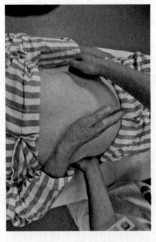

图3-8-37　液波震颤检查法

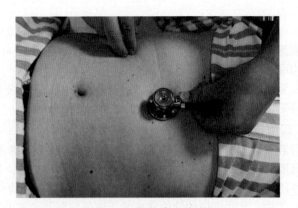

图3-8-38　振水音检查

第六节　腹部异常发现及其鉴别

一、腹　　水

案例3-8-1

男性，62岁。因"腹胀、乏力1个月，加重1周"就诊。患者1个月来出现腹胀、腹围增大、乏力，近1周症状加重，尿量减少，食欲缺乏，无发热。既往有乙肝病史10余年。

体格检查：体温 36.8℃，脉搏 78 次 / 分，呼吸 20 次 / 分，血压 100/60mmHg。慢性肝病面容，巩膜轻度黄染，可见肝掌，前胸部可见 3 枚蜘蛛痣，心、肺未查及异常。腹部高度膨隆，腹围 96cm，腹壁静脉显露，腹软，全腹无压痛、反跳痛及肌紧张，未触及包块，肝未触及，冲击触诊法查脾肋下 5cm，质地中等，表面光滑，无触痛，液波震颤阳性，移动性浊音阳性，双下肢轻度压凹性水肿。

问题：

1. 患者突出的临床表现是什么？体格检查有哪些阳性体征？引起这些临床表现的原因是什么？

2. 患者的诊断可能是什么？依据是什么？

3. 为了明确诊断需进一步进行哪些检查？

人体正常情况下腹膜腔内所含液体不超过 200ml，起局部润滑作用。当腹腔内积聚过量液体即称为腹水（ascites）。腹水可由多种疾病引起，既可单独存在，也可与其他浆膜腔（左、右胸腔及心包腔等）积液同时存在，还可为全身性水肿的突出表现之一。

【病因】

1. 肝病　是引起腹水的最常见原因，包括各种病因引起的肝硬化、肝癌、重症肝炎等。

2. 心血管系统疾病

（1）心脏病变：右心衰竭、心包积液、慢性缩窄性心包炎。

（2）血管病变：门静脉血栓形成、肝静脉 - 下腔静脉阻塞综合征（Budd-Chiari 综合征）等。

3. 腹膜病变　各种原因引起的腹膜炎，如急性化脓性腹膜炎、自发性细菌性腹膜炎、结核性腹膜炎；原发性或转移性腹膜肿瘤；结缔组织病，如系统性红斑狼疮合并浆膜炎等。

4. 肾病　肾炎、肾病综合征等。

5. 腹腔内及腹膜后脏器病变

（1）女性生殖系统疾病：异位妊娠破裂、黄体破裂、卵巢囊肿破裂、Meigs 综合征（卵巢纤维瘤伴腹水、胸腔积液）。

（2）实质性脏器病变：肝、脾破裂及原发性肝癌结节破裂、肝脓肿破裂，以及慢性胰腺炎、胰腺损伤等致胰管破裂。

6. 营养缺乏　低白蛋白血症、维生素 B_1 缺乏病。

7. 淋巴系统病变　腹腔或腹膜后肿瘤、胸腔或纵隔肿瘤、丝虫病及外伤等引起的淋巴管或胸导管阻塞与损伤。

【发病机制】　正常人体液不断从腹膜、肠系膜毛细血管漏出，进入腹腔；并经毛细血管和毛细淋巴管回流，两者处于动态平衡状态。正常腹膜每日最多只能从腹腔吸收 900ml 左右液体。若体液进入腹腔超过其从腹膜吸收的速度，即有过多液体在腹腔内积聚，形成腹水。

腹水发病机制与产生水肿的机制相似，包括毛细血管内静水压增高、血浆胶体渗透压降低、淋巴液外漏及回流受阻、肾血流动力学变化、内分泌异常致水钠潴留和腹膜、肠系膜毛细血管壁通透性增加等。不同原因引起腹水的机制不尽相同，而且常是多种因素共同参与的结果。以临床最常见的肝硬化腹水为例，其发病机制主要涉及：①门静脉高压，使肝窦和肠系膜毛细血管内的静水压增高；②肝合成白蛋白减少，血浆胶体渗透压降低；③肝淋巴液生成过多，超过胸导管引流负荷，淋巴液溢出肝包膜形成腹水；④交感神经系统、肾素 - 血管紧张素 - 醛固酮系统和血管升压素非渗透性释放系统被激活，使肾血管阻力增高、肾小球滤过率下降、肾小管重吸收 Na^+ 增加。

【诊断与鉴别诊断】

1. 腹水的识别

（1）症状：患者常感腹胀、腹痛、食欲缺乏，有时因短期内体重增加、腹围增大，而误认为肥胖所致。大量腹水使横膈上抬，呼吸运动受限，患者可有呼吸困难和心悸。

（2）体征：

1）视诊：全腹膨隆，外形可随体位改变而变化，直立位下腹部饱满，平卧位可呈蛙腹（肝硬化）、尖腹（结核性腹膜炎）；腹壁浅静脉可显露，甚至曲张；腹式呼吸运动减弱或消失；大量腹水时，腹压增高，脐部突出，可形成脐疝。

2）触诊：大量腹水或腹膜炎时，腹壁紧张度常增加，但大量排放腹水后全腹紧张度减低；腹膜炎时腹部有压痛、反跳痛；大量腹水（＞ 3000ml）可有液波震颤阳性（波动感）。

3）叩诊：当游离腹水超过 1000ml 时，移动性浊音阳性。

4）听诊：少量腹水时，嘱患者取膝胸卧位，将听诊器鼓型体件贴于脐部腹壁，用手指在一侧腹壁轻弹，听其声响，将体件向对侧腹部移动，继续轻弹，如声音突然减弱，此处为腹水边缘，即水坑征阳性，提示腹水量在 120ml 以上。

（3）辅助检查：彩超检查是证实存在腹水最可靠、最简便的方法，可估计腹水量。也可做腹部 CT 检查，除了解腹水情况外，可同时观察肝、脾及胰腺等实质性脏器有无病变。

2. 鉴别诊断

（1）肥胖：平卧时腹部常呈球形，肥胖的老年人也可呈蛙腹，但脐凹陷，叩不出移动性浊音。

（2）胃肠胀气：腹部膨隆，叩诊呈鼓音，移动性浊音阴性。但肠梗阻时肠腔内有大量液体潴留，也能叩出移动性浊音，此时多伴有肠梗阻的表现。

（3）巨大卵巢囊肿：腹部膨隆，卧位或立位时以脐区膨出为著，脐向上移；腹部外形多不对称，脐至两侧髂前上棘距离不等；最大腹围在脐水平以下。患者仰卧位时，叩诊腹中部呈浊音，腹部两侧为鼓音区；移动性浊音阴性；尺压试验：用一硬尺横置于脐部腹壁上，加压后硬尺可随腹主动脉搏动，而腹水患者，硬尺无此种搏动。

（4）腹腔其他囊肿与肾盂积水：腹膜后、胰腺、大网膜、肠系膜的巨大囊肿或肾盂积水均可引起腹部膨隆，但多为局部膨隆，腹部外形不对称，移动性浊音阴性。影像学检查可确诊。

> **案例 3-8-1 分析 1**
> 1.患者突出的临床表现是腹胀、腹围增大。阳性体征包括慢性肝病面容、黄疸及肝掌、蜘蛛痣（+），以及腹部膨隆、腹壁静脉显露、脾大、液波震颤及移动性浊音（+）、双下肢水肿。
> 2.引起腹胀、腹围增大的原因是大量腹水形成。

3. 腹水性质与病因诊断　腹水患者均应做诊断性腹腔穿刺术，抽取腹水，送实验室检查，包括腹水常规、生化、肿瘤标志物、脱落细胞、细菌培养等。根据腹水常规及生化检查结果，分为漏出液和渗出液，具体见实验诊断学。

（1）漏出液的病因：最常见的病因是失代偿期肝硬化，还可见于重症肝炎、肾病综合征、右侧心力衰竭、心包压塞、缩窄性心包炎及低白蛋白血症等。问诊应注意：有无乏力、食欲缺乏、心悸、呼吸困难、水肿等及症状各自特点；既往有无肝炎、血吸虫疫水接触史、酗酒史等。体格检查时注意：有无贫血、黄疸、肝掌、蜘蛛痣、发绀、颈静脉怒张，心脏有无异常体征，有无奇脉，有无腹壁静脉曲张、肝大、脾大，有无肝 - 颈静脉回流征及下肢压凹性水肿等。进一步检查项目：血常规、尿常规、肝功能、肾功能，腹部彩超及心脏超声等。

（2）渗出液的病因：常见的疾病有化脓性、细菌性、结核性腹膜炎及原发性或继发性腹膜肿瘤。急性化脓性腹膜炎常继发于消化道穿孔（如溃疡穿孔）或腹腔内脏器炎症（如阑尾炎）播散，一般根据疾病史、临床表现、体格检查及腹水常规等检查就能诊断。自发性细菌性腹膜炎常发生于失代偿期肝硬化大量腹水患者，腹水性质介于漏出液和渗出液之间，腹水多形核粒细胞大于 $500 \times 10^6/L$。结核性腹膜炎患者，常有肺结核或肠结核等病史，有腹痛、发热及结核中毒症状，腹部触诊有柔韧感，腹水呈渗出液，淋巴细胞比例增高，腺苷脱氨酶增高有助于诊断。原发性腹膜肿瘤主要是间皮瘤，较少见；继发性腹膜肿瘤临床多见，由胃、结肠、肝、胰、肾、前列腺或女性生殖系统等部位恶性肿瘤转移而来。问诊要点：腹痛的特点如时间、部位、性质、程度等，有无畏寒、发热、盗汗，有无食欲缺乏、排便习惯改变、便血及尿血等；既往有无肝炎、结核病史，有无消化性溃疡病史；女性患者应详细了解月经史。体格检查注意有无贫血、消瘦、左锁骨上淋巴结肿大，有无腹部压痛及部位、腹壁紧张度，有无反跳痛、板状腹或揉面感，有无腹部包块、肝大等，肝肺浊音界是否存在，并根据需要选择内镜、超声及 CT 等影像学检查。诊断困难患者可考虑腹腔镜检查，在直视下夹取腹膜组织进行病理学检查，具有较高的诊断及鉴别诊断价值。

> **案例 3-8-1 分析 2**
> 1.患者诊断可能是失代偿期肝硬化。诊断依据：乙型肝炎病史 10 余年，存在腹胀、乏力、黄疸等临床表现，具有慢性肝病面容、肝掌、蜘蛛痣、腹壁静脉显露、脾大及腹水体征、双下肢水肿等阳性体征。
> 2.为明确诊断需进一步检查血、尿常规及肝功能、肾功能、肝炎病毒标志物、肿瘤标志物、腹部彩超或 CT 检查等，行诊断性腹腔穿刺术，化验腹水常规、生化、细菌培养、脱落细胞等。

笔记栏

综上所述，对于腹水患者宜按照下列程序处理：确定通过多种手段明确腹水的存在、量的多少，然后进行诊断性腹腔穿刺术，进行腹水的化验检查，判断腹水的性质，是渗出液还是漏出液，根据腹水的性质，并结合患者现病史、既往史、症状和体征及其他辅助检查结果综合判断腹水的病因，确定病因后给予相应的治疗措施。

> **案例 3-8-1 小结**
>
> 本患者有乙型肝炎病史 10 余年，存在肝功能减退临床表现及门静脉高压征象，支持其失代偿期肝硬化诊断，下一步需进行腹部彩超或 CT 检查、腹腔穿刺术明确腹水性质以确定诊断。
>
> 临床思维：腹水患者，首先需要明确腹水的性质，由于渗出液和漏出液存在各自不同的病因，此时需要结合患者现病史、既往史、体格检查及辅助检查给予鉴别。腹水最常见的 3 种病因分别是失代偿期肝硬化、恶性肿瘤腹膜转移、结核性腹膜炎，这也是接诊患者时，医师首先应考虑的。当诊断困难时，再考虑其他特殊的检查手段，如腹腔镜等。

二、腹部肿块

> **案例 3-8-2**
>
> 男性，73 岁。因"排便习惯改变 2 个月，发现腹部包块 1 周"就诊。近 2 个月来出现排便次数增多，每日 3 ～ 4 次，粪便变细，有时便中带血，左下腹隐痛不适，1 周前无意中发现左下腹包块。无发热，感乏力，食欲缺乏，体重减轻 3kg。既往体健。
>
> 体格检查：体温 36.8℃，脉搏 80 次 / 分，呼吸 20 次 / 分，血压 120/70mmHg。消瘦体型，结膜略苍白，心、肺未查及异常。腹部凹陷，未见胃肠型及蠕动波，未见腹壁静脉曲张，腹软，全腹无压痛、反跳痛及肌紧张，左下腹可触及一条索样包块，约 3cm×6cm，边界清楚，质地中等，触痛阳性，移动范围小，肝、脾未触及，移动性浊音阴性，肠鸣音 6 次 / 分。
>
> 问题：
>
> 1. 患者的主要症状和体征是什么？
>
> 2. 患者的病因可能是什么？
>
> 3. 为明确诊断需进行哪些辅助检查？

腹部肿块（abdominal mass）是常见的腹部体征，可由很多病因引起，如炎症、肿瘤、寄生虫、梗阻、先天发育异常引起的脏器肿大和脏器移位等。肿块可位于腹壁、腹腔内或腹膜后。有时诊断困难，必须认真询问有关疾病史，仔细检查腹部，应结合各方面临床资料进行分析，加以鉴别。

【病因】

1. 炎性　肝炎、胆囊积液、消化性溃疡慢性穿孔、阑尾脓肿、回盲部结核、盆腔结核、肾结核等引起的脏器肿大及形成异常肿块。

2. 肿瘤性　肝癌、胆囊癌、胃癌、结肠癌、卵巢癌、子宫肌瘤、肾癌、卵巢囊肿、卵巢癌、白血病浸润脾及腹膜后肿瘤等。

3. 梗阻性　幽门梗阻、肝淤血、肠套叠、肠扭转、肠梗阻、尿潴留、肾盂积水等。

4. 先天性　胆总管囊肿、多囊肾、肝囊肿等。

5. 寄生虫性　肝棘球蚴病、肠蛔虫病、晚期血吸虫病致脾大等。

6. 其他　脂肪肝、肝糖原贮积症、腹壁疝、腹壁纤维瘤、脂肪瘤、游走脾、游走肾等。

【体征】

1. 全身检查　应注意一般情况、营养状况及有无贫血、黄疸等。

2. 腹部肿块的位置　首先应辨别肿块来自腹壁还是腹腔，其次应辨别肿块位于腹腔内还是腹膜后。若为腹腔内肿块，则根据脏器在体表投影，从其所在位置推测其来源。

> **案例 3-8-2 分析 1**
>
> 1. 患者的主要症状是排便习惯和排便性状改变；主要体征是左下腹可触及包块。
>
> 2. 患者的病因可能是乙状结肠癌。
>
> 3. 为明确诊断需进行腹部 CT、结肠镜及病理活检检查。

3. 肿块的大小、形态、质地、压痛、活动度、数目、有无搏动和震颤。

【伴随症状】

（1）炎性肿块常伴发热、肿块部位疼痛。

（2）良性肿块生长速度缓慢，病程较长，一般不伴全身症状；恶性肿块常伴有食欲缺乏、消瘦、贫血等。

（3）伴有黄疸多为肝、胆、胰病变，黄疸进行性加深，且扪及无压痛性肿大的胆囊，常为胰头癌的体征。

（4）伴消化道出血多考虑胃肠道器质性病变。

（5）伴呕吐和腹部绞痛多为胃肠道梗阻性病变。

（6）伴有尿频、尿急、尿痛等症状，常提示肾、膀胱病变。

（7）伴月经周期紊乱，多提示卵巢、子宫病变。

（8）伴腹泻者可能为胃肠恶性肿瘤、肠结核、克罗恩病及血吸虫性肉芽肿。

【伴随体征】

（1）炎性肿块常有腹肌紧张、压痛、发热、外周血白细胞计数增高。

（2）来自肝、脾、胆、肾、胃、横结肠及大网膜的肿块可随呼吸运动而上下移动。

（3）小肠肿块和肠系膜肿块可随体位左右移动，活动度较大。

（4）血管瘤、三尖瓣关闭不全致肝淤血肿大时，可扪及肝扩张性搏动。

（5）肝棘球蚴病时，肝震颤试验阳性，即用右手手指末端的掌面按在肿大的肝表面，稍用力按压片刻可有一种特殊的震颤感。

案例 3-8-2 分析 2

　　患者的伴随症状是乏力、食欲缺乏、消瘦；伴随体征是消瘦体型，轻度贫血貌。

【问诊及体格检查要点】

1. 部位　某些部位的肿块常来源于局部的脏器，如上腹中部触到肿块常为胃或胰腺的肿瘤、囊肿或胃内结石；右肋下肿块常与肝和胆有关；两侧腹部的肿块可能为结肠的肿瘤；脐周或右下腹不规则、有压痛的肿块常为结核性腹膜炎所致肠粘连；下腹两侧类圆形、可活动、有压痛的肿块可能系腹腔淋巴结肿大；位置较深、坚硬不规则的肿块则可能系腹膜后肿瘤；卵巢囊肿多有蒂，故可在腹腔内游走；腹股沟韧带上方的肿块可能来自卵巢及其他盆腔器官。但应注意，解剖部位只能作为定位诊断的参考，有时腹部肿块的发展可能超出原病变脏器的部位，还应考虑到解剖变异的可能，如游走脾或游走肾可远离正常解剖位置。

2. 大小　凡触及肿块均应测量其上下（纵长）、左右（横宽）和前后径（深厚），明确肿块的大小以便于动态观察，也可以用公认的实物，如鸡蛋、拳头、核桃等比拟肿块大小，使描述形象化。巨大肿块多发生于卵巢、肾、肝、胰和子宫等实质性脏器，以囊肿居多；腹膜后淋巴结结核和肿瘤也可达到很大的程度；胃、肠道肿物很少超过其内腔横径，因为未达横径长度就已出现胃肠梗阻而被发现；如肿块大小变异不定，甚至自行消失，则可能是痉挛、充气的肠袢。

3. 形态　触到肿块应注意其形状、轮廓、边缘和表面是否平整。圆形且表面光滑的肿块多为良性；形态不规则、表面凸凹不平且坚硬者，应多考虑恶性肿瘤、炎性肿物或结核性肿块；炎性肿块的轮廓多不清楚；条索状或管状肿物，短时间内形态多变者，可能为蛔虫团或肠套叠；如在右上腹触到边缘光滑的卵圆形肿物，应疑为胆囊肿大；左上腹有明显切迹的肿块多为肿大的脾。

4. 质地　实质性肿块质地可能柔韧、中等硬或坚硬，见于肿瘤、炎性或结核浸润等；肿块若为囊性，质地柔软，见于囊肿、脓肿。

5. 压痛　急性炎性肿块常有明显压痛，甚至伴局部腹肌紧张，如右下腹压痛明显的肿块，多为阑尾脓肿；慢性炎性肿块（如肠结核或克罗恩病等）可仅有压痛或压痛不明显；肿瘤压痛可轻重不等。

6. 搏动　如在腹中线附近触到明显的膨胀性搏动，则应考虑腹主动脉或其分支的动脉瘤，有时尚可触及震颤。

7. 移动度　肝、脾、胃、肾或其肿物随呼吸而上下移动。胆囊附在肝下，而横结肠借胃结肠韧带与胃相连，故两者的肿物亦随呼吸而上下移动。肝和胆囊的移动度大，不易用手固定。如果肿块能用手推动，可能来自胃、肠或肠系膜。移动度大的多为带蒂的肿物或游走的脏器。局部炎性肿块或脓肿及腹腔后壁的肿瘤，一般不能移动。

8. 其他　还应注意肿块与腹壁和皮肤的关系，以确定肿块在腹壁还是腹腔内。

案例 3-8-2 小结

老年患者，临床表现为排便习惯和排便性状的改变、食欲缺乏及消瘦，体格检查为轻度贫血貌，左下腹可触及包块，考虑乙状结肠癌可能性大，下一步需进行腹部 CT 检查、结肠镜及病理活检以确定诊断。

临床思维：对于老年患者，腹部包块，伴有食欲缺乏、消瘦、贫血等全身状态改变者，首先考虑恶性肿瘤；结合肠道症状为主，包块位于左下腹，考虑乙状结肠癌可能性大；需要与炎性疾病如肠结核、腹腔脓肿等鉴别，但患者无发热，腹部检查无压痛、反跳痛等表现，可行血常规、红细胞沉降率、腹部 CT 等检查进一步除外。

三、肝 大

案例 3-8-3

女性，63 岁。因"腹胀、乏力 5 年，右上腹痛 1 个月"就诊。5 年前出现腹胀、乏力，曾住院诊断为肝硬化，服用保肝药物及利尿药治疗，未规律复查。1 个月前出现右上腹痛，呈钝痛，向右肩部放射，无发热，食欲缺乏，乏力，体重减轻 5kg。既往有丙型肝炎病史 10 余年。

体格检查：体温 36.5℃，脉搏 82 次 / 分，呼吸 18 次 / 分，血压 125/75mmHg。慢性肝病面容，巩膜轻度黄染，可见肝掌、前胸部多枚蜘蛛痣，双肺呼吸音清，心率 82 次 / 分，心律齐，未闻及杂音。腹部饱满，未见胃肠型及蠕动波，可见腹壁静脉曲张，腹软，全腹无压痛、反跳痛及肌紧张，可触及肝大，肋下 5cm，质地硬，表面不光滑，边缘钝，触痛阳性，无震颤，脾大，肋下 3cm，质地中等，无触痛，移动性浊音阳性。

问题：

1. 患者的主要症状和体征是什么？
2. 患者的伴随症状和体征有哪些？
3. 患者诊断考虑什么疾病？

【定义】 正常成人的肝一般触不到，腹壁松软的体型瘦者于深吸气时可在右肋缘下触及肝下缘，但在 1cm 以内，剑突下多在 3cm 以内，表面光滑，质地柔软，无压痛。当肝下缘超出上述标准时，可能是肝大，亦可能是肝下移，此时可用叩诊法叩出肝上界，如相应下降，则为肝下移；反之，肝上界升高或正常，则为肝大。肝下移常见于肺气肿、右侧胸腔大量积液和严重胸廓畸形。在体格检查中对肝进行触诊，应结合疾病史，肝的位置、形态、质地，呼吸移动度，有无压痛及其他检查结果，确定是否有肝大存在。肝大可由许多疾病引起，病理性肿大质地多不正常，表面不光滑，有压痛。

【病因】

1. 感染

（1）病毒性感染：病毒性肝炎、传染性单核细胞增多症及巨细胞病毒感染等。

（2）细菌性感染：细菌性肝脓肿、急性梗阻性化脓性胆管炎、肝结核、布鲁菌性肝病及肝梅毒等。

（3）寄生虫性感染：阿米巴肝病、疟疾、黑热病、血吸虫病、华支睾吸虫病、肝棘球蚴病及卫氏并殖吸虫病等。

2. 肝淤血 右心充血性心力衰竭、缩窄性心包炎、心包积液及急性心包压塞等。

3. 胆汁淤积 原发性胆汁性肝硬化、胰头癌及肝内、外胆道梗阻等。

4. 中毒 某些药物和化学毒物。

5. 代谢异常 脂肪肝、肝淀粉样变性、血色病、肝豆状核变性（Wilson 病）及肝糖原贮积症等。

6. 免疫损伤 系统性红斑狼疮、类风湿关节炎、系统性硬化及干燥综合征等。

7. 良、恶性肿瘤 原发性肝癌、继发性肝癌、肝海绵状血管瘤、先天性多囊肝、孤立性先天性肝囊肿、原发性肝肉瘤、肝炎性假瘤及肝结节性再生性增生等。

8. 其他因素 白血病、红白血病、淋巴瘤、恶性组织细胞病、真性红细胞增多症及艾滋病等。

【发病机制】 肝大的形成机制：①因炎症导致肝血管充血、组织水肿、炎症细胞浸润和其他炎症物质渗出，或因肝细胞变性肿胀，肝单核吞噬细胞系统受刺激而大量增生；②因肝内、外胆道梗阻而致胆汁淤积，造成肝大；③各种原因导致肝静脉回流受阻时，肝因充血而肿大；④脂肪、糖原、类脂质、淀粉样物质、铜或铁沉积于肝，使之肿大；⑤良、恶性肿瘤和囊肿均可使肝大；⑥此外，各种血液病和浸润性疾病可致肝大。

【体征】

1.视诊　右上腹局限性隆起，重度肝大可致腹式呼吸运动减低。

2.触诊　右上腹肿块随呼吸上下移动，轻度肝大时肋下小于 3cm，中度肝大时肋下 3 ～ 5cm，重度肝大时平脐；质地可由软至硬（因病变性质不同）；局限性剧烈压痛常提示肝脓肿，弥漫性轻度压痛见于肝周围炎、肝炎等；震颤感常提示肝棘球蚴病；肝 - 颈静脉回流征阳性提示右心衰竭、缩窄性心包炎、心包积液等。

3.叩诊　肝浊音区扩大（大于 11cm），叩击痛阳性常表示肝脓肿（如疑肝癌尽量不做该检查）。

4.听诊　肝区闻及摩擦音提示肝周围炎，闻及血管杂音常提示肝癌。

> **案例 3-8-3 分析 1**
>
> 1.患者的主要症状是腹胀、乏力及右上腹痛；主要体征是肝大，肋下 5cm，质地硬，表面不光滑，边缘钝，触痛阳性，无震颤，脾大，肋下 3cm，移动性浊音阳性。
>
> 2.患者的伴随症状有食欲缺乏、消瘦；体征有慢性肝病面容、肝掌及蜘蛛痣阳性、黄疸，移动性浊音阳性。
>
> 3.患者诊断考虑肝硬化并发原发性肝癌可能性大。

【伴随症状及体征】

（1）起病时短暂发热提示急性病毒性肝炎；寒战、高热，伴有明显的毒血症提示细菌性肝脓肿、胆囊炎、胆管炎及全身感染累及肝；少数原发性肝癌患者持续高热或周期性发热；肝结核、肝结节病、肉芽肿性肝炎可引起长期发热。

（2）肝区隐痛多为病毒性肝炎；肝区剧烈而持续的疼痛，随体位改变或咳嗽而加剧多提示肝脓肿、肝癌；疼痛位于右上腹或中上腹，并放射至背部，伴有发热、黄疸等症状提示胆囊炎、胆管炎；肝区疼痛伴有嗜酸性粒细胞升高者应考虑急性血吸虫病、华支睾吸虫病等。

（3）发热、乏力和消化道症状数日之后出现黄疸多为黄疸型病毒性肝炎；若有用药史者提示药物性肝炎；腹绞痛后出现黄疸提示胆管结石；黄疸发生于年龄较大患者，起病缓慢，黄疸逐渐加深，伴有皮肤瘙痒、陶土色粪便、消瘦、乏力等提示胰头癌、壶腹癌及胆管癌等。

（4）患者是否来自血吸虫病、棘球蚴病、疟疾、黑热病流行地区，以及有无食生鱼、生蟹史，均有助于寄生虫病性肝大的诊断。病毒性肝炎常有肝炎接触史、输血或注射史。

（5）肝质地软为急性肝炎；肝质地韧见于慢性肝炎及肝淤血；肝质地坚硬见于肝硬化、晚期血吸虫病及肝癌等。

（6）伴蜘蛛痣和肝掌见于慢性肝实质性病变。

（7）伴紫癜、牙龈出血等见于严重的肝病、长期胆汁淤积性黄疸、血液病、钩端螺旋体病等。

> **案例 3-8-3 分析 2**
>
> 1.患者肝硬化 5 年，结合慢性丙型肝炎病史，考虑为丙型肝炎后肝硬化，存在黄疸、腹壁静脉曲张、脾大、腹水，考虑为失代偿期肝硬化。
>
> 2.肝硬化患者出现右上腹痛、消瘦，体格检查见肝大、质地硬，需要注意并发原发性肝癌的可能，需要注意与其他引起肝大的疾病（如肝囊肿、肝血管瘤、肝脓肿等）鉴别，可进一步行腹部 CT 或 MRI 检查。

【问诊要点】

1.流行性病史　包括患者是否来自血吸虫病、疟疾及黑热病流行地区及有无食生鱼、生蟹史，以及有无肝炎接触史、输血或注射史、用药史。

2.年龄　肝硬化、胰头癌、壶腹癌及胆管癌多见于中年以上患者；血吸虫病以青壮年为多；血色病、肝豆状核变性及肝糖原贮积症见于儿童和青少年。

3.病程　急性感染，肝大的病程短；慢性感染、寄生虫病、肝硬化、右侧心力衰竭及缩窄性心包炎等，肝大的病程较长。

4.伴随症状　如上所述。

5. 诊治情况　肝功能、病毒标志物、肿瘤标志物（包括甲胎蛋白）、血常规、腹部超声、CT及肝穿刺活检等检查。

> **案例 3-8-3 小结**
>
> 　　老年患者，具有慢性丙型肝炎、肝硬化基础疾病，存在腹胀、乏力、食欲缺乏等肝功能减退临床表现并出现右上腹痛、消瘦；体格检查见慢性肝病面容、黄疸及肝大、质地硬，以及脾大、腹水等，考虑为丙型肝炎后肝硬化伴原发性肝癌，需进一步查肝功能、AFP 及腹部影像学（CT 或 MRI）以明确诊断。

四、脾　　大

> **案例 3-8-4**
>
> 　　男性，68 岁。因"腹胀、乏力 2 年，发现左上腹包块 1 个月"就诊。2 年前出现腹胀、乏力，无腹痛、腹泻等，未重视及系统诊治。1 个月前发现左上腹包块，无恶心、呕吐，无发热，食欲缺乏，大便正常，体重无减轻，既往有乙型肝炎病史 10 余年。
>
> 　　体格检查：体温 36.7℃，脉搏 86 次 / 分，呼吸 18 次 / 分，血压 120/75mmHg。慢性肝病面容，肝掌（+），颈部可见多枚蜘蛛痣，浅表淋巴结未触及肿大，双肺呼吸音清，心率 86 次 / 分，心律齐，未闻及杂音。腹部饱满，未见胃肠型及蠕动波，腹壁静脉显露，腹软，无压痛、反跳痛及肌紧张，肝未触及，脾大，肋下 5cm，质地中等，表面光滑，无触痛，移动性浊音阴性。
>
> **问题：**
> 　　1. 患者的典型症状和体征是什么？
> 　　2. 患者的伴随症状和体征有哪些？
> 　　3. 患者脾大的病因是什么？

【定义】　脾是实质性器官，位于左季肋区深部，上极邻近横膈，下极在左肋弓上方，表面恰与第 9 ～ 11 肋相对，长轴与第 10 肋一致。无论何种体位，正常脾在肋弓下不能触及。在立位、内脏下垂、左侧胸腔积液或气胸及肺气肿等情况，因左膈位置较低，使脾下移，因而可触及。除此以外，凡脾可触及者均表示有脾大（splenomegaly）。

　　检查脾除常规应用触诊法外，必要时可用叩诊法检查脾区的浊音界有无扩大（正常脾浊音界在左腋中线第 9 ～ 11 肋，宽度为 4 ～ 7cm，前方不超过腋前线），或者经 B 超、CT 检查加以确定。脾大一般反映脾有器质性病理改变，应注意其形态、质地、表面情况，以及有无压痛、摩擦音和摩擦感等体征。触诊脾时患者一般采取仰卧位，两腿屈起并稍分开，缓缓做腹式呼吸，使腹肌松弛。如肿大脾位置较深可采用双手触诊法进行检查。如脾轻度肿大仰卧位不易触知，可嘱患者取右侧卧位，右下肢伸直，左下肢屈曲，于肋弓下深部触诊，如能触到脾下缘亦属脾大。

【病因】

1. 感染

（1）急性感染：细菌、病毒、真菌及寄生虫等。

（2）慢性感染：慢性病毒性肝炎、慢性血吸虫病、慢性疟疾、结核病及黑热病等。

2. 免疫紊乱　系统性红斑狼疮、类风湿关节炎及结节病等。

3. 其他　脾淤血、肝硬化、Banti 综合征、Budd-Chiari 综合征、门静脉血栓或癌栓、慢性右心衰竭及缩窄性心包炎等。

4. 肿瘤

（1）血液系统肿瘤：急、慢性白血病及恶性淋巴瘤、真性红细胞增多症等。

（2）脾原发性肿瘤：血管瘤、淋巴管瘤、血管肉瘤及脾囊肿等。

（3）脾转移性肿瘤：如食管癌、胃癌、结肠癌、甲状腺癌或恶性黑色素瘤等转移至脾。

5. 红细胞淤积　溶血性贫血，如遗传性球形红细胞增多症、血红蛋白病、免疫性溶血性贫血及葡萄糖 -6- 磷酸脱氢酶（G-6-PD）缺乏症等。

6. 髓样化生　见于慢性溶血性贫血、骨髓纤维化等。

7. 代谢异常因素

（1）载脂细胞蓄积：Nieman-Pick 病、Gaucher 病。

笔记栏

（2）组织细胞增生：嗜酸性肉芽肿。

（3）淀粉样变性。

【发病机制】　脾大的发病机制包括脾的淋巴系统反应性增生、肿瘤细胞或充满脂质的巨噬细胞浸润脾、髓外造血、巨噬细胞增生及脾血管内淤血等方面。

脾白髓是由动脉周围淋巴鞘和淋巴滤泡构成，为机体淋巴系统的一部分。因此，当体内任何一处淋巴组织遭到自身免疫性疾病或某些全身感染性疾病侵袭时，白髓也必然在疾病过程中受累，表现为脾淋巴滤泡激活、生发中心增大并伴有变形的淋巴细胞和成熟的浆细胞。

脾红髓的扩大主要是髓索的扩大和血窦的扩张，前者主要是异常的血细胞淤积、脾索的细胞构成过盛及恶性细胞的浸润；后者主要为充血及髓外红细胞生成、骨髓纤维变性伴骨髓化生等。另外，脾索的网织细胞系统和脾窦内皮细胞的增生，以及脾内出血和红髓充血等均能导致脾大。

【体征】

1. 视诊　左上腹局限性隆起，重度脾大可致腹式呼吸运动减弱。

2. 触诊　轻度脾大：肋下 2cm 以内；中度脾大：肋下 2cm 至脐水平线；重度脾大：超过脐水平线或前正中线。因病变性质不同，质地可由软至硬，压痛常提示脾脓肿、脾周围炎或脾梗死。

3. 叩诊　脾浊音区扩大，叩击痛阳性常表示脾脓肿。

4. 听诊　脾区闻及摩擦音提示脾周围炎，左上腹闻及血管杂音常表示脾动脉瘤。

> **案例 3-8-4 分析 1**
>
> 　　1. 患者的典型症状是腹胀、乏力，并发现左上腹包块；体征是脾大，肋下 5cm，质地中等，表面光滑，无触痛。
>
> 　　2. 患者的伴随症状有食欲缺乏，体征有慢性肝病面容、肝掌及蜘蛛痣阳性，腹壁静脉显露。
>
> 　　3. 患者脾大，考虑由于肝硬化进入失代偿阶段出现门静脉高压所致。

【伴随症状及体征】

1. 乏力、纳差、右上腹不适　提示急性或慢性肝炎。

2. 发热　伴左上腹触及明显压痛的脾，提示感染性脾大；发热伴散在瘀点应考虑败血症；同时伴瓣膜杂音者应考虑亚急性细菌性心内膜炎。

3. 贫血　多见于血液系统疾病，如溶血性贫血及急、慢性白血病，以及原发性血小板减少性紫癜、恶性组织细胞增生症等。

4. 皮肤色素沉着　常提示肝硬化或血色病。有蜘蛛痣、肝掌或大量呕血和（或）黑粪后脾缩小者应考虑肝硬化。

5. 全身淋巴结肿大　可能为传染性单核细胞增多症、淋巴细胞性白血病、恶性淋巴瘤等。

6. 关节炎或关节痛　考虑为风湿热、类风湿关节炎。

7. 黄疸　多见于肝病，如病毒性肝炎、坏死后性肝硬化、胆汁性肝硬化。黄疸较轻而有贫血者应考虑溶血性贫血。

8. 肝大　多见于急性或慢性传染病、血液病、肝硬化和慢性心力衰竭。

> **案例 3-8-4 分析 2**
>
> 　　1. 结合患者伴随症状，如腹胀、乏力、食欲缺乏；伴随体征，如慢性肝病面容、肝掌及蜘蛛痣阳性、腹壁静脉显露，考虑为慢性肝炎（乙型肝炎）并发肝硬化。
>
> 　　2. 患者脾大，但无发热、淋巴结肿大及肝大等表现，故不支持感染性疾病、血液病的诊断。

【问诊要点】

1. 旅居史和流行季节　疟疾多见于农村，夏秋季发病；血吸虫病见于长江沿岸流行区。

2. 年龄　肝硬化和慢性白血病多见于中年以上患者；血吸虫病以青壮年为多；Nieman-Pick 病及 Gaucher 病见于婴幼儿。

3. 病程　急性感染或亚急性感染的患者，脾大的病程短，多为轻度脾大；慢性感染、寄生虫病、肝硬化、慢性白血病等患者，脾大的病程较长，多为中度或重度脾大。

4. 发热与热型　伤寒呈稽留热；疟疾、回归热呈间歇热；布鲁菌病为波状热；急性血吸虫病有间歇热或弛张热；亚急性细菌性心内膜炎可呈不规则热或持续低热。慢性感染一般无发热，在伴有脾周围炎、脾梗死或其他并发症时，可有不同程度的发热；霍奇金病多有不规则周期性发热；急性白血病大多呈不规则发热。

5. 伴随症状 脾大伴有出血倾向者，常见于急性白血病、原发性血小板减少性紫癜、恶性组织细胞增生症；大量呕血和黑粪后肿大脾缩小者应考虑肝硬化；肝区隐痛、食欲缺乏、乏力等症状应疑为病毒性肝炎；伴有关节炎或关节痛常见于风湿热、类风湿关节炎。

> **案例 3-8-4 小结**
>
> 　　老年患者，具有慢性乙型肝炎病史，存在腹胀、乏力、食欲缺乏等肝功能减退的临床表现；体格检查显示慢性肝病面容、肝掌及蜘蛛痣阳性、腹壁静脉显露、脾大等，故临床诊断为乙型肝炎后肝硬化，需进一步查血常规、肝功能及腹部影像学（CT 或 MRI）、胃镜等检查。

<h2 style="text-align:center">五、腹膜刺激征</h2>

> **案例 3-8-5**
>
> 　　男性，42 岁。因"反复上腹痛 5 年，再次发作加重 8h"就诊。5 年前出现上腹痛、饥饿痛，进食可缓解，有时夜间痛，行胃镜检查示十二指肠溃疡，治疗后好转，此后多于季节交替时发作。8h 前突感上腹痛，刀割样痛，较剧烈，随即感全腹痛，伴恶心、呕吐，呕吐物为胃内容物，呕吐后腹痛不缓解，发热，乏力，无腹泻。
>
> 　　体格检查：体温 38.2℃，脉搏 96 次 / 分，呼吸 22 次 / 分，血压 140/85mmHg。急性痛苦表情，呼吸急促，双肺呼吸音清，心率 96 次 / 分，心律齐，未闻及杂音。腹部平坦，腹式呼吸消失，未见胃肠型及蠕动波，腹软，全腹压痛、反跳痛及肌紧张，呈板状腹，肝、脾未触及，肝肺浊音界消失，肠鸣音减弱，移动性浊音阴性。
>
> **问题：**
>
> 　　1. 患者的典型症状和体征是什么？
>
> 　　2. 患者的伴随症状和体征有哪些？
>
> 　　3. 患者腹痛的病因是什么？

【**定义**】 腹膜刺激征（peritoneal irritation sign）是脏腹膜或壁腹膜对细菌、化学、物理或异物损害所产生的防御反应，表现为腹壁紧张度增加、腹部压痛（tenderness）和反跳痛（rebound tenderness），其程度与病因、病变程度、患者的年龄和体质等有关。有时也见于腹腔以外脏器病变引起的牵涉反应。

【**病因**】

1. 腹腔脏器疾病

（1）腹内脏器穿孔：以急性阑尾炎穿孔最为常见，其次是胃、十二指肠溃疡穿孔及胃癌、结肠癌穿孔，以及胆囊穿孔、炎性肠病和肠伤寒穿孔等。

（2）腹内脏器炎症：如阑尾炎、胰腺炎、出血坏死性肠炎、胆囊炎、克罗恩病、憩室炎及女性生殖器官的化脓性炎症等。

（3）空腔脏器痉挛：铅中毒、胆囊或胆管结石、输尿管或膀胱结石等。

（4）腹部钝性或穿透性损伤：肝破裂、脾破裂、胰腺破裂、后尿道和膀胱破裂及腹膜后血肿等。

（5）机械性、绞窄性肠梗阻和血运性肠梗阻：如肠扭转、肠套叠、闭袢性肠梗阻肠坏死、肠系膜血管栓塞或血栓形成等。

（6）手术后腹腔污染或吻合瘘。

（7）医源性损伤：结肠镜检查时结肠穿孔、肝活检或经皮肝穿刺胆管造影引起的胆汁瘘及腹腔穿刺后小肠损伤等。

2. 腹腔容积增加 见于腹水、肠胀气、气腹或巨大肿瘤等。

3. 腹壁与腹膜疾病

（1）腹部疝、带状疱疹、腹壁损伤等。

（2）腹膜炎症：如各种腹膜炎。

（3）腹膜肿瘤：如腹膜间皮瘤、腹膜转移癌等。

（4）其他：先天性腹膜皱襞异常重叠、先天性肠系膜裂孔及大网膜扭转等。

4. 腹膜后间隙病变 急性胰腺炎、肾周围炎、腹膜后淋巴管破裂、十二指肠降段破裂等。

5. **膈肌及膈上疾病** 如膈胸膜炎、心肌梗死或肺炎等。

6. **泌尿生殖系统疾病** 如睾丸炎、精索扭转等。

7. **腰椎、骨盆病变** 如腰椎骨折、骨盆骨折、腰椎结核或骶髂关节化脓性炎症等。

8. **全身性疾病**

（1）血液疾病：如白血病、过敏性紫癜等。

（2）代谢性疾病：如糖尿病酮症、尿毒症及铅中毒等。

【体征】 根据病变累及范围，腹膜刺激征可表现为弥漫性和局限性两种形式。腹膜炎患者多有痛苦表情，咳嗽、呼吸、转动身体均可使腹痛加剧。急性弥漫性腹膜炎晚期，患者极度虚弱、眼球凹陷、鼻翼扇动，常因周围循环衰竭、肾衰竭或呼吸衰竭而死亡。

1. **视诊** 早期腹部凹陷，随着疾病进展，出现腹部膨隆、腹式呼吸运动受限甚至消失。

2. **触诊** 全腹压痛、反跳痛和腹肌紧张。消化性溃疡急性穿孔时常呈板状腹，而在极度衰弱（如肠伤寒穿孔或腹膜炎晚期）病例，腹肌紧张可很轻微或消失。

3. **叩诊** 空腔脏器穿孔时，55%～60%病例的肝浊音界缩小或消失，腹腔内有多量渗出液时，移动性浊音阳性。

4. **听诊** 肠鸣音减弱或消失。

案例 3-8-5 分析 1

患者的典型症状是突发剧烈上腹痛，随即波及全腹；典型体征是全腹压痛、反跳痛及肌紧张，呈板状腹，即腹膜刺激征阳性。

【伴随症状与体征】

1. **突然出现持续性刀割样疼痛，迅速向全腹扩散** 考虑可能为阑尾炎、胃十二指肠溃疡、胆囊炎、小肠溃疡所致穿孔或重症胰腺炎。

2. **有外伤史伴休克表现** 需考虑肝或脾破裂。

3. **女性患者有停经史或伴休克表现** 需考虑异位妊娠破裂。

4. **手术后患者出现发热、腹痛** 需考虑术后腹腔感染或吻合口瘘。

5. **肝浊音界缩小或消失** 常提示胃肠道穿孔。

6. **腹痛以中下腹部为主，直肠指检指套染血性物** 则提示肠套叠、肠扭转、炎性肠病或肿瘤性病变。

7. **女性患者直肠子宫或直肠膀胱陷凹有触痛、饱满感** 提示盆腔感染。

8. **诊断性腹腔穿刺** 如抽出不凝固血液需考虑肝、脾、子宫等破裂；米汤样液体为胃穿孔；黄褐色半透明液体为胆囊或胆道破裂；高淀粉酶腹水常提示胰源性腹水。

案例 3-8-5 分析 2

1. 患者的伴随症状是恶心、呕吐，呕吐物为胃内容物，呕吐后腹痛不缓解，伴发热、乏力。

2. 伴随体征是腹式呼吸运动消失，肝肺浊音界消失，肠鸣音减弱。

3. 患者为慢性、周期性、节律性、季节性上腹痛，符合十二指肠溃疡，本次突发剧烈腹痛，腹膜刺激征阳性，肝肺浊音界消失，考虑为十二指肠溃疡穿孔。

【问诊要点】

（1）年龄与性别。

（2）既往史。

（3）手术史与外伤史。

（4）性生活史与月经史。

（5）伴随的症状：如上所述。

（6）诊治情况：腹部立位 X 线片、诊断性腹腔穿刺、阴道穹后部穿刺、腹部超声及 CT 等检查。

案例 3-8-5 小结

中年患者，具有慢性、反复性、周期性、季节性上腹痛特点，且经胃镜证实为十二指肠溃疡。当突发剧烈上腹痛，随即波及全腹，伴有恶心、呕吐，呕吐后腹痛不缓解，并有发热，同时体格检查见腹式呼吸运动消失，腹膜刺激征阳性，肝肺浊音界消失、肠鸣音减弱，临床考虑为消化性溃疡（十二指肠溃疡）穿孔。

消化道穿孔为外科急腹症，需要与急性胰腺炎、急性阑尾炎、急性胆囊炎等疾病相鉴别，可行血常规、血淀粉酶、脂肪酶、腹部立位平片、腹部 CT 等检查。一旦诊断明确，需立即行外科手术治疗，避免出现严重后果。

（卢书明）

第9章 肛门、直肠和生殖器检查

生殖器、肛门和直肠的检查是全身体格检查中不可缺少的一部分，但在临床工作中，由于对其意义认识不足，有的患者不愿接受检查，容易发生误诊和漏诊，造成严重后果。因此，对患者说明检查的目的、方法和必要性，使之接受并配合检查尤其重要。但应注意男医师检查女患者时，须有女医务人员陪同。

第一节 肛门与直肠检查

直肠（rectum）全长 12～15cm，下连肛管。肛管下端在体表的开口为肛门（anus），位于会阴与尾骨尖之间。肛门与直肠的检查方法简便，但常能发现许多有重要临床价值的体征。

一、检查体位

检查肛门与直肠时可根据病情需要，让患者采取不同体位，以便达到检查目的，常用的体位有以下几种。

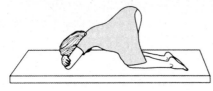

图 3-9-1 膝胸卧位

1. 膝胸卧位 患者两肘关节屈曲，置于检查台上，胸部尽量贴近检查台，两膝关节屈曲成直角跪于检查台上，臀部抬高（图 3-9-1）。此体位常用于前列腺、精囊及内镜检查。

2. 左侧卧位 患者取左侧卧位，右腿向腹部屈曲，左腿伸直，臀部靠近检查台右边。医师位于患者背后进行检查（图 3-9-2）。该体位适用于病重、年老体弱或女性患者。

3. 仰卧位或截石位 患者仰卧于检查台上，臀部垫高，两腿屈曲、抬高并外展（图 3-9-3）。适用于重症体弱患者或膀胱直肠陷凹的检查，也可进行直肠双合诊，即右手示指在直肠内，左手在下腹部，双手配合，以检查盆腔脏器或病变情况。

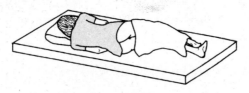

图 3-9-2 左侧卧位

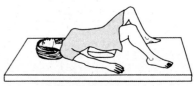

图 3-9-3 仰卧位

4. 蹲位 患者下蹲呈排大便的姿势，屏气向下用力，适用于检查直肠脱出、内痔及直肠息肉等。对于肛门与直肠检查所发现的病变，如肿块、溃疡等，应按时针方向进行记录，并注明检查时患者所取体位。膝胸卧位时肛门后正中点为 12 点时针位，前正中点为 6 点时针位，而仰卧位的时针位则与此相反。

肛门与直肠的检查方法以视诊、触诊为主，辅以内镜检查。

二、视 诊

医师用手分开患者臀部，观察肛门及其周围皮肤颜色及皱褶。正常颜色较深，皱褶自肛门向外周呈放射状。让患者提肛收缩肛门时括约肌皱褶更明显，做排便动作时皱褶变浅。还应观察肛门周围有无脓血、黏液、肛裂、外痔、瘘管口或脓肿等。

1. 肛门闭锁与狭窄 肛门闭锁（proctotresia）与狭窄多见于新生儿先天畸形；因感染、外伤或手术引起的肛门狭窄，常可在肛周发现瘢痕。

2. 肛门瘢痕和红肿 肛门周围瘢痕，多见于外伤或手术后；肛门周围有红肿及压痛，常为肛门周围炎症或脓肿。

3. 肛裂（anal fissure） 是肛管下段（齿状线以下）深达皮肤全层的纵行及梭形裂口或感染性溃疡（图 3-9-4）。患者自觉排便时疼痛，排出的粪便表面常附有少许鲜血。检查肛门时常可见裂口，

笔记栏

触诊时有明显触、压痛。

4. **痔（hemorrhoid）**　是直肠下端黏膜下或肛管边缘皮下的内痔静脉丛或外痔静脉丛扩大和曲张所致的静脉团。多见于成年人，患者常有粪便带血、痔块脱出、疼痛或瘙痒感。内痔（internal hemorrhoid）位于齿状线以上，表面被直肠黏膜所覆盖，在肛门内口可见到柔软的紫红色包块，排便时可突出到肛门口外。外痔（external hemorrhoid）位于齿状线以下，表面被肛管皮肤所覆盖，在肛门外口可见到柔软的紫红色包块。混合痔（mixed hemorrhoid）是在齿状线上、下均可发现紫红色包块，下部被肛管皮肤所覆盖，具有外痔和内痔的特点（图 3-9-5）。

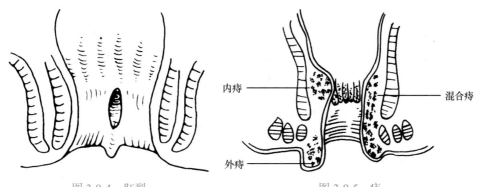

图 3-9-4　肛裂　　　　　　　　　　图 3-9-5　痔

5. **肛门直肠瘘**　简称肛瘘（archosyrinx），有内口和外口，内口在直肠和肛管内，瘘管经过肛门软组织开口于肛门周围皮肤。肛瘘多为肛管或直肠周围脓肿与结核所致，不易愈合。检查时可见肛门周围皮肤有瘘管开口，有时有脓性分泌物流出，在直肠或肛管内可见瘘管的内口或伴有硬结。

6. **直肠脱垂（proctoptosis）**　又称脱肛（hedrocele），指肛管、直肠或乙状结肠下段的肠壁，部分或全层向外翻而脱出于肛门外。检查时嘱患者取蹲位，观察肛门外有无突出物（图 3-9-6）。如无突出物或突出物不明显，让患者屏气做排便动作时肛门外可见紫红色球状突出物，且随排便用力加大而突出更加明显，此即直肠部分脱垂（黏膜脱垂），停止排便时突出物常可恢复至肛门内。若突出物呈椭圆形块状物，表面有环形皱襞，即直肠完全脱垂（直肠壁全层脱垂），停止排便时不易恢复。

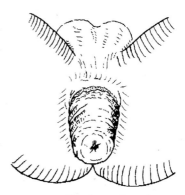

图 3-9-6　蹲位检查（直肠脱垂）

三、触　诊

肛门和直肠触诊称为肛诊或直肠指诊。患者可采取膝胸卧位、左侧卧位或仰卧位等。医师右手示指戴指套或手套，并涂以润滑剂，如肥皂液、凡士林、液体石蜡后将示指置于肛门外口轻轻按摩，待患者肛门括约肌放松后，再缓慢压入肛门、直肠内，先检查肛门及括约肌的紧张度，再查肛管及直肠的内壁。注意有无压痛及黏膜是否光滑，有无肿块及波动感。男性还可触诊前列腺和精囊，女性则可检查子宫颈、子宫、输卵管等，必要时配用双合诊。触诊对诊断上述器官的疾病有重要价值，对盆腔的其他疾病（如阑尾炎、髂窝脓肿）也有诊断意义。

直肠指诊时常见的异常改变：①直肠剧烈触痛，多为肛裂及感染引起；②触痛伴有波动感，见于肛门、直肠周围脓肿；③直肠内触及柔软、光滑而有弹性的包块，多为直肠息肉（proctopolypus）；④触及坚硬凹凸不平的包块，应考虑直肠癌；⑤指诊后指套表面带有黏液、脓液或血液，说明有炎症或伴有组织破坏，必要时应取其涂片镜检或做细菌学检查。

第二节　男性生殖器检查

男性生殖器包括阴茎、阴囊、前列腺和精囊等，阴囊内有睾丸、附睾及精索等。检查时应让患者充分暴露下身，双下肢取外展位，先检查外生殖器阴茎及阴囊，后检查内生殖器前列腺及精囊。

一、阴 茎

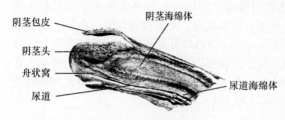

阴茎包皮
阴茎头
舟状窝
尿道
阴茎海绵体
尿道海绵体

图 3-9-7 阴茎的形态

阴茎（penis）为前端膨大的圆柱体，分头、体、根 3 部分。正常成人阴茎长 7～10cm，由 3 个海绵体（2 个阴茎海绵体、1 个尿道海绵体）构成（图 3-9-7）。其检查顺序如下。

1. 包皮 阴茎的皮肤在阴茎颈前向内翻转，覆盖于阴茎表面称为包皮（prepuce）。成年人包皮不应掩盖尿道口，翻起包皮后应露出阴茎头，若翻起后仍不能露出尿道外口或阴茎头者称为包茎（phimosis），见于先天性包皮口狭窄或炎症、外伤后粘连。若包皮长度超过阴茎头，但翻起后能露出尿道口或阴茎头，称包皮过长（prepuce redundant）。包皮过长或包茎易引起尿道外口或阴茎头感染、嵌顿，易引起污垢在阴茎颈部残留，常被视为阴茎癌的致病因素之一，故提倡早期手术处理。

2. 阴茎头与阴茎颈 阴茎前端膨大部分称为阴茎头（glans penis），俗称龟头。在阴茎头、颈交界部位有一环形浅沟，称为阴茎颈（neck of penis）或阴茎头冠（corona of glans penis）。检查时应将包皮上翻，暴露全部阴茎头及阴茎颈，观察其表面的色泽及有无充血、水肿、分泌物及结节等。正常阴茎头红润、光滑，如有硬结并伴有暗红色溃疡、易出血或融合成菜花状，应考虑阴茎癌的可能性；阴茎颈处如发现单个椭圆形质硬溃疡称为下疳（chancre），愈后留有瘢痕，此征对诊断梅毒有重要价值；阴茎部如出现淡红色小丘疹融合成蕈样乳突状突起，应考虑为尖锐湿疣。

3. 尿道口 检查尿道口时，医师将示指置于龟头上，拇指于龟头下，轻轻挤压龟头使尿道口张开，观察尿道口有无红肿、分泌物及溃疡，淋球菌或其他病原体感染所致的尿道炎常可见上述改变。观察尿道口是否狭窄，先天畸形或炎症粘连常可出现尿道口狭窄。并注意尿道口有无异位，尿道下裂时尿道口位于阴茎腹面，如嘱患者排尿，裂口处常有尿液溢出。

4. 阴茎大小与形态 成年人阴茎过小呈婴儿形阴茎，见于垂体功能或性腺功能不全患者；在儿童期阴茎过大呈成人形阴茎，见于性早熟，如促性腺激素过早分泌；假性性早熟见于睾丸间质瘤患者。

二、阴 囊

阴囊（scrotum）为腹壁的延续部分，囊壁由多层组织构成（图 3-9-8）。阴囊内中间有一层膜将其分为左右两个囊腔，每个囊内含有精索、睾丸及附睾。检查时患者取立位或仰卧位，两腿稍分开，先观察阴囊皮肤及外形，后进行阴囊触诊，方法是医师将双手的拇指置于患者阴囊前面，其余手指放在阴囊后面，双手同时触诊。阴囊检查按以下顺序进行。

1. 阴囊皮肤及外形 正常阴囊皮肤呈深暗色，多皱褶，视诊时观察阴囊皮肤有无皮疹、脱屑等损害，观察阴囊外形有无肿胀、肿块。阴囊常见病变有以下几种。

（1）阴囊湿疹（scroti eczema）：阴囊皮肤增厚呈苔藓样，并有小片鳞屑；或者阴囊皮肤呈暗红色、糜烂，有大量浆液渗出，有时形成软痂，伴有顽固性奇痒，此为阴囊湿疹的特征性改变。

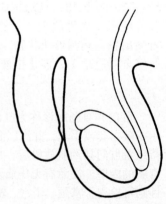

图 3-9-8 阴囊的形态和结构

（2）阴囊水肿：阴囊皮肤常因水肿而紧绷，可为全身性水肿的一部分，如肾病综合征；也可为局部因素所致，如局部炎症或过敏反应、静脉血或淋巴液回流受阻等。

（3）阴囊象皮肿（chyloderma）：阴囊皮肤水肿粗糙、增厚如象皮样，称阴囊象皮肿或阴囊象皮病（scrotium elephantiasis），多为血丝虫病引起的淋巴管炎或淋巴管阻塞所致。

（4）阴囊疝（scrotal hernia）：是指肠管或肠系膜经腹股沟管下降至阴囊内所形成，表现为一侧或双侧阴囊肿大，触之有囊样感，有时可推回腹腔，但患者用力咳嗽使腹腔内压增高时可再降入阴囊。

（5）鞘膜积液：阴囊肿大，触之有水囊样感，透光试验显示阴囊呈橙红色均质的半透明状，而阴囊疝和睾丸肿瘤则不透光。透光试验方法简便易行，可用不透明的纸片卷成圆筒，一端置于肿大的阴囊部位，用手电筒照射对侧阴囊，从纸筒另一端观察阴囊透光情况，也可在暗室内用手电筒照射阴囊后观察。

2. 精索（spermatic cord） 为柔软的条索状圆形结构，由腹股沟管外口延续至附睾上端，它是由输精管、提睾肌、动脉、静脉、精索神经及淋巴管等组成。精索在左、右阴囊腔内各有一条，位于附睾上方。检查时医师用拇指和示指触诊精索，从附睾摸到腹股沟环。正常精索呈柔软的条索状，无压痛。若呈串珠样肿胀，见于精索管结核；若有挤压痛且局部皮肤红肿多为精索急性炎症；靠近附睾的精索触及硬结，常由血丝虫病所致；精索有蚯蚓团样感多为精索静脉曲张。

3. 睾丸（testis） 左、右各一，椭圆形，表面光滑柔韧。检查时医师用拇指和示、中指触及睾丸，注意其大小、形状、硬度及有无触、压痛等，并作两侧对比。睾丸急性肿痛、压痛明显者，见于急性睾丸炎，常继发于流行性腮腺炎、淋病等；睾丸慢性肿痛多由结核引起；一侧睾丸肿大、质地硬并有结节，应考虑睾丸肿瘤或白血病细胞浸润；睾丸萎缩可因流行性腮腺炎、外伤后遗症及精索静脉曲张所引起；睾丸过小常为先天性或内分泌异常引起，如肥胖性生殖无能综合征等。

阴囊触诊未触及睾丸，应触诊腹股沟管内或阴茎根部、会阴部等处，或者采用超声检查腹腔。如睾丸隐藏在以上部位，称为隐睾症。隐睾以一侧多见，也可为双侧，如双侧隐睾未在幼儿时发现并手术复位，常影响生殖器官及第二性征的发育，甚至丧失生育能力。有时正常小儿因受冷或提睾肌强烈收缩，可使睾丸暂时隐藏于阴囊上部或腹股沟管内，检查时可由上方将睾丸推入阴囊，嘱小儿咳嗽也可使睾丸降入阴囊。无睾丸常见于性染色体数目异常所致的先天性无睾症，可为单侧或双侧，双侧无睾症患者生殖器官及第二性征均发育不良。

4. 附睾（epididymis） 是储存精子和促进精子成熟的器官，位于睾丸后外侧，上端膨大为附睾头，下端细小如囊锥状为附睾尾。检查时医师用拇指和示、中指触诊，注意其大小、有无结节和压痛。急性炎症时肿痛明显，且常伴有睾丸肿大，附睾与睾丸分界不清；慢性睾丸炎则睾丸肿大而压痛轻。若附睾肿胀而无压痛，质地硬并有结节感，伴有输精管增粗且呈串珠状，可能为附睾结核，结核病灶可与阴囊皮肤粘连，破溃后易形成瘘管。

三、前 列 腺

前列腺（prostate）位于膀胱下方，耻骨联合后约2cm处，是包绕尿道根部的实质性附属性腺。形状像前后稍扁的栗子，正中有纵行浅沟，将其分为左、右两叶，尿道从前列腺中纵行穿过，前列腺排泄管开口于尿道前列腺部。

患者取膝胸卧位，也可采取右侧卧位，医师示指戴指套（或手套），指端涂以润滑剂，缓慢插入肛门，向腹侧触诊，正常前列腺距离肛门约4cm，质地韧而有弹性，左、右两叶之间可触及正中沟（图3-9-9）。若前列腺增生，正中沟消失，表面光滑、质地韧，无压痛及粘连，见于老年人良性前列腺增生，临床症状可有排尿困难或不畅；前列腺肿大且有明显压痛者，多见于急性前列腺炎；前列腺肿大、质地硬、无压痛，表面可触及坚硬结节者，多为前列腺癌。

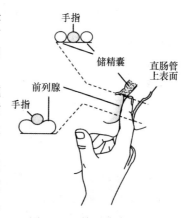

图 3-9-9　前列腺检查方法

前列腺触诊时可同时做前列腺按摩，以留取前列腺液做病因学检查。

四、精 囊

精囊（seminal vesicle）位于前列腺外上方，为附属性腺，排泄管与输精管末端汇合成射精管。正常精囊柔软、光滑，肛诊一般不易触及。精囊病变常继发于前列腺病变，前列腺炎累及精囊时，可呈条索状肿胀并有触痛。精囊表面呈结节状见于精囊结核；精囊质地硬、肿大应考虑癌变。

第三节　女性生殖器检查

一般女性患者不常规进行生殖器检查，如有适应证或疑有妇产科疾病时，由妇产科医师做检查。未婚患者禁做双合诊及窥器检查，男医师对女患者检查时，应有其他医护人员在场。检查时被检者应排空膀胱，暴露外阴部，仰卧于检查床上，两腿外展、屈膝（图3-9-10）；检查者应戴手套。女性生殖器包括内、外两部分，检查顺序与方法如下。

一、外生殖器

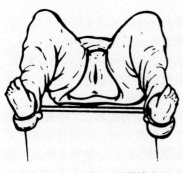

图 3-9-10 女性生殖器检查

1. 阴阜（mons veneris） 位于耻骨联合前面的外阴部，皮下脂肪丰富，为柔软的脂肪垫。性成熟后皮肤表面可有阴毛，呈倒三角形分布，为妇女第二性征之一。若阴毛明显稀少或缺如，见于性功能减退症，如希恩综合征等；阴毛明显增多呈男性分布，多与肾上腺皮质功能亢进有关。

2. 大阴唇（labium majus pudendi） 为两股内侧，起自阴阜，止于会阴的一对纵行隆起的皮肤皱襞，皮下组织松软，富含脂肪及弹力纤维等。性成熟后皮肤表面可有阴毛，未生育妇女两侧大阴唇自然合拢遮盖外阴，经产妇两侧大阴唇常分开，绝经后则常萎缩。

3. 小阴唇（labium minus pudendi） 为位于大阴唇内侧的一对较薄的皮肤皱襞，两侧小阴唇常合拢遮盖阴道外口。小阴唇表面光滑、无毛，呈褐色，稍湿润，前端融合后再分两叶包绕阴蒂，后端会合形成阴唇系带。小阴唇若有红肿、疼痛，常见于炎症；局部色素脱失见于外阴白色病变；若有溃烂可能为癌变或性传播疾病所致。

4. 阴蒂（clitoris） 位于两侧小阴唇前端汇合处，由阴蒂包皮包绕，阴蒂具有与男性阴茎海绵体相似的组织，阴蒂头富含神经末梢，极为敏感，有勃起性。阴蒂过小见于性功能发育不全，过大应考虑两性畸形，红肿见于外阴炎症。

5. 前庭（vestibulum vaginae） 为两侧小阴唇之间的菱形区，前方有尿道口，后方有阴道口。前庭大腺位于大阴唇后部，开口于小阴唇与处女膜的沟内，如黄豆大。若局部红肿、硬结、疼痛或有脓液溢出，多见于细菌感染。

二、内生殖器

1. 阴道（vagina） 为内、外生殖器之间的通道。平时前后壁相互贴近，但富于伸展性。检查时，分开两侧小阴唇，在前庭后部可见阴道外口，其周围有处女膜（hymen）。未婚女性一般不做阴道检查，但已婚妇女有指征者不能省略该项检查。窥器检查方法详见《妇产科学》。正常阴道黏膜呈淡红色，有许多横纹皱襞，柔软、光滑，检查时应注意其紧张度，有无瘢痕、肿块、分泌物及出血。阴道顶端为子宫颈阴道部，环绕子宫颈周围的阴道按部位分为前、后、左、右穹窿，正常子宫颈表面光滑，质硬如鼻端；妊娠时质软如唇。如有糜烂、息肉、肥大，常提示有炎症；如有接触性出血和质硬不平，则应考虑宫颈癌的可能性。

2. 子宫（uterus） 为一空腔器官，居于骨盆腔中央，呈倒梨形，触诊子宫时应以双合诊法进行检查。正常未孕子宫长 7～8cm，宽 4～5cm，厚 2～3cm；触之较韧，光滑无压痛。子宫体积增大见于妊娠，病理性增大见于各种肿瘤。

3. 输卵管（oviduct） 为一对细长而弯曲的管状器官，长 8～14cm。正常输卵管表面光滑，质韧无压痛。输卵管肿胀、增粗、有结节、弯曲或僵直，且与周围组织粘连、固定，压痛明显者，多见于急、慢性炎症或结核；明显肿大可为输卵管积脓或积水；双侧输卵管病变致管腔狭窄或梗阻者，则难以受孕。

4. 卵巢（ovary） 为一对扁椭圆形腺体，产生卵子，分泌性激素。成年女子的卵巢约 4cm×3cm×1cm，表面常不平；绝经后萎缩变小、变硬。卵巢增大常见于肿瘤或炎症等。

（蔡恩泽 卢书明）

第 10 章　脊柱与四肢检查

第一节　脊柱检查

脊柱是支撑体重和维持躯体姿势，作为躯体活动的重要枢纽。由 7 个颈椎 (C)、12 个胸椎 (T)、5 个腰椎 (L)、5 个骶椎 (S)、4 个尾椎组成。脊柱病变的主要表现为局部或放射性疼痛、姿势或形态异常，以及活动度受限等。脊柱检查时患者可取站立位或坐位，按视、触、叩的顺序进行。

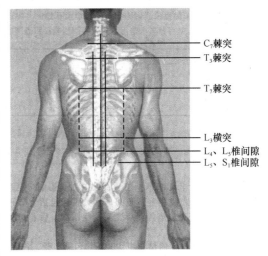

图 3-10-1　脊柱各椎骨体表标志

一、脊柱的体表定位

为了确定病变的位置，首先应了解各椎骨体表标志。从枕骨结节向下，第 1 个触及的是 C_2 棘突，它与 C_2 椎体均在同一水平。C_7 棘突特别长，颈前屈时更为明显，故又称隆椎。将双上肢垂于体侧，两肩胛冈内端连线通过 T_3 的棘突，棘突下缘约平 T_3、T_4 间隙。两肩胛下角的连线，通过 T_7 棘突，约平 T_8 椎体。腰肌两侧可触及的最长的横突为 L_3 横突，同 L_3 椎体水平。双侧髂嵴最高点的连线，一般通过 L_4 椎体下部或 L_4、L_5 椎骨间隙。双侧髂后上棘的连线，通过 $L_5 \sim S_1$ 棘突之间（图 3-10-1）。

二、脊柱检查

（一）背面观察

1. **姿势性侧凸**　多见于儿童发育期坐位姿势不良，一般无脊柱结构的异常。姿势性侧凸的特点是早期脊柱的弯曲度多不固定，改变体位可使侧凸得以纠正，如平卧位或向前弯腰时脊柱侧凸可消失。

2. **器质性侧凸**　脊柱器质性侧凸的特点是改变体位不能使侧凸得到纠正。其病因有先天性脊柱发育不全、肌肉麻痹、营养不良、慢性胸膜肥厚、胸膜粘连及肩部或胸廓的畸形等。

（二）侧面观察

1. **脊柱后凸**　脊柱过度后弯称为脊柱后凸，多发生于胸段脊柱。脊柱后凸时前胸凹陷，头颈部前倾。脊柱胸段后凸的原因甚多，表现也不完全相同，常见病因有佝偻病、结核病、强直性脊柱炎、脊柱退行性病变等。

2. **脊柱前凸**　脊柱过度向前突出性弯曲，称为脊柱前凸。多发生在腰椎部位，患者腹部明显向前突出，臀部明显向后突出。常因晚期妊娠、大量腹水、腹腔巨大肿瘤、L_5 向前滑脱、髋关节结核及先天性髋关节后脱位等所致。

（三）脊柱压痛与叩击痛

1. **压痛**　是脊柱病变的重要体征，往往可以直接反映病变的部位。脊柱压痛的检查方法是嘱患者取端坐位，身体稍向前倾。检查者以右手拇指从枕骨粗隆开始自上而下逐个按压脊柱棘突及椎旁肌肉，正常情况下，每个棘突及椎旁肌肉均无压痛。如有压痛，提示压痛部位可能有病变，并以 C_7 棘突骨性标志计数病变椎体的位置。

2. **叩击痛**　常用的脊柱叩击方法有两种。

（1）直接叩击法：即用中指或叩诊锤垂直叩击各椎体的棘突，多用于检查胸椎与腰椎。颈椎疾病，特别是颈椎骨关节损伤时，一般需慎用或不用此法检查。

（2）间接叩击法：嘱患者取坐位，医师将左手掌置于其头部，右手半握拳以小鱼际肌部位叩击左手背，了解患者脊柱各部位有无疼痛。叩击痛阳性见于脊柱结核、脊椎骨折及椎间盘突出症等。叩击痛的部位多为病变部位，如有颈椎病或颈椎间盘突出症，间接叩诊时可出现上肢的放射性疼痛。

（四）常用检查方法

1.拾物试验 将一物品放在地上，嘱患者拾起，腰椎正常者可两膝伸直，腰部自然弯曲，俯身将物品拾起。如患者先以一手扶膝、蹲下，腰部挺直地用手接近物品，此即为拾物试验阳性，多见于腰椎病变如腰椎间盘脱出症、腰肌外伤及炎症。

2.直腿抬高试验（Lasegue 征） 患者取仰卧位，双下肢平伸，检查者一手握患者踝部，一手置于大腿伸侧，分别做双侧直腿抬高动作，腰与大腿正常可达80°～90°。若抬高不足70°且伴有下肢后侧的放射性疼痛，则为阳性，见于腰椎间盘突出症，也可见于单纯性坐骨神经痛。

3.屈颈试验 患者取仰卧位，也可取端坐或直立位，检查者一手置于患者胸前，另一手置于枕后，缓慢、用力地上抬其头部，使颈前屈，若出现下肢放射痛，则为阳性。见于腰椎间盘突出症的"根肩型"患者。

4.股神经牵拉试验 患者取俯卧位，髋、膝关节完全伸直，检查者将一侧下肢抬起，使髋关节过伸，如大腿前方出现放射痛为阳性。可见于高位腰椎间盘（$L_{2\sim3}$ 或 $L_{3\sim4}$）突出症患者。

第二节 四肢与关节检查

四肢（four limbs）及其关节（articulus）的检查通常运用视诊与触诊，两者相互配合，特殊情况下采用叩诊或听诊。四肢检查除大体形态和长度外，应以关节检查为主。

一、一般检查

1.肢端肥大 手较正常明显粗大，手指粗、手背宽而厚、皮肤粗糙变厚（图 3-10-2）。

2.肌萎缩 可见下肢胫骨前肌肌组织明显缩小，为胫骨前肌肌萎缩（图 3-10-3）。肌萎缩多为营养因素或周围神经病变及长期肢体失用所致。

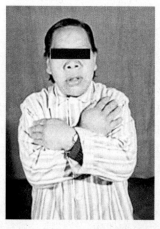
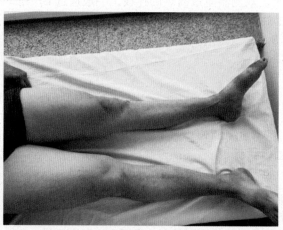

图 3-10-2 肢端肥大　　　　　　图 3-10-3 肌萎缩

3.骨折与关节脱位 肢体骨质不连续，有斜行骨折线，短缩畸形，触诊时有压痛、反常活动及骨擦感，见图 3-10-4A；存在关节盂空虚，关节运动受限，见图 3-10-4B。

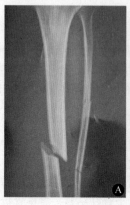
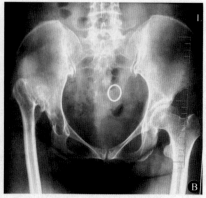

图 3-10-4 骨折与关节脱位

A.骨折；B.右髋关节脱位

4.下肢静脉曲张　视诊可见静脉如蚯蚓状，弯曲怒张（图 3-10-5），严重者皮肤颜色暗紫并有色素沉着。

5.水肿　视诊可见右下肢明显肿胀（图 3-10-6）。单侧肢体水肿，多因局部静脉或淋巴液回流受阻所致。

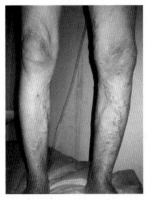
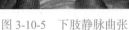
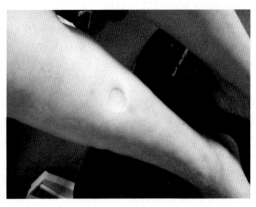

图 3-10-5　下肢静脉曲张　　　　　图 3-10-6　下肢水肿

6.肝掌　在手掌大、小鱼际肌和指端腹侧部位有红斑，为肝掌（图 3-10-7），是肝功能减退的临床表现之一。

7.杵状指（趾）　末端指节明显增厚，呈杵状膨大（图 3-10-8），多见于呼吸系统疾病、某些心血管疾病及营养障碍疾病。

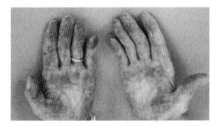
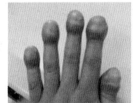
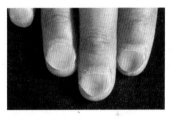

图 3-10-7　肝掌　　　　　图 3-10-8　杵状指　　　　　图 3-10-9　匙状指

8.匙状指　可见指甲中部凹陷，边缘翘起，比正常边缘薄，表面粗糙有条纹（图 3-10-9）。

二、关节检查

（一）上肢关节

1.肩关节

（1）外形：嘱被检者脱去上衣，取坐位，在良好的照明情况下，观察双肩姿势外形有无倾斜。正常双肩对称，双肩呈弧形，如肩关节弧形轮廓消失、肩峰突出，呈"方肩"，见于肩关节脱位或三角肌萎缩；两侧肩关节一高一低，颈短耸肩，见于先天性肩胛高耸症及脊柱侧弯；锁骨骨折、远端下垂，使该侧肩下垂；肩部突出畸形如戴肩章状，见于外伤性肩锁关节脱位，锁骨外端过度上翘。

（2）运动：嘱患者做自主运动，观察有无活动受限，或检查者固定肩胛骨，另一手持前臂进行多个方向的活动。肩关节外展可达 90°、内收 45°、前屈 90°、后伸 35°、旋转 45°。患有肩关节周围炎时，关节各方向的活动均受限，称冻结肩；岗上肌腱炎，外展达 60°～120° 范围时感疼痛，超过 120° 时则消失；肩关节外展开始即痛，但仍可外展，见于肩关节炎；轻微外展即感疼痛，见于肱骨或锁骨骨折；肩肱关节或肩锁关节脱位搭肩试验常为阳性，做法是嘱患者用患侧手掌平放于对侧肩关节前方，如不能搭上且前臂不能自然贴紧胸壁，提示肩关节脱位。

（3）压痛点：肩关节周围不同部位的压痛点，对鉴别诊断很有帮助。肱骨结节间的压痛见于肱二头肌长头腱鞘炎；肱骨大结节压痛可见于岗上肌腱损伤；肩峰下内方有触痛，可见于肩峰下滑囊炎。

2.肘关节

（1）形态：正常肘关节双侧对称，伸直时肘关节轻度外翻，称携物角，为 5°～ 15°。检查此角时嘱患者伸直两上肢，手掌向前，左右对比。此角＞15°为肘外翻，＜15°为肘内翻。肘部骨折、脱位可引起肘关节外形改变。如髁上骨折时，可见肘窝上方突出，为肱骨下端向前移位所致；桡骨头脱位时，肘窝外下方向桡侧突出；肘关节后脱位时，鹰嘴向肘后方突出，Hater线及Hater三角（肘关节伸时肱骨内、外上髁与尺骨鹰嘴形成的连线，和屈肘时形成的三角）解剖关系改变。检查肘关节时应注意双侧及肘窝部是否饱满、肿胀。肘关节积液和滑膜增生常出现肿胀。

（2）运动：肘关节活动正常时屈135°～150°、伸10°、旋前80°～90°、旋后80°～90°。

（3）触诊：注意肘关节周围皮肤温度及有无肿块、肱动脉搏动，以及桡骨小头是否压痛、滑车淋巴结是否肿大。

3. 腕关节及手部

（1）外形：手于自然休息姿势呈半握拳状，腕关节稍背伸约20°，向尺侧倾斜约10°，拇指尖靠示指关节的桡侧，其余四指呈半屈曲状，屈曲程度由示指向小指逐渐增大，且各指尖均指向舟骨结节处。手的功能位置为腕背伸30°并稍偏尺侧，拇指于外展时呈屈曲位，其余各指屈曲呈握茶杯姿势。

（2）局部肿胀与隆起：腕关节肿胀可因外伤、关节炎、关节结核而肿胀；腕关节背侧或旁侧局部隆起见于腱鞘囊肿；腕背侧肿胀见于腕肌腱鞘炎或软组织损伤；下尺桡关节半脱位可使尺骨小头向腕背侧隆起；手指关节可因类风湿关节炎出现梭形肿胀；如单个指关节出现梭形肿胀，可能为指骨结核或内生软骨瘤；手指侧副韧带损伤可使指间关节侧方肿胀。

（二）下肢关节

1. 髋关节

（1）步态：由髋关节疾病引起的异常步态主要有以下几种类型。①疼痛性跛行：由于髋关节疼痛不敢负重行走，患肢膝部微屈、轻轻落下、足尖着地，然后迅速改换健肢负重，步态短促不稳。多见于髋关节结核、暂时性滑膜炎、股骨头无菌性坏死等疾病。②短肢跛行：以足尖落地或健侧下肢屈膝跳跃状行走，一侧下肢缩短3cm以上则可出现跛行，见于脊髓灰质炎后遗症。③鸭步：走路时两腿分开的距离宽，左右摇摆，如鸭子行走，见于先天性双侧髋关节脱位、髋内翻和脊髓灰质炎所致的双侧臀中肌、臀小肌麻痹等。

（2）畸形：患者取仰卧位，双下肢伸直，使病侧髂前上棘连线与躯干正中线保持垂直，腰部放松，腰椎放平贴于床面，观察关节有无畸形，如果有，多为髋关节脱位、股骨干及股骨头骨折错位。

（3）肿胀及皮肤皱褶：腹股沟异常饱满，提示髋关节肿胀；臀肌是否丰满，如髋关节病变时臀肌萎缩；臀部皱褶不对称，提示一侧髋关节脱位。

（4）肿块、窦道、瘢痕：注意髋关节周围皮肤有无肿块、窦道及瘢痕，髋关节结核时常有以上改变。

（5）髋关节检查方法及活动范围：见表3-10-1。

表3-10-1　髋关节检查方法及活动范围

检查内容	检查方法	活动度
屈曲	患者取仰卧位，医师一手按压其髂嵴，另一手将患者膝关节屈曲推向前胸	130°～140°
后伸	患者取俯卧位，医师一手按压其臀部，另一手握患者小腿下端，屈膝90°后上提	15°～30°
内收	患者取仰卧位，双下肢伸直，固定骨盆，一侧下肢自中立位向对侧下肢前面交叉	20°～30°
外展	患者取仰卧位，双下肢伸直，固定骨盆，使一侧下肢自中立位外展	30°～45°
旋转	患者取仰卧位，下肢伸直，髌骨及足尖向上，医师双手放于患者大腿下部和膝部旋转大腿，也可让患者屈髋屈膝90°，医师一手扶患者膝部，另一手握踝部，向相反方向运动，小腿做外展、内收动作时，髋关节为外旋、内旋	45°

2. 膝关节

（1）膝关节畸形：①膝外翻（genu valgum）。令患者暴露双膝关节，取站立位及仰卧位进行检查，直立时双腿并拢，两股骨内髁及两胫骨内踝可同时接触，如两踝距离增宽，小腿向外偏斜，双下肢呈"X"状，称X形腿，见于佝偻病。②膝内翻（genu varum）。直立时，患者双股骨内髁间距增大，小腿向内偏斜，膝关节向内形成角度，双下肢呈"O"状，称O形腿，见于小儿佝偻病。

③膝反张。膝关节过度后伸形成向前的反屈状，称膝反屈畸形，见于脊髓灰质炎后遗症、膝关节结核。

（2）压痛及髌骨加压试验：膝关节发炎时，双膝处压痛；髌骨软骨炎时髌骨两侧有压痛；膝关节间隙压痛提示有半月板损伤。侧副韧带损伤时，压痛点多在韧带上下两端的附着处；胫骨结节骨骺炎时，压痛点位于髌韧带在胫骨的止点。

（3）浮髌试验：患者取仰卧位，下肢伸直放松，医师一手虎口卡于患膝髌骨上极，并加压压迫髌上囊，使关节液集中于髌骨低面，另一手示指垂直按压髌骨并迅速抬起，按压时髌骨与关节面有碰触感，松手时髌骨浮起，即为浮髌试验阳性，提示有中等量以上的关节积液（50ml）。

（三）距小腿关节与足部

距小腿关节与足部检查，一般让患者取站立或坐位进行，有时需患者步行，观察其步态正常与否。

1.肿胀

（1）匀称性肿胀：正常距小腿关节两侧可见内、外踝轮廓，跟腱两侧各有一凹陷区，距小腿关节背伸时，可见伸肌腱在皮下走行，距小腿关节肿胀时以上结构消失，见于距小腿关节扭伤、结核、化脓性关节炎及类风湿关节炎。

（2）局限性肿胀：足背或内、外踝下方局限性肿胀见于腱鞘炎或腱鞘囊肿；跟骨结节处肿胀见于跟腱周围炎；第2、3跖趾关节背侧或跖骨干局限性肿胀，可能为跖骨头无菌性坏死或骨折引起。

2.局限性隆起 足背部骨性隆起可见于外伤、骨质增生或先天性异常；内、外踝明显突出，见于胫腓关节分离、内外踝骨折；距小腿关节前方隆起，见于距骨头骨质增生。

3.畸形 足部常见畸形有如下几种。

（1）扁平足（flatfoot）：足纵弓塌陷，足跟外翻，前半足外展，形成足旋前畸形；横弓塌陷，前足增宽，足底前部形成足底胼胝。

（2）高弓足：足纵弓高起，横弓下陷，足背隆起，足趾分开。

（3）马蹄足：距小腿关节跖屈，前半足着地，常由跟腱挛缩或腓总神经麻痹引起。

（4）跟足畸形：小腿三头肌麻痹，足不能跖屈，伸肌牵拉使距小腿关节背伸，形成跟足畸形，行走和站立时足跟着地。

（5）足内翻：跟骨内旋，前足内收，足纵弓高度增加，站立时足不能踏平，外侧着地，常见于脊髓灰质炎后遗症。

（6）足外翻：跟骨外旋，前足外展，足纵弓塌陷，舟骨突出，扁平状，跟腱延长线落在跟骨内侧，见于胫前、胫后肌麻痹。

（王　哲）

第 11 章　神经系统检查

掌握神经系统的基本检查方法，能获取对疾病的定位与定性诊断信息，是医学生临床教学中不可缺少的部分。学习中既要掌握正确的检查方法及正常表现，同时也要掌握异常体征。检查过程中要学会运用比较法来检查，如上下比较、左右比较等。完成神经系统检查常需具备的检查工具：叩诊锤、棉签、大头针、音叉、双规仪、试管、电筒、检眼镜及嗅觉、味觉、失语测试工具等。

第一节　脑神经检查

脑神经（cranial nerves）共 12 对，检查脑神经对颅脑病变的定位诊断极为重要。检查时应按序进行，以免遗漏，同时注意双侧对比。

（一）嗅神经

1. 解剖　嗅神经（olfactory nerve）为特殊内脏感觉神经。该神经末梢分布于上鼻甲和鼻中隔上部，神经纤维穿过筛板形成嗅球及嗅束，最终神经纤维终止于嗅中枢（颞叶钩回、海马回前部及杏仁核）。嗅神经感觉空气中的气味刺激。

2. 检查方法　检查前先确定患者是否鼻腔通畅、有无鼻黏膜病变，然后嘱患者闭目，依次检查双侧鼻孔嗅觉。先压住一侧鼻孔，用患者熟悉的、无刺激性气味的物品（如杏仁、松节油、肉桂油、牙膏、香烟或香皂等）置于另一鼻孔下，让患者辨别嗅到的各种气味；然后，换另一侧鼻孔进行测试，注意双侧比较。根据检查结果可判断患者的一侧或双侧嗅觉状态。

3. 损害表现　嗅觉功能减退或消失：常见于鼻腔局部病变和颅内嗅神经损害，如鼻炎和鼻腔内肿瘤、颅脑损伤、颅前窝占位性病变和脑膜结核等。嗅觉过敏和幻嗅：常见于癔症和癫痫等。

（二）视神经

视神经（optic nerve）为特殊躯体感觉神经。检查包括视力、视野检查和眼底检查，详见本篇第 5 章第三节。

（三）动眼神经、滑车神经、展神经

1. 解剖　动眼神经（oculomotor nerve）、滑车神经（trochlear nerve）、展神经（abducens nerve）共同管理眼球运动，合称眼球运动神经。动眼神经核和滑车神经核位于中脑，展神经核位于脑桥。动眼神经包含躯体运动和内脏运动两种纤维；滑车神经和展神经为运动性神经。

2. 检查方法　检查时需注意眼裂外观、眼球运动、瞳孔及对光反射、调节反射等。

3. 损害表现　动眼神经麻痹可出现眼球运动向内、向上及向下活动受限，以及上睑下垂、瞳孔调节反射消失。滑车神经损害时可发现眼球向下及向外运动减弱，眼球向外转动障碍则为展神经受损。瞳孔反射异常还可由视神经受损所致。另外，眼球运动神经的麻痹可出现相应眼外肌的功能障碍导致麻痹性斜视，单侧眼球运动神经的麻痹可导致复视。

（四）三叉神经

1. 解剖　三叉神经（trigeminal nerve）为混合性神经，含有躯体感觉和特殊内脏运动两种神经。三叉神经的中枢神经核主要位于脑桥和延髓。感觉神经纤维分布于面部皮肤、眼、鼻、口腔黏膜；运动神经纤维支配咀嚼肌、颞肌和翼状内外肌。

2. 检查方法及损害表现

（1）面部感觉：嘱患者闭眼，以针刺检查痛觉、棉絮检查触觉和盛有冷或热水的试管检查温度觉。两侧及同侧上、中、下对比，观察患者的感觉反应是否减退、消失或过敏，同时确定感觉障碍区域。

（2）角膜反射（corneal reflex）：嘱患者睁眼向内侧注视，以捻成细束的棉絮从患者视野外接近并轻触外侧角膜，避免触及睫毛，正常反应为被刺激侧迅速闭眼，称为直接角膜反射。如刺激一侧角膜，对侧也出现眼睑闭合反应，称为间接角膜反射。直接与间接角膜反射均消失，见于三叉神经病变（传入障碍）；直接反射消失，间接反射存在，见于患侧面神经瘫痪（传出障碍）。

（3）运动功能：检查者双手触按患者颞肌、咀嚼肌，嘱患者做咀嚼动作，对比双侧肌力强弱；再嘱患者做张口运动，观察张口时下颌有无偏斜。当一侧三叉神经运动神经纤维受损时，病侧咀嚼肌肌力减弱或出现萎缩，张口时翼状肌瘫痪，下颌偏向病侧。

（五）面神经

案例 3-11-1

　　女性，27 岁。以"突发左侧嘴角歪斜 1d"就诊。患者 1d 前劳累后出现感冒症状，伴耳后疱疹，今晨起床后出现微笑时左侧嘴角歪斜，刷牙时左侧口角漏水，左眼闭合不全，左侧额纹消失，无吞咽困难及饮水呛咳，无肢体活动不灵，急来医院。

　　体格检查：体温 36.5℃，脉搏 78 次 / 分，呼吸 18 次 / 分，血压 120/70mmHg。心、肺、腹未查见明显异常。左眼闭合不全，左侧额纹消失，左侧鼻唇沟变浅。

问题：

　　1. 该患者的突出神经系统异常体征是什么？

　　2. 疾病史询问时应注意鉴别什么？

1. 解剖　面神经（facial nerve）为混合性神经，包括 3 种神经纤维：①一般内脏运动神经纤维；②特殊内脏运动神经纤维；③特殊内脏感觉神经纤维。主要支配面部表情肌和舌前 2/3 味觉功能。中枢神经核位于脑桥下部。

2. 检查方法及损害表现

（1）运动功能：检查面部表情肌时，首先观察双侧额纹、鼻唇沟、眼裂及口角是否对称，然后嘱患者做皱额、闭眼、露齿、微笑、鼓腮或吹哨动作。检查过程中一定要注意区分面神经损害是周围性还是中枢性。当一侧面神经周围性（核或核下性）损害时，病侧额纹减少、眼裂增大、鼻唇沟变浅，不能皱额、闭眼，微笑或露齿时口角歪向健侧，鼓腮及吹口哨时病变侧漏气；中枢性（核上的皮质脑干束或皮质运动区）损害时，由于上半部面肌受双侧皮质运动区的支配，皱额、闭眼无明显影响，只出现病灶对侧下半部面部表情肌的瘫痪。

（2）味觉检查：嘱患者伸舌，将少量不同味感的物质（食糖、食盐、醋或奎宁溶液）以棉签涂于舌面测试味觉，每种味觉试验完成后，用水漱口，再测试下一种味觉。面神经损害者则舌前 2/3 味觉丧失。

案例 3-11-1 分析

　　1. 该患者为左侧周围性面瘫。多见于面神经炎等疾病。

　　2. 注意与中枢性面瘫鉴别，该患者现病史中左侧额纹消失，左眼闭合不全，无其他脑神经损伤表现，而且有前驱感染史及耳后疱疹，因此考虑为周围性面瘫。

（六）位听神经

1. 解剖　位听神经（vestibulocochlear nerve）为特殊躯体感觉性神经，包括前庭及耳蜗两种感觉神经，位听神经核位于脑桥和延髓。

2. 检查方法及损害表现

（1）听力检查：为测定蜗神经的功能。

（2）前庭功能检查：询问患者有无眩晕、平衡失调，检查有无自发性眼震。通过外耳道灌注冷水、热水试验或旋转试验，观察前庭功能障碍所致的眼球震颤反应有无减弱或消失。

（七）舌咽神经、迷走神经

1. 解剖　舌咽神经（glossopharyngeal nerve）、迷走神经（vagus nerve）均为混合性神经。舌咽神经、迷走神经在解剖与功能上关系密切，两者有共同的中枢神经核（疑核、孤束核），一起支配软腭、咽、喉及食管上部的横纹肌和上述部位的感觉，常同时受损。

2. 检查方法及损害表现

（1）运动：检查时注意患者有无发音嘶哑或带鼻音，是否呛咳，有无吞咽困难。观察患者张口发"啊"音时悬雍垂是否居中，两侧软腭上抬是否一致，当一侧神经受损时，该侧软腭上抬减弱，悬雍垂偏向健侧。

（2）咽反射：用压舌板轻触左侧或右侧咽后壁，正常者出现咽部肌肉收缩和舌后缩，并有恶心反应；有神经损害者则反射迟钝或消失。

（3）感觉：可用棉签轻触两侧软腭和咽后壁，观察感觉。另外，舌后 1/3 的味觉减退为舌咽神经损害，检查方法同面神经。

（八）副神经

1. 解剖 副神经（accessory nerve）为运动性神经，含有躯体运动和特殊内脏运动两种神经纤维。中枢神经核位于延髓疑核，支配胸锁乳突肌及斜方肌。

2. 检查方法及损害表现 检查时注意有无肌萎缩，嘱患者做耸肩及转头运动，比较双侧肌力。副神经受损时，可出现一侧肌力下降或肌萎缩。

（九）舌下神经

1. 解剖 舌下神经（hypoglossal nerve）为躯体运动性神经，中枢神经核位于延髓第四脑室底部，支配舌肌运动。

2. 检查方法及损害表现 检查时嘱患者伸舌，注意观察有无伸舌偏斜、舌肌萎缩及肌束震颤症状。单侧舌下神经麻痹时伸舌舌尖偏向患侧，双侧麻痹者则不能伸舌。

第二节 运动功能检查

运动主要指骨骼肌的活动，包括随意和不随意运动。锥体束支配随意运动，锥体外系和小脑共同调节着不随意运动（不自主运动）。运动功能主要检查肌张力、肌力、共济失调和不自主运动。

一、肌张力检查

肌张力（muscle tone）指静息状态下的肌肉紧张度，检查时根据触摸肌肉的硬度及伸屈其肢体时感知肌肉对被动伸屈的阻力做判断。

1. 肌张力增高 触摸肌肉，有坚实感，伸屈肢体时阻力增加。临床上常见：①痉挛状态（spasticity），在被动伸屈其肢体时，起始阻力大，终末突然阻力减弱，也称折刀现象，为锥体束损害表现；②铅管样强直（lead-pipe rigidity），即伸肌和屈肌的肌张力均增高，做被动运动时各个方向的阻力增加是均匀一致的，为锥体外系损害表现。

2. 肌张力降低 肌肉松软，伸屈其肢体时阻力小，关节运动范围扩大。见于周围神经炎、前角灰质炎和小脑病变等。

二、肌力检查

> **案例 3-11-2**
>
> 男性，67 岁。以"左侧肢体无力 2h"入院。既往有高血压病史，吸烟、饮酒史 30 年。患者 2h 前于一般活动中突发左侧肢体活动不灵，表现为左上肢抬举费力，无法独立行走，走路需搀扶，无肢体麻木不适，无言语不清及吞咽困难，无排尿、排便障碍。
>
> 体格检查：体温 36.3℃，脉搏 70 次/分，呼吸 16 次/分，血压 150/80mmHg。心、肺、腹未见明显异常。仰卧位时左侧肢体可抬起，但很快落下。左侧 Babinski 征阳性。
> 问题：
> 1. 该患者左侧肌力是几级？
> 2. 上述症状由哪些部位损伤导致？

（一）检查内容和损害表现

肌力（muscle strength）是指肌肉的收缩力，一般以关节为中心检查肌群的伸、屈、外展、内收、旋前和旋后等功能，适用于上运动神经元病变及周围神经损害引起的瘫痪。检查时让患者依次做有关肌肉的收缩运动，检查者施予阻力，或嘱患者用力维持某一姿势时，检查者用力改变其姿势，以判断肌力。

根据肌力的情况，一般将肌力分为以下 6 级。

0 级：完全瘫痪，不能做任何自由运动。

1 级：可见肌肉轻微收缩，但不能产生动作。

2 级：肢体能在床面平行移动，但不能抵抗地心吸收力。

3 级：肢体可以克服地心吸收力，能抬离床面，但不能抵抗外界阻力。

4 级：肢体能做对抗外界阻力的运动，但不完全。

5 级：肌力正常，运动自如。

（二）临床意义

不同程度的肌力减退可以分为完全瘫痪和不完全瘫痪（轻瘫）。

不同部位或不同组合的瘫痪可分别命名为：①单瘫，单一肢体瘫痪，多见于脊髓灰质炎。②偏瘫，为一侧肢体（上、下肢）瘫痪，常伴有一侧脑神经损害，多见于颅内损害或脑卒中。③交叉性偏瘫，为一侧肢体瘫痪及对侧脑神经损害，多见于脑干病变。④截瘫，为双下肢瘫痪，是脊髓横贯性损伤的结果，多见于脊髓外伤、炎症。

> **案例 3-11-2 分析**
> 1. 该患者目前左侧肌力为 3 级。
> 2. 该患者表现为偏瘫，为左侧皮质脊髓束受损，病因可以是脑血管疾病导致。

三、共济失调检查

共济失调指人体运动协调功能障碍。机体任一动作的完成除要依赖于运动系统的正常肌力外，还要依靠肌群之间的协调一致。这种协调活动主要靠小脑、前庭神经及深部感觉系统来共同完成。任何病因造成这些部位的损伤均可出现共济失调（ataxia）。

1. 指鼻试验（finger-to-nose test）　嘱患者手臂外展伸直，再以示指触自己的鼻尖，由慢到快，先睁眼、后闭眼重复进行。小脑半球病变时同侧指鼻不准；如睁眼时指鼻准确，闭眼时出现障碍则为感觉性共济失调。

2. 跟 - 膝 - 胫试验（heel-knee-shin test）　嘱患者取仰卧位，上抬一侧下肢，将足跟置于另一下肢膝盖下端，再沿胫骨前缘向下移动，先睁眼、后闭眼重复进行。小脑损害时，动作不稳；感觉性共济失调者则闭眼时出现该动作障碍。

3. 其他　①轮替动作（alternating movement）：嘱患者伸直手掌并以前臂做快速旋前、旋后动作，共济失调者动作缓慢、不协调。②闭目难立征（Romberg test）：嘱患者足跟并拢站立、闭目，双手向前平伸，若出现身体摇晃或倾斜，则为阳性，提示小脑病变。如睁眼时能站稳，而闭眼时站立不稳，则为感觉性共济失调。

四、不自主运动检查

不自主运动（abnormal movement）指者在意识清楚的情况下，随意肌不自主收缩所产生的一些无目的的异常动作，多为锥体外系损害的表现。检查时要注意患者的表情、肢体在静止和活动情况下的表现、患者躯体姿态等。

1. 震颤（tremor）　为两组拮抗肌交替收缩引起的不自主动作，临床上常见：①静止性震颤（static tremor），静止时表现明显，而在运动时减轻，睡眠时消失，常伴肌张力增高，见于帕金森病。②意向性震颤（intentional tremor），又称动作性震颤，震颤在休息时消失，动作时发生，愈近目的物愈明显，见于小脑疾病。

2. 舞蹈样运动（choreic movement）　为面部肌肉及肢体的快速、不规则、无目的、不对称的不自主运动，表现为做鬼脸、转颈、耸肩、手指间断性伸屈、摆手和伸臂等舞蹈式动作，睡眠时可减轻或消失，多见于儿童期脑风湿性病变。

3. 手足徐动（athetosis）　为手指或足趾的一种缓慢持续的伸展扭曲动作，见于脑性瘫痪、肝豆状核变性和脑基底节变性。

第三节　感觉功能检查

感觉（sensory）是指外界各种刺激作用于人体，感受器在大脑中的直接反应。感觉包括两大类：特殊感觉（视觉、听觉、味觉、嗅觉）和一般感觉（浅感觉、深感觉、复合感觉）。特殊感觉已在"脑神经检查"一节中叙述。本节仅讨论一般感觉。

检查注意事项：检查时，患者必须意识清楚，检查前让患者了解检查的目的与方法，以取得其充分合作；检查时要注意左、右侧和远、近端部位的差别和比较；感觉功能检查时患者需闭目，以避免主观或暗示作用。

案例 3-11-3

女性，57 岁。以"右侧肢体麻木 3h"入院。既往有高血压、糖尿病病史。患者 3h 前自觉右侧肢体麻木不适感，麻木范围包括整个右侧躯体，泡足时右足不能感知水的温度，无走路不稳，无肢体活动不灵，无言语不清及吞咽困难，无排尿、排便障碍。

体格检查：体温 36.8℃，脉搏 68 次 / 分，呼吸 16 次 / 分，血压 160/90mmHg，体重 70kg。心、肺、腹未见明显异常。右侧躯体针刺痛觉减退，右侧 Babinski 征阳性。

问题：

1. 该患者进行一般感觉的检查内容有哪些？

2. 上述症状由哪部位损伤导致？

一、浅感觉检查

1. 痛觉 用大头针的针尖均匀地轻刺患者皮肤以检查患者对痛觉的反应。检查时应注意两侧对称、上下比较，记录感觉障碍类型（正常、过敏、减退或消失）与范围。痛觉障碍见于脊髓丘脑侧束损害。

2. 触觉 用棉签轻触患者的皮肤或黏膜，触觉障碍见于后索病损。

3. 温度觉 用盛有热水（40～50℃）或冷水（5～10℃）的试管交替测试患者的皮肤温度觉。温度觉障碍见于脊髓丘脑侧束损害。

二、深感觉检查

1. 运动觉 检查者轻轻夹住患者的手指或足趾两侧，上或下移动，令患者根据感觉说出"向上"或"向下"。运动觉障碍见于后索病损。

2. 位置觉 检查者将患者的肢体摆成某一姿势，请患者描述该姿势或用对侧肢体模仿，位置觉障碍见于后索病损。

3. 振动觉 用振动着的音叉（128Hz）柄置于骨突起处（如内、外踝及手指、尺骨茎突、胫骨、膝盖等），询问有无振动的感觉，判断两侧有无差别，振动觉障碍见于后索病损。

三、复合感觉检查

复合感觉是大脑对躯体感觉综合、分析、判断的结果，也称皮质感觉。

1. 皮肤定位觉 检查者以手指或棉签轻触患者皮肤某处，让患者指出被触部位。该功能障碍见于皮质病变。

2. 两点辨别觉 以钝角分规轻轻刺激皮肤上的两点（小心触碰，不要造成疼痛），检测患者辨别两点的能力，再逐渐缩小双足间距，直到患者感觉为一点时，测其实际间距，两侧比较。当触觉正常而两点辨别觉障碍时则为额叶病变。

3. 实体觉 嘱患者用单手触摸熟悉的物体，如钢笔、钥匙、硬币等，并说出物体的名称。先测功能差的一侧，再测另一侧。功能障碍见于皮质病变。

4. 体表图形觉 患者闭目，在其皮肤上画图形（方、圆、三角形等）或写简单的字（一、二、十等），观察其能否识别，如有障碍，常为丘脑水平以上病变。

案例 3-11-3 分析

1. 根据疾病病史，患者主要表现为痛、温觉障碍，应该对患者进行深感觉及复合感觉的检查，以协助定位诊断。

2. 该患者损伤部位应为左侧脊髓丘脑侧束，导致右侧肢体痛、温觉减退。

第四节 神经反射检查

神经反射是由反射弧实现的，反射弧包括感受器、传入神经、神经中枢、传出神经和效应器等。反射弧中任一环节有病变都可影响反射，使其减弱或消失；反射又受高级神经中枢控制，如锥体束损害，可使受损部位以下的反射活动区失去抑制而出现反射亢进（图 3-11-1）。根据刺激的部位，可将反射分为浅反射和深反射两部分。

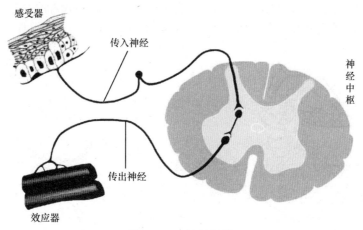

图 3-11-1 神经反射

检查注意事项：检查神经反射时要注意患者的体位，要使检查的反射弧神经处于松弛状态；要左右反射对称比较；要明确反射的分级和所代表的脊髓节段。

<h2 style="text-align:center">一、浅　反　射</h2>

浅反射系刺激皮肤或黏膜引起的反应。

1. 角膜反射（corneal reflex）　见脑神经检查。

2. 腹壁反射（abdominal reflex）　腹壁反射包括上、中、下 3 组。检查时嘱患者放松，用钝头竹签分别沿肋缘下（$T_{7\sim8}$）、脐平（$T_{9\sim10}$）及腹股沟上（$T_{11\sim12}$）的方向，由外向内轻划腹壁皮肤（图 3-11-2）。正常反应是局部腹肌收缩。上、中或下部反射消失分别见于上述不同平面的胸髓病损；双侧上、中、下部反射均消失见于昏迷和急性腹膜炎患者；一侧上、中、下部腹壁反射消失见于同侧锥体束病损。肥胖、老年及经产妇由于腹壁过于松弛也会出现腹壁反射减弱或消失，应予以注意。

3. 提睾反射（cremasteric reflex）　与检查腹壁反射相同，竹签由下而上轻划股内侧上方皮肤（图 3-11-2），可引起同侧提睾肌收缩，睾丸上提。双侧反射消失为 $L_{1\sim2}$ 脊髓病损；一侧反射减弱或消失见于锥体束损害。局部病变如腹股沟疝、阴囊水肿等也可影响提睾反射。

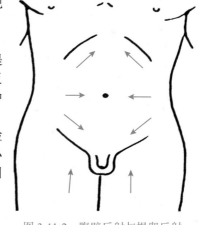

4. 跖反射（plantar reflex）　患者取仰卧位，下肢伸直，检查者手握患者踝部，用钝头竹签划其足底外侧，由足跟向前至小趾跖关节处转向拇趾侧，正常反应为足趾屈曲（即 Babinski 征阴性）。反射消失为 $S_{1\sim2}$ 脊髓病损。

5. 肛门反射（anal reflex）　用钝头竹签轻划肛门周围皮肤，可引起肛门外括约肌收缩。反射障碍为 $S_{4\sim5}$ 脊髓、肛尾神经病损。

图 3-11-2 腹壁反射与提睾反射

<h2 style="text-align:center">二、深　反　射</h2>

刺激肌腱和骨膜经深部感受器完成的反射称为深反射，又称腱反射。检查时患者要合作，肢体应放松；检查者叩击力量要均衡，两侧要对比。

反射程度通常分为以下几级。

（-）：反射消失。

（+）：反射存在，但无相应关节活动，为反射减弱，可为正常或病理状况。

（++）：肌肉收缩并导致关节活动，为正常反射。

（+++）：反射增强，可为正常或病理状况。

（++++）：反射亢进，并伴有非持续性的阵挛。

（+++++）：反射明显亢进并伴有持续性的阵挛。

1. 肱二头肌反射（biceps reflex） 患者前臂屈曲，检查者以左拇指置于肘部肱二头肌肌腱上，然后右手持叩诊锤叩击左拇指，可使肱二头肌收缩，前臂快速屈曲（图3-11-3）。反射中枢在$C_{5\sim6}$脊髓。

2. 肱三头肌反射（triceps reflex） 患者外展上臂，半屈肘关节，检查者用左手托住其上臂及右手，用叩诊锤直接叩击鹰嘴上方的肱三头肌肌腱，可使肱三头肌收缩，引起前臂伸展（图3-11-4）。反射中枢为$C_{6\sim7}$脊髓。

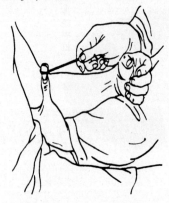 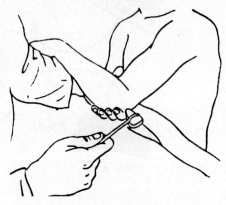

图 3-11-3　肱二头肌反射　　　　　　　　图 3-11-4　肱三头肌反射

3. 桡骨膜反射（radioperiosteal reflex） 被检者前臂置于半屈半旋前位，检查者以左手托住其腕部，并使腕关节自然下垂，随即以叩诊锤叩桡骨茎突，可引起肱桡肌收缩，发生屈肘和前臂旋前动作（图3-11-5）。反射中枢在$C_{5\sim6}$脊髓。

4. 膝反射（knee reflex） 坐位检查时，患者小腿完全松弛下垂，卧位检查时则患者取仰卧位，检查者以左手托住其膝关节使之屈曲约120°，用右手持叩诊锤叩击膝盖髌骨下方的股四头肌肌腱，可引起小腿伸展（图3-11-6）。反射中枢在$L_{2\sim4}$脊髓。

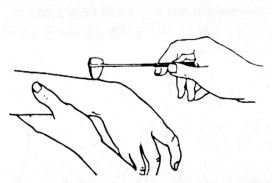 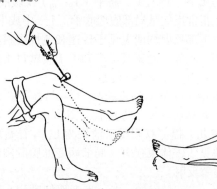

图 3-11-5　桡骨膜反射　　　　　　　　　图 3-11-6　膝反射

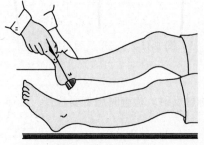

图 3-11-7　踝反射

5. 踝反射（achilles tendon reflex） 又称跟腱反射，患者取仰卧位，髋及膝关节稍屈曲，下肢取外旋外展位。检查者左手将患者足部背屈成直角，以叩诊锤叩击跟腱，反应为腓肠肌收缩，足向跖面屈曲（图3-11-7）。反射中枢为$S_{1\sim2}$脊髓。

三、病理反射

病理反射指锥体束病损时，大脑失去了对脑干和脊髓的抑制作用而出现的异常反射。在临床上也把阵挛和牵张反射（如霍夫曼征等）列为病理反射。1.5岁以内的婴幼儿由于神经系统发育不完善，也可出现这种反射，不属于病理性。

1. Hoffmann 征 反射中枢为$C_7\sim T_1$脊髓。该反射实际上为牵张反射，是深反射亢进的表现，也见于腱反射活跃的正常人。检查者左手持患者腕部，然后以右手中指与示指夹住患者中指并稍向上提，使腕部处于轻度过伸状态，以拇指迅速弹刮患者的中指指甲，引起其余四指轻度掌屈反应则为阳性。

笔记栏

2. 阵挛（clonus）　在锥体束病变水平以下，由于深反射亢进，当用力使相关肌肉处于持续性紧张状态时，该组肌肉发生节律性收缩，称为阵挛，常见的有以下两种。

（1）踝阵挛（ankle clonus）：患者取仰卧位，髋与膝关节稍屈，医师一手持患者小腿，一手持患者足掌前端，突然用力使距小腿关节背屈并维持之。阳性表现为腓肠肌与比目鱼肌发生连续性、节律性收缩而使足部出现交替性屈伸动作，系腱反射极度亢进。

（2）髌阵挛（patellar clonus）：患者下肢伸直，医师以拇指与示指控住其髌骨上缘，用力向远端快速连续推动数次后维持推力。阳性反应为股四头肌发生节律性收缩使髌骨上下移动，意义同上。

3. 病理征（图 3-11-8）

（1）Babinski 征：体位与检查跖反射一样，用竹签沿患者足底外侧缘，由后向前至小趾跟部并转向内侧，阳性反应为踇趾背伸，余趾呈扇形展开。

（2）Chaddock 征：用竹签在外踝下方由后向前划至趾跖关节处。阳性表现同 Babinski 征。

（3）Oppenheim 征：医师用拇指及示指沿患者胫骨前缘用力由上向下滑压。阳性表现同 Babinski 征。

（4）Gordon 征：检查时用手以一定力量捏压腓肠肌。阳性表现同 Babinski 征。

以上 4 种病理征临床意义相同，其中 Babinski 征是最典型的病理反射。

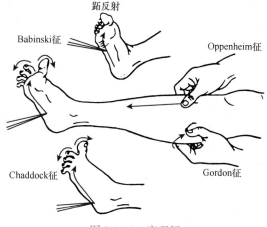

图 3-11-8　病理征

四、脑膜刺激征

脑膜刺激征为脑膜受激惹的体征，见于脑膜炎、蛛网膜下腔出血和颅内压增高等。

1. 颈强直　患者取仰卧位，检查者以一手托住患者枕部，另一只手置于胸前做屈颈动作，如这一被动屈颈检查时感觉到抵抗力增强，即为颈部阻力增大或颈强直。在排除颈椎或颈部肌肉局部病变后即可认为有脑膜刺激征。

2. Kernig 征　患者取仰卧位，一侧下肢髋、膝关节屈曲成直角，检查者嘱患者小腿抬高伸膝（图 3-11-9）。正常人膝关节可伸达 135° 以上，如伸膝受阻且伴疼痛与屈肌痉挛，则为阳性。

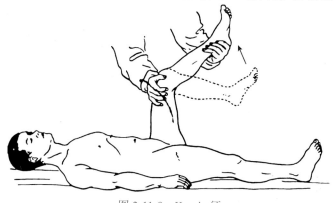

图 3-11-9　Kernig 征

3. Brudzinski 征　患者取仰卧位、下肢伸直，检查者一手托住患者枕部，另一手按于其胸前，当头部前屈时，双髋与膝关节同时屈曲则为阳性（图 3-11-10）。

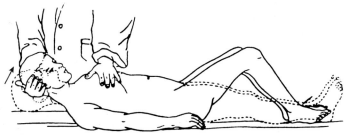

图 3-11-10　Brudzinski 征

第五节　自主神经功能检查

自主神经可分为交感与副交感两个系统，主要功能是调节内脏、血管与腺体等活动。大部分内脏受交感和副交感神经纤维的双重支配，在大脑皮质的调节下，协调整个机体内、外环境的平衡。临床常用检查方法有以下几种。

1. 眼心反射　患者取仰卧位、双眼自然闭合，计数脉率。医师用左手中、示指分别置于患者眼球两侧，逐渐加压，以患者不痛为限。加压 20～30s 后计数脉率，正常可减少 10～12 次 / 分，超过 12 次 / 分提示副交感（迷走）神经功能增强，迷走神经麻痹则无反应。如压迫后脉率非但不减慢反而加速，则提示交感神经功能亢进。

2. 卧立位试验　仰卧位计数脉率，然后起立站直，再计数脉率。如由卧位到立位脉率增加超过 10～12 次 / 分为交感神经兴奋性增强；由立位到卧位，脉率减慢超过 10～12 次 / 分则为迷走神经兴奋性增强。

3. 皮肤划痕试验　用钝头竹签在皮肤上适度加压划一条线，数秒后，皮肤先出现白色划痕（血管收缩）高出皮面，以后变红，属正常反应。如白色划痕持续较久，超过 5min，提示交感神经兴奋性增高；如红色划痕迅速出现、持续时间较长、明显增宽甚至隆起，提示副交感神经兴奋性增强或交感神经麻痹。

4. 竖毛实验　竖毛肌由交感神经支配。将冰块置于患者颈后或腋窝，数秒后可见竖毛肌收缩，毛囊处隆起如鸡皮。根据竖毛反射障碍的部位来判断交感神经功能障碍的范围。

5. Valsalva 动作　患者深吸气后，在屏气状态下用力做呼气动作 10～15s。计算此期间最长心搏间期与最短心搏间期的比值，正常人大于或等于 1.4；如小于 1.4，则提示压力感受器功能不灵敏或其反射弧的传入神经纤维或传出神经纤维损害。

（王　哲）

第 12 章 全身体格检查

第一节 全身体格检查的基本要求

全身体格检查（complete physical examination）是临床医师和医学生必备的基本功，也是评价和考核医师基本临床技能的重要组成部分。面对具体病例应能从头到脚全面系统地、井然有序地进行全身体格检查。本章旨在使医学生在系统地学习了各器官的检查之后，遵循一定的全身体格检查原则和规范，确保内容全面系统、顺序合理流畅，以提高体格检查的技能和质量。基本要求如下。

（1）全身体格检查的内容务求全面系统，便于完成住院病历规定的各项要求。重点检查的器官应更为深入细致，包括器官系统教学中要求的各项内容。

（2）全身体格检查的顺序应是从头到脚分段进行，强调一种合理、规范的逻辑顺序。如某些器官系统，如皮肤、淋巴结、神经系统，采取分段检查，统一记录。这样，不仅可以最大限度地保证体检的效率和速度，而且也可大大减少患者的不适和不必要的体位变动。

（3）遵循全身检查内容和顺序的基本原则，针对患者具体情况，可对个别检查顺序做适当调整。如一个严重腹痛的患者，腹部检查时采取视、听、叩、触顺序更好，并可以避免让患者反复地起身和卧位。检查的关键是以不增加患者痛苦为第一原则，同时切忌粗枝大叶、草率从事。

（4）体格检查应特别注意原则的灵活性。面对具体病例，如急诊、重症病例，可能需要简单体格检查后即着手抢救或治疗，遗留的内容待病情稳定后再做补充。

（5）全身体格检查的顺序：一般检查 / 生命体征→头颈部→前胸、侧胸部（心、肺），（患者取坐位）后背部（包括肺、脊柱、肾区、骶部），（卧位）腹部→上肢、下肢→肛门、直肠→外生殖器→神经系统（最后站立位）。

（6）为能正确分析和判断客观检查结果，强调边问边想边查，必要时需要重复的检查和核实，才能获得完整而正确的资料。尽量减少重复的次数和对患者的干扰。

（7）掌握检查的进度和时间。熟悉检查项目可以使体格检查从容不迫、井然有序地进行。为了避免检查给患者带来的不适或负担，一般应尽量在 30 ～ 40min 完成。

第二节 全身体格检查纲要

全身体格检查的基本项目根据上述要求拟定，遵循这一基本内容和逻辑顺序，有利于医学生养成良好的职业习惯和行为规范，亦极有利于保质保量完成住院病历规定的各项要求。

1. 一般检查 / 生命体征

（1）准备和清点器械。

（2）自我介绍（说明职务、姓名，并进行简短交谈以融洽医患关系）。

（3）观察发育、营养、面容、表情和意识等一般状态。

（4）当受检者在场时洗手。

（5）测量体温（腋温，10min）。

（6）触诊桡动脉至少 30s。

（7）用双手同时触诊双侧桡动脉，检查其对称性。

（8）计数呼吸频率至少 30s。

（9）测量右上肢血压两次。

2. 头颈部

（1）观察头部外形、毛发分布、异常运动等。

（2）触诊头颅。

（3）视诊双眼及眉毛。

（4）分别检查左、右眼的近视力（用近视力表）。

（5）检查下睑结膜、球结膜和巩膜。

（6）检查泪囊。

（7）翻转上睑，检查上睑、球结膜和巩膜。

（8）检查面神经运动功能（皱额、闭目）。

（9）检查眼球运动（检查6个方向）。

（10）检查瞳孔直接对光反射。

（11）检查瞳孔间接对光反射。

（12）检查集合反射。

（13）观察双侧外耳及耳后区。

（14）触诊双侧外耳及耳后区。

（15）触诊颞下颌关节及其运动。

（16）分别检查双耳听力（摩擦手指或用手表）。

（17）观察外鼻。

（18）触诊外鼻。

（19）观察鼻前庭、鼻中隔。

（20）分别检查左、右鼻道通气状态。

（21）检查上颌窦，注意肿胀、压痛、叩痛等。

（22）检查额窦，注意肿胀、压痛、叩痛等。

（23）检查筛窦，注意压痛。

（24）观察口唇、牙齿、上腭、舌质和舌苔。

（25）借助压舌板检查颊黏膜、牙齿、牙龈、口腔底。

（26）借助压舌板检查口咽部及扁桃体。

（27）检查舌下神经（伸舌）。

（28）检查面神经运动功能（露齿、鼓腮或吹口哨）。

（29）检查三叉神经运动支（触双侧嚼肌或以手对抗张口动作）。

（30）检查三叉神经感觉支（上、中、下3支）。

（31）暴露颈部。

（32）观察颈部外形和皮肤、颈静脉充盈和颈动脉搏动情况。

（33）检查颈椎屈曲及左右活动情况。

（34）检查副神经（耸肩及对抗头部旋转）。

（35）触诊耳前淋巴结。

（36）触诊耳后淋巴结。

（37）触诊枕后淋巴结。

（38）触诊颌下淋巴结。

（39）触诊颏下淋巴结。

（40）触诊颈前淋巴结浅组。

（41）触诊颈后淋巴结。

（42）触诊锁骨上淋巴结。

（43）触诊甲状腺软骨。

（44）触诊甲状腺峡部（配合吞咽）。

（45）触诊甲状腺侧叶（配合吞咽）。

（46）分别触诊左、右颈动脉。

（47）触诊气管位置。

（48）听诊颈部（甲状腺、血管）杂音。

3. 前胸、侧胸部

（1）暴露胸部。

（2）观察胸部外形、对称性、皮肤和呼吸运动等。

（3）触诊左侧乳房（4个象限及乳头）。

（4）触诊右侧乳房（4个象限及乳头）。

（5）用右手触诊左侧腋窝淋巴结。

（6）用左手触诊右侧腋窝淋巴结。

（7）触诊胸壁弹性、有无压痛。

（8）检查双侧胸廓扩张度（上、中、下，双侧对比）。

（9）检查双侧触觉语颤（上、中、下，双侧对比）。

（10）检查有无胸膜摩擦感。

（11）叩诊双侧肺尖。

（12）叩诊双侧前胸和侧胸（自上而下、由外向内，双侧对比）。

（13）听诊双侧肺尖。

（14）听诊双侧前胸和侧胸（自上而下、由外向内，双侧对比）。

（15）检查双侧语音共振（上、中、下，双侧对比）。

（16）观察心尖冲动、心前区搏动，切线方向观察。

（17）触诊心尖冲动（两步法）。

（18）触诊心前区。

（19）叩诊左侧心脏相对浊音界。

（20）叩诊右侧心脏相对浊音界。

（21）听诊二尖瓣区（频率、节律、心音、杂音、摩擦音）。

（22）听诊肺动脉瓣区（心音、杂音、摩擦音）。

（23）听诊主动脉瓣区（心音、杂音、摩擦音）。

（24）听诊主动脉瓣第二听诊区（心音、杂音、摩擦音）。

（25）听诊三尖瓣区（心音、杂音、摩擦音）。

（26）用膜型胸件，酌情用钟型胸件补充。

4. 背部

（1）请受检者坐起。

（2）充分暴露背部。

（3）观察脊柱、胸廓外形及呼吸运动。

（4）检查胸廓活动度及其对称性。

（5）检查双侧触觉语颤。

（6）检查有无胸膜摩擦感。

（7）请被检者双上肢交叉。

（8）叩诊双侧后胸部。

（9）叩诊双侧肺下界。

（10）叩诊双侧肺下界移动度（肩胛线）。

（11）听诊双侧后胸部。

（12）听诊有无胸膜摩擦音。

（13）检查双侧语音共振。

（14）触诊脊柱有无畸形、压痛。

（15）直接叩诊法检查脊柱有无叩击痛。

（16）检查双侧肋脊点和肋腰点有无压痛。

（17）检查双侧肋脊角有无叩击痛。

5. 腹部

（1）正确暴露腹部。

（2）请受检者屈膝、放松腹肌，双上肢置于躯干两侧，平静呼吸。

（3）观察腹部外形、对称性、皮肤、脐及腹式呼吸等。

（4）听诊肠鸣音至少 1min。

（5）听诊腹部有无血管杂音。

（6）叩诊全腹。

（7）叩诊肝上界。

（8）叩诊肝下界。

（9）检查肝有无叩击痛。

（10）检查移动性浊音（经脐平面先左后右）。

（11）浅触诊全腹部（自左下腹开始、逆时针触诊至脐部结束）。

（12）深触诊全腹部（自左下腹开始、逆时针触诊至脐部结束）。

（13）训练患者作加深的腹式呼吸 2 ～ 3 次。

（14）在右锁骨中线上，单手法触诊肝。

（15）在右锁骨中线上，双手法触诊肝。

（16）在前正中线上，双手法触诊肝。

（17）检查肝 - 颈静脉回流征。

（18）检查胆囊点有否触痛。

（19）双手法触诊脾。

（20）如未能触及脾，嘱被检者取右侧卧位，再触诊脾。

（21）双手法触诊双侧肾。

（22）检查腹部触觉（或痛觉）。

（23）检查腹壁反射。

6. 上肢

（1）正确暴露上肢。

（2）观察上肢皮肤、关节等。

（3）观察双手及指甲。

（4）触诊指间关节和掌指关节。

（5）检查指关节运动。

（6）检查上肢远端肌力。

（7）触诊腕关节。

（8）检查腕关节运动。

（9）触诊双肘鹰嘴和肱骨髁状突。

（10）触诊滑车上淋巴结。

（11）检查肘关节运动。

（12）检查屈肘、伸肘的肌力。

（13）暴露肩部。

（14）视诊肩部外形。

（15）触诊肩关节及其周围。

（16）检查肩关节运动。

（17）检查上肢触觉（或痛觉）。

（18）检查肱二头肌反射。

（19）检查肱三头肌反射。

（20）检查桡骨骨膜反射。

（21）检查 Hoffmann 征。

7. 下肢

（1）正确暴露下肢。

（2）观察双下肢外形、皮肤、趾甲等。

（3）触诊腹股沟区有无肿块、疝等。

（4）触诊腹股沟淋巴结横组。

（5）触诊腹股沟淋巴结纵组。

（6）触诊股动脉搏动，必要时听诊。

（7）检查髋关节屈曲、内旋、外旋运动。

（8）检查双下肢近端肌力（屈髋）。

（9）触诊膝关节和浮髌试验。

（10）检查膝关节屈曲运动。

（11）检查髌阵挛。

（12）触诊距小腿关节及跟腱。

（13）检查有无压凹性水肿。

（14）触诊双足背动脉。

（15）检查距小腿关节背屈、跖屈活动。

（16）检查双足背屈、跖屈肌力。

（17）检查距小腿关节内翻、外翻运动。

（18）检查屈趾、伸趾运动。

（19）检查下肢触觉（或痛觉）。

（20）检查膝腱反射。

（21）检查跟腱反射。

（22）检查 Babinski 征。

（23）检查 Oppenheim 征。

（24）检查 Kernig 征。

（25）检查 Brudzinski 征。

（26）检查 Lasegue 征。

8. 肛门、直肠（仅必要时检查）

（1）嘱受检者取左侧卧位，右腿屈曲。

（2）观察肛门、肛周、会阴区。

（3）戴上手套，示指涂以润滑剂行直肠指检。

（4）观察指套有否分泌物。

9. 外生殖器（仅必要时检查）

（1）解释检查的必要性，消除顾虑，保护隐私。

（2）确认膀胱已排空，受检者取仰卧位。

男性：

视诊阴毛、阴茎、冠状沟、龟头、包皮。

视诊尿道外口。

视诊阴囊，必要时做提睾反射。

触诊双侧睾丸、附睾、精索。

女性：

视诊阴毛、阴阜及大、小阴唇，以及阴蒂。

视诊尿道口及阴道口。

视诊阴阜及大、小阴唇。

触诊尿道旁腺、前庭大腺。

10. 共济运动、步态与腰椎运动

（1）请被检者站立。

（2）指鼻试验（睁眼、闭眼）。

（3）检查双手快速轮替运动。

（4）观察步态。

（5）检查屈腰运动。

（6）检查伸腰运动。

（7）检查腰椎侧弯运动。

（8）检查腰椎旋转运动。

第三节 特殊情况的体格检查

因为患者存在心理、生理的缺陷及病情危重，不能配合医师按常规方法和顺序进行全身检查；有时因为患者在院外，如家中或户外发生意外需诊治，但又缺乏必要的设备条件，医师应该视情况调整检查方法和顺序，应用灵活的策略进行体格检查。

一、智力障碍的患者

智力障碍的患者可能不能理解检查意图、不能回忆起过去的经历、不适应检查方法、恐惧或害怕，而不能配合检查。在此情况下医师应该尽量为患者创造安静、舒适的检查环境；应该找患者的家人或朋友在场协助检查；应该注意保护患者隐私，从而减少患者的顾虑，博得其信任。在检查的过程中，医师的动作应轻柔、细致，仔细观察患者的动作和反应，明确检查的关键和重点，必要时可分次进行。

1. 智力障碍的小儿 检查必须包括以下几部分。

（1）发育的评价、身高、体重、生长时期年长儿的性征及活动能力等。

（2）确定伴随的各系统异常，如神经系统、心血管系统等。

（3）除智力障碍之外无其他症状的患儿，重点检查部位包括：①身体的比例；②头围和头型；③毛发质地、皮损和皮疹；④视听功能；⑤上腭完整性、舌的大小和牙齿健康状况；⑥心脏杂音；⑦骨关节畸形；⑧神经功能失常等。

2. 智力障碍的成人缺乏其他特殊症状者 检查应注意包括以下几部分。

（1）确定各部分的功能状态：①运动和认知能力，了解患者进食、排便、个人卫生自理的能力；②语言和理解能力；③视听能力；④牙齿健康状况；⑤营养状态。

（2）年貌、性别是否相符，包括乳腺、盆腔检查。

（3）重点检查部位包括：①一般状态；②皮肤损害：有否皱缩、压迫性损伤、自伤或真菌感染；③听力测定：必要时由电测听试验确定；④视力检查：观察对视觉刺激的反应，设法进行眼底检查，包括必要时镇静、散瞳等；⑤口腔检查：注意龋齿、牙周病与念珠菌感染；⑥心脏检查：注意异常心音和杂音；⑦骨骼肌肉系统检查：注意张力、肌力、关节畸形、主动与被动活动的范围等；⑧神经系统检查：注意吞咽、咀嚼、吸吮、肌肉伸缩及对称性、步态与动作的协调性等。

二、心理障碍的患者

对于情绪障碍或精神疾病患者，可能由于敌意、不合作而影响检查。此时，医师可以在有经验的工作人员或家人的抚慰和帮助下，尽快完成体格检查，必要时可在应用镇静药或做适当约束后进行全身及重点检查。

三、生理缺陷的患者

对于生理缺陷的患者，可能由于变动体位困难，医师检查时可以在助手配合下，视情况调整检查方法和顺序，用缓慢、轻柔的手法来完成。需要特别注意与主诉、现病史有关的器官系统。

1. 卧床的患者 对于卧床的患者进行全身检查时，检查者需要变动自己的位置和调整检查方法来完成检查项目。如心脏检查有时需要变动体位进行听诊，而患者又不能下蹲或做法氏动作，可以让患者握拳、被动抬腿或用血压计袖带压迫双臂等方法增加回心血量，从而对心音和杂音进行鉴别；肺部检查有时需助手帮助翻身以完成侧面及背部的叩诊与听诊；直肠检查时可以采用左侧卧位的方式进行触诊，注意屈髋、屈膝，右腿应尽量完全屈曲，同时还可检查背部，如检查压疮和叩诊脊柱；检查骨骼肌肉系统关节活动范围时可通过被动运动来判断，合作的患者可通过抬腿、抬头了解肌力；眼底检查有时不得不在头端用右眼观察患者的左眼，患者不能坐起或站立；神经系统检查通常无太多困难。

2. 轮椅上的患者 对于轮椅上的患者进行全面检查时，头颈、心肺、四肢的检查与坐位患者相同，但腹部、直肠、外生殖器、臀部等部位的检查则可能不理想，必要时应转移至检查床上进行检查。

四、检查环境条件不充分

若在患者家里，没有检查器械，室内光线不足，温度过低，患者所处的位置较检查台低，医师进行体格检查时必须携带检查器械及必要的工具。如果患者可以活动而又能合作，一般完成检查无困难；如其不配合，最好有助手或家人在场协助完成。检查结束后应清洁和消毒器械，并将用过的一次性消耗物品装袋处理。

五、应急情况下的体格检查

有时在商场、运动场、公交车或飞机上等场所会遇到一些意外的救援要求和危及生命的急诊患者，在缺乏必要器械的情况下，医师应迅速、灵活地应对这些应急事件。最重要的是严密观察生命体征，在抢救的过程中及时发现、准确记录重要器官的一些检查，如神志状态、瞳孔大小、对光反射、眼球活动、语言及心、肺听诊和四肢活动度等与生命相关或创伤部位有关的体征，为进一步抢救或治疗的方案提供依据。如路遇严重胸痛急性发作的患者，首先是察言观色，了解患者神志、呼吸和循环情况，以确定危急程度，触诊颈动脉或桡动脉搏动，或用耳贴近胸壁直接听诊心脏搏动，可对心率、节律及强度做出初步判断，然后确定处理的方案。

第四节　重点体格检查

全身体格检查对初学者十分重要，对无主诉患者或做体格检查者具有筛查（screening）的作用，建立完整的医疗保健档案也是必不可少的。但在日常医疗工作中，接诊患者时间有限，面对具体患者，医师通过问诊已经获得病史，通过综合分析已勾画出疾病诊断的假设，对患病的器官系统和病变的类型可能已有初步印象。在此基础上进行体格检查带有很强的目的性和针对性，是为了寻找引起症状的原因，进一步明确患者的诊断，也就是基于问诊中的诊断假设，排除可能性较小的疾病，寻找支持诊断的依据，进行有的放矢的重点体格检查（problem-focused physical examination）。重点体格检查顺序与全身体格检查基本一致，但应根据患者的体位和病情做适当调整，尽量减少患者的不适，检查也应符合逻辑。检查者应考虑全身其他部位需要筛查的项目和可能需要的特殊手法，以澄清可疑问题，明确诊断。如患者主诉为腹部包块，体格检查时就必须特别注意澄清该包块存在与否，以及包块的各种特征。这是较全身体格检查更高级、更精炼的体格检查，适用于门诊或急诊患者及值班医师收治住院患者的检查，能反映出医师分析问题、综合判断的临床思维能力。其注意事项如下。

（1）首先应做生命体征的检查，包括体温、脉搏、呼吸、血压。

（2）坐、卧位患者检查顺序与全身检查一致，只是应有选择性地进行。

（3）对于重点、深入的器官系统，视、触、叩、听必须全面系统。

（4）可增加一定的特殊检查方法，使阳性发现更加明确，更具有诊断价值。

（5）检查中亦应对有疑虑的问题——澄清，即注意相关的阴性结果，以便排除可能性小的诊断。

（6）当体格检查有新的发现，用原有假设不能解释时，应重新仔细问诊，提出新的诊断假设后再做检查。

第五节　全身与重点体格检查中常见的问题

上述列举的全身体格检查和重点检查项目，对初学者来说是相当困难的。因此从学习开始，应不断强化、不断完善，重视难点，避免错误，使检查全面系统、重点突出、从容流畅、取舍得当，并能做到体格检查时仪态大方、言语恰当、手法规范。下面列举全身检查中容易出现的一些问题，供初学者借鉴。

1. 缺乏职业训练　对各部分检查内容和顺序心中无数。

2. 缺乏思想准备和组织安排　使检查项目遗漏，顺序颠倒。

3. 问诊不详　疾病史不明确，导致检查重点不突出。

4. 检查器械准备不充分或不会使用　如检眼镜、压舌板、听诊器、叩诊锤等。

5. 容易忽略的部位　耳、鼻、颈部血管、腋窝、腹股沟、肛门直肠和生殖系统。

6. 易忽略的技术难点　眼外肌的检查及其意义、甲状腺触诊、气管移位、触觉语颤的改变、各种呼吸音和心脏舒张期杂音的识别、神经系统检查等。

7. 判断的难点　气管移位、颈静脉怒张、触觉语颤的改变、呼吸音的性质、收缩期杂音的意义、腹部压痛与张力、腹部包块、肝脾大及神经系统检查结果的判断等。

8. 记录的难点　心脏大小的描述、心脏杂音的描述、呼吸音的性质、脾大小的记录等。

（卢书明　刘　荣）

第四篇　辅助检查

第13章　心　电　图

第一节　临床心电学的基本知识

心脏机械收缩之前，先产生电激动，心房和心室的电激动可经人体组织传到体表。1887年，A.D.沃勒即证明了跳动的心脏能够产生电流，但直到1903年，Einthoven制造了一个被称为"弦线电流计"的仪器，其敏感性足以测出电脉冲，人们才得以首次记录下心脏的电活动变化。利用心电图机从体表记录心脏每一心动周期所产生电活动变化的曲线图形，即心电图（electrocardiogram，ECG），心电图被广泛地用于多种心脏疾病的诊断，如心律失常和心肌损害等。

一、心电图产生原理

（一）心肌细胞电流的产生

心肌细胞在除极和复极过程中，由于在心肌细胞两端出现了电位差而形成电流。图4-13-1显示，在静息状态下，细胞膜外带正电荷，细胞膜内为负电荷，细胞膜内外的电位差是静息电位，此时细胞膜外均匀分布着正电荷，由于细胞两端没有电位差，因而没有电流产生。当心肌细胞发生除极时，首先是心肌细胞一端受到刺激，而后细胞膜钠通道开放，大量Na^+进入细胞内，细胞内电位升高，细胞外电位降低，除极从细胞的一端向未除极的一端发展，细胞已除极的部分电位低，而未除极的部分电位高，这样细胞两端就出现了电位差而形成电流。除极进行完毕后，细胞膜外变成均匀的负电位，称为除极状态。心肌细胞完成除极过程之后，立即进入复极过程，最先除极的细胞部分最先复极。此时，已复极一端的细胞膜外为正电荷，未复极一端的细胞膜外为负电荷，细胞膜外的两端又出现了电位差而形成电流。从图4-13-1中可以看出，细胞的除极方向和除极时产生的电流方向一致，而复极方向与复极时产生的电流方向相反。

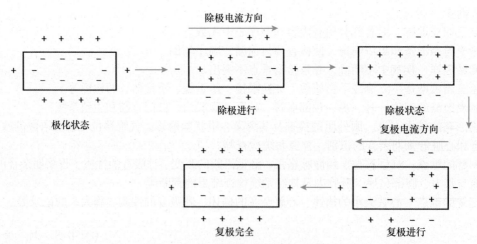

图4-13-1　心肌细胞的除极与复极

（二）心肌细胞产生的电流与图形描记

由上述可知，细胞在静息状态和除极状态时，由于细胞膜外两端无电位差而无电流产生；细胞在除极和复极过程中，由于细胞膜外两端出现电位差而产生电流。在描记心肌细胞产生的电流图形时，遵循以下原则：①静息状态和除极状态时无电流产生，描记图形是一段直线（基线或等电位线）；②除极和复极过程中产生的电流，只要电流方向指向探测电极，描记图形向上（以等电位线为基准）；③除极和复极过程中产生的电流，只要电流方向背离探测电极，描记图形向下（以等电位线为基准）；④由于复极过程进行缓慢（钠 - 钾泵作用），复极过程中产生的电流描记图形是宽而圆钝的波；⑤电位差越大电位强度也越大，描记图形幅度也越大，见图 4-13-2。

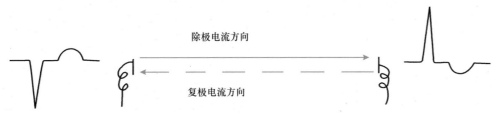

图 4-13-2　心肌细胞产生的电流与图形描记

（三）心脏的除极、复极特点和心电图图形描记

心脏是由许多心肌细胞组成的，心脏的除极和复极与单个心肌细胞的除极和复极存在不同的特点（图 4-13-3）。

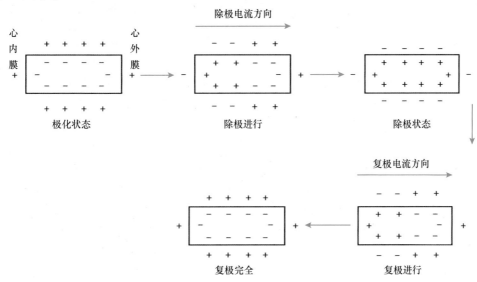

图 4-13-3　心室壁的除极与复极

静息状态下，心室壁的心肌无电位差，心室壁外的探测电极描记一段等电位线。心室的除极是由心内膜向心外膜进行的，在心室除极过程中心室壁外的探测电极描记的图形是向上的。除极完毕，心室处于除极状态，由于心室壁无电位差，心室壁外的探测电极描记的图形是一段等电位线。心室的复极顺序与单个心肌的复极顺序不一样，正常人心室的除极从心内膜推向心外膜，而复极则从心外膜开始，向心内膜方向推进，因此在正常人的心电图中，心室壁外的探测电极记录到的复极波方向常与除极波主波方向一致，这与单个心肌细胞复极过程正好相反，复极图形方向也相反。

（四）探测电极位置、电流方向与描记图形关系

心脏除极和复极产生的电流，由于探测电极位置不同，所描记的图形也不一样。图 4-13-4 显示，A、B、C、D、E 各个位置的电极所描记的图形有很大的差异，但这些图形的描记同样遵循图 4-13-2 段落中的原则。由此可知，在体表上不同位置的探测电极，它们所描记的心电图图形是不相同的。

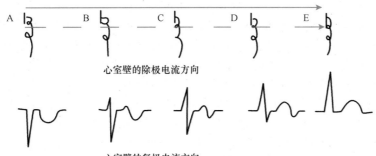

图 4-13-4　探测电极位置、电流方向与图形描记关系

（五）心电向量

体表不同位置的探测电极所探测到的电位强度与以下因素有关：①与心肌细胞的数量（或心肌厚度）呈正比关系；②与探测电极和心脏之间的距离呈反比关系；③与探测电极的方位和心脏除极、复极方向所构成的角度有关，角度越小电位越强，反之越弱（图4-13-5）。这种既具有强度、又具有方向性的电位幅度，称为心电向量（vector），一般常用箭头表示其方向，线段长度表示电位强度。心脏在除极和复极过程中，由于心脏解剖结构和各个部位电活动相当复杂，心脏不能像单个心肌细胞或一整块规则的心肌那样，形成单一的心电向量，而是错综复杂的向量纠结在一起，但一般均按下列原理合成为心电综合向量（resultant vector）：同轴的两个或多个心电向量，方向相同者其幅度相加，综合向量方向不变；方向相反者则相减，综合向量方向与向量大的一致。两个或两个以上的心电向量方向构成一定角度，则可应用物理力学合力原理将它们两者分别按角度和幅度构成平行四边形，取其对角线为综合向量（图4-13-6）。在体表所采集到的心电变化，乃是参与电活动的全部心肌细胞的电位变化按上述原理所综合的结果。

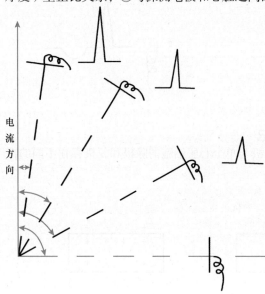

图 4-13-5　测电极和电流方向形成的夹角与图形变化

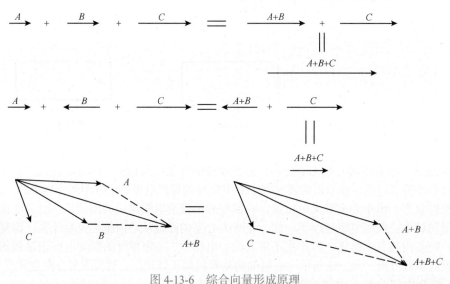

图 4-13-6　综合向量形成原理

二、心电图各波段的组成和命名

（一）心脏激动顺序与心电图的关系

心脏的传导系统由窦房结、结间束（分为前、中、后结间束）、房间束（起自前结间束，称Bachmann束）、房室交界区（房室结、希氏束）、束支（分为左、右束支，左束支又分为左前分支和左后分支）及浦肯野纤维（Pukinje fiber）构成。由于房室交界区传导较慢，心房先除极和复极，适度延时（延迟时间取决于房室交界区传导时间）后才是心室的除极和复极。这样，在描记心电图的时候，每个心动周期首先描记的是心房的除极波和复极波，然后是心室的除极波和复极波，心室在除极波之前还有一段房室交界区传导时期所描记到的波（图4-13-7）。由图4-13-2可知，相对于心房和心室各自的除极波而言，复极波是宽而圆钝的波，而心房的复极波由于电位幅度很小，普通心电图机的灵敏度又不能够感应到，因此心房的复极波常被描记成一段等电位线（图4-13-7）。由于心室肌的厚度远比心房肌厚，心室的除极向量比心房的要强很多，因此，心室的除极波幅度要比心房的大许多。

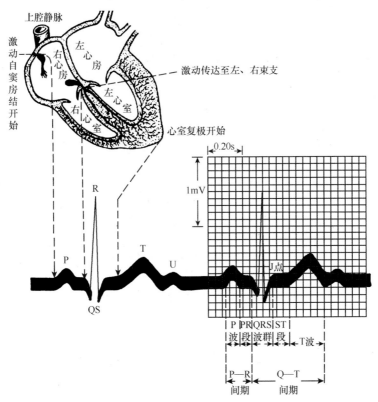

图 4-13-7 心脏激动顺序与心电图的关系及心电图各波段

（二）心电图各波段组成和命名

正常心电活动始于窦房结，兴奋心房的同时经结间束传导至房室结（激动传导在此处延迟 0.05～0.07s），然后循希氏束→左、右束支→浦肯野纤维顺序传导，最后兴奋心室。这种先后有序的电激动的传播，引起一系列电位改变，形成了心电图上的相应的波段。由于上述特点，心电图各波段的命名遵循以下原则（图 4-13-7）：①先找出幅度最大的波，此波是心室的除极波，反映心室的除极过程，命名为 QRS 波群。② QRS 波群之后，较宽而圆钝的波是 T 波，它是心室的快速复极期。QRS 波群结束至 T 波的开始，是心室的缓慢复极期，称为 ST 段，由于此时期心室的复极电位极小，常被描记成一段等电位线，QRS 波群结束与 T 波的开始有一转折点，称为 J 点。ST 段和 T 波反映心室的复极过程。③ QRS 波群之前小而圆钝的波是心房的除极波，反映心房的除极过程，命名为 P 波。④ P 波结束至 QRS 波群开始，称为 PR 段（实为 PQ 段，传统称为 PR 段，包含心房复极过程的 Pta 段），反映心房的复极过程（Pta 段）和房室交界区传导的电活动。由于心房的复极过程和房室交界区传导过程产生的电位很小，普通心电图机灵敏度又不够高，PR 段常被描记成一段等电位线。P 波和 PR 段合计为 P—R 期间，始于心房开始除极、终于心室开始除极。⑤ QRS 波群开始至 T 波结束，称为 Q—T 间期，反映心室的除极和复极全过程。⑥ U 波，正常成人的 U 波可出现在 T 波后 0.02～0.04s，U 波的方向与 T 波方向基本一致，波幅一般较小，可能与部分心肌复极延迟有关。

（三）QRS 波群各种变化类型的命名

QRS 波群是一组综合波，它由 3 种波组成：Q 波、R 波和 S 波。QRS 波群有许多变化类型，对这些变化类型的 QRS 波群命名遵循以下原则（图 4-13-8）：①波幅在 5mm 以上的波（等电位线以上或以下均可）大写；波幅在 5mm 以下的波（等电位线以上或以下均可）小写。②首先出现的位于等电位线以上的正向波称为 R（r）波，如果有两个 R（r）波，则第 2 个 R（r）波写成 R′（r′），以表明此波在 R（r）波之后。③第 1 个 R（r）波前的负向波（以等电位线为基准）是 Q（q）波，R（r）波之后的第 1 个负向波（以等电位线为基准）是 S（s）波；如果有两个 S（s）波，第 2 个 S（s）波写成 S′（s′），依次类推。

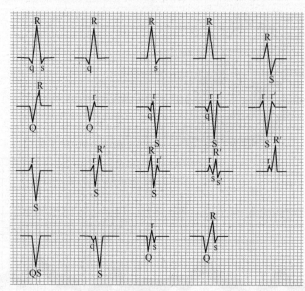

图 4-13-8　QRS 波群各种变化类型和命名

三、心电图的导联体系

　　临床心电图，是心电图机通过体表探测电极采集电信号，又经电信号转换绘制成图形而成的。将探测电极放置在体表的任意两点，就可以测出心脏的电位变化，这两点就可以构成一个导联。在长期的临床心电图实践中，已形成了一个由 Einthoven 创设而目前广泛采纳的国际通用导联体系（lead system），称为常规 12 导联体系。

　　1. 肢体导联　包括标准双极肢体导联Ⅰ、Ⅱ、Ⅲ及加压单极肢体导联 aVR、aVL、aVF。标准导联为双极导联，反映两个电极所在部位之间的电位差变化；加压单极肢体导联属单极导联，基本上代表检测部位的电位变化。肢体导联电极主要放置于右臂（R）、左臂（L）、左腿（F），连接这 3 点即成为所谓 Einthoven 三角（图 4-13-9）。各肢体导联的电极位置和正负极连接方式如表 4-13-1 所示。

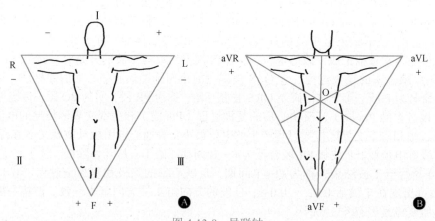

图 4-13-9　导联轴

表 4-13-1　肢体导联电极位置与肢体导联六轴系统方向

导联	正极	负极	导联在六轴系统的方向
Ⅰ	L	R	0°
Ⅱ	F	R	+60°
Ⅲ	F	L	+120°
aVR	R	中心电端	−120°
aVL	L	中心电端	−30°
aVF	F	中心电端	+90°

在每一个标准导联正负极间均可画出一条假想的直线,称为导联轴,由负极指向正极的方向则是该导联轴的方向。为便于表明 6 个导联轴之间的方向关系,将 Ⅰ、Ⅱ、Ⅲ 导联的导联轴平行移动,使之与 aVR、aVL、aVF 的导联轴一并通过坐标图的轴中心点,便构成额面六轴系统(hexaxial system)(图 4-13-10)。此坐标系统采用 ±180° 的角度标志。以左侧为 0°,顺时针的角度为正,逆时针者为负。每个导联轴从中心点被分为正负两半,每个相邻导联间的夹角为 30°(图 4-13-10),这对测定心脏的额平面平均心电轴很有帮助,对分析各肢体导联 QRS 波群波形关系也有参考意义。

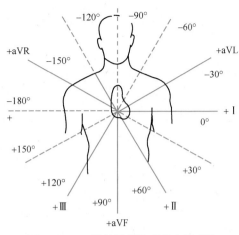

图 4-13-10　肢体导联组成的六轴系统

2. 胸前导联　属单极导联,导联的正极安放在胸前的固定位置(图 4-13-11),将另 3 个肢体导联连接在一起,并分别各串 5000Ω 以上的电阻,使其电位接近"0",并设为胸前导联共同的负极,亦称中心电端或零电势点。胸前导联的正极分别称为 V_1、V_2、V_3、V_4、V_5、V_6 导联,其电极安放的具体位置和作用见表 4-13-2。

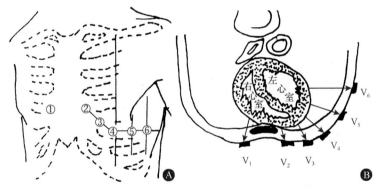

图 4-13-11　胸导联检测电极位置与心室壁部位关系

A. 胸导联检测电极位置;B. 胸导联检测电极位置与心室壁部位关系

3. 特殊导联　标准的体表 12 个导联心电图,基本能从心脏的前面、左侧面、下面、左右高侧面描记心电图(图 4-13-9,图 4-13-11),但是心脏的右侧面和心脏的后面等尚无电极描记。为了能更全面地描记心电图,在需要的时候,通常还选用一些特殊的导联(表 4-13-3)。

表 4-13-2　常规胸导联的电极位置与作用

导联	正极位置	负极位置	导联作用
V_1	胸骨右缘第 4 肋间隙	中心电端	反映右心室壁改变
V_2	胸骨左缘第 4 肋间隙	中心电端	反映右心室壁改变
V_3	V_2 与 V_4 连线的中点	中心电端	反映左心室、右心室移行变化
V_4	左锁骨中线与第 5 肋间隙相交处	中心电端	反映左心室、右心室移行变化
V_5	左腋前线 V_4 水平处	中心电端	反映左心室壁改变
V_6	左腋中线 V_4 水平处	中心电端	反映左心室壁改变

表 4-13-3　特殊导联的位置与作用

导联	正极位置	负极位置	导联作用
V_7	左腋后线 V_4 水平处	中心电端	反映左心室壁改变
V_8	左肩胛下角线 V_4 水平处	中心电端	诊断后壁心肌梗死
V_9	左脊旁线 V_4 水平处	中心电端	诊断后壁心肌梗死
$V_{3R} \sim V_{5R}$	右胸部与 $V_3 \sim V_5$ 对称处	中心电端	诊断右心病变

第二节 心电图的测量和正常数据

一、心电图测量

（一）心率的计算方法

心电图中的心率有两种，即心房率和心室率，正常情况下心房率＝心室率。心房率＝60/P—P间期（s），心室率＝60/R—R间期（s），心律不齐时应连续测量6～10个P—P间期或R—R间期，求其平均值后代入公式中分别计算心房率和心室率。标准情况下将心电图机的走纸速度设置为25mm/s，相应地，心电图纸中每个小方格的距离所代表的时间为0.04s，由5个小方格所组成的1个中方格的距离所代表的时间即为0.20s，也可以这样计算心率：心房率＝300/P—P间期中方格数，心室率＝300/R—R间期中方格数。经验目测法更能快捷计算心率：心电图纸中，每5个小方格组成一个中方格，P—P（或R—R）间期对应的中方格数是2，对应心率为150次/分；P—P（或R—R）间期对应的中方格数是3，对应心率为100次/分；P—P（或R—R）间期对应的中方格数是4，对应心率为75次/分；P—P（或R—R）间期对应的中方格数是5，对应心率为60次/分；P—P（或R—R）对应的中方格数是6，对应心率为50次/分。经验目测法只适用于心律整齐的心电图。正常成人在安静状态下的心率为60～100次/分，运动员心率也可＜60次/分，但基本＞50次/分。

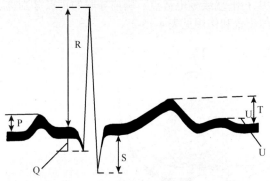

图4-13-12 心电图波形振幅测量方法

（二）各波段振幅的测量

测量正向波（等电位线以上的波）的高度，应从等电位线上缘垂直地测量到波的顶点；测量负向波（等电位线以下的波）的深度，应从等电位线下缘垂直地测量到波的最底端。振幅单位以mV（毫伏）表示，要注意根据所选择的每毫伏波幅标准换算振幅数值，一般常选择每毫伏电压波幅10mm，这样波幅每增高1mm等于0.1mV的电压（图4-13-12）。

（三）各波段时间的测量

选择波形比较清晰的导联，从波的内缘测量到终点的内缘。测量单位以s（秒）表示，注意根据走纸速度换算具体数值，一般常选择25mm/s的走纸速度，1mm=0.04s，见图4-13-13。

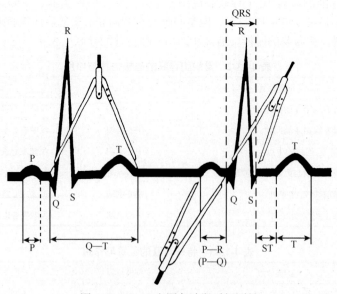

图4-13-13 心电图各波段时间测量

（四）平均心电轴

心电图学中，平均心电轴（mean QRS axis）是指QRS波群综合向量在额面上投影的方向（角度）。一般采用心电轴与Ⅰ导联正（左）侧段之间的角度来表示平均心电轴的偏移方向，正常的平均 QRS 波群心电轴通常指向右下象限（图 4-13-14）。除测定 QRS 波群电轴外，还可用同样方法测定 P 波和 T 波电轴。Ⅰ、Ⅱ、Ⅲ 都是双极并相交的导联，它们都在同一个平面上，这个平面即是额平面。通常选用 Ⅰ 和 Ⅲ 来测算平均心电轴。

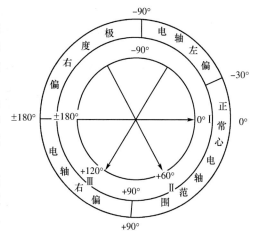

图 4-13-14　正常心电轴及其偏移

测算平均心电轴的方法：①目测法。目测 Ⅰ 和 Ⅲ 导联 QRS 波群的主波方向，估测电轴是否发生偏移：若 Ⅰ 和 Ⅲ 导联的 QRS 波群主波均为正向波，可推断电轴不偏；若 Ⅰ 导联出现较深的负向波，Ⅲ 导联主波为正向波，则属电轴右偏；若 Ⅲ 导联出现较深的负向波，Ⅰ 导联主波为正向波，则属电轴左偏；若 Ⅰ 和 Ⅲ 导联的 QRS 波群主波均为负向波，可推断电轴为极度右偏。目测法只适合对平均心电轴进行粗略的定性判断（图 4-13-15）。②查表法。分别精确计算 Ⅰ 和 Ⅲ 导联 QRS 波群各振幅的代数和，然后在附表中查出心电轴的具体度数，查表法不仅可以定性，更能定量地测算出平均心电轴。

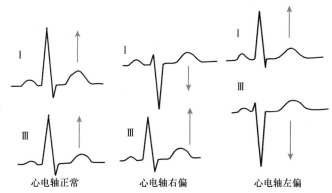

图 4-13-15　目测法测量平均心电轴（箭头指示 QRS 波群主波方向）

正常人的平均心电轴可变动于 -30° ～ +90°。电轴在 -90° ～ -30° 为心电轴左偏，常见于横位心（如肥胖、高度腹水、妊娠晚期）、左心室肥大、左前分支传导阻滞等；+90° ～ +180° 为心电轴右偏，见于右心室肥厚和正常的垂位心；电轴顺时针偏移大于 +110°，常见于重度右心室肥厚和左后分支传导阻滞；-180° ～ -90° 为心电轴极度右偏或称为不确定电轴（indeterminate axis）。

（五）心脏循长轴转位

心脏的长轴，指心脏底部的中央到心尖相连的轴。由心尖方向进行观察，心脏可能发生循其长轴钟向转位。通常，通过胸导联 QRS 波群的变化来推断心脏的钟向转位。

1. 顺时针转位（clockwise rotation） 右心室波形向左移，常使正常应在 V_3、V_4 导联见到的左心室、右心室过渡区波形 RS，出现在 V_5、V_6 导联上，甚至在 V_5、V_6 导联上出现右心室波形 rS。轻度顺时针转位可见于正常人，明显顺时针转位多见于右心室肥厚（图 4-13-16）。

2. 逆时针转位（counterclockwise rotation） 左心室波形向右移，常使正常应在 V_3、V_4 导联见到的左心室、右心室过渡区波形 RS，出现在 V_1、V_2 导联上，而正常应在 V_5、V_6 导联的 qR、qRs、Rs 或 R 波形，出现在 V_3、V_4 导联上。轻度逆时针转位可见于正常人，明显逆时针转位多见于左心室肥厚（图 4-13-16）。

二、正常心电图波形特点和正常值

正常心电图波形特点见图 4-13-17。

（一）P 波

P 波代表心房肌除极的电位变化。

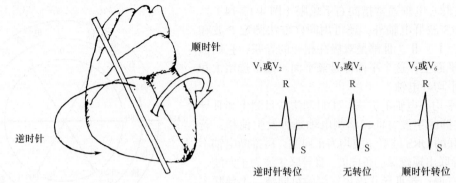

图 4-13-16　心脏循长轴转位判断方法

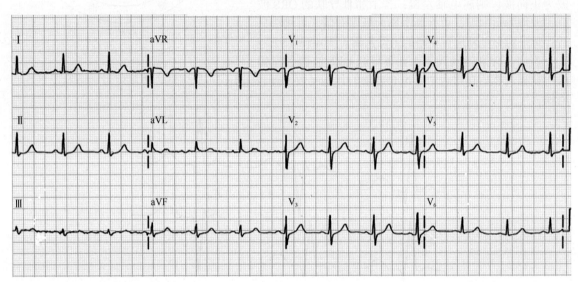

图 4-13-17　正常心电图

1. 形态　P 波的形态在大部分导联上一般呈钝圆形，有时可能有轻度切迹。心脏激动起源于窦房结，因此心房除极的综合向量由右、上、后指向左、前、下，所以 P 波方向在 Ⅰ、Ⅱ、aVF、$V_4 \sim V_6$ 导联向上，aVR 导联向下，其余导联可呈双向、倒置或低平。

2. 时间　正常人 P 波时间一般小于 0.12s。

3. 振幅　P 波振幅在肢体导联一般小于 0.25mV，胸导联一般小于 0.20mV。

（二）P—R 间期

从 P 波的起点至 QRS 波群的起点，代表心房开始除极至心室开始除极的时间。心率在正常范围时，P—R 间期为 0.12 ~ 0.20s。在幼儿及心动过速的情况下，P—R 间期相应缩短；在老年人及心动过缓的情况下，P—R 间期可略延长，但一般不超过 0.22s。

（三）QRS 波群

QRS 波群代表心室肌除极的电位变化。

1. 时间　正常成年人 QRS 波群时间小于 0.12s，多数在 0.06 ~ 0.10s。

2. 形态和振幅　在肢体导联中，Ⅰ、Ⅱ 导联的 QRS 波群主波一般向上，Ⅲ 导联的 QRS 波群主波方向多变；aVR 导联的 QRS 波群主波向下，可呈 QS、rS、rSr′ 或 Qr 型；aVL 与 aVF 导联的 QRS 波群可呈 qR、Rs 或 R 型，也可呈 rS 型。正常人 aVR 导联的 R 波一般小于 0.5mV，Ⅰ 导联的 R 波小于 1.5mV，aVL 导联的 R 波小于 1.2mV，aVF 导联的 R 波小于 2.0mV（图 4-13-18）。胸导联中，正常人 V_1、V_2 导联的 QRS 波群多呈 rS 型，V_1 的 R 波一般不超过 1.0mV；V_5、V_6 导联的 QRS 波群可呈 qR、qRs、Rs 或 R 型，且 R 波一般不超过 2.5mV。正常人胸导联的 R 波自 V_1 至 V_6 逐渐增高，S 波逐渐变小，V_1 的 R/S 小于 1，V_5 的 R/S 大于 1。在 V_3 或 V_4 导联，R 波和 S 波的振幅大体相等，呈中间过渡型的 RS 波形（图 4-13-19）。6 个肢体导联的 QRS 波群振幅（正向波与负向波振幅的绝对值相加）一般不应小于 0.5mV，6 个胸导联的 QRS 波群振幅（正向波与负向波振幅的绝对值相加）一般不应小于 0.8mV，否则称为低电压。

3. R峰时间（R peak time） 又称室壁激动时间（ventricular activation time，VAT），指 QRS 波群起点至 R 波顶端垂直线的间距。如有 R″ 波，则应测量至 R″ 峰；如 R 峰呈切迹，应测量至切迹第二峰。正常成人 R 峰时间在 V_1、V_2 导联不超过 0.04s，在 V_5、V_6 导联不超过 0.05s。

4. Q 波 除 aVR 导联外，正常人的 Q 波时间小于 0.04s，Q 波振幅小于同导联中 R 波的 1/4。正常人 V_1、V_2 导联不应出现 Q 波，但偶尔可呈 QS 波。

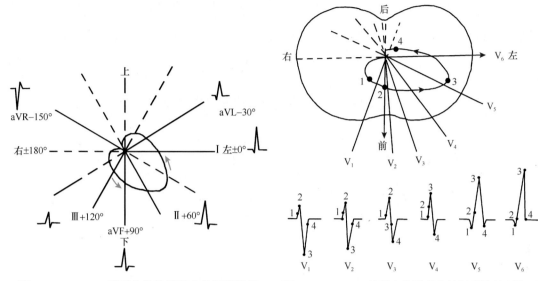

图 4-13-18　QRS 波群在肢体导联中的图形特征　　图 4-13-19　QRS 波群在胸导联中的图形特征（横面）

（四）J 点

QRS 波群的终末与 ST 段起始的交接点称为 J 点。J 点大多在等电位线上，通常随 ST 段的偏移而发生移位。有时可因心室除极尚未完全结束，部分心肌已开始复极致使 J 点上移；还可由于心动过速等原因，使心室除极与心房复极并存，导致心房复极波（Ta 波）重叠于 QRS 波群的后段，从而发生 J 点下移。

（五）ST 段

自 QRS 波群的终点至 T 波起点间的线段，代表心室缓慢复极的过程。由于心室的缓慢复极期向量较小，正常的 ST 段多为一等电位线，有时亦可有轻微的偏移，但在任一导联 ST 段下移一般不超过 0.05mV，ST 段上抬在 V_1 ～ V_2 导联一般不超过 0.3mV，V_3 不超过 0.5mV，在 V_4 ～ V_6 导联及肢体导联不超过 0.1mV。

（六）T 波

T 波代表心室快速复极时的电位变化。

1. 形态 在正常情况下，T 波的方向大多与 QRS 波群主波的方向一致（图 4-13-17）。T 波方向在 Ⅰ、Ⅱ、V_4 ～ V_6 导联向上，aVR 导联向下，Ⅲ、aVL、aVF、V_1 ～ V_3 导联可以向上、双向或向下。若 V_1 的 T 波方向向上，则 V_2 ～ V_6 导联就不应再向下。

2. 振幅 除 Ⅲ、aVL、aVF、V_1 ～ V_3 导联外，其他导联 T 波振幅一般不应低于同导联 R 波的 1/10。T 波在胸导联有时可高达 1.2 ～ 1.5mV 尚属正常。

（七）Q—T 间期

Q—T 波指 QRS 波群的起点至 T 波终点的间距，代表心室肌除极和复极全过程所需的时间。Q—T 间期的长短与心率的快慢密切相关，心率越快，Q—T 间期越短，反之则越长。心率在 60 ～ 100 次 / 分时，Q—T 间期为 0.32 ～ 0.44s。由于 Q—T 间期受心率的影响很大，所以常用校正的 Q—T 间期（Q—Tc），通常采用 Bazett 公式计算：Q—Tc=Q—T/$\sqrt{R—R}$。Q—Tc 就是 R—R 间期为 1s（心率 60 次 / 分）时的 Q—T 间期。传统的 Q—Tc 的正常上限值设定为 0.44s，超过此时限即认为 Q—T 间期延长。一般女性的 Q—T 间期较男性略长。

（八）U 波

在 T 波之后 0.02 ～ 0.04s 出现的振幅很低小的波称为 U 波，代表心室后继电位，其产生机制目

笔记栏

前仍未完全清楚。U 波方向大体与 T 波相一致。U 波在胸导联较易见到，以 $V_3 \sim V_4$ 导联较为明显。U 波明显增高常见于低血钾。

<h2 style="text-align:center">三、小儿心电图特点</h2>

儿童在生长发育过程中，其心脏的发育呈现由起初右心室优势逐渐转变为左心室优势的过程，因此儿童心电图有许多特点：①儿童的 P 波时限比成人短，一般在 0.09s 以内，新生儿的 P 波电压较高，随后又较成人低；②婴幼儿常呈右心室优势的 QRS 波群图形特征，V_1 导联多呈高 R 波，而 V_5、V_6 导联常出现深的 S 波；③儿童的 T 波与成人比较变化较大，新生儿时期，其肢体导联和胸导联常出现 T 波低平和倒置；④儿童的心率较成人为快，尤其是婴幼儿，常超过 100 次 / 分，至 10 岁以后基本与成人心率相当。婴幼儿的 P—R 间期比成人短，10 岁以后基本与成人相同，婴幼儿的 Q—Tc 较成人稍长。

<h1 style="text-align:center">第三节　心房肥大和心室肥大</h1>

心脏肥大是由于长期心脏负荷过重所引起的，当心脏肥大到一定程度后，心电必然发生变化：①心肌纤维增粗、横截面积增大，心肌除极的向量增大，向量方向发生改变，心电轴发生相应偏向；②增厚的心房壁或心室壁及扩大的心腔是心肌重构的结果，使心肌的传导功能降低，心肌激动的时间延长；③肥厚的心室壁使心肌处于相对缺血的状态，引起心肌复极顺序发生改变。

（一）心房肥大

正常情况下，由于右心房最靠近窦房结，而左心房则要通过房间束的传导，因此右心房的除极相较左心房为早（图 4-13-20）；生理状态下，由于右心房所承受的负荷较左心房为重，逐渐形成右心房优势，即右心房壁较左心房壁厚，所产生的除极向量也明显较大。当发生心房肥大时，上述情况将发生相应的改变。心房肥大分为右心房肥大（right atrial enlargement）、左心房肥大（left atrial enlargement）和双心房肥大（biatrial enlargement）。

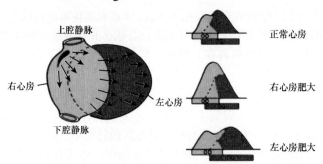

图 4-13-20　P 波构成示意图

1. 右心房肥大　① P 波尖而高耸，其振幅 ≥ 0.25mV，在 Ⅱ、Ⅲ、aVF 导联上表现最为突出，由于常因慢性肺源性疾病引起，又称为"肺性 P 波"（图 4-13-21）；② V_1 导联的 P 波直立时，其振幅 ≥ 0.15mV，如 P 波呈双向时，其振幅的算术和 ≥ 0.20mV。

2. 左心房肥大　① Ⅰ、Ⅱ、aVR、aVL 导联的 P 波增宽，其时限 ≥ 0.12s，常呈双峰型，两峰间距 ≥ 0.04s，于 Ⅰ、Ⅱ、aVL 导联为明显，由于常因二尖瓣病变引起，又称为"二尖瓣 P 波"（图 4-13-22）；② V_1 导联上的 P 波常呈先正后负的双向波，将 V_1 导联上负向 P 波的时间和振幅相乘，即为 P 波的终末电势（P wave terminal force，$PtfV_1$），左心房肥大时 V_1 导联上的负向 P 波加深，$PtfV_1$ 的绝对值 ≥ 0.04mm·s。

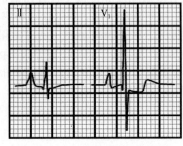
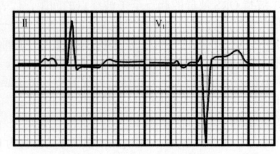

图 4-13-21　右心房肥大的"肺性 P 波"　　　　图 4-13-22　左心房肥大

3. 双心房肥大 ①P波增宽≥0.12s，其振幅≥0.25mV；②V_1导联上的P波呈高大的先正后负的双向波，上下的振幅均超过正常范围，见图4-13-23。

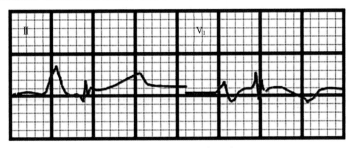

图4-13-23 双心房肥大

左心房肥大与右心房肥大心电图对比见表4-13-4。

表4-13-4 左心房肥大与右心房肥大心电图对比

对比项目	左心房肥大	右心房肥大
P宽度	≥0.12s	< 0.12s
P波形态	切迹，≥40ms，V_1导联的P波多呈双向，负向终末电势增加	V_1导联的P波可呈双向，P波宽度并不增加，但电压≥0.15mV
P波振幅	肢体导联≤0.25mV 胸导联≤0.20mV	肢体导联 0.25mV 胸导联≥0.20mV
别名	二尖瓣P波	肺性P波

（二）心室肥大

心室肥大分为左心室肥大（left ventricular hypertrophy）、右心室肥大（right ventricular hypertrophy）和双侧心室肥大（biventricular hypertrophy）。

1. 左心室肥大 ①左心室的QRS波群电压增高，胸导联：V_5或V_6导联的R波 > 2.5mV，或$R_{V5}+S_{V1}$ > 4.0mV（男性）或3.5mV（女性）；肢体导联：R_1 > 1.5mV，R_{aVL} > 1.2mV，R_{aVF} > 2.0mV或R_1+S_{III} > 2.5mV。②可出现额面平均心电轴左偏。③QRS波群时限延长到0.11s，但 < 0.12s；左心室的室壁激动时间（ventricular activation time，VAT）延长，V_5导联的室壁激动时间 > 0.05s。④在以R波为主的导联，其ST段可呈下斜型，压低达0.05mV以上，T波低平、双向或倒置，在左心室肥大的情况下伴有ST—T改变者称为左心室肥大伴劳损，见图4-13-24。

2. 右心室肥大 ①右心室的QRS波群电压增高：V_1导联的R波≥1.0mV，$R_{V1}+S_{V5}$ > 1.05mV（重症1.2mV），aVR导联的R波 > 0.5mV，V_1导联R/S≥1，V_5导联R/S < 1；②额面平均心电轴右偏≥+90°（重症 > +110°）；③QRS波群时限无延长，但右心室的室壁激动时间延长，V_1导联的室壁激动时间 > 0.04s；④V_1、V_2导联出现ST段压低、T波双向或倒置，在右心室肥大的情况下伴有ST—T改变者称为右心室肥大伴劳损，属于继发性ST—T改变，见图4-13-25。

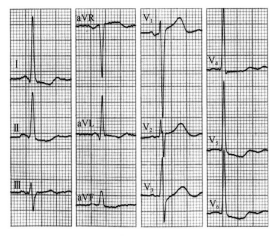

图4-13-24 左心室肥大

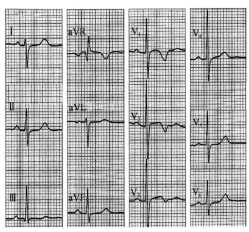

图4-13-25 右心室肥大

3. 双侧心室肥大　①QRS波群电压增高，既呈现左心室肥大的特征又呈现右心室肥大的特征，V₁导联的R波≥1.0mV，R/S＞1，V₅或V₆导联的R波＞2.5mV，R/S＞1；②如果双侧心室呈均衡性肥大，心电轴正常，如果以左心室肥大为主，心电轴可出现左偏，如果以右心室肥大为主，心电轴可出现右偏；③可有左心室肥大伴劳损和（或）右心室肥大伴劳损，见图4-13-26。

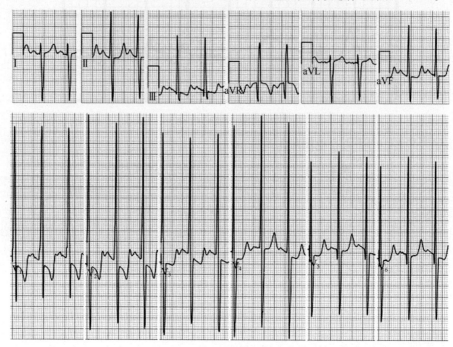

图4-13-26　双侧心室肥大

左心室肥大与右心室肥大心电图对比见表4-13-5。

表4-13-5　左心室肥大与右心室肥大心电图对比

对比项目	左心室肥大	右心室肥大
心室高电压	左心室高电压	右心室高电压
QRS波群时限	0.11s＞QRS波群＞0.10s	＜0.10s
电轴	通常左偏	通常右偏
心脏转位	逆时针	顺时针
室壁激动时间	V₅＞0.05s	V₁＞0.04s
ST—T改变	左侧导联	右侧导联

第四节　心肌缺血与ST—T改变

心肌缺血（myocardial ischemia）主要发生在冠状动脉粥样硬化基础上，也可发生于冠状动脉痉挛及冠状动脉内血栓形成过程中。心脏本身的供氧是通过冠状动脉供血实现的，当冠状动脉供血不足时，相应缺血部位的心室复极常发生异常变化，并可在与缺血区相关导联上发生ST—T异常改变。

一、心肌缺血的心电图类型

心肌缺血的心电图改变类型取决于缺血的严重程度、持续时间和缺血的发生部位。正常情况下，心室的复极从心外膜向心内膜进行，因此心室复极的电流方向是由心内膜指向心外膜。由于心室复极初期（缓慢复极期）心电向量极其微弱，常被描记在等电位上，即正常的ST段；而心室复极后期（快速复极期），由于此时形成的电流方向与心室除极电流方向一致，因此T波方向与R波方向一致。发生心肌缺血（myocardial ischemia）时，复极过程发生变化，心电图特征主要是T波的变化。

1. 心内膜下心肌缺血　若发生心内膜下心肌缺血，这部分心肌复极时间比正常时要明显延迟，已完成复极的心外膜下心肌带正电荷，尚未进行复极的心内膜下心肌带负电荷，这样在复极后期，心外膜下心肌电位明显高于心内膜下心肌，从而使 T 波向量增大，出现高大的 T 波（图 4-13-27）。如前壁心内膜下心肌缺血，胸导联可出现高大的 T 波；下壁心内膜下心肌缺血，Ⅱ、Ⅲ、aVF 导联可出现高大的 T 波。

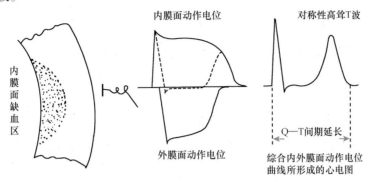

图 4-13-27　心内膜下心肌缺血的 T 波变化

2. 心外膜下心肌缺血　若发生心外膜下心肌缺血，心肌复极顺序则引起逆转，即心肌复极由心内膜下心肌向心外膜下心肌进行，此时，心室壁复极电流方向与除极电流方向相反，出现与 R 波方向相反的倒置 T 波（图 4-13-28）。如前壁心外膜下心肌缺血，胸导联可出现倒置的 T 波；下壁心外膜下心肌缺血，Ⅱ、Ⅲ、aVF 导联可出现倒置的 T 波。

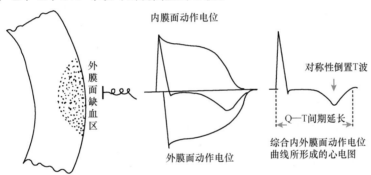

图 4-13-28　心外膜下心肌缺血的 T 波变化

3. 损伤型 ST 段压低　心内膜下心肌发生损伤时，即可出现损伤型 ST 段压低，此时，大量的钾离子进入损伤的心肌细胞内，细胞内、外钾离子浓度差异常增高，细胞膜出现"过度极化"，与周围极化程度较低的未损伤心肌形成"损伤电流"，此电流由正常心肌指向损伤心肌，出现 ST 段压低（图 4-13-29）。

4. 损伤型 ST 段抬高　心外膜下心肌发生损伤时，即可出现损伤型 ST 段抬高，此时，大量的钾离子进入损伤的心肌细胞内，细胞内、外钾离子浓度差异常增高，细胞膜出现"过度极化"，与周围极化程度较低的未损伤心肌形成"损伤电流"，此电流由正常心肌指向损伤心肌，面对损伤区的导联记录到 ST 段抬高，而对侧的导联则记录到 ST 段压低（图 4-13-30）。

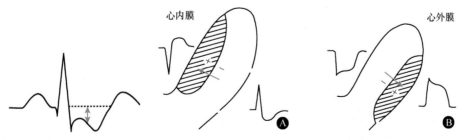

图 4-13-29　心内膜下心 肌损伤与 ST 段变化

图 4-13-30　心肌损伤与 ST 段偏移
A. 心内膜下心肌损伤，ST 段压低；B. 心外膜下心肌损伤，ST 段抬高

损伤型 ST 段抬高，其 ST 段的测量，应取 ST 段上缘至等电位线上缘的垂直距离。

损伤型 ST 段压低有水平型下移、下斜型下移、弓背型下移、下陷型下移和近似缺血型下移 5 种类型（图 4-13-31）。下斜型下移、弓背型下移、下陷型下移 R 波顶点引垂线与 ST 段的交角为

90°。水平型下移、下陷型下移 ST 段的测量，应取 ST 段上缘至等电位线上缘的垂直距离；下斜型下移、弓背型下移 ST 段的测量，应取 ST 段中分点上缘至等电位线上缘的垂直距离。任何导联 ST 段下移 ≥ 0.05mV 即为阳性。

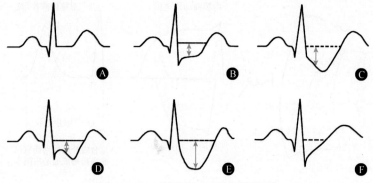

图 4-13-31　缺血型 ST 段下移类型

A. 正常 ST 段；B. ST 段水平型下移；C. ST 段下斜型下移；D. ST 段弓背型下移；E. ST 段下陷型下移；F. ST 段近似缺血型下移

二、临 床 意 义

心肌缺血的心电图特征主要是 ST 段改变和（或）T 波改变。心肌缺血时，绝大多数患者会出现心绞痛症状，约 10% 的患者于心绞痛发作时，心电图仅有轻度的 ST—T 变化或心电图正常，90% 左右的患者在心绞痛发作时有明显的 ST—T 变化，当心绞痛缓解后，大多数患者心电图可恢复正常。

典型的心绞痛发作时，缺血部位的导联通常显示 ST 段压低（水平型或下斜型下移 ≥ 0.1mV）和（或）T 波倒置（图 4-13-31）。在长期、持续的冠状动脉供血不足时常出现持续和较恒定的 ST 段压低（水平型或下斜型下移 > 0.05mV）和（或）T 波倒置、负正双向或低平（图 4-13-32C、D、E）。心电图上出现倒置深尖、双肢对称的 T 波，常反映心外膜下心肌缺血或有透壁性心肌缺血，此种 T 波称为冠状 T 波（图 4-13-32C）。变异型心绞痛多引起暂时性的 ST 段抬高，常伴有高耸的 T 波，此变化出现在与缺血相关的导联上，而对侧相应导联则出现 ST 段压低，这是急性心肌缺血的表现。

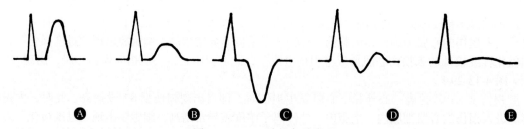

图 4-13-32　T 波的各种类型

A. T 波高耸；B. 正常 T 波；C. 冠状 T 波（倒置）；D. T 波负正双向；E. T 波低平

三、鉴 别 诊 断

心电图出现 ST—T 的改变，均为非特异性心肌复极异常，由于不具备特异性，在诊断心肌缺血或冠状动脉供血不足时，应结合临床资料进行鉴别诊断。此外，其他心血管疾病，如心肌炎、心脏瓣膜疾病、心肌病、心包炎等均可出现 ST—T 的改变，血清电解质紊乱和一些心律失常也可以引起非特异性或继发性的 ST—T 改变。

目前，对于典型的心绞痛，通过休息和服用硝酸酯制剂即可以达到满意的治疗和预防效果。由于变异型心绞痛发病机制主要是冠状动脉痉挛，硝酸酯制剂对其预防和控制效果不理想甚至无效，而地尔硫䓬等药物可以阻断钙离子参与的兴奋收缩耦联作用，从而缓解冠状动脉痉挛，临床常用于预防和治疗变异型心绞痛，效果良好。

第五节 心肌梗死

案例 4-13-1

男性，58 岁。因"胸骨后压榨性疼痛 3h"入院。

患者入院前 3h 在散步时突然出现胸骨后疼痛，呈压榨性，并向左上肢放射，伴头部冷汗，面色苍白，休息并舌下含服硝酸甘油片 3 片症状无明显缓解，遂来急诊。既往有高血压病史 10 年，平素血压控制满意。有吸烟史 20 年，10 支 / 日。否认糖尿病病史。

体格检查：体温 36.6℃，脉搏 60 次 / 分，呼吸 24 次 / 分，血压 110/60mmHg。心肺体格检查无异常。

急诊行床旁肌钙蛋白检查：阳性。急诊心电图见图 4-13-33。

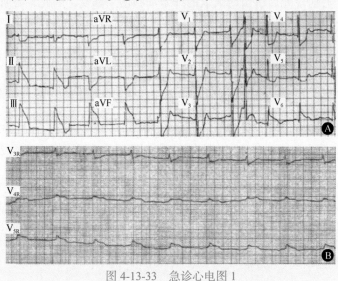

图 4-13-33 急诊心电图 1

A. 患者入院时 12 导联心电图；B. 患者右心室 $V_{3R} \sim V_{5R}$ 导联心电图

问题：

1. 患者首份心电图有哪些心电现象？

2. 为何加作 $V_{3R} \sim V_{5R}$，图中有哪些心电现象？

3. 综合两心电图，考虑患者心脏哪些部位出现了什么问题？预示患者哪支血管发生了什么问题？

案例 4-13-2

女性，51 岁。因"心前区不适 2d，持续疼痛不缓解 3h"入院。

患者入院前 2d 前无明显诱因出现心前区不适，表现为发闷，休息后可缓解，入院前 3h 因生气后出现胸骨后疼痛，呈压榨性，并向左肩放射，伴头部冷汗，四肢发凉，休息后症状无明显缓解。既往有糖尿病病史 5 年。

体格检查：血压 120/60mmHg，脉搏 76 次 / 分，心率 76 次 / 分，心律齐，双肺呼吸音清。

急诊行床旁肌钙蛋白检查：阳性。指尖血糖 7.3mmol/L。急诊心电图见图 4-13-34。

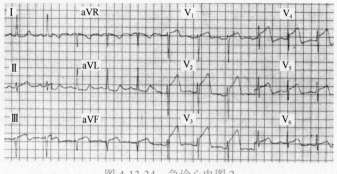

图 4-13-34 急诊心电图 2

笔记栏

问题：

1. 患者入院心电图有哪些心电现象？

2. 结合患者入院心电图，考虑患者心脏哪些部位出现了什么问题？预示患者哪支血管发生了什么问题？

心肌梗死（myocardial infarction，MI）是心肌缺血性坏死，为在冠状动脉病变的基础上，发生冠状动脉血供急剧减少或中断，使相应的心肌严重而持久的急性缺血导致心肌坏死。冠状动脉发生闭塞，根据其血流中断的程度和持续时间长短不同，心肌会出现缺血、损伤和坏死，对应的导联上也会出现缺血、损伤和坏死的心电图改变。出现缺血和损伤的心肌，如果能及时开通闭塞的冠状动脉，濒临死亡的心肌即可以得到恢复或部分恢复；已坏死的心肌永远不能够恢复。由于心肌细胞没有再生能力，心肌坏死后将由耐缺氧的纤维细胞增生修复，因此，心肌坏死的范围越大心功能降低得越多。

一、心肌梗死心电图基本图形及机制

1. 心肌缺血的心电图改变 心肌缺血时，对应导联上的 T 波出现明显变化（参照本章第四节）。

2. 心肌损伤的心电图改变 心肌缺血持续下去即发生心肌损伤，对应导联上的 ST 段出现明显变化（参照本章第四节）。

3. 心肌坏死的心电图改变 心肌损伤持续下去即发生心肌坏死，对应导联上出现病理性 Q 波（心肌坏死的病理性 Q 波也称坏死型 Q 波，图 4-13-35）。坏死的心肌不能除极和复极，不能产生电流，但可以传导电流，结果心电综合向量背离梗死区。透壁坏死的心肌就像在心室壁上开了个"窗口"，"窗口"面对的导联所描记的电流是从心内膜面传导过来的，由于心内膜除极是在 0.04s 内完成的，所以坏死型 Q 波主要表现在 0.04s 以内。由于心电综合向量背离梗死区，正向量减少或消失，而负向量却得到增加，故在正向量本来就偏小的 $V_1 \sim V_3$ 导联呈 QS 波，而原来以正向波为主的导联 Q 波加深（Q/R > 1/4）和 R 波减小。病理性 Q 波的特点：Q 波加深，Q 波幅度与同导联 R 波幅度之比大于 1：4，Q 波持续时间 > 0.04s。

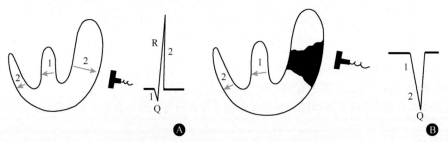

图 4-13-35　坏死型 Q 波或 QS 波发病机制

A. 正常心肌除极顺序由室间隔向量（1）产生 Q 波，心室综合除极向量（2）产生 R 波；

B. 心肌坏死后，电极透过坏死"窗口"只能记录到相反的除极向量，产生 Q 波或 QS 波

二、心肌梗死心电图的图形演变及分期

心肌梗死除了心电图有特征性的改变外，随着病情发展，其图形也呈现规律性的演变，这些图形的演变过程，对心肌梗死的诊断和分期，有着重要的意义。心肌梗死分为超急性期、急性期、亚急性期和陈旧期。

1. 超急性期 发生急性心肌梗死之后数分钟至数小时，首先出现短暂的心内膜下心肌缺血，心肌梗死对应导联上描记出高尖的 T 波，帐顶状，随后迅速出现损伤性的 ST 段抬高，并与高耸的 T 波升支相连（图 4-13-36），ST 段可呈上斜或弓背向上型抬高，变化较快，可在几分钟或几十分钟内抬高或下降，可达 1.0 ~ 2.0mV；"镜面"导联可见 ST 段下移及 ST—T 电交替。此期，尚无心肌坏死，因而无坏死型 Q 波出现，如果能及时开通闭塞的血管，濒临死亡的心肌就能得到挽救，从而避免心肌梗死继续发展。在临床中，这些变化，由于仅持续数小时而不容易记录得到，常记录到的是已经进入到急性期的心电图变化。

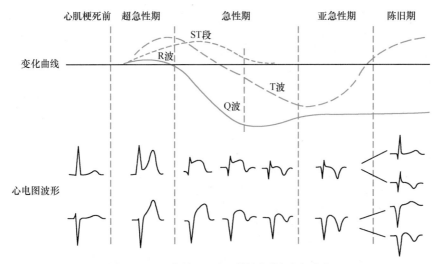

图 4-13-36 急性心肌梗死的图形演变与分期

2. 急性期 发生急性心肌梗死之后数小时或数日，可持续到数周。这个时期呈现出明显的心电图演变过程：高耸的 T 波开始降低，病理性 Q 波逐渐形成（包括 QS 波）；ST 段呈弓背向上抬高，与直立的 T 波连接，抬高显著者可形成单向曲线，继而逐渐下降；直立的 T 波逐渐降低，变为先正后负的双向 T 波及倒置 T 波，并加深（图 4-13-36），而"镜面"导联 ST 段下移逐渐回到基线。心肌梗死后 1～2 日内形成病理性 Q 波。病理性 Q 波、损伤性的 ST 段抬高及缺血性的 T 波倒置，都可在此期同时并存（图 4-13-37）。

3. 亚急性期 发生急性心肌梗死之后数周至数月，此期以坏死和缺血图形为主要特征。抬高的 ST 段基本回落到等电位线或呈稳定状态，坏死型 Q 波相对稳定，并持续存在，缺血性倒置 T 波由深逐渐变浅（图 4-13-36）。

4. 陈旧期 发生急性心肌梗死数月之后（通常 3 个

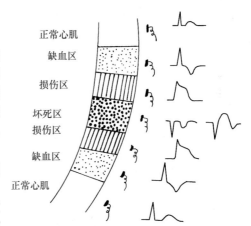

图 4-13-37 心肌梗死急性期几种特征图形变化共存

上述各个区域对应的导联分别可以同时记录到缺血、损伤和坏死的心电图特征图形

月以上），病理性 Q 波可长期存在或发生改变或全部消失；ST 段多为正常，如有慢性缺血存在，可呈水平型或下斜型下移，如有室壁瘤存在，则持续抬高；T 波多为 V 形倒置、双肢对称、波谷尖锐的冠状 T 波，也有变为低平或直立的 T 波，但趋于恒定不变。理论上坏死型 Q 波应终身存在，但由于坏死区域周围的心肌代偿性肥大，坏死型 Q 波出现的导联范围缩小甚至完全消失（图 4-13-36）。

三、心肌梗死心电图的定位诊断

当心室肌某一部分发生缺血时，将影响相应区域心室复极的正常进行，从而使缺血区相关导联发生 ST—T 异常改变；相应地，当心室肌某一部分发生梗死时，将影响相应区域心室除极、复极的正常进行，从而使病变区相关导联发生 QRS 波群及 ST—T 异常改变。因此，临床上常根据心肌梗死图形出现的导联而作出梗死部位的定位判断（表 4-13-6）。

表 4-13-6 心肌梗死心电图定位

梗死部位	I	aVL	II	III	aVF	aVR	V_{5R}	V_{4R}	V_{3R}	V_1	V_2	V_3	V_4	V_5	V_6	V_7	V_8	V_9
前间壁										+	+	+						
前壁										±	+	+	±					
前侧壁													+	+	+			
广泛前壁	±	±								+	+	+	+	+	±			
高侧壁	+	+																

续表

梗死部位	I	aVL	II	III	aVF	aVR	V5R	V4R	V3R	V1	V2	V3	V4	V5	V6	V7	V8	V9
后壁										−	−	−				+	+	+
下壁			±	+	+													
下后壁			+	+	+					−	−	−				+	+	+
下侧壁			+	+	+								+	+	+			
心尖部			+	+	+							+	+	+				
右心室							+	+	+									

注："+"指有异常 Q 波、ST 段抬高及 T 波倒置的心肌梗死图形；"−"指与上述相反的变化，如 R 波增高，ST 段压低，T 波直立；"±"可能有异常 Q 波、ST 段抬高及 T 波倒置的心肌梗死图形。

四、心肌梗死的定位诊断和梗死范围判断

通过观察心电图 ST 段抬高、T 波倒置和异常 Q 波的演变过程，可以确定心肌梗死的时期，通过检查特征性的心肌梗死的图形（ST 段抬高、T 波倒置和异常 Q 波）出现在哪些相关导联，可以对心肌梗死进行定位诊断并初步判定心肌梗死的范围（表 4-13-6）。前间壁心肌梗死时，心肌梗死的图形主要出现在 V₁～V₃ 导联（图 4-13-38）；广泛前壁心肌梗死时，心肌梗死的图形主要出现在 V₁～V₆ 导联（图 4-13-39）；下壁心肌梗死时，心肌梗死的图形主要出现在 Ⅱ、Ⅲ、aVF 导联（图 4-13-40）；

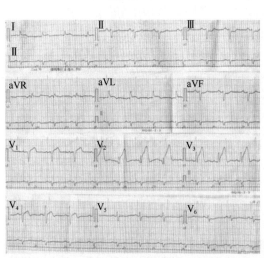

图 4-13-38 急性前间壁心肌梗死

V₂、V₃ 导联 ST 段明显抬高

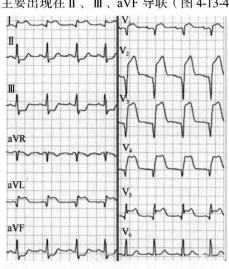

图 4-13-39 急性广泛前壁 + 高侧壁心肌梗死

V₁～V₅ 及 Ⅰ、aVL 导联 ST 段上斜型抬高，对应面 Ⅱ、Ⅲ、aVF 导联 ST 段水平型压低，V₁～V₄ 呈典型异常 Q 波

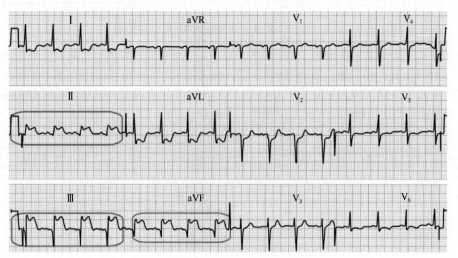

图 4-13-40 急性下壁心肌梗死

Ⅱ、Ⅲ、aVF 导联 ST 段抬高，Ⅰ、aVL、V₅、V₆ 导联 ST 段压低

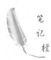

侧壁心肌梗死时，心肌梗死的图形主要出现在 I 、aVL、V₅、V₆ 导联（图 4-13-41）；后壁心肌梗死时，心肌梗死的图形主要出现在 V₇、V₈、V₉ 导联，与正后壁相对的 V₁、V₂ 导联则出现 R 波增高和 T 波高耸（图 4-13-42）；右心室心肌梗死时，心肌梗死的图形主要出现在 V_{3R}、V_{4R}、V_{5R} 导联上（图 4-13-43）。

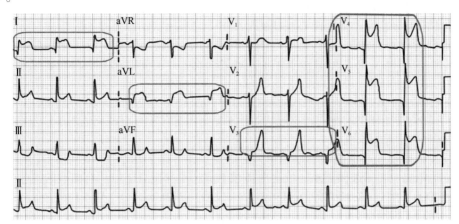

图 4-13-41　急性前侧壁心肌梗死

I 、aVL、V₃ ～ V₆ 导联 ST 段抬高，II 、III 、aVF 导联 ST 段压低

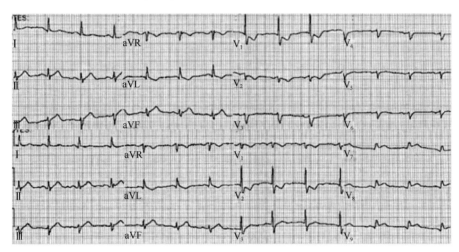

图 4-13-42　急性后壁心肌梗死

V₇、V₈、V₉ 导联 ST 段抬高，V₁ 导联 R 波振幅升高

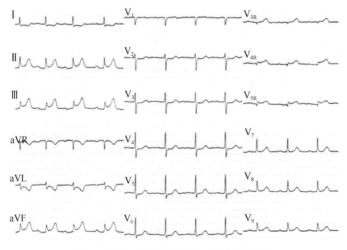

图 4-13-43　急性下壁右心室心肌梗死

II 、III 、aVF 导联及 V_{3R}、V_{4R}、V_{5R} 导联 ST 段抬高

五、心肌梗死的分类和鉴别

1. Q 波型心肌梗死和非 Q 波型心肌梗死　冠状动脉闭塞后 20 ～ 30min，接受其供血的心肌即有少数坏死，1 ～ 2h 绝大部分心肌呈凝固性坏死，大块的梗死累及心室壁的全层或大部分者常见，心电图上相继出现 ST 段抬高和 T 波倒置、坏死型 Q 波，称为 Q 波型心肌梗死，或称为透壁性心肌梗死，是临床上常见的典型急性心肌梗死（AMI）。当冠状动脉闭塞不完全或自行再通形成小范围心肌梗死呈灶性分布时，急性期心电图上仍有 ST 段抬高，但不出现坏死型 Q 波的称为非 Q 波型心肌梗死，较少见。与典型的 Q 波型心肌梗死相比，非 Q 波型心肌梗死较多见于多支冠状动脉病变。

心肌梗死发生后心电图上不出现坏死型 Q 波的可能机制：①梗死区域早期再灌注，濒临死亡心肌得到恢复；②侧支循环迅速建立；③冠状动脉不完全闭塞；④心肌梗死范围小；⑤复发性、多发性梗死导致坏死向量互相抵消。

非 Q 波型心肌梗死心电图特征有以下几种类型，①ST 段压低型：发生时 ST 段呈水平型或下斜型压低≥ 1mm。②T 波倒置型：发生时 T 波对称、呈深倒置，以后有典型的梗死 T 波演变。③ST 段抬高型：发生时 ST 段抬高，肢体导联 ST 段抬高≥ 2mm，V_2、V_4 ST 段抬高≥ 3mm，以后 ST 段恢复，伴有 T 波演变。

2. ST 段抬高型心肌梗死和非 ST 段抬高型心肌梗死　将 AMI 分为 Q 波型心肌梗死和非 Q 波型心肌梗死是一种回顾性分类，为指导临床治疗，最大程度地改善心肌梗死患者的预后，临床上根据 AMI 患者心电图是否存在 ST 段抬高将 AMI 分为 ST 段抬高型心肌梗死（ST segment elevation myocardial infarction，STEMI）和非 ST 段抬高型心肌梗死（non-ST segment elevation myocardial infarction，NSTEMI）。以 ST 段改变对 AMI 进行分类，突出了早期干预的重要性。在 Q 波出现之前及时进行干预（溶栓、抗栓、介入治疗等），可挽救濒临坏死的心肌或减小梗死面积。另外，STEMI 和 NSTEMI 两者的干预对策是不同的，可以根据心电图 ST 段是否抬高而选择正确和合理的治疗方案。在作出 STEMI 或 NSTEMI 诊断时，应该结合临床疾病史并注意排除其他原因引起的 ST 段改变。STEMI 和 NSTEMI 如不及时治疗都可演变为 Q 波型或非 Q 波型心肌梗死。

3. 心肌梗死的鉴别诊断　单纯的 ST 段抬高还可见于急性心包炎、变异型心绞痛、早期复极综合征等，可根据疾病史、是否伴有异常 Q 波及典型的 ST—T 演变过程予以鉴别。异常 Q 波不一定都提示为心肌梗死，如发生感染或脑血管意外时，可出现短暂的 QS 波或 Q 波，但缺乏典型演变过程，很快可以恢复正常；心脏横位可导致Ⅲ导联出现异常 Q 波，但Ⅱ导联通常正常；顺时针转位、左心室肥大及左束支传导阻滞时，V_1、V_2 导联可出现 QS 波，但并非前间壁心肌梗死；预激综合征心电图在某些导联上可出现异常 Q 波或 QS 波。此外，右心室肥大、心肌病、心肌炎等也可出现异常 Q 波，结合患者的疾病史和临床资料一般不难鉴别。仅当异常的 Q 波、抬高的 ST 段及倒置的 T 波同时出现，并具有一定的演变规律才是 AMI 的特征性改变。

六、心肌梗死的临床意义

心电图是发现和诊断心肌梗死最简便、快捷的方法，根据心肌梗死的图形特征、图形演变特点，结合导联图形出现情况，即可以对心肌梗死发生的时期、部位和范围做出诊断。由于心肌梗死的图形呈现演变过程，动态观察心电图变化，是诊断心肌梗死的重要原则。然而，在通常情况下，仅依靠标准的 12 导联常规心电图极容易疏漏一些部位的心肌梗死，如后壁心肌梗死、右心室心肌梗死。因此，在持续性心绞痛不能够被明确解释的情况下，应当结合具体情况选用一些特殊导联，以避免漏诊。非 Q 波型心肌梗死，由于无坏死型 Q 波，极容易误诊为普通心绞痛，因此除了对心电图进行必要的动态观察之外，还需要结合临床进行心肌酶谱和心导管冠状动脉造影检查，以提高诊断正确率。

目前，溶栓疗法、经皮冠状动脉介入等疗法对治疗和预防心肌梗死均有良好效果，心电图也是印证这些疗法效果的方法和重要指标之一。

案例 4-13-1 分析

入院急诊 12 导联心电图提示：窦性心律，Ⅱ、Ⅲ、aVF 导联和 V_6 导联 ST 段明显抬高，分别为 1.3mV、1.6mV、1.5mV 和 0.7mV；V_1、V_2、V_3、V_4 和 V_5 导联 ST 段明显下移，分别为

0.9mV、1.6mV、1.4mV、0.7mV 和 0.2mV；Ⅰ、aVL 导联 ST 段明显下移。结合患者持续胸痛、肌钙蛋白阳性及心电图改变，考虑患者为急性心肌梗死。依据Ⅱ、Ⅲ、aVF 导联 ST 段明显抬高，急性心肌梗死部位主要为下壁。依据 $ST_Ⅲ$ 抬高大于 $ST_Ⅱ$ 抬高，$ST_Ⅰ$、ST_{aVL} 压低，支持右冠状动脉闭塞，但 V_6 导联 ST 段明显抬高，提示合并左侧壁心肌梗死，又支持左回旋支病变。加做 $V_{3R}\sim V_{5R}$：见 $V_{3R}\sim V_{5R}$ ST 段均抬高 > 0.1mV，示右心室心肌梗死，提示右冠状动脉近端闭塞。V_6 导联 ST 段抬高，可能与左心室后侧支较长供血至左心室侧壁有关。冠状动脉造影：右冠状动脉优势型近段闭塞，植入支架后证实左心室后支较粗大，直供血达左心室侧壁。

案例 4-13-2 分析

入院心电图：窦性心律，QRS 波群电轴左偏，左前分支阻滞；ST 段在 $V_2\sim V_5$ 导联斜上型抬高 0.2～0.5mV，在Ⅱ、Ⅲ、aVF 呈斜上型抬高 0.1mV，在 aVL 导联下移 0.1mV。结合患者持续胸痛、肌钙蛋白阳性及心电图改变，考虑诊断：急性前壁、下壁心肌梗死。下壁心肌梗死虽多见于右冠状动脉或左回旋支病变，但本例 $V_2\sim V_5$ 导联 ST 段明显抬高（明确有前降支病变），且 aVL 导联 ST 段压低，提示病变部位可能在前降支中、远段。当前降支为回绕型，较长绕过心尖部达膈面时，前降支中、远段闭塞可同时引起前壁心肌梗死和下壁心肌缺血。冠状动脉造影：前降支中段完全闭塞，植入支架后再次行冠状动脉造影证实了上述分析。

（王秋林）

第六节 心律失常

一、概　述

正常人心脏激动起源于窦房结，其位于上腔静脉入口与右心房后壁的交界处。窦房结按一定频率发放激动，经过房间束（Bachmann 束）从右心房传向左心房，并同时通过心房内前、中、后 3 条结间束传至房室结、希氏束、左右束支和分支、浦肯野纤维，最后传到心室肌使之除极。若心脏激动的频率、节律、起源部位、传导速度或激动次序出现异常，称为心律失常（arrhythmias），临床常表现为心率过快、过慢或不规整。按其发病机制可分为：①激动起源异常；②激动传导异常；③激动起源伴传导异常（表 4-13-7）。

表 4-13-7　心律失常分类

分类依据	类型		表现特征
激动起源异常	窦性心律失常		过速、过缓、不齐、停搏
	异位心律	主动性	心动过速（房性、房室交界性、室性）、扑动与颤动（心房、心室）
		被动性	逸搏与逸搏心律（房性、房室交界性、室性）
激动传导异常	生理性传导障碍		干扰与脱节（包括心脏各部位）
	病理性传导障碍		窦房阻滞
			房内阻滞
			房室传导阻滞（一度、二度Ⅰ型和Ⅱ型、三度）
			束支或分支阻滞（左、右束支及左束支分支阻滞）
			意外传导（超常传导、裂隙现象、维登斯基现象）
	传导途径异常		预激综合征
激动起源及传导异常	如异位心律伴传出阻滞等		

二、心肌细胞的电生理基础

心肌细胞具有自律性、兴奋性、传导性及收缩性，前三者以生物电活动为基础，与心律失常密切相关。

1. 自律性（automaticity）　指心肌细胞在不受外界刺激的影响下能自动地、节律地产生兴奋并发放激动的特性。自律心肌细胞在静息状态下能自动发生缓慢除极，达到阈电位水平激活离子通道，产生新的动作电位是自动节律形成的基础。具有自律性的起搏点有窦房结、冠状窦区、心房传导组织、房室交界区、希氏束、束支和浦肯野纤维等。决定自律性高低的指标是自动兴奋的频率。正常情况下窦房结自动兴奋的频率最高，为 60～100 次／分，故窦房结节律为正常心脏的主导节律，称为窦性心律；房室交界区次之，为 40～60 次／分；希氏束以下仅为 25～40 次／分。若某一潜在起搏点自律性异常增高，频率超过窦性频率，则可取代窦房结而成为主导异位节律，表现期前收缩或异位心动过速。若窦房结自律性降低或停搏或传出阻滞时，低位起搏点房室交界区或更低部位的潜在起搏点便取代窦房结而成为被动性异位节律（保护机制），即出现逸搏或逸搏心律。

2. 兴奋性（excitability）　心肌细胞对受到的刺激做出应答性反应的能力称为兴奋性或应激性。不同细胞或同一细胞在不同状态下，其兴奋性是不同的。衡量兴奋性高低采用刺激的阈值做指标，阈值高时兴奋性低，反之兴奋性高。心肌细胞兴奋通常表现为细胞膜通透性改变，产生动作电位，并以一定形式向周围扩步，对于工作细胞可以引起收缩。心肌细胞兴奋性最大特点是在一次兴奋后有较长的不应期（refractory period），并随心动周期时间长短不同，其不应期也会发生改变。

（1）绝对不应期和有效不应期：心肌开始除极后在一段时间内用强于阈值 1000 倍的刺激也不能引起反应，称为绝对不应期（absolute refractory period），历时约 200ms（相当于动作电位的 0 相开始到复极 3 相中期，膜内电位达到约 -55mV 这一时期内）。在其后约 10ms（膜内电位由 -55mV 继续恢复至约 -60mV 这一时间内）强刺激可以产生局部兴奋，虽不能扩布到邻近细胞，但仍会产生新的不应期，这两者合起来称为有效不应期。心室肌有效不应期相当于心电图中 QRS 波群起始至 T 波升支前段。

（2）相对不应期（relative refractory period）：此时期兴奋性由低逐渐恢复至正常，持续 50～100ms（相当于动作电位恢复至 -80～-60mV），较强刺激才能引起激动，且除极化速度和幅度均较正常为低，传导慢或易发生递减传导，由此而新产生的不应期也较短，故易发生心律失常。心室肌相对不应期相当于心电图 T 波顶峰和 T 波降支处。有效不应期加上相对不应期称总不应期，为 250～400ms。

（3）易颤期（vulnerable period）：从绝对不应期到相对不应期前 1/2 的一段时间，心肌细胞的兴奋性已开始恢复，但不一致，各部分心肌的兴奋性和传导速度差异显著，此时若受到一适当强度的刺激，可发生多处的单向阻滞和折返激动而引起颤动，这一时期称为易颤期或易损期。心室的易颤期相当于心电图上 T 波顶峰偏前约 30ms 这段时间内，落在此期的期前收缩或外源性电刺激（R on T 现象）往往容易触发室性心动过速或心室颤动。心房的易颤期相当于心电图上 R 波的降支和 S 波的时间。

（4）超常期：在相对不应期之后，相当于从 -80mV 到复极完毕一段时间，跨膜电位小于正常，用稍低于阈值的刺激也能激发动作电位的产生，称为超常期。此后心肌细胞兴奋性恢复到正常水平。心室肌兴奋的超常期相当于心电图上 T—U 连接处。

3. 传导性（conductivity）　心肌兴奋时能自动地向周围扩布的特性称为心肌传导性。心肌细胞间的传导主要通过闰盘部位的联络进行，心肌各部分的传导速度并不相同。有一部分心肌细胞的主要功能负责传导，加上起搏细胞群，构成特殊的起搏传导系统，包括窦房结、结间束、房室结、希氏束、束支及其分支和浦肯野纤维。其中浦肯野纤维传导速度最快，可达 4000mm/s，房室结传导速度最慢，为 20～200mm/s。影响传导性的主要因素是动作电位的舒张期膜电位水平和 0 相的除极速度，以及下面心肌组织接受刺激产生兴奋的能力（通常情况，处于不应期的组织不能传导或传导减慢）。心肌传导功能的异常表现：完全性传导阻滞、单向阻滞、隐匿性传导、传导延迟及折返激动等。

三、窦性心律及窦性心律失常

凡起源于窦房结的心律，称为窦性心律（sinus rhythm）。窦性心律属于正常节律。

1. 窦性心律的心电图特征　窦房结自身电活动在一般心电图机上难以描记，故窦性心律的心电图诊断是依据其激动心房产生 P 波的特点进行推断。窦性心律的心电图特点：①窦性 P 波规律出现，且 P 波形态在 Ⅰ、Ⅱ、aVF、V₄～V₆ 导联直立，aVR 导联倒置，即表明激动来自窦房结（提示窦性 P 波）；②窦性 P 波连续出现 3 次以上，正常情况下每个窦性 P 波之后继有 QRS 波群，P—R 间期为 0.12 ~ 0.20s；③正常成人窦性心律的频率一般为 60 ~ 100 次 / 分（应当注意：窦性心律仅表示窦性起搏点正常地发出激动，无论窦性激动是否能够正常下传心室，只要窦性 P 波连续出现，即可诊断为窦性心律）。

2. 窦性心动过速（sinus tachycardia） 成人窦性心律的频率 > 100 次 / 分，称为窦性心动过速。成人窦性心动过速的频率一般在 100 ~ 150 次 / 分，很少超过 160 次 / 分。窦性心动过速时 P—R 间期、QRS 波群及 Q—T 间期都相应缩短，有时可伴有继发性 ST 段轻度压低和 T 波振幅减低。临床上常见于运动、精神紧张、发热、甲状腺功能亢进症、贫血、失血、心肌炎和拟肾上腺素类药物作用等情况。

3. 窦性心动过缓（sinus bradycardia） 成人窦性心律的频率 < 60 次 / 分，称为窦性心动过缓。老年人和运动员心率相对较缓，颅内压增高、甲状腺功能减退症或使用 β 受体阻滞药等也可引起窦性心动过缓。窦性心动过缓低于 40 次 / 分者较少见。

4. 窦性心律不齐（sinus arrhythmia） 窦性心律的起源未变，但节律不整，在同一导联上 P—P 间期差异 > 0.12s，称为窦性心律不齐（图 4-13-44）。窦性心律不齐常与窦性心动过缓同时存在，较常见的一类心律不齐与呼吸周期有关（吸气时迷走神经抑制，心率增快；呼气时迷走神经张力增高，心率减慢），称呼吸性窦性心律不齐，多见于青少年，一般无临床意义；另有一些比较少见的窦性心律不齐与呼吸无关，包括与心室收缩排血有关的心室相性窦性心律不齐（常在三度房室传导阻滞时出现）、窦房结内游走性心律不齐等。

> **案例 4-13-3**
>
> 男性，18 岁。
>
> 心电图（图 4-13-42）示：P 波规律出现，且 P 波形态在 II 导联直立，aVR 导联倒置；P—P 频率约为 47 次 / 分；P—P 间期差异 > 0.12s。
>
> 诊断：窦性心动过缓合并窦性心律不齐。

5. 窦性停搏（sinus arrest） 亦称窦性静止，是指在一段时间内窦房结停止发放激动，常因迷走神经张力增大或窦房结功能障碍所致。心电图表现：规则的 P—P 间期中突然 P 波脱落消失，形成长 P—P 间期，且长 P—P 间期与正常 P—P 间期不成倍数关系。窦性停搏后常出现逸搏或逸搏心律。

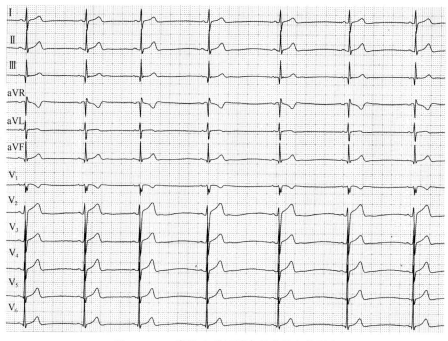

图 4-13-44 窦性心动过缓合并窦性心律不齐

6. 病态窦房结综合征（sick sinus syndrome，SSS） 简称病窦综合征，由窦房结及其邻近组织病变引起窦房结起搏功能和（或）窦房传导障碍，从而产生缓慢性心律失常和继发的快速性心律失常。SSS 最常见的病因是心脏传导系统退行性变，临床表现为心悸、乏力、头晕、黑朦，甚至晕厥等症状。

其主要心电图表现：①持续性窦性心动过缓，心率 < 50 次 / 分，且不易用阿托品等药物纠正；②窦性停搏或窦房阻滞；③在显著窦性心动过缓的基础上，常伴随房性心动过速、心房扑动、心房颤动等，称为慢 - 快综合征；④若病变同时累及房室交界区，窦性停搏发生时，可有较长时间不出现逸搏，称为双结病变。

四、期前收缩

期前收缩指起源于窦房结以外的异位起搏点提前发出的激动，又称过早搏动，简称早搏，是临床上最常见的心律失常。

期前收缩基本特征是在窦性或异位心律的基础上，心脏某一起搏点比基本心律提前发出激动，过早地引起心脏一部分或全部除极，表现为比基本心律提前出现的 QRS 波群或 P 波，其后有一个较正常延长的代偿间期。

期前收缩的发病机制：①折返激动；②触发活动；③异位起搏点的自律性增高。根据异位搏动发生的部位，可分为房性、交界性和室性期前收缩，其中以室性期前收缩最为常见，房性次之，交界性比较少见。描述期前收缩心电图特征的常用术语和重要概念如下。

联律间期（coupling interval）：也叫配对间期，指期前收缩与其前主导心搏的时距。当联律间期的变化范围在 0.08s 以内时，可称为联律间期固定。折返途径与激动的传导速度等可影响联律间期长短。房性期前收缩的联律间期应从异位 P′ 波起点测量至其前窦性 P 波的起点（即 PP′），而室性期前收缩的联律间期应从异位搏动的 QRS 波群起点测量至其前窦性 QRS 波群起点。

代偿间歇（compensatory pause）：指提前出现的异位搏动代替了一个正常窦性搏动，其后出现的一个较正常心动周期长的间歇。由于房性异位激动常逆传侵入窦房结，使其提前释放激动，引起窦房结节律重整，因此房性期前收缩大多为不完全性代偿间歇；而室性异位激动距窦房结较远不易侵入窦房结，故往往表现为完全性代偿间歇。

插入性期前收缩（interpolated extrasystole）：也称间位性过早搏动，指在两个相邻正常窦性激动之间夹着的一个期前收缩，其后无代偿间歇。

单源性期前收缩：指期前收缩来自同一异位起搏点，其形态、联律间期相同。

多源性期前收缩：指在同一导联中出现两种或两种以上形态及联律间期互不相同的期前收缩。

多形性期前收缩：指在同一导联中出现形态各异，而联律间期相等的期前收缩，其临床意义与多源性期前收缩相似。

频发性期前收缩：常规心电图记录到超过 5 次 / 分的期前收缩，称为频发性期前收缩；≤ 5 次 / 分者称为偶发性期前收缩。

二联律（bigeminy）与三联律（trigeminy）：就是一种有规律的频发性期前收缩。前者指期前收缩与窦性心搏交替出现；后者指每两个窦性心搏后出现一次期前收缩。

1. 室性期前收缩（premature ventricular contraction）　心电图表现：①提前出现的宽大畸形的 QRS 波群，时限通常超过 0.12s，T 波方向多与 QRS 波群主波方向相反；②提前出现的 QRS—T 波前无与之相关的 P 波；③往往为完全性代偿间歇，即期前收缩前后的两个窦性 P 波间距等于正常 P—P 间期的 2 倍（图 4-13-45）。

> **案例 4-13-4**
>
> 女性，52 岁，心悸 1 年。
>
> 心电图（图 4-13-45）示：窦性心律伴提前出现的宽大畸形的 QRS 波群，其前无与之相关的 P 波，T 波方向与 QRS 波群主波方向相反，代偿间歇完全；两个窦性心搏和 1 个提前出现的宽大畸形的 QRS 波群交替出现。
>
> 诊断：①窦性心律；②频发室性期前收缩三联律。

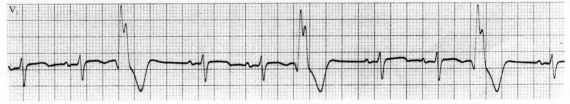

图 4-13-45　频发室性期前收缩三联律

2. 房性期前收缩（premature atrial contraction） 心电图表现：①提前出现的异位 P′ 波，形态与窦性 P 波不同；② P′—R 间期通常＞0.12s；③多为不完全性代偿间歇，即期前收缩前后两个窦性 P 波的间距小于正常 P—P 间期的 2 倍。

有时房性期前收缩 P′ 波在传导到房室交界区时，若正处于此区的相对不应期，这个期前收缩下传的 P′—R 间期可以延长；若正处于此区的绝对不应期，这个期前收缩就不能传导到心室，形成了未下传性期前收缩，即异位 P′ 波后无 QRS—T 波；房性期前收缩传导至心室时，心室的传导组织尚有部分处于相对不应期，则激动在心室内的传导受到干扰，从而产生了心室内差异性传导，表现为 P′ 波下传至心室引起 QRS 波群增宽变形，多呈右束支阻滞图形，称房性期前收缩伴室内差异性传导（图 4-13-46）。

> **案例 4-13-5**
>
> 女性，52 岁，心悸 6 个月。
>
> 心电图（图 4-13-46）示：Ⅱ导联第 3 及第 5 个 P′ 波形态与窦性 P 波不同，P′—R 间期＞0.12s，代偿间歇不完全，紧随第 5 个 P′ 波后的 QRS 波群增宽变形。
>
> 诊断：①窦性心律；②房性期前收缩合并室内差异性传导。

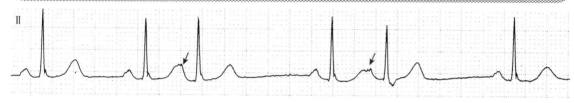

图 4-13-46 房性期前收缩合并室内差异性传导

3. 交界性期前收缩（premature junctional contraction） 心电图表现：①提前出现的 QRS—T 波，其前无窦性 P 波，QRS—T 波形态与窦性下传者基本相同；②出现逆行 P′ 波（Ⅱ、Ⅲ、aVF 导联倒置，aVR 导联直立），可发生于 QRS 波群之前（P′—R 间期＜0.12s）或 QRS 波群之后（R—P′ 间期＜0.20s），或者与 QRS 波群相重叠；③多为完全性代偿间歇（图 4-13-47）。

> **案例 4-13-6**
>
> 女性，25 岁，心悸 1 周。
>
> 心电图（图 4-13-47）示：窦性心律，图中可见第 4 个提前出现的 P′—QRS 波群，P′ 为逆行 P 波，P′—R 间期为 0.08s，QRS 波群形态正常，代偿间歇不完全。
>
> 诊断：①窦性心律；②交界性期前收缩。

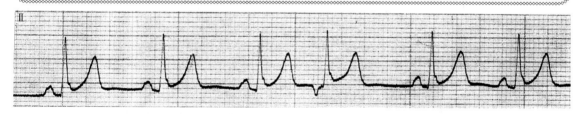

图 4-13-47 交界性期前收缩

多数情况下，交界性期前收缩受到交界区内单向传导阻滞的影响，只能下传而不能逆传到心房，因此，心电图表现为一个没有 P 波的 QRS 波群。若逆向传导到心房的速度慢于下传心室的速度，则心室先激动而心房后激动，心电图表现为逆行 P′ 波位于 QRS 波群之后，R—P′ 间期常小于 0.20s；若逆向传导到心房的速度快于下传心室的速度，则心房先激动而心室后激动，心电图表现为逆行 P′ 波位于 QRS 波群之前，但 P′—R 间期小于 0.12s；若逆向传导到心房的激动与下传心室的激动同时除极相应心脏，则心房激动重叠在心室激动中，心电图表现为逆行 P′ 波重叠在 QRS 波群之中。

五、异位性心动过速

异位性心动过速指异位节律点兴奋性增高或折返激动引起的快速异位心律（期前收缩连续出现 3 次或 3 次以上）。根据异位节律点发生的部位，可分为房性、交界性及室性心动过速。

1. 阵发性室上性心动过速（paroxysmal supraventricular tachycardia，PSVT） 其主要发病

机制为折返激动，少数为自律性增强所致。PSVT 是临床上常见的一种快速性心律失常，该类心动过速发作特点为突发、突止，频率一般在 160～250 次 / 分，节律快而规则，QRS 波群形态一般正常（伴有束支阻滞或室内差异传导时，可呈宽 QRS 波群心动过速）。临床上最常见的室上性心动过速类型为预激旁路引发的房室折返性心动过速（A-V reentry tachycardia，AVRT）及房室结双径路引发的房室结折返性心动过速（A-V nodal reentry tachycardia，AVNRT）。这两类心动过速多不具有器质性心脏病，且解剖学定位比较明确，可通过导管射频消融术根治。房性心动过速包括自律性和房内折返性心动过速两种类型，多见于器质性心脏病。

（1）AVRT 心电图诊断要点

1）平时心电图可见预激波群或正常。

2）心动过速可被提前刺激诱发或终止，心电图表现：①频率绝对规整，在 150～250 次 / 分，多数超过 180 次 / 分；②QRS 波群时间正常或伴有束支传导阻滞型；③逆行 P' 波位于 QRS 波群之后；④R—P' 间期 < P'—R 间期，R—P' 间期 > 70ms。

（2）AVNRT 心电图诊断要点

1）平时心电图正常。

2）心动过速可被提前刺激诱发或终止，心电图表现：①频率绝对规整，在 150～210 次 / 分，平均 170 次 / 分；②QRS 波群时间正常，部分伴有室内差异性传导，多呈右束支传导阻滞型；③逆行 P' 波与 QRS 波群部分重叠；④R—P' 间期 < P'—R 间期，R—P' 间期 < 70ms（图 4-13-48）。

> **案例 4-13-7**
>
> 男性，45 岁，突发、突止心悸 5 年。
>
> 心电图（图 4-13-48）示：窄 QRS 波群心动过速，R—R 间期绝对匀齐，心室率 187 次 / 分，Ⅱ、Ⅲ、aVF 导联 QRS 波群后可见逆行 P' 波，且 R—P' 间期 < P'—R 间期，R—P' 间期 < 70ms，考虑为房室结折返性心动过速，后经电生理检查及射频消融证实。
>
> 诊断：室上性心动过速（房室结折返性心动过速）。

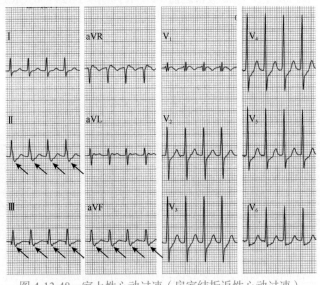

图 4-13-48　室上性心动过速（房室结折返性心动过速）

（3）阵发性房性心动过速诊断要点

1）成人患者多发生于有器质性心脏病或洋地黄中毒者。

2）心动过速的心电图表现：①P' 波形态与窦性不同；②频率常在 100～160 次 / 分；③P'—R 间期正常或延长，P'—P' 间期过快时可出现 2：1、3：1 传导；④提前刺激多不能诱发或终止，少数有折返机制者可被提前刺激诱发和终止。

2. 室性心动过速（ventricular tachycardia） 属于宽 QRS 波群心动过速类型，心电图表现：①3 个或 3 个以上的室性期前收缩连续出现，QRS 波群宽大畸形，时限通常 > 0.12s，频率多在 100～250 次 / 分，ST—T 波方向与 QRS 波群主波方向相反；②R—R 间期可稍不齐；③如能发现 P 波，并且 P 波频率慢于 QRS 波群频率，P—R 间期无固定关系（房室分离），则诊断明确；④偶尔室上性激动下传至心室可产生心室夺获（QRS波群提前出现，形态多与窦性心律时相同）或发生室性融合波，也支持室性心动过速的诊断（图4-13-49）。

除了室性心动过速外，阵发性室上性心动过速伴心室内差异性传导、阵发性室上性心动过速伴原来存在束支阻滞或室内传导延迟、室上性心律失常（房性心动过速、心房扑动或心房颤动）经房室旁路前传、经房室旁路前传的房室折返性心动过速等，亦可表现为宽QRS波群心动过速类型，应注意鉴别诊断。

案例4-13-8

　　男性，32岁，心肌病。

　　心电图（图4-13-49）示：宽大畸形的QRS波群心动过速，QRS波群时限为0.15s，频率为120次/分；节律稍不整齐；胸导联QRS波群主波方向均向下；可见房室分离（箭头所示）。

　　诊断：①窦性心律；②室性心动过速。

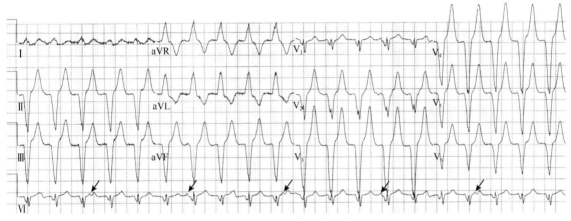

图4-13-49　室性心动过速

3. 非阵发性心动过速（nonparoxysmal tachycardia）　可发生在心房、房室交界区或心室，又称加速的房性、交界性或室性自主心律。此类心动过速发作特点多为渐起、渐止。心电图主要表现：频率比逸搏心律快，比阵发性心动过速慢，交界性心律频率多为70～130次/分，室性心律频率多为60～100次/分；易发生干扰性房室脱节，出现各种融合波或夺获心搏（图4-13-49）。此类型心动过速的机制是异位起搏点自律性增高，多发生于器质性心脏病。

案例4-13-9

　　男性，32岁，心悸3d。

　　心电图（图4-13-50）示：P波在Ⅱ导联倒置，为逆行P′波，R—P′间期为0.15s，R—R间期为0.58s，频率为103次/分，QRS波群时限为0.08s。

　　诊断：非阵发性交界性心动过速。

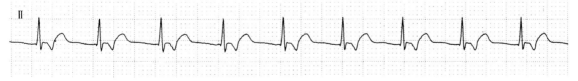

图4-13-50　非阵发性交界性心动过速

4. 尖端扭转型室性心动过速（torsade de pointes，TdP）　此类心动过速是一种严重的室性心律失常。发作时可见一系列增宽变形的QRS波群，以每3～10个心搏围绕基线不断扭转其主波的正负方向，频率为200～250次/分，每次发作持续数秒到数十秒而自行终止，但极易复发或转为心室颤动，其他特征包括：Q—T间期通常超过0.50s，U波显著（图4-13-51）。临床上表现为反复发作的心源性晕厥或称为阿-斯综合征。

案例 4-13-10

　　男性，68 岁，冠心病病史，因"晕厥发作 1h"入院。

　　心电图（图 4-13-51）示：一系列宽大畸形的 QRS 波群，且围绕基线不断扭转其主波的正负方向，心室频率为 230～280 次/分。

　　诊断：尖端扭转型室性心动过速。

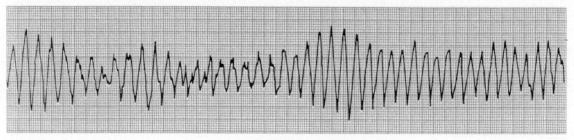

图 4-13-51　尖端扭转型室性心动过速

六、扑动与颤动

　　扑动、颤动可出现于心房或心室。主要的电生理基础为心肌的兴奋性增高，不应期缩短，同时有一定的传导障碍，形成环形激动及多发微折返。

　　1. 心房扑动（atrial flutter）　目前关于典型心房扑动的发病机制已比较清楚，属于房内大折返环路激动。与心房颤动不同，心房扑动大多为短阵发作。心电图特点：正常 P 波消失，代之以连续的大锯齿状扑动波（F 波），F 波大多数在 Ⅱ、Ⅲ、aVF 导联中清晰可见；F 波间无等电位线，波幅大小一致，间隔规则，频率多为 250～350 次/分，大多不能全部下传，而以固定房室比例（2∶1 或 4∶1）下传，故心室律规则（图 4-13-52）。如果房室传导比例不恒定或有文氏传导现象，心室律可以不规则。心房扑动时 QRS 波群时限一般不增宽。如果 F 波的大小和间距有差异，且频率＞350 次/分，称为不纯性心房扑动。从心电图表现可分为两个类型：典型心房扑动（Ⅰ型），常见，F 波连续呈尖端向下的锯齿状，心房快速调搏多能终止发作；少见的不典型心房扑动（Ⅱ型），F 波呈向上而非锯齿状，不能为心房调搏所终止。两个类型间有相关联系，且能互相转化。

案例 4-13-11

　　男性，63 岁，高血压病史 3 年，心悸 1 周。

　　心电图（图 4-13-52）示：P 波消失，代之以波幅大小一致，间隔规则的连续 F 波，呈锯齿状，F 波间无等电位线，频率多为 272 次/分；QRS 波群呈完全性右束支阻滞图形（详见右束支阻滞）；R—R 间期不规则，房室传导比例为（3～5）∶1。

　　诊断：心房扑动合并完全性右束支阻滞。

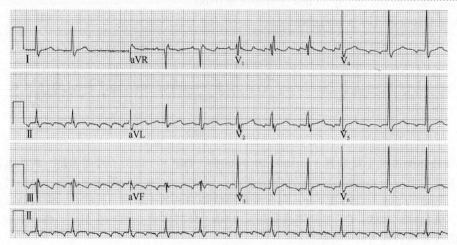

图 4-13-52　心房扑动合并完全性右束支阻滞

2. 心房颤动（atrial fibrillation） 是临床上很常见的心律失常，大多心脏疾病发展到一定程度都有出现心房颤动的可能，多与心房肥大和心房肌受损有关，但也有少数阵发性心房颤动患者无明显器质性心脏病。多数可能系多个小折返激动所致，近年研究发现，一部分心房颤动可能是由于局灶触发机制（起源于肺静脉）所致。心房颤动时整个心房失去协调一致的收缩，心排血量降低，久之易形成附壁血栓。心电图特点：正常 P 波消失，代之以大小不等、形状各异的颤动波（f 波），通常以 V₁ 导联为最明显；f 波的频率为 350～600 次/分；心室律绝对不规则，QRS 波群一般不增宽；若是前一个 R—R 间距偏长而与下一个 QRS 波群相距较近时，易出现一个增宽变形的 QRS 波群，酷似室性期前收缩，此可能是心房颤动伴有室内差异传导，应注意进行鉴别（图 4-13-53）。

> **案例 4-13-12**
>
> 女性，53 岁，有二尖瓣狭窄病史，心悸 2 周。
>
> 心电图（图 4-13-53）示：P 波消失，代之以一系列快速、大小不等、形态各异的心房颤动波（f 波），频率多为 450 次/分，QRS 波群形态和时限正常，R—R 间期绝对不规则，频率约为 75 次/分。
>
> 诊断：心房颤动。

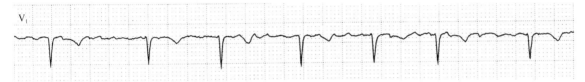

图 4-13-53 心房颤动

3. 心室扑动（ventricular flutter） 目前多数人认为心室扑动是心室肌产生环形激动的结果。出现心室扑动一般具有两个条件：①心肌明显受损，缺氧或代谢失常；②异位激动落在易颤期。心电图特点：无正常的 QRS—T 波（即不能将 QRS 波群与 ST 段和 T 波区分），代之以连续快速而相对规则的大振幅波动，频率达 200～250 次/分，心脏失去排血功能。心室扑动常不能持久，若不是很快恢复，便会转为心室颤动而导致死亡。

4. 心室颤动（ventricular fibrillation） 往往是心脏停搏前的短暂征象。由于心脏出现多灶性局部兴奋，致排血功能完全丧失。心电图上 QRS-T 波完全消失，出现大小不等、极不匀齐的低小波，频率为 200～500 次/分（图 4-13-54）。与心室扑动相比，颤动波振幅和形态变化较大，心室扑动和心室颤动均是严重的致死性心律失常。

> **案例 4-13-13**
>
> 男性，82 岁，冠心病。
>
> 患者临终心电监护（图 4-13-54）示：心电图中部之后 QRS—T 波完全消失，出现大小不等、振幅各异的极不匀齐的不规则波动，频率为 200～500 次/分。
>
> 诊断：心室颤动。

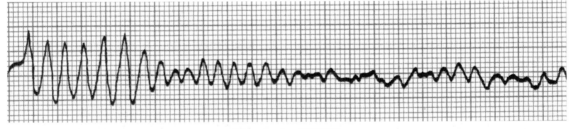

图 4-13-54 心室颤动

七、传导异常

心脏传导异常主要包括传导障碍和传导途径异常，传导障碍又可分为病理性传导阻滞与生理性干扰脱节。

（一）心脏传导阻滞

心脏传导阻滞（heart block）的病因可以是传导系统的器质性损害，也可能是迷走神经张力增高引起的功能性抑制或是药物作用及位相性影响。心脏传导阻滞按发生的部位分为窦房传导阻滞、心房内传导阻滞、房室传导阻滞和心室内传导阻滞；按阻滞程度可分为一度（传导延缓）、二度（部分激动传导发生中断）和三度（传导完全中断）；按传导阻滞发生情况，可分为永久性、暂时性、交替性及渐进性传导阻滞。

1.窦房传导阻滞（sinoatrial block） 常规心电图不能直接描记出窦房结电位，故一度窦房传导阻滞不能观察到，三度窦房传导阻滞难与窦性停搏相鉴别，只有二度窦房传导阻滞出现心房漏搏和心室漏搏（P—QRS—T均脱落）时才能诊断。二度Ⅰ型窦房传导阻滞表现为窦房传导时间逐渐延长，直至一次窦性激动不能传入心房，其心电图表现为P—P间期逐渐缩短，直至出现一次长P—P间期，该长P—P间期短于基本P—P间期的2倍，此型需与窦性心律不齐相鉴别（图4-13-55）。若心电图表现为在规律的窦性P—P间期中突然出现一个长间歇，这一长间歇恰等于正常窦性P—P间期的整数倍，此型称为二度Ⅱ型窦房传导阻滞。

案例 4-13-14

男性，72岁，头晕1周。

心电图（图4-13-55）示：P—P间期逐渐缩短，直至出现一次长P—P间期，该长P—P间期短于基本P—P间期的2倍。

诊断：二度Ⅰ型窦房传导阻滞。

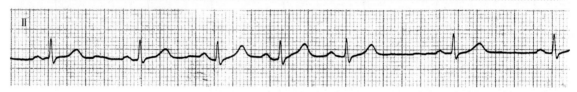

图 4-13-55　二度Ⅰ型窦房阻滞

2.房室传导阻滞（atrioventricular block，AVB） 是临床上常见的一种心脏传导阻滞。通常分析P波与QRS波群的关系可以了解房室传导情况。房室传导阻滞可发生在不同水平：在心房内的结间束（尤其是前结间束）传导延缓即可引起P—R间期延长，房室结和希氏束是最常发生传导阻滞的部位，若左、右束支或三支（右束支及左束支的前、后分支）同时出现传导阻滞，也归于房室传导阻滞。阻滞部位愈低，潜在节律点的稳定性愈差，危险性也就愈大。准确地判断房室传导阻滞发生的部位需要借助于希氏束电图。房室传导阻滞多数是由器质性心脏病所致，少数可见于迷走神经张力增高的正常人。

房室传导阻滞的诊断主要依据体表心电图，由于心电图学的进展，目前绝大部分房室传导阻滞都可通过心电图获得明确诊断。在分析房室传导阻滞时应注意：①R—R是否整齐（一度、三度时整齐，二度Ⅰ型不整齐，二度Ⅱ型整齐或不整齐）；②房室传导比例（P∶QRS比例）；③P波和QRS波有无固定关系（一度及二度有关、三度无关）；④心房率与心室率（一度时一致，二度、三度时不一致，三度时心房率为心室率的2～3倍）。

（1）一度房室传导阻滞：心电图主要表现为P—R间期延长。在成人若P—R间期＞0.20s（老年人P—R间期＞0.22s）或对两次检测结果进行比较，心率没有明显改变而P—R间期延长超过0.04s，可诊断为一度房室传导阻滞（图4-13-56）。P—R间期可随年龄、心率变化而有明显变化，故诊断标准需相适应有所变化。

案例 4-13-15

男性，17岁，体格检查。

心电图（图4-13-56）示：Ⅱ导联每个P波后均紧随QRS波群，P—R间期为0.25s。

诊断：一度房室传导阻滞。

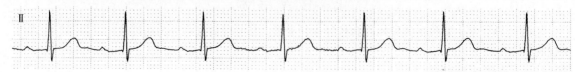

图 4-13-56　一度房室传导阻滞

（2）二度房室传导阻滞：心电图主要表现为部分 P 波后 QRS 波群脱漏，分两种类型。①二度 I 型房室传导阻滞（称 Morbiz I 型、文氏型）：表现为 P 波规律出现，P—R 间期逐渐延长（通常每次延长的绝对增加值多呈递减性），直到 1 个 P 波后脱漏 1 个 QRS 波群，每出现 1 次 QRS 波群的脱漏为 1 个文氏周期。漏搏后传导阻滞得到一定恢复，P—R 间期又趋缩短，之后又复逐渐延长，如此周而复始地出现，称为文氏现象（wenckebach phenomenon）。通常以 P 波数与 P 波下传数的比例来表示房室阻滞的程度，如 4：3 传导表示 4 个 P 波中有 3 个 P 波下传至心室，而只有 1 个 P 波不能下传（图 4-13-57）。②二度 II 型房室传导阻滞（称 Morbiz II 型）：表现为 P—R 间期恒定（正常或延长），部分 P 波后无 QRS 波群（图 4-13-58）。③2：1 房室传导阻滞：心房激动每间隔 1 次才能下传，即呈 2：1 比例传导，这种比例的传导，既可是 I 型传导阻滞，也可是 II 型传导阻滞。在窦性心律时呈稳定性 2：1 房室传导阻滞时，33%～42% 的阻滞发生在房室结内，但有 50% 左右的阻滞发生在希氏束部位。

绝对不应期延长为二度 II 型房室传导阻滞的主要电生理改变，且发生阻滞部位偏低。凡连续出现两次或两次以上的 QRS 波群脱漏者，称高度房室传导阻滞。

二度 I 型房室传导阻滞较 II 型常见，前者多为功能性或病变位于房室结或希氏束的近端，预后较好；后者多属器质性损害，病变大多位于希氏束远端或束支部位，易发展为完全性房室传导阻滞，预后较差。

案例 4-13-16

　　男性，30 岁，心悸 3d。

　　心电图（图 4-13-57）示：II 导联 P 波规律出现，由左起第 1 个 P 波开始，P—R 间期逐渐延长，直到第 5 个 P 波后脱漏 1 个 QRS 波群，漏搏后 P—R 间期又趋缩短，之后又复逐渐延长。

　　诊断：二度 I 型房室传导阻滞。

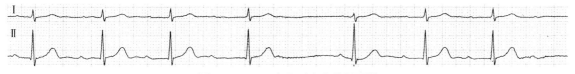

图 4-13-57　二度 I 型房室传导阻滞

案例 4-13-17

　　男性，30 岁，心悸 1 周。

　　心电图（图 4-13-58）示：II 导联 P 波规律出现，能下传的 P—R 间期恒定为 0.25s，部分 P 波后无 QRS 波群。P 波与 QRS 波群数目比为 2：1～4：3。

　　诊断：二度 II 型房室传导阻滞。

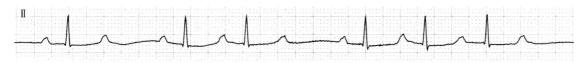

图 4-13-58　二度 II 型房室传导阻滞

（3）三度房室传导阻滞：又称完全性房室传导阻滞。当来自房室交界区以上的激动完全不能通过阻滞部位时，在阻滞部位以下的潜在起搏点就会发放激动，出现交界性逸搏心律（QRS 波群形态正常，频率一般为 40～60 次/分）或室性逸搏心律（QRS 波群形态宽大畸形，频率一般为 20～40 次/分），以交界性逸搏心律为多见。由于心房与心室分别由两个不同的起搏点激动，各保持自身的节律，心电图上表现为：P 波与 QRS 波群无固定关系（即 P—R 间期不相等）；心房率快于心室率，心房率为心室率的 2～3 倍；P—P 间期整齐，R—R 间期缓慢整齐。心室率在 40 次/分以上，QRS 波群形态为室上性，提示由交界区控制心室率；心室率在 40 次以下时，QRS 波群形态常畸形，提示由心室异位起搏点控制心室率（图 4-13-59）。

案例 4-13-18

　　男性，60 岁，头晕、黑矇 2d。

心电图（图 4-13-59）示：V_1 导联 P 波规律出现，频率为 78 次 / 分，QRS 波群正常，节律规则，频率为 47 次 / 分，P 波与 QRS 波群无关。

诊断：①窦性心律；②三度房室传导阻滞；③交界区逸搏心律。

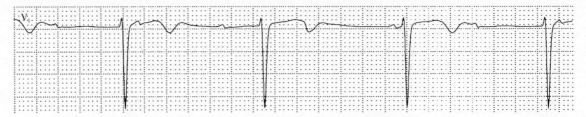

图 4-13-59　三度房室传导阻滞；交界区逸搏心律

3. 束支与分支传导阻滞　希氏束在室间隔肌部的顶端分成左、右束支，左束支分出左前分支、左后分支和左中隔分支，它们可以分别发生不同程度的传导障碍。一侧束支传导阻滞时，激动从健侧心室跨越室间隔后再缓慢地激动阻滞一侧的心室，在时间上可延长 40 ～ 60ms 及以上。根据 QRS 波群的时限是否 ≥ 0.12s，而分为完全性与不完全性束支传导阻滞。左、右束支及左束支分支不同程度的传导障碍，还可分别构成不同组合的双支传导阻滞和三支传导阻滞。

（1）右束支传导阻滞（right bundle branch block，RBBB）：右束支细长，由单侧冠状动脉分支供血，其不应期比左束支长，故传导阻滞比较多见。右束支传导阻滞可以发生于各种器质性心脏病患者，也可见于健康人。右束支传导阻滞时，心室除极仍始于室间隔中部，自左向右方向除极，接着通过浦肯野纤维正常快速激动左心室，最后通过缓慢的心室肌传导激动右心室。因此，QRS 波群前半部接近正常，主要表现在后半部 QRS 波群时间延迟、形态发生改变。

完全性右束支传导阻滞的心电图表现：① QRS 波群时间 ≥ 0.12s；② V_1 或 V_2 导联的 QRS 波群呈 rsR′ 或 M 形，此为最具特征性的改变；I、V_5、V_6 导联 S 波增宽且有切迹，其时限 ≥ 0.04s，aVR 导联呈 QR 型，其 R 波宽且有切迹；③ V_1 导联 R 峰时间 > 0.05s；④ V_1、V_2 导联 ST 段轻度压低，T 波倒置；⑤ I、V_5、V_6 导联 T 波方向一般与终末 S 波方向相反，仍为直立（图 4-13-60）。右束支传导阻滞时，在不合并左前分支传导阻滞或左后分支传导阻滞的情况下，QRS 波群电轴一般仍在正常范围。

不完全性右束支传导阻滞时，QRS 波群形态和完全性右束支传导阻滞相似，但 QRS 波群时间 < 0.12s。

案例 4-13-19

女性，30 岁，术前检查。

心电图（图 4-13-60）示：窦性心律；P—R 间期为 0.15s，QRS 波群时间为 0.12s；V_1 导联的 QRS 波群呈 rsR′ 型，V_5、V_6 导联的 S 波增宽且有切迹；ST—T 波与 QRS 波群终末除极方向相反。

诊断：①窦性心律；②完全性右束支传导阻滞。

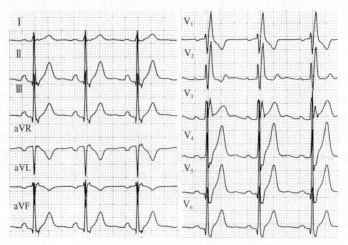

图 4-13-60　完全性右束支传导阻滞

（2）左束支传导阻滞（left bundle branch block，LBBB）：左束支粗而短，由双侧冠状动脉分支供血，不易发生传导阻滞，如有发生，大多为器质性病变所致。左束支传导阻滞时，激动沿右束支下传至右心室前乳头肌根部才开始向不同方面扩布，引起心室除极顺序从开始就发生一系列改变。由于初始室间隔除极变为右向左方除极，导致 I、V_5、V_6 导联正常室间隔除极波（q 波）消失；左心室除极不是通过浦肯野纤维激动，而是通过心室肌缓慢传导激动，故心室除极时间明显延长；心室除极向量主要向左后，其 QRS 波群向量中部及终末部除极过程缓慢，使 QRS 波群主波（R 波或 S 波）增宽、粗钝或有切迹。

完全性左束支传导阻滞的心电图表现：① QRS 波群时间 ≥ 0.12s；② V_1、V_2 导联呈 rS 波（其 r 波极小，S 波明显加深增宽）或呈宽而深的 QS 波；I、aVL、V_5、V_6 导联 R 波增宽、顶峰粗钝或有切迹；③ I、V_5、V_6 导联 q 波一般消失；④ V_5、V_6 导联 R 峰时间 > 0.06s；⑤ ST—T 波方向与 QRS 波群主波方向相反。左束支传导阻滞时，QRS 波群心电轴可有不同程度的左偏（图 4-13-61）。

> **案例 4-13-20**
>
> 女性，70 岁，冠心病。
>
> 心电图（图 4-13-61）示：窦性心律；P—R 间期为 0.18s，QRS 波群时间为 0.16s；V_1、V_2 导联呈 rS 波，I、aVL、V_5、V_6 导联 R 波增宽、顶峰粗钝或有切迹，且无 q 波及 S 波；ST—T 波方向与 QRS 波群主波方向相反。
>
> 诊断：①窦性心律；②完全性左束支传导阻滞。

（3）左前分支传导阻滞（left anterior fascicular block，LAFB）：左前分支支配左心室左前上方，因细长而易发生传导障碍。左前分支传导阻滞时，主要变化在前额面，其初始向量朝向右下方，在 0.03s 之内经左下转向左上，使此后的主向量位于左上方。其心电图表现：①心电轴左偏在 $-90°$ ～ $-30°$（平均 $-45°$ 以上），有较肯定的诊断价值；II、III、aVF 导联的 QRS 波群呈 rS 型，III 导联的 S 波大于 II 导联的 S 波；② I、aVL 导联的 QRS 波群呈 qR 型，aVL 导联的 R 波大于 I 导联的 R 波；③ QRS 波群时间轻度延长，但 < 0.12s（图 4-13-62）。

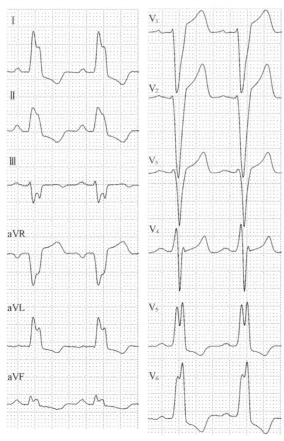

图 4-13-61　完全性左束支传导阻滞

案例 4-13-21

　　女性，67 岁，冠心病。

　　心电图（图 4-13-62）示：窦性心律；P—R 间期为 0.16s，QRS 波群时间为 0.10s；心电轴显著左偏（-45°）；Ⅱ、Ⅲ、aVF 导联的 QRS 波群呈 rS 型，$S_Ⅲ > S_Ⅱ$，Ⅰ、aVL 导联的 QRS 波群呈 qR 型，$R_{aVL} > R_Ⅰ$。

　　诊断：①窦性心律；②左前分支传导阻滞。

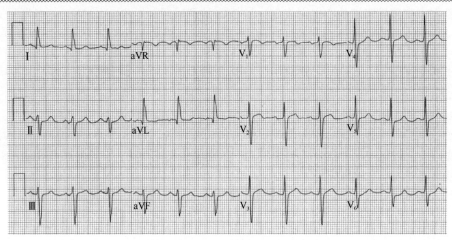

图 4-13-62　左前分支传导阻滞

　　（4）左后分支传导阻滞（left posterior fascicular block，LPFB）心电图表现：①心电轴右偏在 +90°～+180°，以超过 +120° 有较肯定的诊断价值；②Ⅰ、aVL 导联的 QRS 波群呈 rS 型，Ⅱ、Ⅲ、aVF 导联的 QRS 波群呈 qR 型，且 q 波时间 < 0.025s，Ⅲ 导联的 R 波大于Ⅱ 导联的 R 波；③ QRS 波群时间 < 0.12s（图 4-13-63）。临床上诊断左后分支传导阻滞时，应首先排除引起心电轴右偏的其他原因（如肺气肿、右心室肥大、下壁心肌梗死等）。

案例 4-13-22

　　女性，45 岁，术前检查，无肺气肿、右心室肥大、下壁心肌梗死等病史。

　　心电图（图 4-13-63）示：窦性心律；P—R 间期为 0.12s，QRS 波群时限为 0.08s；心电轴右偏（+105°）；Ⅰ、aVL 导联的 QRS 波群呈 rS 型，Ⅱ、Ⅲ、aVF 导联的 QRS 波群呈 qR 型，$R_Ⅲ > R_Ⅱ$。

　　诊断：①窦性心律；②左后分支传导阻滞。

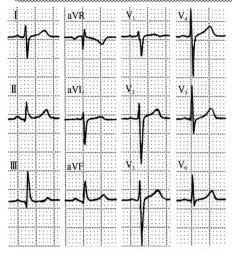

图 4-13-63　左后分支传导阻滞

（二）干扰与脱节

　　正常的心肌细胞在一次兴奋后具有较长的不应期，因而对于两个相近的激动，前一激动产生的不应期必然影响后面激动的形成和传导，这种现象称为干扰。当心脏两个不同起搏点并行地产生激动，引起一系列干扰，称为干扰性房室脱节（interference atrioventricular dissociation）（图 4-13-64）。干扰所致的许多心电现象（如传导延缓、中断及房室脱节等）都相似于传导阻滞，但干扰是一种生理现象，而传导阻滞为不应期病理性延长所致，在心律失常分析中要注意区别。干扰现象可以发生在心脏的各个部位，最常见的部位是房室交界区。

（三）预激综合征

　　预激综合征（pre-excitation syndrome）是指在心电图上呈预激表现，临床上有心动过速发作。其解剖学基础是在正常的房室结传导途径之外，沿房室环周围还存在附加的房室传导束（旁路）。预激综合征有以下类型。

笔记栏

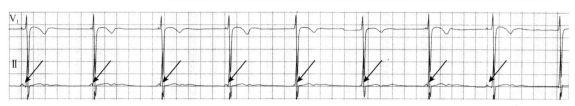

图 4-13-64　干扰性房室脱节

1. WPW 综合征（Wolff-Parkinson-White syndrome 综合征）　又称为典型预激综合征，属显性房室旁路。窦房结激动或心房激动可通过传导很快的旁路下传预先激动部分心室肌，同时经正常房室结途径下传，激动其他部分心室肌，形成特殊的心电图。其特征为：①P—R 间期缩短 < 0.12s；②QRS 波群增宽 ≥ 0.12s；③QRS 波群起始部有预激波（δ 波）；④P—J 间期正常；⑤出现继发性 ST—T 波改变。需要注意：预激程度的不同，可导致 δ 波和 QRS 波群时限的不同，少数患者 QRS 波群的时间可 < 0.12s。根据 V₁ 导联预激波极性及 QRS 波群主波方向可对旁路进行初步定位，如 V₁ 导联预激波正向且以 R 波为主，则一般为左侧（A 型）旁路（图 4-13-65）；如 V₁ 导联预激波负向或 QRS 波群主波以负向波为主，则大多为右侧（B 型）旁路（图 4-13-66）。

> **案例 4-13-23**
>
> 　　男性，45 岁，阵发性心动过速。
>
> 　　心电图（图 4-13-65）示：窦性心律；P—R 间期为 0.10s，QRS 波群时间为 0.12s；QRS 波群起始明显粗钝有预激波（δ 波），胸导联 QRS 波群主波均向上。
>
> 　　诊断：①窦性心律；②A 型 WPW 综合征。

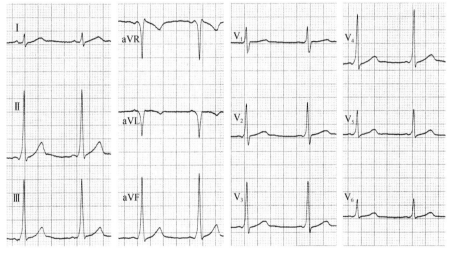

图 4-13-65　A 型 WPW 综合征

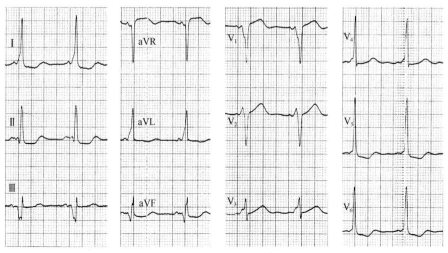

图 4-13-66　B 型 WPW 综合征

> **案例 4-13-24**
> 　　男性，36 岁，阵发性心动过速。
> 　　心电图（图 4-13-66）示：窦性心律；P—R 间期为 0.10s，QRS 波群时间为 0.12s；QRS 波群起始明显粗钝有预激波（δ 波），V_1 导联的 QRS 波群主波向下，V_5、V_6 导联的 QRS 波群主波向上。
> 　　诊断：①窦性心律；②B 型 WPW 综合征。

　　部分患者的房室旁路没有前传功能（心电图无预激表现），仅有逆向传导功能，但可反复发作房室折返性心动过速，此类旁路称为隐匿性旁路。

　　2. 短 P—R 综合征　又称 LGL 综合征（Lown-Ganong-Levine syndrome）。关于短 P—R 综合征的解剖、生理有两种观点：①存在绕过房室结传导的旁路纤维 James 束；②房室结发育不全、较小，或房室结内存在一条传导异常快的通道，可引起房室结加速传导。心电图表现：① P—R 间期 < 0.12s；② QRS 波群起始部无预激波。

　　3. Mahaim 型预激综合征　Mahaim 纤维是一种特殊的房室旁路，具有传导缓慢，呈递减性，类似房室结样特征。此类旁路只有前传功能，没有逆传功能。心电图表现：① P—R 间期正常或延长；② QRS 波群起始部有预激波（δ 波）；③ QRS 波群时限延长，呈类似完全性左束支传导阻滞图形；④可伴继发性 ST—T 波改变；⑤心动过速时 QRS 波群表现为宽大畸形，类似左束支传导阻滞图形。

　　预激综合征多见于健康人，其主要危害是常有 AVRT 的发生。WPW 综合征如合并心房颤动，还可以引起快速的心室率，甚至发生心室颤动，属于一种严重的心律失常类型。近年来，采用导管射频消融已可对预激综合征进行根治。

八、逸搏与逸搏心律

　　当高位节律点发生病变或受到抑制而出现停搏或节律明显减慢时（如病态窦房结综合征），或者因传导障碍而不能下传时（如窦房或房室传导阻滞），或其他原因造成长的间歇时（如期前收缩后的代偿间歇等），作为一种保护性措施，低位起搏点就会发出一个或一连串的激动，除极心房或心室。仅发生 1 ～ 2 个称为逸搏，连续 3 个及以上称为逸搏心律（escape rhythm）。按发生的部位分为房性、房室交界性和室性逸搏。其 QRS 波群的形态特点与各相应的期前收缩相似，两者的差别是期前收缩属提前发生，为主动节律，而逸搏则在长间歇后出现，属被动节律。临床上以房室交界性逸搏最为多见，室性逸搏次之，房性逸搏较少见。

　　1. 房性逸搏心律　心房内分布着许多潜在的节律点，频率多为 50 ～ 60 次 / 分，略低于窦房结。心电图表现：可见延迟出现的 P′ 波与 QRS 波群，P′ 波与窦性 P 波形态不同，QRS 波群形态属室上型。

　　2. 交界性逸搏心律　是最常见的逸搏心律，见于窦性停搏及三度房室传导阻滞等情况，其 QRS 波群呈交界性搏动特征，频率一般为 40 ～ 60 次 / 分，慢而规则。

　　3. 室性逸搏心律　多见于双结病变或发生于束支水平的三度房室传导阻滞，其 QRS 波群呈室性波形，频率一般为 20 ～ 40 次 / 分，可以略不规则（图 4-13-67）。

> **案例 4-13-25**
> 　　女性，62 岁，晕厥 1h。
> 　　心电图（图 4-13-67）示：Ⅱ 导联 P 波出现 2 次并正常下传至心室后，P 波突然脱落消失，此后宽大畸形的 QRS 波群连续出现 3 次，节律略不规则，频率 37 次 / 分。
> 　　诊断：①窦性心律；②窦性停搏；③室性逸搏心律。

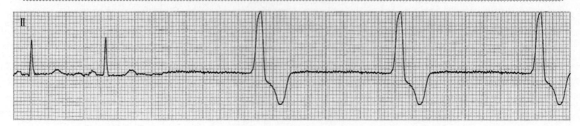

图 4-13-67　室性逸搏心律

第七节 电解质紊乱和药物影响

一、电解质紊乱

电解质紊乱（electrolytes disturbance）指血清电解质浓度的增高与降低。异常离子浓度影响心肌细胞跨膜电位，从而导致心肌细胞除极与复极及激动传导异常，这种电生理改变可以反映在心电图上。然而血清中电解质水平与心电图改变并不完全一致，如轻度低钾血症时，心电图不一定表现出异常；如果同时存在多种电解质紊乱，它们可互相影响，加重或抵消心电图改变。故应该密切结合疾病史和临床表现进行判断。

（一）血钾改变

1. 高钾血症（hyperkalemia） 可以引起如下心肌电生理改变：①心肌兴奋性升高（血钾轻度升高）或降低（严重升高），可以引起各种心律失常及心脏停搏；②自律性降低，可以出现窦性心动过缓、窦性停搏及各种传导障碍。不同水平的高钾血症引起心电图的变化也不同，图4-13-68为其示意图。

 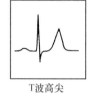   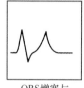

正常心电图　　T波高尖　　ST段压低　　P—R延长　　P波高尖　　QRS增宽与T波融合

图4-13-68　血钾水平逐渐升高引起的心电图改变示意图

高钾血症的心电图表现：①当血清钾浓度＞5.5mmol/L时，心电图表现为T波高尖，其升支和降支对称，基底变窄，形成所谓的"帐篷状"T波。②当血清钾浓度＞6.5mmol/L时，QRS波群增宽；R波振幅减低，S波振幅加深；S—T段压低；P—R及Q—T间期延长；QRS波群时限随血清钾浓度增高而延长，并与血钾浓度成正比关系。③当血钾浓度超过7.0mmol/L，QRS波群进一步增宽，P—R及Q—T间期进一步延长；P波增宽、振幅降低，甚至P波消失（心房肌完全受抑制），此时出现的心室律为"窦室传导"，即窦房结发出的激动沿着结间束，经过房室交界区传入心室而引起。高血钾的最后阶段，QRS波群宽大，甚至与T波融合成为正弦波。④高钾血症常表现为ST段下降，但严重高钾血症时，其心电图表现可以出现类似急性心肌损伤的ST段抬高（图4-13-69），经治疗，血钾水平恢复正常后这种ST段改变即可消失。⑤可以出现各种心律失常，包括窦性心动过缓、窦性停搏、交界区性心律、交界区性心动过速、各种传导阻滞、室性心动过速和心室颤动等。

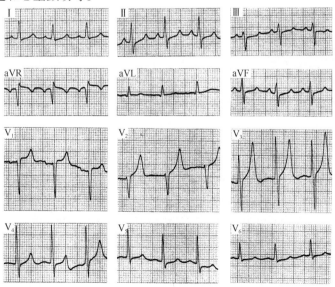

图4-13-69　高钾血症心电图

案例 4-13-26

男性，67 岁，糖尿病，肾功能不全。

心电图（图 4-13-69）示：血清钾浓度 6.16mmol/L，T 波高尖，其升支和降支对称，基底变窄。

诊断：①窦性心律；②高钾血症。

2. 低钾血症（hypokalemia） 可使心肌的兴奋性及自律性增高，传导性降低，因此容易发生心律失常及传导阻滞。随着血钾浓度降低，心电图表现出 ST 段、T 波和 U 波的相应变化，见图 4-13-70，但这些表现并不与特定的血钾水平直接相关。

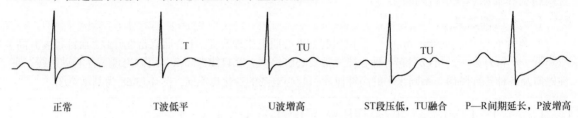

| 正常 | T波低平 | U波增高 | ST段压低，TU融合 | P—R间期延长，P波增高 |

图 4-13-70　低钾血症心电图改变

低钾血症的心电图表现：①U 波增高，常超过同一导联 T 波的振幅，可达 0.1mV 以上，或 TU 融合。②ST 段下降，可达 0.05mV 以上；T 波降低、平坦或倒置。③P—R 间期及 Q—T 间期延长（或 Q—T—U 间期延长）。④可以出现各种心动过速、期前收缩（尤其是室性期前收缩）及各种传导阻滞等（图 4-13-71）。

案例 4-13-27

女性，65 岁，腹泻、乏力，血清钾浓度为 1.5mmol/L。

心电图（图 4-13-71）示：P—R 间期为 0.20s，QRS 波群时间为 0.07s，多导联 ST 段压低，T 波降低、平坦或倒置，U 波振幅超过同一导联 T 波的振幅，TU 融合。

诊断：①窦性心律；②低钾血症。

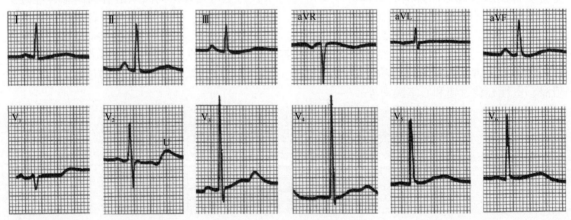

图 4-13-71　低钾血症心电图

（二）血钙改变

1. 高钙血症 高钙血症的心电图表现（图 4-13-72A）：①ST 段缩短甚至缺如；②Q—T 间期及 Q—Tc 间期缩短；③可出现室性期前收缩、阵发性室性心动过速、窦房传导阻滞、窦性静止等心律失常。

2. 低钙血症 低钙血症的心电图表现（图 4-13-72C）：①ST 段平坦延长，但无上下偏移。②Q—T 间期延长（由 ST 段延长所致）；直立 T 波可出现低平、变窄或倒置。

（三）血镁改变

1. 高镁血症 高血镁抑制房室传导和心室内传导。血清镁浓度增高到 1.5 ～ 2.5mmol/L，可发生短暂的窦性心动过速，随即表现窦性心动过缓；血清镁浓度达到 2.5 ～ 5mmol/L，可发生一度房室传导阻滞及心室内传导阻滞；严重镁中毒时可发生心脏停搏。

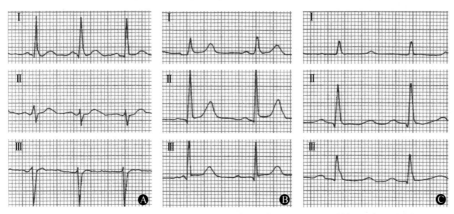

图 4-13-72　A.高钙血症心电图；B.血钙正常心电图；C.低钙血症心电图

2.低镁血症　镁是细胞内仅次于钙离子的主要阳离子，又是多种酶的激活剂。因此，低血镁可以产生两种改变：①使心肌兴奋性增高，容易产生异位激动，以期前收缩多见；②ST段压低，T波低平或倒置，还可以出现R波振幅降低。

二、药物影响

（一）洋地黄

洋地黄除了具有正性肌力作用外，尚有增强心脏对迷走神经反应性（包括窦房结自律性及兴奋性降低、传导系统不应期延长）、增加心肌兴奋性、改变心肌的复极过程等效应。

洋地黄效应（digitalis effect）：洋地黄直接作用于心室肌，使动作电位的2位相缩短以至消失，并减少3位相坡度，因而动作电位时程缩短。其心电图特征性表现为：①ST段下垂型压低；②T波低平、双向或倒置，双向T波往往是初始部分倒置，终末部分直立变窄，ST—T呈"鱼钩型"；③Q—T间期缩短（图4-13-73）。上述心电图表现常作为已接受洋地黄治疗的标志，即所谓洋地黄效应，但不表示洋地黄中毒。

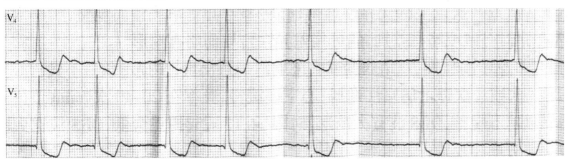

图 4-13-73　洋地黄效应心电图

洋地黄中毒（digitalis toxicity）：洋地黄中毒患者可以有胃肠道症状和神经系统症状，但出现各种心律失常是洋地黄中毒的主要表现。常见的心律失常：频发性室性期前收缩（二联律或三联律）及多源性室性期前收缩，严重时可出现室性心动过速（特别是双向性心动过速），甚至心室颤动。交界性心动过速伴房室脱节、房性心动过速伴不同比例的房室传导阻滞也是常见的洋地黄中毒表现。另外，也可发生窦房传导阻滞或窦性静止、心房扑动、心房颤动等，还可出现房室传导阻滞，当出现二度或三度房室传导阻滞时，则是洋地黄严重中毒的表现。

（二）奎尼丁

奎尼丁属 I_A 类抗心律失常药，可以延长不应期、减慢心肌传导、降低心肌的应激性。

奎尼丁治疗剂量时的心电图表现：①Q—T间期延长；②T波低平或倒置；③U波增高；④P波稍宽可有切迹，P—R间期稍延长。

奎尼丁中毒时的心电图表现：①Q—T间期明显延长；②QRS波群时限明显延长；③各种程度的房室传导阻滞，以及窦性心动过缓、窦性静止或窦房传导阻滞；④各种室性心律失常，严重时发生尖端扭转型室性心动过速及心室颤动。

第八节 其他常用心电学检查

一、心脏起搏器及起搏心电图

（一）起搏器简介

正常情况下，窦房结能自动地、有节律地发出电脉冲，通过传导系统向心脏各部位发出指令，使心肌收缩，心脏搏动。若窦房结发生病变或心脏传导系统发生障碍，就会出现心律失常，甚至心脏停搏而危及生命。心脏起搏器是一种很精巧的、可靠程度很高的电脉冲发生器，它把具有一定起搏形式的脉冲发生器与特制导线（起搏电极）相连接，脉冲发生后沿着电极传导至心脏，并刺激心脏起搏。用于治疗某些缓慢性心律失常及传导阻滞，避免了因心动过缓导致脏器供血不足而产生的临床综合征。

人工心脏起搏器有多种功能和类型，但基本还是由起搏脉冲发生器和起搏电极导线组成。1985 年北美心脏起搏和电生理学会与"英国心脏起搏和电生理组织"共同编制了 NBG 编码，并于 2002 年进行了修订（表 4-13-8）。根据导线电极植入的不同部位分为：单腔起搏（仅心房起搏或心室起搏）、双腔起搏（心房和心室起搏）及三腔起搏（右心房 + 双心室起搏）。临床上最多见的部位为右心房起搏、右心室起搏、房室顺序起搏，因此就产生不同的心电图表现。

表 4-13-8 NBG 编码

第 1 位字母	第 2 位字母	第 3 位字母	第 4 位字母	第 5 位字母
起搏心腔	感知心腔	感知后反应	程控功能 / 频率应答	抗心动过速功能
V= 心室	V= 心室	T= 触发	P= 程控频率和（或）输出	P= 抗心动过速起搏
A= 心房	A= 心房	I= 抑制	M= 多项参数程控	S= 电转复
D= 双腔	D= 双腔	D=T+I	R= 频率应答	D=P+S
O= 无	O= 无	O= 无	C= 通信	O= 无
			O= 无	

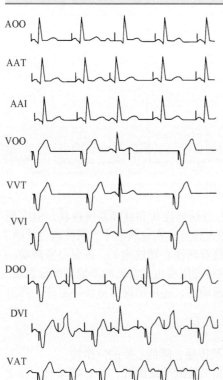

AOO
AAT
AAI
VOO
VVT
VVI
DOO
DVI
VAT
DDD

图 4-13-74 不同起搏模式

（二）起搏部位及其心电图表现

起搏心电图的特征是首先出现起搏信号，然后出现相应起搏心腔的波形。如心房起搏时，起搏信号后紧邻 P′波起始部；心室起搏时，起搏信号后紧邻 QRS 波群起始部。

1. 右心房起搏（AAI 起搏）心电图 AAI 起搏器指心房起搏、心房感知型起搏器，起搏器感知自身信号后的反应是抑制起搏脉冲的发放，起搏电极放置在右心房心耳部，为一种单腔起搏。心电图表现（图 4-13-74 第 3 条）：在起搏信号（代表脉冲发生器发放脉冲电流）后出现心房波（P′波），P′波形态随着电极部位不同而变化，其后跟随 QRS—T 波，其形态可基本正常。

2. 右心室起搏（VVI 起搏）心电图 VVI 起搏器指心室起搏、心室感知型起搏器，起搏器感知自身信号后的反应是抑制起搏脉冲的发放，一般将电极放置于右心室心尖部，也是一种单腔起搏。心室起搏的心电图表现（图 4-13-74 第 6 条）如下。

（1）在起搏信号后紧跟一个宽大畸形的 QRS 波群，起搏的 QRS 波群形态因电极放置的位置不同而不同，类似左束支传导阻滞图形。

（2）电轴随电极的位置而变化，一般电轴左偏（-90°～-30°）。

（3）T 波与 QRS 波群主波方向相反。

3. 房室顺序起搏 房室顺序起搏指心房刺激信号释放

后，经过房室（A—V）延迟期，再发生一个心室刺激信号产生 QRS 波群，从而使心房、心室顺序起搏，近来使用比较多的是全自动双腔心脏起搏器（DDD 起搏器）。DDD 起搏器具有心房、心室感知及心房、心室起搏等功能，为房室顺序型起搏器。房室顺序起搏心电图表现（图 4-13-74 第 10 条）：P 波之前有一个起搏信号，经过 A—V 间期，出现心室起搏信号，以及其后增宽的 QRS 波群。

DDD 双腔起搏器有 3 个基本功能：①起搏功能；②感知功能；③类房室结传导功能。部分双腔起搏器还具有频率平滑及 A—V 间期自动调整功能。因患者心房率和房室传导功能的不同状态、动态变化，以及所设定的不同参数，DDD 双腔起搏器可转换为各种不同的起搏工作模式。

二、动态心电图

动态心电图（ambulatory electrocardiography，AECG）指连续记录 24h 或更长时间的心电图。它首先由美国学者 Norman J Holter 发明，于 20 世纪 60 年代早期应用于临床，故又称之为 Holter 监测。动态心电图可提供被检者实际生活状态下 24h 或以上时间的心电信息。目前，已成为临床上广泛使用的无创性心血管疾病诊断手段之一，尤其针对各种心律失常及心肌缺血的了解更加清楚。

（一）仪器的基本结构

动态心电图仪主要由记录系统和回放分析系统组成。

1. 记录系统 包括导联线和记录器。导联线一端与固定在被检者身上的电极相连，另一端与记录器连接，记录器有磁带式和固态式两种类型。记录器佩戴在被检者身上，并能精确地连续同步记录和储存 24h 或更长时间的二通道或三通道心电信号。

2. 回放分析系统 主要由计算机系统和心电分析软件组成。它能够自动对记录器所记录到的 24h 心电信号进行分析。分析人员通过人机对话对计算机分析的心电图资料进行检查、判定、修改和编辑，打印出异常心电图图例及有关的数据和图表，做出诊断报告。

（二）导联选择

动态心电图所用导联与体表心电图导联不同，目前多采用双极导联，电极一般均固定在胸部，根据不同的检测目的而定。

（三）临床应用范围

动态心电图可以获得被检者日常生活状态下连续 24h 甚至更长时间的心电图资料，因此常可检测到常规心电图不易发现的一过性心电改变。还可以结合分析受检者的生活日志，了解患者的症状、活动状态及服用药物与心电图变化之间的关系。其临床应用范围如下。

（1）判断心悸、气促、头晕、晕厥、胸痛等症状与心电图变化间的关系。

（2）心律失常的定性和定量诊断。

（3）心肌缺血的诊断和评价，尤其是发现无症状性心肌缺血的重要手段。

（4）评价抗心肌缺血及抗心律失常药的疗效。

（5）判断心脏病患者的心脏功能、预测心脏病意外的发生；评价心肌梗死及其他心脏病的预后。

（6）评价起搏器的适应证、适应的工作情况，以及与起搏器有关的心律失常。

（7）医学科学研究和流行病学调查，如正常人心率的生理变动范围，宇航员、潜水员、驾驶员等特殊职业人员心脏功能的研究等。

（四）检查方法

患者取坐位或立位，暴露胸部，擦净皮肤，选取合适的电极位置。用专用电极片牢固地粘贴于导联部位，再将导线、电极与记录器连接。最后将记录器佩戴于患者身上，并将电极线固定好，一般需要连续记录 24h。其间需要认真记录生活日志，包括日常活动、症状表现、用药情况和与其相关的时间，次日将记录仪交回以备分析。

（五）分析报告

工作人员将记录器中的心电信号输入回放分析系统，软件将对这些信号进行分析。分析报告包括：监测期间基本心律、心搏总数、平均心率、最高和最低心率及其时间；各种心律失常类型、程度、持续时间、总数、频率；ST 段改变的形态、程度、持续时间、总数、频率、与心率变化的关系；根据生活日志，分析症状与心电图改变的关系；其他，如心率变异性、起搏器工作状态的评价等。

（六）分析注意事项

1. 认真填写生活日志 一份完整的生活日志对于正确分析动态心电图资料具有重要参考价值。

应要求患者在佩戴记录器检测过程中，按时间记录其活动状况和相应症状。即使佩戴期间无症状，也应认真填写，以便发现某些隐匿改变。

2. 动态心电图不能够替代常规 12 导联心电图 原因：①导联的限制，动态心电图所使用的导联不同于常规 12 导联心电图，故对于心房肥大、心室肥大的判断及束支传导阻滞、预激综合征的识别，以及心肌梗死的诊断和定位等不能准确判断。②动态心电图属回顾性分析，不能了解患者即刻的心电变化。因此，仍需要依靠常规 12 导联心电图检查。

3. 干扰因素 动态心电图常受到多种因素的干扰而影响其准确性，如体位、活动、情绪、睡眠等因素的影响。因此，在分析动态心电图的检测结果时，尤其是 ST—T 改变，还应结合疾病史、症状及其他临床资料综合分析以便做出正确的诊断。

三、心电图运动试验

心电图运动试验（ECG exercise test）又称为运动试验，指通过给予一定量的运动负荷，了解受检者生理和病理变化（尤其是心电变化）的技术。目前，是诊断冠心病的一种重要而有价值的检查方法，也用于对冠心病的流行病学调查。虽然与冠状动脉造影结果比较有一定比例的假阳性与假阴性，但由于该方法简便、实用、无创、安全而在临床广泛使用。

（一）运动试验的机制

冠状动脉狭窄病变达到一定程度时，在静息状态下，患者冠状动脉血液供应尚能应付心脏的需要，并不发生心肌缺血，但当给予一定量的运动负荷后，心肌氧耗量升高，冠状动脉血流量因狭窄却不能相应增加，即引起心肌缺血，心电图可出现异常改变。

（二）运动负荷量的确定

运动负荷量分为两种，即极量与亚（次）极量。极量指心率达到自己生理极限的负荷量，这种极限运动量一般多采用统计所得的各年龄组的预计最大心率为指标，最大心率粗略计算法为：220-年龄；亚（次）极量是指心率达到 85% ～ 90% 的最大心率的负荷量。临床上大多采用亚（次）极量运动试验。

（三）心电图运动试验种类

1. 踏车运动试验（bicycle ergometer test） 让患者在装有功率计的踏车上做踏车运动，以速度和阻力调节负荷大小，负荷量分级依次递增，直至患者的心率达到亚极量水平。其优点是根据受试者个人情况，达到各自的亚极量负荷，符合运动试验的原理和要求，结果比较可靠；可以记录运动前、运动中及运动后的心电图，并且多次记录，逐次分析做出判断。

2. 平板运动试验（treadmill test） 让患者在活动的平板上走动，根据所选择的运动方案，仪器自动分级依次递增平板运动速度及坡度以调节负荷量，直到患者心率达到亚极量水平，记录并分析运动前、运动中、运动后的心电图变化。

（四）心电图运动试验方法

首先，在运动试验前描记受检者卧位和立位改良 12 导联心电图（肢体导联电极位置由四肢改为胸部左、右、上、下 4 点）及测量血压作为对照，然后嘱其开始运动。在运动中，检查者必须通过监视器对受检者的心率、心律及 ST—T 改变进行监测。每 3 分钟记录心电图和测量血压各 1 次，逐渐增加运动负荷量，直至心率达到预计的亚极量。在达到亚极量后，保持该心率 1 ～ 2min 终止运动。最后，每 2 分钟记录心电图 1 次，至少观察 6min，直到心电图恢复到运动前图形，否则，应继续观察至图形恢复。表 4-13-9 为经典的 Bruce 运动方案，表 4-13-10 为 Bruce 修订方案。

表 4-13-9 经典的 Bruce 运动方案分级标准

级别	时间（min）	速度（km/h）	坡度（°）
1	3	2.7	10
2	3	4.0	12
3	3	5.4	14
4	3	6.7	16
5	3	8.0	18
6	3	8.8	20
7	3	9.6	22

表 4-13-10　Bruce 修订方案分级标准

级别	时间（min）	速度（km/h）	坡度（°）
1	3	2.7	0
2	3	2.7	5
3	3	2.7	10
4	3	4.0	12
5	3	5.4	14
6	3	6.7	16
7	3	8.0	18

（五）运动试验结果的判断

踏车或平板运动试验的阳性标准如下。

（1）运动中出现典型的心绞痛。

（2）运动中心电图出现 ST 段下斜型或水平型压低 ≥ 0.1mV，持续时间大于 2min，少数患者运动试验中出现 ST 段抬高（≥ 0.1mV）。

还要根据运动前后心电图比较进行判断，如果运动前患者心电图正常，运动中出现 ST 段抬高常提示有透壁性心肌缺血；如果运动前心电图有病理性 Q 波者，此 ST 段抬高主要为室壁运动异常所致。图 4-13-75 为运动试验阳性患者的心电图。

> **案例 4-13-28**
>
> 男性，45 岁。劳累性胸骨后疼痛 3 个月。
>
> 心电图（图 4-13-75）运动试验显示：运动前 ST 段无压低。运动后出现缺血型 ST 段下移大于 0.1mV，以 $V_2 \sim V_6$ 导联明显，一直持续到运动后 8min 时，尚未完全恢复。
>
> 诊断：运动试验阳性。

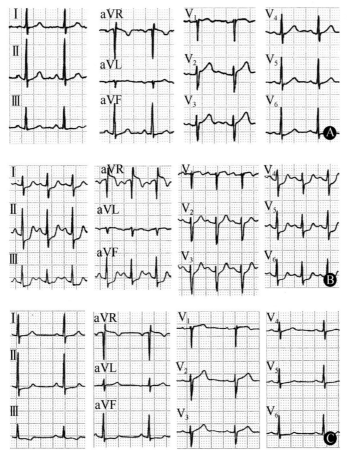

图 4-13-75　运动试验阳性心电图

运动中 Ⅱ、Ⅲ、aVF 及 $V_4 \sim V_6$ 导联出现 ST 段水平下移 ≥ 0.1mV；运动终止后 8min，下移的 ST 段逐渐恢复到运动前水平。

A. 运动前心电图；B. 运动中出现心绞痛；C. 运动终止后 8min

在评价运动试验结果时，应特别注意：①由于心电图运动试验有不少假阳性者，故心电图运动试验阳性不能作为诊断冠心病的依据，其意义等同于冠心病的 1 个危险因素；②另一方面运动心电图阴性者不能肯定地排除冠心病，应结合临床其他资料进行综合判断。

（六）运动试验的适应证和禁忌证

1. 适应证 ①对不典型胸痛或可疑冠心病患者进行鉴别诊断；②评估冠心病患者的心脏负荷能力；③评价冠心病的药物或手术治疗效果；④进行冠心病易患人群流行病调查筛选试验。

2. 禁忌证 ①急性心肌梗死或心肌梗死合并室壁瘤；②不稳定型心绞痛；③心力衰竭；④中、重度心脏瓣膜疾病或先天性心脏病；⑤急性或严重慢性疾病；⑥严重高血压患者；⑦急性心包炎或心肌炎；⑧肺栓塞；⑨严重主动脉瓣狭窄；⑩严重残疾不能运动者。患者如无禁忌证，在其进行运动试验时应鼓励患者坚持运动达到适宜的试验终点，即患者心率达到亚极量水平。但在运动过程中，虽尚未达到适宜的试验终点，而出现下列情况之一时，应终止试验：①运动负荷进行性增加，心率反而减慢或血压反而下降者；②出现室性心动过速或进行性传导阻滞者；③出现眩晕、视物模糊、面色苍白或发绀者；④出现典型的心绞痛或心电图出现缺血型 ST 段下降 ≥ 0.2mV 者。

第九节　心电图的分析方法和临床应用

一、心电图分析方法和步骤

心电图分析要以熟记心电图各波段的正常范围及异常心电图的诊断标准为基础，运用心电图的分析方法和技巧，结合临床具体情况，作出诊断。

1. 描记心电图 分析心电图之前，首先要正确描记清晰的心电图。描记前要保证心电图不失真，按照规定和要求设定采样率、阻尼、频率响应、走纸速度、灵敏度等指标；避免周围电器等交流电干扰；妥善安排检查环境，防止因紧张、寒冷等所致的肌肉颤动；注意导联的电极连接无误；描记中应打好标准电压，防止基线漂移。一般情况下，应该常规描记 12 导联心电图，如怀疑右心室心肌梗死时加做 $V_{3R} \sim V_{5R}$ 导联；若为心律失常或某些需要重复显示的异常周期改变者，需增加描记长度（如心律失常有规律成组出现、至少应描记二组完全演变过程；如未发现规律，则应依复杂程度决定描记长度），一般选择 II 导联及 V_1 导联，两者为反映心房电活动最清楚的导联，同时 II 导联有助于逆行 P′ 波的识别，V_1 导联有助于室内差异传导与室性异位搏动的鉴别；若为突发或阵发性症状，则需要在短期内重复做心电图。

2. 分析心电图 心电图的分析过程可以分为定性分析和定量分析。先将做好的心电图进行定性分析，即将各个导联大致浏览一遍，排除做图中的干扰因素（包括交流电干扰、基线不稳或漂移；导联有无接错；纸速是否合适；定标电压是否标准），找出 P 波、QRS 波群、T 波，分别观察其之间的关系（如 P 波与 QRS—T 波的关系），并且根据 P—P 间期或 R—R 间期估计心率、心律；观察各个波的大小、形态、方向、电压、增宽与否；ST 段的形态，平均心电轴的大致方向。通过上述观察，就可以判断出大部分心电图的异常改变。对于明显异常之处或有疑问之处须做必要的测量，以获得准确参数，即定量分析。常用的测量参数包括 P—P 间期、R—R 间期、P—R 间期、Q—T 间期及以上各波形的时限与振幅。分析时基本步骤：①基本心律是窦性心律还是异位心律，找到 P 波清楚的导联（II 导联、V_1 导联），观察测量 P—P 间期、P 波与 QRS 波群的关系，测量 P—R 间期。②比较 P—P 间期与 R—R 间期，找出心房率与心室率的关系，计算心室率，并且观察有无心律失常；观测 QRS 波群的时限、电压、形态、方向；测量心电轴。③观测 ST 段有无抬高或压低及其幅度；T 波的形态、幅度、方向；测量 Q—T 间期。④做出心电图诊断，如正常心电图；大致正常心电图（个别导联出现 QRS 波群钝挫、ST 段轻度下移或 T 波低平）；异常心电图，要写明心电图诊断，如急性下壁心肌梗死；三度房室传导阻滞等。

3. 结合临床资料 心电图只反映心肌的电活动，其作用存在着局限性，并非对于任何心脏病都有改变。在部分心脏病中，心电图可以做出明确诊断，如心肌梗死、心律失常等；而另一部分心脏病中（如心脏瓣膜疾病、心绞痛的非发作期），心电图仅表现为大致正常甚至正常心电图；但在一些非心脏病，如脑血管疾病、神经症，甚至正常人中，心电图也可以表现出某些异常。如发现 V_5 导联电压 ≥ 2.5mV，诊断为左心室高电压，既可见于健康人，也可见于高血压、风湿性心脏病、心肌病等。因此，在判读心电图前应该仔细阅读申请单所提供的疾病史和体征，结合临床资料才能做出正确诊断。

二、心电图的临床应用

心电图是记录心肌电活动的曲线，因此当心脏疾病伴有心肌电活动异常时，作为一项简便、无创性检查技术，心电图具有不可替代的价值，①对各种心律失常的诊断分析具有肯定价值；②急性心肌梗死具有特征性心电图改变及动态演变，据此可以估计梗死范围、部位，因此心电图是一项最实用、最重要的手段；③心房肥大、心室肥大、心肌受损、心肌供血不足、电解质紊乱及某些药物（奎尼丁、地高辛等）中毒等都可引起心电图的相应改变，但心电图改变的敏感性及特异性均不高，对于心脏瓣膜疾病患者的瓣膜情况、心力衰竭时的心功能状态等，心电图无法提供直接帮助，但可为其他检查手段（超声心动图、心音图、心脏 CT 等）提供心动周期的时相标记。此外，心电图在其他疾病的抢救、监护、治疗、麻醉、临床用药的观察中也得到了广泛的应用。

（徐兆龙）

第 14 章　肺功能检查

案例 4-14-1

　　男性，60 岁，退休教师。因"反复咳嗽、咳痰 10 年，气促 3 年，加重 5d"来诊。

　　患者 10 年前无明显诱因开始出现咳嗽、咳痰，并经抗感染治疗缓解。之后症状反复出现，3 年前开始出现气促，活动后明显。5d 前，患者受凉后再次出现咳嗽、咳痰及气促，咳黄色黏稠痰，且气促较前明显加重，步行约 6min 即不得不停下休息，无发热、胸痛等，遂到当地医院就诊，行胸部正侧位 X 线片示"双肺纹理增粗；双肺透亮度增高"，诊断为"急性支气管炎"并给予头孢替安抗感染治疗，症状无明显缓解。既往史：过敏性鼻炎 40 年余，曾给予抗过敏及雾化治疗；吸烟 40 余年，1 包 / 日，已戒烟 1 年。

　　体格检查：体温 36.5℃，脉搏 70 次 / 分，呼吸 25 次 / 分，血压 136/74mmHg，SpO_2 95%。意识清楚，主动体位，颈静脉无怒张，呼吸稍粗，桶状胸，双肺肋间隙增宽，双肺呼吸音粗糙，对称，双下肺野可闻及少量湿啰音，未闻及干啰音，心界不大，心率为 70 次 / 分，心律齐，未闻及杂音。腹部平软，无压痛，肝肋下一横指可触及，质地软，表面光滑无触痛，脾肋下未触及，肠鸣音正常，双下肢无水肿。

问题：

　　1. 针对该患者应考虑的诊断和鉴别诊断是什么？

　　2. 需要完善什么相关辅助检查？

　　3. 肺功能检查包括哪些内容？

　　肺功能检查可对被检者呼吸生理功能的基本状况做出质和量的评价，明确肺功能障碍的程度和类型，观察肺功能损害的可复性，对探索疾病的发病机制、病理生理、明确诊断、指导治疗、判断疗效和疾病的康复、劳动力鉴定，以及评估胸、腹部大手术的耐受性等，都具有重要意义。但由于肺功能的代偿能力很大，即使患严重肺部疾病，若部位较局限，肺功能也可能正常。因此，对检查结果的评价，必须结合疾病史、体格检查及其他实验室检查资料综合判断，才能发挥其积极作用。

　　以下介绍临床常用的肺功能检查及其临床意义。

第一节　肺容积检查

　　根据肺和胸部扩张与回缩程度，肺内容纳气量产生的相应改变，可分为 4 种基础肺容积（basal lung volume）和 4 种基础肺容量（basal lung capacity）。

　　肺容积：指安静状态下，一次呼吸所出现的呼吸气量变化，不受时间限制，理论上具有静态解剖学意义。以下 4 种容积彼此互不重叠：潮气量、补吸气量、补呼气量和残气量。

　　肺容量：是由两个或两个以上的基础肺容积所组成（图 4-14-1），包括深吸气量、肺活量、功能残气量和肺总量。

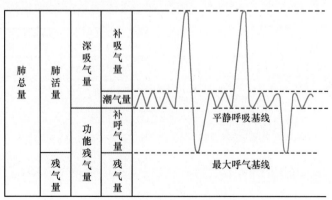

图 4-14-1　肺容量及其组成

测定方法：被检者取立位，上鼻夹，含口片与肺量计相连，平静呼吸 5 次后测定肺活量。测得值须以体温、大气压、饱和水蒸气压（body temperature pressure saturated，BTPS）进行校正。

1. 潮气量（tidal volume，VT） 为一次平静呼吸进出肺内的气量，正常成人约 500ml。影响 VT 的主要因素是吸气肌功能，尤其是膈肌的运动，其次是性别、年龄、身高与呼吸习惯（形式）等，呼吸肌功能不全时 VT 减少。

2. 补呼气量（expiratory reserve volume，ERV） 为平静呼气后所能呼出的最大气量。正常男性为（1603±492）ml。补吸气量（inspiratory reserve volume，IRV）为平静吸气后所能吸入的最大气量，当呼气肌与吸气肌功能减弱时，ERV 与 IRV 减少。

3. 深吸气量（inspiratory capacity，IC） 为平静呼气末尽力吸气所能吸入的最大气量，即 IC=VT+IRV。在肺量图上是位于平静呼吸基线以上的肺活量部分，正常 IC 应占肺活量的 2/3 或 4/5，约为补呼气容积的 2 倍（图 4-14-2），是肺活量的主要组成部分。正常男性为（2617±584）ml、女性为（1970±381）ml。影响 IC 的主要因素是吸气肌力，当呼吸肌功能不全时 IC 减少；其次，胸廓、肺活动度降低与肺组织弹性回缩力增高和呼吸道阻塞等因素亦可使 IC 减少。

4. 肺活量（vital capacity，VC） 是最大吸气后所能呼出的最大气量，VC=IC+ERV。右侧肺活量占全肺活量的 55%，左肺占 45%。

（1）测定方法：有两种。一期肺活量（一次法），为平静吸气末做最大吸气后，再进行最大缓慢呼气至残气量位时所呼出的全部气量，称一次慢呼气肺活量；于平静呼气末做最大缓慢呼气达残气量位后，进行一次最大吸气达肺总量位时所吸入的全部气量，称为一次吸气肺活量。慢性阻塞性肺疾病的患者，做一次慢吸气肺活量测定时，由于先期深呼气胸内压增高，使小气道陷闭，致肺泡呼气不尽而使补呼气量减少，故以一次呼气肺活量测定，或分期肺活量测定为准，后者是将相隔若干次平静呼吸分别测得的深吸气量与补呼气容积相加（IC+ERV）而得（图 4-14-2）。

（2）正常值：男性为（4217±690）ml、女性为（3105±452）ml。实测值 / 预计值 < 80% 为异常（预计值即同年龄、同性别、同身高正常人测定的参考值），60% ～ 79% 为轻度降低，40% ～ 59% 为中度降低，< 40% 为重度降低。

（3）临床意义：VC 表示肺最大扩张和最大收缩的呼吸幅度，故凡使胸廓与肺呼吸运动受限或活动减弱情况，均会使

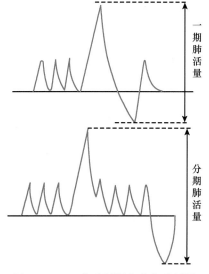

图 4-14-2　一期肺活量与分期肺活量

VC 减低。临床上 VC 减低主要见于各种引起限制性通气障碍的疾病，如脊柱与胸廓畸形、广泛胸膜增厚、大量胸腔积液、气胸、肺不张、弥漫性肺间质纤维化、肺水肿和大量腹水、腹腔巨大肿瘤等；其次，为呼吸肌功能障碍，如重症肌无力、膈肌麻痹、传染性多发性神经根炎等。高度肥胖者，由于胸廓、膈肌运动受限，VC 有所减少。此外，呼吸道阻塞对 VC 有轻度影响，如重症慢性阻塞性肺疾病，VC 可有轻度降低。

5. 功能残气量（functional residual capacity，FRC）及残气量（residual volume，RV） 功能残气量及残气量是平静呼气后和最大呼气后仍残留于肺内的气量。FRC=RV+ERV，FRC 与 RV 的意义在于呼气末肺内仍有足够的气量，继续进行气体交换（弥散呼吸）。

6. 肺总量（total lung capacity，TLC） 是深吸气后肺内所含全部气量，TLC=VC+RV。FRC 和 RV 均不能用肺量计直接测得，而需应用气体分析法间接测算，要求测定气体不能与肺进行气体交换，一般常用氦气（He）、氮气（N_2）。

（1）测定方法

1）密封式氦稀释法：具体方法有重复呼吸法和一口气法，现多用前者。先以空气冲洗肺量筒 3 次后灌入定量（10%）氦气与空气混合气。被检者取坐位，在功能残气量位进行重复呼吸 7 ～ 10min，使肺内与肺量计内气体充分混合，达到氦浓度平衡后再保持 1min，于平静呼气末达到测定终点，休息 20min 后重复 1 次，要求两次容量差 < 5%，然后根据初始氦浓度、平衡后的氦浓度与已知的肺量计容积算出 FRC。

2）氮稀释法：有密闭式重复呼吸法、开放式重复呼吸法和开放式氮稀释法 3 种，一般多用前者。

肺量计经空气充分冲洗后，充入纯氧 5000ml。被检者亦取坐位，重复呼吸 7min，使肺量计内的氧与肺内的氮充分混合达到平衡，取肺量计中的气样测定氮浓度，计算 FRC。

（2）正常值：FRC 男性为（3112±611）ml、女性为（2348±479）ml；RV 男性为（1615±397）ml、女性为（1245±336）ml；TLC 男性为（5766±782）ml，女性为（4353±644）ml。

（3）临床意义

1）功能残气量和残气量：两者增多，提示肺内充气过度，见于阻塞性肺气肿和呼吸道部分阻塞，如支气管哮喘与部分慢性支气管炎患者。肺气肿时肺泡弹性减低，呼气时肺组织对支气管的环状牵引力减弱，支气管易于陷闭，致肺泡内气体滞留，RV 增大。一般认为正常 RV/TLV ≤ 35%，＞ 40% 提示有肺气肿。两者减少，见于各种弥漫性限制性肺疾病和急性呼吸窘迫综合征。

2）肺总量：减少，见于限制性肺疾病，如肺间质纤维化、肺水肿、肺不张、气胸、胸腔积液、脊柱胸廓畸形与肺切除术后等；增加，主要见于阻塞性肺气肿。

第二节　通气功能检查

通气功能指在单位时间内随呼吸运动出入肺的气量和流速，又称动态肺容积。凡能影响呼吸频率、呼吸幅度和流速的生理、病理因素，均可影响通气量。

一、肺 通 气 量

测定方法有肺量计法和流速仪法，前者为经典方法，后者为目前常用方法，测法基本相同，但报告数据已自动进行 BTPS 校正。

1. 每分钟静息通气量（minute ventilation，VE）　是静息状态下每分钟出入肺内的气量，等于潮气量（VT）× 呼吸频率（RR）/ 分。

（1）准备与测定：肺量计与管道先以空气冲洗后充入空气，约占筒容的 1/2，将记纹鼓纸速调至 30mm/min。被检者安静卧床休息 15min 待呼吸平稳后，与肺量计相连开始测定。重复呼吸 2min，同时记录呼吸曲线与自动氧耗量。选择呼吸曲线平稳、基线呈水平状态、氧摄取曲线均匀的 1min，计算 VE，并经 BTPS 校正。

（2）正常值：男性为（6663±200）ml、女性为（4217±160）ml。该数值 ＞ 10L/min 提示通气过度，可造成呼吸性碱中毒；该数值 ＜ 3L/min 为通气不足，可引起呼吸性酸中毒。平静呼吸的潮气量中，约 25% 来自肋间肌的收缩，75% 依靠膈升降运动完成，因此，潮气量大小不仅与性别、年龄、身高、体表面积有关，且受胸廓与膈运动影响。

2. 最大通气量（maximal voluntary ventilation，MVV）　是以最快呼吸频率和最大呼吸幅度重复呼吸 1min 所得的通气量。

（1）测定方法：有密闭式与开放式两种，后者适于基层大规模筛选普查用。被检者取立位，与肺量计相连，平静呼吸 4 ～ 5 次后以最快呼吸速度与最大呼吸幅度持续重复呼吸 12s 或 15s，要求呼吸次数达 10 ～ 15 次，休息 10min 后再重复 1 次。为使测定成功，事前要向被检者充分说明，测定过程中对被检者发出适时的指令并持续地指导与鼓励，才能取得最佳结果。

（2）计算：选择呼吸速度均匀、幅度一致、持续达 12s 或 15s 的一段曲线，将其呼出或吸入的气量乘以 5 或 4，即得每分钟最大通气量。要求两次测得结果的差异 ＜ 8%，且应选取其中最大值作为实测值。

（3）正常值：男性为（104±2.71）L、女性为（82.5±2.17）L，通常亦应根据实测值占预计值的百分比进行判定，低于预计值的 80% 为异常。

（4）临床意义

1）MVV 降低：见于①呼吸道阻塞和肺组织弹性减退，如阻塞性肺气肿；②呼吸肌力降低和呼吸功能不全；③胸廓、胸膜、弥漫性肺间质疾病与大面积的肺实质疾病，如肺不张可以限制肺的扩张与收缩。

2）通气储备功能的考核：常用于胸科术前患者肺功能状况的评价与职业病、劳动能力鉴定。

通气储量（%）=（每分钟最大通气量 – 每分钟静息通气量）/ 每分钟最大通气量 ×100%。正常应 ＞ 95%，若 ＜ 86% 提示通气功能储备不佳，60% ～ 70% 为气急阈。

（5）注意事项：MVV 测定是较为剧烈的呼吸运动，正常人经过 15s 持续快速大幅度呼吸运动后，体内 CO_2 可减少 500ml，$PaCO_2$ 下降 20mmHg，故严重心肺疾病与咯血者，列为禁忌。

二、用力肺活量

用力肺活量（forced vital capacity，FVC）过去称时间肺活量，是深吸气至 TLC 位后以最大用力、最快速度所能呼出的全部气量。第 1s 用力呼气容积（forced expiratory volume in one second，FEV_1）指最大吸气到 TLC 位后，开始呼气第 1s 内呼出的气量。既是容积测定，也是 1s 内的流量测定，后者临床应用最广，常以 FEV_1/FVC 或 FEV_1/CV 的百分比表示（简称一秒率）。3s 用力呼气容积（FEV_3）指最大吸气至 TLC 位后，3s 内全部呼出的气量。

1. 测定 仪器先预热，调整鼓风器流量达 75L/min，被检者取立位，与肺量计相连后，做最大吸气至 TLC 位，屏气 1s 后以最大用力、最快速度呼气至 RV 位，持续、均匀、快速呼尽，重复 2 次。

2. 计算 选取最佳曲线，要求起始部陡直，终末部平坦达 0.5～1.0s，整个曲线平稳光滑。自曲线上计算第 1s、2s、3s 的呼气容积（FEV_1、FEV_2、FEV_3）及其各占预计值的百分比（$FEV_1\%$、$FEV_2\%$、$FEV_3\%$）和 FVC 的百分比（$FEV_1/FVC\%$、$FEV_2/FVC\%$、$FEV_3/FVC\%$）。临床常用相对值，正常人后者分别为 83%、96%、99%，健康者在 3s 内可将肺活量几乎全部呼出（图 4-14-3）。临床上评价患者通气功能状态，最常采用 FEV_1 及 $FEV_1/FVC\%$ 作为判定指标。其正常值，前者男性为（3179±117）ml、女性为（2314±48）ml；后者均应＞80%。

3. 临床意义 阻塞性通气功能障碍患者，如慢性支气管炎、阻塞性肺气肿和支气管哮喘发作期患者，由于呼吸道阻塞，呼气时间延长，故 FEV_1 及 $FEV_1/FEV\%$ 均减低；限制性通气功能障碍患者，如弥漫性肺间质纤维化、广泛胸膜肥厚粘连、胸廓与脊柱畸形等患者，呼吸道虽无阻塞，

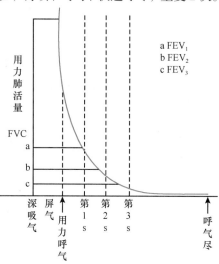

图 4-14-3 用力肺活量

呼出气流不受限，但因胸廓及肺弹性、顺应性降低，呼气运动迅速减弱终止，致使肺活量的绝大部分在极短时间内提前迅速呼出，$FEV_1/FVC\%$ 增加。

三、最大呼气中段量

最大呼气中段流量（maximal mid-expiratory flow，MMF）是由 FVC 曲线计算得到的用力呼出肺活量 25%～75% 的平均流量。

1. 计算方法 将 FVC 曲线起、止两点间平行垂直分为 4 等份，取其中间 2/4 段的肺容量与其所用的呼气时间（最大呼气中段 mid-expiratory time，MET）两者之比值。正常男性为（3452±1160）ml/s、女性为（2836±946）ml/s。

2. 临床意义 FVC 初始呼气阶段呼气速度快，受主观用力因素影响大，不易掌握。末段曲线的最后部分处于低肺容量位，肺弹性回缩力降低，呼吸道口径缩小，流量低，且对已有呼吸困难者，往往不能正确完成。而 MMF 主要取决于 FVC 非用力依赖部分，即呼气流量随用力程度达到一定限度后，尽管继续用力，流量固定不变，与用力无关。对于包括 MMF 在内的低肺容量位流量的改变，受小气道直径的影响，流量降低反映小气道阻塞。研究发现，对于小气道疾病，当 FEV_1、$FEV_1/FVC\%$ 和呼吸道阻力均正常时，MMF 可出现降低，说明 MMF 比 $FEV_1/FVC\%$ 能更好地反映小气道阻塞情况。

四、肺泡通气量

肺泡通气量（alveolar ventilation，VA）指安静状态下每分钟进入呼吸性细支气管及肺泡参与气体交换的有效通气量。正常成人潮气量为 500ml，其中在呼吸性细支气管以上呼吸道中的仅起传导气体作用，不参与气体交换，称为解剖无效腔，即死腔气，约占 150ml。若按每分钟呼吸 15 次计算，其静息通气量为 7.5L/min，减除死腔气，则肺泡通气量为 5.25L/min。但进入肺泡中的气体，若无相应肺泡毛细血管血流与之进行气体交换，也同样会产生死腔效应，称肺泡无效腔。解剖无效腔加肺泡无效腔称生理无效腔（dead space ventilation，VD），正常情况下因通气血流比值正常，肺泡无效腔通气量极小，可忽略不计，故解剖无效腔与生理无效腔基本一致。VA=（VT−VD）×RR，可见通气效率受无效腔与潮气量比率（VD/VT）的影响，正常情况下，VD/VT 为 0.3～0.4，比值小

则有效肺泡通气量增加；比值大则有效肺泡通气量减少。如 VD/VT=0.7 时，VT 仍为 500ml，RR 为 15 次 / 分，则 VA=500×（1–7/10）×15=2.25L/min。故浅速呼吸的通气效率小于深缓呼吸。

五、临床应用

1. 通气功能的判定 通气功能测定为肺功能测定的最基本内容，也是一系列肺功能检查中的初筛项目，通常根据 FVC、MVV 和 VC 测定，并结合通气储量百分比、气速指数，对通气功能做出初步判断。

通气储备能力用通气储量的百分比来表示，95% 提示正常，＜ 86% 提示通气储备功能不佳，＜ 70% 提示通气功能严重损害。

$$气速指数 = \frac{MVV实测值 / 预计值(\%)}{VC实测值 / 预计值(\%)}$$

正常气速指数为 1；气速指数＞ 1 为限制性通气障碍；＜ 1 为阻塞性通气障碍。临床还应根据 VC 或 MVV 实测值占预计值的百分比和 $FEV_1/FVC\%$ 判断肺功能状况和通气功能障碍的类型。

（1）肺功能不全分级：见表 4-14-1。

表 4-14-1 通气功能不全分级

分级	VC 或 MVV 实测值 / 预计值（%）	FEV_1/FVC（%）
基本正常	＞ 80	＞ 70
轻度减退	71 ～ 80	61 ～ 70
显著减退	51 ～ 70	41 ～ 60
严重减退	21 ～ 50	≤ 40
呼吸衰竭	≤ 20	

（2）通气功能障碍分型（表 4-14-2）：以上通气功能主要反映呼吸道内径＞ 2.0mm 的大气道通气状况，阻塞性通气功能障碍特点是以流速（如 $FEV_1/FVC\%$）降低为主，限制性通气功能障碍以肺容量（如 VC）减少为主。

表 4-14-2 通气功能障碍分型

分型	$FEV_1/FVC\%$	MVV	VC	气速指数	RV	TLC
阻塞性	↓↓	↓↓	N* 或 ↓	＜ 1.0	↑	N* 或 ↑
限制性	N* 或 ↓	↓ 或 N*	↓↓	＞ 1.0	N* 或 ↓	↓
混合性	↓	↓	↓	=1.0	不定	不定

N* 为正常。

2. 阻塞性肺气肿的判定 根据 RV/TLC 的百分比，结合肺泡氮浓度测定，对阻塞性通气功能障碍所致肺气肿，做如下判定（表 4-14-3）。

表 4-14-3 阻塞性肺气肿肺功能不全分级

分级	RV/TLC（%）	平均肺泡氮浓度 *（%）
无肺气肿	≤ 35	2.47
轻度肺气肿	36 ～ 45	4.43
中度肺气肿	46 ～ 55	6.15
重度肺气肿	≥ 56	8.40

* 指呼吸纯氧 7min 末测得的呼气末氮浓度。

3. 呼吸道阻塞的可逆性判定 当肺功能测定有 $FEV_1/FVC\%$ 降低或根据临床表现疑有呼吸道阻塞时，可根据具体情况选择下述两种测定，以判断呼吸道阻塞的可逆程度，协助临床诊断。

（1）通气改善率：简称一秒量改善率，是在给患者吸入沙丁胺醇 0.2mg 前和 15 ～ 20min 后，测 FEV_1（试验前 24h 停用支气管扩张药），按下列公式计算其通气改善率，以判定呼吸道阻塞的可逆性，有助于临床诊断和疗效判定。

$$通气改善率 = \frac{用药后测得值 - 用药前测得值}{用药前测得值} \times 100\%$$

改善率 > 15% 为阳性；15% ~ 24% 为轻度可逆；25% ~ 40% 提示中度可逆；> 40% 提示高度可逆。支气管哮喘患者改善率一般应在 15% 以上（FEV_1 绝对值至少增加 200ml），慢性阻塞性肺疾病患者改善率则不明显。

（2）最大呼气流量（peak expiratory flow，PEF，亦称峰流速）昼夜波动率或日内变异率：教会患者用微型峰流速仪于每日清晨及下午（或黄昏）测 PEF，连续测 1 周后按以下公式计算。≥ 20% 提示呼吸道阻塞有可逆性，对支气管哮喘有诊断意义。

$$PEF昼夜波动率 = \frac{日内最高PEF - 日内最低PEF}{1/2(同日内最高PEF + 最低PEF)} \times 100\%$$

4. 支气管激发试验 气道反应性指呼吸道对各种物理、化学、药物或生物因子刺激的收缩反应。气道反应性增高是支气管哮喘的重要特征。支气管激发试验即用某种刺激使支气管平滑肌收缩，通过肺功能检查判定支气管缩窄程度，借以判断气道反应性。

（1）药物试验：常用组胺和醋甲胆碱，用生理盐水配成以下浓度（mg/ml）：0.03、0.06、0.12、0.25、0.50、1.00、2.00、4.00、8.00、16.00，冰箱储存备用。受试前 24h 停用支气管扩张药。

（2）测定：先测 FEV_1 值，然后雾化吸入生理盐水 2min，再测 FEV_1，如无明显降低，则从最低浓度开始，采用潮气法呼吸，顺次吸入上述药液，每 1 浓度呼吸 2min 后复测 FEV_1，直至 FEV_1 较基础值降低 ≥ 20% 时终止。判定主要以使 FEV_1 降低 20% 所需药物累积（$PD_{20}FEV_1$），组胺 $PD_{20}FEV_1 < 7.8\mu mol$、醋甲胆碱 $PD_{20}FEV_1 < 12.8\mu mol$，为气道反应性增高。

（3）临床意义：主要用于协助支气管哮喘的诊断，对症状、体征不典型，或有可疑哮喘病史，或处于哮喘缓解期肺功能检查无异常者，或以咳嗽为主要表现的咳嗽变异性哮喘者，若支气管激发试验阳性可确定诊断。

第三节 换气功能检查

肺有效的气体交换（"内呼吸"）不仅要求有足够的通气量与血流量，而且吸入气体在肺内的分布状况、血流状态、两者的比例关系及弥散膜对气体通过的影响，均对肺的气体交换效率产生影响。

一、气 体 分 布

肺泡是气体交换的基本单位，要取得最大气体交换效率，应使吸入气体能均匀分布于每个肺泡。但即使是健康人，肺内各部分气体分布也不均匀，存在着区域性差异，这与呼吸道阻力、肺顺应性、胸腔内压的变化有关，而后者的区域性差异是导致不同层面肺泡气体分布不均的主要因素，直立位时，胸腔负压以 $0.26cmH_2O/cm$ 的梯度自肺尖向肺底部递减。深吸气时，上肺区肺泡先扩张，气体优先进入并分布于上肺区；继而上、下肺区肺泡同时充气，充气时间和数量亦基本相同；吸气至肺总量位时，上肺区先终止扩张充气（属快肺泡），而下肺区肺泡继续充气（属慢肺泡）。此外，气体在终末肺单位内呈层状分布不均，近肺泡端吸入气分布少，而近呼吸道端气体分布多。因此，肺泡内气体分布不可能绝对均匀。当有呼吸道阻塞时，因阻力不一致，吸入气体易进入阻力低的肺内；呼气时，因肺泡内压不均和呼吸加快，会使气体分布不均加重。

1. 测定方法 有两类 3 种方法，简要介绍两种。氮浓度测定属间接测定，将吸入纯氧后测定的呼出气中的氮浓度作为判定指标，其中以一口气中的氮稀释法（单次呼吸法）为常用。测定时，被检者于深呼气至残气量位后吸入纯氧至肺总量位，然后缓慢、均匀地呼气至残气量水平，将呼出气持续引入快速氮分析仪，连续测定呼出气中氮浓度，并描记肺泡氮浓度曲线。健康人吸入纯氧后在肺内均匀分布，不同肺区的肺泡氮被吸入的纯氧稀释后，浓度接近。呼气氮浓度曲线呈 4 相变化：先排出无效腔的纯氧，氮浓度为零（Ⅰ相、平段）；随后呼出肺泡与呼吸道的混合气，氮浓度开始上升（Ⅱ相）；待肺泡持续排气，由于各部肺泡氮浓度相仿，出现高浓度氮的相对水平曲线（Ⅲ相，肺泡平段）；最后为Ⅳ相，下肺区小气道关闭，含更高氮浓度指示气自上肺区呼出，曲线上扬（图 4-14-4）。判定指标以呼气至 750 ~ 1250ml 的瞬时氮浓度差为准，正常时 < 1.5%。

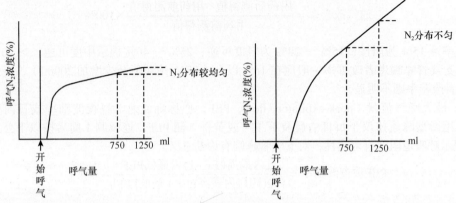

图 4-14-4　一口气氮分析法测定吸气在肺内分布均匀性

重复呼吸 7min 氮清洗法测定：令被检者反复吸入纯氧，经单向活瓣将肺内氮气连续冲洗出去，肺内的氮被每次吸入的纯氧稀释，并随呼气排出，使肺泡内氮浓度逐渐下降。反复吸入 7min 后，总的呼出肺泡气氮浓度应＜ 2.5%，提示健康人肺内气体分布相对均匀。

2. 临床意义　导致吸入气体分布不均的主要因素是不均匀的气流阻力和顺应性。前者如支气管痉挛、受压；后者如间质性肺炎 - 肺纤维化、肺气肿、肺淤血、肺水肿和胸腔积液等。

二、通气血流比值

有效的肺泡气体交换不仅要求有足够的肺泡通气量和吸入气在全肺的均匀（相对）分布，而且需要充分的血流量相匹配。正常肺泡通气量约 4L/min，肺血流量约 5L/min，两者比值为 0.8，换气效率最佳。正常各部位的通气血流比值（ventilation/perfusion，V/Q）主要受重力和体位、肺容积变化的影响，存在区域性差异，但生理上通过精巧地调节，使整个肺的 V/Q 取得适宜比值，以保证最大的气体交换效率。当血流量减少时，该部的小气道即收缩，以减少通气；反之，通气减少时，灌注肺泡的血流量因小血管收缩而下降。可见分布不均匀可以通过 V/Q 比例的协调取得代偿。在病理情况下，局部血流障碍时，进入肺泡的气体，由于没有充足的血流量与之交换（比值＞ 0.8，或 Q=O、V/Q= ∞）致使无效腔气增加；反之，局部呼吸道阻塞，V/Q 比值＜ 0.8，部分血流因无通气与之交换，成为无效灌注，而导致静动脉血分流效应。无论上述哪种异常，如引起总的 V/Q 失调时，都会引起换气功能障碍，导致缺氧，除非同时伴有严重通气不足，其后果主要是缺氧，并无 CO_2 潴留，甚至动脉血 CO_2 还低于正常。

1. 测定方法　其中不少是通过动脉血气分析项目计算相关生理学指标进行间接判断，其基本原理是凡能影响肺泡通气、肺泡 - 毛细血管阻滞与静动脉血分流者均可引起 V/Q 失调。如测算肺泡 - 动脉血氧分压差和动脉血 - 肺泡气二氧化碳分压差（$P_{A-a}O_2$ 和 $P_{A-a}CO_2$）、动脉血 - 肺泡气氮分压差（$P_{A-a}N_2$）、肺内分流（QS/QT）、无效腔比率（VD/VT），部分内容将在血气分析节做相应介绍。

2. 临床意义　凡能影响肺顺应性、呼吸道阻力和血管阻力的病理因素，均可使 V/Q 异常，而 V/Q 比例失调是肺部疾病产生缺氧的主要原因。临床上见于肺实质、肺血管与呼吸道疾病，如肺炎、肺不张、肿瘤、急性呼吸窘迫综合征、肺栓塞、肺水肿、支气管哮喘、阻塞性肺气肿等。

三、弥散功能

肺泡弥散指气体分子通过肺泡毛细血管膜进行交换的过程，以肺弥散量（diffusing capacity，D_L）为衡量指标，它是指肺泡毛细血管膜两侧气体分压差为 1.0mmHg 时，每分钟所能透过（或转移）的气体量（ml）。影响弥散的因素有肺泡毛细血管膜的面积、厚度（距离）、膜两侧的气体分压差、气体相对分子质量、气体在介质中的溶解度、肺泡毛细血管血流量及气体与血红蛋白的结合能力等。O_2 与 CO_2 在肺内的弥散过程不同，相同温度下，两种气体弥散的相对速率与该气体相对分子质量的平方根成反比，与气体在介质中的溶解度成正比。计算结果，CO_2 的弥散速率为 O_2 的 21 倍，故临床上不存在 CO_2 弥散障碍，弥散障碍主要指氧，后果是缺氧。

1. 测定方法　有 3 种，临床常用单次呼吸法。正常值（120 例健康中国人，男女各 60 例，年龄为 17 ～ 72 岁）为：男性 18.23 ～ 38.41ml/（mmHg·min）；女性 20.85 ～ 23.9ml/（mmHg·min）。

2. 临床意义　生理因素（性别、年龄）、体位与运动均对弥散功能有一定影响。弥散障碍见于：①弥散膜面积减少，如阻塞性肺气肿；②肺间质水肿、肺泡壁增厚、肺泡毛细血管纤维性变，如弥漫性肺间质纤维化、肺尘埃沉着病、结节病和弥漫性细支气管肺泡癌等。

第四节　小气道功能检查

小气道功能（small airway function）为区域性肺功能（regional lung function）的一种。小气道指在吸气状态下呼吸道内径 ≤ 2mm 的细支气管（相当于第 6 级支气管分支以下），包括全部细支气管和终末细支气管，是许多慢性阻塞性肺疾病早期容易受累的部位。由于呼吸道阻力与呼吸道的横截面积成反比，小气道的总横截面积巨大（达 100cm² 以上），气流速度慢、阻力小，仅占呼吸道总阻力的 20% 以下，当其发生病变时，临床上可无任何症状和体征，而常用的肺功能检查项目又不能敏感地发现，当出现临床症状和大气道阻力增加时，病变已有较大进展。以下介绍的小气道功能检查方法，对早期发现、诊断小气道疾病很有意义。

一、闭合容积

闭合容积（closing volume，CV）原称闭合气量，指深呼气至残气量位，肺低垂部位小气道开始关闭时，所能继续呼出的气量；而小气道开始闭合时存留于肺内的气量，称为闭合总量（closing capacity，CC），即 CC=CV+RV。

1. 测定原理　正常直立位或坐位时，因受重力影响，胸腔负压自上而下呈梯度递减，在深呼气至残气量位时，肺尖部胸腔内压（胸内压）为 -2.2cmH₂O，至肺底部胸内压则为 +4.8cmH₂O。吸气时，由于上肺区肺泡负压大于下肺区，故吸入气先进入上肺区，后进入下肺区；深吸气时，在吸气末上肺区先终止扩张充气，下肺区肺泡继续扩张；深呼气时，由于胸膜腔内压自上而下呈梯度递增，故下肺区肺泡排气先于上肺区，继而上、下肺区同时排气；待接近呼气末期，下肺区因胸膜腔内压超过呼吸道内压，小气道先被挤压而陷闭。

2. 测定方法　基本有两种，即氮气法（N₂ method）或一口气氮测定法（single breath nitrogen test，SBN₂）和氦气法（He bolus method），后者属弹丸法中的一种。

（1）氮气法：被检者取坐位，进行两次深呼吸后，缓慢深呼气至 RV 位。令被检者以 < 0.5L/s 的速度，缓慢持续吸纯氧至 TLC 位，不要屏气，再立即以 0.3 ～ 0.5L/s 的速度，缓慢均匀呼气，达 RV 位。在呼气时，以函数记录仪描绘呼气量与呼气瞬时氮浓度的关系，会得到 4 相曲线：Ⅰ 相为呼吸道与测定仪器管道内不含氮的无效腔气，氮浓度为零；Ⅱ 相为无效腔与上、下肺区肺泡气混合气，氮浓度上升；Ⅲ 相为上、下肺区同等排气，氮浓度相对稳定；Ⅳ 相为下肺区小气道开始闭合，排气渐向中、上肺区推进，当中肺区排气终止，含氮较高的上肺区肺泡继续呼出时，氮浓度明显上升，第Ⅲ、Ⅳ相交点至呼气终点即闭合容积（图 4-14-5）。重复测 2 ～ 3 次，间隔时间为 5 ～ 10min。

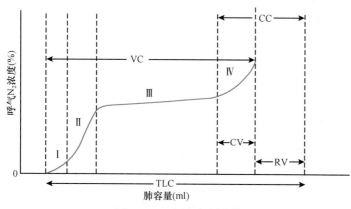

图 4-14-5　闭合容积曲线

（2）氦气法：在 RV 位开始吸气初始，先吸入定量指示气体氦 200ml，接着吸入空气达 TLC 位，而后立即缓慢、匀速地一次呼气至 RV 位，记录方法基本同氮气法。综合分析两法利弊，氮气法操作简单、设备廉价且不需指示气体，优于氦气法。

3. 判定与临床意义　判定指标有二：即 CV/VC% 和 CC/TLC%，也有以 CC/FRC% 进行判定的。

正常人 CV/VC% 和 CC/TLC% 均随年龄增长呈直线上升，但依性别而异。关于 CV/VC%，30 岁为 13%、50 岁为 20%；CC/TLC% < 45%。吸烟对此影响较大，不正常率明显增加，戒烟 6 个月后可见明显改善。关于 CC/FRC%，如 > 100% 则表示在静息时已有小气道阻塞。目前，较多用于吸烟、大气污染、粉尘作业对小气道功能与损害的研究和监测，可作为环境医学早期筛选手段。

二、最大呼气流量 - 容积曲线

最大呼气流量 - 容积曲线（maximum expiratory flow-volume curve，MEFV，V-V 曲线）为受试者在做最大用力呼气过程中，将呼出的气体容积与相应的呼气流量所记录的曲线。

1. 测定原理　小气道壁受到呼吸过程中肺容积大小变化的影响而使流量发生变化。吸气时肺容积增大，随胸膜腔内压（P_{PL}）降低，小气道周围肺组织弹性回缩对管壁的牵张力增强，使小气道扩张；用力呼气时肺泡内压（P_{alv}）亦称肺内压，驱动气体自肺泡内呼出，同时 P_{PL} 既作用于肺泡利于排气，也作用于小气道，挤压使其口径缩小，妨碍肺泡排气。气体自肺泡流向口、鼻腔过程中，要克服呼吸道阻力，P_{alv} 逐渐被消减，致使从肺泡到口、鼻腔呼吸道内形成一个压力递降梯度，其间必有一点，此处 $P_{alv}=P_{PL}$，被称为等压点（equal pressure point，EPP）。以此点为界，可将呼吸道分为两段：等压点 - 肺泡为上游段（up-stream segment），此段内 $P_{alv} > P_{PL}$，使呼吸道扩张；等压点 - 口鼻腔为下游段（down-stream segment），此段内 $P_{alv} < P_{PL}$，使呼吸道缩小。

正常人等压点的位置，主要决定于肺容积大小，深吸气后用力呼气过程中，随肺容积缩小，等压点逐渐移动，在 70% ~ 80%VC 的肺容积水平时，等压点位于肺叶支气管；当 VC 减少时，等压点渐向外周移动，< 40%VC 后，等压点进一步向上游移动，至 25%VC 水平时，等压点已移到细支气管段。此处小气道壁内无软骨支撑，易被压缩陷闭。因此，在深吸气后用力呼气初期，肺容积较大，小气道内径相对较粗，单位时间呼气流量与用力程度（胸膜腔内压大小）有关；但到呼气中、后期，肺容积缩小，呼气流量就取决于小气道及其腔内压力抵制和消减其周围压力、呼吸道阻力以保持通畅的能力，而与呼气用力程度无关，流量自然降低。

2. 测定方法　受试者立位，平静呼吸数次适应后，充分深吸气到 TLC 位后，立即迅速用力呼气至 RV 位，总呼气时间应达 6s 以上。在此过程中，X-Y 记录仪自动描记，绘出呼气流量与相应肺容积的相关 V-V 曲线与图形，X 轴代表肺容积、Y 轴代表最大呼气流量（V_{max}）。间隔 5 ~ 10min 后重复 1 次，至少测 3 次。两次测定最大的用力肺活量（FVC）之差，应 < 5% 或 100ml，选择其中 FVC 最大、曲线光滑、起止点清晰的一条曲线进行测算（图 4-14-6）。

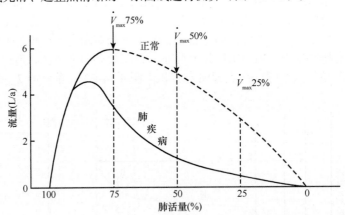

图 4-14-6　正常和阻塞性肺疾病的最大呼气流量 - 容积曲线

3. 判定　MEFV 曲线主要用于检测小气道阻塞性病变，判定指标有二：① VC 50% 和 25% 时的呼气瞬时流量（V_{max50} 和 V_{max25}）作为检测小气道阻塞的指标，凡两项指标的实测值 / 预计值 < 70%，且 $V_{50}/V_{25} < 2.5$，即认为有小气道功能障碍；② V-V 曲线形态特点有助于判断呼吸道阻塞的部位，特别是上呼吸道阻塞，其曲线形态具有特征性（图 4-14-7）。

4. 低密度混合气体流量　呼吸密度较空气低约 2/3 的氦（80%）+ 氧（20%）混合气体（He-O_2）所描绘的 MEFV 曲线（MEFV$_{He-O_2}$），与呼吸空气所测绘的 MEFV 曲线（MEFV$_{air}$）进行比较，不仅可更敏感地早期发现小气道阻塞和功能障碍，且可用于鉴别小气道阻塞的部位及是否具有可逆性。

正常人（MEFV$_{He-O_2}$）特点：曲线前半部即用力依赖部分，其 He-O_2 混合气的 V_{max} 明显高于吸入空气的相应流量，之后，随肺容积降低，两线相应 V_{max} 差变小，降支逐渐靠近，于接近 RV 位时两线重叠成一线。

　　判定与临床应用：指标有等容流量差（ΔV_{max}）和等流量容积（V_{isov}）两项。分别从 $MEFV_{He-O_2}$ 和 $MEFV_{air}$ 两条曲线测出同一肺容积的 V_{max}，然后求两者之差，即 ΔV_{max}，一般多用 ΔV_{max50} 表示。

$$\Delta V_{max50} = \frac{\Delta V_{max50_{He-O_2}} - V_{max50air}}{V_{max50air}} \times 100\%$$

V_{isov} 是从 $MEFV_{He-O_2}$ 与 $MEFV_{air}$ 两条曲线降支相交点到 RV 位为止，所呼出的气体容积，用占肺活量百分比（V_{isov}/VC%）表示，正常应 < 25%VC。

　　小气道功能障碍，ΔV_{max50} > 20%，提示阻塞为可逆性；ΔV_{max50} < 20%，提示小气道病变已进入不可逆阶段。如果高、中肺容积水平的 ΔV_{max} > 20%，提示等压点的上游段气流为涡流，其阻力与气体密度有关，阻塞部位在大气道；反之 ΔV_{max50} < 20%，提示等压点的上游段气流为层流，其阻力与气体密度无关，MEFV 对 $He-O_2$ 无反应，说明阻塞部位在小气道。

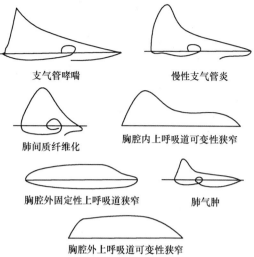

图 4-14-7　不同疾病时最大呼气流量 - 容积曲线

三、肺顺应性

　　肋间肌、膈肌与呼吸辅助肌的收缩是呼吸运动的主要动力，呼吸肌能量主要消耗于克服胸廓和肺组织的弹性与气体在呼吸道流动的阻力。衡量胸廓和肺组织弹性的指标为力学顺应性（compliance）或组织顺应性，其定义为单位压力变化所引起的相应肺容积变化，单位为 L/cmH$_2$O，顺应性的倒数即弹性阻力。呼吸系统的顺应性包括肺顺应性（lung compliance，CL）、胸壁顺应性和总顺应性。肺顺应性分为静态肺顺应性（static lung compliance，C_{lst}）和动态肺顺应性（dynamic lung compliance，C_{ldyn}）两种。应用肺功能仪配备食管气囊、压力传感器与流量仪，即可进行测定。

　　1. 测定方法　先下食管气囊到食管下 1/3 处，测食管压力，因食管壁顺应性好，可间接代表胸膜腔内压（P_{PL}）。正式测定前，令受试者做 3 次深吸气至肺总量位，建立标准容积，而后平静呼吸，再缓慢吸气至肺总量位；在随后缓慢呼气过程中，应用阻断器间断性关闭口器，每次持续 1～2s；每次呼出气约 500ml，直至达残气量位；将肺容积的改变和相应经肺内压（口腔压 - 食管压）的变化，描绘出 P-V 曲线；自曲线上测出 FRC+0.5L 时的容积改变（ΔV），除以相应压力变化（ΔP），即为 C_{lst}。

　　2. 动态肺顺应性测定　嘱受试者按节拍器的指令，进行潮式呼吸，在呼吸频率为 20 次 / 分、40 次 / 分、60 次 / 分和 80 次 / 分时，同步记录食管压力和肺容积的改变，测其 C_{ldyn}。在应用人体体积描记仪测定时，通过 X-Y 记录仪描记经肺内压和肺容积的变化，连接呼气末和吸气末两点，即可测得 C_{ldyn}。

　　3. 正常值　国外学者报道的结果之间，差异较大。国内一组（130 例健康人，18～65 岁）测定，C_{lst} 男性为（0.23±0.06）L/cmH$_2$O，女性为（0.15±0.04）L/cmH$_2$O；C_{ldyn} 男性为（0.17±0.06）L/cmH$_2$O，女性为（0.11±0.03）L/cmH$_2$O。正常平静呼吸时，C_{ldyn} 接近或略小于 C_{lst}，C_{ldyn}/C_{lst} > 0.75。

　　4. 临床应用　C_{ldyn} 对小气道疾病早期诊断比较敏感。小气道疾病早期，病变分布不均，当快速呼吸时，随呼吸频率的增加，吸气时间缩短，从而导致有病变而时间常数延长的肺泡，不能及时充盈，肺泡扩张受限。不同肺单位时间常数差异明显时，C_{ldyn} 随呼吸频率的增加而明显降低，此现象被称为动态肺顺应性的频率依赖性（frequency dependence of dynamic compliance，FDC）。发生 FDC 时 C_{ldyn}/C_{lst} < 0.75。

案例 4-14-1 分析 1

　　入院后完善检查：血气分析及肺功能，结果如下。

　　1. 血气分析：pH 为 7.46，PaO$_2$ 为 97.3mmHg，PaCO$_2$ 为 52.2mmHg，HCO$_3^-$ 为 29.5mmol/L，标准剩余碱（SBE）为 5.6mmol/L。

2. 肺功能：

预计值 FVC（L）	预计值 FEV₁（L）	预计值 FEV₁/FVC	实测值 FEV₁/FVC	舒张后 FVC（L）	舒张后 FEV₁（L）	舒张后 FEV₁/FVC
2.55	1.94	76.07%	81.22%	1.69	1.24	73.39%

问题：

1. 如何判读分析这份肺功能检查？

2. 该份肺功能全面吗？

案例 4-14-1 分析 2

1. 肺功能检查结果分析前，应根据图形和数据，了解受试者是否完全了解检查要求、合作程度、情绪和仪器是否故障等，注意每 1 次测定的可重复性。

2. 阻塞性通气功能障碍时 FEV_1 下降，$FEV_1/FVC\%$ 下降，常见于哮喘、慢性阻塞性肺疾病、长期大量吸烟者；相反，$FEV_1/FVC\%$ 升高提示限制性通气功能障碍，最大呼气中段流速主要反映小气道阻塞程度；利用 V_{max50} 和 V_{max25} 的实测值 / 预计值 %（＜70%）或 V_{50}/V_{25}（＜2.5）判断小气道病变。

第五节　血气分析与酸碱测定

血气和酸碱平衡正常是体液内环境稳定、机体赖以健康生存的一个重要方面。血气分析指标包括反映气体代谢的指标，如氧、二氧化碳及酸碱平衡指标（如碳酸氢根、缓冲碱、剩余碱、氢离子浓度）等。对血气分析标本采集的基本要求：合理的采血部位（如桡动脉、肱动脉、股动脉等）、严格隔绝空气、在海平面大气压（101.3kPa，即 760mmHg）下的安静状态下采集肝素抗凝血后即可送化验室进行仪器检查，吸氧的患者若病情允许应停止吸氧 30min，否则应标明吸氧浓度与流量。

血气分析的适应证：呼吸系统疾病、心血管系统疾病、血液系统疾病、肾衰竭或是其他系统的疾病能够影响心肺功能的患者，只有通过血气分析，才能了解到机体氧合状态。接受机械通气治疗的患者，建议每日进行血气分析监测，为调整呼吸机提供理论依据。

抽血之前应准备肝素抗凝剂处理过的 5ml 注射器 1 个，注射消毒用具 1 套，向患者讲明血气检查的意义，消除患者紧张情绪并给予配合。采血时选择合适的采血部位（如桡动脉、肱动脉、股动脉等），并用示指感觉动脉的搏动，以确定穿刺的具体部位。常规消毒后注射器垂直扎入动脉，并缓慢抽出 1 ～ 2ml 动脉血，拔出针头后迅速用橡皮帽封闭针头，避免空气进入，并立即送检。因动脉血管压力较高，采血后穿刺部位需按压 3 ～ 5min，以免出血。

案例 4-14-2

男性，22 岁。1 型糖尿病病史 5 年。因"发热、咽痛、咳嗽伴乏力 3d"来诊。初步诊断：上呼吸道感染、1 型糖尿病。

实验室检查显示，血气分析：pH 为 7.19，PaO_2 为 102mmHg，$PaCO_2$ 为 15mmHg，HCO_3^- 为 6mmol/L；电解质：Na^+ 为 128mmol/L，K^+ 为 5.9mmol/L，Cl^- 为 94mmol/L，血糖（BG）为 324mg/dl。

问题：

1. 此患者是否存在碱血症或酸血症？

2. 此患者对代谢性酸中毒的代偿是否适当？如果患者存在代谢性酸中毒，是高氯型代谢性酸中毒还是高阴离子间隙性代谢性酸中毒？

3. 此患者是否存在另外一种酸碱紊乱（代谢性碱中毒）？

4. 此患者阴离子间隙增加的原因是什么？

一、血气分析指标

（一）pH

pH 是表示体液氢离子浓度的指标或酸碱度。血液 pH 实际上是未分离血细胞的动脉血浆中氢离子浓度 [H^+] 的负对数值。动脉血 pH 的最大变动范围为 6.80 ～ 7.80。

【参考区间】 pH 为 7.35 ～ 7.45，平均 7.40；氢离子浓度为 35 ～ 45mmHg/L，平均 40mmol/L。

【临床意义】 可以作为判断酸碱失调中机体代偿程度的重要指标。pH < 7.35 为失代偿性酸中毒；pH > 7.45 为失代偿性碱中毒。pH 正常可有 3 种情况：一是无酸碱失衡，二是代偿性酸碱失衡，三是混合性酸碱失衡。因此，临床上不能单用 pH 区别代谢性与呼吸性酸碱失衡，尚需结合其他指标进行综合判断。

（二）动脉血氧分压

动脉血氧分压（PaO_2）指血液中物理溶解的氧分子所产生的压力。健康成人随年龄增大而降低，年龄预计公式为 $PaO_2=100mmHg-（年龄 \times 0.33）\pm 5mmHg$。$PaO_2$ 低于同龄人正常范围下限者，称为低氧症（hypoxemia）。

【参考区间】 95 ～ 100mmHg（12.6 ～ 13.3kPa）。

【临床意义】 PaO_2 是判断机体是否有缺氧及其程度的最主要指标，也是诊断呼吸衰竭的标准：$60mmHg < PaO_2 \leqslant 80mmHg$ 为轻度缺氧；$40mmHg < PaO_2 \leqslant 60mmHg$ 为中度缺氧；$PaO_2 \leqslant 40mmHg$ 为重度缺氧；PaO_2 在 20mmHg 以下，脑细胞不能再从血液中摄氧，有氧代谢不能正常进行，生命难以维持。

（三）动脉血二氧化碳分压

动脉血二氧化碳分压（$PaCO_2$）是指动脉血中物理溶解的 CO_2 分子所产生的压力。CO_2 在血中有 3 种形式存在：物理溶解、化学结合、水合形成碳酸。其物理溶解量与 CO_2 溶解系数（a）、温度有关。

【参考区间】 35 ～ 45mmHg（4.7 ～ 6.0kPa），平均值 40mmHg（5.33kPa）。

【临床意义】

（1）结合 PaO_2 判断呼吸衰竭的类型与程度：$PaO_2 < 60mmHg$、$PaCO_2$ 正常或偏低，为 Ⅰ 型呼吸衰竭；$PaO_2 < 60mmHg$、$PaCO_2 > 50mmHg$，为 Ⅱ 型呼吸衰竭。

（2）判断是否有呼吸性酸碱平衡失调：$PaCO_2 > 50mmHg$，提示有呼吸性酸中毒；$PaCO_2 < 35mmHg$，提示有呼吸性碱中毒。

（3）判断代谢性酸碱平衡失调的代偿反应：代谢性酸中毒经肺代偿后 $PaCO_2$ 降低，最大代偿 $PaCO_2$ 可降至 10mmHg；代谢性碱中毒经肺代偿后 $PaCO_2$ 升高，最大代偿 $PaCO_2$ 可升至 55mmHg。

（四）肺泡 - 动脉血氧分压差

肺泡 - 动脉血氧分压差（$P_{A-a}O_2$）指肺泡氧分压（P_AO_2）与动脉血氧分压（PaO_2）之差，是反映肺换气功能的指标，能较早地反映肺部氧摄取的状况。P_AO_2 可按下列简化的肺泡气方程式计算得出。

$$P_AO_2 = P_iO_2 = \frac{PaCO_2}{R} = (P_B - P_{H_2O}) \times F_iO_2 - \frac{PaCO_2}{R} \qquad (4-14-1)$$

式中，P_iO_2 为吸入气氧分压；$PaCO_2$ 为动脉血二氧化碳分压；R 为呼吸交换率；P_B 为大气压；p_{H_2O} 为水蒸气压；F_iO_2 为吸入氧浓度。

【参考区间】 正常青年人为 15 ～ 20mmHg，随年龄增大而增大，但最大不超过 30mmHg。

【临床意义】 病理情况下 $P_{A-a}O_2$ 增大提示：①右 - 左分流或肺血管病变使肺内动 - 静脉解剖分流增加致静脉血掺杂；②弥漫性间质性肺疾病、肺水肿、急性呼吸窘迫综合征等致的弥散功能障碍者；③ V/Q 比例严重失调，如阻塞性肺气肿、肺炎、肺不张或肺栓塞，在 $P_{A-a}O_2$ 增大的同时常伴有 PaO_2 降低。

（五）动脉血氧饱和度

动脉血氧饱和度（SaO_2）指动脉血氧与血红蛋白（Hb）结合的程度，是单位 Hb 含氧百分数。计算公式如下。

$$SaO_2 = \frac{HbO_2}{全部Hb} \times 100\% = \frac{血氧含量}{血氧结合量} \times 100\% \qquad (4-14-2)$$

【参考区间】 95% ～ 98%。

【临床意义】

（1）作为判断机体是否缺氧的一个指标，但需要注意该指标反映缺氧并不很敏感，主要原因是氧解离曲线（ODC）呈 "S" 形的特点（图 4-14-8），即 PaO_2 在 60mmHg 以上时，曲线平坦，在此段即使 PaO_2 有大幅度变化，SaO_2 的增减变化也很小，即使 PaO_2 降至 57mmHg，也可以接近

90%；PaO_2 只有在 57mmHg 以下时，曲线呈陡直，PaO_2 稍降低，SaO_2 即有明显下降。因此，轻度缺氧时尽管 PaO_2 已有明显下降，SaO_2 也可无明显变化。

（2）ODC 受 pH、$PaCO_2$、温度和红细胞内 2，3- 二磷酸甘油酸（2，3-DPG）含量等因素的影响，进而影响 Hb 与氧结合的速度、数量。ODC 位置受 pH 影响时发生的移动，称为波尔效应（图 4-14-9）。pH 降低，曲线右移，虽 SaO_2 略降低，但氧合血红蛋白易释放氧，有利于提高组织氧分压；相反，pH 升高，曲线左移，会加重组织缺氧。

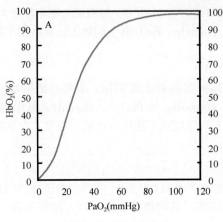

图 4-14-8　氧解离曲线

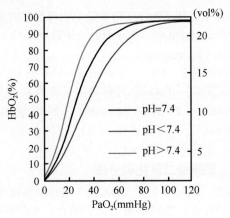

图 4-14-9　不同 pH 血液氧解离曲线，示 Bohr 效应

（六）混合静脉血氧分压

混合静脉血氧分压（PvO_2）是指物理溶解于混合静脉血中的氧产生的压力。混合静脉血或中心静脉血是经右心导管取自肺动脉、右心房或右心室腔内的血。可分别测定其 PvO_2、混合静脉血氧饱和度（SvO_2），并计算氧含量（CvO_2）。$Pa-vO_2$ 是指动脉氧分压与混合静脉血氧分压之差，反映组织摄取、利用氧的能力。

【参考区间】　PvO_2：35 ～ 45mmHg（4.7 ～ 6.0kPa），平均 40mmHg（5.33kPa）；$Pa-vO_2$：60mmHg（8.0kPa）。

【临床意义】

（1）PvO_2 常作为判断组织缺氧程度的一个指标。老年人或健康青年剧烈运动后均可降低。

（2）$Pa-vO_2$ 是反映组织摄氧的状况，$Pa-vO_2$ 值变小，表明组织摄氧受阻。

（七）动脉血氧含量

动脉血氧含量（CaO_2）指每升动脉全血含氧的毫摩尔数或每百升动脉血含氧的毫升数，它是红细胞和血浆中含氧量的总和，包括氧合血红蛋白中结合的氧和物理溶解的氧两部分。

CaO_2=Hb（g/dl）×1.34×SaO_2+PaO_2（mmHg）×0.0031[0.0031 是氧在血液中的物理溶解系数，单位为 ml/（dl·mmHg）]。

如能测定组织回流的静脉血氧，则动脉 - 静脉血氧含量差（$C_{a-v}O_2$）即为该组织的实际摄氧量或氧耗量。

【参考区间】　CaO_2：8.55 ～ 9.45mmol/L（19 ～ 21ml/dl）；CvO_2：6.30 ～ 6.75mmol/L（14 ～ 15ml/dl）；$C_{a-v}O_2$：2.25mmol/L（5ml/dl）；QS/QT：3% ～ 5%。

【临床意义】

（1）$C_{a-v}O_2$ 可用于估测组织代谢状况。

（2）据 Fick 公式测定心排血量（QT）。

（3）测算肺内右向左分流率对先天性心脏病有右向左分流和急性呼吸窘迫综合征的诊断和预后判断有意义。正常时肺内分流率 QS/QT 为 3% ～ 5%，病态时增加，其公式如下：

$$\frac{QS}{QT} = \frac{P_{A-a}O_2 \times 0.0031}{C_{a-v}O_2 + P_{A-a}O_2 \times 0.0031} \times 100\% \qquad (4-14-3)$$

（八）标准碳酸氢盐

标准碳酸氢盐（standard bicarbonate，SB）指在 38℃、血红蛋白完全饱和、$PaCO_2$ 为 40mmHg

的标准状态下测得的血浆 HCO_3^- 浓度。

【参考区间】　22～27mmol/L，平均为24mmol/L。

【临床意义】　SB 一般不受呼吸的影响，是能准确地反映代谢性酸碱平衡的指标。

（九）实际碳酸氢盐

实际碳酸氢盐（actual bicarbonate，AB）指在实际 $PaCO_2$ 分压和血氧饱和度条件下所测得的血浆 HCO_3^- 含量。

【参考区间】　22～27mmol/L，平均为24mmol/L。

【临床意义】

（1）AB 也是反映酸碱平衡的代谢性指标之一，与 SB 的不同之处在于 AB 在一定程度上受呼吸因素的影响。

（2）AB 增高可见于代谢性碱中毒，亦可见于呼吸性酸中毒经肾代偿时的反应。慢性呼吸性酸中毒时，AB 最大代偿可升至 45mmol/L；AB 降低见于代谢性酸中毒，亦见于呼吸性碱中毒经肾代偿的结果。

（3）AB 与 SB 的差数，反映呼吸因素对血浆 HCO_3^- 影响的程度。呼吸性酸中毒时，AB ＞ SB；呼吸性碱中毒时，AB ＜ SB；代谢性酸中毒时，AB=SB，且小于正常值；代谢性碱中毒时，AB=SB，且大于正常值。

（十）缓冲碱

缓冲碱（buffer bases，BB）是血液（全血或血浆）中一切具有缓冲作用的碱的总和，包括 HCO_3^-、血红蛋白、血浆蛋白（Pr^-）和 HPO_4^-。其中 HCO_3^- 是 BB 的主要成分。

【参考区间】　45～55mmol/L，平均为50mmol/L。

【临床意义】

（1）BB 能反映机体对酸碱平衡失调总的缓冲能力，它不受呼吸因素的影响。

（2）代谢性酸中毒时 BB 减少；代谢性碱中毒 BB 增加。若在临床检测中，出现 BB 的降低而 HCO_3^- 正常时，提示患者存在 HCO_3^- 以外的碱储备不足，补充碳酸氢钠是不适宜的。

（十一）剩余碱

剩余碱（bases excess，BE）指在 38℃、血红蛋白完全饱和、$PaCO_2$ 为 40mmHg 的标准状态下，将血液标本 pH 滴定至 7.40 所需要的碱或酸的量。需加酸者表示血中有多余的碱，BE 为正值；相反，需加碱者表明血液中碱缺失，BE 为负值。

【参考区间】　0±2.3mmol/L。

【临床意义】　BE 只反映代谢性因素的指标，与 SB 的意义大致相同。

（十二）血浆 CO_2 含量

血浆 CO_2 含量（total plasmaCO_2，$T-CO_2$）指血浆中以各种形式存在的 CO_2 总含量，主要包括结合形式的 HCO_3^- 和物理溶解的 CO_2。

【参考区间】　25.2mmol/L。

【临床意义】　因 $T-CO_2$ 受呼吸影响，故在判断混合性酸碱平衡失调时应注意。如 CO_2 潴留和代谢性碱中毒时 $T-CO_2$ 增加；而过度通气和代谢性酸中毒时 $T-CO_2$ 降低。

（十三）阴离子间隙

阴离子间隙（anion gap，AG）指血浆中的未测定阴离子（UA）与未测定阳离子（UC）的差值（即 AG=UA−UC）。计算公式：$AG=Na^+-（Cl^-+HCO_3^-）$，AG 升高数 $=HCO_3^-$ 下降数。

【参考区间】　8～16mmol/L。

【临床意义】

（1）高阴离子间隙代谢性酸中毒以产生过多酸为特征，常见于乳酸酸中毒、尿毒症、酮症酸中毒。

（2）正常阴离子间隙代谢性酸中毒，又称为高氯性酸中毒，可由 HCO_3^- 减少（如腹泻）、酸排泄障碍（如肾小管酸中毒）或使用过多含氯的酸（如盐酸精氨酸）等。

二、血气分析的临床应用

血气分析在临床中应用广泛，现就各型酸碱平衡失调的判定做一简要介绍。

（一）确定呼吸衰竭的类型及程度

在海平面大气压下、平静呼吸室内空气，若 $PaO_2 < 60mmHg$，或伴有 $PaCO_2 > 50mmHg$，排除左侧心力衰竭、心内及大血管之间异常分流情况下，即可诊断呼吸衰竭。若 $PaO_2 < 60mmHg$，$PaCO_2$ 正常，为 I 型呼吸衰竭或换气（氧合）衰竭；若 $PaCO_2 > 50mmHg$，则为 II 型呼吸衰竭或通气衰竭。

（二）判断酸碱平衡失调的类型和程度

判断酸碱平衡失调主要依据动脉血气分析指标中 pH、$PaCO_2$、HCO_3^- 指标的变化推断而得，对于复合性酸碱平衡失调，必须结合临床资料、血电解质、阴离子间隙等，必要时还需运用代偿公式（表 4-14-4）计算，方能得出正确结论。

表 4-14-4 酸碱平衡失调预计代偿公式

原发失衡	预计代偿公式	代偿时限	代偿极限
呼吸性酸中毒	急性 $\Delta HCO_3^- = \Delta PaCO_2 \times 0.07 \pm 1.5$	数分钟	30mmol/L
	慢性 $\Delta HCO_3^- = \Delta PaCO_2 \times 0.35 \pm 5.58$	3～5d	45mmol/L
呼吸性碱中毒	急性 $\Delta HCO_3^- = \Delta PaCO_2 \times 0.2 \pm 2.5$	数分钟	18mmol/L
	慢性 $\Delta HCO_3^- = \Delta PaCO_2 \times 0.5 \pm 2.5$	3～5d	12mmol/L
代谢性酸中毒	$PaCO_2 = HCO_3^- \times 1.5 + 8 \pm 2$	12～24h	10mmol/L
代谢性碱中毒	$\Delta PaCO_2 = \Delta HCO_3^- \times 0.9 \pm 5$	12～24h	55mmol/L

> **案例 4-14-2 分析 1**
> 1. 此例患者：pH=7.19，且小于 7.35，$PaCO_2$ 为 15mmHg，为代谢性酸中毒。
> 2. 此例患者：$PaCO_2 = 1.5 \times 6 + 8 \pm 2 = 17 \pm 2$。测定数值 15 在此范围内（15～19），代偿适当。
> 3. 此例患者：AG=128-94-6=28，大于 14，此例患者为高阴离子间隙性代谢性酸中毒；ΔAG=28-12=16，潜在 $[HCO_3^-]$=16+6=22，排除可能被掩盖的代谢性碱中毒。

（三）各型酸碱失衡的判定

1. 代谢性酸中毒 引起代谢性酸中毒的主要是由于机体产酸过多、排酸障碍或碱性物质丢失过多所致。产酸过多见于糖尿病、长时间禁食及急、慢性酒精中毒所致的酮症酸中毒；高热、外伤、严重感染与休克、缺氧、大量使用水杨酸类药物等可出现乳酸酸中毒；尿毒症、碱丢失及酸摄入过多等均可导致酸中毒。

血气改变的特点：AB、SB、BB 均下降，机体代偿时 pH 正常或接近，BE 负值增大，$PaCO_2$ 下降；当机体不能代偿时，$PaCO_2$ 正常或增高，pH 下降。

2. 呼吸性酸中毒 是指因呼吸功能障碍导致 $PaCO_2$ 升高、pH 下降的病理、生理过程。常见于慢性阻塞性肺疾病、哮喘、肺癌晚期、胸廓畸形、呼吸肌麻痹、异物阻塞及其他可以累及呼吸系统的疾病。

血气改变的特点：急性呼吸性酸中毒时，$PaCO_2$ 增高，pH 下降，AB 正常或略升高、BE 基本正常，肾代偿时 HCO_3^- 可增加；慢性呼吸性酸中毒时，$PaCO_2$ 增高，pH 正常或降低，AB 升高，AB > SB，BE 正值增大。肾代偿有一定的限度，急性呼吸性酸中毒时 HCO_3^- 不超过 32mmol/L；慢性呼吸性酸中毒时 HCO_3^- 不超过 45mmol/L。

3. 代谢性碱中毒 是指原发的血浆 HCO_3^- 升高而引起的一系列病理、生理过程。当体液中 H^+ 和 Cl^- 丧失或 HCO_3^- 含量增加，均可引起代谢性碱中毒。临床上常见的原因包括大量丢失胃液、严重低钾或低氯血症、库欣综合征，以及经肾丢失 H^+ 及输入过多碱性物质等。

血气改变的特点：AB、SB、BB 增高，机体代偿情况下，pH 接近正常，BE 正值增大，$PaCO_2$ 上升；若机体失代偿，$PaCO_2$ 反而降低或正常，pH 上升。

4. 呼吸性碱中毒 是指由于过度通气使血浆 $PaCO_2$ 下降引起的病理、生理变化。各种导致肺泡通气量增加、体内 CO_2 排出过多的疾病，如癔症、颅脑损伤、脑炎、脑肿瘤及缺氧等，均可出现呼吸性碱中毒。

血气改变的特点：$PaCO_2$ 下降，pH 正常或升高。在急性呼吸性碱中毒时 AB 正常或轻度下降；

在慢性呼吸性碱中毒时下降明显，$AB < SB$，BE 负值增大，HCO_3^- 减少，血清 Ca^{2+} 降低。

5. 呼吸性酸中毒合并代谢性酸中毒 呼吸性酸中毒合并代谢性酸中毒是指急、慢性呼吸性酸中毒合并不适当的 HCO_3^- 下降，或者代谢性酸中毒合并不适当的 $PaCO_2$ 增加所致的呼吸性酸中毒合并代谢性酸中毒。多见于慢性阻塞性肺疾病患者，CO_2 潴留导致呼吸性酸中毒，再加上缺氧、体内乳酸堆积，导致代谢性酸中毒。

血气改变的特点：$PaCO_2$ 上升、正常或轻度下降，pH 明显降低，AB、SB、BB 减少、正常或轻度升高，BE 负值增大。

6. 呼吸性酸中毒合并代谢性碱中毒 呼吸性酸中毒合并代谢性碱中毒是指急、慢性呼吸性酸中毒合并不适当的 HCO_3^- 升高，或者代谢性碱中毒合并不适当的 $PaCO_2$ 增加所致的呼吸性酸中毒合并代谢性碱中毒。见于慢性阻塞性肺疾病患者，除有 CO_2 潴留、呼吸性酸中毒外，还可因利尿不当、低钾、低血氯等引起代谢性碱中毒。

血气变化的特点：$PaCO_2$ 上升，pH 升高、正常或下降，AB 明显增加，并超过预计代偿的限度。急性呼吸性酸中毒时 HCO_3^- 的增加不超过 $3 \sim 4mmol/L$，BE 正值增大。

7. 呼吸性碱中毒合并代谢性酸中毒 呼吸性碱中毒合并代谢性酸中毒是指呼吸性碱中毒伴有不适当的 HCO_3^- 下降，或代谢性酸中毒伴有不适当的 $PaCO_2$ 减少。各种引起肺泡通气量增加的疾病，如肺炎、肺间质性疾病、感染性发热等可产生呼吸性碱中毒，若有肾功能障碍、机体排酸减少则可产生代谢性酸中毒。

血气改变的特点：$PaCO_2$ 下降，AB、SB、BB 减少，BE 负值增大，pH 升高或大致正常。可根据代偿公式计算机体的代偿限度以区别呼吸性碱中毒机体代偿。慢性呼吸性碱中毒代偿最大值为 $12 \sim 15mmol/L$；急性呼吸性碱中毒代偿最大值为 18mmol/L。若 HCO_3^- 的减少量在上述范围内则属机体代偿功能，若超出上述范围则有代谢性酸中毒同时存在。

8. 呼吸性碱中毒合并代谢性碱中毒 呼吸性碱中毒合并代谢性碱中毒是指血浆 HCO_3^- 增加同时合并 $PaCO_2$ 减少，两者并存使 pH 明显增高。引起肺泡通气量增加的疾病，如肝硬化合并肝肺综合征时，因肺内分流、低氧血症致通气量增加、体内 CO_2 减少而发生呼吸性碱中毒，同时又因利尿药治疗而发生代谢性碱中毒。

血气改变的特点：$PaCO_2$ 下降、正常或轻度升高，pH 明显上升，AB 增加、正常或轻度下降，BE 正值增大。

9. 三重酸碱失衡 是指在代谢性酸中毒合并代谢性碱中毒的基础上，同时又伴有呼吸性酸中毒或呼吸性碱中毒。三重酸碱失衡有两种类型。

（1）呼吸性酸中毒合并高阴离子间隙代谢性酸中毒和代谢性碱中毒：如慢性呼吸衰竭患者因 CO_2 潴留出现呼吸性酸中毒，因缺氧致代谢性酸中毒，又因输入碱性液体和利尿药等致代谢性碱中毒。其血气变化的特点：$PaCO_2$ 升高，AB、SB、BB 增加，BE 正值加大，Cl^- 降低，AG 增高，pH 多下降。

（2）呼吸性碱中毒合并高阴离子间隙代谢性酸中毒和代谢性碱中毒：可见于呼吸性碱中毒伴代谢性碱中毒的基础上，再合并高阴离子间隙代谢性酸中毒，也可见于呼吸性碱中毒伴高阴离子间隙代谢性酸中毒的基础上，由于补碱过多再合并代谢性碱中毒。其血气改变的特点：$PaCO_2$ 下降，AB、SB、BB 增加，AG 升高，pH 多下降。

> **案例 4-14-2 分析 2**
> 阴离子间隙升高的常见原因：甲醇中毒、尿毒症、糖尿病酮症酸中毒、酒精性酮症酸中毒、饥饿性酮症酸中毒、三聚乙醛中毒、异烟肼、乳酸酸中毒、乙醇或乙二醇中毒、水杨酸中毒。
> 此例患者最可能的原因为糖尿病酮症酸中毒。

（许浦生）

第15章 内镜检查

内镜（endoscope）是一种重要的医疗器械，医师借助内镜可观察内脏器官的形态及其改变，可在直视下获取黏膜或组织做病理检查，达到诊断疾病的目的。内镜技术的更新，经历了硬式内镜、纤维内镜和电子内镜三大阶段。近年来内镜下治疗技术得到飞速发展，开辟了治疗内镜新领域。目前，内镜技术已由诊治胃肠、胆管、胰管等消化道疾病，进一步推广到呼吸系统、泌尿系统、生殖系统和腹腔、胸腔等部位进行检查、治疗，形成了一门新的学科，即内镜学（endoscopicology），展示了良好的应用前景。

消化内镜常见种类有食管镜、胃镜、十二指肠镜、小肠镜、结肠镜、腹腔镜、经口胆道子母镜、胰管镜等，成为现代消化疾病诊断、治疗中的重要工具。电子内镜与各种先进诊疗技术结合，成为腔内疾病诊断和治疗的先进手段，如超声内镜可以进行实时超声扫描消化道管壁及邻近脏器病变；染色内镜与放大内镜可加强对黏膜细微结构的观察，提高消化道早期肿瘤、癌前病变的检出率；胶囊内镜将无线摄影装置吞入消化道，定时拍摄腔内图像，对小肠病变诊断价值较大；激光共聚焦内镜除能完成标准的电子内镜检查外，还能同时生成共聚焦显微图像，达到光学活检的效果。

第一节 上消化道内镜检查

上消化道内镜检查包括咽部、食管、胃、十二指肠等部位，通常称胃镜检查，是各种内镜检查中例数最多的检查，也是其他消化内镜检查的基础。

【适应证】 原则上，凡有上消化道症状，诊断不明确时均可行此项检查。主要适应证如下：

（1）吞咽困难、胸骨后疼痛、烧灼感、上腹痛、饱胀、食欲缺乏等上消化道症状，或消瘦、贫血等原因不明者。

（2）上消化道出血原因不明者，急性出血者尤应争取在出血后48h内行急诊内镜检查，以获得病因诊断，并可以同时进行内镜下治疗。

（3）X线钡餐检查不能确诊或不能解释的上消化道病变，特别是黏膜病变和怀疑有肿瘤者。

（4）需要定期随访观察的病变，如消化性溃疡、慢性萎缩性胃炎、术后残胃、反流性食管炎及Barrett食管等。

（5）上消化道病变经药物、内镜或手术治疗后的定期随访。

（6）需在内镜下治疗的患者。

【禁忌证】

1.绝对禁忌证 ①患者拒绝检查；②神志不清或精神失常不能配合者；③严重咽喉疾病、巨大食管憩室、急性腐蚀性或放射性食管炎和胃炎、主动脉瘤及严重颈胸段脊柱畸形等；④严重心肺疾病，如急性心肌梗死及严重心、肺功能不全，以及哮喘发作期、休克、严重凝血机制障碍等；⑤上消化道穿孔急性期。

2.相对禁忌证 ①急性疾病或慢性疾病急性发作，经治疗已经恢复者，如急性咽炎、扁桃体炎、心绞痛、心律失常、高血压等；②年迈、体衰者；③明显脊柱畸形；④已排除穿孔的腐蚀性食管炎、胃炎。以上情况在征得患者同意，签订知情同意书后，可由有经验的内镜医师在监护条件下谨慎检查。急性病毒性肝炎、肠道传染病患者暂缓检查，慢性病毒性肝炎患者、肝炎病毒携带者或AIDS患者在完善消毒措施后安排检查。

【方法】

1.检查前准备

（1）检查前禁食8h。有胃排空延缓者，禁食更长时间；有幽门梗阻者，洗胃后再检查。

（2）术者阅读内镜申请单，明确检查目的和要求；简要询问患者疾病史、体格检查，了解有无禁忌证；老年人或有心脏病病史的患者宜测心电图，必要时请专科医师监护；向患者、家属说明检查经过和需配合的事项，消除其顾虑和恐惧。

（3）局部麻醉者于检查前5～15min用2%利多卡因喷雾咽部2～3次，或含服1%利多卡因胶浆 10ml，后者兼有麻醉和润滑作用。

（4）精神过分紧张者可肌内或静脉注射地西泮 5 ～ 10mg，也可肌内注射咪哒唑仑 1 ～ 2mg，如有必要也可在全身麻醉下行胃镜检查，但必须由麻醉医师参与操作，并有良好的心肺监护和复苏设施。

（5）必要时可口服二甲硅油，去除胃、十二指肠黏膜表面的泡沫，使视野更清晰。

（6）检查内镜及配件是否已处于正常工作状态。

2. 检查方法要点

（1）患者取左侧卧位，摘去义齿和眼镜，头下垫枕，松开领口及裤带。

（2）口边置弯盘或一次性口水袋，嘱患者咬住牙垫。

（3）医师一手握内镜操作部，另一手持镜身距先端20cm处，将内镜经口插入口腔，沿舌背、咽后壁进入食管，边进镜边观察，动作应轻柔，切忌暴力，并避免误入气管。

（4）进入食管后稍注气，使管腔张开，见腔继续进镜，依次观察食管上、中、下段。因为在食管胃结合部容易漏诊相应病变，故在该部位应仔细观察。插入贲门后增加注气，使胃腔完全张开，依次观察胃体上、中、下部及胃窦，一直将镜头推进到幽门前区。在幽门处间断注气或吸气，等幽门开放时顺势进入十二指肠球部，将先端右旋上翘，向右转镜身，并调整胃镜深度，即可看到十二指肠降部及乳头。然后边退镜边观察，配合注气及抽吸，逐一检查上消化道各部分，再将先端反转观察贲门及胃底。特别注意观察十二指肠球部、幽门、胃体窦小弯及胃角等病变好发部位，注意观察十二指肠降部小弯侧、球部后壁及上角胃体窦后壁，以及胃体上部小弯、胃底穹隆、贲门等易漏诊区域；对有价值的部位行摄像、拍照、活检及抽吸胃液检查。

（5）退出贲门前应尽量抽气，可避免患者术后腹胀。缓缓从食管退出，边退边观察，接近咽部时在有效观察前提下尽可能迅速将镜身撤出。

（6）术后嘱患者安静休息片刻，无明显不适时再送返病房或回家。1 ～ 2h 后咽部麻木感消失即可进食，当日以温凉半流质为宜，取活检者勿即刻进粗糙的或过烫的饮食。

【并发症及处理】

1. 一般并发症 喉痉挛、颞下颌关节前脱位、咽喉部损伤、腮腺肿大、食管贲门黏膜撕裂等。

2. 严重并发症

（1）上消化道出血：多由于操作不当、活检创伤或内镜下治疗后止血不当造成，表现为呕血、黑粪及血容量不足的表现，需要积极止血治疗，必要时行内镜下止血。

（2）消化道穿孔：主要是由于操作粗暴、盲目插镜造成。食管穿孔表现为胸背部疼痛或纵隔颈部皮下气肿；胃穿孔表现为上腹部剧痛。立位腹部平片可以诊断。

（3）心搏骤停、心肌梗死、心绞痛等：是由于插镜刺激迷走神经及低氧血症所致，一旦发生应立即停止检查，积极抢救。

（4）感染：有发生吸入性肺炎的可能，尤其是操作时间较长者。为防止乙型肝炎、丙型肝炎传播，应于胃镜检查前检测乙型肝炎、丙型肝炎标志物，对于阳性者用专用胃镜检查，术后彻底消毒。

（5）低氧血症：麻醉下内镜检查较常见，多由通气障碍或紧张憋气所致。一旦发生，立即停止检查，并吸氧，可以迅速好转。

【上消化道常见疾病的内镜诊断】 胃镜检查极大地提高了上消化道疾病的诊断准确率，对炎症、溃疡、肿瘤、息肉、食管胃底静脉曲张、血管畸形、食管 - 贲门黏膜撕裂综合征（Mallory-Weiss综合征）等疾病的诊断特别有意义。

1. 炎症 急性炎症一般不必行胃镜检查；急性出血性胃炎常合并上消化道出血，行急诊胃镜检查而被诊断。慢性胃炎分为非萎缩性（以往称浅表性）、萎缩性和特殊类型三大类。

（1）慢性非萎缩性胃炎：根据炎症分布的部位，可分为胃窦胃炎、胃体胃炎和全胃炎。胃镜下主要表现为黏膜充血、水肿、渗出糜烂、点状或片状分布的黏膜下出血灶。

（2）慢性萎缩性胃炎：表现为①黏膜苍白或红白相间，以白为主；②黏膜变薄，透见黏膜下血管；③"过形成"结节，即萎缩黏膜上有局灶性增生的肠腺化生，形成颗粒状扁平隆起，局部活检可发现肠腺化生。

（3）特殊类型胃炎：包括感染性胃炎、嗜酸性粒细胞性胃炎、肥厚性胃炎等。

2. 溃疡 食管、胃、十二指肠均可发生，胃镜下见类圆形或椭圆形凹陷，少数呈不规则形或线形。胃镜下分活动期、愈合期和瘢痕期。活动期溃疡底部常覆以坏死组织形成的白苔、血痂或血凝块，周围黏膜充血、水肿。愈合期溃疡缩小，表面薄白苔，周边水肿趋于消失，溃疡边缘可见黏膜皱襞向溃疡集中。瘢痕期溃疡消失，为再生上皮覆盖。

恶性溃疡即溃疡型癌，常发生于胃体窦，较大，多不规则，周边黏膜呈堤状隆起，底部不平，质地硬，局部胃壁僵直，蠕动消失，需活检病理检查确诊。

3.肿瘤　食管癌和胃癌是我国常见的恶性肿瘤。内镜检查可以发现其他检查方法难以确诊的早期癌肿，还可判断肿瘤的类型、范围，有助于制订治疗方案。

（1）早期胃癌：指病灶局限且深度不超过黏膜下层，不论病灶大小和有无局部淋巴结转移。内镜下可表现为息肉样隆起、底部不平的浅凹陷或胃炎样黏膜粗糙、变色等。

（2）进展期胃癌：内镜下一般按 Borrmann 分类法，分为息肉样癌（Ⅰ型）、非浸润型溃疡型癌（Ⅱ型）、浸润型溃疡（Ⅲ型）和弥漫浸润型癌（Ⅳ型）4 型。当癌肿浸润全胃，形成皮革胃，胃蠕动消失，胃壁僵硬，扩张受限，内镜观察困难，容易误诊。

食管癌的内镜下表现分为浅表食管癌和进展期食管癌两种，浅表食管癌指病灶局限于黏膜层和黏膜下层，无论是否有淋巴结或远处转移，进展期食管癌内镜分型与其他胃肠道 Borrmann 分类法一致。

第二节　内镜逆行胰胆管造影术

内镜逆行胰胆管造影术（endoscopic retrograde cholangiopancreatography，ERCP）是继内镜技术的进步发展起来的一种胰胆系统直接造影的技术。目前，ERCP 技术作为胆管、胰管疾病内镜下治疗的基础技术而得到广泛的应用。

【适应证】　凡胰胆疾病及疑有胰胆疾病者均属 ERCP 的适应证，如疑有胆道系统结石、肿瘤、胆汁淤积性黄疸、慢性胰腺炎、胰腺癌及壶腹区病变等均可作 ERCP 检查。

随着磁共振胰胆管成像（MRCP）的发展，单纯诊断性的 ERCP 目前很少应用，而在 ERCP 基础上发展起来的各种微创治疗，已成为治疗胰胆疾病的重要方法。

【禁忌证】　随着内镜技术的发展和医疗水平的提高，过去的禁忌证已成为相对禁忌证。

（1）精神异常、昏迷及不能合作者。

（2）对碘过敏者，无法进行造影检查者，可改用非离子型造影剂，在密切观察下行 ERCP。

（3）全身状况差，严重心肺疾病，不能耐受内镜检查者。

（4）上消化道梗阻，无法插镜者。

（5）急性胰腺炎，但急性胆源性胰腺炎除外。

【方法】

1.检查前准备

（1）询问患者疾病史，做必要检查、实验室检查，严格把握适应证，有无禁忌证，评估手术危险，操作难度，内镜检查治疗的时机把握等。

（2）告知患者检查目的、意义和方法，签署知情同意书。

（3）检查前禁食、禁水 8h。

（4）术前肌内注射地西泮 5mg、丁溴东莨菪碱 20mg、哌替啶 50mg，或建立静脉通道，由麻醉师进行静脉麻醉。

（5）咽部麻醉方法同胃镜检查术。

（6）检查十二指肠镜及其配件，检查 X 线机，备好造影导管、造影剂等。

（7）对于需要行十二指肠乳头肌切开的患者，应提前 1 周停用抗血小板药及抗凝血药，术前检测血小板和凝血指标。

2.检查方法要点

（1）患者体位及插镜方法均同胃镜检查术。

（2）十二指肠镜进入胃腔后，吸除胃液，然后通过幽门进入十二指肠降部。

（3）保持内镜在中线位置，寻找十二指肠乳头，并使镜面接近和正对乳头。

（4）将充满造影剂的导管插入内镜孔道，直至其尖端在出口露出，通过调节镜身和调节角度钮及抬钳器，使导管尖端靠近乳头开口，然后轻柔地将其插入乳头。导丝引导下选择性插管成功率高，并发症少。

（5）在荧光屏监视下缓慢地注入造影剂，观察胆道、胰管显影情况，疑有结石及胰管、胆管扩张者宜用浓度更低的造影剂。

（6）造影过程中可变动体位，有选择地摄片，充分显示可疑病变。

（7）拔镜过程同胃镜检查，术后预防性地短期应用抗生素，3～4h后测血清淀粉酶，升高者应禁食，静脉给予抗胰酶药物，密切观察，直至恢复正常值。

【并发症】 ERCP属于比较安全的检查方法，并发症不多见，主要为急性胰腺炎和胆道感染，偶见消化道穿孔。

【临床应用】

1. 胆道疾病

（1）胆管或胆囊结石：造影显示边缘光滑的充盈缺损，局部胆管可扩张，并可显示结石的大小、形状、分布和数量。

（2）胆管癌：局部胆管狭窄、截断或充盈缺损，管壁僵硬，远端胆管不显影。

（3）胆囊切除术后综合征：通过ERCP可测定胆道口括约肌压力，造影有助于排除胆管内结石、炎性狭窄或残留胆囊管过长。

（4）胆道蛔虫病：造影可显示胆道内长条形密度减低区或团块状密度不均匀的透光区，有时可见其蠕动。

（5）原发性硬化性胆管炎：肝内、外胆管多灶性、短节段性狭窄，狭窄上端胆管扩张呈串珠样改变。

2. 胰腺疾病

（1）胰腺癌：主胰管节段性不规则狭窄、僵硬，其远端扩张；主胰管截断、受压迫移位；小分支显示节段性缺损或不规则破坏。少见的囊性癌囊壁不规则，不光滑。

（2）慢性胰腺炎：主胰管及其分支粗细不均、狭窄、扩张，可呈串珠状，如胰管内见充盈缺损提示存在结石。胰管改变有时难以与胰腺癌鉴别，还需结合胰液细胞学检查。

第三节 下消化道内镜检查

下消化道内镜包括小肠镜、胶囊内镜和结肠镜。小肠镜检查因设备技术要求较高，应用尚不普遍。胶囊内镜用于小肠疾病的诊断。结肠镜在临床上应用广泛，以下介绍结肠镜检查。

【适应证】

（1）便血、腹泻、下腹痛、贫血及腹部包块等原因不明者。

（2）钡灌肠结果异常，如肠腔狭窄、溃疡、息肉、肿瘤等，性质难以确定者。

（3）肠道炎症性疾病的诊断与随访观察。

（4）结肠病变药物治疗后、结肠息肉摘除后及结肠肿瘤手术后随访观察。

（5）需在内镜下治疗的结肠病变，如下消化道出血、结肠息肉等。

【禁忌证】

（1）拒绝检查或不能合作的患者。

（2）急性重症结肠炎性病变，如急性细菌性痢疾、暴发性溃疡性结肠炎及憩室炎等。

（3）肛门、直肠严重狭窄者及肠梗阻患者。

（4）腹腔脏器穿孔和（或）急性弥漫性腹膜炎患者。

（5）腹腔、盆腔放射治疗后或有腹、盆腔手术史，以及怀疑有放射性肠炎或腹腔内广泛粘连者。

（6）妊娠妇女。

（7）严重心、肺功能不全及年老、体衰难以承受检查者。

【方法】

1. 检查前准备

（1）检查前1～2d开始进少渣半流质饮食，检查当日晨禁食。

（2）可口服清肠液，如含聚乙二醇的清肠液，以及含钠和不吸收的阴离子的缓泻药，如枸橼酸钠、磷酸钠、硫酸钠等。口服甘露醇也可有效导泻，但因在肠内被细菌分解，可产生易燃气体，在行高频电凝治疗时有发生爆炸的危险。

（3）术者阅读结肠镜申请单，明确检查目的和要求，简要询问疾病史，做必要的体格检查，了解有无禁忌证，向患者做必要的解释，求得配合。

（4）检查前一般不用药物。对精神紧张、恐惧、耐受性差的患者可酌情给予地西泮 10mg、哌替啶 50mg 肌内注射；对肠管明显痉挛的患者可肌内注射阿托品 0.5mg 或山莨菪碱 10mg，对青光眼、前列腺增生或近期发生尿潴留患者勿用阿托品。有特殊要求者也可在麻醉下实施无痛肠镜。

（5）认真检查肠镜及配件，以确保其处于良好工作状态。

2. 检查方法要点

（1）患者取左侧卧位，双腿屈曲，术者站在患者右侧或右后侧。多采用单人操作检查。

（2）术者先行直肠指检，了解患者有无痔疮、肛裂、肿瘤或狭窄等再插镜。将涂有润滑剂的肠镜镜头滑入肛门，再缓慢进镜。

（4）插镜原则：循腔进镜，配合滑进，少量注气，钩拉旋镜，去弯取直，防襻、解襻等。助手可按检查要求按压腹部，减少肠镜弯曲及结襻，并适当更换患者体位。见到回盲瓣为到达回盲部的标志，根据需要还可将肠镜插入回盲瓣，观察回肠末端。

（5）边退镜，边环视肠壁，逐段仔细观察，不遗漏任何部位。对可疑部位行照相、摄像、活检及细胞学检查等。检查结束时，尽量抽气减轻腹胀，嘱患者稍事休息，观察 30min 左右再离去。

（6）接受肠镜下息肉摘除等治疗者，术后给予流质饮食 3 ～ 4d，适当休息。

【并发症及处理】

（1）肠穿孔：由结肠结构异常或插镜操作不当造成，可发生剧烈腹痛，体格检查有腹膜炎体征。立位腹部平片有助于确诊，内镜下封闭破口或外科手术。

（2）下消化道出血：多由插镜损伤、活检创伤或内镜下治疗后止血不当造成。表现为便血及失血表现。视出血量给予止血治疗，必要时行内镜下止血。

（3）肠系膜损伤：由于操作不当所致。表现为腹痛及少量腹腔出血。少量出血给予非手术治疗，出血量大时需要行剖腹探查术。

（4）心、脑血管疾病：由于检查时刺激迷走神经引起心律失常，甚至心搏骤停，情绪紧张或有高血压者可能会出现脑血管意外。一旦发生，应停止检查，积极抢救。

（5）气体爆炸：以甘露醇做肠道准备时，由于产生甲烷类易燃气体，行息肉电凝电切术时可能引起肠道气体爆炸。为避免发生上述意外，行息肉切除术时应该避免使用甘露醇做肠道准备。

【常见结肠疾病的内镜诊断】 结肠疾病的基本病变，如炎症、溃疡及肿瘤与上消化道疾病内镜所见相似，根据病变的部位、形态、尚需结合临床资料及活检病理学检查结果方能做出诊断。

1. 肿瘤 结肠良性肿瘤以腺瘤为多见，其大小、表面形态、有蒂、亚蒂、无蒂对判断类型、预后及治疗方法选择均有意义；恶性肿瘤主要是大肠癌，发病率较高，分为早期及进展期癌。内镜下病理活检是确诊大肠癌的必要手段。

2. 溃疡性结肠炎 病变呈连续性、弥漫性分布，从直肠开始向近端扩展。内镜下可见黏膜广泛充血、水肿、糜烂、浅溃疡、易脆、出血及脓性分泌物，并伴有假息肉形成。

3. 克罗恩病 病变呈节段性、非对称性分布，病变之间黏膜正常，镜下可见黏膜有炎症、纵行或阿弗他溃疡，黏膜呈鹅卵石样改变，可有肠腔狭窄或肠壁僵硬。

（李春艳）

第四节 支气管镜检查及支气管肺泡灌洗

一、纤维支气管镜检查

可曲式光导纤维支气管镜（简称纤支镜）由于其管径细（＜ 6mm）、可曲度大，可视范围广，且易插入肺段、亚段支气管等特点，目前已广泛应用于临床。医师可在直视下观察病变、进行活检或刷检及钳取、吸引阻塞物，并可作支气管肺泡灌洗（broncho-alveolar lavage，BAL）检查，故纤维支气管镜检查已成为支气管、肺和胸膜疾病诊断、治疗不可缺少的方法。

【适应证】

1. 诊断适应证

（1）胸部 X 线片异常及胸部肿块。

（2）不明原因的咳嗽、喘息或喘鸣。

（3）不明原因的咯血。

（4）在同一部位反复发生肺炎或吸收缓慢者。

（5）不明原因的呼吸道感染患者的病原学诊断。

（6）原因不明的肺不张、胸腔积液、喉返神经麻痹或上腔静脉阻塞者。

（7）经支气管肺活检和支气管肺泡灌洗诊断肺间质疾病。

（8）气管、肺实质和纵隔淋巴结取样。

（9）对烟雾吸入、呼吸道灼烧、吸入异物或创伤患者的喉及呼吸道进行评估。

（10）可疑气管 - 食管瘘的检查。

（11）气管支气管手术后评估。

（12）痰脱落细胞学异常。

（13）食管癌患者有无呼吸道转移。

（14）气管插管位置的评估。

2. 治疗适应证

（1）通过负压吸引、灌洗和其他装置从气管支气管清除过多的分泌物、脓、血。

（2）钳取异物。

（3）咯血内科治疗无效需局部止血治疗者。

（4）引导经鼻或口的气管插管，以及对肺癌局部瘤体注药。

（5）支气管胸膜瘘的治疗。

（6）气道内激光、微波、高频电等治疗。

（7）气道腔内后装放射治疗。

（8）气道内支架植入。

（9）引导气管导管经鼻气管插管。

【禁忌证】

（1）对麻醉药物过敏者及不能配合检查的被检者。

（2）严重呼吸功能不全或全身衰竭不能耐受被检者。

（3）主动脉瘤有破裂危险者。

（4）颈椎畸形，纤支镜无法插入者。

（5）活动性肺结核可能传染者。

（6）严重心脏病、心功能不全、严重心律失常、频发心绞痛、新近发生心肌梗死。

（7）难以控制的有出血倾向者。

（8）新近有上呼吸道感染、高热、哮喘发作、大咯血者待症状好转后再检查。

【方法】

1. 术前准备　术前应向被检者说明检查目的、意义、大致过程和配合方法；被检者需携带近期胸部 X 线片，必要时需有胸部 CT 片，以确定病变位置；患者需做凝血时间、血小板计数、心电图等检查，对老年人及心、肺功能不全者还需做肺功能检查；术前 4h 禁食；可于术前 30min 肌内注射阿托品 0.5mg，根据情况使用镇静药。

2. 局部麻醉　先以 2% 利多卡因溶液喷雾咽喉做局部麻醉，每 2 ～ 3 分钟 1 次，共 3 次；纤维支气管镜通过声带经支气管镜注入利多卡因，但总量应控制在 300mg 以内。

3. 操作步骤　插管途径多采取经鼻插管，也可经口插管。必要时可根据患者情况吸入适当浓度氧气。患者一般取仰卧位，不能仰卧者可取坐位。术者左手握纤支镜的操作部，用右手将镜插入鼻腔，沿咽后壁滑入喉部。到会厌与声门处时，观察声带活动情况，当声门开放时，将镜迅速送入气管，在直视下边推进边观察气管内腔。到达隆突时观察隆突形态和活动情况，看清两侧主支气管开口后再将镜插入一侧主支气管，先插健侧，后插患侧。根据各支气管的位置、走向，拨动纤支镜调节环钮，改变镜体末端的角度与方向，分别插入各段支气管。在纤维支气管镜检查过程中，注意支气管黏膜的颜色、表面情况及有无充血、水肿、渗出、出血，以及有无糜烂、结节与新生物；间嵴是否增宽、管壁是否受压、管腔有无狭窄与阻塞及分泌物的多少，以及有无脓液溢出等。对直视下看到的病变，先进行活检，然后刷取涂片，或用 10ml 灭菌生理盐水注入病变部位进行灌洗，吸取灌洗液做细胞学或病原学检查。对某些肺部疾病尚需行支气管肺泡灌洗。

【术后处理】

（1）为防止误吸，镜检术后应禁食 1h，待麻醉作用消失后方可进食，并尽量少讲话，使声带得到休息。

（2）严密观察患者，行支气管肺活检者可根据其临床表现行胸部 X 线检查。

【并发症及其处理】

1. 麻醉药物反应 严重反应有喉痉挛、抽搐、虚脱、呼吸困难，甚至心搏骤停，尤以丁卡因发生率高。目前主张用利多卡因，术前应了解患者药物过敏史。若出现心、肺抑制，应紧急行气管插管、心肺复苏。

2. 低氧血症 一般认为80%左右的患者有 PaO_2 下降，其下降幅度约10mmHg，操作时间越长，下降幅度越大。低氧血症可诱发心律失常、心肌梗死，甚至心搏骤停。需注意选择好适应证，一般应在吸氧下操作。

3. 心血管并发症 心律失常主要为窦性心动过速，其他还有房性期前收缩、房室交界性期前收缩、室性期前收缩，甚至二联律，也可出现 T 波低平、ST 段下移。与低氧血症和潜在心脏疾病有关，注意事项同低氧血症。

4. 咯血 出血往往是活检后常见的症状之一，故对有凝血机制障碍或有出血倾向者，活检应慎重或列为禁忌。局部可喷洒 1：20 000～1：10 000 的去甲肾上腺素。

5. 气胸 主要是由肺活检所导致，发生率在 1%～6%。少量者可自行吸收，气体较多影响呼吸、循环功能者需要行胸腔闭式引流术。

6. 毛刷断落 国内外有个案报道。使用前应仔细检查毛刷，毛刷断落后采用异物钳取出。

7. 术后发热 约占 6%，一般发热无须特殊处理，若有肺浸润按照肺炎处理。

【注意事项】

（1）术前应详细了解疾病史和体格检查，对拟插管的鼻腔做鼻内镜检查；若经口插入，有义齿者应摘下。详细阅读胸部 X 线片、体层摄片和胸部 CT 片，对病变准确定位。

（2）术前必须仔细检查器械各部分，包括管道、吸引管是否通畅；调节弯曲角度是否灵活；插入部是否光滑；塑料软管有无破损；活检钳是否灵活、锐利；毛刷有无折断；透镜接上冷光源后，视野是否清晰。

（3）对老年人和有心血管疾病者，术前应做心电图检查。

二、支气管肺泡灌洗

支气管肺泡灌洗（BAL）是将纤支镜嵌入到相应肺段或亚段的支气管，然后以无菌生理盐水反复灌洗、回收，之后对支气管肺泡灌洗液（BALF）进行细胞学、生化学、免疫学和酶学等一系列检测，是研究肺部疾病病因、发病机制、诊断的一种技术。根据灌洗范围和应用的不同，将 BAL 方法分为两种：全肺灌洗和肺段或亚段灌洗。

（一）全肺灌洗

【适应证】 全肺灌洗适用于以下患者，如肺泡蛋白沉着症、严重哮喘发作、肺尘埃沉着病、肺泡微石症、黏液黏稠病（囊性肺纤维化）、重症/难治性下呼吸道感染的治疗。

【方法】 以肺泡蛋白沉着症为例简要说明其操作过程。全身麻醉后通过纤支镜送入 Carlen 双腔管，吸纯氧 10～15min，然后灌入 37℃生理盐水 300～400ml，之后经纤支镜吸出或借助其自行流出或虹吸回收灌洗液，反复灌洗、回收，应注意回收的流失量不超过200ml，直至洗出液基本清亮，总灌洗液量一般在 3～10L。先灌洗一侧，隔 2～3d 再灌洗另一侧。全肺灌洗有一定技术难度和风险，必要时可根据患者具体情况选择肺叶灌洗，每次 50～100ml，反复灌洗和吸出，单侧肺灌洗总量 200～2000ml，3～7d 后再行另外一侧肺灌洗。

肺泡蛋白沉着症采用灌洗治疗，大多数患者症状可缓解，个别患者灌洗 1～2d 后症状即有改善。哮喘患者灌洗时，可在灌洗液中加化痰药物，如乙酰巯乙胺酸等。肺尘埃沉着症患者经过灌洗，其临床症状也可有明显好转。

（二）肺段灌洗

【适应证】 主要用于研究弥漫性肺间质纤维化的发病机制，以及临床对弥漫性间质性肺炎-肺纤维化、石棉沉着病、结节病、弥漫性肺泡癌和肺孢子菌肺炎的诊断和疗效的判定。此外，局部感染的患者，若引流不畅、全身用药效果不佳时，可通过局部灌洗，注入抗生素进行治疗。

【方法】

（1）术前准备用药和麻醉同纤支镜检查。

（2）在常规纤支镜检查呼吸道后，于活检和刷检前进行 BAL。首先在要灌洗的肺段经活检孔通过一细硅胶管注入 2% 利多卡因 1～2ml，做灌洗肺段局部麻醉。

（3）然后将纤支镜顶端紧密楔入肺段或亚段支气管开口处，再经活检孔通过硅胶管快速注入 37℃灭菌生理盐水，每次 25～50ml，总量 100～25ml，一般不超过 300ml。

（4）立即用 50～100mmHg（1mmHg=0.133kPa）负压回收灌洗液，通常回收率为 40%～60%。

（5）将回收液体立即用双层无菌纱布过滤除去黏液，并记录总量。装入硅塑瓶或涂硅灭菌玻璃容器中（减少细胞黏附），置于含有冰块的保温瓶中，立即送往实验室检查。一般来说，灌洗液中红细胞＜10%，上皮细胞＜3%时，认为是合格标本。

【临床意义】

（1）特发性肺间质纤维化、外源性过敏性肺泡炎和结节病，细胞总数均增高，细胞分类与T细胞亚群比例在 3 种疾病中各有特点，见表 4-15-1。

一般将中性粒细胞≥10%、T淋巴细胞≥28%，称为高密度肺泡炎，如特发性肺间质纤维化时的肺泡病变；中性粒细胞＜10%、T淋巴细胞＜28%，称为低密度肺泡炎，如结节病时的肺泡病变。

（2）肺泡蛋白沉着症通过 BAL 可获得牛奶状或淡黄乳状渗出物，PAS 染色与奥新兰染色阳性可作为重要的诊断依据。

表 4-15-1　3 种疾病 BALF 细胞成分和液性成分检查情况

病名	细胞总数	淋巴细胞	中性粒细胞	T 淋巴细胞亚群			IgG/ 清蛋白
				CD4$^+$	CD8$^+$	CD4$^+$/CD8$^+$	
特发性肺间质纤维化	↑		↑		↓		
外源性过敏性肺泡炎	↑	↑		↓	↓	↓	＞1
结节病	↑	↑		↑	↓	↑	＜1

（3）肺孢子菌肺炎是免疫功能低下或缺陷者的肺部感染性疾病，常见于艾滋病、血液系统疾病或脏器移植术后。通过对支气管肺泡灌洗物进行吉姆萨或特殊染色检查囊虫或滋养体可提高其诊断阳性率。经纤支镜肺活检是确诊的主要手段。

【注意事项】

（1）用于做支气管肺泡灌洗的纤支镜顶端直径应在 5.5～6.0mm，适于紧密楔入肺段或亚段支气管管口，防止大气道分泌物混入和灌洗液外溢，保证 BALF 回收量。

（2）在灌洗过程中咳嗽反射必须得到充分的抑制，否则易引起支气管壁黏膜损伤而造成灌洗液混血，同时影响回收量。

（3）一份合格的 BALF 标本应是：BALF 中没有大气道分泌物混入，回收率＞40%，存活细胞占 95% 以上，红细胞＜10%（除外创伤 / 出血因素），上皮细胞＜3%～5%，涂片细胞形态完整，无变形，分布均匀。

（4）由于 BALF 中可溶性成分检测受诸多检测因素影响，如灌注量和回收量、肺泡上皮通透性等，致使肺泡衬液稀释度亦有所不同。尽管在做 BALF 可溶性成分检测时采用内或外标记物进行标化，但检测结果仍存在着差异，其临床价值有限。

（5）健康非吸烟者 BALF 细胞学检测正常参考值：①细胞总数和百分数。细胞总数为（0.09～0.26）×10^6/L，其中肺泡巨噬细胞为 93%±3%，淋巴细胞为 7%±1%，中性粒细胞和嗜酸性粒细胞均＜1%。②T淋巴细胞亚群。总 T 细胞（CD3$^+$）占 70%，T 辅助细胞（CD4$^+$）占 50%，T 抑制细胞（CD8$^+$）占 30%，CD4$^+$/CD8$^+$ 比值为 1.5～1.8。

（许浦生）

第五篇　临床常用诊断技术

第16章　临床常用诊断技术

第一节　胸膜腔穿刺和胸膜活体组织检查术

（一）胸膜腔穿刺

胸膜腔穿刺（thoracentesis）常用于检查胸腔积液的性质、抽液减压或通过穿刺胸膜腔内给药。

【适应证】

（1）诊断性穿刺，以确定胸腔积液的性质。

（2）穿刺抽液或抽气以减轻对肺的压迫或抽吸脓液治疗脓胸。

（3）胸腔内注射药物或人工气胸的治疗。

【禁忌证】　出血性疾病及体质衰弱、病情严重，难于耐受操作者应慎用。

【操作方法】

（1）患者体位：患者取坐位面向椅背，两前臂置于椅背上，前额伏于前臂上。不能起床者可取半卧位，患侧前臂上举抱于枕部。

（2）穿刺点定位：应根据胸部叩诊选择实音最明显部位进行，胸腔积液多时一般选择肩胛线或腋后线第7～8肋间；必要时也可选腋中线第6～7肋间或腋前线第5肋间。穿刺前应结合X线或超声波检查定位，穿刺点可用蘸甲紫（龙胆紫）的棉签在皮肤上作标记。

（3）常规消毒皮肤，戴无菌手套，覆盖消毒洞巾。

（4）局部麻醉：用2%利多卡因在下一肋骨上缘的穿刺点自皮至胸膜壁层进行局部浸润麻醉。

（5）穿刺：术者以左手示指与中指固定穿刺部位的皮肤，右手将穿刺针后的胶皮管用血管钳夹住，然后进行穿刺，再将穿刺针在麻醉处缓缓刺入，当针锋抵抗感突然消失时，再接上注射器，松开止血钳，抽吸胸腔内积液，抽满后再次用血管钳夹闭胶管，然后取下注射器，将液体注入弯盘中，以便记量或送检。助手用止血钳协助固定穿刺针，以防针刺入过深损伤肺组织。也可用带三通活栓的穿刺针进行胸膜腔穿刺，进入胸膜腔后，转动三通活栓使其与胸腔相通，进行抽液，注射器抽满后，转动三通活栓使其与外界相通，排出液体。根据需要抽液完毕后可注入药物。

（6）抽液后拔出穿刺针，覆盖无菌纱布，稍用力压迫穿刺部位片刻，用胶布固定后嘱患者安静卧床休息。

【注意事项】

（1）操作前应向患者说明穿刺目的，消除顾虑；对精神紧张者，可于术前30min给予地西泮10mg，或可待因0.03g以镇静、镇痛。

（2）操作中应密切观察患者的反应，如有无头晕、面色苍白、出汗、心悸、胸部压迫感或剧痛、晕厥等胸膜过敏反应。如出现连续性咳嗽、气短、咳泡沫样痰等现象时，立即停止抽液，并皮下注射0.1%肾上腺素0.3～0.5ml，或进行其他对症处理。

（3）一次抽液不宜过多、过快。诊断性抽液50～100ml即可；减压抽液，首次不超过600ml，以后每次不超过1000ml；如为脓胸，每次尽量抽尽。疑为化脓性感染时，助手用无菌试管留取标本，行涂片革兰染色镜检、细菌培养及药物敏感试验，做细胞学检查至少需100ml，并立即送检，以免细胞自溶。

（4）严格无菌操作，操作中要防止空气进入胸膜腔，始终保持胸膜腔负压。

（5）避免在第9肋间以下穿刺，以免穿透膈肌损伤腹腔脏器。

（6）恶性胸腔积液，可在胸膜腔内注入抗肿瘤药或硬化剂诱发化学性胸膜炎，促使脏层与壁层胸膜粘连，闭合胸腔。

（二）胸膜活体组织检查术

胸膜活体组织检查术（pleura biopsy）简称胸膜活检术。

【适应证】 不能确定病因的渗出性胸腔积液患者，尤其是疑为恶性胸腔积液（肿瘤转移、胸膜间皮瘤）者。

【禁忌证】 有出凝血机制障碍、血小板 $< 60 \times 10^9/L$、严重衰竭者。

【方法】

1. 患者体位 所取体位、局部消毒、麻醉过程同胸膜腔穿刺。此项检查往往在胸膜腔穿刺抽出部分胸腔积液后进行。

2. 活检部位 经 X 线胸片、胸部 CT 和超声波定位，并用蘸甲紫（龙胆紫）的棉签在皮肤上做标记。

3. 穿刺 用改良的 Cope 针于穿刺点将套管针与穿刺针一同刺入胸壁，抵达胸膜腔后拔出针芯，先抽胸腔积液，然后将套管针后退至胸膜壁层，即刚好未见胸腔积液流出处，固定位置不动，将钝头钩针插入套管并向内推进达到壁层胸膜，调整钩针方向，使其切口朝下，针体与肋骨成 30° 角，左手固定套管针，右手旋转钩针后向外拉，即可切取下小块（1 ~ 2mm）的胸膜壁层组织。如此改变钩针切口方向，重复取 2 ~ 3 次。将切取的组织放入 10% 甲醛溶液或 95% 乙醇溶液中固定，送检。

【注意事项】 术后需严密观察有无气胸、出血、继发感染等并发症。并发症的发生率与操作者的熟练程度有关，即使发生，一般均较轻，无须特殊处理，可自愈。

（许浦生）

第二节 腹腔穿刺术

腹腔穿刺术（abdominocentesis）是指对有腹水的患者进行腹腔穿刺，抽取腹水进行检验，达到诊断和治疗疾病目的的操作过程。

【适应证】

（1）抽取腹水进行实验室检查，了解其性质，协助临床诊断。

（2）对有大量腹水的患者，适当排放腹水以缓解症状。

（3）针对腹水的病因，向腹腔内注射抗生素及化疗药物等，以协助治疗疾病。

【禁忌证】 有肝性脑病先兆者禁忌大量放腹水；确诊卵巢囊肿或棘球蚴病者禁忌腹腔穿刺。

【方法】

（1）术前嘱患者排空尿液，以免穿刺时误伤膀胱。

（2）放液前测量腹围，并测量血压、脉搏。

（3）患者取仰卧位、半卧位、稍侧卧位或坐位。

（4）常用穿刺部位：①脐与左髂前上棘间连线的中、外 1/3 交点，此处可避开腹壁血管；②脐与耻骨联合连线中点上方 1.0cm，偏左或偏右 1.0 ~ 1.5cm，该部位无重要脏器，针道易愈合；③仰卧位或侧卧位时脐水平线与腋前线或腋中线交点，该处穿刺较安全，常用于诊断性穿刺。少量腹水或包裹性积液可在超声引导下定位穿刺。

（5）常规消毒皮肤，戴无菌手套，铺消毒洞巾，用 2% 利多卡因自皮肤至腹膜壁层逐层做局部浸润麻醉。

（6）术者以左手拇指与示指固定穿刺部位皮肤，右手持穿刺针经麻醉处垂直进入腹壁，待针锋抵抗感消失时，提示已经穿透腹膜，即可接注射器抽取腹水，留样化验。大量放腹水时，可将针尾连接橡皮管将腹水引流入容器中，可在橡皮管上加用输液夹以调整放液速度，放液过程中由助手用消毒血管钳固定住针头。

（7）穿刺结束后拔出穿刺针，再次消毒穿刺点，覆以无菌纱布，用手按压片刻，再用胶布固定。大量放腹水者需束以多头腹带，以防腹压骤降，内脏血管扩张，引起血压下降或休克。

【注意事项】

（1）术中密切观察患者，如有头晕、心悸、气短、恶心、脉搏增快、面色苍白或血压下降等情况，应立即停止操作，并做适当处理。

（2）放腹水时不宜过快过多，肝硬化患者一次放腹水一般不超过 3000ml，如同时大量输注白蛋白（放腹水 1000ml 补充白蛋白 10g），一次放腹水量可达 5000ml 以上。大量放腹水后应注意观察患者尿量、血电解质和肾功能变化。

（3）张力性腹水患者，为防止因腹压过高在腹腔穿刺后腹水渗漏，穿刺时宜分层进针，采用斜行进针或迷路进针（即穿刺针垂直进针至皮下，再斜行45°进针1～2cm，再垂直进针至腹膜腔），使皮肤到壁腹膜这一段针道不在一条直线上。术后可用蝶形胶布或火棉胶粘贴。

（蔡恩泽　李春艳）

第三节　骨髓穿刺及骨髓活组织检查

（一）骨髓穿刺

骨髓穿刺（bone marrow puncture）是采取骨髓液的一种常用诊断技术。临床上骨髓穿刺液常用于血细胞形态学检查，也可用于造血干细胞培养、细胞遗传学分析及病原生物学检查等，以协助临床诊断，观察疗效和判断预后等。

【穿刺部位】　骨髓穿刺部位一般要从以下几个方面考虑：①骨髓腔中红骨髓丰富；②穿刺部位应浅表、易定位；③应避开重要脏器。临床上常用的穿刺部位包括髂骨、胸骨、棘突、胫骨等处，各穿刺部位的特点包括以下几方面。

（1）髂后上棘：此处骨皮质薄、骨髓腔大，进针容易，骨髓液丰富，被血液稀释的可能性小，故髂后上棘为临床首选的穿刺部位。

（2）髂前上棘：此处骨质硬、骨髓腔小，易导致穿刺失败，所以髂前上棘常用于翻身困难、需多部位穿刺等患者。

（3）胸骨：胸骨是人体骨髓造血功能最旺盛的部位，但此处骨板薄、髓腔狭小，胸骨下方是大动脉及心脏，故胸骨穿刺时必须十分慎重，避免发生意外。当骨髓纤维化、骨髓增生低下、白血病等情况时，其他穿刺部位不成功时，可考虑胸骨穿刺。

（4）腰椎棘突穿刺：腰椎棘突突出的部位，极少选用。

（5）其他部位：小于3岁的小儿还可选择胫骨头内侧；局部有症状者，可直接穿刺有症状的部位（即定位穿刺），如局部压痛处、X线下的可疑病灶等；定位穿刺在临床上常用于骨髓转移癌、多发性骨髓瘤等。

穿刺部位的不同，细胞的数量和组成可能有一定的差异，尤其是病变成局灶性分布的疾病，差异可能会更明显，因此必要时应多部位取材，以便全面了解骨髓的造血情况。

【穿刺方法】

（1）选择体位：穿刺部位不同，其体位也有所不同。如髂前上棘和胸骨穿刺采用仰卧位，髂后上棘穿刺采用俯卧位，腰椎棘突穿刺采用坐位或侧卧位。

（2）定位：髂后上棘穿刺点在骶椎两侧、臀部上方突出的部位；髂前上棘穿刺点在髂前上棘后1～2cm处；胸骨穿刺点在胸骨柄、胸骨体相当于第1、2肋间隙的部位；腰椎棘突穿刺点在棘突突出的部位；胫骨穿刺点在膝关节下3cm处。穿刺位点确定后，标记上"十"字形记号，铺巾时将穿刺部位暴露在中央，避免定位错误。

（3）局部麻醉：常规消毒局部皮肤，消毒后打开骨髓穿刺包，戴无菌手套，铺无菌洞巾。用2%的利多卡因1～2ml，皮下注射形成一小皮丘，然后垂直进针，进针的时候注射麻醉药，直至骨膜，做"品"字形多点麻醉。拔出针筒后，局部按摩，扩大麻醉范围。

（4）穿刺：将骨髓穿刺针的固定器固定在适当的长度上，髂骨穿刺约1.5cm，胸骨穿刺约1.0cm。用左手拇指和示指固定穿刺部位皮肤，右手持穿刺针与骨面垂直进针，若为胸骨穿刺则应与骨面成30°～40°角进针，直至骨皮质时阻力增加，则沿穿刺针的针体长轴左右旋转穿刺针，并向前推进，缓缓刺入骨质。当突然感到阻力消失，且穿刺针已固定在骨内时，表明穿刺针已进入骨髓腔。如果穿刺针尚未固定，则应继续刺入少许以达到固定为止。

（5）抽取骨髓液：拔出穿刺针针芯，接上干燥的10ml注射器，轻轻负压抽取，抽取的骨髓液不超过0.2ml。

（6）加压固定：骨髓液抽取完毕，取下针筒，重新插入针芯，左手取无菌纱布置于穿刺处，右手将整个穿刺针拔出，并将无菌纱布敷于针孔上，按压1～2min后，再用胶布加压固定。

（7）涂片：因骨髓中含有骨髓小粒和脂肪滴，并且有核细胞较多，因此较血液黏稠，涂片制作时推片略难于血片，推片时角度要小一些，速度要慢一些，避免骨髓片过厚。

【注意事项】

（1）骨髓穿刺过程中要严格遵守无菌操作，严格防止骨髓感染。

（2）初诊患者骨髓穿刺要在治疗前进行，死亡病例需要做骨髓检查时一般要在 30min 内进行，因为骨髓细胞在机体死亡后不久将相继发生自溶，以红系细胞、粒系细胞、巨核系细胞和淋巴细胞较明显。

（3）抽取骨髓液时，量不宜过多，一般为 0.1 ~ 0.2ml，以免导致骨髓液稀释。如果需要做其他检查时，应在留取骨髓液计数和涂片标本后，再抽取一定量用作其他用途。

（4）一些疾病可进行多部位穿刺和特定部位穿刺，以提高诊断率，如慢性再生障碍性贫血、恶性组织细胞病等可进行多部位穿刺，而多发性骨髓瘤、骨髓内转移癌等可在经 X 线检查发现有病变或有骨压痛的部位穿刺，其阳性率高。

（5）骨髓干抽：干抽（dry tap）指非技术错误或穿刺位置不当而抽不出骨髓液的现象。常见于：①原发性和继发性骨髓纤维化；②骨髓极度增生，细胞排列过于密集，如白血病、真性红细胞增多症等；③骨髓增生减低，如再生障碍性贫血；④肿瘤骨髓浸润，包括恶性淋巴瘤、多发性骨髓瘤、骨髓转移癌等。

（二）骨髓活组织检查

骨髓活组织检查（bone marrow biopsy，BMB）简称骨髓活检，是临床常用的诊断技术。在骨髓纤维化、某些白血病及淋巴瘤等患者穿刺出现干抽等情况，而不能完成检查时，常采用骨髓活组织检查。骨髓穿刺检查与骨髓活组织检查相互配合、互为补充，可全面地了解骨髓造血组织的病理改变，有助于某些疾病的诊断和研究。

【方法】

（1）穿刺部位选择髂前上棘或髂后上棘，患者体位、局部消毒、穿刺技术基本与骨髓穿刺相似。

（2）用左手拇指和示指固定活检部位，右手持手柄将活检穿刺针垂直方向刺入，接触骨质后，以顺时针方向转入骨皮质。

（3）活检针固定后，拔出针芯，在针座后端连接上接柱（接柱可为 1.5 ~ 2.0cm），再插入针芯，继续按顺时针方向进针，其深度达 1.0cm 左右，再转动针管 360°，针管前端的沟槽即可将骨髓组织离断。

（4）按顺时针方向旋转退出穿刺针，将针管内的骨髓组织用针芯推出，立即放入 10% 甲醛中固定，并及时送检。

（5）以 2% 碘酊棉球轻压穿刺部位，再用干棉球压迫创口，敷以无菌纱布并固定。

【适应证】

（1）骨髓穿刺多次失败，临床怀疑骨髓纤维化、骨髓转移癌、多发性骨髓瘤、多毛细胞白血病，以及某些急、慢性白血病及骨髓硬化症等。

（2）血象显示全血细胞减少；反复骨髓穿刺均为骨髓稀释或骨髓增生低下；病态造血；怀疑再生障碍性贫血、骨髓增生异常综合征及低增生性白血病的患者。

（3）某些贫血、原因不明的发热、脾或淋巴结肿大、骨髓涂片检查不能确诊者。

（4）白血病治疗疗效的观察。临床上有时骨髓涂片已达完全缓解，但骨髓活组织检查切片内仍可检出白血病性原始细胞簇，因此，在白血病的缓解期化疗及长期无病生存期间，应定期做骨髓双标本取材。倘若骨髓涂片未达复发标准，而切片内出现了异常原始细胞簇，提示已进入早期复发，应及时对症治疗。

【注意事项】

（1）开始进针不要太深，否则不易取得骨髓组织。

（2）由于骨髓活组织检查穿刺针的内径较大，抽取骨髓液的量不易控制。因此，一般不用于抽取骨髓液做骨髓涂片检查。

（3）穿刺前应检查出血时间和凝血时间。有出血倾向者穿刺时应特别注意，血友病患者禁止进行骨髓活组织检查。

（童向民）

第四节 腰椎穿刺

腰椎穿刺（lumbar puncture）常用于检查脑脊液的性质，对诊断脑膜炎、脑炎、脑血管疾病、脑瘤等神经系统疾病有重要意义。有时也可用于鞘内注射药物，以及测量颅内压和了解蛛网膜下腔是否阻塞等。

【适应证】

（1）脑和脊髓炎症性病变的诊断。

（2）脑和脊髓血管性病变的诊断。

（3）区别阻塞性和非阻塞性脊髓疾病。

（4）气脑造影和脊髓腔碘油造影。

（5）早期颅内压增高的诊断性穿刺。

（6）鞘内注射。

（7）蛛网膜下腔出血放出少量血性脑脊液以缓解症状。

【禁忌证】

（1）颅内占位性病变，尤其是颅后窝占位性病变。

（2）脑疝或疑有脑疝者。

（3）腰椎穿刺处局部感染或脊柱病变。

【方法】

（1）嘱患者取侧卧位，背部与床面垂直，头颈向前屈曲，屈髋抱膝，使腰椎后突，椎间隙增宽，便于进针。

（2）定穿刺点：以髂后上棘连线与后正中线的交汇处为穿刺点，相当于第 3～4 腰椎棘突间隙，有时也可上一或下一腰椎间隙进行。

（3）自中线向两侧进行常规皮肤消毒，打开穿刺包，戴无菌手套，检查穿刺包内器械，铺洞巾，用 2% 利多卡因自皮肤到椎间韧带做局部麻醉。

（4）术者用左手拇指尖紧按住两个棘突间隙的皮肤凹陷，右手持穿刺针，于穿刺点刺入皮下组织使针垂直于脊背平面或略向头端倾斜并缓慢进针，当感到阻力突然减低时，针已穿过硬脊膜，再进针少许即可，此时可将针芯缓慢抽出（以防脑脊液迅速流出，造成脑疝），即可见脑脊液流出。成人进针深度为 4～6cm，儿童为 2～4cm。

（5）接测压表让患者双腿慢慢伸直，可见脑脊液在测压表内随呼吸波动，记录脑脊液压力，取下测压表用无菌试管接脑脊液 2～4ml，送化验室检查。

正常侧卧位脑脊液压力为 70～180mmH$_2$O（0.098kPa=10mmH$_2$O）或接脑脊液速度为 40～50 滴 / 分。若继续做 Queckenstedt 试验，了解蛛网膜下腔有无阻塞，即在测初压后，由助手先压迫一侧颈静脉约 10s，再压另一侧，最后同时按压双侧颈静脉。正常时压迫颈静脉后，脑脊液压力立即迅速升高一倍左右，解除压迫后 10～20s，迅速降至原来水平，称为 Queckenstedt 试验阴性，提示蛛网膜下腔通畅；若压迫颈静脉后，不能使脑脊液压升高，则为 Queckenstedt 试验阳性，提示蛛网膜下腔完全阻塞；若施压后压力缓慢上升，放松后又缓慢下降，提示有不完全阻塞。凡颅内压增高者，禁做此试验。

（6）插入针芯，拔出穿刺针，穿刺点以碘伏消毒后盖以消毒纱布，用胶布固定。

（7）去枕仰卧位（如有困难则仰卧位）4～6h，以免引起术后低颅压头痛。

【注意事项】

（1）严格掌握禁忌证，凡疑有颅内压增高者必须先做眼底检查，如有明显视盘水肿或有脑疝先兆者，禁忌穿刺。凡患者处于休克状态、衰竭或濒危状态及局部皮肤有炎症、颅后窝占位性病变者均为禁忌。

（2）穿刺时患者如出现呼吸、脉搏、面色异常等症状时，应立即停止操作，并做相应处理。

（3）鞘内注射时，应先放出等量脑脊液，然后再等量置换药液注入。

（王 哲）

第五节 心包穿刺术

心包穿刺术（pericardiocentesis）是诊断和治疗心包积液的重要方法。

【适应证】

（1）心包积液检查，确定心包积液性质及病因。

（2）大量心包积液有压塞时穿刺抽液以减轻或缓解症状；化脓性心包炎时，穿刺、排脓、冲洗、注药。

【禁忌证】 出血性疾病。

【方法】

（1）患者取坐位或半卧位，以手术巾盖住面部，仔细叩心浊音界，超声检查定位，选好穿刺点。

1）心尖部穿刺点：据膈肌位置高低而定，一般在左侧第5肋间或第6肋间心浊音界内1～2cm处。

2）在剑突与左肋弓缘夹角处进针。

（2）常规消毒局部皮肤，术者及助手戴无菌手套，铺洞巾。自皮肤至心包壁层以利多卡因作局部麻醉。

（3）术者持针穿刺，用血管钳夹住与其连接的导液橡皮管，左手固定穿刺部位局部皮肤，右手持无菌纱布包裹的穿刺针，自麻醉部位进针。

1）心尖部进针时，应使针自下而上，向脊柱的方向缓缓刺入。

2）剑突下进针时，应使针体与腹壁成30°～40°角，向上、向后并稍向左刺入心包腔后下部。

当针锋抵抗感突然消失时，提示针已穿过心包壁层，同时感到心脏搏动，此时应稍退针少许，以免划伤心脏。助手立即用血管钳夹住针体并固定其深度，术者将注射器接于橡皮管上，然后放松橡皮管上止血钳。缓慢抽吸，记取液量，留标本送检。

（4）术毕拔出针后，盖消毒纱布、压迫数分钟，用胶布固定。

（5）目前多应用一次性心包穿刺包，具体操作如下。

1）穿刺过程同上（注意带针芯穿刺）。

2）将针芯抽出，同时快速置入导丝。

3）用扩张管进行扩张。

4）退出扩张管，置入猪尾导管。

5）固定猪尾导管，纱布覆盖，胶布固定。

【注意事项】

（1）严格掌握适应证。因心包穿刺术有一定危险性，应由有经验的临床医师操作或指导，并应在心电监护下进行穿刺。

（2）术前须进行心脏超声检查，确定液平段大小与穿刺部位，选液平段最大、距体表最近点作为穿刺部位，或在超声显像指导下（近年来多在超声引导下）进行穿刺抽液。

（3）术前应进行常规凝血功能测定，并与患者家属谈话，交代术中及术后可能出现的并发症（具体见下）并签字同意后方可实施心包穿刺术。

（4）术前应向患者做好解释，消除顾虑，在穿刺过程中应告知患者切勿咳嗽或深呼吸。必要时术前30min口服地西泮5mg或可待因0.03g。

（5）麻醉要完善，防止因疼痛引起神经源性休克。

（6）抽液量第1次不宜超过100～200ml，以后再抽渐增到200～500ml。抽液速度要慢，如抽液速度过快、过多，则使大量血液回心易导致肺水肿。

（7）如抽出新鲜血液，应立即停止抽吸，严密观察有无心脏压塞症状出现。

（8）取下空针前夹闭橡皮管，以防空气进入。

（9）术中、术后均需密切观察呼吸、血压、脉搏等变化。

（10）如留置导管需要每日用肝素盐水冲洗导管，以防止导管阻塞。

【并发症】

1. 术中并发症

（1）心肌损伤。

（2）心脏压塞。

（3）刺破胸膜导致气胸。

（4）神经源性休克或心源性休克。

（5）恶性心律失常。

2. 术后并发症

（1）穿刺部位渗血。

（2）穿刺部位感染。

（3）留置导管堵塞，引流失败。

（蔡恩泽　徐兆龙）

第六节　肝穿刺活组织检查术及肝穿刺抽脓术

（一）肝穿刺抽吸术

肝穿刺抽吸术（liver puncture aspiration）是诊断和治疗肝脓肿、肝血肿与肝囊肿的重要方法。

【适应证】

（1）怀疑肝脓肿、肝囊肿、肝血肿，尚待确诊者。

（2）肝囊肿在声像图片上表现不典型或形态不规则，囊肿壁厚而不光滑或有乳头状突起，囊腔内有异常回声等。

（3）声像图见肝脓肿内部已液化。

（4）肝囊肿直径大于5cm，患者有症状或怀疑肝囊肿合并感染、出血。

【禁忌证】

（1）肝内囊性病变，不能排除肝棘球蚴病者。

（2）肝外胆汁淤积性黄疸的患者。

（3）大量腹水，尤其是肝前腹水者。

（4）严重贫血、出血倾向及全身情况极差者。

（5）咳喘症状较重或因其他原因难以配合操作者列为相对禁忌。

【方法】

（1）操作前做彩超检查，了解肝脓肿或肝囊肿的部位、大小、数目，选择穿刺点；预计穿刺针进入肝包膜处与脓（囊）肿之间应有足够多的正常肝组织。如超声诊断仪配备有穿刺探头，应尽量在超声引导下穿刺。若无超声设备，肝脓肿可选择肝区有明显压痛处进针，但因盲目性较大，有一定危险性，务必谨慎行事。

（2）患者取仰卧位，右侧靠近床沿，右手置于枕后，以便操作。预先放置好多头腹带。术前测量血压、脉搏和呼吸，并嘱患者练习呼气末屏气动作。

（3）常规消毒皮肤，戴无菌手套，铺洞巾。用利多卡因局部麻醉，应深达肝包膜。术者用止血钳夹住与肝穿刺针针座相连的胶皮管，持针按局部麻醉方向刺入皮肤，然后嘱患者先吸气，在呼气末屏住呼吸。此时将针头刺入肝，在超声引导下较快地向前推进，直达脓（囊）肿腔内；或者当突然感到阻力消失时，提示针尖已进入脓（囊）腔。

（4）将胶皮管另一头接上50ml注射器，松开止血钳进行抽吸。如未吸出脓（囊）液，可在注射器保持负压情况下将针头向前或后退少许。如仍无脓（囊）液抽出，应将针头退至皮下，改变方向重新穿刺、抽吸，但穿刺次数不宜超过5次，且不得在肝内改变穿刺方向。抽液过程中无须固定针头，应让其随呼吸而自由摆动，可避免损伤肝组织。

（5）应尽可能抽尽脓液。如脓液黏稠不易抽出，可注入无菌0.9%氯化钠注射液冲洗后再抽吸。抽到的第1管脓液应送细菌培养，抽得最后数毫升脓液则涂片查阿米巴原虫。若脓液呈巧克力色，考虑为阿米巴性肝脓肿，可用甲硝唑溶液反复冲洗脓腔，并可在拔针前注入盐酸依米丁30mg。抽完囊肿液后，则按囊肿液的1/5～1/4量向囊肿腔内注入无水乙醇。但若囊液呈黄色，疑与胆道相通者禁注无水乙醇。

（6）拔针后，用无菌纱布覆盖穿刺孔，按压片刻，胶布固定，加压小沙袋，用多头腹带扎紧，嘱患者安静卧床休息8～12h，常规监测血压、脉搏。

【注意事项】

（1）术前与家属或患者谈话，告知穿刺目的、方法和并发症等，取得患者同意，并签订知情同意书。

（2）术前应常规检查血小板计数、出血时间、凝血时间、凝血酶原时间和血型等。有出血倾向、严重贫血者慎行此术。

（3）临床诊断阿米巴肝脓肿者，应先用甲硝唑或氯喹治疗 2～4d，待肝炎症反应减轻后再行穿刺；术前怀疑细菌性肝脓肿者，应先用抗生素控制感染。

（4）穿刺过程中，患者应避免咳嗽或深呼吸。

（5）术后给予肝穿刺后常规护理，患者卧床 24h，在 4h 内每隔 15～30min 测血压、脉搏 1 次；如无变化，延长至每隔 1～2h 测 1 次，共 4 次；然后再改为每 4～8h 测 1 次，共监测 24h。病情若有变化，如出现脉搏细弱、血压下降、烦躁不安、头晕、心悸、面色苍白等内出血征象时，应做紧急处理。穿刺后如有局部疼痛，可服用镇痛药。

▌（二）肝穿刺活组织检查术

经皮肝穿刺活组织检查术（percutaneous liver biopsy）是采取肝组织标本的一种简易手段，简称肝活检（图 5-16-1）。将穿刺取得的肝组织做病理学检查，对明确肝病病因及部分血液系统疾病、了解病变程度、判断预后有重要价值。肝穿刺活组织检查术方法有很多种，包括一般肝穿刺术、套管针穿刺术及快速（1s）肝穿刺术等，后者较安全，临床应用较多。

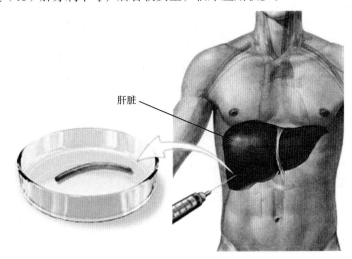

肝脏

图 5-16-1 经皮肝活检

【适应证】

（1）经超声检查发现肝内有局灶性或弥漫性占位性病变，且性质不明者。

（2）临床疑为肝内胆汁淤积、慢性肝炎、肝硬化或脂肪肝等，需要确诊或了解、评估其演变过程、治疗效果及预后者。

（3）体内其他部位的病变，如结核病、肾病、糖尿病、结缔组织病及淀粉样变性等，需确定肝是否受累，以及了解累及程度。

（4）了解肝移植后的肝情况。

【禁忌证】 同肝穿刺抽吸术。位于肝包膜下的巨大肿块、血管瘤也属禁忌。

【方法】

（1）患者体位、皮肤准备及局部麻醉均同肝穿刺抽吸术。穿刺点一般取右腋中线第 8、9 肋间叩诊肝实音处。现常选择在超声定位引导下进行穿刺，效率高、质量好、并发症少。

（2）备好快速肝穿刺套管针，将 10ml 注射器以胶皮管与穿刺针相连，吸入无菌 0.9% 氯化钠注射液 3～5ml。

（3）先用穿刺针在穿刺点皮肤上刺孔，穿刺针即由此孔沿肋骨上缘与胸壁垂直方向刺入 1cm，然后将注射器内的氯化钠注射液推出 0.5～1.0ml，冲去针内的皮肤及皮下组织，以防针头堵塞。

（4）助手抽拉注射器活塞，使注射器内成为负压。待患者于深呼气末屏住呼吸时，术者将穿

笔记栏

刺针迅速刺入肝内，深度不超过6cm，立即拔出。

（5）拔针后创口处理同肝穿刺抽吸术。

（6）用0.9%氯化钠注射液冲出针内的条状肝组织，以95%乙醇或10%甲醛溶液固定送检。

【注意事项】

（1）肝穿刺活组织检查术为损伤性操作，穿刺针较粗，对肝组织创伤较大，有一定危险性，应严格掌握适应证和禁忌证，谨慎操作。术前须与患者或家属签订知情同意书。

（2）术前准备及术后护理均同肝穿刺抽吸术。

（蔡恩泽　卢书明）

第七节　肾穿刺活检

肾穿刺活检（肾活检，renal biopsy）是诊断肾病尤其是肾小球疾病必不可少的重要方法。在临床工作上对肾病的诊断、治疗及预后判断也有重大意义。它能阐明相同的临床症状而有不同的病变性质和不同的病理类型，从而指导治疗方案的选择和预后的判断；它能动态观察肾的病变，以利于对症处理。另外，肾活检对移植肾肾功能损害的诊断和治疗也有很高的实用价值。肾活检技术应用已有60余年历史，最常用的是经皮肾活检（图5-16-2）。

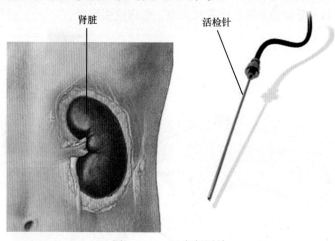

肾脏　　　　　　活检针

图5-16-2　经皮肾活检

【适应证】

1. 适应证

（1）原发性肾病综合征。

（2）肾小球肾炎导致的迅速进展的肾衰竭。

（3）全身性免疫性疾病，尤其是伴有蛋白尿、异常的尿沉渣或肾衰竭时，如系统性红斑狼疮、血管炎性肾损伤等。

（4）原因不明的肾小球性蛋白尿，伴异常的尿沉渣或持续性蛋白尿＞1.0g/d。

（5）持续性或复发性肾小球性血尿，伴或不伴有蛋白尿。

（6）鉴别肾移植排斥反应、环孢素毒性、原有肾病复发或新的肾病、原因不明的肾功能不全。

（7）不明原因的急性肾衰竭少尿期延迟，肾大小正常且无梗阻因素时。

2. 可能有意义的适应证

（1）单纯性肾小球性蛋白尿＞1.0g/d，但尿沉渣正常。

（2）缓慢进展的小管间质性肾病。

（3）肾大小正常的病因不明的肾衰竭。

（4）遗传家族性的肾小球疾病（Alport综合征、薄基膜肾病、Fabry病）。

（5）糖尿病肾病（无视网膜病变或有尿沉渣异常的非胰岛素依赖型糖尿病）。

【禁忌证】

（1）肾缩小的终末期肾衰竭。

（2）孤立肾。

（3）重度高血压未控制者。

（4）精神病或不配合操作的患者。

（5）感染性急性小管间质性肾病（急性肾盂肾炎、肾结核）。

（6）多囊肾。

（7）大量腹水、衰弱、妊娠等。

（8）有出血倾向、凝血机制障碍时。

上述禁忌证中，如果出血倾向、高血压、尿路感染、腹水、心力衰竭、贫血及低血容量能被纠正，肾穿刺仍能进行。

【穿刺方法】

（1）穿刺针选择：多用 Menghini 型穿刺针和 Trucut 型穿刺针等，前者为负压吸引穿刺针，另有手动、半自动和自动穿刺针等，由一人操作。

（2）经皮肾穿刺定位：用 B 超定位，测右肾下极至皮肤的距离及肾厚度。一般先选右肾下极，约相当于 L_1 水平，第 12 肋缘下 0.5～2.0cm，距脊柱中线 6～8cm。

近来多用 B 超穿刺探头实时定位，采用自动穿刺针，直视下可见穿刺针针尖部位，准确定位于肾下极，突出优点是定位更为准确、并发症少，尤其是几乎无肉眼血尿。

（3）体位：患者取俯卧位，腹部肾区相应位置垫以 10cm 长布垫，使肾紧贴腹壁，避免穿刺时滑动移位。

（4）常规消毒局部皮肤，术者戴无菌手套，铺无菌洞巾，以 2% 利多卡因做穿刺点局部麻醉。

（5）根据 B 超测量的皮肾距离，在患者吸气末屏气时用腰椎穿刺针试探刺入，观察到针尾随呼吸摆动后，退出腰椎穿刺针，边退边注入 2% 利多卡因，同时测皮肤至肾距离。

（6）穿刺针刺入到肾包膜脂肪囊时随呼吸摆动，令患者吸气末屏气（用负压吸引穿刺针时，此时助手抽吸造成负压），立即快速将穿刺针刺入肾 3cm 左右取组织并迅速拔出，嘱患者正常呼吸。助手加压压迫穿刺点 5min 以上。

（7）肾组织分切后送光镜（甲醛固定）、免疫荧光（或免疫酶标）（新鲜冷冻组织）、电镜（戊二醛固定）检查。

【注意事项】

1. 术前准备 做血常规（血小板、血红蛋白）、出血时间、凝血时间（部分活化凝血活酶时间、凝血酶原时间）检查；训练患者呼吸屏气动作；行尿常规、中段尿细菌培养排除上尿路感染；摄肾区 X 线片帮助定位，做肾 B 超排除孤立肾、多囊肾等；有严重高血压时先控制血压。

2. 术后观察及处理 沙袋压迫，腹带包扎腰腹部；卧床制动 24h，密切观察血压、脉搏及尿液改变；有肉眼血尿时，延长卧床时间，多饮水直至肉眼血尿消失或明显减轻；一般在 24～72h 肉眼血尿可消失，持续严重肉眼血尿时应给予补液，防止血块形成堵塞尿路，并可用垂体后叶素处理。

【并发症】

1. 血尿 镜下血尿几乎每例皆有，一般常在 1～2d 自行消失，可不作为并发症看待。肉眼血尿的发生率在 2%～12%，发生多与穿刺过深有关。

2. 肾周血肿 肾穿刺后发生肾周血肿十分普遍，经 CT 检查证实其发生率达 48%～85%，多数无临床症状，在 1～2 周皆可自行吸收。具有临床表现的血肿，其发生率为 3.0%～7.8%。

3. 感染 肾穿刺后感染发生率在 0.2% 以下。多因无菌操作不严格，或者原先的肾感染在穿刺后扩散所致，严重的感染可造成肾脓肿及败血症。

4. 损伤其他脏器（肝、脾） 多因肝脾大穿刺前未能发现，或者穿刺点的选择不当和进针过深所致。现在定位方法改进，已少有发生。

5. 动静脉瘘 术后因动静脉瘘而致血尿者约占 5%，且可延迟发生。高血压和血管炎是易发生动静脉瘘的因素。

6. 肾撕裂伤等 因并发症需要外科手术者占 0.1%～0.4%，肾切除为 0.02%～0.06%。经皮肾穿刺的死亡率＜0.1%，多因大出血、感染、肾及肾周围器官严重创伤而未能迅速、恰当处理所致。

（蔡恩泽　卢书明）

第八节　淋巴结穿刺术及活组织检查术

（一）淋巴结穿刺术

临床上多种原因均可使淋巴结肿大，如各类病原体（细菌、病毒、真菌等）感染、造血系统肿瘤（白血病、淋巴瘤）、转移瘤等。淋巴结穿刺术（lymphnode puncture）可获得淋巴结抽取液，用以制备淋巴结涂片，进行细胞学或病原学检查，以协助临床诊断。

【穿刺方法】

（1）选择穿刺部位：选择适于穿刺的部位，一般选取肿大比较明显的淋巴结。

（2）消毒：常规消毒局部皮肤和操作者的手指。

（3）穿刺：以左手示指和拇指固定淋巴结，右手持 10ml 的注射器（18～19 号针头），将针头沿淋巴结长轴刺入淋巴结内，深度依淋巴结的大小而定，然后边拔针边用力抽吸，利用空针内的负压将淋巴结内的成分吸出。

（4）制片：固定注射器的内栓，拔出针头，将注射器取下吸取一定量的气体后，将针头内的抽吸液喷射到载玻片上，制成淋巴结涂片，染色镜检。

（5）穿刺部位包扎：穿刺完毕后，穿刺部位用无菌纱布覆盖，并用胶布固定。

【注意事项】

（1）穿刺最好在餐前进行，以免穿刺物中含过多脂质，影响制片和染色。

（2）选取待穿刺的淋巴结时，应尽可能选取不宜过小、易于固定和远离大血管的淋巴结。

（3）穿刺时，未能获得抽取物时，可将穿刺针再由原穿刺点刺入，并沿不同方向连续穿刺，抽取数次，直至获取标本，但不能发生出血。

（4）制备涂片时，要注意观察抽出物的外观和性状，炎症抽出液常为淡黄色；结核性病变时抽出液常为黄绿色或污灰色黏稠液体，并可见干酪样物质。

（二）淋巴结活组织检查术

患者周身或局部淋巴结肿大，临床疑为淋巴瘤、白血病、免疫母细胞性淋巴结病、结核、肿瘤转移等，而淋巴结穿刺检查不能明确诊断时，应采用淋巴结活组织检查术（lymphnode biopsy）进一步明确诊断。

【方法】

（1）选择活检部位：一般选取肿大比较明显、远离大血管、易于操作的淋巴结。

（2）消毒和麻醉：常规消毒局部皮肤，操作者手部消毒并戴无菌手套，铺无菌洞巾，做局部麻醉。

（3）取材和送检：逐层切开皮肤，常规方法摘取淋巴结，立即置于 10% 甲醛或 95% 乙醇溶液中固定，送检。

（4）取材部位包扎：取材完毕后，根据伤口大小适当缝合，消毒后用无菌纱布覆盖，并用胶布固定。

【注意事项】

（1）患者周身淋巴结肿大时，应尽量避开腹股沟淋巴结；疑为恶性肿瘤转移者，应按淋巴结引流方向选择相应组群淋巴结进行检查，阳性率较高；疑为胸腔恶性肿瘤患者，多选择右锁骨上淋巴结活检；疑为腹腔恶性肿瘤患者，多选择左锁骨上淋巴结活检；盆腔及外阴部恶性病变者，多选择腹股沟淋巴结活检。

（2）如果临床诊断需要，可在淋巴结固定前，用锋利的刀片切开淋巴结，将其剖面贴印在载玻片上，染色后进行显微镜检查。

（童向民）

第九节　中心静脉压测定

中心静脉压（central venous pressure，CVP）指右心房及上、下腔静脉胸腔段的压力。主要用于判断患者血容量、心功能与血管张力的综合情况，其不同于周围静脉压，后者受静脉腔内瓣膜与其他机械因素的影响，不能确切反映血容量与心功能等状况。

CVP 正常值为 50 ～ 120mmH$_2$O（10mmH$_2$O=0.098kPa），降低与增高均有重要临床意义。

休克患者 CVP ＜ 50mmH$_2$O 表示血容量不足，应迅速补充血容量；在补充血容量后，患者仍处于休克状态，而 CVP ＞ 100mmH$_2$O，则表示容量血管过度收缩或有心力衰竭的可能，应控制输液速度、输液量或采取其他相应措施。

若 CVP ＞ 150 ～ 200mmH$_2$O 表示有明显心力衰竭，且有发生肺水肿的危险，应暂停输液或严格控制输液速度，并给予快速洋地黄制剂和利尿药或血管扩张药。

如有明显腹胀、肠梗阻、腹内巨大肿瘤或腹部大手术时，利用股静脉插管测量的 CVP 不能代表真正的 CVP。

少数重症感染患者 CVP ＜ 100mmH$_2$O，也有发生肺水肿的可能。

【适应证】

（1）急性循环功能不全。

（2）大量输液或心脏病患者输液。

（3）危重患者或体外循环手术。

【方法】

（1）患者取仰卧位，选好插管部位，常规消毒皮肤，铺无菌洞巾。

（2）局部麻醉后静脉插管方法有二：①经皮穿刺法，较常采用，经锁骨下静脉或头静脉插管至上腔静脉；或经股静脉插管至下腔静脉；②静脉剖开法，目前，仅用于经大隐静脉插管至下腔静脉。插入深度经锁骨下静脉者为 12 ～ 15cm，余为 35 ～ 45cm。

现认为上腔静脉压较下腔静脉压更准确，当腹腔内压增高时，下腔静脉压容易受影响，故不够可靠。

将测压计的零点调到右心房水平，如体位有变动则随时调整。操作时先把 1 处夹子扭紧，2、3处夹子放松，使输液瓶内液体充满测压管并高于预计的静脉压之上（图 5-16-3）。再把 2 处夹子扭紧，放松 1 处夹子，使测压管与静脉导管相通，则测压管内的液体迅速下降，到一定水平不再下降时，观察液面在量尺上的相应刻度数，即为 CVP 的高度。

不测压时，夹紧 3，放松 1、2 处，使输液瓶与静脉导管相通，继续补液。每次测压倒流入测量管内的血液需冲洗干净，以保持静脉导管的通畅。

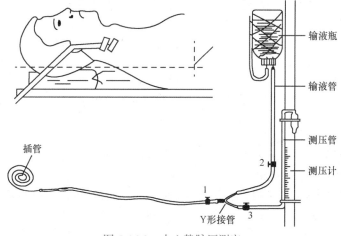

图 5-16-3　中心静脉压测定

【注意事项】

（1）在测压过程中发现静脉压突然出现显著波动性升高时，提示导管尖端进入右心室，因心室收缩时压力明显升高所致，应立即退出一小段后再测。

（2）如导管阻塞无血液流出，应用输液瓶中液体冲洗导管或变动其位置；若仍不通畅，则用肝素溶液或 3.8% 枸橼酸钠溶液冲洗。

（3）测压管留置时间，一般不超过 5d。时间过长易发生静脉炎或血栓性静脉炎；留置 3d 以上时，需用抗凝血药冲洗，以防止血栓形成。

（蔡恩泽　徐兆龙）

第十节 胃管置入及胃液采集术

（一）胃管置入

胃管置入临床常用于胃内容物的抽吸或清洗及胃内注食水、给药等。

【适应证】

（1）消化道梗阻等情况下进行胃肠减压。

（2）清除胃内毒物，进行胃液检查。

（3）各种原因导致无法经口进食，需给予鼻饲者。

（4）上消化道出血患者胃内出血情况的观察及药物治疗。

【禁忌证】 近期食管腐蚀性损伤、食管梗阻及憩室、严重颌面部损伤、精神异常极度不合作的患者。重度食管静脉曲张、严重心力衰竭等不宜插管。

【方法】 清醒患者取半卧位或坐位，头偏向一侧，昏迷患者取去枕仰卧位，头后仰，有义齿者取下义齿。铺治疗巾，弯盘放于颌下，检查鼻腔通畅情况，用棉签清洁鼻腔，测量插入的长度，一般成人为 55～60cm，用无菌液体石蜡润滑胃管前端。持止血钳或镊子夹持胃管前端，经一侧鼻腔缓缓插入，当达咽喉部时（14～16cm），嘱患者做吞咽动作（如为昏迷患者，以左手将患者头部托起使下颌靠近胸骨柄），再插入至测量的长度。通过抽吸胃液或将导管末端置入生理盐水的碗中观察有无气泡逸出或以注射器向胃管内注射空气，听诊器听有无气过水声 3 种方法的任一种来判断胃管是否在胃内。确定在胃内后，将胃管用胶布在鼻翼及颊部固定，将胃管末端反折，用纱布包好，适当固定，协助清洁鼻孔、口腔、面颊部，恢复舒适体位。记录留置胃管日期、时间、长度，交代注意事项，避免胃管脱出扭曲，保持口腔清洁。

胃管置入后根据临床需要进行相应处理。注意观察患者的反应，避免出现并发症。

【注意事项】

（1）避免胃管误入气管：要求操作前与患者积极沟通，取得合作，操作时动作轻柔，置管后用多种方法验证胃管位置。

（2）置管动作粗暴或留置胃管时间过长可以引起鼻腔出血及食管糜烂等，一方面应注意置管动作轻柔，另外如果出现上述情况，及时拔出胃管。

（3）对于昏迷患者不能配合常规胃管置入，可以考虑在导丝引导下或气管导管引导下将胃管置入。

（二）胃液采集术

一般插入胃管进行胃液收集、分析，以帮助诊断、治疗及判断疗效等。

【适应证】

（1）了解胃分泌功能和排空状况，特别是怀疑有胃泌素瘤时。

（2）评价制酸药、H_2 受体阻滞药和质子泵抑制药的治疗效果。

（3）了解胃内有无活动性出血或细菌异常繁殖。

（4）用于胃灌洗或胃肠减压。

【禁忌证】 晚期食管癌、食管狭窄、误服强酸强碱等所致的化学腐蚀性食管炎、食管静脉曲张、心力衰竭及严重冠心病等患者不宜插管。

【方法】 插胃管前停用一切影响胃分泌功能和胃排空的药物，如抗胆碱药至少停用 48h，H_2 受体阻滞药、质子泵抑制药需停用 24h。禁食 12～14h，患者清晨空腹，取坐位或半卧位，经口插入无菌胃管，咽反射敏感者可改经鼻孔插入。操作应敏捷、轻柔，尽量避免诱发咽反射和呕吐。当胃管插到 45cm 标记处时，提示管下端已抵贲门下，可注入少量空气，使胃壁撑开，避免胃管在胃内打折。然后嘱患者改左侧卧位，继续插管至 52～55cm 标记处，管下端达大弯侧胃体中部，即胃最低部位，也可借助 X 线定位。患者饮 20ml 水后如能回抽 16ml 以上，说明胃管定位适当，然后用胶布将胃管固定于上唇部。在患者改变多种体位（如头低左侧卧位、俯卧位等）过程中反复抽吸胃液，力求将空腹胃液抽尽，也可使用电动吸引器负压抽吸，压力维持在 30～50mmHg（4.0～6.7kPa），然后根据临床需要，进行各种试验。

近年来有介绍，可应用胃液采集器获取微量胃液。方法：空腹时用温开水 10ml 送服胃液采集器，患者取右侧卧位，15min 后由牵引线拉出采集器，可从中挤出胃液 1.5～2.0ml，足够用于生物化学检测。

【注意事项】 若插胃管的目的是洗胃或胃肠减压，事先不必禁食，但需选用较粗的胃管。

（卢书明）

第十一节 导 尿 术

导尿术（catheterization）是指在严格无菌操作下，用导尿管经尿道插入膀胱引流尿液的方法，是各科医师都必须掌握的临床技能。

【适应证】

（1）为尿潴留患者引流尿液，以减轻痛苦。

（2）协助临床诊断，如留取未受污染的尿标本做细菌培养，测量膀胱容量、压力及检查残余尿液，进行尿道或膀胱造影等。

（3）为膀胱肿瘤患者进行膀胱化疗。

（4）抢救危重或休克患者时正确记录每小时尿量、测量尿比重，以密切观察患者病情变化。

（5）为盆腔内器官手术排空膀胱，避免术中误伤。

（6）某些泌尿系统疾病手术后留置尿管，便于引流和冲洗，并减轻手术切口张力，促进切口愈合。

（7）为会阴部有伤口的患者引流尿液，保持会阴部的清洁干燥。

（8）为尿失禁患者行膀胱功能训练。

【物品准备】

（1）手消毒液、弯盘、一次性垫巾或小橡胶单和治疗巾 1 套，浴巾。

（2）一次性导尿包（为灭菌导尿用物包，内含初次消毒、再次消毒和导尿用物）。初步消毒用物：小方盘、内有数个消毒液棉球袋、镊子、纱布、手套。再次消毒及导尿用物：手套、孔巾、弯盘、气囊导尿管、润滑油棉球袋、标本瓶、纱布、集尿袋、方盘，内盛 4 个消毒液棉球袋，镊子 2 把，自带无菌液体的 10ml 注射器，外包治疗巾。

【方法】

（1）清洁外阴部：患者仰卧，两腿屈膝外展，臀下垫一次性垫巾或小橡胶单。患者用肥皂液清洗外阴；男性患者翻开包皮清洗。

（2）初次消毒：用黏膜消毒液棉球，女性由外向内、自上而下消毒外阴；男性用消毒液自阴茎根部向尿道口消毒。每个棉球限用一次。

（3）再次消毒：按无菌技术操作原则打开导尿包内治疗巾，戴无菌手套，铺孔巾，使孔巾与治疗巾内层形成一连续无菌区。再次消毒，女性顺序为内→外→内，自上而下，依次消毒尿道口、两侧小阴唇、尿道口，每个棉球限用一次。男性顺序为由内向外，依次消毒尿道口、龟头及冠状沟，每个棉球限用一次。

（4）插入导尿管：将检查完好且润滑后的导尿管插入膀胱。女性患者插入尿道 4 ～ 6cm，见尿后再插入 1cm 左右。男性患者需将阴茎提起使之与腹壁成 60° 角，插入尿道 20 ～ 22cm，见尿后再插入 1 ～ 2cm。如果为留置导尿，插入尿管见尿后再插入 7 ～ 10cm，气囊妥善固定尿管后回拉有阻力再送入少许即可（图 5-16-4）。

（5）拔出导尿管：将导尿管夹闭后再徐徐拔出，以免管内尿液流出污染衣物。如需留置导尿时，则以胶布固定导尿管，以防脱出；外端以止血钳夹闭，管口以无菌纱布包好，以防尿液逸出和污染，或接上留尿无菌集尿袋，挂于床侧。

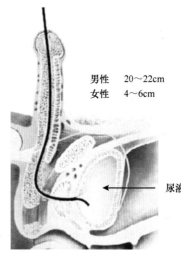

男性 20～22cm
女性 4～6cm

尿液

图 5-16-4 导尿术示意图

【注意事项】

（1）严格无菌操作，预防尿路感染。导尿管一经污染或拔出均不得再使用。

（2）插入尿管动作应轻柔，以免损伤尿道黏膜。

（3）不同患者应选用不同型号、粗细适宜的导尿管。

（4）对膀胱过度充盈者，排尿宜缓慢，以免骤然减压引起出血或晕厥。

（5）测定残余尿时，嘱患者先自行排尿，然后导尿。残余尿量一般为 5 ～ 10ml，如超过 100ml，示有尿潴留。

（6）需要留置导尿时，应检查导尿管固定情况，是否脱出。定期更换导尿管，导尿管的更换频率通常根据导尿管的材质决定，一般为 1 ～ 4 周更换一次。

（7）留置导尿期间，保持尿道口清洁，每日会阴擦洗，若病情允许应鼓励患者每日摄入 2000ml 以上水分，达到冲洗尿道的目的。

（蔡恩泽 卢书明）

第六篇 实验诊断学

第 17 章 概 论

第一节 实验诊断学及其进展

一、实验诊断学的基本概念及其发展简史

（一）基本概念

实验诊断学（laboratory diagnosis）是运用物理学、化学、生物学、免疫学、遗传学等的实验室方法和技术，对被检者的血液、骨髓、体液、分泌物、排泄物及组织细胞等标本进行检验，以获得反映机体功能状态、揭示病理变化或查找病因等的客观资料，协助临床医师对疾病进行诊断、鉴别诊断、病情观察、疗效判断、预后评估的学科。

实验诊断学是涉及多门学科，运用基础医学、电子学等理论技术为临床服务的一门边缘学科。其包括分析前、分析中和分析后 3 个部分，①分析前：包括医师对患者的初步诊断、检验项目的选择和组合、检验申请、患者的准备、原始标本的采集及转运、样本的处理和保存；②分析中：是对取自人体的标本进行检验和分析，并对相应检验结果进行咨询服务，包括检验结果的解释和为进一步的检查提出建议和咨询；③分析后：包括检验结果的系统性审核、规范格式和发布检验报告、检验标本的储存等。通过上述过程得到的实验室数据和信息与临床资料结合进行综合分析。实验诊断学是诊断学中的一个重要组成部分，是基础医学和临床医学的桥梁，是临床医师必须掌握的基本知识。

（二）实验诊断学的发展简史

早在公元前 400 年，希腊医生 Hippocrates 用裸眼直视法对尿液进行观察，以辅助有关疾病的诊断，他开拓了人类历史上最早的和最原始的实验诊断方法。

1. 临床血液学实验诊断的发展简史 17 世纪后叶列文·虎克发明了显微镜，使人类能够更清晰地观察血液细胞的形态。1871～1876 年，人们开始认识到红细胞有携氧和二氧化碳的功能；1892～1930 年，发现中性粒细胞和单核细胞有趋化、吞噬和杀菌的功能；1923 年又发现血小板有黏附和聚集的功能；1959 年以来，人们认识到淋巴细胞、浆细胞与免疫功能有关。近年来，特殊显微镜（位相显微镜、偏光显微镜、干涉显微镜和电子显微镜等）的不断问世，使血细胞形态学的应用和研究更加充实和广泛；相继发明的血细胞计数仪和流式细胞仪，使血细胞的各种参数和免疫属性得以证实；生物化学和免疫学技术的发展，使血液学检验的范围更加广泛；随着细胞生物学和分子生物学技术的发展，造血干/祖细胞及其调节、基因结构和功能研究得以实现。

2. 临床生物化学实验诊断的发展简史 早在 19 世纪以前，一些化学家、生理学家和临床学家就开始观察和研究健康人和患者体内化学成分（如血液和尿液中蛋白质、糖类、无机物等）的变化。1931 年，Peter 和 Van Slyke 以《临床化学》为名出版了专著，标志着这一学科的初步形成。1904 年 Folin 等用比色法测定一系列血液中的生物化学成分；20 世纪 30 年代后，由于光电比色法的应用，临床化学的实验室分析发生了根本性变化；20 世纪 50 年代后，血清酶活力测定使临床化学增添了新内容，其应用和研究也非常活跃；现在，同工酶和酶谱分析都大大地增加了诊断的特异性和灵敏度。治疗性药物监测已用于指导临床医师合理地使用药物，提高药物疗效，减少药物的不良反应。近年来，超微量自动系列化分析仪、免疫学、分子生物学和放射性核素等技术的发展和应用，使临床生物化学检测范围和临床应用范围日益扩大和深入。

3. 临床微生物学实验诊断的发展简史 17 世纪末，显微镜的问世，使人类发现了微生物。19 世纪 60 年代，法国人 Pasteur 创建了巴氏消毒法，随后德国人 Koch 证明了微生物是传染病的致病原并创建了固体培养基培养技术和细菌染色技术。直到 1900 年，许多细菌感染病的病原体逐渐被

明确，相继分离或培养了炭疽杆菌、结核分枝杆菌、霍乱弧菌、白喉棒状杆菌、伤寒沙门菌、脑膜炎奈瑟菌、破伤风梭状芽孢杆菌、鼠疫耶尔森菌和痢疾志贺菌等多种细菌并制备了多种抗血清，推动了近代微生物学和血清学的发展。1929年，Fleming发现青霉菌产生的青霉素能抑制葡萄球菌的生长，从此开拓出几乎能对抗所有细菌的众多种类的抗生素，且在临床上广泛应用，起到了划时代的巨大作用。

4.临床免疫学实验诊断的发展简史 19世纪后期，微生物学的发展为免疫学的形成奠定了基础。1883年，俄国人Metchnikoff提出细胞免疫学说；1894年，比利时人Bordet发现了补体，先后建立了凝集反应、沉淀反应、补体结合反应等，这些血清学实验在实验诊断中得到了长期广泛的应用；1966年，Claman等区分出B、T淋巴细胞；1950年，Porter用蛋白酶水解法获得了抗体的片段，Edelman用化学法断裂了抗体的多肽链，他们共同证明了抗体的分子结构；1975年，Kohler和Milstein等用B细胞杂交瘤技术制备出单克隆抗体；1978年，Tonegawa发现了免疫球蛋白的基因重排；20世纪80年代后，众多的细胞因子相继被发现，对它们的受体、基因及其生物学活性的研究促进了分子免疫学的发展。

二、实验诊断学的主要内容和现状

（一）实验诊断学的主要内容

1.临床血液学检测 指血液及造血组织的原发性血液病和非造血组织疾病所致的血液学变化的检查，包括红细胞、白细胞和血小板的数量及生成动力学、形态学和细胞化学等的检验；血型鉴定和交叉配血试验；血栓与止血的检验等。

2.排泄物、分泌物及体液检测 是对尿液、粪便、痰液和各种体液（包括浆膜腔积液、脑脊液和生殖系统分泌物等）的常规检验。

3.临床生物化学检测 是对组成机体的生理成分、代谢产物、重要脏器的生物化学功能的检验，包括肝、肾功能检验；糖、脂肪、蛋白质及其代谢产物和衍生物的检验；血液和体液中电解质和微量元素的检验；血气分析和酸碱平衡的检验；临床酶学检验；激素和内分泌功能的检验等。

4.临床常用免疫学检测 包括体液及细胞免疫功能检验、肿瘤标志物检验、自身抗体检验等的临床免疫学检验。

5.临床常见病原体检测 包括病原体耐药性分析及细菌感染、病毒感染、真菌感染和院内感染的常见病原体检验，以及其他感染的病原体检验等。

6.临床分子生物学实验诊断 临床常用的分子生物学技术，包括基因诊断和染色体检测。

（二）实验诊断学的现状

近年来，随着医学基础学科和边缘学科基础理论和技术的飞速发展，相互交叉渗透并日益深入，与临床检验之间的联系更为广泛密切，实验手段和内容不断丰富，形成了一门现代医学中新兴的独立学科——实验诊断学。当前我国实验诊断学的现状主要有以下特点：①仪器的自动化。目前约有80%的临床检验项目都实现了自动化仪器分析，具有高精度、多参数的组合化、智能化、高准确性和高微量化等的特点。②试剂的多样化。各类实验都有经过验证的各种高质量的试剂可供选用。③方法学的标准化。检验方法逐步达到国际标准化，简便、快速，精密度和准确度能满足临床诊疗需要。④分子生物学实验技术的崛起。分子生物学技术已广泛应用于临床，尤其对分子诊断或基因诊断起到决定性作用。⑤实验室质量控制和系统评估。采取室内质控、室间质评等科学方法和行政手段的有力管理措施，有效地保证了实验结果的准确度。⑥高层次实验技术人才的培养。近10年来一批具有硕士、博士（后）学位和从国外学成回国的高级人才加入了医学检验队伍，使我国的临床检验和实验诊断向更高、更深的方向发展。⑦循证实验医学的问世。其意为"循证实验室依据的医学"。在认真评价实验性能的基础上，从全面、多项目的检测转向重点、必须项目的检测，临床专家和检验专家共同优选合理检验项目的流程，为患者提供最直接、最准确、最经济和最有意义的诊断指标。一大批高、难、新、尖实验项目的研究和推广使检验内容更加完善，诊断水平不断提高，使临床医学检验成为发展迅速、应用高新精尖技术最为集中的学科之一，目前实验诊断工作者正在为早日真正把基因时代的生物学信息应用到实验诊断中而努力。

三、实验诊断学的应用范围

1.为临床医疗工作提供依据 为临床提供支持诊断、鉴别诊断和确定诊断的依据；为疾病治疗计划的制订、病情的分析、疗效的观察和预后的判断等提供科学依据。

2. 为公共卫生和预防疾病提供资料 进行防病调查，为制订预防措施、控制疾病传播提供重要资料；为制定卫生条例，提高防病治病的主动性，保护环境卫生，规划保健机构设置等提供依据。

3. 为临床研究和基础研究提供手段 实验诊断学不仅可为临床研究提供可靠依据，而且也可为基础研究提供可靠的依据，从而促进医学研究工作的深入发展。

4. 为健康普查和咨询提供服务 为社会群体提供健康咨询，以保证健康，减少疾病，建立正确的生活规律，延长寿命；同时可以为计划生育、优生优育等提供实验依据。

第二节 临床检验标本的采集方法

一、血标本采集

（一）血标本的种类

1. 全血 用于对血细胞成分的检查及全血性质测定，如血细胞计数和分类、红细胞沉降率检测等。

2. 血浆 适用于内分泌激素、凝血检查、游离血红蛋白测定和部分临床生化检查等。

3. 血清 用于大部分临床生化检查和免疫学检查。

（二）采血部位

根据血标本采集部位和作用的不同分为静脉血、动脉血和毛细血管采血 3 种。

1. 静脉采血 血液是最常用的实验室检验标本。通常多在肘部静脉、腕部静脉或手背静脉采血，婴幼儿在颈外静脉采血。采血所用注射器和容器必须干燥，抽血后将血液沿管壁徐徐注入容器。真空管采血是目前最常用的静脉采血技术，操作时按其要求完成，保证达到说明的采血量。进行血小板功能检查时，注射器和容器需先经硅化处理，以防血小板接触玻璃器皿后被激活，严禁从静脉输液管中采集血液标本。

2. 动脉采血 常用于血气分析、乳酸和丙酮酸的测定。多在股动脉穿刺采血，也可选用肱动脉和桡动脉。采集的血标本必须与空气隔绝，立即送检。

3. 毛细血管采血 主要用于各种微量法检查和普查，其结果代表局部的状态，在对全身性状态观察时应注意其代表性。成人常在指端，婴幼儿可用拇指或足跟，烧伤患者可选择在皮肤完整处采血。采血部位应无炎症或水肿。采血时切忌用力挤压，避免不真实结果的出现。

（三）采血时间

根据检查的目的不同对采血时间有不同的要求。

1. 空腹采血 指在禁食 8h 后采集的标本，一般是在晨起早餐前采血，常用于临床生化检查。其优点是可避免饮食成分、体力活动、生理活动对检验结果的影响，同时因每次均在固定时间采血也便于对照比较且重复性好。

2. 特定时间采血 因人体生物节律在昼夜间有周期性变化，故在一天中不同时间所采的血标本检验结果也不同，如激素、葡萄糖等测定。检查微丝蚴需在半夜唤醒后采集标本。此外，三酰甘油、维生素 D 等还可有季节性变化。进行治疗药物监测时，更需注意采血时药物浓度的峰值和低谷。

3. 急诊采血 不受时间限制。用于急诊或抢救患者的采血。报告单上应标明急诊和采血时间。

（四）标本采集后的处理

1. 抗凝剂 采集全血或血浆标本时，采血后应立即将血液标本注入含适当抗凝剂的试管中，并充分混匀。常用的抗凝剂：①草酸盐。与血中钙离子结合形成不溶性草酸钙，从而起到抗凝作用，2mg 草酸盐可抗凝 1ml 血液，常用的草酸盐为草酸钠、草酸钾等。②枸橼酸钠。溶解度和抗凝力较弱，1ml 血液需 5mg 枸橼酸钠抗凝。③肝素。主要作用是抑制凝血酶原转化为凝血酶，使纤维蛋白原不能转化为纤维蛋白，除有些凝血机制的检验项目外，适用于大多数实验诊断的检查，0.1～0.2mg 肝素可抗凝 1ml 血液。④乙二胺四乙酸二钾（EDTA-K$_2$）：与钙离子络合而抗凝，1ml 血液需用 1～2mg EDTA-K$_2$，适用于多项血液学检验。

商品化真空采血管已用不同种抗凝剂处理。常用于临床血液学检验、红细胞沉降率、血液凝固检验及输血时血型的鉴定和配血等。

2. 及时送检和检测 血液离体后，可产生以下一些变化，如血细胞的代谢活动仍在继续进行，部分葡萄糖分解成乳酸，使血糖含量降低，乳酸含量增高；二氧化碳逸散，血液 pH 增高；氯离子从细胞内向血浆移动等变化，从而影响检验结果。处理不当的标本引起溶血也可不同程度地影响检验结果。因此，血液标本采集后应尽快送检。

3. 微生物检验的血标本　血液标本采集后应立即注入血培养皿或培养瓶中送检，并防止标本的污染。尽可能在使用抗生素前或第 2 次使用抗生素前采集，有抗生素抑制剂的培养基更佳。

二、尿液标本采集

（一）尿液的采集

尿液标本的正确收集、留取、保存和尿量的准确记录，对保证检验结果的可靠性十分重要。成年女性留尿时，需嘱其洗净外阴后再留取尿液，避开月经期，防止外阴或阴道分泌物混入。留取标本的容器要清洁，避免污染。标本要在 30min 之内送检。

1. 晨尿　尿液检测一般以清晨首次尿为好，可获得较多信息，如尿蛋白、细胞、细菌和管型等，提高检出率。

2. 随机尿　门诊和急诊患者的临时检测，常用于尿常规检查。

3. 24h 尿　测定 24h 期间溶质的排泄总量，需要留取 24h 尿液并且记录尿量，如尿蛋白、尿糖、电解质等定量检测。

4. 清洁中段尿　用 0.1% 的苯扎溴铵溶液消毒外阴和尿道口，留取中段尿于无菌容器中，用于尿细菌培养等检验。

（二）尿液的防腐和保存

尿内含有许多能被微生物利用的成分，很容易滋生细菌，影响尿液检查的结果，如不能及时检查应保存在冰箱中。如需将尿液放置 24h 才进行检查，应加适当防腐剂保存，如甲苯、甲醛、麝香草酚等。

三、粪便标本采集

采集粪便标本的方法，因检查目的的不同而有差异，标本采集通常采用自然排出的粪便。常规检查要求收集足量的标本，至少应采集指头大小的粪便，或稀便 2ml，以便复查所用及防止粪便迅速干燥。粪便标本采集应注意以下事项：①用干燥洁净盛器留取新鲜标本，不得混有尿液或其他物质，如做细菌学检查应将标本盛于加盖无菌容器内立即送检；②粪便标本有脓血时，应当挑取脓血及黏液部分涂片检查，外观无异常粪便要多点取样检查；③对某些寄生虫及虫卵的初筛检测，应采取三送三检，因为许多肠道原虫和某些蠕虫卵都有周期性排出现象；④检测粪便中阿米巴滋养体等寄生原虫时，应在收集标本后 30min 内送检，并注意保温。

四、痰液标本采集

痰液标本采集时应取得患者的了解和合作，容器必须加盖，痰液不可污染容器外壁。痰液标本采集应注意以下事项：①留痰前应先漱口，然后用力咳出气管深部痰液；②作 24h 痰量和分层检查时，应嘱患者将痰吐在无色广口瓶内，加少许防腐剂（苯酚）防腐；③做细胞学检测时，每次咳痰 5 ～ 6 口，定量约 5ml，或收集上午 9 ～ 10 时的新鲜痰液送检；④对无痰或痰少患者，可给予化痰药物，应用雾化吸入法，使痰液稀释，易于咳出；⑤昏迷患者可于清理口腔后，用负压吸引法吸取痰液；⑥幼儿痰液收集困难时，可用消毒棉拭子刺激喉部引起咳嗽反射，用棉拭子刮取标本；⑦若采用纤维支气管镜检查，可直接从病灶处采集标本，质量最佳。

五、阴道分泌物采集

采集阴道分泌物标本前 24h 应无性交、盆浴、阴道检查、阴道灌洗和局部用药等。一般采用生理盐水浸湿的棉拭子，自阴道深部或后穹隆、子宫颈管口等处采集，然后制备成生理盐水分泌物涂片，也可以制备成薄涂片以 95% 乙醇溶液固定后，经 Papanicolaou 染色、吉姆萨染色或革兰染色，以检查阴道清洁度、肿瘤细胞和病原微生物等。根据不同的检测目的，自不同的部位和方法采集标本。

1. 子宫颈口刮片法　插入窥阴器扩张阴道，使子宫颈暴露。用棉棒拭去子宫颈表面的分泌物，将刮片在子宫颈外口刮拭一周涂片。

2. 子宫颈内膜擦拭法　插入窥阴器，将细胞刷或棉棒用生理盐水浸湿甩干伸入子宫颈管内擦拭

笔记栏

涂片。

3.阴道穹吸取法 用带有橡皮球一端钝圆的吸管插入阴道穹后部，徐徐放松橡皮球压力，同时移动吸管吸取分泌液，制成涂片。

4.子宫腔吸取法 子宫腔内吸取标本，必须严格消毒。插入窥阴器后，将无菌金属吸管沿子宫颈管伸入子宫腔，然后左右、上下改变吸管的方向，同时吸取标本涂片。

5.子宫灌洗法 严格执行无菌操作。阴道扩张后，插入灌洗管于子宫腔内，注入温生理盐水灌洗，收集灌洗液，离心沉淀，取沉渣涂片。

六、精液和前列腺液采集

（一）精液标本采集

1.采集方法 精液标本采集前应禁欲（无性交、无手淫、无遗精）4～5d。采集方法：①手淫法。这是最妥善的方法，手淫后将精液收集于洁净、干燥的容器内。刚开始射出的精液内精子数量最多，注意不要丢失。②安全套法。方法易行，但其含有对精子有害的物质，可杀死精子和影响精子的活动力，影响检测结果的准确性。③体外射精法。如果手淫法采集不到标本，可采用此法，但注意最初射出的精液不要丢失。

2.注意事项 ①采集标本后立即送检，并注明采集时间，30～60min检测结果最理想；②气温低于20℃或高于40℃将影响精子活动，故冬季采集标本应注意保温；③精子生成的日间变化较大，不能单凭1次检测结果做出诊断，出现1次异常结果，应间隔7～14d后再检测，连续检测2～3次才能获得较正确的结果。

（二）前列腺液标本采集

1.采集方法 前列腺液标本通过前列腺按摩术获得。按摩前列腺时首先将第1滴前列腺液弃去，然后再收集标本；前列腺液的量少时可直接将标本滴在载玻片上，量多时可收集于洁净的试管内；按摩后收集不到标本，可以采集按摩后的尿液进行检测；采集细菌培养标本时，应无菌操作，并将标本收集在无菌容器内。

2.注意事项 ①采集标本失败或检测结果阴性，而又有临床指征时，可间隔3～5d后重新采集标本复查；②疑有前列腺结核、急性炎症而有明显压痛、脓肿或肿瘤时，应慎重进行前列腺按摩，检测前3d应禁止性生活，因为性兴奋后前列腺液内的白细胞常增加。

七、浆膜腔积液标本采集

浆膜腔包括胸腔、腹腔、心包腔及关节腔等，一般由临床医师用浆膜腔穿刺术（见第五篇第16章）采集。采集量由检验目的而定，如仅为诊断用，以注射器抽取10～20ml即可，应分装两管。一管可加1/10标本量的3.8%枸橼酸钠抗凝，如做细胞学检查，最好应加肝素或乙二胺四乙酸二钠（EDTA-Na$_2$），并立即进行浓缩细胞，否则应在标本内加入乙醇溶液至10%的浓度，并置冰箱内以利保存。另一管不加抗凝剂，以观察有无凝结现象发生。标本采集后应立即送检，以免发生细胞变性破坏、出现凝块或细菌死亡等。

第三节 实验诊断的影响因素和质量控制

一、实验的影响因素

除病理性因素外，患者生理性因素的变化同样会对检验结果产生影响，故在对检验结果分析评价时，应该考虑到这些影响因素。它们包括以下几方面。

1.年龄 不同的年龄阶段，一些体液成分有所不同。按新生儿期、儿童至青春期、成年期和老年期4个阶段划分。①新生儿期：血液成分受到新生儿成熟情况的影响，血液中许多成分的性质和数量较成人有明显差异，如血红蛋白、肌酸激酶、胆红素等；②儿童至青春期：从婴儿到青春期，体液许多成分含量将发生变化，绝大多数成分的变化是一个渐进的过程，如从婴儿期开始，血浆蛋白浓度逐渐升高，10岁左右达成人水平；③成年期：女性青春期至绝经时和男性青春期至中年时，多数生化指标保持相当稳定，因此，常用成年人参考范围表示；④老年期：多因组织、器官的退行性变和功能减退引起，如老年人肾浓缩功能、肌酐清除率、肾糖阈等均可下降。

2.性别 对许多检查项目有影响。青春期之前，男性与女性的检查结果几乎无差异；青春期之后，男性和女性存在明显差异，性激素差异最大。

3. 体型　肥胖者血清胆固醇、三酰甘油、极低密度脂蛋白、尿酸、葡萄糖浓度及乳酸脱氢酶活性均可升高。

4. 妊娠　随着妊娠期的延长，妊娠各期将发生一系列的生理性变化，血清中的生化成分也将发生变化，如肾小球滤过率增高、甲胎蛋白升高、总蛋白和白蛋白减少等。

5. 昼夜节律的变化　许多体液成分有昼夜节律的变化，促使其变化的因素有体位、活动、膳食、紧张、日照及睡眠状态等。

6. 运动　运动使呼吸加快、出汗增多、体液分布发生改变，导致血液生化成分发生变化。因此，应嘱患者在标本采集前注意休息，避免剧烈运动。

7. 饮食　主要对体液生化成分产生影响，所以，除了急诊或其他特殊原因外，一般主张禁食 8h 以后取血。

8. 药物和毒物的影响　药物和毒物对生化结果的影响：①影响分析方法，即药物本身或其代谢产物干扰化学反应；②可以通过它们的生理、药理及毒理作用改变生化参数。

9. 精神状态、遗传、生活环境和嗜好　情绪激动和精神紧张可使某些检查结果发生变化，白细胞和儿茶酚胺、肾上腺素激素等的变化比较明显；种族、家庭和个体等遗传因素对实验室检查有一定的影响；居住地区、温度、湿度、海拔高度、不良习惯和嗜好也会影响检验结果。

二、实验方法标准化

在选用一个可靠的实验方法前，应了解该项检测方法的性能，经过综合判断，结合本实验室的具体条件进行选择，评估实验方法的可靠性，参照临床的允许误差要求，判断实验方法引入误差的可接受性。衡量检验方法临床使用价值的指标有灵敏度、特异性和准确度等。

1. 精密度（precision）　表示测定结果中随机误差大小程度的指标，也表示同一标本在一定条件下多次重复测定所得到的一系列单次测定值的符合程度。

2. 准确度（accuracy）　指测定结果与真实数值接近的程度，一般用偏差和偏差系数表示。通常用已知含量的标准品来评估分析方法的系统误差，确定分析方法的准确度。

3. 检出限（detection limit）　指能与适当的"空白"读数相区别的待测物的最小值。

4. 灵敏度（sensitivity）　指某种方法能检出最小量分析物的能力。检出限是实验方法对最小分析量的检测能力，也是分析灵敏度的一种指标。

5. 特异性（specificity）　即专一性，指在特定实验条件下分析试剂，只对待测物质起反应，而不与其他结构相似的非被测物质发生反应。分析方法特异性越高，则测定结果越准确。

实验室必须确认以上分析性能可接受后，才能将其应用于临床。

三、医学参考值与医学决定水平

（一）医学参考值与医学参考范围

检验的最终目的是衡量受检标本的结果是正常还是异常，因此，各种检验项目都应有判断正常和异常的参考标准。医学参考值（reference value）是指包括绝大多数"正常人"的人体形态、功能和代谢产物等各种生理及生化指标常数，即所谓的正常值。但"正常值"是实验诊断沿用的概念，这一提法欠妥当，已被参考值或参考范围所取代。由于存在个体差异，生物医学数据并非常数而是在一定范围内波动，故临床上常采用医学参考范围（medical reference range）作为参考标准。某项目检测时各医疗单位因使用的方法、仪器和抽样组的不同，可有不尽一致的参考范围，故各实验室对某些检验项目应建立自己的参考范围，供临床参考用。

（二）医学决定水平

绝大多数项目高于或低于参考值均有临床意义，如内分泌激素检测，增高或降低分别反映功能亢进或减低；而有些检验项目则仅是高于或低于参考值才有价值，如细胞内酶存在于细胞内，血中仅有少量或无，如检测结果增高显示细胞有损伤。临床上还可遇到检验结果略比参考值增高或降低，称为临界值，对其意义的判断首先排除技术或人为因素造成的误差，也可能是疾病早期或轻型的异常值，解释检验结果时必须结合其他临床资料全面分析，以便能及时发现早期或潜伏期患者，必要时还需要进行动态观察，才有利于做出较为正确的判断。

另外，还有危急值及需要紧急抢救所需值等，也成为医学决定水平的内容。危急值是指某些检验结果出现异常超过一定界限值时，可能危及患者的生命，必须紧急处理。因此，出现危急值必须立即报告临床并做详尽记录。

四、实验室质量控制

质量控制（quality control，QC）的目的在于检测分析过程中的误差，防止得出不可靠的结果。要保证实验室工作的质量，必须实行全面质量控制，即对每个标本在分析前、分析中和分析后采取有效的控制。

1. 分析前质量控制　是全面质量控制的前提，主要涉及开申请单、患者准备、标本采集、运送和储存及样本的处理和保存。

2. 分析中质量控制　也称分析过程的质量控制，包括分析测定、室内质量控制和室间质量评价。①标本处理：实验室在接收标本时，应认真检查标本的质量是否符合检验申请单所要检测项目的要求，对于不合格的标本应立即退回或与临床科室联系重新采集，实验室应按标本类型和分析要求对标本进行处理；②分析测定：主要包括实验方法、仪器和试剂等方面的质量控制；③室内质量控制：指在实验室内部对所有影响质量的每个环节进行系统控制，目的是控制本实验室常规工作的精密度，提高常规工作前后的一致性，其内容包括分析程序的标准化、仪器的校准和维护、统计质量控制等；④室间质量评价：指多家实验室分析同一标本，由外部独立机构收集、分析和反馈实验室检测结果，评定实验室常规工作的质量，观察试验的准确性，建立起各实验室分析结果之间的可比性。

3. 分析后质量控制　主要包括数据的处理、检验结果的审核、检验报告单的发送、检验结果的临床评估与信息反馈。近年来，在实验室中大量使用自动化分析仪及实验室信息系统，检验结果实现了自动化处理，对输出结果报告的适当组合、结果的分析、异常结果的提示及检验结果生成时的自动审核等，可进一步保证分析后结果的可靠性。

（王　莹）

第18章 临床血液学检测

案例 6-18-1

女性，46岁。因"头晕、乏力、面色苍白4年，加重1个月"入院。平时月经量正常。

体格检查：全身皮肤苍白，巩膜轻度黄染，心肺无异常，脾肋下2cm。

实验室检查：Hb 51g/L、RBC $1.5×10^{12}$/L、WBC $2.1×10^9$/L、PLT $31×10^9$/L、Ret 5%，血涂片可见球形细胞、红细胞碎片，偶见点彩红细胞。骨髓穿刺涂片检查：可见显著红系增生活跃，以中、晚幼红细胞增生为主。尿Rous试验（＋），蔗糖溶血试验（＋），Ham试验（＋）。

问题：

1. 患者红细胞显示有哪些病理表现，依据是什么？

2. 初步诊断及诊断依据是什么？

3. 需要与哪些疾病进行鉴别？进一步完善的实验室检查是什么？

案例 6-18-1分析

1. 红细胞表现为病理性破坏增加和代偿增生。依据：Ret显著增高，血涂片可见球形细胞、点彩红细胞、细胞碎片；骨髓增生活跃，红系增生显著，以中、晚幼红细胞增生为主，尿Rous试验（＋）。

2. 初步诊断为：阵发性睡眠性血红蛋白尿。诊断依据：①蔗糖溶血试验（＋），Ham试验（＋）；②尿Rous试验（＋）；③有红细胞破坏增加和贫血的证据。

3. 需要鉴别诊断的疾病：①自身免疫性溶血性贫血：抗人球蛋白试验（＋）、冷凝集素试验效价＞1∶40；②缺铁性贫血：血清铁和血清铁蛋白均降低，骨髓铁染色明显减少；③再生障碍性贫血：骨髓增生程度减低，Ret下降。

第一节 血液一般检测

血液一般检测又称血液常规检测（blood routine test），简称血常规检测。传统的血液常规检测只包括红细胞计数、血红蛋白测定、白细胞计数及其分类计数。近年来，由于血液学分析仪器的广泛应用，血液常规检测的项目不断增多，包括红细胞计数、血红蛋白测定、红细胞平均值测定和红细胞形态学检测；白细胞计数及其分类计数；血小板计数、血小板平均值测定和血小板形态检测；网织红细胞检测和红细胞沉降率检测等。上述项目临床上常采用手工法和血液分析仪等方法进行检测。

一、全血细胞计数

（一）红细胞和血红蛋白的检测

红细胞的生成起源于从造血干细胞分化来的红系祖细胞（burst forming unit-erythroid，BFU-E和 colony forming unit-erythroid，CFU-E），在红细胞生成素（erythropoietin，Epo）的作用下，继续增殖和分化为形态学上可辨认的骨髓原红细胞，并启动红细胞内血红蛋白和血型抗原的合成。原红细胞再经 3～5 次分裂，依次经历早幼、中幼和晚幼红细胞各发育阶段，分化成为成熟红细胞。红细胞分裂最旺盛的时期在早、中幼红细胞阶段，晚幼红细胞已基本丧失分裂能力，经脱核成为网织红细胞，再经 24～48h 成为成熟红细胞。据实验研究推算，原红细胞至新生网织红细胞从骨髓逸出进入外周血的全部过程约需 5d 时间。1个原红细胞最终可生成 8～16 个成熟红细胞。红细胞的生成除主要受红细胞生成素的影响外，也直接或间接地受睾丸激素和其他神经体液因素的调节。

红细胞的主要生理功能是作为呼吸载体从肺部携带氧输送至全身各组织，并将组织中的二氧化碳运送到肺而呼出体外。这一功能主要是通过其内部所含的血红蛋白来完成的。血红蛋白是由亚铁血红素和珠蛋白肽链联结而成的一种结合蛋白，属色素蛋白，占红细胞重量的 32%～36%，或占红细胞干重的 96%。每克血红蛋白可携氧 1.34ml。红细胞的平均生存时间约为 120d，因此成人体内每日约有 1/20 的红细胞因衰老而被破坏，同时又有相应数量的红细胞生成以维持动态平衡，使循环血液中的红细胞和血红蛋白数量能保持相对恒定。衰老红细胞破坏后释放出的血红蛋白在单核吞噬细胞系统内降解为铁、珠蛋白和胆色素。释出的铁进入全身铁代谢池供机体重新利用；珠蛋白肽链被分解为氨基酸参与氨基酸代谢；胆色素则经肝胆代谢通过粪便和尿液排出体外。

1. 红细胞（red blood cells，RBC）计数和血红蛋白（hemoglobin，Hb 或 HGB）测定

【参考区间】 健康人群红细胞和血红蛋白参考值见表 6-18-1。

表 6-18-1 健康人群红细胞和血红蛋白参考值

人群	红细胞数	血红蛋白值
成年男性	$(4.0 \sim 5.5) \times 10^{12}$/L	$120 \sim 160$g/L
成年女性	$(3.5 \sim 5.0) \times 10^{12}$/L	$110 \sim 150$g/L
新生儿	$(6.0 \sim 7.0) \times 10^{12}$/L	$170 \sim 200$g/L

【临床意义】 正常情况下，单位容积的血液中红细胞数与血红蛋白量的数值大致呈相对的平行关系。健康成人红细胞数（10^{12}/L）与血红蛋白量（g/L）的正常比例约为 1：30，即每 1×10^{12}/L 红细胞约相当于 30g/L 血红蛋白，故两者测定的意义大致相同。但在某些具有红细胞内血红蛋白数量和（或）浓度改变的贫血时，如低色素性贫血时，红细胞与血红蛋白降低的程度常不平行，血红蛋白降低较红细胞更为明显，这一比值就明显升高。故同时测定红细胞数与血红蛋白量以作比较，对诊断就更有意义。

（1）红细胞和血红蛋白减少：红细胞和血红蛋白减少，临床称为贫血（anemia）。贫血指在单位容积循环血液中红细胞数、血红蛋白量和（或）血细胞比容（Hct）低于参考值低限。贫血不是一个独立的疾病，而是各系统许多不同性质疾病的一种共同的症状。

1）生理性减少：婴幼儿及 15 岁以前的儿童，红细胞及血红蛋白一般比正常成人低 10% ～ 20%；部分老年人及妊娠中、晚期妇女红细胞数及血红蛋白可呈不同程度的减少。

2）病理性减少：见于各种贫血。根据贫血发生的病因和发病机制不同，可将贫血分为三大类（表 6-18-2）

表 6-18-2 根据贫血的病因和发病机制分类

病因和发病机制	疾病
一、红细胞生成减少	
（一）造血干细胞增殖与分化异常	再生障碍性贫血、骨髓增生异常综合征、纯红细胞再生障碍性贫血等
（二）DNA 合成障碍	巨幼细胞贫血、先天性和获得性嘌呤代谢异常
（三）血红蛋白合成障碍	缺铁性贫血、铁粒幼细胞贫血
（四）红细胞生成调节异常	低氧亲和性血红蛋白病
（五）不能分类或多种机制	慢性疾病性贫血、骨髓病性贫血、营养缺乏性贫血
二、红细胞破坏增多	
（一）红细胞内在异常	
1. 遗传性	
（1）膜缺陷	遗传性球形红细胞增多症、遗传性椭圆形红细胞增多症
（2）酶缺陷	葡萄糖 -6- 磷酸脱氢酶缺乏症、丙酮酸激酶缺乏症
（3）珠蛋白生成异常	镰状细胞贫血、不稳定血红蛋白病
2. 获得性	阵发性睡眠性血红蛋白尿症
（二）红细胞外在异常	
1. 免疫性	自身免疫性溶血性贫血、新生儿溶血症、药物诱发红细胞相关抗体所致溶血
2. 机械性	弥散性血管内凝血、行军性血红蛋白尿症
3. 化学与物理因素	苯中毒、大面积烧伤
4. 感染和生物因素	感染性疟疾、蛇毒
三、红细胞丢失增多	急性失血性贫血、慢性失血性贫血

（2）红细胞和血红蛋白增多：指单位容积血液中红细胞数和血红蛋白量高于参考值高限，临床相对少见。成年男性红细胞＞ $6.0×10^{12}$/L，血红蛋白＞ 170g/L；成年女性红细胞＞ $5.5×10^{12}$/L，血红蛋白＞ 160g/L 时即可确定为红细胞增多，临床可分为如下两类。

1）相对性增多：因血浆容量减少，血液浓缩，使红细胞和血红蛋白相对增加。见于严重呕吐、腹泻、大量出汗、大面积烧伤、慢性肾上腺皮质功能减退症、尿崩症、甲状腺功能亢进危象、糖尿病酮症酸中毒。

2）绝对性增多：临床上称为红细胞增多症，按发病原因分为如下两类。

A. 继发性红细胞增多症：主要是血中红细胞生成素增多所致。①红细胞生成素代偿性增加：因血氧饱和度减低所引起，红细胞增多的程度与缺氧程度成正比。生理性红细胞生成素代偿性增加见于胎儿及新生儿、高原地区居民；病理性增加则见于严重的慢性心、肺疾病，如阻塞性肺气肿、肺源性心脏病、紫绀型先天性心脏病，以及携氧能力低的异常血红蛋白病等。②红细胞生成素非代偿性增加：与某些肿瘤或肾病有关，如肾癌、肝细胞癌、卵巢癌、肾胚胎瘤等。

B. 真性红细胞增多症（polycythemia vera，PV）：是一种原因未明的以红细胞增多为主的骨髓增殖性疾病，目前认为是多能造血干细胞受累所致。其特点为红细胞持续性显著增多，可高达（7 ～ 10）$×10^{12}$/L，血红蛋白达 180 ～ 240g/L，全身总血容量也增加，白细胞和血小板也有不同程度的增多。本病属慢性和良性增生，部分患者可转变为白血病。

2. 红细胞形态检测

（1）正常红细胞形态：正常红细胞呈双凹圆盘形，在血涂片中见到为圆形，大小较一致，直径为 6 ～ 9μm，平均 7.5μm。红细胞的厚度，边缘部约 2μm，中央约 1μm，染色后四周呈浅橘红色，而中央淡染（又称中央苍白区），大小相当于细胞直径的 1/3 ～ 2/5（图 6-18-1）。

（2）异常红细胞形态

1）大小异常

A. 小红细胞（microcyte）：红细胞直径小于 6μm。见于低色素性贫血，如缺铁性贫血。细胞体积可变小，中央淡染区扩大，红细胞呈小细胞低色素性（图 6-18-2）。

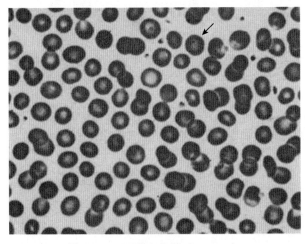

图 6-18-1　正常红细胞（×1000）

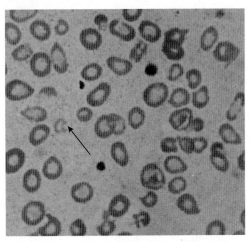

图 6-18-2　小红细胞（×1000）

B. 大红细胞（macrocyte）：直径大于 10μm。见于溶血性贫血、急性失血性贫血，也可见于巨幼细胞贫血（图 6-18-3）。

C. 巨红细胞（megalocyte）：直径大于 15μm。常见于叶酸和（或）维生素 B_{12} 缺乏所致的巨幼细胞贫血。巨红细胞常呈椭圆形，血红蛋白含量高，中央淡染区常消失（图 6-18-4）。

2）形态异常

A. 球形细胞（spherocyte）：直径小于 6μm，厚度增加大于 2.9μm。细胞体积小，圆球形，着色深，中央淡染区消失。主要见于遗传性球形红细胞增多症，也可见于自身免疫性溶血性贫血。涂片中此种细胞占 20% 以上时，才有诊断参考价值（图 6-18-5）。

B. 椭圆形细胞（elliptocyte，oval cell）：红细胞的横径 / 长径为 0.78，呈卵圆形或两端钝圆的长柱状。正常人血涂片中约有 1% 的椭圆形细胞。遗传性椭圆形红细胞增多症患者有严重贫血时可达 15% 以上，一般高于 25% ～ 50% 才有诊断价值。巨幼细胞贫血时可见到巨椭圆形红细胞（图 6-18-6）。

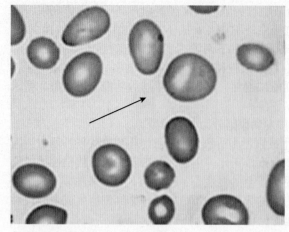

图 6-18-3　大红细胞（×1000）

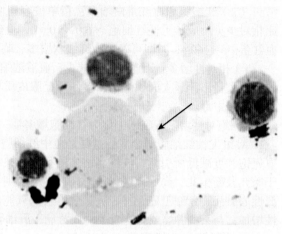

图 6-18-4　巨红细胞（×1000）

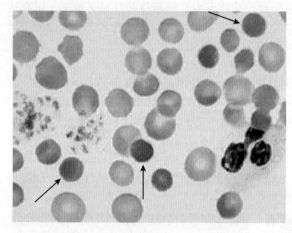

图 6-18-5　球形细胞（×1000）

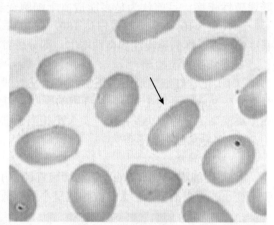

图 6-18-6　椭圆形细胞（×1000）

C. 口形细胞（stomatocyte）：红细胞中央淡染区呈扁平裂缝状，宛如微张开的嘴形或鱼口状。正常人血涂片中偶见，如多达 10% 以上具有诊断价值，常见于遗传性口形细胞增多症。少数可见于弥散性血管内凝血（DIC）及酒精中毒时等（图 6-18-7）。

D. 靶形细胞（target cell）：细胞的中央淡染区扩大，中心部位又有部分色素存留而深染，状似射击用的靶标。有的中心深染区呈从红细胞边缘延伸出的半岛状或柄状。在珠蛋白生成障碍性贫血、异常血红蛋白病等情况时，靶形细胞常占 20% 以上（图 6-18-8）。

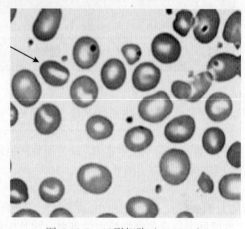

图 6-18-7　口形细胞（×1000）

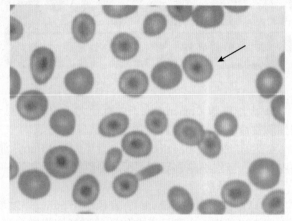

图 6-18-8　靶形细胞（×1000）

E. 镰状细胞（sickle cell）：形如镰刀状，见于镰状细胞贫血（图 6-18-9）。

F. 泪滴状细胞（dacryocyte，teardrop cell）：细胞呈泪滴状，见于骨髓纤维化，也可见于珠蛋白生成障碍性贫血、溶血性贫血等（图 6-18-10）。

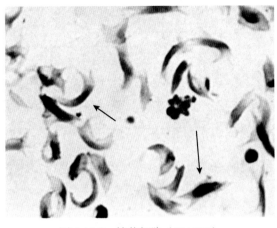

图 6-18-9 镰状细胞（×1000）

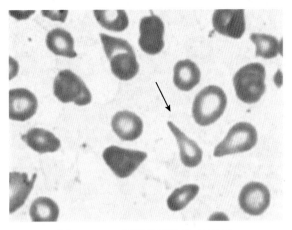

图 6-18-10 泪滴状细胞（×1000）

G. 棘状细胞（acanthocyte，burr cell）及刺状细胞（spur cell）：棘状细胞外周呈钝锯齿状突起，刺状细胞外周呈不规则、不匀称的靴刺状突起。见于棘状红细胞增多症（先天性无 β 脂蛋白血症），也可见于脾切除后酒精中毒性肝病、尿毒症等（图 6-18-11）。

H. 裂形细胞（schistocyte）：红细胞发生多种明显的形态学异常改变，红细胞形态可呈梨形、泪滴形、新月形、长圆形、哑铃形、逗点形等。见于红细胞因机械或物理因素所致的破坏，为微血管病性溶血的表现，如 DIC、溶血性尿毒症综合征及心血管创伤性溶血性贫血等，也可见于严重烧伤患者（图 6-18-12）。

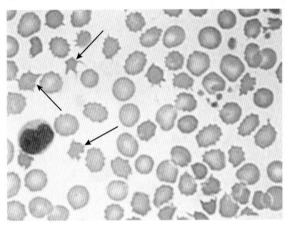

图 6-18-11 棘状细胞（×1000）

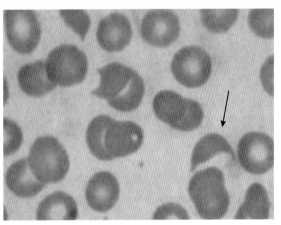

图 6-18-12 裂形细胞（×1000）

I. 红细胞缗钱状形成（rouleaux formation）：涂片中红细胞呈串状叠连似缗钱状，常见于多发性骨髓瘤、原发性巨球蛋白血症等（图 6-18-13）。

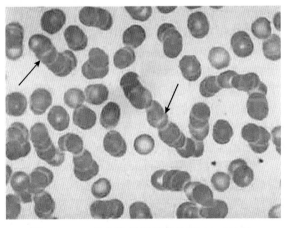

图 6-18-13 红细胞呈缗钱状排列（×1000）

3）染色反应异常

A. 低色素性（hypochromic）：红细胞染色过浅，中央苍白区扩大，提示血红蛋白含量明显减少。常见于缺铁性贫血、珠蛋白生成障碍性贫血、铁粒幼细胞贫血，也可见于某些血红蛋白病（图 6-18-14）。

B. 高色素性（hyperchromic）：红细胞着色深，中央淡染区消失，其平均血红蛋白含量增高，常见于巨幼细胞贫血。球形细胞也呈高色素性改变（图 6-18-15）。

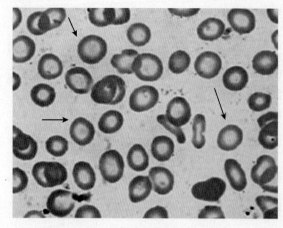

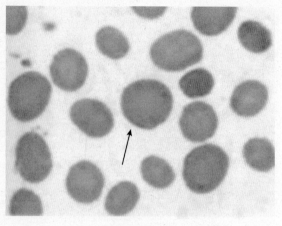

图 6-18-14　低色素性红细胞（×1000）　　　图 6-18-15　高色素性红细胞（×1000）

C. 嗜多色（染）性（polychromatic）：红细胞呈淡灰蓝或紫灰色，是一种刚脱核的红细胞，体积较正常红细胞稍大，称嗜多色性红细胞或多染色性红细胞。正常人外周血中约占1%，其增多反映骨髓造血功能活跃，红细胞系增生旺盛，见于增生性贫血，尤以溶血性贫血时为最多见（图6-18-16）。

4）结构的异常

A. 嗜碱性点彩（basophilic stippling）：红细胞内含有细小嗜碱性点状物质，是核糖体凝集而成的。有时与嗜多色性并存，也可发现于有核红细胞胞质内。大量增多并呈粗颗粒状点彩，见于铅中毒，也可见于骨髓增生旺盛的其他贫血，如巨幼细胞贫血等（图6-18-17）。

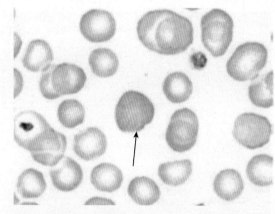

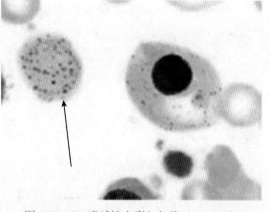

图 6-18-16　嗜多色性红细胞（×1000）　　　图 6-18-17　嗜碱性点彩红细胞（×1000）

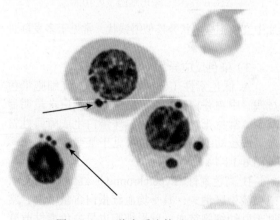

B. 染色质小体（Howell-Jolly body）：红细胞内含有圆形紫红色小体，直径为0.5～1.0μm，1个或数个，是核的残余物质，亦可出现于晚幼红细胞中，此小体多见于溶血性贫血、巨幼细胞贫血、红白血病和其他增生性贫血（图6-18-18）。

C. 卡波环（cabot ring）：成熟红细胞内出现的一条很细的淡紫红色线状体，呈环形或"8"字形。曾被认为是核膜的残余物。目前认为可能是纺锤体的残余物或是胞质中脂蛋白变性所致。提示严重贫血、溶血性贫血、巨幼细胞贫血、铅中毒及白血病等（图6-18-19）。

图 6-18-18　染色质小体（×1000）

D. 有核红细胞（nucleated erythrocyte）：正常成人有核红细胞均存在于骨髓之中，外周血涂片中除新生儿可见到有核红细胞外，成人如出现有核红细胞，均属病理现象。主要见于各种溶血性贫血、红白血病、骨髓外造血、骨髓转移癌等（图6-18-20）。

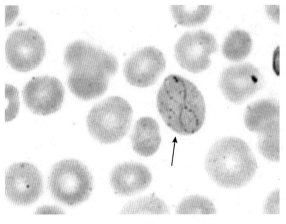
图 6-18-19 卡波环（×1000）

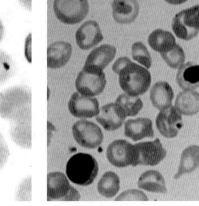
图 6-18-20 有核红细胞（×1000）

（二）白细胞的检测

1. 白细胞（white blood cells，WBC）计数

【参考区间】

成人：（4～10）×10⁹/L；

新生儿：（15～20）×10⁹/L；

6个月至2岁：（11～12）×10⁹/L。

【临床意义】 白细胞总数高于参考值高限称白细胞增多，低于参考值低限称白细胞减少。白细胞总数的增多或减少主要受中性粒细胞数量的影响，其他种类白细胞数量上的改变也会引起白细胞总数的变化。白细胞总数改变的临床意义详见白细胞分类计数中临床意义的有关内容。

2. 白细胞分类（white blood cells，WBC）计数 白细胞根据其形态和功能不同分为5种类型，即中性粒细胞、嗜酸粒细胞、嗜碱粒细胞、淋巴细胞和单核细胞。

【参考区间】 5种白细胞正常百分数和绝对值见表6-18-3。

表 6-18-3　5种白细胞正常百分数和绝对值

细胞类型	百分数（%）	绝对值（×10⁹/L）
中性粒细胞（N）		
杆状核（st）	1～5	0.04～0.50
分叶核（sg）	50～70	2～7
嗜酸粒细胞（E）	0.5～5	0.02～0.50
嗜碱粒细胞（B）	0～1	0～0.1
淋巴细胞（L）	20～40	0.8～4.0
单核细胞（M）	3～8	0.12～0.80

【临床意义】

（1）中性粒细胞（neutrophil，N）：是由骨髓造血干细胞增殖分化而产生的，其生成受到多种因素的调控。在体外实验中了解到，多能干细胞（colony forming unit-spleen，CFU-S）在集落刺激活性物（colony stimulating activity，CSA）或称集落刺激因子（colony stimulating factor，CSF）的刺激下，形成粒细胞单核细胞系造血祖细胞或称粒细胞单核细胞集落生成单位（colony forming unit-granulocyte macrophage，CFU-GM），CFU-GM在不同调控因素的作用下，向粒细胞系或单核细胞系分化，并增殖和成熟为中性粒细胞或单核细胞。

中性粒细胞生成过程中，根据其功能和形态特点，人为地划分为干细胞池、生长成熟池和功能池3个阶段。前两个阶段是在骨髓中增殖分化，粒细胞成熟后从骨髓释放至外周血就进入功能池。干细胞池的细胞（CFU-S，CFU-GM）形态目前尚未阐明。生长成熟池包括原粒细胞至分叶核粒细胞相互衔接的6个阶段，已可从细胞形态上加以辨认。原粒细胞至中幼粒细胞阶段细胞具有分裂能力，包括在分裂池（mitotic pool）中。一般1个原粒细胞可经3～5次分裂，增殖为8～32个中幼粒细胞。晚幼粒细胞至分叶核粒细胞阶段（包括在成熟池中细胞）不再分裂，经3～5d从晚幼粒细胞发育成熟为分叶核粒细胞。成熟的粒细胞并不立即释放至外周血中,而是在储存池(storage pool)中储留 3 ~ 5d,储存池中的粒细胞数量可为外周血中的 15 ~ 20 倍。正常时粒细胞通过生长成熟池的时间为 10 ~ 12d,粒细胞释放至外周血就进入功能池。进入外周血的粒细胞约半数随着血液循环运行,即循环粒细胞池(circulating granulocyte pool,CGP),其余则附着于小静脉及毛细血管管壁上,即边缘粒细胞池(marginating granulocyte,MGP),这两部分粒细胞经常随机交换形成动态平衡。粒细胞在功能池储留时间仅 10 ~ 12h,半衰期为 6 ~ 7h,平均为 6.3h。粒细胞在毛细血管丰富的脏器(如肺、肝、脾、消化道等)以随机方式逸出血管壁进入组织,组织中粒细胞约为血管内的 20 倍,进入组织的粒细胞不再返回血液循环,在组织中的生存期为 1 ~ 3d。中性粒细胞具有趋化、变形和黏附、吞噬和杀菌等功能,在机体防御和抵抗病原体侵袭过程中起着重要作用。衰老的中性粒细胞主要在单核吞噬细胞系统被破坏,在唾液腺、气管、消化道、泌尿生殖道也可排出一部分。从外周血中消亡的中性粒细胞则由骨髓储存池中的成熟粒细胞释放加以补充而维持循环血液中细胞数量的相对恒定。正常情况下,每小时约有 10% 的粒细胞进行更新。

中性粒细胞在外周血中可分为中性杆状核粒细胞(neutrophilic sab granulocyte,Nst)和中性分叶核粒细胞(neutrophilic segmented granulocyte,Nsg)两类。细胞体呈圆形,直径为 10 ~ 13μm,胞质丰富,染色呈粉红色,含较多细小均匀的淡粉红色中性颗粒。细胞核为深紫红色,染色质紧密成块状,核形弯曲呈杆状者称杆状核(图 6-18-21),有时核弯曲盘绕而呈 C 形、S 形、V 形或不规则形;核呈分叶状称分叶核(图 6-18-22),一般以 2 ~ 3 叶居多,病理情况下分叶可达 10 叶。

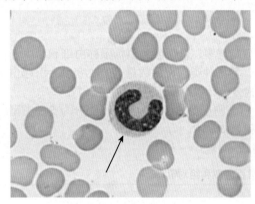

图 6-18-21　中性杆状核粒细胞(×1000)

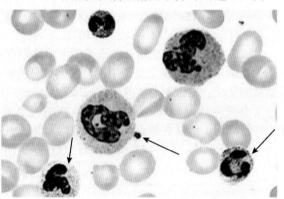

图 6-18-22　中性分叶核粒细胞(×1000)

1)中性粒细胞增多(neutrophilia):中性粒细胞增多常伴随白细胞总数的增多。在生理情况下,白细胞及中性粒细胞一日之间存在着变化,下午较早晨为高,饱餐、情绪激动、剧烈运动、高温或严寒、新生儿、月经期、妊娠 5 个月以上、分娩时等均能使白细胞(主要是中性粒细胞)暂时性升高。生理性中性粒细胞增多多为一过性的,通常不伴有白细胞质量的变化。病理性中性粒细胞增多常见于以下几种情况。

A. 急性感染:特别是化脓性(如金黄色葡萄球菌、溶血性链球菌等)感染,为中性粒细胞增多最常见的原因。但应注意,在某些极重度感染时,白细胞总数不但不高,反而减低。

B. 严重的组织损伤及大量血细胞破坏:严重外伤、较大手术后、大面积烧伤、急性心肌梗死及严重的血管内溶血后 12 ~ 36h,白细胞总数及中性粒细胞可增多。

C. 急性大出血:在急性大出血后 1 ~ 2h,周围血中血红蛋白的含量及红细胞数尚未下降,而白细胞数及中性粒细胞却明显增多,特别是内出血时,白细胞可高达 $20×10^9$/L。故可作为早期内脏出血的辅助诊断。

D. 中毒:代谢紊乱所致的代谢性中毒,如糖尿病酮症酸中毒、尿毒症和妊娠中毒症;急性化学药物中毒,如急性铅、汞中毒及镇静催眠药中毒等;生物性中毒,如昆虫毒、蛇毒、毒蕈中毒等,白细胞及中性粒细胞均可增多。

E. 白血病、骨髓增殖性疾病及恶性肿瘤:大多数白血病患者外周血中白细胞数量呈不同程度的增多,可达数万甚至数十万。急性或慢性粒细胞白血病时,中性粒细胞明显增多,并伴外周血中细胞质量改变。真性红细胞增多症、原发性血小板增多症和骨髓纤维化等骨髓增殖性疾病均可有中性粒细胞增多。各类恶性肿瘤,特别是消化系统恶性肿瘤,如肝癌、胃癌等可引起白细胞及中性粒细胞增多。

2）中性粒细胞减少（neutropenia）：白细胞总数低于 $4\times10^9/L$，称白细胞减少症。当中性粒细胞绝对值低于 $1.5\times10^9/L$，称为粒细胞减少症；低于 $0.5\times10^9/L$ 时，称为粒细胞缺乏症。引起中性粒细胞减少的原因有以下几种。

A. 感染：特别是革兰阴性杆菌感染，如伤寒、副伤寒杆菌感染时，白细胞总数与中性粒细胞均减少；某些病毒感染性疾病，如流行性感冒、病毒性肝炎、水痘、风疹、巨细胞病毒感染时，白细胞常减低；某些原虫感染，如疟疾、黑热病时白细胞可减少。

B. 血液系统疾病：再生障碍性贫血、非白血性白血病、恶性组织细胞病、巨幼细胞贫血、阵发性睡眠性血红蛋白尿及骨髓转移癌等，白细胞减少同时常伴血小板及红细胞减少。

C. 物理、化学因素损伤：X线、γ射线、放射性核素等物理因素；化学物质如苯、铅、汞等，以及化学药物如氯霉素、磺胺类药、抗肿瘤药、抗糖尿病药及抗甲状腺药物等均可引起白细胞及中性粒细胞减少。

D. 单核吞噬细胞系统功能亢进：各种原因引起的脾大及其功能亢进，如门脉性肝硬化、淋巴瘤病、Gaucher病、Niemann-Pick病等，均可引起白细胞及中性粒细胞减少。

E. 自身免疫病：如系统性红斑狼疮等，自身抗体导致白细胞减少。

3）中性粒细胞的核象变化：中性粒细胞的核象是指粒细胞的分叶状况，反映粒细胞的成熟程度。病理情况下，中性粒细胞核象可发生核左移或核右移现象（图6-18-23）。

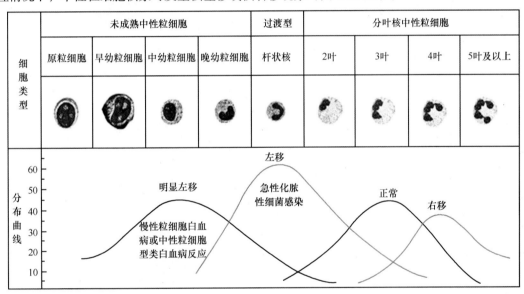

图 6-18-23 中性粒细胞的核象变化

A. 核左移：周围血中杆状核粒细胞、晚幼粒细胞甚至中幼粒细胞或早幼粒细胞等比例增高（超过5%）时，称为核左移（left shift）。常见于感染，特别是急性化脓性感染，也可见于急性中毒、急性溶血、急性失血等。周围血中仅有杆状核粒细胞增多（＞6%）称轻度左移；如＞10%并伴有少数晚幼粒细胞者称为中度左移；如＞25%并出现更幼稚的粒细胞时称为重度左移。后者常见于粒细胞白血病或中性粒细胞型类白血病反应。中性粒细胞核左移时常伴有程度不同的中毒性改变。核左移对病情的严重程度和机体的反应能力的估计具有一定的价值，如白细胞总数及中性粒细胞百分数略增高伴轻度核左移，表示感染程度较轻，机体抵抗力较强；如白细胞总数及中性粒细胞百分数均增高，中度核左移及伴中毒性改变，表示有严重感染；白细胞总数及中性粒细胞百分数明显增高，或白细胞数并不增高甚至减少，但有显著核左移及中毒性改变，表示病情极为严重。

B. 核右移：周围血中中性粒细胞核分叶过多，5叶或更多分叶核百分率超过3%者，称为核右移（right shift）。主要见于巨幼细胞贫血及造血功能衰退，也可见于应用抗代谢药后。在炎症的恢复期，可出现一过性核右移，如在疾病进展期突然出现核右移的变化，则表示预后不良。

4）中性粒细胞形态异常

A. 中性粒细胞的中毒性改变：在严重传染性疾病（如猩红热）、各种化脓性感染、败血症、恶性肿瘤、中毒及大面积烧伤等病理情况下，中性粒细胞可发生中毒性改变和退行性变化，下列改变可单独出现，亦可同时出现。①细胞大小不均：表现为细胞胞体增大，细胞大小悬殊，见于病程较长的化脓性炎症或慢性感染时；②中毒颗粒：中性粒细胞胞质中出现粗大、大小不等、分布不均、染色呈深紫红或紫黑色的颗粒，称为中毒颗粒（图6-18-24）；③空泡形成：中性粒细胞胞质或细胞核中可见单个或多个、大小不等的空泡（图6-18-24）；④杜勒小体（Dohle bodies）：是中性粒细胞胞质中毒性变化而保留的局部嗜碱性区域，圆形或梨形，呈云雾状，天蓝色或蓝黑色，直径为1～2μm，杜勒小体亦可在单核细胞胞质中出现（图6-18-25）；⑤核变性：是中性粒细胞的细胞核出现固缩、溶解及碎裂的现象。

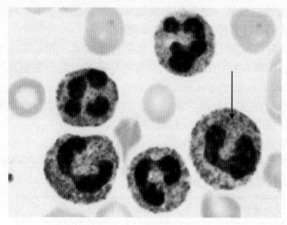

图 6-18-24　中性粒细胞中毒颗粒及空泡形成（×1000）

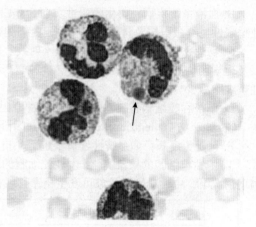

图 6-18-25　杜勒小体（×1000）

B. 巨多分叶核中性粒细胞：细胞胞体较大，直径达16～25μm，核分叶过多，常超过5叶以上，甚至在10叶以上，细胞核染色质疏松（图6-18-26）。多见于巨幼细胞贫血或应用抗代谢药治疗后。

C. 棒状小体（Auer bodies）：为白细胞胞质中出现的红色细杆状物质，一个或数个，长约6μm，称为棒状小体（图6-18-27）。棒状小体一旦出现在细胞中，就可拟诊为急性白血病。棒状小体在鉴别急性白血病类型时有重要价值。

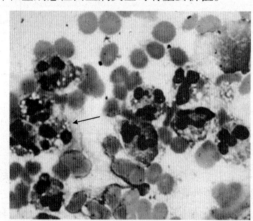

图 6-18-26　多分叶核中性粒细胞中毒颗粒空泡
形成（×1000）

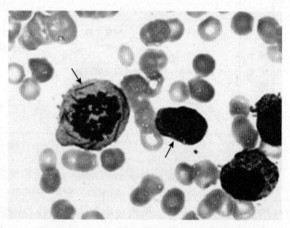

图 6-18-27　棒状小体（×1000）

D. 其他：系与遗传有关的异常形态变化。① Pelger-Huet 畸形：也称家族性粒细胞异常，表现为细胞核先天性分叶异常，核畸形；② Chediak-Higashi 畸形：是常染色体隐性遗传疾病，骨髓和血涂片的各期粒细胞中含有数个至数十个直径为2～5μm的包涵体，呈淡紫红色或蓝紫色颗粒，患者易感染，常伴有白化病；③ Alder-Reilly 畸形：其特点是在中性粒细胞内含有巨大深染嗜天青颗粒；④ May-Hegglin 畸形：患者粒细胞终身含有淡蓝色包涵体，形态与杜勒小体相似，但常较大而圆，除中性粒细胞外，其他粒细胞，甚至巨核细胞中也能见到。

（2）嗜酸粒细胞（eosinophil，E）：细胞呈圆形，直径为13～15μm。胞质内充满粗大、整齐、均匀、紧密排列的砖红色或鲜红色嗜酸性颗粒，折光性强。细胞核多为两叶，呈眼镜状，深紫色（图6-18-28）。嗜酸粒细胞容易破碎，颗粒可分散于细胞周围。

1）嗜酸粒细胞增多（eosinophilia）

A. 过敏性疾病：支气管哮喘、药物过敏、荨麻疹、食物过敏、血管神经性水肿、血清病等发生时，外周血嗜酸粒细胞增多可达 10% 以上。

　　B. 寄生虫病：血吸虫病、蛔虫病、钩虫病等可引起嗜酸粒细胞增多，常达 10% 或更多。某些寄生虫感染患者嗜酸粒细胞明显增多，导致白细胞总数高达数万，90% 以上为嗜酸粒细胞，为嗜酸粒细胞型类白血病反应。

　　C. 皮肤病：如湿疹、剥脱性皮炎、天疱疮、银屑病等。

　　D. 血液病：如慢性粒细胞白血病、嗜酸粒细胞白血病、淋巴瘤、多发性骨髓瘤等，外周血嗜酸性粒细胞可有不同程度的增多。

　　E. 某些恶性肿瘤：某些上皮系肿瘤（如肺癌等）可引起嗜酸粒细胞增多。

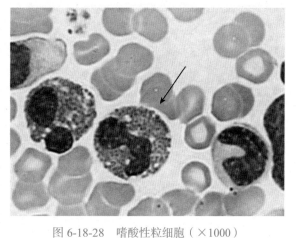

图 6-18-28　嗜酸性粒细胞（×1000）

　　F. 某些传染病：猩红热时可引起嗜酸粒细胞增多。

　　G. 其他：风湿性疾病、脑垂体前叶功能减退症、肾上腺皮质功能减退症、过敏性间质性肾炎等也常伴有嗜酸粒细胞增多。

　　2）嗜酸粒细胞减少（eosinopenia）：常见于伤寒、副伤寒初期，以及大手术、烧伤等应激状态。也可见于长期应用肾上腺皮质激素后，其临床意义甚小。

　　（3）嗜碱粒细胞（basophil，B）：胞体呈圆形，直径为 10～12μm。胞质呈紫红色，内有少量粗大但大小不均、排列不规则的黑蓝色嗜碱性颗粒，常覆盖于细胞核表面上。细胞核一般为 2～3 叶，因被颗粒遮盖，核着色较浅，而使分叶有模糊不清感（图 6-18-29）。

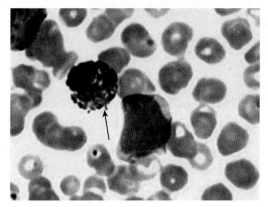

图 6-18-29　嗜碱性粒细胞（×1000）

　　1）嗜碱粒细胞增多（basophilia）：①过敏性疾病，如过敏性结肠炎、药物过敏、食物过敏、红斑及类风湿关节炎等；②血液病，如慢性粒细胞白血病、嗜碱粒细胞白血病及骨髓纤维化等；③恶性肿瘤，特别是转移癌时嗜碱粒细胞增多，其机制不清楚；④其他，如糖尿病、传染病（如水痘、流感、天花、结核等），均可见嗜碱粒细胞增多。

　　2）嗜碱粒细胞减少（basophilopenia）：无临床意义。

　　（4）淋巴细胞（lymphocyte，L）：可分为大淋巴细胞与小淋巴细胞，前者直径在 10～15μm，占 10%；后者直径为 6～10μm，占 90%。胞体呈圆形或椭圆形。大淋巴细胞的胞质丰富，呈蔚蓝色，内含少量紫红色嗜天青颗粒（图 6-18-30）；小淋巴细胞的胞质很少，呈深蓝色，有时看不到胞质，似裸核。细胞核均呈圆形或椭圆形，偶见凹陷，呈深紫色，染色质聚集成块状。

　　1）淋巴细胞增多（lymphocytosis）：儿童期淋巴细胞较高属生理性增多。再生障碍性贫血、粒细胞减少症和粒细胞缺乏症时中性粒细胞减少，故淋巴细胞比例相对高，但淋巴细胞的绝对值并不增高。

　　病理性淋巴细胞增多见于：①传染性疾病，主要为病毒感染，如麻疹、风疹、水痘、流行性腮腺炎、传染性单核细胞增多症、传染性淋巴细胞增多症、病毒性肝炎、流行性出血热及柯萨奇病毒、腺病毒、巨细胞病毒等感染，也可见于百日咳杆菌、结核分枝杆菌、布鲁氏菌、梅毒螺旋体、弓形虫等的感染；②肿瘤性疾病，如急性和慢性淋巴细胞白血病、淋巴瘤等；③急性传染病的恢复期；④移植排斥反应，见于移植物抗宿主反应或移植物抗宿主病。

　　2）淋巴细胞减少（lymphocytopenia）：主要见于应用肾上腺皮质激素、烷化剂、抗淋巴细胞球蛋白等的治疗，以及放射线损伤、免疫缺陷性疾病、丙种球蛋白缺乏症等。

　　3）异型淋巴细胞（abnormal lymphocyte）：外周血中有时可见到一种形态变异的不典型淋巴细胞，称为异型淋巴细胞。根据细胞形态学特点将其分为三型：Ⅰ型（泡沫型）（图 6-18-31）；Ⅱ型（不规则型）（图 6-18-32）；Ⅲ型（幼稚型）。

　　异型淋巴细胞在正常人外周血中偶可看到，但不超过 2%。异型淋巴细胞增多可见于：①感染

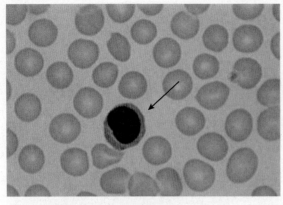

图 6-18-30　淋巴细胞（×1000）

疏松如网状（图 6-18-33）。

性疾病，引起淋巴细胞增多的病毒感染性疾病均可出现异型淋巴细胞，尤其是传染性单核细胞增多症、流行性出血热等疾病；②药物过敏；③输血、血液透析或体外循环术后，可能与细胞肥大病毒（又称涎腺病毒）感染有关；④其他疾病，如免疫性疾病、粒细胞缺乏症、放射治疗等也可出现异型淋巴细胞。

（5）单核细胞（monocyte，M）：胞体大，直径为 14～20μm，呈圆形或不规则形。胞质较多，呈染淡蓝或灰蓝色，内含较多的细小、灰尘样的紫红色颗粒。细胞核大，核形不规则，呈肾形、马蹄形等，常折叠扭曲，呈淡紫红色，染色质细致、

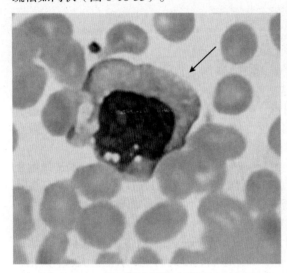

图 6-18-31　异型淋巴细胞Ⅰ型（×1000）

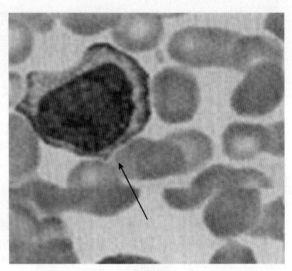

图 6-18-32　异型淋巴细胞Ⅱ型（×1000）

1）单核细胞增多（monocytosis）：婴幼儿及儿童单核细胞可增多，属生理性增多。病理性增多见于：①某些感染，如感染性心内膜炎、疟疾、黑热病、急性感染的恢复期、活动性肺结核等；②某些血液病，如单核细胞白血病、粒细胞缺乏症恢复期、多发性骨髓瘤、恶性组织细胞病、淋巴瘤、骨髓增生异常综合征等。

2）单核细胞减少（monocytopenia）：无临床意义。

3. 类白血病反应（leukemoid reaction）　指机体对某些刺激因素所产生的类似白血病表现的血象反应。周围血中白细胞数大多明显增高，并可有数量不等的幼稚细胞出现。当病因去除后血象改变也逐渐恢复。引起类白血病反应的病因很多，以感染及恶性肿瘤最多见。

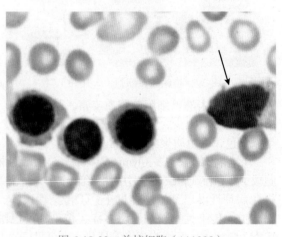

图 6-18-33　单核细胞（×1000）

类白血病反应按周围血白细胞总数的多少，可分为白细胞增多性和白细胞不增多性两型，以前者为多见。按增多的细胞类型则可分为以下几种。①中性粒细胞型：此型最常见，可见于各种感染、恶性肿瘤骨髓转移、有机磷杀虫药或一氧化碳中毒、急性溶血或出血、严重外伤或大面积烧伤等，其中以急性化脓菌感染为最常见。血象中白细胞总数可达（50～100）×10^9/L 或更高，分类计数中性粒细胞明显增多，并伴有核左移现象，除杆状核增多外，还可出现晚幼粒细胞或中幼粒细胞，甚至可有早幼粒细胞和原粒细胞出现。②嗜酸性粒细胞型：常见于寄生虫病、过敏性疾病，其他如风湿性疾病、晚期癌肿等。白细胞总数可达 20×10^9/L 以上。③淋巴细胞型：常见于某些病毒性感染，

如传染性单核细胞增多症、百日咳、水痘、风疹等，也可见于粟粒性结核、猩红热、先天性梅毒、胃癌等。白细胞总数常为（20～30）×10⁹/L。④单核细胞型：见于粟粒性结核、亚急性感染性心内膜炎、细菌性痢疾、斑疹伤寒、风湿病及血管内皮细胞增多症等。

类白血病反应需与白血病鉴别，尤其是中性粒细胞型类白血病反应与慢性粒细胞白血病的鉴别（表6-18-4）。

表6-18-4 中性粒细胞型类白血病反应与慢性粒细胞白血病的鉴别诊断

鉴别要点	类白血病反应	慢性粒细胞白血病
明确的病因	有原发疾病	
临床表现	原发病症状明显	
白细胞数及分类计数	中度增高，大多数以分叶核及杆状粒细胞为主，原粒细胞少见	显著增高，典型病例常可见各发育阶段的粒系细胞，与骨髓象相似
嗜碱性粒细胞及嗜酸性粒细胞	不增多	常增多
粒细胞中毒性改变	常明显	不明显
红细胞及血小板	无明显变化	早期为轻至中度贫血，血小板数可增高，晚期均减少
骨髓象	一般无明显改变	极度增生，粒系细胞常占 0.90 以上，以晚幼粒细胞及中幼粒细胞为主，早幼粒细胞＋原粒细胞不超过 0.10
碱性磷酸酶染色	积分显著增高	积分显著减低，甚至为 0
费城染色体	无	可见于 90% 以上的病例
预后	一般良好	通常不良

（三）血小板的检测

1. 血小板计数（platelet count，PC 或 PLT）

【参考区间】 （100～300）×10⁹/L。

【临床意义】

（1）血小板减少：PLT 低于 100×10⁹/L 称为血小板减少。可见于：①血小板的生成障碍，如再生障碍性贫血、放射性损伤、急性白血病、巨幼细胞贫血、骨髓纤维化晚期等；②血小板破坏或消耗增多，如原发性血小板减少性紫癜、恶性淋巴瘤、上呼吸道感染、风疹、新生儿血小板减少症、输血后血小板减少症、弥散性血管内凝血、先天性血小板减少症；③血小板分布异常，如脾大（肝硬化、Banti 综合征）、血液被稀释（输入大量库存血或大量血浆）等。

（2）血小板增多：PLT 超过 400×10⁹/L 称为血小板增多。①原发性增多：见于骨髓增殖性疾病，如真性红细胞增多症和原发性血小板增多症等；②反应性增多：见于急性感染、急性溶血、某些癌症患者，这些增多是轻度的，多在 500×10⁹/L 以下。

2. 血小板平均容积测定

【参考区间】 7～11fl。

【临床意义】 血小板平均容积（mean platelet volume，MPV）：代表单个血小板的平均容积。其数值增加见于：①血小板破坏增加而骨髓代偿功能良好者；②造血功能抑制解除后，MPV 增加是造血功能恢复的首要表现。其数值减低见于：①骨髓造血功能不良，血小板生成减少。MPV 随血小板数而持续下降，是骨髓造血功能衰竭的指标之一。②有 50% 的白血病患者 MPV 减低。

3. 血小板分布宽度测定

【参考区间】 15%～17%。

【临床意义】 血小板分布宽度（platelet distribution width，PDW）：反映血小板容积大小的离散度，用所测单个血小板容积大小的变异系数表示。PDW 减少表明血小板的均一性高；PDW 增高表明血小板大小悬殊，见于急性髓系白血病、巨幼细胞贫血、慢性粒细胞白血病、脾切除、巨大血小板综合征、血栓性疾病等。

4. 血小板形态 正常血小板胞体为圆形、椭圆形或不规则形，直径为 2～3μm。胞质呈淡蓝色或淡红色，中央含细小的嗜天青颗粒（图6-18-34）。中型血小板占 44%～49%，小型占 33%～47%，大型占 8%～16%，巨型占 0.7%～2.0%。血小板形态变化的意义如下。

（1）大小的变化：血小板明显的大小不均，巨大的血小板直径可以至 20～50μm 或以上（图

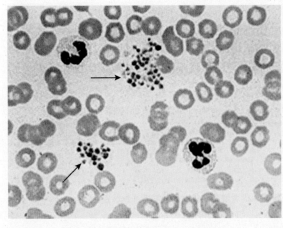

图 6-18-34 血小板（×1000）

6-18-35），主要见于原发性血小板减少性紫癜、粒细胞白血病及某些反应性骨髓增生旺盛的疾病。

（2）形态的变化：正常人血小板为成熟型，也可看到少量形态不规则或畸形的血小板，但所占比值一般少于 0.02。颗粒过多、过少的血小板一般比值不超过 0.07，异常血小板的比值超过 0.10 时才考虑有临床意义。正常幼稚型增多见于急性失血后，病理性幼稚型增多见于特发性和反应性血小板疾病。当骨髓巨核细胞增生旺盛时，尤其是在出现血小板减少危象和粒细胞白血病时，可以见到大量蓝色的、巨大的血小板。

（3）血小板的分布情况：功能正常的血小板在外周血涂片上常可聚集成团或成簇（图 6-18-36）。原发性血小板增多症，血小板聚集成巨大团块，有时占满整个油镜视野；再生障碍性贫血时，血小板明显减少；血小板无力症则不出现聚集成堆的血小板。

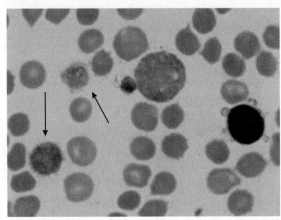

图 6-18-35 巨血小板（×1000）

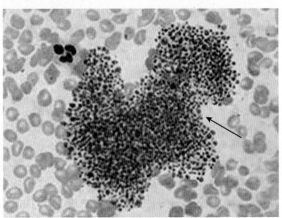

图 6-18-36 血小板聚集（×1000）

二、网织红细胞检测

网织红细胞（reticulocyte，Ret 或 RC）是晚幼红细胞脱核后的细胞，由于胞质内还残存有核糖体等嗜碱性物质，经煌焦油蓝或新亚甲蓝染色，呈现浅蓝或深蓝色的网织状细胞而得名。分为 5 型（O、Ⅰ、Ⅱ、Ⅲ、Ⅳ），其中 O 型为有核红细胞胞质内含有网状结构物质者，其他类型见图 6-18-37。网织红细胞较成熟红细胞稍大，直径为 8.0 ～ 9.5μm，在瑞氏染色血涂片中呈现嗜多色性红细胞。

【参考区间】 百分数为 0.005 ～ 0.015（0.5% ～ 1.5%，平均为 1%）；绝对数为（24 ～ 84）×10⁹/L。

【临床意义】

1. 反映骨髓的造血功能 ①网织红细胞增多：表示骨髓红细胞系增生旺盛。如溶血性贫血时，网织红细胞常显著增多。②急性失血性贫血时，也可明显增高；而缺铁性贫血及巨幼细胞贫血时，网织红细胞常仅有轻度增高。③网织红细胞减少：表示骨髓造血功能减低，见于再生障碍性贫血、骨髓病性贫血（如急性白血病）。

2. 作为贫血治疗的疗效判断和治疗性试验的观察指标 缺铁性贫血和巨幼细胞贫血治疗后出现

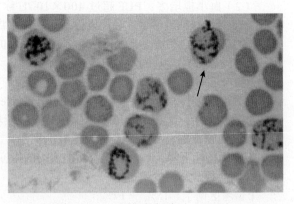

图 6-18-37 网织红细胞（×1000）

笔记栏

网织红细胞增高，说明诊断正确，治疗有效；相反则诊断有误，治疗无效。上述两种贫血的诊断尚未明确时，可相应地给予铁剂或叶酸，如用药后出现网织红细胞反应则有助于诊断。

3. 作为病情观察的指标　溶血性贫血及失血性贫血，如治疗后网织红细胞逐渐降低，表示溶血或失血已得到控制；如网织红细胞持续不减低，甚至更加增高者，表示病情未得到控制，甚至还在加重。

三、血细胞比容测定和血细胞有关参数的应用

（一）血细胞比容测定

血细胞比容（hematocrit，Hct），又称红细胞压积（packed cell volum，PVC）指血细胞在血液中所占容积的比值。用抗凝血在一定条件下离心沉淀即可测得。

【参考区间】

微量法：男　（0.467±0.039）L/L；

　　　　女　（0.421±0.054）L/L。

温氏法：男　0.40 ～ 0.50L/L（40% ～ 50%），平均 0.45L/L（45%）；

　　　　女　0.37 ～ 0.48L/L（37% ～ 48%），平均 0.40L/L（40%）。

【临床意义】　血细胞比容测定可反映红细胞的增多或减少，但受血浆容量改变的影响，同时也受红细胞体积大小的影响。

1. 血细胞比容增高　各种原因所致的血液浓缩，血细胞比容常达 0.50 以上。临床上测定脱水患者的血细胞比容，作为计算补液量的参考。各种原因所致的红细胞绝对性增多时，血细胞比容均增加，如真性红细胞增多症时，可高达 0.60 以上，甚至达 0.80。

2. 血细胞比容减低　见于各种贫血。由于贫血类型不同，红细胞体积大小也有不同，血细胞比容的减少与红细胞数减少并不一定成正比。因此，必须将红细胞数、血红蛋白量和血细胞比容三者结合起来，计算红细胞各项平均值才更有参考意义。

（二）红细胞平均值的计算

同时测得同一份血液标本的红细胞数、血红蛋白量和血细胞比容三项数据，按以下公式可以计算出红细胞的 3 种平均值。

1. 平均红细胞容积（mean corpuscular volume，MCV）　指每个红细胞的平均体积，以飞升（fl，$1L=10^{15}fl$）为单位。计算公式如下：

MCV= 每升血液中血细胞比容 / 每升血液中红细胞数量

　　=HCT（L/L）$\times 10^{15}$/L/RBC$\times 10^{12}$/L

【参考区间】　手工法：82 ～ 92fl（82 ～ 92μm³）；血细胞分析仪法：80 ～ 100fl。

2. 平均血红蛋白量（mean corpuscular hemoglobin，MCH）　指每个红细胞内所含血红蛋白的平均量，以皮克（pg，$1g=10^{12}pg$）为单位。计算公式如下：

MCH= 每升血液中血红蛋白量 / 每升血液中红细胞数量

　　=Hb（g/L）$\times 10^{12}$/RBC$\times 10^{12}$/L$\times$g

【参考区间】　手工法：27 ～ 31pg；血细胞分析仪法：27 ～ 34pg。

3. 平均红细胞血红蛋白浓度（mean corpuscular hemoglobin concentration，MCHC）　指每升红细胞中平均所含血红蛋白浓度（克数），以 g/L 表示。计算公式如下：

MCHC= 每升血液中血红蛋白量 / 每升血液中血细胞比容

　　　=Hb（g/L）/HCT（L/L）

【参考区间】　320 ～ 360g/L（32% ～ 36%）。

【临床意义】　根据上述三项红细胞平均值可进行贫血的形态学分类，见表 6-18-5。

贫血的形态学分类取决于红细胞计数、血红蛋白量和血细胞比容测定的准确性。典型的形态学改变有助于贫血的诊断与鉴别诊断。但形态学分类也有一定的局限性，对贫血患者的血涂片进行红细胞形态的观察仍然是十分重要的。

表 6-18-5 贫血的形态学分类

贫血的形态学分类	MCV（fl）	MCH（pg）	MCHC（g/L）	常见疾病
正常细胞性贫血	80～100	27～34	320～360	再生障碍性贫血、急性失血性贫血、多数溶血性贫血、骨髓病性贫血等
大细胞性贫血	＞100	＞34	320～360	巨幼细胞贫血及恶性贫血
小细胞低色素性贫血	＜80	＜27	＜320	缺铁性贫血、珠蛋白生成障碍性贫血、铁粒幼细胞贫血
单纯小细胞性贫血	＜80	＜27	320～360	慢性感染、炎症、肝病、尿毒症、恶性肿瘤、风湿性疾病所致贫血

（三）红细胞体积分布宽度测定

红细胞体积分布宽度（red blood cell volume distribution width，RDW）是反映外周血红细胞体积异质性的参数，由血细胞分析仪测量而获得，对贫血的诊断有重要意义。多数仪器采用所测红细胞体积大小的变异系数（coefficient of variability，CV），即 RDW-CV 来表示，也有的仪器采用 RDW-SD 的报告方式。

【参考区间】 RDW-CV 11.5%～14.5%。

【临床意义】

1. 用于贫血的形态学分类 不同病因引起的贫血，红细胞形态学特点不同，根据 MCV、RDW 两项参数界定贫血的新的形态学分类法（表 6-18-6），对贫血的鉴别诊断有一定的参考价值。

表 6-18-6 根据 MCV、RDW 对贫血的形态学分类

MCV	RDW	贫血类型	常见疾病
增高	正常	大细胞均一性贫血	部分再生障碍性贫血
	增高	大细胞非均一性贫血	巨幼细胞贫血、骨髓增生异常综合征
正常	正常	正常细胞均一性贫血	急性失血性贫血
	增高	正常细胞均一性贫血	再生障碍性贫血、阵发性睡眠性血红蛋白尿、葡萄糖 -6- 磷酸脱氢酶缺乏症等
减低	正常	小细胞均一性贫血	珠蛋白生成障碍性贫血、球形细胞增多症
	增高	小细胞非均一性贫血	缺铁性贫血

2. 用于缺铁性贫血的诊断和鉴别诊断 缺铁性贫血和轻型 β- 珠蛋白生成障碍性贫血均表现为小细胞低色素性贫血，缺铁性贫血患者 RDW 增高，而珠蛋白生成障碍性贫血患者 88% 为正常。缺铁性贫血患者在缺铁潜伏期时 RDW 即有增高，治疗后贫血已得到纠正，RDW 仍未至正常水平，可能反映体内储存铁尚未完全补足，故 RDW 对缺铁性贫血治疗中的动态监测有一定的意义。

四、红细胞沉降率的检测

红细胞沉降率（erythrocyte sedimentation rate，ESR，或血沉率）指红细胞在一定条件下沉降的速率，简称"血沉"。正常情况下，红细胞在血浆中具有相对的悬浮稳定性，沉降极其缓慢。但在很多病理情况下，红细胞沉降率可明显增快。虽然红细胞沉降率测定属非特异性试验，不能作为任何疾病确定诊断的依据，但将其结果与其他临床资料结合起来分析，则具有重要的参考价值。

【原理】 红细胞沉降的速率受两种相反方向力量的相互作用，即红细胞的下沉力与血浆的阻遏力。由于红细胞的比重较血浆的比重大，受地心引力的影响，产生自然的下沉力。而在红细胞下沉时，必须与等体积的血浆发生位置互换，造成血浆向上流动，这样就形成了血浆对红细胞下沉有一种向上的阻遏力。正常情况下，因红细胞膜表面的唾液酸带有负电荷，红细胞互相排斥，使细胞之间相距约 25cm，彼此分散悬浮于血浆中，下沉受到的阻力较大，故沉降较慢。使红细胞沉降加速的主要原因是红细胞聚集，而影响红细胞聚集的因素则存在于血浆中。如红细胞之间的排斥力减少而互相聚集呈缗钱状（rouleaux formation），此种聚集的红细胞团块重量增加，与血浆接触的总表面积大为减少，受到下沉时血浆的阻遏力也相应减弱，故使红细胞沉降增快。现已知血浆中的一些物质，特别是不对称的大分子蛋白质，如纤维蛋白原、γ 球蛋白（尤其是巨球蛋白），其次如 α、β 球蛋白及免疫复合物等，因带有正电荷可以中和红细胞表面的负电荷，而促使红细胞聚集，致血沉加速。清蛋白则相反，具有抑制红细胞缗钱状聚集的作用。病理情况下红细胞沉降率加速，绝大

多数是由这种血浆因素引起的；其次，血浆中脂类物质和红细胞的数量、形态等因素的改变均可影响红细胞沉降率。综上所述，影响红细胞沉降速率是促进增快和阻遏下沉两方面的因素同时存在或相互制约的结果。

【参考区间】

男性：0 ~ 15mm/1h；

女性：0 ~ 20mm/1h。

【临床意义】

1. 红细胞沉降率增快

（1）生理性增快：新生儿因纤维蛋白原含量低，红细胞沉降率较慢；12 岁以下的儿童红细胞沉降率可略快；妇女月经期红细胞沉降率略增快；妇女妊娠 3 个月以后红细胞沉降率逐渐加快，直至分娩后 3 周逐渐恢复正常，这可能与生理性贫血及纤维蛋白原含量增加等有关；老年人也可因血浆纤维蛋白原含量逐渐增加而使红细胞沉降率加快；高原地区居民因有代偿性红细胞增多，故红细胞沉降率低于平原地区。

（2）病理性增快

1）各种炎症性疾病：急性细菌性炎症时，炎症发生后 2 ~ 3d 即可见红细胞沉降率增快。风湿热为变态反应性结缔组织炎症，活动期时红细胞沉降率增快，与血中清蛋白降低、α_2 及 γ 球蛋白增高有关，病情好转时红细胞沉降率渐减慢，无风湿活动时红细胞沉降率可正常。慢性炎症（如结核病）病变呈活动性时，血中纤维蛋白原及球蛋白含量增加，红细胞沉降率明显增快，病变渐趋平稳，红细胞沉降率也逐渐回复至正常，如病变再活动时，红细胞沉降率又可增快。故临床上常用红细胞沉降率作为观察风湿热及结核病有无活动性的参考指标。

2）组织损伤及坏死：范围较大的组织损伤、手术创伤、急性心肌梗死时红细胞沉降率增快；而心绞痛时则无改变。故红细胞沉降率测定结果可作为心绞痛与心肌梗死鉴别的参考。

3）恶性肿瘤：增长迅速的恶性肿瘤红细胞沉降率增快，可能与肿瘤细胞分泌糖蛋白（属球蛋白）、肿瘤组织坏死、继发感染或贫血等因素有关。

4）高球蛋白血症：各种原因所致的高球蛋白血症，红细胞沉降率均可增快，如慢性肾炎、肝硬化、多发性骨髓瘤、巨球蛋白血症、淋巴瘤、系统性红斑狼疮、亚急性感染性心内膜炎、黑热病等。

5）其他：部分贫血患者，红细胞沉降率可轻度增快。动脉粥样硬化、糖尿病、肾病综合征、黏液水肿等患者，血中胆固醇高，红细胞沉降率亦见增快。

2. 红细胞沉降率减慢　无临床意义。

（童向民）

第二节　常见贫血的实验室检测

一、溶血性贫血

案例 6-18-2

男性，43 岁。因"头晕、乏力 11 年"入院。11 年前无明显诱因缓慢起身，出现头晕，乏力，伴面色苍白，反复排浓茶样尿，量如常，排尿以后头晕、乏力症状加重，且伴有皮肤、巩膜黄染及腰背酸痛。血红蛋白波动在 28 ~ 100g/L。有安乃近过敏史，最后 1 次输血是 7 个月前。

体格检查：慢性病容，贫血貌，巩膜轻度黄染，口唇苍白，肝肋下四指可扪及，质地中等，无压痛，脾肋下两指可扪及，质地硬，无压痛。

实验室检查：WBC 7.33×10^9/L，RBC 1.12×10^{12}/L，Hb 32g/L，HCT 11.9%，MCV 106.3fl，MCHC 26.9%，PLT 506×10^9/L；Coombs 试验（＋）；ESR 90mm/h；SLE 全套正常；肝功能：总胆红素 31.1μmol/L，直接胆红素 7.0μmol/L；尿常规：隐血（＋＋）；尿含铁血黄素（＋）；Hams 试验（－）；红细胞渗透脆性增高。

问题：

1. 患者显示溶血性贫血的依据有哪些？

2. 初步诊断及主要实验室诊断依据是什么？

> **案例 6-18-2 分析**
> 1. 显示溶血性贫血的依据：①头晕，乏力，伴面色苍白，反复排浓茶样尿，排尿以后头晕、乏力症状加重，且伴有皮肤、巩膜黄染及腰背酸痛。②贫血貌，巩膜轻度黄染，口唇苍白。③RBC、Hb、HCT 均明显低下；总胆红素及非结合胆红素升高；尿隐血（++）；尿含铁血黄素（+）；红细胞渗透脆性增高。
> 2. 初步诊断为自身免疫性溶血性贫血。
> 主要实验室诊断依据有 Coombs 试验（+）；尿含铁血黄素（+）；Ham 试验（-）。

溶血性贫血（hemolytic anemia）指各种原因导致红细胞生存时间缩短、破坏增多或加速，同时骨髓造血功能不能相应代偿而发生的一类贫血。

（一）溶血性贫血的分类和诊断步骤

1. 溶血性贫血的分类　溶血性贫血临床上按病因和发病机制可分为两大类，即红细胞内在缺陷所致的溶血性贫血和红细胞外部因素所致的溶血性贫血。前者多为遗传疾病，如遗传性球形红细胞增多症等，但也有后天获得性疾病，如阵发性睡眠性血红蛋白尿。细胞外因素所致的溶血性贫血均为后天获得性疾病。溶血性贫血的病因学分类见表 6-18-7。

表 6-18-7　溶血性贫血按病因分类

病因	常见疾病
一、红细胞内在缺陷	
1. 遗传性的	
（1）红细胞膜结构和功能的异常	遗传性球形红细胞增多症、遗传性椭圆形红细胞增多症等
（2）红细胞酶的异常	
1）糖无氧酵解中酶的缺乏	丙酮酸激酶缺乏症
2）磷酸己糖旁路中酶的缺乏	葡萄糖 -6- 磷酸脱氢酶缺乏症
（3）血红蛋白中珠蛋白链异常	
1）肽链结构异常	镰状细胞贫血、不稳定血红蛋白病
2）肽链合成量的异常	β- 珠蛋白生成障碍性贫血、血红蛋白 H 病
2. 获得性的	阵发性睡眠性血红蛋白尿等
二、红细胞外部因素	
1. 免疫性溶血性贫血	自身免疫性溶血性贫血（温抗体型、冷抗体型）、新生儿同种免疫溶血病、血型不合输血后溶血
2. 机械性溶血性贫血	心脏创伤性溶血性贫血、微血管病性溶血性贫血、行军性血红蛋白尿症
3. 化学及生物因素所致溶血性贫血	化学毒物及药物、感染、生物毒素等所致溶血性贫血
4. 脾功能亢进	原发脾功能亢进

2. 溶血性贫血的诊断步骤　溶血性贫血原因分析的检验项目很多，范围广而复杂。通常溶血性贫血的诊断分为 3 个步骤：①首先确定是否为溶血性贫血。②再确定是血管内溶血（红细胞在血管内破坏者）或血管外溶血（红细胞在血管外破坏者）。两者的鉴别有时可有困难，且严重溶血时两者可同时存在。血管内溶血和血管外溶血鉴别诊断见表 6-18-8。③进一步根据疾病史和血涂片中红细胞形态学观察综合分析，考虑导致溶血的可能原因。然后选择有针对性的特殊试验加以确诊。

（二）溶血性贫血的实验室筛选检测

溶血性贫血的诊断首先必须确定是否存在溶血。因此，需要有显示红细胞破坏增加和红细胞代偿性增生两方面具有共性改变的实验室检验依据。

表 6-18-8　血管内溶血与血管外溶血的鉴别

鉴别要点	血管内溶血（血浆内）	血管外溶血（细胞内）
溶血部位	在血液循环中发生	在单核吞噬细胞系统中发生
病因	后天获得性溶血性贫血为多见	先天性（遗传性）溶血性贫血为多见
发病机制	血浆中存在某种溶血因素作用于正常的或有内在缺陷的红细胞，使红细胞在血管内被破坏	多系红细胞的内在缺陷，致使红细胞的功能改变，造成红细胞容易被巨噬细胞系统破坏
发病年龄	多在成年期发病	多在幼年发病
家族史	多无	多有
致病因素	多数很明显	多数不明显
临床过程	一般为急性，也可有慢性	一般为慢性，也可有急性
黄疸	明显	不明显，多在溶血危象时出现
肝脾	无明显肿大，但可有触痛	明显肿大，但常无触痛
红细胞形态	多无明显改变	常有明显改变
红细胞脆性	无变化或减弱	多为增加，很少减弱
血红蛋白血症	常有	无或仅有轻度
血红蛋白尿	常有	无
尿含铁血黄素	多见于慢性者	无
含铁血黄素沉着	无	常见于脾、肝、骨髓等
脾切除治疗	无效	可能有效

1. 显示红细胞破坏增加的依据

（1）红细胞寿命缩短、破坏增加的有关检验

1）红细胞寿命测定：用 ^{51}Cr 标记红细胞测定红细胞的半衰期（$t_{1/2}$），正常红细胞半衰期为 25～32d，溶血性贫血时常小于15d。红细胞寿命缩短是确诊溶血性贫血最直接而确实的证据。但此项检验受到实验室条件的一定限制。

2）红细胞形态改变：某些溶血性贫血的血涂片中可见到红细胞破裂的征象，如出现球形细胞、盔形细胞、裂细胞、红细胞碎片等。有的可出现典型的异型红细胞（其形态及临床意义详见本章第一节），常可为病因诊断提供重要的线索。

3）血浆乳酸脱氢酶测定：红细胞破坏后，细胞内的乳酸脱氢酶同工酶 LDH_1、LDH_2 释放入血，使乳酸脱氢酶增高。

（2）血浆中游离血红蛋白增高的有关检验：血管内溶血时，大量血红蛋白游离至血浆中，使血浆游离血红蛋白定量增高。血浆中的游离血红蛋白与结合珠蛋白（haptoglobin）结合后被输送至肝分解，故使血浆结合珠蛋白减低。通常每升血液中的结合珠蛋白可以结合1.3g游离血红蛋白。当血浆中增高的游离血红蛋白量超过结合珠蛋白的结合能力时，血浆中结合珠蛋白已经消耗殆尽，剩余的一部分游离血红蛋白可转变为高铁血红蛋白，与血浆中清蛋白结合形成高铁血红素清蛋白（methemalbumin）在血浆中出现。大部分剩余的游离血红蛋白可通过肾排出（血红蛋白肾阈为1.3g/L），形成血红蛋白尿（hemoglobinuria）。从肾小球排出的血红蛋白经过肾小管时被重吸收，在肾小管上皮细胞内转变为含铁血黄素，这种肾小管上皮细胞脱落随尿排出即为含铁血黄素尿（hemosiderinuria）。血浆中游离血红蛋白增高的有关检验有以下几种。

1）血浆游离血红蛋白检测

【参考区间】　＜50mg/L（1～5mg/dl）。

【临床意义】　血管内溶血时血浆游离血红蛋白明显增高；血管外溶血时正常；自身免疫性溶血性贫血、珠蛋白生成障碍性贫血时可轻度增高。

2）血清结合珠蛋白检测

【参考区间】　0.7～1.5g/L（70～150mg/dl）。

【临床意义】　各种溶血时血清结合珠蛋白均有减低，以血管内溶血减低为显著。严重血管内溶血（血浆中游离血红蛋白超过1.3g/L）时可测不出。肝病、传染性单核细胞增多症、先天性无结合珠蛋白血症等也可减低或消失。感染、创伤、恶性肿瘤、红斑狼疮、糖皮质激素治疗、口服避孕药、

肝外胆汁淤积性黄疸等可有结合珠蛋白增高。

3）血浆高铁血红素清蛋白检测：有生化法和电泳法两种检测方法。生化法的原理为高铁血红素清蛋白能与硫化铵形成铵血色原，光谱仪观察在558nm处有一吸收光带。电泳法为醋酸纤维膜电泳，出现一条高铁血红素清蛋白区带。

【参考区间】　阴性。

【临床意义】　阳性表示为严重血管内溶血。

4）含铁血黄素尿试验（Rous 试验）：铁离子在酸化的低铁氰化钾溶液中生成蓝色的铁氰化铁，即普鲁士蓝反应。如尿液中脱落的肾小管上皮细胞有含铁血黄素，显微镜下观察尿沉渣中可有深蓝色物质出现，即为阳性。

【参考区间】　阴性。

【临床意义】　慢性血管内溶血可呈现阳性，并持续数周，常见于阵发性睡眠性血红蛋白尿。在溶血初期可呈阴性。

（3）胆红素代谢异常的表现：①血中总胆红素、非结合胆红素增高；②尿中尿胆原增高，尿胆红素呈阴性。

2. 显示红细胞代偿增生的依据

（1）外周血网织红细胞增多。

（2）外周血涂片中见到提示骨髓中红细胞系增生旺盛的红细胞形态改变，如红细胞大小不均，出现嗜多色性红细胞、点彩红细胞、Howell-Jolly 小体、Cabot 环、有核红细胞等。有时可见某种类型的异型红细胞，对溶血的病因诊断可有参考价值。

（3）增生性贫血骨髓象（见本章第三节骨髓细胞形态学检查）。

（三）确立溶血性贫血类型的实验室检验

1. 红细胞膜缺陷的检测

（1）红细胞渗透脆性试验（erythrocyte osmotic fragility test）：红细胞在低渗氯化钠溶液中细胞逐渐膨胀甚至破裂而溶血。红细胞渗透脆性试验是测定红细胞对不同浓度低渗氯化钠溶液的抵抗力，即红细胞的渗透脆性。将患者的红细胞加至按比例配制的不同浓度低渗氯化钠溶液中观察其溶血的情况，结果以被检红细胞最小抵抗力（开始溶血时氯化钠溶液的浓度）和最大抵抗力（完全溶血时氯化钠溶液的浓度）来表示。

【参考区间】　开始溶血：4.2 ～ 4.6g/L（0.42% ～ 0.46%）NaCl 溶液；完全溶血：2.8 ～ 3.4g/L（0.28% ～ 0.34%）NaCl 溶液。

【临床意义】

1）脆性增高：开始溶血及完全溶血时氯化钠溶液的浓度均较正常对照提前两管（0.04%）或更高，即开始溶血＞ 0.50%、完全溶血＞ 0.38%NaCl 溶液时为脆性增高。主要见于遗传性球形红细胞增多症、温抗体型自身免疫性溶血性贫血，遗传性椭圆形红细胞增多症也可增高。

2）脆性减低：常见于珠蛋白生成障碍性贫血，也可见于缺铁性贫血等。

（2）红细胞孵育渗透脆性试验（incubated osmotic fragility test）：红细胞孵育过程中，葡萄糖的消耗增加，储备的 ATP 减少，导致红细胞膜对阳离子的主动传递受阻，钠离子在红细胞内集聚，细胞膨胀，渗透脆性增加。

【参考区间】　未孵育：50% 溶血为 4.00 ～ 4.45%g/L NaCl；37℃孵育 24h：50% 溶血为 4.65 ～ 5.9g/L NaCl。

【临床意义】　常用于轻型遗传性球形红细胞增多症、先天性非球形红细胞溶血性贫血的诊断和鉴别诊断。

1）脆性增加：见于遗传性球形红细胞增多症、遗传性椭圆形红细胞增多症、先天性非球形红细胞溶血性贫血。

2）脆性减低：见于珠蛋白生成障碍性贫血、缺铁性贫血、镰状细胞贫血、脾切除术后。

（3）自身溶血试验及纠正试验（autohemolysis and correction test）：先天性非球形红细胞性溶血性贫血患者，由于红细胞内酶缺陷，葡萄糖酵解障碍，不能提供足量 ATP，以维持红细胞内的钠泵功能。患者红细胞无菌条件下在自身血浆中温育 48h，使 ATP 储备减少，钠泵作用减弱，导致溶血增强。在孵育过程中，分别加入葡萄糖和 ATP 作为纠正物，并以氯化钠溶液为对照，观察溶血是否被纠正。

【参考区间】 正常人红细胞经孵育 48h 后，仅轻微溶血，溶血度＜ 3.5%；加葡萄糖和加 ATP 孵育，溶血明显纠正，溶血度均＜ 1%。

【临床意义】 可用作遗传性球形红细胞增多症和先天性非球形红细胞性溶血性贫血的鉴别诊断。遗传性球形红细胞增多症时，经孵育后溶血明显增强，加入葡萄糖及加入 ATP 后孵育，溶血均得到明显纠正；Ⅰ型先天性非球形红细胞性溶血性贫血（葡萄糖 -6- 磷酸脱氢酶缺乏症）时自身溶血加重，加葡萄糖和 ATP 均可使溶血部分纠正；Ⅱ型先天性非球形红细胞性溶血性贫血（丙酮酸激酶缺乏症）自身溶血明显增强，加入葡萄糖孵育，溶血不能纠正，只有加入 ATP 才能纠正。

2. 红细胞酶缺陷的检测 红细胞酶缺陷所致溶血性贫血又称为红细胞酶病（erythrocyte enzymopathy），指参与红细胞代谢（主要是糖代谢）的酶由于基因缺陷，导致活性改变而发生溶血的一组疾病。有关检查如下。

（1）高铁血红蛋白还原试验（methemoglobin reduction test）：在有足量的还原型辅酶Ⅱ（NADPH）存在下，反应液中的高铁血红蛋白能被高铁血红蛋白还原酶还原成（亚铁）血红蛋白。当葡萄糖 -6- 磷酸脱氢酶（G-6-PD）含量正常时，由磷酸戊糖代谢途径生成 NADPH 的数量足以完成上述还原反应；反之，则还原速度减慢，甚至不能还原。

【参考区间】 高铁血红蛋白还原率＞ 75%；高铁血红蛋白为 0.3 ～ 1.3g/L。

【临床意义】 G-6-PD 缺乏症和伯氨喹型药物溶血性贫血患者由于 G-6-PD 缺陷，高铁血红蛋白还原率明显下降。

（2）氰化物 - 抗坏血酸试验（ascorbate cyanide test）：抗坏血酸钠与 HbO_2 反应生成 H_2O_2，氰化钠能抑制过氧化氢酶以使 H_2O_2 不受影响，从而使 H_2O_2 与还原型谷胱甘肽（GSH）发生反应，产生氧化型谷胱甘肽（GSSG），后者需要 NADPH 使其再还原为 GSH。如红细胞中催化 NADPH 形成的酶（如 G-6-PD）缺乏，则 GSH 产生减少，使 H_2O_2 蓄积，HbO_2 被氧化成为棕色的高铁血红蛋白；如红细胞不缺乏 G-6-PD，则 GSH 活性正常；H_2O_2 即被还原失效，HbO_2 仍呈鲜红色。

【临床意义】 纯合子 G-6-PD 缺乏的血液在 2h 内即变色，杂合子者 3 ～ 4h 变色，正常血液需更长时间才变色。

（3）变性珠蛋白小体生成试验：G-6-PD 缺乏可致红细胞内的还原型谷胱甘肽含量减少，随之出现高铁血红蛋白增高，最后形成变性珠蛋白小体（Heinz bodies）。取 G-6-PD 缺陷者血液，然后加乙酰苯肼于被检血样及对照标本中，37℃温育 2 ～ 4h，推薄血涂片，用 1% 煌焦油蓝染色。计算含 5 个或更多珠蛋白小体的红细胞百分率。

【参考区间】 ＜ 30%。

【临床意义】 G-6-PD 缺乏症，不稳定型血红蛋白病、血红蛋白 H 病等常高于 45%。

（4）葡萄糖 -6- 磷酸脱氢酶荧光斑点试验和活性测定：在 G-6-PD 和 NADP 存在下，G-6-PD 能使 NADP 还原成 NADPH，后者在紫外线照射下会发出荧光。NADPH 的吸收峰在波长 340nm 处，可通过单位时间生成 NADPH 的量来测定 G-6-PD 活性。

【参考区间】 正常人有极强荧光。正常人酶活性为（4.97±1.43）U/gHb。

【临床意义】 G-6-PD 缺陷者荧光很弱或无荧光；杂合子或某些 G-6-PD 变异体者则可能有轻到中度荧光。

（5）丙酮酸激酶荧光筛选试验和活性测定：在二磷酸腺苷（ADP）存在的条件下，丙酮酸激酶（PK）催化烯醇式磷酸丙酮酸变为丙酮酸。在还原型辅酶Ⅰ（NADH）存在的情况下，丙酮酸经乳酸脱氢酶作用转变成乳酸，若荧光标记于 NADH 上，此时有荧光的 NADH 变为无荧光的 NAD。

【参考区间】 正常 PK 活性荧光在 20min 内消失。酶活性为（15.1±4.99）U/gHb。

【临床意义】 PK 严重缺乏（纯合子）荧光 60min 内不消失；杂合子荧光 25 ～ 60min 消失。

3. 珠蛋白生成异常的检测

（1）血红蛋白电泳（hemoglobin electrophoresis）

【参考区间】 正常人的电泳图谱显示 4 条区带，最靠阳极端的为量多的 HbA，其后为量少的 HbA_2，再后为两条量更少的红细胞内非血红蛋白成分（NH_1 和 NH_2）。

【临床意义】

1）HbA_2 增高：是诊断 β- 轻型珠蛋白生成障碍性贫血的重要依据。个别恶性贫血、叶酸缺乏所致巨幼细胞贫血、某些不稳定型血红蛋白病也会增高。

2）HbA_2 减低：缺铁性贫血及铁粒幼细胞贫血 HbA_2 减低。

（2）胎儿血红蛋白（HbF）酸洗脱试验：HbF 抗酸能力较 HbA 强。因此，经固定后的血涂片，置酸性缓冲液中保湿一定时间，只有含 HbF 的红细胞不被洗脱，再用伊红染色而呈鲜红色。

【临床意义】　脐带血、新生儿、婴儿阳性，成人小于 1%。珠蛋白生成障碍性贫血患者轻型者（杂合子）仅少数红细胞呈阳性，重型者阳性红细胞明显增多。

（3）胎儿血红蛋白测定或 HbF 碱变性试验：在碱性溶液中，HbF 不易变性沉淀，其他 Hb 在碱性溶液中可变性被沉淀。测定其滤液中 Hb 含量，即 HbF 含量。

【参考区间】　成人 < 2%。新生儿 55% ~ 85%，1 岁左右同成人。

【临床意义】　β- 珠蛋白生成障碍性贫血明显增高，重型者高达 80% ~ 90%。急性白血病、再生障碍性贫血、红白血病、淋巴瘤等也可轻度增高。

4. 自身免疫性溶血性贫血检测　自身免疫性溶血性贫血（auto immune hemolytic anemia，AIHA）系体内免疫发生异常，产生自身抗体和（或）补体，结合在红细胞膜上，红细胞破坏加速而引起的一组溶血性贫血。

（1）抗人球蛋白试验：不完全抗体（IgG）无法架接两个邻近的红细胞，而只能和一个红细胞抗原相结合。抗人球蛋白抗体是完全抗体，可与多个不完全抗体的 Fc 段相结合，导致红细胞凝集现象，称为抗人球蛋白试验（antihuman globulin test，即 Coombs 试验）阳性。直接 Coombs 试验阳性说明患者红细胞表面上包被有不完全抗体；而间接 Coombs 试验阳性则说明患者血清中存在着不完全抗体。

【参考区间】　直接、间接抗人球蛋白均呈阴性反应。

【临床意义】

1）阳性：见于新生儿溶血病、自身免疫性溶血性贫血、系统性红斑狼疮、类风湿关节炎、恶性淋巴瘤，以及甲基多巴及青霉素型等药物性溶血反应。

2）AIHA 大多属于温抗体型（即于 37℃ 条件下作用最强，主要为 IgG），但也有小部分属冷抗体型（主要为 IgM），故必要时应于 4℃ 条件下进行试验，排除假阴性反应。

3）AIHA 大多为 IgG 型抗体，还有 IgG+C3 型、C3 型、极少数 IgG 亚型、IgA 型、IgM 型，故应使用广谱的抗人球蛋白血清进行试验，必要时须加用上述各种单价抗血清，以提高检出阳性率。

4）间接 Coombs 试验主要用于 Rh 或 ABO 妊娠免疫性新生儿溶血病母体血清中不完全抗体的检测，很少用于 AIHA 诊断。

（2）冷凝集素试验（cold agglutinin test，CAT）：冷凝集素是一种可逆性抗体，在低温时可与自身红细胞、O 型红细胞或与患者同型红细胞发生凝集，当温度增高时，凝集块又复消失。

【参考区间】　效价 < 1 : 40，反应最适温度为 4℃。

【临床意义】　某些 AIHA 患者的冷凝集素效价很高，有的可达 1 : 64 000 或更高。

（3）冷热双相溶血试验（Donath-Landsteiner test）：阵发性冷性血红蛋白尿症患者的血清中有双相溶血素，在 0 ~ 4℃ 时，溶血素与红细胞结合，并吸附补体，但不溶血；当升温至 30 ~ 37℃ 时则发生溶血。

【参考区间】　阴性。

【临床意义】　阳性见于 PCH。某些病毒感染，如麻疹、流行性腮腺炎、水痘、传染性单核细胞增多症也可有阳性反应。

5. 阵发性睡眠性血红蛋白尿检测　阵发性睡眠性血红蛋白尿（paroxysmal nocturnal hemoglobinuria，PNH）为获得性红细胞膜缺陷引起的慢性血管内溶血，常在睡眠时加重，可伴有发作性血红蛋白尿和全血细胞减少症。

（1）酸化溶血试验（acid serum hemolysis test）：即 Ham 试验，PNH 患者的红细胞对补体敏感性增高，在酸化的血清中（pH 6.6 ~ 6.8），经 37℃ 孵育，易溶血。此法较敏感，假阳性较少。

【参考区间】　阴性。

【临床意义】　阳性主要见于 PNH，某些 AIHA 发作严重时也可阳性。

（2）蔗糖溶血试验：蔗糖溶液离子浓度低，经孵育可加强补体与红细胞膜的结合，使 PNH 患者的红细胞膜上形成小孔，遂使蔗糖进入红细胞而导致溶血。

【参考区间】　阴性。

【临床意义】　PNH 常为阳性。轻度阳性亦可见于部分巨幼细胞贫血、再生障碍性贫血、AIHA 和遗传性球形红细胞增多症。此试验可作为 PNH 的筛选试验，阴性可排除 PNH，阳性应再做 Ham 试验。

（3）蛇毒因子溶血试验：蛇毒因子是从眼镜蛇毒中提取的一种相对分子质量为 144 000 的蛋白质，它能直接激活血清中的补体 C3，通过旁路途径激活补体系统，进攻 PNH 红细胞，造成溶血。本试验为特异性 PNH 试验。

二、缺铁性贫血

案例 6-18-3

女性，25 岁。因"面色苍白、头晕、乏力 1 年余，加重伴心悸 1 个月"来诊。1 年前无明显诱因出现头晕、乏力，家人发现面色不如从前红润，但能照常上班，近 1 个月来加重伴活动后心悸，曾到医院化验血红蛋白低（具体不详），给予硫酸亚铁口服，因胃不适仅用过 1d。病后进食正常，不挑食，无便血、黑粪，无尿色异常，无鼻出血和齿龈出血。体重无明显变化。既往体健，无胃病史，无药物过敏史。结婚 6 个月，月经初潮时 14 岁，7d/27d，末次月经在 15d 前，近 2 年月经量多，6 个月来更明显。

体格检查：体温 36℃，脉搏 104 次 / 分，呼吸 18 次 / 分，血压 120/70mmHg。一般状态好，贫血貌，皮肤黏膜无出血点，浅表淋巴结不大，巩膜不黄，口唇苍白，舌乳头正常，心肺无异常，肝脾不大。

实验室检查：WBC 6.5×10^9/L、Hb 60g/L、RBC 3.0×10^{12}/L、MCV 70fl、MCH 25pg、MCHC 30%、PLT 218×10^9/L、Ret 1.5%，血清铁蛋白 10μg/L、血清铁 7.74μmol/L、血清总铁结合力 80μmol/L。

问题：

1. 该患者的初步诊断是什么？

2. 主要实验室依据有哪些？

案例 6-18-3 分析

1. 初步诊断是月经过多引起的缺铁性贫血。

2. 显示缺铁性贫血的主要实验室依据包括血红蛋白、红细胞、红细胞平均体积及红细胞平均血红蛋白浓度均降低；血清铁蛋白及血清铁降低；网织红细胞及血小板正常。

缺铁性贫血（iron deficiency anemia，IDA）是机体铁的需要量增加和（或）铁吸收减少，使体内储存铁耗尽而缺乏，又未得到足够的补充，导致合成血红蛋白的铁不足而引起的贫血。临床上缺铁可分为 3 个阶段：①储存铁缺乏阶段。铁缺乏时，首先是储存铁的减少或缺乏，但尚未累及血红蛋白合成用铁，因此，血红蛋白不下降，红系细胞形态也未发生变化。②缺铁性红细胞生成阶段。血清铁减少，大多不出现血红蛋白降低。③缺铁性贫血阶段。铁缺乏进一步加剧，血红蛋白合成减少，出现小细胞低色素性贫血的形态学特点。缺铁性贫血是体内慢性渐进性缺铁的结果。

（一）缺铁性贫血的诊断步骤

目前我国采用的实验室诊断标准如下：①小细胞低色素性贫血，血红蛋白浓度：男性 < 120g/L，女性 < 110g/L，孕妇 < 100g/L；MCV < 80fl，MCH < 27pg，MCHC < 0.32；②红细胞形态可有明显的低色素表现；③血清（血浆）铁 < 8.95μmol/L（50μg/dl），总铁结合力 > 64.44μmol/L（360μg/L）；④转铁蛋白饱和度 < 0.15；⑤骨髓铁染色显示，骨髓小粒可染铁多消失，铁粒幼细胞 < 15%；⑥红细胞游离原卟啉（FEP）> 0.9μmol/L（50μg/dl，全血），或血液锌原卟啉（ZPP）> 0.96μmol/L（60μg/dl，全血），或 FEP > 4.5μg/g Hb；⑦血清铁蛋白 < 12μg/L（SF < 12μg/L 表示储存铁耗尽，SF < 20μg/L 表示储存铁减少）；⑧血清转铁蛋白受体浓度 > 26.5nmol/L。WHO 制定的实验室诊断标准：①血清铁 < 8.95μmol/L（50μg/dl）；②转铁蛋白饱和度 < 0.15；③血清铁蛋白 < 12μg/L；④红细胞游离原卟啉 > 1.26μmol/L（70μg/dl）。

（二）缺铁性贫血的实验室筛选检测

1. 血象 血象呈小细胞低色素性贫血，男性 Hb < 120g/L，女性 Hb < 110g/L，孕妇 Hb < 100g/L；MCV < 80fl，MCH < 27pg，MCHC < 0.32；红细胞可有明显的低色素表现。缺铁的发展阶段不同，贫血的轻重不一，血象也表现不一样。缺铁早期常无贫血，当缺铁加重时出现轻度正细胞性贫血，

RBC 数可在正常范围，血红蛋白下降，RBC 形态已有变化，红细胞体积分布宽度升高。随着缺铁的进展，RBC 和 Hb 进一步下降，骨髓红系代偿性增生，呈典型的小细胞低色素性贫血。镜下可见红细胞大小不等，以小红细胞为主，出现少数椭圆形、靶形和不规则形红细胞。红细胞中心浅染区扩大，甚至呈狭窄环形。网织红细胞大多为正常或轻度增高。白细胞和血小板计数一般正常，慢性失血者可有血小板增多；贫血较重的儿童患者可有血小板减少；钩虫病引起的缺铁性贫血可有嗜酸性粒细胞增多。小细胞低色素性贫血是缺铁性贫血的形态学特征。

2. 骨髓象　骨髓呈增生性贫血的骨髓象特点（见本章第三节骨髓细胞形态学检查）。

3. 骨髓铁染色　正常人骨髓以含铁血黄素的形式储存的铁属于细胞外铁；而幼红细胞的胞质中含有的铁属于细胞内铁，称为"铁粒幼细胞"。骨髓中细胞外铁和幼红细胞内的铁颗粒与酸性亚铁氰化钾作用，发生普鲁士蓝反应，生成蓝色亚铁氰化钾沉淀，定位于铁的部位，即骨髓铁染色。

【参考区间】　细胞外铁为 + ～ ++，细胞内铁为计数 100 个幼红细胞，铁粒幼细胞为 19 ～ 44 个。

【临床意义】　缺铁性贫血患者储存铁缺乏，细胞外铁阴性；铁粒幼红细胞（细胞内铁）明显减少或缺如，且颗粒小、着色淡。骨髓铁染色显示细胞外铁明显减少或消失、铁粒幼红细胞 < 15%，该检查是诊断缺铁性贫血直接而可靠的方法。

4. 铁代谢检查　在缺铁性贫血的诊断和鉴别诊断中起着重要作用。

（1）血清铁测定：采用分光光度法。血清铁以 Fe^{3+} 形式与转铁蛋白结合存在，降低介质 pH 及加入还原剂（如维生素 C、羟铵盐酸盐等）能将 Fe^{3+} 还原为 Fe^{2+}，此时，因转铁蛋白对铁离子的亲和力降低而解离，解离出的 Fe^{2+} 与显色剂（如菲咯晴和 2，2'-2 联吡啶等）反应，生成粉红色络合物，经与铁标准液比色，计算出血清铁的含量。

【参考区间】　成年男性为 11.6 ～ 31.3μmol/L，女性为 9.0 ～ 30.4μmol/L，均值为 20μmol/L，1 岁后小儿时期约为 12μmol/L。

【临床意义】

1）血清铁降低：见于以下疾病，包括：①缺铁性贫血，可用于缺铁与非缺铁性贫血的鉴别诊断；②慢性感染；③真性红细胞增多症；④急性心肌梗死等。

2）血清铁增高：见于反复输血、造血不良、无效性增生、肝病、慢性溶血等。

（2）血清铁蛋白测定（serum ferritin，SF）：采用化学发光免疫分析法。该方法主要是应用微粒酶免疫分析（microparticle enzyme immunoassay analysis，MEIA）技术，即以抗铁蛋白抗体（anti-Fer）包被微粒子（M-Ab），与标本中的铁蛋白结合形成 M-Ab-Ag 复合物，并转移到纤维杯上。复合物中的微粒子能不可逆地结合到纤维杯表面的玻璃纤维上，并与加入的抗铁蛋白抗体 - 碱性磷酸酶共轭体结合。洗脱未结合的游离物质，加入发光底物 4- 甲基伞花基磷酸钠，底物被碱性磷酸酶水解掉磷酸基而发出荧光，通过 MEIA 光学装置检测该荧光产物，进而检测铁蛋白的含量。

【参考区间】

成年男性：18 ～ 30 岁　18.7 ～ 323.0μg/L；

　　　　　　31 ～ 60 岁　16.4 ～ 293.9μg/L。

成年女性：绝经前　6.92 ～ 82.5μg/L；

　　　　　　绝经后　14.9 ～ 233.1μg/L。

【临床意义】　血清铁蛋白能准确地反映体内储存铁的情况，在铁缺乏早期就可以出现异常，是诊断缺铁性贫血敏感的方法。降低见于缺铁性贫血早期、慢性贫血、失血、营养缺乏等；增高见于血色病、含铁血黄素沉着症、肝病、急性感染、恶性肿瘤等。

（3）血清总铁结合力测定（total iron binding capacity，TIBC）：通常情况下，正常人血清中仅有 1/3 的转铁蛋白与铁结合。分光光度法的原理：在血清中加入已知过量的铁标准液，使血清中的转铁蛋白全部与铁结合达到饱和状态，再用吸附剂（轻质碳酸镁）除去多余的铁。按照 SI 测定方法，测得的血清铁含量，即为总铁结合力；如再减去先测的血清铁，则为未饱和铁结合力（unsaturated iron binding capacity，UIBC）。SI 占 TIBC 的百分比即为转铁蛋白饱和度（transferrin saturation，TS）

【参考区间】

TIBC：男性 50 ～ 77μmol/L，女性 54 ～ 77μmol/L。

UIBC：25.1 ～ 51.9μmol/L。TS：20% ～ 50%。

【临床意义】　血清总铁结合力增高见于缺铁性贫血、红细胞增多症、肝细胞坏死、口服避孕药等；降低或正常见于珠蛋白生成障碍性贫血、恶性肿瘤、感染性贫血、血色病、肝病和溶血性贫血等；显著降低者见于肾病综合征。

（4）血清转铁蛋白饱和度测定：转铁蛋白饱和度（transferrin saturation，TS）等于血清铁与转铁蛋白结合力的比值。

【参考区间】 20%～50%。

【临床意义】 转铁蛋白饱和度降低见于缺铁性贫血（TS＜15%）、炎症等。增高见于以下情况：①铁利用障碍，如铁粒幼细胞贫血、再生障碍性贫血；②铁负荷过重，如血色病早期，储存铁增加不显著，但血清铁已增加，TS＞70%，这是诊断的可靠指标。

（5）血清转铁蛋白测定（serum transferrin，sTf）：一般采用免疫散射比浊法进行测量。利用抗人转铁蛋白血清与待测的转铁蛋白结合形成抗原抗体复合物，其光吸收和散射浊度增加，与标准曲线比较，可计算出转铁蛋白含量。

【参考区间】 免疫散射比浊法：28.6～51.9μmol/L。

【临床意义】 血清转铁蛋白增高见于缺铁性贫血及中、晚期妊娠和慢性失血等；降低常见于肾病综合征、肝硬化、恶性肿瘤、炎症等。

（6）血清转铁蛋白受体测定（soluble transferring receptor，sTfR）：一般采用酶联免疫双抗体夹心法。能包被血清转铁蛋白受体的特异多克隆抗体，与血清中的转铁蛋白受体进行反应，形成抗原抗体复合物，再加入酶标记的对铁蛋白受体有特异性的抗体，使之与抗原抗体复合物进行特异性结合，洗去未与酶标记的抗体结合部分，加入底物和显色剂，其颜色深浅与转铁蛋白受体的量成正比。

【参考区间】 以不同浓度标准品的吸光度绘制标准曲线，通过标准曲线查出待测标本的sTfR水平。各实验室应根据试剂说明书提供的参考值进行判断。

【临床意义】 血清转铁蛋白受体增高见于缺铁性贫血、溶血性贫血等；降低见于再生障碍性贫血、慢性贫血、肾衰竭等；另外可用于临床观察骨髓增生状况和治疗反应。

5. 其他检查 铁动力学检查显示缺铁性贫血患者对铁的利用加快，利用率增高。必要时缺铁性贫血还需进行其他方面的检查，如粪便隐血检查、虫卵检查、尿液检查，以及肝、肾功能检查及相应的生化、免疫学检查等。

三、巨幼细胞贫血

案例 6-18-4

女性，62 岁。以"乏力、食欲缺乏 3 个月"来诊。伴有腹泻、腹胀，精神忧郁，无黑粪，无发热。

体格检查：体温 36.5℃，脉搏 80 次 / 分，呼吸 22 次 / 分，血压 128/75mmHg。中度贫血貌，舌质红，心肺无异常，肝、脾无肿大。下肢对称性深度感觉及振动感消失，平衡失调。

实验室检查：WBC $3.0×10^9$/L，RBC $2.0×10^{12}$/L，Hb 82g/L，PLT $80×10^9$/L，MCV 110fl，MCH 35pg，总胆红素 44μmol/L，非结合胆红素 38μmol/L，Ret 2%，Ret 绝对值 $88×10^9$/L，叶酸 3.2nmol/L，维生素 B_{12} 125.5pg/ml。骨髓检查：三系细胞可见巨幼变。

问题：

1. 初步诊断是什么？

2. 主要实验室依据有哪些？

案例 6-18-4 分析

1. 初步诊断是巨幼细胞贫血。

2. 显示巨幼细胞贫血的主要实验室依据：①外周血全血细胞减少，大细胞性贫血；②骨髓细胞学检查：骨髓有核细胞增生明显活跃，三系细胞巨幼变；③维生素 B_{12} 和叶酸测定结果偏低。

巨幼细胞贫血（megaloblastic anemia，MgA）是由于维生素 B_{12} 和（或）叶酸缺乏，使细胞 DNA 合成障碍，导致细胞核发育障碍，而 RNA 合成继续，致使骨髓三系细胞核质发育不平衡及无效造血所致的贫血，也称脱氧核苷酸合成障碍性贫血。本病以骨髓中粒系、红系、巨核系三系细胞出现巨幼变为特征，外周血表现为大细胞性贫血。

■ （一）巨幼细胞贫血的实验室筛选检测

1. 血象 血象检查为本病最重要的筛选试验，观察血涂片细胞形态对诊断十分重要。本病为大细胞性贫血（MCV 增高，MCHC 正常），RBC 和 Hb 的下降不平行，RBC 减少更明显。红细胞明显大小不等（RDW 增高），形态不规则，以椭圆形大红细胞多见，着色较深，中心淡染区不明显甚至消失。异型红细胞增多，可见红细胞点彩、红细胞 Howell－Jolly 小体及有核红细胞。网织红细胞绝对值减少。白细胞数正常或减低，中性粒细胞胞体偏大，出现分叶核过多的中性粒细胞是巨幼细胞贫血的早期征象，分叶多者可达 6～9 叶或以上。血小板数正常或减低，可见巨大血小板。血象可出现三系减少，但白细胞和血小板减少的程度往往较贫血的程度轻。血象中红系的上述改变与中性粒细胞核右移同时存在，常提示巨幼细胞贫血。

2. 骨髓象 骨髓增生活跃或明显活跃，以三系细胞均可出现巨幼变为特征（见本章第三节骨髓细胞形态学检查）。

3. 细胞化学染色 骨髓铁染色显示铁粒幼细胞增多和巨噬细胞含铁量（细胞外铁）增加；糖原染色原红细胞、幼红细胞阴性，偶见弱阳性。

4. 血清和红细胞叶酸测定 采用放射免疫分析法。叶酸盐对蛋白质具有高亲和力，蛋白质可特异性地结合这些分子。用放射性竞争性蛋白结合法，向受检者血清中加入一定量的结合蛋白和放射标记的叶酸，使受检血清中的叶酸与放射标记的叶酸竞争性地与结合蛋白结合，用吸附剂去除游离的标记叶酸后，检测其放射活性。其活性与受检血清（红细胞）叶酸含量成反比，与已知标准管对比，计算出叶酸含量。

【参考区间】 血清叶酸：成年男性 8.61～23.8nmol/L，女性 7.93～20.4nmol/L；红细胞叶酸：成人 340～1020nmol/L（放射免疫分析法）。

【临床意义】 叶酸降低有助于诊断由于叶酸缺乏引起的巨幼细胞贫血，也可见于红细胞过度增生；叶酸吸收障碍，如慢性腹泻、乳糜泻、小肠切除、服用抗癫痫药等；叶酸利用增加的疾病，如溶血性贫血、骨髓增殖性疾病、甲状腺功能亢进症、恶性肿瘤等。

5. 维生素 B_{12} 检验

（1）血清维生素 B_{12} 测定：目前临床上多应用化学发光免疫分析法检测，基于微粒酶免疫检测（MEIA）技术。待测血清中的维生素 B_{12} 与内因子包被的微粒相结合，形成维生素 B_{12}-IF- 微粒复合物。当复合物被转移到纤维杯上时，复合物中的微粒可结合到纤维杯表面的玻璃纤维上，并与再加入的维生素 B_{12}- 碱性磷酸酶共轭体结合，形成维生素 B_{12}-IF- 微粒 - 共轭体复合物。洗去未结合的游离物质，加入发光底物 4- 甲基伞花基磷酸钠，底物被碱性磷酸酶水解掉磷酸基而发出荧光，通过 MEIA 光学装置检测该荧光产物，进而检测维生素 B_{12} 的含量。

【参考区间】 187～1059ng/L；＜157ng/L 时为维生素 B_{12} 缺乏。

【临床意义】 血清维生素 B_{12} 减低对巨幼细胞贫血诊断及病因分析有重要价值。维生素 B_{12} 和叶酸在代谢上关系密切，临床上进行病因分析时常需同时测定维生素 B_{12} 和叶酸。血清维生素 B_{12} 增高见于白血病、真性红细胞增多症、恶性肿瘤和肝细胞损伤。

（2）维生素 B_{12} 吸收试验（schilling test）：给受检者口服放射性核素 ^{57}Co 标记的维生素 B_{12} 0.5μg，2h 后肌内注射未标记的维生素 B_{12} 1mg，收集 24h 尿，测定 ^{57}Co 排出量。尿排泄量低于正常者应再另外服用动物源性的内因子并重复上述试验，以确定吸收不良能否被纠正。

【参考区间】 吸收正常者尿排泄的放射性活性为 7% 以上（核素标记法）。

【临床意义】 巨幼细胞贫血＜7%，恶性贫血＜5%。若恶性贫血患者补充内因子后维生素 B_{12} 重吸收得到恢复，表明维生素 B_{12} 缺乏是由于内因子缺乏引起的，而不是肠道因素。

（3）血清内因子阻断抗体测定：血清内因子阻断抗体（intrinsic factor bolcking antibody，IFBA）测定常用放射免疫法。维生素 B_{12} 要与胃壁细胞分泌的内因子（intrinsic factor，IF）形成复合物后才能被吸收，内因子阻断抗体通过阻断 IF 与维生素 B_{12} 的结合而影响维生素 B_{12} 的吸收。用 ^{57}Co 标记的维生素 B_{12} 与血清中的 IF 结合，形成 ^{57}Co 维生素 B_{12}-IF 复合物，当存在内因子抗体时，形成的复合物量减少。检测其放射活性，与阳性对照管进行比较，可得知内因子抗体的存在。

【参考区间】 健康人为阴性，比值≤1.00±0.10；比值≥阳性对照血清比值 ±0.10 为阳性。

【临床意义】 内因子阻断抗体阳性：多见于由维生素 B_{12} 缺乏引起的巨幼细胞贫血、恶性贫血等疾病。

（童向民）

第三节 骨髓细胞形态学检查

一、血细胞发育过程中形态变化的一般规律

骨髓涂片经瑞特或吉姆萨染色后，在光学显微镜下各系统及各阶段血细胞形态学特征如下（图6-18-38）。

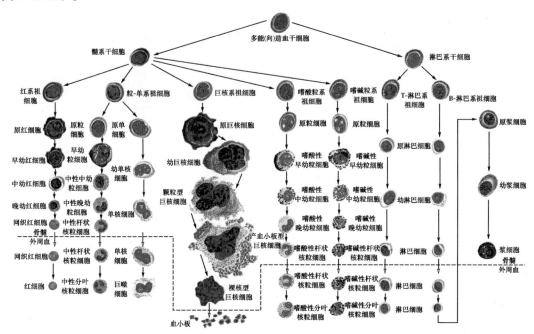

图6-18-38 各系统及各阶段血细胞

（一）红细胞系统

1.原红细胞（normoblast） 胞体圆形或椭圆形，直径为15～22μm，细胞边缘有时可见基底较宽的半球状或瘤状突起。细胞核呈圆形，居中或稍偏位，约占细胞直径的4/5，核染色质呈细砂状或细粒状，较原粒细胞着色深而粗密，核仁1～5个，呈暗蓝色，界线不甚清晰，常很快消失。胞质量少，不透明，深蓝色，有时细胞核周围着色浅，形成核周淡染区，无颗粒（图6-18-39）。

2.早幼红细胞（basophilic normoblast） 胞体圆形或椭圆形，直径为10～20μm。细胞核呈圆形，占细胞的2/3以上，居中或稍偏位，染色质开始凝集成小块状，核仁消失。胞质量稍多，呈不透明深蓝色，有时胞质着色较原红细胞更深，仍可见瘤状突起及核周淡染区，不含颗粒（图6-18-40）。

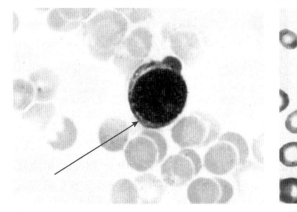

图6-18-39 原红细胞（×1000）

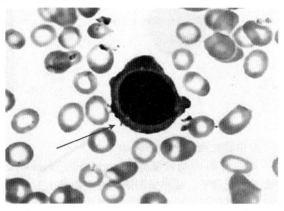

图6-18-40 早幼红细胞（×1000）

3.中幼红细胞（polychromatic normoblast） 胞体呈圆形，直径为8～18μm。细胞核呈圆形，约占细胞直径的1/2，染色质凝集成团块状或粗索状，似车轮状排列，其间有明显的淡染区域。胞质量较多，因内含血红蛋白逐渐增多，可呈着色不均匀的不同程度的嗜多色性（图6-18-41）。

4.晚幼红细胞（orthochromatic normoblast） 胞体呈圆形，直径为7～12μm。细胞核呈圆形，

居中，占细胞的 1/2 以下，核染色质凝聚成大块状或固缩成团，呈紫褐色或紫黑色。胞质量多，呈均匀的淡红色或极淡的灰紫色（图 6-18-42）。

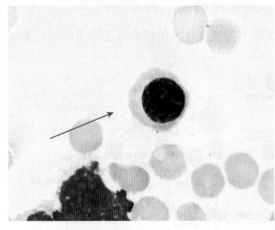

图 6-18-41　中幼红细胞（×1000）

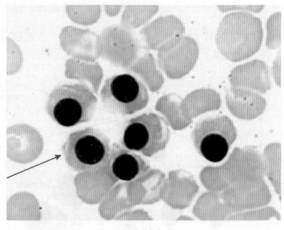

图 6-18-42　晚幼红细胞（×1000）

■ （二）粒细胞系统

1. 原粒细胞（myeloblast）　胞体呈圆形或椭圆形，直径为 11 ～ 18μm。细胞核较大，占细胞体积的 2/3 以上，呈圆形或椭圆形，居中或略偏位，核染色质呈淡紫红色细粒状，排列均匀平坦如薄纱，核仁 2 ～ 5 个，清楚易见，呈淡蓝色或无色。胞质量少，呈透明天蓝色，绕于核周，不含颗粒或有少量颗粒（图 6-18-43）。

2. 早幼粒细胞（promyelocyte）　胞体圆形或椭圆形，较原粒细胞大，直径为 12 ～ 22μm。细胞核大，呈圆形或椭圆形，居中或偏位，染色质开始聚集呈粗网粒状，分布不均，核仁可见或消失。胞质量较多，呈淡蓝色或蓝色，核周的一侧可出现淡染区；胞质内含有大小、形态和数目不一及分布不均的紫红色非特异性嗜天青颗粒（图 6-18-44）。

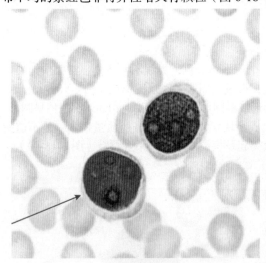

图 6-18-43　原粒细胞（×1000）

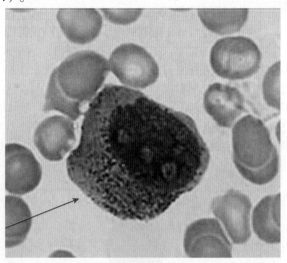

图 6-18-44　早幼粒细胞（×1000）

3. 中幼粒细胞（myelocyte）

（1）中性中幼粒细胞（neutrophilic myelocyte）：胞体呈圆形，直径为 10 ～ 18μm。细胞核内侧缘开始变扁平，或稍呈凹陷，占细胞的 1/2 ～ 2/3，染色质凝聚成粗索状或小块状，核仁消失。胞质量多，淡红色，内含细小、分布均匀、淡紫红色的特异性中性颗粒（图 6-18-45）。

（2）嗜酸性中幼粒细胞（eosinophilic myelocyte）：胞体直径为 15 ～ 20μm。细胞核与中性中幼粒细胞相似。胞质内充满粗大、均匀、排列紧密、有折光感的橘红色特异性嗜酸性颗粒（图 6-18-46）。

笔记栏

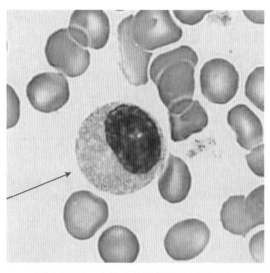

图 6-18-45 中性中幼粒细胞（×1000）

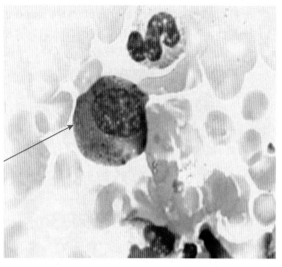

图 6-18-46 嗜酸性中幼粒细胞（×1000）

（3）嗜碱性中幼粒细胞（basophilic myelocyte）：胞体直径为 10～15μm。细胞核与上述细胞相似，但轮廓不清，染色质结构模糊。胞质内含数量不等、大小不一但较粗大、分布散乱的紫黑色特异性嗜碱性颗粒，颗粒也可覆盖在细胞核上（图 6-18-47）。

4. 晚幼粒细胞（metamyelocyte） 胞体呈圆形或椭圆形，直径为 10～16μm（嗜碱性晚幼粒细胞胞体稍小）。细胞核明显凹陷呈肾形，但其凹陷程度一般不超过假设核直径的 1/2，核染色质粗糙，呈粗块状，排列紧密。胞质量多，呈淡红色，内含不同的特异性颗粒，可分为中性、嗜酸性、嗜碱性晚幼粒细胞，特异性颗粒的形态、染色及分布等特点同中幼粒细胞（图 6-18-48～图 6-18-50）。

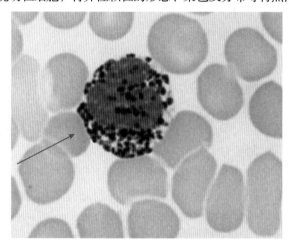

图 6-18-47 嗜碱性中幼粒细胞（×1000）

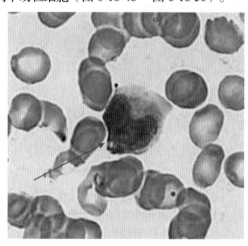

图 6-18-48 中性晚幼粒细胞（×1000）

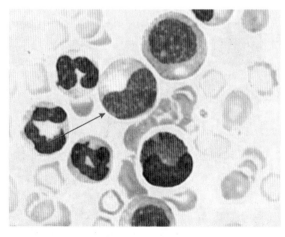

图 6-18-49 嗜酸性晚幼粒细胞（×1000）

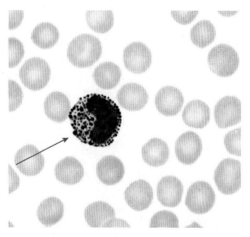

图 6-18-50 嗜碱性晚幼粒细胞（×1000）

5. 杆状核粒细胞（stab granulocyte，band granulocyte） 胞体呈圆形，直径为 10～15μm。细胞核狭长，弯曲呈带状，两端钝圆，核染色质粗糙呈块状，染深紫红色。胞质中含特异性颗粒，分为中性、嗜酸性、嗜碱性杆状核粒细胞 3 种，颗粒特点同中幼粒细胞（图 6-18-51～图 6-18-53）。

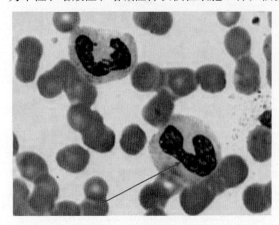

图 6-18-51 中性杆状核粒细胞（×1000）

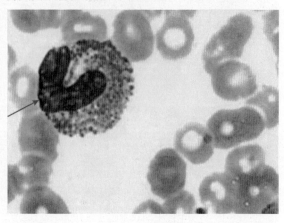

图 6-18-52 嗜酸性杆状核粒细胞（×1000）

6. 分叶核粒细胞（segmented granulocyte）

（1）中性分叶核粒细胞：胞体呈圆形，直径为 10～15μm。细胞核呈分叶状，常分为 2～5 叶，以分 3 叶者多见，叶与叶之间有细丝相连或完全断开，核染色质浓集或呈小块，染深紫红色。胞质丰富，呈淡红色，布满细小紫红色的中性颗粒（图 6-18-54）。

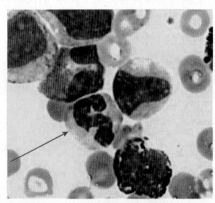

图 6-18-53 嗜碱性杆状核粒细胞（×1000）

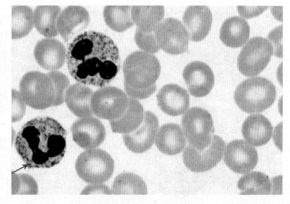

图 6-18-54 中性分叶核粒细胞（×1000）

（2）嗜酸性分叶核粒细胞：胞体直径为 11～16μm。细胞核多分为近似对称的两叶。胞质中充满密集粗大、大小均匀的橘红色嗜酸性颗粒（图 6-18-55）。

（3）嗜碱性分叶核粒细胞：胞体直径为 10～12μm。细胞核分叶不明显，或呈堆积状。胞质中有稀疏的大小不一、分布不均、呈紫黑色的嗜碱性颗粒，颗粒常覆盖在细胞核上，致使细胞核的轮廓和结构模糊不清（图 6-18-56）。

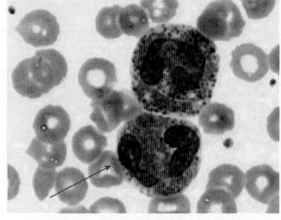

图 6-18-55 嗜酸性分叶核粒细胞（×1000）

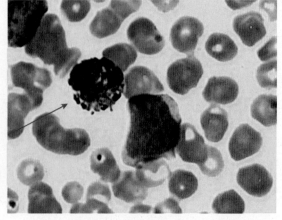

图 6-18-56 嗜碱性分叶核粒细胞（×1000）

笔记栏

（三）淋巴细胞系统

1. 原淋巴细胞（lymphoblast）　胞体呈圆形或椭圆形，直径为 10 ～ 18μm。细胞核大，呈圆形或椭圆形，稍偏位，核染色质细致，呈颗粒状，但较原粒细胞稍粗，着色较深，染色质在核膜内层及核仁周围有浓集现象，使核膜浓厚而清晰，核仁多为 1 ～ 2 个，小而清楚，呈淡蓝色或无色。胞质量少，呈透明天蓝色，不含颗粒（图 6-18-57）。

2. 幼淋巴细胞（prolymphocyte）　胞体呈圆形或椭圆形，直径为 10 ～ 16μm。细胞核呈圆形或椭圆形，有时可有浅的切迹，核染色质较致密粗糙，核仁模糊或消失。胞质量较少，淡蓝色，一般无颗粒，或可有数颗深紫红色嗜天青颗粒（图 6-18-58）。

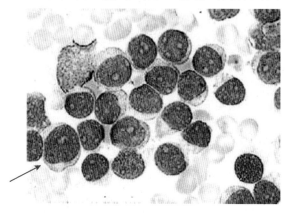

图 6-18-57　原淋巴细胞（×1000）

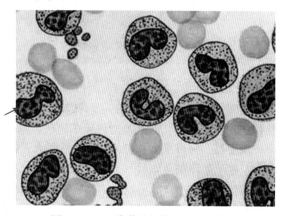

图 6-18-58　幼淋巴细胞（×1000）

3. 淋巴细胞（lymphocyte）

（1）大淋巴细胞：胞体呈圆形，直径为 13 ～ 18μm。细胞核呈圆形或椭圆形，偏于一侧或着边，染色质致密常呈块状，排列均匀，呈深紫红色。胞质丰富，呈透明天蓝色，可有少量大而稀疏的嗜天青颗粒（图 6-18-59）。

（2）小淋巴细胞：胞体呈圆形或椭圆形，直径为 6 ～ 10μm。细胞核呈圆形或椭圆形，核着边，染色质粗糙致密呈大块状，染深紫红色。胞质量极少，仅在核的一侧见到少量淡蓝色胞质，有时几乎看不到而似裸核，一般无颗粒（图 6-18-60）。

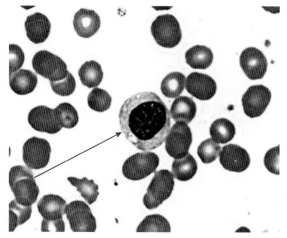

图 6-18-59　大淋巴细胞（×1000）

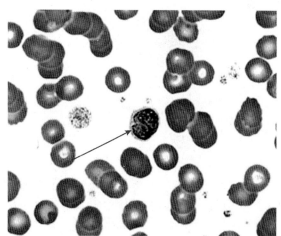

图 6-18-60　小淋巴细胞（×1000）

（四）浆细胞系统

1. 原浆细胞（plasmablast）　胞体呈圆形或椭圆形，直径为 15 ～ 20μm。细胞核呈圆形，占细胞的 2/3 以上，常偏位，核染色质呈粗颗粒网状，紫红色，核仁 2 ～ 5 个。胞质量多，呈灰蓝色，不透明，核的一侧可有半圆形淡染区，无颗粒（图 6-18-61）。

2. 幼浆细胞（proplasmacyte）　胞体多呈椭圆形，直径为 12 ～ 16μm。细胞核呈圆形，占细胞的 1/2，偏位，核染色质开始聚集，染深紫红色，可呈车轮状排列，核仁基本消失。胞质量多，呈不透明灰蓝色，近核处有淡染区，有时可见空泡或少数嗜天青颗粒（图 6-18-62）。

笔记栏

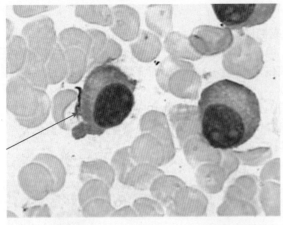

图 6-18-61 原浆细胞（×1000）

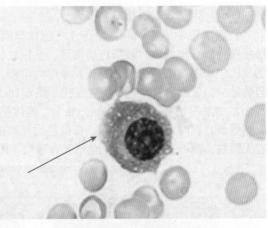

图 6-18-62 幼浆细胞（×1000）

3. 浆细胞（plasmacyte） 胞体呈圆形或卵圆形，直径为 8～20μm。细胞核呈圆形，偏位，核染色质凝聚成块，深染，排列呈车轮状。胞质丰富，呈不透明深蓝色或蓝紫色，核的一侧常有明显的淡染区，常可见小空泡，偶见少数嗜天青颗粒（图 6-18-63）。

（五）单核细胞系统

1. 原单核细胞（monoblast） 胞体呈圆形或椭圆形，直径为 15～25μm。细胞核较大，呈圆形或椭圆形，核染色质纤细疏松呈网状，染淡紫红色，核仁 1～3 个，大而清楚。胞质丰富，呈浅灰蓝色，半透明如毛玻璃样，边缘常不整齐，有时可有伪足状突起，不含颗粒（图 6-18-64）。

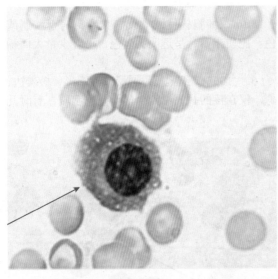

图 6-18-63 成熟浆细胞（×1000）

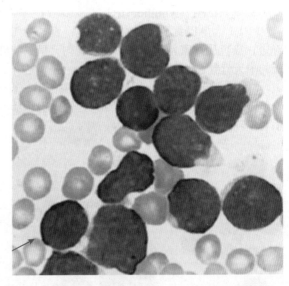

图 6-18-64 原单核细胞（×1000）

2. 幼单核细胞（promonocyte） 胞体呈圆形或不规则形，直径为 15～25μm。细胞核呈圆形或不规则形，可有凹陷、切迹、扭曲或折叠，染色质较原单核细胞稍粗，但仍呈疏松丝网状，染淡紫红色，核仁模糊或消失。胞质量多，呈灰蓝色，边缘可有伪足突出，胞质内可见许多细小、分布均匀的淡紫红色嗜天青颗粒（图 6-18-65）。

3. 单核细胞（monocyte） 胞体呈圆形或不规则形，直径为 12～20μm，边缘常见伪足突出。细胞核形状不规则，常呈肾形、马蹄形、笔架形、S 形等，并有明显扭曲折叠，染色质疏松，呈淡紫红色丝网状。胞质丰富，呈淡灰蓝色或淡粉红色，可见多数细小、分布均匀、细尘样淡紫红色颗粒（图 6-18-66）。

（六）巨核细胞系统

1. 原巨核细胞（megakaryoblast，原始巨核细胞） 胞体呈圆形或椭圆形，较大，直径为 15～30μm。细胞核大，占细胞的极大部分，呈圆形或椭圆形，染色质呈深紫红色，粗粒状，排列紧密，可见淡蓝色核仁 2～3 个，核仁大小不一，不清晰。胞质量较少，呈不透明深蓝色，边缘常有不规则突起（图 6-18-67）。

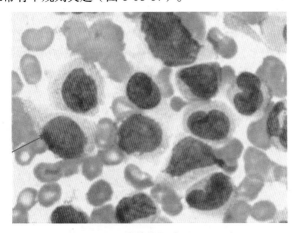

图 6-18-65　幼单核细胞（×1000）

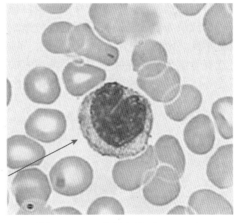

图 6-18-66　单核细胞（×1000）

2. 幼巨核细胞（promegakaryocyte，幼稚型巨核细胞）　胞体呈圆形或不规则形，明显增大，直径为 30 ～ 50μm。细胞核开始有分叶，核形不规则并有重叠，染色质凝聚呈粗颗粒状或小块状，排列紧密，核仁模糊或消失。胞质量增多，呈蓝色或灰蓝色，近细胞核处可出现淡蓝色或淡红色淡染区，可有少量嗜天青颗粒。

3. 颗粒型巨核细胞（granular megakaryocyte，过渡型巨核细胞）　胞体明显增大，直径为 50 ～ 70μm，甚至达 100μm，外形不规则。细胞核明显增大，高度分叶，形态不规则，分叶常层叠呈堆积状，染色质粗糙，排列致密呈团块状，染深紫红色。胞质极丰富，呈淡紫红色，其内充满大量细小紫红色颗粒，有时可见边缘处颗粒聚集成簇，但周围无血小板形成（图 6-18-68）。

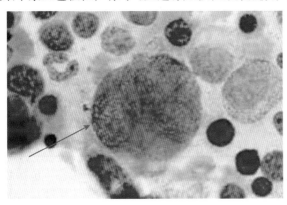

图 6-18-67　原巨核细胞（×1000）

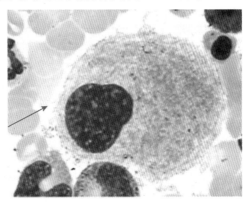

图 6-18-68　颗粒型巨核细胞（×1000）

4. 血小板生成型巨核细胞（thrombocytetogenous megakaryocyte，成熟型巨核细胞）　胞质内颗粒明显聚集成簇，有血小板形成，胞质周缘部分已裂解为血小板，使细胞边缘不完整，其内侧和外侧常有成簇的血小板出现，其余的细胞特征均与颗粒型巨核细胞相同（图 6-18-69）。

5. 巨核细胞裸核（naked megakaryocyte muclei）　血小板生成型巨核细胞的胞质裂解成血小板完全脱落后，仅剩细胞核时，称为裸核（图 6-18-70）。

（七）其他细胞

骨髓中还可以见到网状细胞、内皮细胞、纤维细胞、组织嗜碱细胞、成骨细胞、破骨细胞及一些退化细胞，如退化的淋巴细胞、Ferrata 细胞、退化破坏的嗜酸性粒细胞等。

二、骨髓涂片细胞形态学检查的内容和方法

骨髓细胞检查先后经标本采集（见第五篇第 16 章第三节）、涂片制作及染色后，按以下步骤进行检查。

（一）低倍显微镜检查

1. 确定骨髓标本的取材和涂片制作是否满意　骨髓穿刺液制成涂片后，肉眼观察，在涂片尾部

笔记栏

见到散在的粟粒大小、呈浅肉色半透明的骨髓小粒及少量脂肪小滴。低倍显微镜下观察，可见到较多骨髓特有的细胞，如各系幼稚细胞及巨核细胞等，这是取材满意和涂片制作良好的标本。如骨髓小粒较少或缺如，骨髓的特有细胞成分减少，则提示骨髓可能有不同程度的外周血液稀释，此情况为取材不良，不能反映骨髓的真实情况；如脂肪滴增多，则表示红骨髓成分减少，反映骨髓增生减低。应挑选有骨髓小粒、涂膜均匀及厚薄适宜的涂片进行染色，染色后观察涂片着色是否良好，有无染粒沉淀等。取材、涂片、染色均好的骨髓涂片称"三好"片。

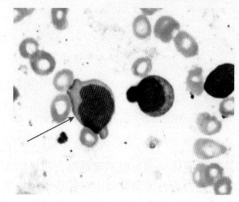
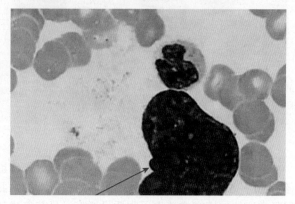

图 6-18-69 血小板生成型巨核细胞（×1000）　　图 6-18-70 巨核细胞裸核（×1000）

2. 判断骨髓增生程度　骨髓增生程度通常以骨髓中有核细胞的数量来反映。估计有核细胞量的方法有多种，但一般常直接在低倍显微镜下观察有核细胞与成熟红细胞之间的比例，并结合观察骨髓小粒的结构及其内的细胞数量与成分来做出判断。骨髓增生程度通常采用五级分法（表 6-18-9）。

表 6-18-9　骨髓增生程度分级

增生程度	有核细胞：成熟红细胞		常见疾病
	范围	平均	
增生极度活跃	1：（0.5～2.0）	1：1	各型白血病
增生明显活跃	1：（5～12）	1：10	各型白血病、增生性贫血
增生活跃	1：（16～32）	1：20	正常骨髓、各种贫血
增生减低	1：（35～70）	1：50	慢性再生障碍性贫血
增生明显减低	1：300	1：300	急性再生障碍性贫血

3. 观察巨核细胞　需要注意巨核细胞的数量、成熟程度、血小板生成功能及其形态（包括血小板的形态）4 个方面。先在低倍显微镜下逐一视野浏览全片，尤其注意涂片的两端（尾部及头部）和上下边缘，计数全部片膜上的巨核细胞数。必要时需检查两张以上的涂片。低倍显微镜下见到巨核细胞后，即转换油浸物镜观察，进行分类计数，并注意巨核细胞及血小板的形态有无异常。

4. 注意有无异常细胞　如恶性组织细胞病的异常组织细胞、转移癌细胞、Gaucher 细胞、Niemann-Pick 细胞等。注意观察有无散在或成堆分布的体积较大、形态特殊的异常细胞出现，尤其应注意涂片尾部、边缘及骨髓小粒周围。发现可疑异常细胞，应在油浸物镜下观察加以确认。

（二）油浸物镜检查

将取材、涂片、染色均完好的骨髓涂片置于显微镜油浸物镜下，选择涂膜体、尾交界部位作油浸物镜检查，进行细胞分类计数及形态观察。正常骨髓象见图 6-18-71。

1. 有核细胞分类计数　在油浸物镜下连续分类计数 200 个或 500 个（必要时计数 1000 个）有核细胞，按细胞的不同系列和不同发育阶段分别计数；然后计算出各系列细胞及其不同发育阶段细胞分别占有核细胞总数的百分数；再累计粒

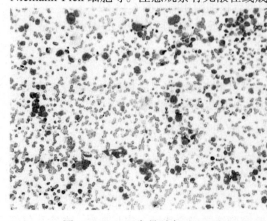

图 6-18-71 正常骨髓象（×10）

细胞系总数和幼红细胞总数，计算粒红比例（G：E）。细胞分类计数时，巨核细胞单独计数，故不计入；分裂型细胞、退化或破碎细胞在分类计数时也不计入，如这类细胞在涂片中较多见，则在检查报告中另做描述。

2.观察细胞形态　在进行分类计数时，仔细观察各系列细胞的形态有无异常，包括注意成熟红细胞的形态有无异常；有无特殊异常细胞出现；有无寄生虫的出现等。

（三）检查结果的临床意义

1.骨髓增生程度　增生程度一般可反映骨髓的增生情况，其临床意义如下。

（1）增生极度活跃（有核细胞量显著增多）：反映骨髓造血功能亢进，常见于白血病，尤其是慢性粒细胞白血病。

（2）增生明显活跃（有核细胞量增多）：反映骨髓造血功能旺盛，见于各种增生性贫血、白血病、骨髓增殖性疾病、特发性血小板减少性紫癜、脾功能亢进，以及正常儿童和青年的骨髓象。

（3）增生活跃（有核细胞中等量）：反映骨髓造血功能基本正常，见于正常人骨髓象。有时可见于增生性贫血，也可见于部分慢性再生障碍性贫血、骨髓有局灶性代偿性增生者。

（4）增生减低（有核细胞数量减少）：反映骨髓造血功能减低，见于慢性再生障碍性贫血、粒细胞减少症或粒细胞缺乏症、骨髓纤维化等，也可见于老年人骨髓象。

（5）增生明显减低（有核细胞数量显著减少）：反映骨髓造血功能衰竭，见于急性再生障碍性贫血、骨髓坏死等。

2.正常骨髓象　骨髓中各系列细胞及其各发育阶段细胞的比例一般符合下列参考值者，可视为正常骨髓象（表6-18-10）。

表 6-18-10　健康成人骨髓细胞分类计数参考值

细胞名称	范围（%）	平均值（%）	标准差（%）
粒细胞系统			
原粒细胞	0～1.8	0.64	0.33
早幼粒细胞	0.4～3.9	1.57	0.60
中性粒细胞			
中幼	2.2～12.2	6.49	2.04
晚幼	3.5～13.2	7.90	1.97
杆状核	16.4～32.1	23.72	3.50
分叶核	4.2～21.2	9.44	2.92
嗜酸粒细胞			
中幼	0～1.4	0.38	0.23
晚幼	0～1.8	0.49	0.32
杆状核	0.2～3.9	1.25	0.61
分叶核	0～4.2	0.86	0.61
嗜碱粒细胞			
中幼	0～0.2	0.02	0.05
晚幼	0～0.3	0.06	0.07
杆状核	0～0.4	0.10	0.09
分叶核	0～0.2	0.03	0.05
红细胞系统			
原红细胞	0～1.9	0.57	0.30
早幼红细胞	0.2～2.9	0.92	0.41
中幼红细胞	2.6～10.7	7.41	1.91
晚幼红细胞	5.2～17.5	10.75	2.36
淋巴细胞系统			

笔
记
栏

续表

细胞名称	范围（%）	平均值（%）	标准差（%）
原淋巴细胞	0～0.4	0.05	0.09
幼淋巴细胞	0～2.1	0.47	0.84
淋巴细胞	10.7～43.1	22.78	7.04
单核细胞系统			
原单核细胞	0～0.3	0.01	0.04
幼单核细胞	0～0.6	0.14	0.19
单核细胞	1.0～6.2	3.0	0.88
浆细胞系统			
原浆细胞	0～0.1	0.004	0.02
幼浆细胞	0～0.7	0.104	0.16
浆细胞	0～2.1	0.71	0.42
其他细胞			
巨核细胞	0～0.03	0.03	0.06
网状细胞	0～1.0	0.16	0.21
内皮细胞	0～0.4	0.05	0.09
吞噬细胞	0～0.4	0.05	0.09
组织嗜碱细胞	0～0.5	0.03	0.09
组织嗜酸细胞	0～0.2	0.004	0.03
脂肪细胞	0～0.1	0.003	0.02
分类不明细胞	0～0.1	0.015	0.04
红系核分裂细胞	0～17.0	4.90	3.10
粒系核分裂细胞	0～7.0	1.30	1.90
粒细胞：幼红细胞	（1.28～5.92）：1	2.76：1	0.87

注：骨髓细胞分类计数时，巨核细胞另行单独计数，一般不计入分类百分率中。

（1）粒细胞系统：占有核细胞的50%～60%，各发育阶段细胞的比例随着细胞的成熟而逐渐增高，其中原粒、早幼粒及中幼粒细胞之和约占粒细胞系总数的1/5，晚幼粒、杆状核及分叶核粒细胞之和约占4/5。一般原粒细胞＜1%，早幼粒细胞＞5%，中幼粒、晚幼粒细胞约＜15%，而杆状核粒细胞高于分叶核粒细胞，在粒细胞系中所占比最高。嗜酸性粒细胞＜5%，嗜碱性粒细胞＜1%，这两类细胞在骨髓象中所见大多为成熟型。

（2）红细胞系统：幼红细胞约占有核细胞的20%，其中原红细胞＜1%，早幼红细胞＜5%，以中、晚幼红细胞为主，平均各约为10%。

粒红比例（G：E）：各阶段粒细胞百分数总和与有核红细胞的百分数总和之比即为粒红比例，参考值为（2.76±0.87）：1，约为（2～4）：1。

（3）淋巴细胞系统：约占有核细胞的20%，幼儿偏高，可达40%。以成熟淋巴细胞为主，原淋巴细胞和幼淋巴细胞罕见。

（4）单核细胞系统：一般＜4%，系成熟型单核细胞。

（5）浆细胞系统：一般＜2%，以成熟阶段的浆细胞为主。

（6）巨核细胞系统：巨核细胞数的参考值因计数方法和标准不同，波动范围较大。有人以1.5cm×3.0cm单位面积的涂片中有7～35个为正常参考值；也有以1张涂片为计数单位，其范围为7～133个，平均36个巨核细胞为正常参考值。综合国内部分资料各型巨核细胞的占比大致如下：原巨核细胞占0～5%，幼巨核细胞占0～10%，颗粒型巨核细胞占10%～50%，血小板生成型巨核细胞占20%～70%，裸核占0～30%（也有学者不将裸核列入巨核细胞分类中而另行注明）。

（7）其他细胞：可见到极少量的网状细胞、内皮细胞、组织嗜碱细胞等非造血细胞成分。

3. 各系列细胞比例改变的临床意义

（1）粒细胞系与红细胞系比例（G：E）

1）粒红比例正常见于：①正常骨髓象；②粒、红两系细胞等量增多或减少，前者如红白血病，后者如再生障碍性贫血；③粒、红两系细胞基本不变化的造血系统疾病，如多发性骨髓瘤、骨髓转移癌、特发性血小板减少性紫癜等。

2）粒红比例增高：指 G：E 比例大于 5：1。可由粒细胞系增多，或由红细胞系减少所致。见于急性或慢性粒细胞白血病、急性化脓菌感染、中性粒细胞性类白血病反应、纯红细胞性再生障碍性贫血。

3）粒红比例减低：指 G：E 比例小于 2：1。可由粒细胞系减少，或由红细胞系增多所致。前者如粒细胞缺乏症；后者如各种增生性贫血、真性或继发性红细胞增多症等。

（2）粒细胞系

1）粒细胞增多见于：①各型粒细胞白血病，急性粒细胞白血病以原粒细胞及早幼粒细胞增多为主，慢性粒细胞白血病以中性晚幼粒及杆状核粒细胞增多为主；②大部分急性炎症和感染性疾病、中性粒细胞性类白血病反应等，以中性晚幼粒及杆状核粒细胞增多为主。

2）粒细胞减少见于：再生障碍性贫血、粒细胞缺乏症或粒细胞减少症等。

（3）红细胞系

1）红细胞增多见于：①各类增生性贫血：溶血性贫血、失血性贫血、小细胞低色素性贫血等，以中幼红细胞及晚幼红细胞增多为主；巨幼细胞贫血，以巨幼红细胞增多为主。②急性红白血病：以原红及早幼红细胞增多为主，并常伴幼红细胞巨幼样变。

2）红细胞减少见于：再生障碍性贫血，包括纯红细胞性再生障碍性贫血。但部分慢性再生障碍性贫血，骨髓呈灶性增生者，有时可见红系细胞比例增多。

（4）淋巴细胞系

1）淋巴细胞绝对性增多见于：急性和慢性淋巴细胞白血病、恶性淋巴瘤、传染性淋巴细胞增多症和传染性单核细胞增多症、其他病毒性感染、淋巴细胞性类白血病反应等。

2）淋巴细胞相对性增多见于：再生障碍性贫血、粒细胞缺乏症或粒细胞减少症。

（5）单核细胞系：单核细胞增多见于以下疾病。①血液系统疾病：如急性单核细胞白血病、急性粒 - 单核细胞白血病、骨髓增生异常综合征、恶性组织细胞病、淋巴瘤等；②某些感染性疾病：如结核病、布鲁菌病、原虫感染（如疟疾、黑热病）、感染性心内膜炎等；③风湿性疾病：如系统性红斑狼疮、类风湿关节炎；④其他：如恶性肿瘤、肝硬化、药物反应等。

（6）浆细胞系：浆细胞增多见于以下疾病。①多发性骨髓瘤、浆细胞白血病、巨球蛋白血症、重链病等；②反应性浆细胞增多，如慢性炎症及感染性疾病、风湿性疾病、恶性肿瘤、过敏性疾病等；③再生障碍性贫血、粒细胞缺乏症等。

（7）巨核细胞系

1）巨核细胞增多见于：①特发性血小板减少性紫癜、Evans 综合征；②骨髓增殖疾病，如慢性粒细胞白血病、真性红细胞增多症、原发性血小板增多症、骨髓纤维化等；③脾功能亢进；④巨核细胞白血病。

2）巨核细胞减少见于：再生障碍性贫血、急性白血病及其他骨髓浸润或破坏的疾病，以及急性感染、化学药物中毒、放射病等。

（四）血涂片的观察

在检查骨髓时，需同时进行血涂片的观察。应注意白细胞分类计数及形态观察；注意成熟红细胞的形态有无异常，如发现有核红细胞，则计数在分类 100 个白细胞中，所发现的有核红细胞数量及其所属的发育阶段；估计血小板数量及注意其形态有无异常；必要时注意有无寄生虫，如疟原虫。

（五）填写检查报告单

根据骨髓象和血象检查结果，按检查报告单的要求，逐项详细填写及描述骨髓象、血象表现的特征，结合临床资料提出形态学诊断意见，供临床参考。

（六）骨髓细胞形态学检查的临床应用

1. 骨髓细胞形态学检查临床适应证

（1）确定诊断：某些造血系统或非造血系统疾病多数具有特征性细胞形态学改变，骨髓检查对这些疾病有决定性诊断意义。如各种类型白血病、恶性组织细胞病、多发性骨髓瘤、骨髓转移癌、类脂质蛋白沉积病（如 Gaucher 病、Niemann-Pick 病），以及再生障碍性贫血、巨幼细胞贫血、典型的缺铁性贫血等。此外，发现某些特殊细胞，如结核性多核巨细胞、霍奇金（Hodgkin）病的 Reed-Sternberg 细胞、非霍奇金淋巴瘤并发白血病时的淋巴细胞型或组织细胞型异常细胞等；或发现某些寄生虫，如疟原虫、黑热病小体等，也可据此确定诊断。

（2）辅助诊断：某些造血系统疾病多数是以骨髓造血功能改变为主的疾病，骨髓检查结果尚需结合其他临床资料综合分析后才能做出诊断。如溶血性贫血、血小板减少性紫癜、骨髓增生异常综合征、骨髓增殖性疾病、脾功能亢进、粒细胞减少症和粒细胞缺乏症、放射病等。临床上考虑有上述两项所列举的疾病可能时，都应做骨髓检查。

（3）鉴别诊断：临床上遇有原因未明的发热及淋巴结、脾或肝大，以及骨痛或关节痛等时，骨髓检查有助于鉴别是否由造血系统疾病所引起。此外，某些疾病可以有血液学改变，但它们大多不是造血系统疾病，如外周血液中出现异形淋巴细胞、类白血病反应、嗜酸性粒细胞增多等，骨髓检查对这些疾病的诊断虽无特异性，但必要时可排除造血系统疾病。

2. 骨髓细胞形态学检查注意事项

（1）多次多部位穿刺检查：某些疾病骨髓中的病理变化呈局灶性改变，一次骨髓穿刺只能反映穿刺部位的骨髓功能或病理状况，而不能反映骨髓的全面情况，需要多次多部位的穿刺检查，才能做出比较正确的判断，如慢性再生障碍性贫血。此外，恶性组织细胞病、骨髓瘤、骨髓转移癌等疾病的骨髓病灶也常呈局灶性，有时也需多部位骨髓穿刺才能得到确诊。

（2）骨髓活检病理学检查：某些疾病的诊断，除骨髓细胞学改变的特征外，尚需了解骨髓组织结构的变化及骨髓细胞与组织之间的相互关系，以利于诊断；此外，某些疾病骨髓穿刺时可能出现干抽，而不能成功取得骨髓液标本以供细胞学检查。这时就适用骨髓活体组织病理学检查，如骨髓纤维化症、某些白血病、骨髓增生异常综合征、再生障碍性贫血、骨髓转移癌等。

（3）细胞免疫学和细胞遗传学检查：因光镜下形态学观察和细胞化学方法对细胞识别能力有限，少数病例难以准确分型。随着单克隆抗体技术的应用，可使 90% 的急性淋巴细胞白血病和急性非淋巴细胞白血病得到正确分型诊断。此外，应用高分辨分带技术，发现 80% 白血病患者有染色体组型异常，而且与分型有关。因而有条件的实验室采用了形态学（morphology）、免疫学（immunology）、细胞遗传学（cytogenetics）结合的分型，即 MIC 分型，在很大程度上可弥补单纯形态学检查的局限性。

（4）禁忌证：由于凝血因子缺乏而有严重出血者，如血友病，骨髓穿刺检查应列为禁忌。

三、常用的血细胞化学染色

细胞化学染色是以细胞形态学为基础，根据化学反应原理，将骨髓涂片按一定程序染色，然后在显微镜下观察细胞化学成分及其变化的一项检查方法。各种类型血细胞中的化学成分、含量及其分布不尽相同，在病理情况下，也可发生改变。因此，细胞化学染色有助于了解各种血细胞的化学组成及病理、生理改变，在血细胞类型的鉴别及对某些血液病的诊断和鉴别诊断、疗效观察、发病机制探讨等方面有一定价值。细胞化学染色的方法较多，主要介绍常用的酶类、脂类、糖原、铁等细胞化学染色。

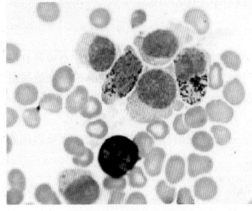

图 6-18-72　过氧化物酶染色强阳性（×1000）

（一）过氧化物酶染色

血细胞中的过氧化物酶（peroxidase，POX）能分解试剂中的底物 H_2O_2，释出新生态氧，使无色的联苯胺氧化为联苯胺蓝，后者与硝普钠结合形成蓝黑色的颗粒，沉着于细胞质中。

【结果】　胞质中无蓝黑色颗粒者为阴性反应；出现细小颗粒、分布稀疏者为弱阳性反应；颗粒粗大而密集者为强阳性反应。过氧化物酶染色强阳性见图 6-18-72。

【临床意义】　主要用于急性白血病类型的鉴别。急性粒细胞白血病时，白血病细胞多呈强阳性反应；急性单核细胞白血病时呈弱阳性或阴性反应；

急性淋巴细胞白血病则呈阴性反应。POX 染色对急性粒细胞白血病与急性淋巴细胞白血病的鉴别最有价值。

（二）苏丹黑 B 染色

苏丹黑 B（sudan black B，SB）是一种脂溶性染料，可溶于细胞质内的含脂物质，使胞质中的脂类物质呈棕黑色或深黑色颗粒。

【结果】 结果与 POX 染色大致相同。粒细胞系自早幼粒细胞起至成熟中性粒细胞，阳性反应随细胞的成熟逐渐增强（图 6-18-73）；单核细胞系大多呈弱阳性反应；淋巴细胞系呈阴性反应。

【临床意义】 同 POX 染色反应。

（三）中性粒细胞碱性磷酸酶染色

中性粒细胞碱性磷酸酶（neutrophil alkaline phosphatase，NAP）的显示方法有偶氮偶联法和钙 - 钴法两种。前者的染色原理是血细胞内的碱性磷酸酶在 pH 为 9.4～9.6 的条件下，将基质液中的 α- 磷酸萘酚钠水解，产生的 α- 萘酚与重氮盐偶联形成灰黑色沉淀，定位于细胞质内活性酶所在之处。钙 - 钴法染色是碱性磷酸酶在碱性条件下将基质液中的 β- 甘油磷酸钠水解，产生磷酸钠。磷酸钠依次与硝酸钙、硝酸钴、硫化铵发生反应，形成不溶性棕黑色的硫化钴，定位于酶活性之处。

【结果】 正常情况下，碱性磷酸酶主要存在于成熟阶段的中性粒细胞（分叶核及杆状核），其他血细胞均呈阴性反应，阳性反应为胞质中出现灰色到棕黑色颗粒，反应强度分为 5 级，即 −、+、++、+++、++++。反应结果以阳性反应细胞百分率和积分值来表示。血涂片染色后，在油浸物镜下，观察 100 个成熟中性粒细胞，阳性反应细胞所占百分率即为阳性率；对所有阳性反应细胞逐个按反应强度分级，将各级所占的百分率乘以级数，然后相加，即为积分值。中性粒细胞碱性磷酸酶染色阳性见图 6-18-74。

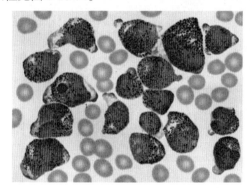

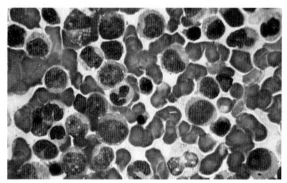

图 6-18-73 急性非淋巴细胞白血病骨髓象苏 丹黑染色（×1000）

图 6-18-74 碱性磷酸酶染色阳性（×1000）

【参考区间】 成人 NAP 阳性率为 10%～40%；积分值为 40～80（分）。由于各实验室条件不同，参考值也有差异。

【临床意义】 NAP 活性可因年龄、性别、应激状态、月经周期、妊娠及分娩等因素有一定的生理性变化。在病理情况下，NAP 活性的变化常有助于某些疾病的诊断和鉴别诊断。①感染性疾病：急性化脓菌感染时 NAP 活性明显增高，病毒性感染时其活性在正常范围或略减低；②慢性粒细胞白血病的 NAP 活性明显减低，积分值常为 0，慢性粒细胞白血病急变时 NAP 活性极度增高，类白血病反应的 NAP 活性极度增高，故可作为与慢性粒细胞白血病鉴别的一个重要指标；③再生障碍性贫血时 NAP 活性增高，阵发性睡眠性血红蛋白尿时活性减低，因此，也可作为两者鉴别的参考。

（四）酸性磷酸酶染色

酸性磷酸酶（acid phosphatase，ACP）染色法有偶氮偶联法和硫化铅法。偶氮偶联法原理为血细胞内的酸性磷酸酶在酸性条件下将基质液中的磷酸萘酚水解，产生萘酚，再与重氮盐偶联，生成鲜红色或深红色颗粒状沉淀，定位于细胞酶活性处。

【结果】 酶活性部位呈现鲜红色或深红色沉淀者为阳性反应（图 6-18-75）。

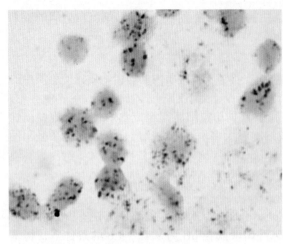

图 6-18-75　酸性磷酸酶染色阳性（×1000）

【临床意义】　组织细胞、单核细胞、网状细胞及浆细胞均呈阳性反应。病理情况下，Gaucher 细胞、异常组织细胞、骨髓瘤细胞均为阳性反应；毛细胞白血病呈阳性反应，但不为左旋酒石酸所抑制，故有助于毛细胞白血病的诊断；急性单核细胞白血病常呈强阳性反应，而急性淋巴细胞白血病为弱阳性反应，故对急性白血病类型的鉴别有一定参考意义。

（五）α- 醋酸萘酚酯酶染色

α- 醋酸萘酚酯酶（alpha-naphthol acetate esterase，α-NAE）又称非特异性酯酶（non-specific esterase，NSE），该酶能将基质液中的 α- 醋酸萘酚水解，产生 α- 萘酚，再与重氮染料偶联，形成不溶性的有色沉淀，定位于胞质内。

【结果】　胞质中出现有色沉淀者为阳性反应。因所用的重氮盐不同，阳性反应的沉淀可分灰黑色或棕黑色。此酶主要存在于单核系细胞中，故有人称之为单核细胞型酯酶。原单核细胞为阴性反应或弱阳性反应，幼单核细胞和单核细胞呈阳性反应；粒系细胞一般为阴性或弱阳性反应；淋巴细胞一般为阴性反应。急性单核细胞白血病 M_{5a} 非特异性酯酶染色阳性和氟化钠抑制试验阳性见图 6-18-76、图 6-18-77。

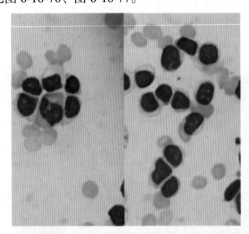

图 6-18-76　非特异性酯酶染色阳性（×1000）

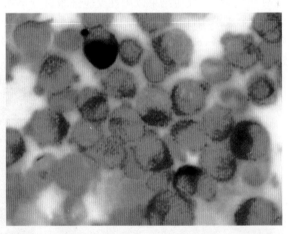

图 6-18-77　非特异性酯酶氟化钠抑制试验阳性（×1000）

【临床意义】　急性单核细胞白血病细胞呈强阳性反应，但单核细胞中的酶活性可被氟化钠抑制，故在进行染色时，常同时做氟化钠抑制试验。急性粒细胞白血病时，呈阴性反应或弱阳性反应，但阳性反应不被氟化钠抑制。因此，本染色法主要用于急性单核细胞白血病与急性粒细胞白血病的鉴别。

（六）氯化醋酸 AS-D 萘酚酯酶染色

血细胞内氯化醋酸 AS-D 萘酚酯酶（naphthol AS-D chloroacetate esterase，AS-DNCE）又称特异性酯酶（specific esterase，SE）。此酶能将基质液中的氯化醋酸 AS-D 萘酚水解，产生萘酚 AS-D，进而与重氮盐 GBC 偶联，形成不溶性红色沉淀，定位于细胞质内。

【结果】　胞质中出现红色沉淀者为阳性反应。此酶主要存在于粒系细胞中，原粒细胞为阴性反应或弱阳性反应，自早幼粒细胞至成熟中性粒细胞均呈阳性反应，早幼粒细胞呈强阳性反应，酶活性随细胞的成熟而渐渐减弱。嗜酸性粒细胞、淋巴细胞、单核细胞、浆细胞、幼红细胞一般均呈阴性反应，个别单核细胞可呈弱阳性反应。

【临床意义】　急性粒细胞白血病时原粒细胞和早幼粒细胞酶活性明显增强，AS-DNCE 染色呈强阳性反应；急性单核细胞白血病及急性淋巴细胞白血病时均呈阴性反应；急性粒 - 单核细胞白血病时，部分白血病细胞（粒系）呈阳性反应，而有些白血病细胞（单核系）呈阴性反应。急性非淋巴细胞白血病 M_{2a} 特异性酯酶染色阳性，见图 6-18-78。

（七）糖原染色

糖原染色，又称过碘酸 - 雪夫反应（periodic acid-Schiff, PAS）。过碘酸能将血细胞内的糖原氧化，生成醛基，醛基与 Schiff 液中的无色品红结合，恢复品红的对醌结构（醌核），而形成紫红色化合物，定位于胞质内。

【结果】　胞质中出现红色者为阳性反应。阳性反应物可呈颗粒状、小块状或弥漫均匀红色。PAS 反应的阳性程度通常以强阳性、阳性、弱阳性和阴性来表示，也有的用阳性百分率（观察同一类型细胞的阳性细胞率）和积分值来表示。

正常血细胞的 PAS 染色反应：粒系细胞中原粒细胞为阴性反应，自早幼粒细胞至中性分叶核粒细胞均呈阳性反应，并随细胞的成熟，阳性反应程度渐增强；单核细胞呈弱阳性反应；淋巴细胞大多呈阴性反应，少数可呈弱阳性反应；幼红细胞和红细胞均呈阴性反应；巨核细胞和血小板均呈阳性反应，巨核细胞的阳性反应程度随细胞的发育成熟而增强，成熟巨核细胞多呈强阳性反应。

【临床意义】

1. 红血病或红白血病　幼红细胞呈强阳性反应，积分值明显增高，有助于与其他红细胞系统疾病相鉴别。严重缺铁性贫血、重型珠蛋白生成障碍性贫血及巨幼细胞贫血，部分病例的个别幼红细胞可呈阳性反应。急性非淋巴细胞白血病 M_6 糖原染色阳性，见图 6-18-79。

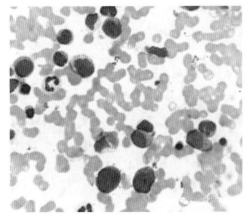

图 6-18-78　特异性酯酶染色阳性（×1000）　　　图 6-18-79　糖原染色阳性（×1000）

2. 急性粒细胞白血病　原粒细胞呈阴性反应或弱阳性反应，阳性反应物质呈细颗粒状或均匀淡红色；急性淋巴细胞白血病时原淋巴细胞和幼淋巴细胞常呈阳性反应，阳性反应物质呈粗颗粒状或块状；急性单核细胞白血病时原单核细胞大多为阳性反应，呈弥漫均匀红色或细颗粒状，有时在胞质边缘处颗粒较粗大。因此，PAS 反应对 3 种急性白血病类型的鉴别有一定参考价值。

3. 其他　巨核细胞 PAS 染色呈阳性反应，有助于识别不典型巨核细胞，如急性巨核细胞白血病（M_7）和骨髓增生异常综合征中的小巨核细胞；Gaucher 细胞 PAS 染色呈强阳性反应，有助于与 Niemann-Pick 细胞鉴别；腺癌细胞呈强阳性反应，骨髓转移时 PAS 染色有助于与白血病细胞鉴别。几种常见类型急性白血病的细胞化学染色结果见表 6-18-11。

表 6-18-11　几种常见急性白血病的细胞化学染色结果

染剂	急性淋巴细胞白血病	急性粒细胞白血病	急性单核细胞白血病	红白血病
POX	—	+ ～ +++	— ～ +	视合并的白细胞类型而定
SB	—	++ ～ +++	— ～ +	同上
α-NAE	—	— ～ ++	++ ～ +++	同上
α-NAE+NaF		不被 NaF 抑制	能被 NaF 抑制	同上
AS-D NCE	—	++ ～ +++	— ～ +	同上
NAP	增加	减少	正常或增加	同上
PAS	+ 粗颗粒状或块状	—或 + 弥漫性淡红色	—或 + 弥漫性红色、淡红色或细颗粒状	+++

（八）铁染色

人体内的铁可以分为细胞内铁和细胞外铁，细胞外铁主要以铁蛋白和含铁血黄素的形式储存在骨髓中；幼红细胞中含有的铁称为细胞内铁。这些铁在酸化的低铁氰化钾溶液中反应，生成蓝色的铁氰化铁沉淀（普鲁士蓝），定位于含铁的部位。故此染色法又称为普鲁士蓝反应。

【结果】

1. 细胞外铁 观察骨髓小粒中储存在单核吞噬细胞系统内的铁（在幼红细胞之外的铁）。阳性反应为骨髓小粒上见到浅蓝绿色均匀的无形物质，或呈蓝色或深蓝色的小珠状、粗颗粒状或蓝黑色的小块物质。阳性反应的强度分为 5 级。

－：骨髓小粒无蓝色显现（提示骨髓储存铁缺乏）；＋：有少量铁颗粒，或偶见少量铁小珠；++：有较多的铁颗粒和铁小珠；+++：有很多铁颗粒、小珠和少数蓝黑色小块，见图 6-18-80；++++：有极多的铁颗粒和小珠，并有很多密集成堆的小块。

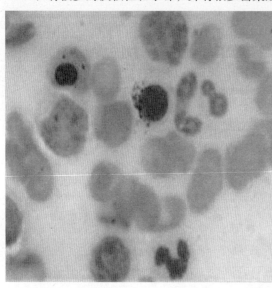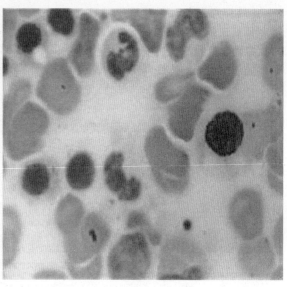

图 6-18-80 骨髓细胞外铁染色（+++）（×1000）

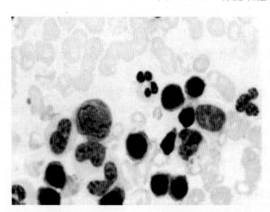

图 6-18-81 骨髓细胞内铁（铁粒幼红细胞）（×1000）

2. 细胞内铁 为幼红细胞内的铁。正常幼红细胞（主要是晚幼红细胞）的细胞核周围可见到 1～5 个呈蓝色的细小铁颗粒。含有铁颗粒的幼红细胞称为铁粒幼红细胞（图 6-18-81）。在油浸物镜下，连续计数 100 个幼红细胞，记录铁粒阳性的幼红细胞数，即为铁粒幼红细胞所占的百分率。须同时注意细胞内的铁粒数目、大小、染色深浅和排列。如幼稚红细胞中含粗大深染的铁粒在 10 个以上，并环绕细胞核排列超过核周径 2/3 以上者，称为环状铁粒幼细胞。

【参考区间】

1. 细胞外铁 ＋～++，大多为 ++。

2. 细胞内铁 20%～90%，平均值为 65%。由于各实验室的实验条件不同，此参考值也有差异。

【临床意义】

1. 缺铁性贫血 早期骨髓中储存铁就已耗尽，细胞外铁呈 －。铁粒幼细胞百分率减低，常 < 15%，甚至为"0"。经铁剂治疗后，数日内铁小粒出现在幼红细胞中，但细胞外铁需待贫血纠正后一段时间才会出现。因此，铁染色是目前早期诊断缺铁性贫血及指导铁剂治疗的一项可靠的临床实用的检验方法。

2. 非缺铁性贫血 如珠蛋白生成障碍性贫血、铁粒幼细胞贫血、溶血性贫血、巨幼细胞贫血、再生障碍性贫血及骨髓病性贫血等。细胞外铁多增加，常为 +++ ～ ++++。

3. 铁粒幼细胞贫血 因血红蛋白合成障碍，铁利用不良，铁粒幼细胞增多，可见到环状铁粒幼细胞，占幼红细胞的15%以上。骨髓增生异常综合征（MDS）中，难治性贫血伴环状铁粒幼细胞增多者，环状铁粒幼细胞＞15%。

四、常见血液病的细胞学特征

（一）贫血

贫血（anemia）指循环血液中单位容积内的红细胞数、血红蛋白量和（或）血细胞比容低于参考值低限。贫血不是一个独立的疾病，而是多种不同性质疾病的一种共同的临床症状。故诊断贫血后，首先要进一步查找病因，进而明确诊断、进行有效治疗和预防贫血复发。临床上常见的不同种类贫血，其血液细胞学各具特点。

1. 缺铁性贫血（iron deficiency anemia） 典型的细胞学特征是呈小细胞低色素性贫血，是临床最常见的一种贫血。

【血象】

（1）红细胞、血红蛋白均减少，以血红蛋白减少更为明显。

（2）轻度贫血时成熟红细胞的形态无明显异常；中度以上贫血才显示小细胞低色素性特征，红细胞体积减小，淡染，中央苍白区扩大；严重贫血时红细胞中央苍白区明显扩大而呈环状，并可见嗜多色性红细胞及点彩红细胞增多。

（3）网织红细胞轻度增多或正常。

（4）白细胞计数和分类计数及血小板计数一般正常。严重贫血时，白细胞和血小板可轻度减少。

【骨髓象】 缺铁性贫血骨髓象见图6-18-82。

（1）骨髓增生明显活跃。

（2）红细胞系统增生活跃，幼红细胞百分率常＞30%，粒红比例降低。红细胞系以中幼红细胞及晚幼红细胞增生为主，贫血严重时，中幼红细胞较晚幼红细胞更多。

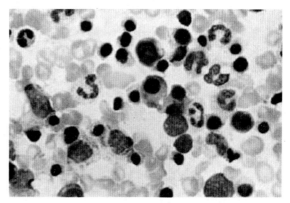

图6-18-82 缺铁性贫血骨髓象（×1000）

（3）贫血程度较轻时，幼红细胞形态无明显异常。中度以上贫血时，细胞体积减小，胞质少，着色偏嗜碱性。有时细胞边缘可见不规则突起，细胞核畸形，晚幼红细胞的核固缩呈小而致密的紫黑色"炭核"，细胞质发育落后于细胞核，成熟红细胞形态的变化同血象。

（4）粒细胞系相对减少，但各阶段细胞的比例及形态大致正常。

（5）巨核细胞系正常。

2. 溶血性贫血（hemolytic anemia） 是由于各种原因使红细胞寿命缩短，破坏增加，而骨髓造血功能不能相应代偿时所引起的一组贫血。

【血象】

（1）红细胞、血红蛋白减少，两者呈平行性下降。

（2）红细胞大小不均，易见大红细胞、嗜多色性红细胞及有核红细胞（以晚幼红细胞或中幼红细胞为主），以及可见Howell-Jolly小体、卡波环、点彩红细胞等。不同原因所致的溶血性贫血，有时出现特殊的异型红细胞，如球形细胞、靶细胞、裂细胞等，对病因诊断具有一定的意义。

（3）网织红细胞增多，尤其是急性溶血时常明显增多。

（4）急性溶血时白细胞和血小板计数常增多；中性粒细胞比例增高，并有中性粒细胞核左移现象。

【骨髓象】 自身免疫性溶血性贫血骨髓象见图6-18-83。

（1）骨髓增生明显活跃。

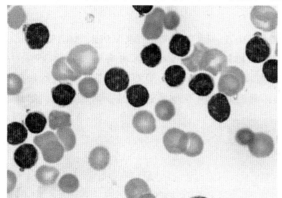

图6-18-83 自身免疫性溶血性贫血骨髓象（×1000）

（2）红细胞系显著增生，幼红细胞常＞30%，急性溶血时甚至＞50%，粒红比例降低或倒置。各阶段幼红细胞增多，以中幼红细胞及晚幼红细胞增多为主。核分裂型幼红细胞多见，可见幼红细胞胞质边缘不规则突起、核畸形、Howell-Jolly 小体、嗜碱性点彩等。成熟红细胞形态与血象相同。

（3）粒细胞系相对减少，各阶段细胞的比例及形态大致正常。

（4）巨核细胞系一般正常。

3. 巨幼细胞贫血（megaloblastic anemia） 是由于叶酸和（或）维生素 B_{12} 缺乏使 DNA 合成障碍所引起的一组贫血。

【血象】

（1）红细胞、血红蛋白减少，因发病隐匿缓慢，多数患者的血红蛋白在 60g/L 以下，甚至在 30～40g/L 以下，红细胞比血红蛋白下降更为明显。

（2）红细胞大小不均，易见椭圆形巨红细胞，并可见嗜多色性红细胞、点彩红细胞、Howell-Jolly 小体及卡波环，有时可出现中、晚巨幼红细胞。

（3）网织红细胞正常或轻度增多。

（4）白细胞计数正常或轻度减少，中性分叶核粒细胞呈分叶过多现象，分叶在 4～5 叶或以上，甚至有分叶达 10 叶以上者，偶见少数幼稚巨粒细胞。

（5）血小板计数减少，可见巨大血小板。

【骨髓象】 巨幼细胞贫血骨髓象见图 6-18-84。

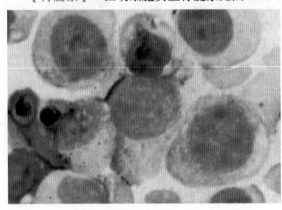

图 6-18-84　巨幼细胞贫血骨髓象（×1000）

（1）骨髓增生明显活跃。

（2）红细胞系统明显增生，幼红细胞常在 40%～50% 或以上，并出现巨幼红细胞系列，与正常幼红细胞系列并存。贫血越严重，红系细胞的比例及巨幼红细胞的比例越高，早期阶段的巨幼红细胞所占比例也越高。巨幼红细胞系列的形态特征为胞体及细胞核均增大，核染色质纤细疏松呈细网状，胞质量丰富，细胞核发育落后于胞质。分裂型细胞多见，易见 Howell-Jolly 小体及点彩红细胞等。

（3）粒细胞系相对减少，早期巨粒细胞先于巨幼红细胞出现，以巨晚幼粒细胞及巨杆状核粒细胞为多见，分叶核粒细胞有分叶过多现象，均具有早期诊断意义。

（4）巨核细胞数大致正常或增多，也可出现胞体巨大，核分叶过多，核质发育不平衡现象。巨幼细胞贫血病例经叶酸治疗后 48～72h，骨髓中巨幼红细胞系可迅速转化为正常幼红细胞系，但巨幼粒细胞常持续数周后才逐渐消失。

4. 再生障碍性贫血

案例 6-18-5

女孩，10 岁。以"皮肤出现瘀斑、出血点 1 个月"入院。平时无偏食、挑食。

体格检查：贫血貌，皮肤、巩膜无黄染，全身皮肤有散在瘀斑、出血点，淋巴结无肿大。心肺无异常。腹软，肝脾肋下未触及。

实验室检查：RBC $2.0×10^{12}$/L，Hb 80g/L，WBC $2.5×10^9$/L，HCT 19.9%，MCV 91fl，MCHC 10%，PLT $30×10^9$/L。骨髓细胞学检查：骨髓增生减低，粒红比例正常，粒细胞系占有核细胞的 35%，以杆状核、分叶核粒细胞为主；红细胞系占有核细胞的 9%，晚幼红细胞明显增多，成熟红细胞形态正常；全片见巨核细胞 2 个，血小板散在可见；淋巴细胞明显增多达 54%；网状细胞、组织嗜碱细胞及浆细胞易见。

问题：

1. 该患者的初步诊断是什么？诊断依据是什么？

2. 该疾病应做何鉴别诊断？

3. 还需要做哪些检查？

案例 6-18-5 分析
1. 临床诊断：再生障碍性贫血。
诊断依据：女童；贫血、出血及肝、脾、淋巴结无肿大表现；外周血红细胞、血红蛋白、白细胞及血小板均减少，淋巴细胞比例增高；网织红细胞绝对值减少；骨髓增生减低，粒细胞、红细胞及巨核细胞系减少，淋巴细胞比例增高，非造血细胞（网状细胞、组织嗜碱细胞及浆细胞）增多。以上疾病史、临床表现及实验室检查（血象、骨髓象）均符合再生障碍性贫血。
2. 应鉴别的疾病：①阵发性睡眠性血红蛋白尿症；②骨髓增生异常综合征；③低增生性白血病、骨髓纤维化；④严重营养性贫血；⑤急性造血功能停滞；⑥肿瘤性疾病因放化疗所致的骨髓抑制。
3. 进一步检查：中性粒细胞碱性磷酸酶；血清溶菌酶；酸溶血试验、蔗糖水溶血试验及含铁血黄素尿试验；必要时骨髓活组织检查和放射性核素骨髓扫描；造血祖细胞培养；染色体检查。

再生障碍性贫血（aplastic anemia，AA）简称再障，是由于多种原因所致的骨髓造血干细胞减少和（或）功能异常，导致红细胞、粒细胞和血小板生成减少的一组综合征。临床上可分为急性再障和慢性再障。两型骨髓象基本相似，见图 6-18-85。

（1）急性型：急性再生障碍性贫血（AAA）又称重型再障 I 型（SAA-I），起病急，发展迅速，常以严重出血和感染为主要表现。

1）血象：呈全血细胞减少。①红细胞、血红蛋白显著减少，两者平行性下降，呈正常细胞正常色素性贫血。②网织红细胞明显减少，绝对

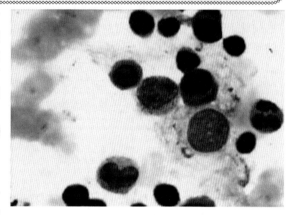

图 6-18-85 再生障碍性贫血骨髓象（×1000）

值 < 0.5×10^9/L，甚至为 0。③白细胞明显减少，多数为（1.0 ～ 2.0）×10^9/L；淋巴细胞相对增高，多在 60% 以上，有时可高达 90% 以上。外周血液中一般不出现幼稚细胞。④血小板明显减少，常 < 20×10^9/L，严重病例常 < 10×10^9/L。

2）骨髓象：急性再生障碍性贫血的骨髓损害广泛，骨髓小粒细小，脂肪滴明显增多，多部位穿刺均显示下列变化：①骨髓增生明显减低，骨髓小粒呈粗网结构空架状，细胞稀少，造血细胞罕见，大多为非造血细胞；②粒细胞、红细胞两系细胞极度减少，淋巴细胞相对增高，可达 80% 以上；③巨核细胞显著减少，多数常无巨核细胞；④浆细胞比值增高，有时还可有肥大细胞（组织嗜碱细胞）、网状细胞增高。

（2）慢性型：慢性再生障碍性贫血（CAA）起病和进展缓慢，以贫血和轻度皮肤、黏膜出血多见，病程多在 4 年以上。慢性再生障碍性贫血在病程中如病情恶化，临床表现及血液学变化与急性再生障碍性贫血相似，称为重型再生障碍性贫血 II 型（SAA-II）。

1）血象：表现为二系或三系细胞不同程度减少，通常血小板减少在早期出现。①红细胞、血红蛋白平行性下降，血红蛋白多为中度或重度减低，呈正常细胞正常色素性贫血。②网织红细胞减少，绝对值低于正常，常小于 15×10^9/L，部分患者骨髓呈局灶性增生者，可有轻度增高。③白细胞减少，多在（2.0 ～ 3.0）×10^9/L；中性粒细胞减少，其绝对值小于 0.5×10^9/L；淋巴细胞相对增高，一般不超过 50%。④血小板减少，多在（30 ～ 50）×10^9/L。

2）骨髓象：慢性再生障碍性贫血的骨髓中可出现一些局灶性代偿性造血灶，故不同部位骨髓穿刺的结果可有一定差异，有时需多部位穿刺检查及配合骨髓活检，才能获得较可靠的诊断依据。①骨髓多为增生减低。②巨核细胞、粒细胞、红细胞三系细胞均不同程度的减少。巨核细胞减少常早期就出现，治疗有效时恢复也最慢，故在诊断上的意义较大。③淋巴细胞相对增多，浆细胞、肥大细胞和网状细胞也可增高，但均比急性型为少。④有时可有中性粒细胞核左移及粒细胞退行性变等现象，严重时幼红细胞也可出现类似表现。如穿刺部位为代偿性造血灶，则骨髓象呈增生活跃，粒细胞系百分率可正常或减低，红细胞百分率常增高，但巨核细胞仍显示减少或明显减少。

（二）白血病

白血病（leukemia）是造血系统的一种恶性肿瘤，其特点为造血组织中白血病细胞异常增生与分化成熟障碍，并浸润其他器官和组织，而正常造血功能则受抑制。临床上出现不同程度的贫血、

出血、感染和浸润症状。根据白血病的细胞分化程度和自然病程，白血病可分为急性和慢性两大类。国内急性白血病发病率明显多于慢性白血病，约为 5.6：1。成人急性白血病中以急性粒细胞白血病最多见，儿童则以急性淋巴细胞白血病较多见；慢性白血病中慢性粒细胞白血病较慢性淋巴细胞白血病为多见。

案例 6-18-6

男性，30 岁。主因"发热、乏力"1 周入院。近 1 周来无明显诱因出现反复低热，自觉乏力、头晕，未引起重视，近 2 日上述症状加重。既往健康，家族中无类似疾病。

体格检查：轻度贫血貌，皮肤、黏膜无出血点，巩膜无黄染，腹股沟淋巴结可触及数个肿大的淋巴结，胸骨中下段轻度压痛，肝肋下未触及，脾肋下 1cm。

实验室检查：RBC $3.12×10^{12}$/L，Hb 91g/L，WBC $27.0×10^9$/L，L 66%，原幼淋巴细胞 25%，Sg 8%，St 1%，PLT $25×10^9$/L。骨髓细胞学检查：骨髓增生极度活跃，原淋巴细胞及幼淋巴细胞占 80%，红细胞系占 13%，巨核细胞及血小板少见。

问题：

1. 患者的初步诊断是什么？

2. 诊断依据有哪些？

3. 为了进一步确定诊断还应做哪些检查？

案例 6-18-6 分析

1. 初步诊断：急性淋巴细胞白血病。

2. 诊断依据：①青壮年，男性，起病急；②有发热、乏力；③外周血可见到原幼淋巴细胞占 25%，且红细胞及血红蛋白、血小板均减少，符合急性淋巴细胞白血病血象改变；④骨髓原淋巴细胞及幼淋巴细胞占 80%，红细胞系、粒细胞系、巨核细胞系受抑，符合急性淋巴细胞白血病骨髓象。

3. 为了明确诊断和鉴别诊断，还应进一步检查：①做细胞组织化学染色，如过氧化物酶、糖原染色，以及中性粒细胞碱性磷酸酶染色；②有条件者应做免疫分型、染色体及分子生物学检查。

案例 6-18-7

女性，62 岁。因"反复头晕、乏力、发热 3 个月"就诊。

血常规检查：RBC $3.2×10^{12}$/L，Hb 100g/L，WBC $65×10^9$/L，PLT $80×10^9$/L。血涂片检查可见大量原始细胞，其中可见 Auer 小体及中毒颗粒。

问题：

1. 患者最主要的血象特征是什么？

2. 初步诊断及进一步住院主要的实验室检查是什么？

案例 6-18-7 分析

患者主要血象特征为外周血 WBC 明显增高，同时可见大量原始细胞及 Auer 小体、中毒颗粒；RBC、PLT 均降低。

初步诊断为急性非淋巴细胞白血病。进一步主要的实验室检查是骨髓细胞学检查和细胞化学染色，从而明确白血病类型，制订治疗方案，必要时做细胞免疫学和细胞遗传学检查。急性白血病不论何种类型都具有相似的血液细胞学特点。

1. 急性白血病

【血象】

（1）红细胞及血红蛋白中度或重度减少，呈正常细胞正常色素性贫血，成熟红细胞形态无明显异常，少数可见红细胞大小不均，或出现幼红细胞。

（2）白细胞计数不定：白细胞数增多者，多在（10～50）$×10^9$/L，超过 $100×10^9$/L 者较少见，也有白细胞计数在正常范围或减少者。分类可见一定数量的白血病细胞，所占百分率不定，一般占 30%～90%，也有高达 95% 以上者。白细胞数减少的患者，血象中也可不出现原始细胞。

（3）血小板计数减少：早期约 1/2 患者的血小板低于 $60×10^9$/L，晚期血小板多极度减少。

笔记栏

【骨髓象】 急性淋巴细胞白血病、急性非淋巴细胞白血病骨髓象见图6-18-86、图6-18-87。

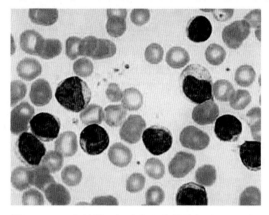
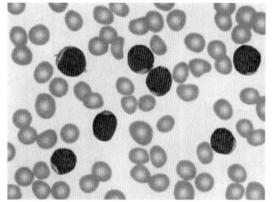

图6-18-86 急性淋巴细胞白血病骨髓象（×1000）　图6-18-87 急性非淋巴细胞白血病 M_1 型骨髓象（×1000）

（1）骨髓增生明显活跃或极度活跃。

（2）原始细胞及早幼细胞明显增多，占所有有核细胞的30%或以上。

（3）其他系列血细胞均受抑制而减少。

（4）涂片中分裂型细胞和退化细胞增多。在急性粒细胞白血病和急性单核细胞白血病中，可见到 Auer 小体；急性红白血病时，可见幼红细胞呈巨幼样变。急性白血病诊断后，应进一步确定其类型。

2. 慢性白血病 包括慢性粒细胞白血病和慢性淋巴细胞白血病，国内以慢性粒细胞白血病为多见。

（1）慢性粒细胞白血病（chronic myelocytic leukemia，CML）：为起源于造血干细胞的克隆性增殖性疾病，以粒系细胞增生为主。多见于青壮年，起病缓慢，突出的临床表现为脾明显肿大和粒细胞显著增高。细胞遗传学的特征为具有特异性的 Ph 染色体和 Bcr/Abl 融合基因。病程一般为 1～4 年。

【血象】

1）红细胞及血红蛋白早期正常或轻度减少，随病情发展贫血逐渐加重，急变期呈重度贫血。一般为正常细胞正常色素性贫血，贫血较重时可见有核红细胞、嗜多色性红细胞及点彩红细胞。

2）白细胞显著增高为突出表现。疾病早期可在（20～50）×10^9/L，随后显著升高，多数在（100～300）×10^9/L，高者可达500×10^9/L以上。分类计数粒细胞比例增高，可见各阶段粒细胞，以中性中幼粒细胞以下阶段为主，尤以中性晚幼粒细胞为多见，原粒细胞和早幼粒细胞<10%。嗜碱性粒细胞增高为慢性粒细胞白血病的特征之一，嗜酸性粒细胞也可增高。

3）血小板早期增多（见于1/3～1/2病例）或正常；疾病加速期及急变期，血小板可进行性下降。

【骨髓象】

1）骨髓增生极度活跃。

2）粒细胞系显著增生，常在90%以上，粒红比例明显增高。各阶段粒细胞均增多，以中性中幼粒细胞以下阶段为主，中性中幼粒和晚幼粒细胞居多，原粒细胞和早幼粒细胞<10%。嗜碱性粒细胞和嗜酸性粒细胞也增多，一般均<10%。粒细胞常见形态异常，细胞大小不一，核染色质疏松，核质发育不平衡，胞质中出现空泡，分裂象增加等。

3）幼红细胞增生受抑制，成熟红细胞形态无明显异常。

4）巨核细胞早期增多，晚期减少，见图6-18-88。

慢性粒细胞白血病时，中性粒细胞碱性磷酸酶活性明显减低或呈阴性反应。90%～95%及以上病例可出现 Ph 染色体，典型的核型为 t（9；22）（q^{34}；q^{11}）。基因分析发现，其9号染色体3区4带的癌基因 c-Abl 易位至22号染色体的断裂点集簇区（break cluster region，Bcr）组成 Bcr/Abl 融合基因，与慢性粒细胞白血病的发病机制有关。这些检测也用于本病的诊断。

（2）慢性淋巴细胞白血病（chronic lymphocytic leukemia，CLL）：是 B 淋巴细胞（占95%）

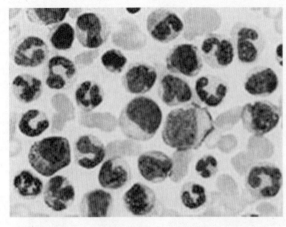

图 6-18-88　慢性粒细胞白血病骨髓象（×1000）

恶性增生性疾病。多发生于老年男性，90% 的患者在 50 岁以上发病。起病缓慢，以全身淋巴结进行性肿大为主要表现，脾轻度至中度肿大，常合并皮肤病变及免疫功能缺陷，10% ～ 20% 患者可并发自身免疫性溶血性贫血。病程长短不一，有长达 10 余年，甚至 20 年者。

【血象】

1）红细胞及血红蛋白早期减少不明显，随病情发展或并发自身免疫性溶血性贫血者贫血逐渐明显，多为轻度或中度贫血。

2）白细胞计数增高，多在（15 ～ 100）×10⁹/L，少数 > 100×10⁹/L。淋巴细胞占 60% ～ 75%，晚期可达 90% 以上，以小淋巴细胞增多为主，其形态与正常小淋巴细胞难以区别。有时可见少量幼淋巴细胞和原淋巴细胞。

3）中性粒细胞比值减少。血小板减少者为晚期表现。

【骨髓象】

1）骨髓增生明显活跃或极度活跃。

2）淋巴细胞系显著增多，占 50% 以上，以小淋巴细胞为主，原淋巴细胞及幼淋巴细胞少见。至疾病后期，骨髓中几乎可全为淋巴细胞，原淋巴细胞和幼淋巴细胞占 5% ～ 10%。

3）粒细胞系和红细胞系均减少。并发溶血时，幼红细胞可明显增生。

4）晚期巨核细胞减少，见图 6-18-89。

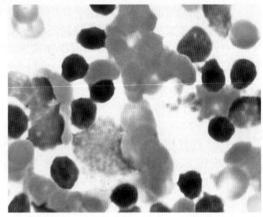

图 6-18-89　慢性淋巴细胞白血病骨髓象（×1000）

（三）骨髓增生异常综合征

骨髓增生异常综合征（myelodysplastic syn-drome，MDS）是一组造血干细胞克隆性疾病，骨髓出现病态造血。主要表现为外周血中血细胞减少，而骨髓有核细胞增生，成熟和幼稚细胞均可见形态异常。临床上出现贫血、感染或出血症状，部分患者可进展为急性白血病。MDS 过去曾有许多不同的名称，如白血病前期、难治性贫血、冒烟性白血病、低原始细胞白血病、粒细胞异常增生综合征等。1982 年，法 - 美 - 英（FAB）协作组建议定名为 MDS，并将其分为 5 种类型。这一名称和分类现已被广泛接受和采用。

【MDS 的分类】

（1）难治性贫血（refractory anemia，RA）。

（2）难治性贫血伴环状铁粒幼细胞增多（refractory anemia with sideroblastosis，RA-S）。

（3）难治性贫血伴原始细胞增多（refractory anemia with excess of blasts，RAEB）。

（4）慢性粒 - 单核细胞白血病（chronic myelomonocytic leukemia，CMML）。

（5）难治性贫血伴原始细胞增多 - 转化型（refractory anemia with excess of blasts in transformation，RAEB-T）。

各型骨髓增生异常综合征的血液细胞学特点见表 6-18-12。

表 6-18-12　MDS 各型的血液细胞学特点

血液成分	RA	RA-S	RAEB	CMML	RAEB-T
红细胞及血红蛋白	↓	↓	↓	↓	↓
白细胞	正常或↓	正常或↓	↓	单核↑	↓
原始细胞（%）	< 1	< 1	< 5	< 5	> 5
血小板	正常或↓	正常或↓		正常或↓	↓
骨髓红细胞系形态异常	+ ～ +++	+ ～ +++	+++	++	+++

笔
记
栏

续表

血液成分	RA	RA-S	RAEB	CMML	RAEB-T
环状铁粒幼细胞		> 15%			
粒细胞系形态异常	0～+	0～+	+++	+++，单核细胞↑	+++ Auer 小体
原始细胞（%）	< 5	< 5	5～20	5～20	20～29
巨核细胞形态异常	0～+	0～+	+++	+++	+++

【血象】

（1）红细胞及血红蛋白不同程度减少，多为正常细胞正常色素性贫血，也可表现为小细胞性或大细胞性改变。红细胞大小不均及出现异型红细胞，可见椭圆形大红细胞、嗜多色性红细胞、点彩红细胞及有核红细胞。网织红细胞减少。

（2）白细胞计数正常或减少，粒细胞可有形态异常，可见核分叶过多、Pelger-Huet 样畸形、胞质中颗粒减少或缺如或有异常大颗粒、成熟粒细胞胞质嗜碱性、核质发育不平衡等，也可见幼稚粒细胞或单核细胞增多。

（3）血小板计数正常或减少。可见巨大或畸形血小板，血小板中颗粒减少。

【骨髓象】 表现为各系细胞增生及病态造血，见图 6-18-90。细胞学特点：①骨髓增生明显活跃。②红系细胞常明显增生，＞ 30% 甚至＞ 50%，粒红比例减低或倒置。幼红细胞多有形态异常，可呈巨幼样变、核形异常、双核、多核、核分叶状、核碎裂、核质发育不平衡等现象。易见幼红细胞岛，也可有环状铁粒幼细胞增多。③粒系细胞正常或减少。中性粒细胞呈核左移及形态异常（同血象）。④巨核细胞正常或增多，可见小原核巨核细胞、多个小圆核巨核细胞、单个大圆核巨核细胞及明显畸形的巨核细胞。易见巨大血小板或畸形血小板。

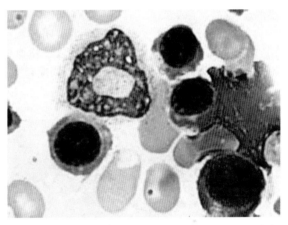

图 6-18-90 骨髓增生异常综合征（RA）骨髓象（×1000）

（四）多发性骨髓瘤

多发性骨髓瘤（multiple myeloma，MM）是浆细胞异常增生的恶性疾病。骨髓中有单一的浆细胞株异常增殖，并产生单克隆免疫球蛋白，引起骨骼破坏，血清和（或）尿中出现大量结构单一的免疫球蛋白，在血清蛋白电泳中呈现基底较窄而均匀的单峰，称为 M 蛋白（monoclonal protein）。临床表现为骨痛、病理性骨折、贫血、血浆蛋白异常引起的高黏滞性综合征、肾功能损害及易感染等症状。

【血象】

（1）红细胞及血红蛋白不同程度的减少，多属正常细胞正常色素性贫血，少数可呈低色素性或大细胞性，红细胞常呈缗钱状排列。红细胞沉降率明显增快。

（2）白细胞计数正常或减少。分类计数淋巴细胞相对增高，有时可见少数幼粒细胞及幼红细胞。晚期可在血中发现骨髓瘤细胞，比例一般为 2%～3%。如骨髓瘤细胞在外周血中大量出现，绝对值超过 2×10⁹/L 者，则可考虑浆细胞白血病的诊断。

（3）血小板计数正常或减少。

【骨髓象】 见图 6-18-91。

（1）骨髓增生活跃或明显活跃。

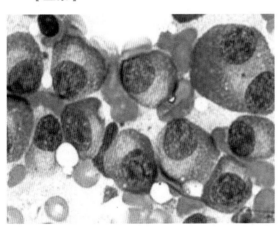

图 6-18-91 多发性骨髓瘤骨髓象（×1000）

（2）典型的骨髓瘤细胞在数量及形态上差异悬殊。早期患者骨髓瘤细胞可呈灶性分布，故不同部位穿刺的骨髓标本，其瘤细胞的比例可有差异，少者可为5%～10%，多者可高达90%以上。通常瘤细胞比例超过15%～20%，同时具有典型的形态异常，则可确立诊断。因瘤细胞分泌的免疫球蛋白不同，胞质中可能出现红色粗大包涵体（Russel小体），有时红色物质充满胞质，使胞质边缘呈火焰状（火焰状细胞），或胞质中充满大量淡蓝色小空泡（Mott细胞），或形似葡萄状的大空泡（葡萄状细胞）。

（3）粒细胞系、红细胞系及巨核细胞系细胞的比例随骨髓瘤细胞百分率的高低而不同，可轻度减少或显著减少。涂片中组织细胞可稍增多，成熟浆细胞也多见。

（五）特发性血小板减少性紫癜

特发性血小板减少性紫癜（idiopathic thrombocytopenic purpura，ITP）是一种自身免疫病，也称为免疫性血小板减少性紫癜。其特点为患者体内产生抗血小板抗体，致使血小板寿命缩短，破坏过多。而骨髓中巨核细胞增多，但巨核细胞的成熟及生成血小板的功能受抑制。临床上分为急性型和慢性型，前者多见于儿童，后者好发于青壮年女性。

【血象】

（1）红细胞、血红蛋白及白细胞一般正常。合并出血或感染者，可有红细胞减低或白细胞增高的表现。

（2）血小板减少。急性型血小板明显减少，常低于$20×10^9$/L；慢性型常为（30～80）×10^9/L，出血症状发作期可低于$50×10^9$/L，出血缓解时升高至（60～80）×10^9/L。血小板形态大致正常，慢性型者可见大型血小板、血小板染色过深、颗粒减少等异常。

【骨髓象】

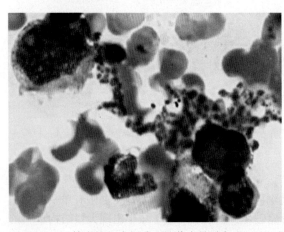

（1）骨髓增生明显活跃，儿童患者有时呈极度活跃。

（2）红系和粒系细胞增生活跃，细胞比例及形态一般无明显异常。急性严重出血或慢性反复出血者，红系细胞可增多。

（3）巨核细胞数增多，并伴有成熟障碍，生成血小板功能障碍及形态异常。急性型巨核细胞增多，以原始型及幼稚型巨核细胞为主；慢性型巨核细胞可明显增多或正常，以颗粒型巨核细胞为主。两型中生成血小板型巨核细胞均明显减少或缺如。巨核细胞可有形态异常、胞质着色偏蓝、颗粒减少，可见空泡。巨核细胞裸核及巨核

图6-18-92　特发性血小板减少性紫癜骨髓象（×1000）

细胞浆质体（大片脱落的巨核细胞胞质）在涂片中易见（图6-18-92）。

（童向民）

第四节　血型鉴定与交叉配血试验

血型（blood group）是人体血液的一种遗传性状，各种血液成分包括红细胞、白细胞、血小板及某些血浆蛋白在个体之间均具有抗原成分的差异，受独立的遗传基因控制。由若干个相互关联的抗原抗体组成的血型体系，称为血型系统。20世纪初发现红细胞ABO血型系统时，血型的概念仅指红细胞表面抗原的差异。随着对血型研究的进展，白细胞、血小板和血清中血型抗原的发现，血型已被认为是各种血液成分的遗传多态性标记。血型血清学的研究也发展成为"免疫血液学"这一新的独立学科，在临床医学、人类学、遗传学、法医学、考古学等方面的应用日趋广泛，尤其是在输血、器官移植、骨髓移植等临床实践中发挥着重要作用。

一、红细胞血型系统

红细胞血型是最早发现的人类血型。继1900年发现ABO血型之后，又发现了不少红细胞血型，分为若干系统。国际输血协会将红细胞血型分类为血型系统、血型集合和血型系列，每个血型系

统中可含有 1 个或若干个不同的抗原。血型系列是指目前不能归类于血型系统和集合的血型抗原，分为高频率抗原（在人群中分布频率在 90% 以上）和低频率抗原（人群中分布频率小于 1%）。截至 2010 年，国际输血协会报道的人类红细胞血型有 30 个系统，识别的血型抗原数为 328 个。由于很多血型在人体内没有相应的天然抗体，多数血型抗原的抗原性较弱，不易刺激人体产生抗体，故在输血及器官移植等方面的临床意义不大。而其中最重要的是 ABO 血型系统，其次是 Rh 血型系统。

（一）ABO 血型系统

1. ABO 血型系统 是根据红细胞表面是否具有 A 或 B 抗原（又称 A 或 B 凝集原，两者均由 H 物质转变而来）和血清中是否存在抗 A 或抗 B 抗体（又称抗 A 或抗 B 凝集素），将其分为四型。红细胞上具有 A 抗原，血清中有抗 B 抗体者为 A 型；红细胞上有 B 抗原，血清中有抗 A 抗体者为 B 型；红细胞上有 A 和 B 抗原，血清中不含抗 A 和抗 B 抗体者为 AB 型；红细胞上不具有 A 和 B 抗原，而血清中有抗 A 和抗 B 抗体者为 O 型，见表 6-18-13。

表 6-18-13　ABO 血型系统分型

血型	红细胞表面抗原	血清中的抗体
A	A	抗 B
B	B	抗 A
AB	AB	无
O	无	抗 A 及抗 B

A 或 B 抗原在第 5 ～ 6 周胚胎的红细胞上便能检出，出生时抗原的敏感性仍较低，估计仅为成人的 20% ～ 50%，以后逐渐增强，至 20 岁左右时才达高峰。抗原性终身不变，但到老年敏感性有所下降。

ABO 血型系统抗体有免疫抗体和天然抗体之分。抗体有抗 A 和抗 B 两种，人在出生前尚未产生抗体，出生后 3 ～ 6 个月才开始出现，至青春期达高峰。产生抗体的功能可延续终身，但其效价随着年龄增长而逐渐降低。所谓天然抗体可能是由一种无觉察的抗原刺激而产生。人红细胞膜上的 A、B 抗原决定簇，在自然界非血型抗原所特有，如有些细菌表面就具有类似的 A 或 B 抗原物质，它们可不断给人以类 A、类 B 抗原的刺激而产生相应的抗体。血型抗体也是免疫球蛋白（IgG、IgM、IgA），免疫性抗体主要是 IgG，天然抗体主要是 IgM。

A 和 B 血型物质除存在于红细胞和其他组织细胞表面外，还广泛存在于体液和分泌液中，以唾液中含量最丰富，其次在血清、胃液、精液、羊水中含量也丰富，汗液、泪液、胆汁及乳汁中也有少量存在，但脑脊液中则无。故通过检查各种组织和体液中的血型物质也可帮助确定血型。

2. ABO 血型的亚型 ABO 血型系统中重要的亚型是 A 抗原亚型。

（1）A 亚型：A 型中主要的亚型有 A_1 和 A_2。A_1 亚型的红细胞上具有 A_1 和 A 抗原，其血清中含有抗 B 抗体；A_2 亚型的红细胞上只有 A 抗原，其血清中除含抗 B 抗体外，尚可有少量的抗 A_1 抗体（见于 1% ～ 2% 的 A_2 型人体）。已知 A_1 抗原与抗 A_1 抗体之间呈特异性凝集反应，故 A_1 与 A_2 两亚型之间的输血可能引起输血反应。据国内资料表明，A_2 亚型只占 A 型的 0.77% ～ 2.41%。ABO 系统中除 A_1、A_2 亚型之外，还有 A_3、A_x 及 A_m 等亚型，但因抗原性均很弱，意义较小。其中 A_x 红细胞与 B 型血清（抗 A 抗体）不发生凝集或凝集反应甚弱，但却能与 O 型血清（抗 A、B 抗体）发生凝集。因此，遇到正反定型不符时，应加 O 型血清，以防将 A_x 型误定为 O 型。

由于 A 抗原中有 A_1、A_2 两种主要亚型，故 AB 型中也有 A_1B 和 A_2B 两种主要亚型。A_1B 的红细胞上具有 A_1、A 和 B 抗原，血清中无任何抗体；A_2B 的红细胞上具有 A 和 B 抗原，血清中虽多无任何抗体，但在约 25% 的 A_2B 型人中含有抗 A_1 抗体。据国内资料表明，A_2B 亚型占 AB 型的 0.87% ～ 8.67%。

（2）B 亚型：白色人种 B 亚型要少于 A 亚型，中国汉族 B 亚型较多见。B 亚型的判定与 A 亚型的标准大致相同，可分为 B_3、B_x、B_m、B_{el}。

3. ABO 血型鉴定和交叉配血试验

（1）ABO 血型鉴定：标本常用不抗凝静脉血，临床常规采用盐水介质凝集试验进行 ABO 血型鉴定，要求同时进行正定型和反定型。正定型是用标准的抗 A、抗 B 血清鉴定红细胞上的抗原，而反定型是用标准 A、B、O 型红细胞检查血清中的抗体。凡出现红细胞凝集者为阳性（+），红细胞不凝集而呈散在游离者为阴性（-）。只有被鉴定红细胞的抗原和血清中的抗体完全相符合时才能肯定血型的类别。临床常用正、反定血型法鉴定血型，见表 6-18-14。

表 6-18-14　用标准血清和红细胞鉴定 ABO 血型结果

| 标准血清＋被检者红细胞（正定型） | | | 标准红细胞＋被检者血清（反定型） | | | 被鉴定者血型 |
抗 A 血清	抗 B 血清	抗 AB 血清	A 型红细胞	B 型红细胞	O 型红细胞	
+	-	+	-	+	-	A 型
-	+	+	+	-	-	B 型
+	+	+	-	-	-	AB 型
-	-	-	+	+	-	O 型

注：＋表示凝集反应阳性，－表示凝集反应阴性。

加用 O 型标准红细胞的目的在于检出被检者血清中是否含有与 ABO 血型系统无关的红细胞异常抗体。如被检者的血清与 O 型红细胞凝集，表明其血清中可能存在着非典型的冷凝集素或自身抗体，需进一步做有关鉴定试验。

（2）交叉配血试验：输血前必须进行交叉配血试验，其目的主要是进一步验证供者与受者的 ABO 血型鉴定是否正确，以避免血型鉴定错误导致输血后严重溶血反应。为避免输血反应必须坚持同型输血，而交叉配血则是保证输血安全的关键措施。此外，也可检出 ABO 血型系统的不规则抗体，以及发现 ABO 系统以外的其他血型抗体。

交叉配血试验主要是检查受血者血清中有无破坏供血者红细胞的抗体，故受血者血清加供血者红细胞悬液称为主侧；供血者血清加受血者红细胞称为次侧，两者合称为交叉配血。

结果判断：同型血之间做交叉配血时，主侧与次侧均无凝集反应，表示配血完全相合，可以输血；不论何种原因导致主侧有凝集时，则绝对不可输用。异型配血时（指供血者系 O 型，受血者为 A 型或 B 型），如主侧无凝集及溶血，而次侧出现凝集，但凝集较弱，效价＜1 ∶ 200，可以试输少量（不超过 200ml）该型血液。

配血方法的选择：ABO 血型系统的配血，对无输血史及妊娠史者，可只做盐水介质凝集试验。对有反复输血史及妊娠史者，尤其是有输血反应史或曾生育过有新生儿溶血病婴儿的妇女，则应做间接抗人球蛋白配血法，以防有不完全抗体而引起输血反应。在 48h 内输入 5L 或更多量的大量输血时，因需同时输入多名供血者的血液，因此除了进行受血者与各供血者的交叉配血外，还应坚持做供血者之间的交叉配血试验，只有相互交叉配血完全相合时才能输用。

4. ABO 血型系统的临床意义

（1）在输血上的意义：输血在临床上的应用颇为广泛，如严重失血或某些手术时，输血常是治疗和抢救的重要措施。每个人都具有 ABO 血型系统中的某种抗原和某种"天然抗体"，故输血前必须准确鉴定供血者与受血者的血型，选择同型血液，并经交叉配血试验，证明完全相合时才能输血。如输入异型血，可迅速引起严重的溶血反应，甚至危及生命，为此必须坚持同型输血。有些 ABO 亚型的抗原性虽然较弱，但如不规则抗体的效价较高，也可能发生输血不良反应，需进一步鉴定亚型，选择同亚型或相合的血液进行输血。O 型的红细胞一般不被其他 3 型的血清凝集，其血清中虽有抗 A 及抗 B 抗体，但于输入时被受血者血液所稀释和被血型物质所中和，而不再凝集受血者红细胞，故不发生溶血反应，因此，O 型人曾被认为是"万能献血者"。但应注意，O 型供血者须经仔细检查确为 O 型，其血清中的天然抗 A 及抗 B 抗体的效价应低于 1 ∶ 200，并且无免疫性抗 A、抗 B 抗体，才可在紧急情况下考虑输用。AB 型人的血清中，无抗 A 及抗 B 抗体，曾被认为可输入任何血型的血液，即"万能受血者"。但已知 A₁B 型人中有 3% 血清中含抗"O"抗体，当输入 O 型红细胞时可引起溶血反应；如 B 型人中有 25% 含有抗 A₁ 抗体，如效价高者输入 A₁ 型血液时也可引起溶血反应。因此，为防止输血反应必须坚持同型输血。

把好输血前检查关，是确保安全输血的关键。输血前受者和供者的血液要做多项血型血清学试验，目的是选择有效的血液，使受者获得恢复健康所需的血液成分。输血前的血型血清学试验包括：ABO 正反定型、Rh（D）定型、抗体筛选和交叉配血试验等，这些试验可防止绝大多数溶血性输血反应的发生，提高安全输血水平。据有关报道，输血前各项血型血清学试验对安全输血所起作用的评价，见表 6-18-15。

表 6-18-15　血型血清学试验与安全输血的概率

试验项目	单项配合率	累积配合率
不做任何试验	64.4%	64.4%
ABO 定型	35.0%	99.4%
Rh 定型	0.4%	99.8%
抗体筛选	0.14%	99.94%
交叉配血	0.01%	99.95%
自身输血	100%	100%

从这些统计资料分析，血型血清学试验似乎只有 ABO 定型意义最大，但实际工作中，输血专家认为血型定型、抗体筛选、交叉配合试验等都是达到安全输血目的的重要手段，输血前这些试验联合使用能提高安全输血系数。

（2）新生儿同种免疫溶血病：是指母亲与胎儿血型不合引起血型抗原免疫所致的一种溶血疾病。在我国最多见的是 ABO 血型系统所引起的溶血病，其次为 Rh 系统所引起。

ABO 溶血病多发生于母亲为 O 型而孕育的胎儿为 A 型或 B 型者，占 90% 以上。O 型的母亲发病率较高，可能与其在受到 A 或 B 型抗原物质免疫后产生的免疫性抗体效价较高有关，这种免疫抗体是 IgG，能通过胎盘进入胎儿体内，导致新生儿溶血病或流产。由于免疫性抗 A、抗 B 抗体可因输血、自然界中存在的类 A 或类 B 型抗原物质、注射疫苗或细菌感染等刺激而产生，故 ABO 系统血型不合的妊娠第 1 胎时就可发生新生儿溶血病。

（3）ABO 血型与器官移植：已知 ABO 抗原是一种较强的移植抗原，如供者与受者 ABO 血型不合，可加速对移植物的排斥，特别是皮肤和肾移植。肾移植时，ABO 血型不合者失败率达 46%；而血型相合者，失败率仅 9%。因血管内皮可含有 A 和 B 抗原，故供者与受者血型不合时可发生超急性排斥反应。

（4）其他：ABO 血型检查还可用于亲缘鉴定及可疑血迹、精斑、毛发等的鉴定，以及与某些疾病相关性的调查。

（二）Rh 血型系统

1940 年，Landsteiner 和 Wiener 用恒河猴（Rhesus）的红细胞作为抗原，从免疫豚鼠或家兔中所得到的抗血清，能与 85% 白色人种的红细胞发生凝集现象，证明人的红细胞上有与恒河猴红细胞相同的抗原，于是将此抗原命名为 Rh 抗原。含有这种抗原者称为 Rh 阳性，不含这种抗原者称为 Rh 阴性。

1. Rh 血型系统的抗原和抗体　Rh 遗传基因位于第 1 号染色体短臂上。20 世纪 90 年代初，Avent 和 Cherif-Zahar 等多位科学家成功克隆出 RhCE 和 RhD 基因的 cDNA，证实了 RhD 抗原阳性的人有 RhD 和 RhCE 两个结构基因，大部分 RhD 抗原阴性的人只有 RhCE 基因，无 RhD 基因，而少部分 RhD 阴性的人则有无功能的 RhD 基因；RhD 无等位基因，因此不存在 d 基因，当然也无 d 抗原和抗 -d 抗体可言。故 Rh 抗原主要有 5 种，这 5 种抗原的抗原性强弱依次为 D、E、C、c、e，以 D 抗原性最强，其临床意义更为重要。大多数 Rh 血型不合的输血反应和新生儿 Rh 溶血病都是由于抗 D 抗体引起。所以若仅用抗 D 抗体做 Rh 系统血型鉴定，则粗略地称含 D 抗原的红细胞为 Rh 阳性，不含 D 抗原的为 Rh 阴性。我国人群中 Rh 阴性者甚为少见，据血型调查资料表明，汉族人中 Rh 阴性率 < 1%，维吾尔族 Rh 阴性率为 4.97%，乌孜别克族为 8.76%，塔塔尔族为 15.78%。Rh 血型是红细胞血型中最复杂的一个系统，根据 D 抗原的数量和质量不同及抗原性不同，将 D 抗原分类为 5 种：D、弱 D、表位不完全型 D、表位不完全型弱 D 和增强 D。在临床输血中，弱 D 在献血员中应做阳性处理，而在受血者中应做阴性处理。

Rh 血型形成的天然抗体极少，主要是由 Rh 血型不合输血或通过妊娠所产生的免疫性抗体。已知有 5 种，即抗 D、抗 E、抗 C、抗 c 及抗 e 抗体。抗 D 抗体是 Rh 系统中最常见的抗体。Rh 抗体有完全抗体和不完全抗体两种。完全抗体在机体受到抗原刺激初期出现，一般属 IgM 型；机体继续受抗原刺激，则出现不完全抗体，属 IgG 型，因其相对分子质量小，可以通过胎盘而引起新生儿溶血病。

2. Rh 血型系统的鉴定

（1）Rh 抗体主要是不完全抗体，如用 5 种不完全抗体标准血清（抗 D、抗 E、抗 C、抗 c、抗 e）进行鉴定，可将 Rh 血型系统分为 18 个型别。由于临床实验室不易得到 5 种 Rh 抗血清，且在 Rh 抗原中，抗原性最强、出现频率高、临床意义较大的是 D 抗原，故一般只做 D 抗原的鉴定。若仅用抗 D 血清进行鉴定，则可粗略地分为 Rh 阳性及 Rh 阴性两类。

（2）鉴定所采用的方法，依抗体的性质而定。如系完全抗体可用生理盐水进行凝集试验；如系不完全抗体则应用胶体介质法、木瓜酶（或菠萝蛋白酶）法或抗人球蛋白法等进行检查。

3. Rh 血型系统的临床意义

（1）Rh 血型系统所致的溶血性输血反应：Rh 系统一般不存在天然抗体，故在第 1 次输血时，往往不会发现 Rh 血型不合。Rh 阴性的受血者接受了 Rh 阳性血液输入后便可产生免疫性抗 Rh 抗体，如再次输入 Rh 阳性血液时，即出现溶血性输血反应。由于 Rh 抗体一般不结合补体，所以由 Rh 血型不合引起的溶血性输血反应，是一种血管外溶血反应，以高胆红素血症为其特征。如果 Rh 阴性妇女曾孕育过 Rh 阳性的胎儿，当输入 Rh 阳性血液时也可发生溶血反应。

（2）新生儿 Rh 溶血病：母亲与胎儿的 Rh 血型不合，典型的病例为胎儿之父为 Rh 阳性（DD 或 Dd），母为 Rh 阴性（dd），胎儿为 Rh 阳性（Dd）。胎儿的红细胞如果有一定数量经胎盘进入母体，即可刺激母体产生抗 Rh 抗体，此抗体可以通过胎盘进入胎儿体内，与胎儿红细胞表面的抗原结合，即可引起胎儿红细胞破坏而造成溶血。第 1 胎时因产生的抗 Rh 抗体很少，故极少发生溶血。但第 2 次妊娠后，孕妇再次受到抗原的刺激，产生的抗体增多常引起新生儿溶血病。若孕妇曾有输 Rh 阳性血液史或第 1 胎妊娠前曾有流产史，则第 1 胎也可发病。Rh 溶血病发病率高低与群体中 Rh 阴性者的发生率多少有关。我国汉族人群中，Rh 阴性者仅占 0.4%，因此汉族人的 Rh 溶血病较为少见。但在有些少数民族人群中，Rh 阴性的发生率较高，应给予重视。

二、其他血型系统

1. 白细胞抗原系统　白细胞抗原可分为白细胞本身特有的及与其他血液成分共有的两大类，后者包括人类白细胞抗原（human leukocyte antigen，HLA）及某些红细胞血型抗原。

HLA 是 1954 年 Dausset 首先在人类白细胞上发现的，称为人类白细胞抗原。HLA 系统是人类最主要的组织相容性复合物（major histocompatibilitycomplex，MHC），又称组织相容性抗原。它是一种膜抗原，不仅是白细胞所特有，除存在于淋巴细胞、单核细胞、粒细胞外，还存在于血小板、原纤维细胞及胎盘、肾、脾、肺、肝、心、精子、皮肤等组织细胞上。1987 年，第 10 届国际组织相容讨论会上确定了 HLA 的命名标准，以控制 HLA 遗传基因座位的名称命名。HLA 系统的遗传受控于第 6 号染色体短臂上紧密连锁的基因座，HLA 遗传区域包含三类紧密相连的基因。Ⅱ 类基因座在染色体的着丝点端，为 HLA-D/-DR、HLA-DQ、HLA-DP 抗原；Ⅰ 类基因座在另一端，为 HLA-A、HLA-C 和 HLA-B 抗原；中间为补体成分 C2、C4 及 21- 羟化酶、肿瘤坏死因子等的基因座。HLA 是共显性遗传，每个基因座上的等位基因按顺序紧密连锁，构成一个单倍型，来自父母各一方的一个单倍型组成一个人的基因型，故 HLA 系统是一个复杂的多态性遗传系统。目前，已发现 HLA 系统有 140 多种特异性抗原，通过不同的组合，人类可有上亿种不同组合的白细胞抗原型。

HLA 配型在器官移植时与提高移植物存活率有着非常密切的关系。供体和受体的 HLA-A、HLA-B、HLA-D、HLA-DR 完全相同者的存活率明显高于不同者，特别是 HLA-DR 的配型对提高移植物的存活率尤为重要。HLA 还可作为遗传标志，用来研究人类学及与疾病的相关性，广泛应用于基础医学、临床医学、预防医学、社会医学、法医学等方面。

2. 血小板抗原及抗体　人类血小板表面具有复杂的血小板血型抗原，通常分为血小板非特异性抗原和特异性抗原。非特异性抗原是与其他血液成分共有的抗原，如与红细胞共有的抗原有 ABO、MN、P、Ii 等；与白细胞共有的抗原有 HLA。血小板特异性抗原为血小板本身特有的抗原。按国际血液学标准化委员会和国际输血协会的命名，血小板抗原系统主要有 HPA-1、HPA-2 系统。HPA-1 亦称 Zw 系统（或称 PI^A 系统，两者为同一抗原）；HPA-2 亦称 Ko 系统。此外，还有 HPA-3、HPA-4、HPA-5 系统，这些抗原系统均是由遗传决定的。

血小板抗体包括同种抗体和自身抗体。血小板同种抗体是由输血、输血小板或妊娠等同种免疫反应产生的，当再输入血小板后，可使输入的血小板迅速破坏，或降低输入的血小板存活率，造成输血后血小板减少症，或在输血后约 1 周发生紫癜，称输血后紫癜。HPA-1 系统的抗体多为 IgG，可通过胎盘引起新生儿血小板减少性紫癜。多数特发性血小板减少性紫癜患者血清中可检出血小板自身抗体，这种抗体可通过胎盘使新生儿发生一过性免疫性血小板减少症。

3. 血清蛋白成分的抗原特异性 由于遗传基因的不同，已发现血清蛋白中的许多成分，如免疫球蛋白、结合珠蛋白、白蛋白、铜蓝蛋白、转铁蛋白、血清酶型及红细胞酶型等，均有型的差别，具有抗原特异性。

（王　莹）

第五节　血栓与止血的检验

一、出血性疾病和血栓栓塞性疾病的分类

■（一）出血性疾病的分类

出血性疾病指因机体正常的止凝血功能障碍，以自发性出血、损伤后出血不易停止为特征的一组疾病。按引起出血的病因将出血性疾病分为以下六大类：①血管因素引起的出血；②血小板数量异常或功能缺陷引起的出血；③凝血因子减少或结构异常引起的出血；④病理性循环抗凝物质所致的出血；⑤纤维蛋白溶解亢进引起的出血；⑥综合因素所致的出血。

1. 血管因素引起的出血性疾病

（1）先天性血管壁异常

1）遗传性出血性毛细血管扩张症。

2）家族性单纯性紫癜。

3）巨大海绵状血管瘤。

4）先天性血管周围支撑性组织异常：Ehlers-Danlos 综合征、马方综合征、弹性假黄瘤、先天性成骨不全。

（2）获得性血管壁结构受损（又称血管性紫癜）

1）感染性紫癜：细菌感染、病毒感染、立克次体感染、真菌感染、原虫感染等。

2）代谢性紫癜：营养性（维生素 C、维生素 P 缺乏）、糖尿病、类固醇性紫癜（原发性肾上腺皮质功能亢进症、服用糖皮质激素类药物）及老年性紫癜。

3）机械因素性紫癜：毛细血管内压力增高所致，如外伤性、直立性、阵发性咳嗽、惊厥。

4）药物性紫癜：如青霉素、链霉素、磺胺类药等及毒物性损伤（毒蛇咬伤）引起。

5）过敏性紫癜（Schonlein-Henoch syndrome）：药物性过敏性紫癜、自身红细胞致敏性紫癜、自身 DNA 致敏性紫癜。

6）异常蛋白血症伴发的紫癜：良性高丙球蛋白血症性紫癜、冷球蛋白血症、巨球蛋白血症、多发性骨髓瘤及淀粉样变性紫癜。

7）其他因素性紫癜：单纯性紫癜、人为紫癜、色素沉着性紫癜和恶病质性紫癜。

案例 6-18-8

女性，25 岁。因"双下肢自发性瘀点、瘀斑 8d"就诊。患者近 8d 出现双下肢自发性瘀点、瘀斑，1 周前月经来潮，量多。3 周前曾有上呼吸道感染，已愈。近期有鼻出血、牙龈渗血现象。近期无服药史及特殊接触史。患病以来无体重下降，饮食好，大小便正常。1 年前曾拔牙，无出血现象。

体格检查：体温 37.0℃，脉搏 85 次 / 分，呼吸 21 次 / 分，血压 100/70mmHg。全身皮肤有散在分布大小不均匀的瘀点、瘀斑。浅表淋巴结未触及。牙龈有少许渗血。胸骨无压痛。双肺呼吸音清，心率 85 次 / 分，心律齐。腹软，肝脾未触及。

实验室检查：Hb 130g/L，HCT 0.39，RBC 4.5×10^{12}/L，MCV 87fl，WBC 6.5×10^9/L，PLT 3×10^9/L。血涂片检查：血小板少，有大血小板。BT 16min（6.1min±2.1min），PT 11.6s（10.4 ～ 12.8s），APTT 32s（24 ～ 36s），TT 22s（18 ～ 28s）。免疫检查：ANA、dsDNA 阴性。骨髓检查：巨核细胞 250 个 / 片，原始巨核细胞 2 ～ 25 个 / 片，幼稚巨核细胞 20 ～ 25 个 / 片，颗粒巨核细胞 3 ～ 25 个 / 片，均无血小板产生。粒红两系形态及比例均在正常范围内。腹部彩超：肝脾不大。

笔记栏

问题：

1. 患者的病例特点有哪些？

2. 患者的实验室检查提示是什么因素造成的出血？

3. 可能是哪种出血性疾病？

案例 6-18-8 分析

本案例具有以下临床特点：①年轻女性，以皮肤、黏膜出血（瘀点、瘀斑、牙龈渗血、月经过多）为特征，而非深部肌肉血肿、关节出血，提示一期止血功能障碍；②出血性疾病筛选试验提示为血小板性因素：血小板计数明显减少，血涂片有血小板，BT 延长，而 PT、APTT、TT 均正常；③骨髓检查符合血小板破坏增多：巨核细胞增多，成熟障碍，生成血小板功能差，粒红两系无特殊异常。

诊断：特发性血小板减少性紫癜（ITP）。免疫检查无阳性发现，排除继发性血小板减少性紫癜，且发病前有上呼吸道感染史，均符合特发性血小板减少性紫癜。

2. 血小板数量异常或功能缺陷引起的出血性疾病

（1）血小板数量异常引起的出血

1）血小板生成减少：①先天性，如先天性巨核细胞再生障碍、巨大血小板综合征、湿疹 - 感染 - 血小板减少综合征、先天性血小板生成素（TPO）缺乏症等，遗传性血小板减少症，极为少见，②获得性，如纯巨核细胞再生障碍、再生障碍性贫血、肿瘤性骨髓浸润、理化因素所致血小板生成减少等。

2）血小板破坏过多（或消耗）：①免疫性血小板减少性紫癜，如特发性血小板减少性紫癜（ITP）、继发性免疫性血小板减少性紫癜（如同种免疫性血小板减少性紫癜、输血后紫癜、结缔组织病所致免疫性血小板减少性紫癜、药物性免疫性血小板减少性紫癜等）；②非免疫性血小板减少性紫癜，如弥散性血管内凝血、溶血性尿毒症综合征（HUS）、血栓性血小板减少性紫癜（TTP）、巨大海绵状血管瘤、肝素相关性血小板减少性紫癜等，其他如体外循环、低温麻醉、脾功能亢进和感染、药物的直接破坏。

3）血小板增多症：①原发性血小板增多症；②继发性血小板增多症，如骨髓增生性疾病（真性红细胞增多症、原发性骨髓纤维化、慢性粒细胞白血病等）、反应性血小板增多症（感染及炎症性疾病、恶性肿瘤、脾切除术后、创伤、手术后、急性失血等）。

（2）血小板功能缺陷引起的出血

1）遗传性或先天性血小板功能缺陷症：①巨大血小板综合征（GP Ⅰb/Ⅴ/Ⅸ缺乏）；②血小板型 vWD；③血小板 GP Ⅰb 缺乏症；④血小板缺乏致密颗粒及其分泌物质；⑤灰色血小板综合征（缺乏 α 颗粒及其释放物质）；⑥血小板活化缺陷性疾病（缺乏环氧化酶或血栓烷 A_2 合成酶，血小板 GP Ⅰa/Ⅱa 缺陷）；⑦TXA_2 反应缺陷症（血小板对 TXA_2 反应障碍）；⑧血小板无力症（GP Ⅱb-Ⅲa 减少）；⑨血小板因子Ⅲ缺乏症（PF3 减少，使因子Ⅴa、Ⅹa 结合障碍）。

2）获得性血小板功能缺陷：①尿毒症；②骨髓增生性疾病；③药物性，如阿司匹林、布洛芬、硝苯地平、维拉帕米、氯苯那敏、利多卡因、茶碱、呋塞米等；④免疫性疾病，如 ITP、SLE、类风湿及病毒感染等；⑤肝病，特别是肝衰竭等；⑥异常蛋白血症，如原发性巨球蛋白血症、反应性高球蛋白血症；⑦其他原因不明的血小板功能缺陷。

3. 凝血因子减少或结构异常引起的出血性疾病

（1）遗传性或先天性凝血因子异常

1）血友病类出血性疾病：血友病 A（缺乏凝血因子或其结构功能缺陷）、血友病 B（凝血因子Ⅸ缺乏或其结构异常）。

2）纤维蛋白原疾病：无纤维蛋白原血症、低纤维蛋白原血症、异常纤维蛋白原血症。

3）凝血酶原（凝血因子Ⅱ）缺乏症及异常凝血酶原血症。

4）凝血因子Ⅴ缺乏症。

5）凝血因子Ⅶ缺乏症及异常因子Ⅶ血症（分子结构异常）。

6）凝血因子Ⅹ缺乏及异常因子Ⅹ血症（分子结构异常）。

7）凝血因子Ⅺ缺乏症（既往称血友病丙）。

8）凝血因子Ⅻ缺乏。

9）血管性血友病（vWF 量和结构缺陷）。

10）遗传性激肽释放酶原（PK）缺乏症和高相对分子质量激肽原（HMWK）缺乏症。

11）因子Ⅻ缺乏症。

12）家族性复合性凝血因子缺乏症（FM-FD），包括以下类型。

Ⅰ型：缺乏凝血因子Ⅴ、Ⅷ。

Ⅱ型：缺乏凝血因子Ⅷ、Ⅸ。

Ⅲ型：缺乏凝血因子Ⅱ、Ⅶ、Ⅸ、Ⅹ。

Ⅳ型：缺乏凝血因子Ⅶ、Ⅷ。

Ⅴ型：缺乏凝血因子Ⅷ、Ⅸ、Ⅺ。

Ⅵ型：缺乏凝血因子Ⅸ、Ⅺ。

（2）获得性凝血因子异常

1）维生素 K 依赖性凝血因子缺乏（凝血因子Ⅱ、Ⅶ、Ⅸ、Ⅹ缺乏）：如新生儿出血症、胆汁淤积性黄疸、维生素 K 吸收障碍、服用双香豆素类药、口服抗生素引起的肠道灭菌综合征、食物中缺乏维生素 K 等。

2）肝病性凝血因子缺乏（纤维蛋白原及凝血因子Ⅱ、Ⅶ、Ⅸ、Ⅹ、Ⅺ、Ⅻ等凝血因子缺乏）。

3）因子Ⅴ缺乏（如大量输入库存血）。

4）凝血因子破坏和消耗过多引起的复合性凝血因子缺乏：如 DIC。

5）其他原因：如多发性骨髓瘤、原发性巨球蛋白血症，引起凝血因子功能障碍。

4. 病理性循环抗凝物质所致的出血性疾病

（1）α_2- 抗胰蛋白酶变异型（α_2-AT 第 358 位蛋氨酸→精氨酸）：有抗凝血酶作用，是一种遗传疾病。

（2）获得性凝血因子Ⅷ抑制物，下列情况下可产生抗凝血因子Ⅷ的抗体：①自身免疫病（如 SLE、类风湿关节炎、皮肤病等）；②恶性肿瘤（如淋巴系统肿瘤、浆细胞瘤和非血液系统肿瘤等）；③药物反应（如青霉素、磺胺类药、氯霉素、苯妥英钠等）；④妊娠期及老年患者。

（3）其他获得性凝血因子抑制物：凝血因子Ⅸ、vWF、Ⅴ、Ⅶ、Ⅹ、Ⅺ、ⅩⅢ抑制物。

（4）肝素样抗凝物质：如肝炎、肝硬化患者产生内生性肝素样物质，具有抗凝作用。

（5）狼疮抗凝物。

5. 纤维蛋白溶解亢进引起的出血性疾病

（1）遗传性纤溶亢进：①遗传性 α_2- 纤溶酶抑制物（α_2-PI）缺乏症；②先天性纤溶酶原激活剂抑制物 PAI-1 缺乏症。

（2）获得性纤溶亢进：①原发性纤溶亢进，系大量纤溶酶原激活剂释入血液循环或抗纤溶酶（如 α_2- 抗纤溶酶）活性降低而致纤溶亢进。临床上见于组织受损、注射溶栓药、急性早幼粒细胞白血病、癌肿转移、肝病。②继发性纤溶亢进，如各种血栓性疾病及严重肝病等。

6. 综合因素所致的出血性疾病 临床主要见于 DIC、重症肝病、急性早幼粒细胞白血病、恶性肿瘤等。

（二）血栓性疾病的分类

1. 先天性疾病

（1）缺乏抗凝血因子活性：①遗传性抗凝血酶Ⅲ缺陷症；②遗传性蛋白 C 缺陷症；③遗传性蛋白 S 缺陷症；④遗传性肝素辅因子Ⅱ缺陷症。

（2）缺乏纤溶活性：①遗传性异常纤溶酶原血症；②遗传性纤溶酶原激活剂抑制物增多症（PAI-1、PAI-2）；③先天性家族性富含组氨酸糖蛋白增多症；④先天性异常纤维蛋白原血症；⑤先天性 PA 释放障碍。

2. 获得性疾病

（1）血液病：①真性红细胞增多症；②原发性血小板增多症；③慢性粒细胞白血病；④急性早幼粒细胞白血病；⑤阵发性睡眠性血红蛋白尿症；⑥TTP；⑦DIC；⑧狼疮抗凝物；⑨多发性骨髓瘤。

（2）非血液病：①老年人；②缺少活动；③恶性疾病；④心脏病（如人工瓣膜、心肌病、心力衰竭）；⑤口服避孕药、妊娠；⑥肾病综合征；⑦糖尿病；⑧高脂血症；⑨动脉粥样硬化。

（3）治疗引起的不良反应：①输入凝血酶原复合物；②输入过量纤溶酶抑制药（如抑肽酶、6-氨基己酸等）；③口服华法林引起蛋白C、蛋白S不足。

二、毛细血管壁的常用检验

（一）毛细血管抵抗力试验

毛细血管抵抗力试验（capillary resistance test，CRT）又称毛细血管脆性试验或束臂试验。在手臂局部加压，使静脉回流受阻，给毛细血管以负荷，检查一定范围内新出现的出血点数目来估计血管壁的完整性及脆性。毛细血管壁的完整性和脆性与毛细血管壁的结构和功能、血小板数量和质量及vWF等因素有关。当以上因素有缺陷或维生素C及维生素P缺乏，血管受到微生物、化学或物理因素的损害时，毛细血管壁的脆性和通透性增加，新出血点则增多。

【参考区间】 直径5cm圆圈内新出血点的数目：男性小于5个；女性及儿童小于10个。

【临床意义】 新出血点的数目超过正常为阳性。见于：①遗传性出血性毛细血管扩张症；②过敏性紫癜；③维生素C缺乏症或维生素P缺乏症；④原发性和继发性血小板减少症、血小板增多症、先天性和获得性血小板功能缺陷症；⑤血管性血友病（von Willebrand disease，vWD）等。

（二）出血时间测定

出血时间（bleeding time，BT）指将皮肤刺破后，血液自然流出到流血自然停止所需的时间。BT的长短主要受血小板数量和功能及毛细血管的通透性和脆性的影响，受血浆凝血因子的影响较小。

【参考区间】 目前推荐用出血时间测定器法（template bleeding test，TBT），正常人TBT为（6.9±2.1）min，超过9min为异常。

【临床意义】

1. BT延长 见于：①血小板明显减少，如特发性或继发性血小板减少性紫癜；②血小板功能异常，如血小板无力症和巨大血小板综合征；③严重缺乏血浆某些凝血因子，如vWD、DIC；④血管异常，如遗传性出血性毛细血管扩张症；⑤药物作用，如使用抗血小板药（阿司匹林等）、抗凝血药（肝素等）和溶栓药（rt-PA等）。

2. BT缩短 主要见于血栓前状态或血栓性疾病，如心脑血管疾病、DIC、妊娠高血压综合征、糖尿病伴周围血管病等。

（三）血管性血友病因子抗原测定

血管性血友病因子抗原（von Willebrand factor antigen，vWF：Ag）测定采用火箭免疫电泳法，在含vWF抗体的琼脂糖凝胶板中加入一定量受检血浆（vWF抗原），在电场作用下，泳动一定时间，出现抗原-抗体反应形成的火箭样沉淀峰，沉淀峰的高度与受检血浆中vWF的浓度成正相关，从而可计算出血浆vWF：Ag的含量。

【参考区间】 94.1%±32.5%。

【临床意义】

1. 减低 见于vWD，是诊断vWD及其分型的指标之一。

2. 增高 见于①血栓性疾病：如急性心肌梗死、心绞痛、脑血栓形成等；②肾病：如急性肾炎、肾病综合征、慢性肾炎等；③其他：如妊娠高血压综合征、糖尿病、大手术后等。

（四）血浆6-酮-前列腺素 $F_{1\alpha}$ 测定

血浆6-酮-前列腺素 $F_{1\alpha}$（6-keto-PGF$_{1\alpha}$）测定采用酶联（ELISA）法：将抗原包被酶标反应板，加入受检血浆或6-酮-PGF$_{1\alpha}$标准品和一定量的抗6-酮-PGF$_{1\alpha}$抗血清，作用一定时间后，再加入酶标记第二抗体，最后加入底物显色。根据显色程度（A值）从标准曲线上推算出待测样品的6-酮-PGF$_{1\alpha}$含量。

【参考区间】 （22.9±6.3）ng/L。

【临床意义】 6-酮-PGF$_{1\alpha}$减少见于血栓性疾病，如急性心肌梗死、心绞痛、动脉粥样硬化、糖尿病、脑血管疾病、肿瘤转移、肾小球病、周围血管血栓形成及血栓性血小板减少性紫癜等。

（五）血浆凝血酶调节蛋白抗原测定

血浆凝血酶调节蛋白抗原（thrombomodulin antigen，TMAg）测定采用放射免疫法（RIA）：以TM单克隆抗体（或抗血清）包被聚苯乙烯放免小杯，样品中的TM结合于包被的放免小杯上，加入 ^{125}I-抗人TM单抗，根据结合的 ^{125}I-放射性强度计算出样品中的TM含量。

【参考区间】 20～35μg/L。

【临床意义】 TMAg增高见于糖尿病、系统性红斑狼疮（SLE）、DIC、血栓性血小板减少性紫癜。此外，脑血栓形成、急性心肌梗死、肺栓塞和血栓闭塞型脉管炎的部分患者，血液中TMAg亦可增高。

三、血小板检测

（一）血小板计数、血小板平均容积和血小板分布宽度测定

血小板计数是记数单位体积（L）周围血液中血小板的数量。血小板平均容积代表单个血小板的平均容积。血小板分布宽度可以反映血小板容积大小的离散度，用所测单个血小板容积大小的变异系数（CV%）表示。详见本章第一节。

（二）血小板相关免疫球蛋白测定

ELISA法：血小板相关免疫球蛋白（platelet associated immunoglobulin，PAIg）包括PAIgG、PAIgA、PAIgM，大多数ITP与SLE患者体内有自身抗血小板抗体，抗血小板抗体与血小板相关抗原形成复合物，再加入酶标记的抗人IgG抗体、抗人IgA抗体、抗人IgM抗体，然后加底物显色，颜色的深浅与PAIg含量成正相关，根据所测得的吸光度（A值）可从标准曲线中计算相应的PAIgG、PAIgA、PAIgM的含量。

【参考区间】 PAIgG：0～78.8ng/10^7血小板；PAIgA：0～2.0ng/10^7血小板；PAIgM：0～7.0ng/10^7血小板。

【临床意义】

（1）90%以上ITP患者的PAIgG增高，如同时测定PAIgA、PAIgM及血小板相关补体3（PA-C3），阳性率达100%。SLE等自身免疫病也呈阳性反应。

（2）经肾上腺皮质激素治疗后的ITP，其PAIgG降低，复发患者的PAIgG又可增高。

（3）同种特发性血小板减少性紫癜（多次输血、输血后紫癜）、药物特发性血小板减少性紫癜、恶性淋巴瘤、慢性活动性肝炎、慢性淋巴细胞白血病、多发性骨髓瘤、Evan综合征、良性单株丙球蛋白血症等增高。

（三）血小板黏附试验

血小板黏附试验（platelet adhesion test，PAdT）常用玻璃柱法、玻璃球法和玻璃滤器法。血小板具有黏附于损伤的血管表面或异物表面的特性。当一定量血液与一定表面积的异物接触后，即有一定数量的血小板黏附于异物表面上，测定黏附前与黏附后血小板总数的差占血小板总数的百分率，即血小板黏附率（%）。

【参考区间】 玻璃柱法：62.5%±8.6%。

【临床意义】

1. PAdT增高 见于血栓前状态和血栓性疾病，如心肌梗死、心绞痛、糖尿病、深静脉血栓形成、肾小球病、妊娠高血压综合征、口服避孕药等。

2. PAdT减低 见于血小板无力症、vWD、巨大血小板综合征、骨髓增生异常综合征（MDS）、纤维蛋白原血症、尿毒症、肝硬化、异常蛋白血症、服用抗血小板药等。

（四）血小板聚集试验

采用血小板聚集仪比浊法进行血小板聚集试验（platelet aggregation test，PAgT），在特定的连续搅拌下，在富含血小板血浆（PRP）中加入诱聚剂，由于血小板发生聚集，悬液的浊度减低，透光度增加。将此光浊度变化记录于图纸上，形成血小板聚集曲线。根据血小板聚集曲线中的透光度变化可了解血小板聚集反应。

【参考区间】 血小板聚集图像的参考值见表6-18-16。

表6-18-16 血小板聚集图像的参考值

聚集剂	浓度	2min/%	4min/%	最大聚集率
ADP	0.5μmol/L	31.6±11.5	34.6±15.3	37.4±14.3
ADP	1.0μmol/L	52.7±14.5	60.7±17.8	62.7±16.1
肾上腺素	0.4mg/L	37.0±12.9	61.0±18.9	67.8±17.8

续表

聚集剂	浓度	2min / %	4min / %	最大聚集率
胶原	3mg/L	43.5±19.4	70.9±19.6	71.7±19.3
瑞斯托霉素	1.5g/L	73.8±17.0	87.5±11.4	87.5±11.4

【临床意义】

1. PAgT 减低　见于血小板无力症、巨大血小板综合征、低（无）纤维蛋白原血症、尿毒症、肝硬化、贮存池病、骨髓增生性疾病、急性白血病、服用抗血小板药等。

2. PAgT 增高　反映血小板聚集功能增强，见于血栓前状态和血栓性疾病，如急性心肌梗死、心绞痛、糖尿病、脑血管疾病、妊娠高血压综合征、深静脉血栓形成（DVT）、口服避孕药、抗原 - 抗体复合物反应、人工瓣膜等。

（五）血浆 β 血小板球蛋白和血小板第 4 因子测定

采用 ELISA 法，血浆 β 血小板球蛋白（β-thromboglobulin，β-TG）和血小板第 4 因子（platelet factor 4，PF$_4$）是血小板 α 颗粒中所含的特异蛋白质，当血小板被某些生物活性物质激活时，大量 β-TG 和 PF$_4$ 从血小板内释放至血小板外。用抗 β-TG 和 PF$_4$ 抗体包被酶标板，加入含 β-TG 和 PF$_4$ 的受检血浆，再加入酶标记的抗 β-TG 或 PF$_4$ 抗体，最后加入底物显色。从标准曲线中计算受检血浆中 β-TG 和 PF$_4$ 的含量。

【参考区间】　β-TG：（16.4±9.8）μg/L；PF$_4$：（3.2±2.3）μg/L。

【临床意义】　血浆 β-TG 和 PF$_4$ 临床意义相同。

1. 增高　表示血小板被激活及其释放反应亢进，见于血栓前状态和血栓性疾病，如急性心肌梗死、脑血管疾病、尿毒症、妊娠高血压综合征、肾病综合征、糖尿病伴血管病变、DIC、DVT 等。

2. 减低　见于先天性或获得性贮存池病（α 颗粒缺陷症）。

（六）血小板 α 颗粒膜蛋白 -140 测定

血小板 α 颗粒膜蛋白 -140（granular membrane protein-140，GMP-140），又称 P- 选择素（P-selectin），血小板被激活后，GMP-140 就进入血浆内，利用抗 GMP-140 的单克隆抗体来测定血浆内 GMP-140 的含量，可反映体内血小板的激活程度。

【参考区间】　（1.61±0.72）×10^{10} 分子数 /mL。

【临床意义】　GMP-140 含量增高见于血栓性疾病（如急性心肌梗死、脑血栓形成等）、自身免疫病（如 SLE，ITP 等）、代谢性疾病（如糖尿病伴周围血管病等）。

（七）血块收缩试验

血块收缩试验（clot retraction test，CRT）是在富含血小板血浆（PRP）中加入钙离子和凝血酶后，血小板受到凝血酶的作用被活化，发生聚集，血浆凝固。在血浆纤维蛋白网收缩时血清被析出，测定析出血清的体积可以反映血小板血块收缩的能力。血块收缩（%）=[血清（mL）/ 全血（mL）×（100% – Hct%）]×100%。

【参考区间】　65.8%±11.0%。

【临床意义】

1. 血块收缩不良或不收缩　见于血小板无力症、ITP、低（无）纤维蛋白原血症、多发性骨髓瘤、红细胞增多症。

2. 血块收缩过度　见于先天性和凝血因子 XIII 缺乏症等。

（八）血浆血栓素 B$_2$ 测定

血浆血栓素 B$_2$（thromboxane B$_2$，TXB$_2$）测定采用 ELISA 法，用 TXB$_2$- 牛血清白蛋白包被酶标反应板，加入受检血浆或 TXB$_2$ 抗体，包被的 TXB$_2$ 与样品中 TXB$_2$ 竞争性地与一定量的抗体结合，加酶标第二抗体及底物，根据显色程度推算出 TXB$_2$ 的量。

【参考区间】　（76.3±48.1）ng/L。

【临床意义】

1. TXB$_2$ 增高　见于血栓前状态和血栓性疾病，如急性心肌梗死、脑血管疾病、妊娠高血压综合征、肾病综合征、动脉粥样硬化、糖尿病、大手术后等。

2. TXB$_2$ 减低　见于环氧酶或 TXA$_2$ 合成酶缺乏症、服用抑制环氧酶或 TXA$_2$ 合成酶的药物（如阿司匹林等）。

四、凝血因子检测

（一）凝血时间测定

凝血时间（clotting time，CT）指观察自静脉血离体开始至血液发生凝固所需要的时间。本试验反映内源性凝血系统的功能状态，是内源性凝血系统的筛选试验之一。

【参考区间】 普通试管法：6～12min；硅管法：15～32min。目前凝血时间测定基本上被APTT所取代。

【临床意义】

1. CT 延长 见于：①凝血因子Ⅷ、Ⅸ、Ⅺ明显减少，如血友病A、血友病B、凝血因子Ⅺ缺乏症；②严重的凝血酶原、因子Ⅴ、因子Ⅹ减少，如重症肝病；③纤维蛋白原缺乏；④口服抗凝血药，应用肝素；⑤纤维蛋白溶解活性亢进；⑥血液循环中抗凝物质增加等。

2. CT 缩短 见于血液高凝状态、血栓性疾病、抽血不顺利使血液中混有大量组织液等。

（二）活化的部分凝血活酶时间测定

在受检血浆中加入部分凝血活酶磷脂悬液和Ca^{2+}后，观察血浆凝固所需的时间，即为活化的部分凝血活酶时间测定（activated partial thromboplastin time，APTT），是内源性凝血系统较灵敏和最常用的筛选试验。

【参考区间】 32～43s，较正常对照值延长10s以上为异常。

【临床意义】 较普通试管法CT为敏感，是目前推荐应用的内源性凝血系统的筛选试验，也是监测肝素治疗的首选指标。

1. APTT 延长 见于凝血因子Ⅷ、Ⅸ、Ⅹ、Ⅺ、Ⅻ、Ⅴ、Ⅱ、PK、HMWK 和纤维蛋白原缺乏，尤其是凝血因子Ⅷ、Ⅸ、Ⅺ缺乏，以及血液循环中的抗凝物质增多。

2. APTT 缩短 见于血栓前状态和血栓性疾病，但灵敏度、特异性差。

（三）血浆凝血酶原时间测定

在受检血浆中加入组织凝血活酶和Ca^{2+}，使凝血酶原转变为凝血酶，后者使纤维蛋白原转变为纤维蛋白，观察血浆凝固所需的时间，即血浆凝血酶原时间（prothrombin time，PT）。PT 是反映外源性凝血系统较为灵敏和最常用的筛选试验。

【参考区间】

1. 正常为11～13s，测定值超过对照值3s以上为异常。

2. 凝血酶原时间比值（prothrombin time ratio，PTR） 即被检血浆的凝血酶原时间（s）/正常人血浆的凝血酶原时间（s），参考值为1.0±0.05。

3. 国际标准化比值（international normalized ratio，INR） $INR=PTR^{ISI}$，参考值为1.0±0.1。ISI（international sensitivity index）为国际敏感度指数，ISI越小（小于2.0），组织凝血活酶的灵敏性越高，因此，做PT检测时必须用标有ISI值的组织凝血活酶。

4. 报告方式 ①以PT的秒数（s）报告；②以患者PT（s）/正常对照（s）的比（PTR）报告；③在口服药物治疗监控时以INR报告；④国际血液学标准化委员会规定不再用百分比(活动度)报告。

【临床意义】

1. PT 延长 见于：①先天性凝血因子Ⅱ、Ⅴ、Ⅶ、Ⅹ及纤维蛋白原缺乏；②获得性凝血因子缺乏，如维生素K、严重的肝病、纤溶亢进、DIC、口服抗凝血药、血液循环中有异常抗凝物质等。

2. PT 缩短 见于血液高凝状态和血栓性疾病，如DIC早期、心肌梗死、脑血栓形成、DVT、多发性骨髓瘤、长期口服避孕药等。

3. 口服抗凝血药的监测 PT是监测口服抗凝血药的首选试验。患者在用药过程中需进行实验室监测以防出血。在应用口服抗凝血药的过程中，使PT在正常对照值（12.0±1.0）s的1.5～2.0倍，PTR维持1.5～2.0为最佳。若PTR＞2.0时，其出血发生率为22%；在PTR＜2.0时，其出血发生率仅为4%。目前推广应用INR作为检测口服抗凝血药可靠指标，我国抗凝治疗的合适范围以INR维持在2.0～3.0为宜。

（四）血浆纤维蛋白原测定

凝血酶比浊法是在受检血浆中加入一定量的凝血酶，使血浆中的纤维蛋白原转变为纤维蛋白，通过比浊法原理计算血浆纤维蛋白原（fibrino-gen，Fg）的含量。

【参考区间】 2~4g/L。

【临床意义】

1.增高 见于急性心肌梗死、糖尿病、妊娠高血压综合征、急性肾炎、多发性骨髓瘤、休克、急性感染、大手术后、恶性肿瘤等。

2.减低 见于DIC消耗性低凝期及纤溶期、原发性纤溶症、重症肝炎、肝硬化等。

（五）血浆凝血因子Ⅷ、Ⅸ、Ⅺ、Ⅻ促凝活性测定

受检血浆中分别加入缺乏FⅧ、FⅨ、FⅪ、FⅫ的基质血浆、白陶土磷脂悬液和Ca^{2+}溶液，分别记录开始出现纤维蛋白丝所需要的时间，然后从各自的标准曲线中分别计算出受检血浆中凝血因子Ⅷ、Ⅸ、Ⅺ和Ⅻ促凝活性（factor Ⅷ、Ⅸ、Ⅺ、Ⅻ procoagulant activity，FⅧ：C、FⅨ：C、FⅪ：C、FⅫ：C）相当于正常人的百分率（%）。

【参考区间】

一期法：FⅧ：C为103.0%±25.7%；FⅨ：C为98.1%±30.4%；FⅪ：C为100%±18.4%；FⅫ：C为92.4%±20.7%。

【临床意义】

1.增高 主要见于血栓前状态和血栓性疾病，如DVT、肺栓塞、妊娠高血压综合征、晚期妊娠、口服避孕药、肾病综合征、恶性肿瘤等。

2.减低 ①FⅧ：C、FⅨ：C、FⅪ：C减低分别见于血友病A、血友病B和凝血因子Ⅺ缺乏症；②见于肝病、维生素K缺乏症、DIC、口服抗凝血药等。

（六）血浆因子Ⅱ、Ⅴ、Ⅶ、Ⅹ促凝活性测定

在受检血浆中分别加入缺乏FⅡ、FⅤ、FⅦ和FⅩ的基质血浆、兔脑粉浸出液和Ca^{2+}溶液，分别记录开始出现纤维蛋白丝所需要的时间，从各自标准曲线中分别计算出受检血浆中凝血因子Ⅱ、Ⅴ、Ⅶ、Ⅹ促凝活性（factor Ⅱ、Ⅴ、Ⅶ、Ⅹ procoagulant activity，FⅡ：C、FⅤ：C、FⅦ：C、FⅩ：C）相当于正常人的百分率（%）。

【参考区间】

一期法：FⅡ：C为97.7%±16.7%；FⅤ：C为102.4%±30.9%；FⅦ：C为103%±17.3%；FⅩ：C为103.0%±19.0%。

【临床意义】

1.增高 见于血栓前状态和血栓性疾病。

2.减低 见于先天性凝血因子Ⅱ、Ⅴ、Ⅶ、Ⅹ缺乏；获得性凝血因子缺乏见于肝病、维生素K缺乏病、DIC、口服抗凝血药等。

（七）血浆凝血因子Ⅷ定性试验

凝血因子Ⅷ在Ca^{2+}的作用下，能使溶于尿素的纤维蛋白聚合物变为纤维蛋白凝块，因此含凝血因子Ⅷ的血浆凝固后不再溶于尿素溶液。如果受检血浆中缺乏凝血因子Ⅷ，则纤维蛋白凝块可再溶于尿素溶液。

【参考区间】 凝块溶解法：24h内纤维蛋白凝块不溶解。

【临床意义】 若纤维蛋白凝块在24h内，尤其在2h内完全溶解，表示凝血因子Ⅷ有先天性或获得性缺乏。获得性见于肝病、SLE、恶性淋巴瘤、恶性贫血、DIC等。

（八）血浆凝血酶原片段1+2测定

将兔抗人血浆凝血酶原片段1+2（prothrombin fragment 1+2，F_{1+2}）抗体，包被酶标反应板，加入已知标准品或待测样品，最后加入带辣根过氧化酶标记的鼠抗人凝血酶原抗体，使OPD基质显色，显色程度与受检血浆中F_{1+2}的含量成正比。

【参考区间】 （0.67±0.19）nmol/L。

【临床意义】 本试验反映凝血酶原酶的活性和凝血酶的生成。

1.F_{1+2}升高 见于血栓前状态和血栓性疾病，如DVT、DIC、急性白血病（尤其是急性早幼粒细胞白血病）、遗传性抗凝血酶缺陷症等。

2.作为抗凝和纤溶治疗的监测 服抗凝血药和肝素治疗后，原来升高的F_{1+2}均可降低；应用溶栓药后F_{1+2}可升高，提示溶栓治疗可能伴有凝血活性的增强。

（九）可溶性纤维蛋白单体复合物测定

在凝血酶水解作用下，纤维蛋白原先后失去纤维蛋白肽 A（FPA）和纤维蛋白肽 B（FPB），剩余的纤维蛋白单体可自行聚合形成复合物，可溶于尿素溶液，即可溶性纤维蛋白单体复合物（soluble fibrin monomer complex，sFMC）。用包被纤维蛋白单体的人红细胞，通过凝集反应可以判定可溶性纤维蛋白单体复合物的存在。利用酶免疫分析法和放射免疫分析法测定。

【参考区间】　凝集法：阴性；酶免疫分析法：（48.5±15.6）mg/mL；放射免疫分析法：（50.5±26.1）mg/mL。

【临床意义】　sFMC 是凝血酶生成的敏感和特异的标志物，反映凝血酶的活性。sFMC 增高见于血栓前状态和血栓性疾病，如急性心肌梗死、肺梗死、脑梗死、DVT、DIC 和糖尿病等。

（十）血浆纤维蛋白肽 A 测定

受检血浆先在皂土的作用下，除去 Fg，然后将纤维蛋白肽 A 包被酶标板，与已过量的兔抗人 FPA 抗体结合，将此液体移至酶标板，剩余的未结合 FPA 抗体，可与 FPA 结合。最后，结合于固相的兔抗人 FPA 抗体被带有辣根过氧化酶的羊抗兔 IgG 结合，并可使 OPD 基质显色结合，显色程度与血浆中 FPA 呈负相关。

【参考区间】

不吸烟男性：（1.83±0.61）μg/L。

不吸烟女性：（2.22±1.04）μg/L。

【临床意义】　本试验反映凝血酶的活性。血浆 FPA 增高，见于：①急性心肌梗死和不稳定型心绞痛，患者 FPA 水平较正常增高 0.5～2.0 倍。稳定型心绞痛不升高，有助于鉴别。②脑梗死、DIC、DVT、肺栓塞、肾小球肾炎、肾病综合征、尿毒症、SLE、妊娠高血压综合征、大面积烧伤等。③恶性肿瘤未转移时 FPA 为正常，转移时 95% 的患者升高。

五、抗凝因子的常用检验

（一）血浆抗凝血酶活性测定

血浆抗凝血酶活性（antithrombin activity，AT：A）测定采用发色底物法，受检血浆中加入过量凝血酶，使 AT 与凝血酶形成 1：1 复合物，剩余的凝血酶作用于发色底物 S-2238，释放出显色基团对硝基苯胺。显色深浅的程度与剩余凝血酶成正相关，而与 AT 活性成负相关。

【参考区间】　108.5%±5.3%。

【临床意义】

1. 增高　见于血友病、白血病和再生障碍性贫血等疾病的急性期；也可见于口服抗凝血药、应用黄体酮等。

2. 减低　见于先天性和获得性 AT 缺乏症，后者见于肝病、DIC、外科手术后、血栓前状态和血栓性疾病。

（二）血浆蛋白 C 活性测定

血浆蛋白 C 活性（protein C activity，PC：A）测定采用发色底物法，受检血浆中加入特异激活剂，在 PC 转变为活化 PC（APC）后作用于发色底物 chromozym-9，释放出产色基团对硝基苯胺，产色深浅与 APC 呈线性关系。

【参考区间】　100.2%±13.18%。

【临床意义】　血浆蛋白 C 活性减低：见于先天性或获得性 PC 缺乏症，后者见于 DIC、肝病、手术后、口服抗凝血药、急性呼吸窘迫综合征等。

（三）血浆游离蛋白测定

血浆游离蛋白（free protein S，FPS）测定采用凝固法，受检血浆中加入缺乏 PS 基质的血浆，PS 可促进活化 PC 对因子 V a 的抑制作用，纤维蛋白形成所需的时间与受检血浆中 FPS 量成正相关。根据受检者凝固时间可以从标准曲线中计算出 FPS 的含量。

【参考区间】　100.9%±29.1%。

【临床意义】　FPS 减低：见于先天性和获得性 PS 缺乏症，后者见于肝病、口服抗凝血药等。

（四）血浆凝血酶 - 抗凝血酶复合物测定

血浆凝血酶 - 抗凝血酶复合物（thrombin-antithrombin complex，TAT）测定采用 ELISA 法，用

兔抗人凝血酶抗体包被酶标板，加入受检血浆后再加入辣根过氧化酶标记的鼠抗人 AT 抗体，后者使 OPD 显色，显色的深浅与受检血浆中所含的 TAT 成正相关。

【参考区间】 （1.45±0.4）μg/L。

【临床意义】 本试验反映凝血酶的活性。TAT 增高：见于急性心肌梗死、不稳定型心绞痛、DIC、DVT、脑梗死、急性白血病等。

（五）血浆普通肝素定量测定

肝素与 AT 结合形成 1：1 的复合物，该复合物可灭活凝血酶和因子 Xa，在加入过量因子 Xa 的反应中，测定剩余因子 Xa 对基质血浆的促凝活性，基质血浆与标本中的肝素含量成正相关。

【参考区间】 0.005 ～ 0.100U/mL。

【临床意义】 用于监测肝素的合理用量，血浆肝素浓度以 0.2 ～ 0.4U/mL 为宜。

（六）血浆游离肝素时间测定或甲苯胺蓝纠正试验

甲苯胺蓝可中和肝素的抗凝作用。当凝血酶时间（TT）延长时，可在受检血浆中加入少量甲苯胺蓝，再测定 TT，若延长的凝血酶时间显著缩短或恢复正常，则表示受检血浆中有肝素或类肝素增多，否则认为有其他抗凝血酶类物质的存在或缺乏纤维蛋白原。

【参考区间】 在 TT 延长的受检血浆中加入甲苯胺蓝后，TT 明显缩短相差 > 5s，提示受检血浆中有肝素或类肝素物质增多；如果 TT 不因加入甲苯胺蓝而缩短，提示 TT 延长不是由于肝素类物质所致。

【临床意义】 血浆中类肝素物质增多见于过敏性休克、应用氮芥类药物、放疗后、严重肝病、DIC、肝叶切除术后、肝移植后等。在肝素治疗的患者，其延长的 TT 也可被甲苯胺蓝纠正。

（七）Lupo 试验和 Lucor 试验

Lupo 和 Lucor 试验是改良的蝰蛇毒稀释试验。① Lupo 试验，即当蝰蛇毒试验时间延长时，加正常血浆后，蝰蛇毒试验时间仍然延长，提示被检血浆中存在狼疮抗凝物质；② Lucor 试验，内含过量脑磷脂，能中和狼疮抗凝物质，从而使凝固时间缩短或正常。

【参考区间】 Lupo 试验为 31 ～ 44s；Lucor 试验为 30 ～ 38s；Lupo/Lucor 为 1.0 ～ 1.2。

【临床意义】

（1）Lupo 试验和 Lucor 试验均比正常延长 20%，提示有狼疮抗凝物质存在，如 SLE、自发性流产、某些血栓形成性疾病。

（2）Lupo 试验和（或）Lucor 试验凝固时间延长，Lupo/Lucor 小于 1.2，也可出现于因子 Ⅱ、Ⅴ、Ⅹ 缺乏的患者，或者应用华法林或肝素等患者。故此两试验也可作为研究因子 Ⅱ、Ⅴ、Ⅹ 缺乏的过筛试验。

六、纤溶活性的检测

（一）优球蛋白溶解时间测定

血浆优球蛋白组分中含有纤维蛋白原（Fg）、纤溶酶原（PLG）和组织型纤溶酶原激活物（t-PA）等，但不含纤溶酶抑制物。将受检血浆加入到 pH4.5 的醋酸溶液中使优球蛋白沉淀，经离心除去纤溶抑制物，并将沉淀的优球蛋白溶于缓冲液中，再加入适量钙（加钙法）或凝血酶（加酶法），观察凝块完全溶解所需的时间，为优球蛋白溶解时间（euglobulin lysis time，ELT）。

【参考区间】 加钙法 ELT >（129.8±41.1）min；加酶法 ELT 为（157.0±59.1）min。

【临床意义】

（1）纤维蛋白凝块在 70min 内完全溶解，表明纤溶活性增强，见于原发性纤溶症和继发性纤溶症。

（2）纤维蛋白凝块完全溶解时间延长，表明纤溶活性减低，见于血栓前状态、血栓性疾病和应用抗纤溶药等。

（二）血浆组织型纤溶酶原激活物活性测定

血浆组织型纤溶酶原激活物活性（tissue type plasminogen activator activity，t-PA：A）测定采用发色底物法，血浆优球蛋白部分含有 t-PA，可吸附于纤维蛋白上，并使纤溶酶原（PLG）转变成纤溶酶（PL），PL 使发色底物（S-2251）显色。显色深浅与血浆中 t-PA 含量成正相关。

【参考区间】 0.3 ～ 0.6 活化单位 / 毫升。

【临床意义】

1. 增高　表明纤溶活性亢进，见于原发性纤溶症和继发性纤溶症（如 DIC）等。

2. 减低　表明纤溶活性减弱，见于血栓前状态和血栓性疾病，如动脉血栓形成、DVT、高脂血症、口服避孕药、缺血性脑卒中等。

（三）血浆纤溶酶原激活抑制物 -1 活性测定

血浆纤溶酶原激活抑制物 -1 活性（plasminogen activator inhibitor-1 activity，PAI-1：A）测定采用发色底物法，在受检血浆中加入纤溶酶原激活物（PA）和纤溶酶原（PLG），血浆中 PAI-1 与 PA 作用形成复合物，剩余的 PA 使纤溶酶原（PLG）转变成纤溶酶（PL），纤溶酶作用于含显色基团的底物，使测定液呈黄色，受检标本中纤溶酶含量与 PAI-1 活性成负相关。

【参考区间】　0.1～1.0 抑制单位 / 毫升。

【临床意义】

1. 增高　见于血栓前状态和血栓性疾病。

2. 减低　见于原发性纤溶症和继发性纤溶症。

（四）血浆凝血酶时间测定

受检血浆中加入标准化的凝血酶溶液后，在凝血酶的作用下，纤维蛋白原转变成纤维蛋白，使血浆凝固所需的时间为凝血酶时间（thrombin time，TT）。

【参考区间】　正常对照为 16～18s，比正常对照延长 3s 以上为异常。

【临床意义】　TT 延长见于 DIC 纤溶亢进期、低（无）纤维蛋白原血症及异常纤维蛋白原血症、血中有肝素或类肝素物质存在（如肝素治疗中、肝病、SLE 等）。TT 缩短无临床意义。

（五）血浆纤维蛋白（原）降解产物测定

血浆纤维蛋白（原）降解产物 [fibrin（ogen）degradation products，FDP] 测定采用胶乳凝集法，在受检血浆中加入 FDP 抗体包被的胶乳颗粒悬液，如血浆中 FDP 含量＞ 5mg/L，则胶乳颗粒发生凝集反应。

【参考区间】　＜ 5mg/L。

【临床意义】　FDP 增高：见于原发性纤溶症和继发性纤溶症，如 DIC、恶性肿瘤、肝病、肾病、肺梗死、DVT、溶栓治疗、白血病、器官移植的排斥反应等。

（六）血浆 D - 二聚体（D-dimer，DD）测定

胶乳凝集法，在受检血浆中加入标有抗 DD 单抗的胶乳颗粒悬液，如血浆中 DD 含量＞ 0.5mg/L，则胶乳颗粒发生凝集反应；ELISA 法，抗 DD 抗体具有较高的特异性，仅与血浆中 DD 发生反应，将此单抗包被固相载体，加入受检血浆后，加酶标记的抗体，再加入底物显色，显色深浅与 DD 含量成正相关。

【参考区间】　胶乳凝集法：为阴性；ELISA 法：小于 200μg/L。

【临床意义】

（1）DD 是纤溶酶作用于交联纤维蛋白的特异性分子标志物，在继发性纤溶症时为阳性或增高；而在原发性纤溶症时不增高，是鉴别二者的重要指标。

（2）本试验对 DVT 和肺栓塞的排除有重要价值，也是溶栓治疗的监测指标之一。

（七）血浆纤维蛋白肽 $B_{\beta 1-42}$ 和 $B_{\beta 15-42}$ 测定

由于多肽相对分子质量大小可在层析中进行重新分配和分离，用高压液相色谱仪将预处理后的受检血浆中不同的纤维蛋白多肽分离，并与标准品比较，从而测定纤维蛋白肽 $B_{\beta 1-42}$ 和 $B_{\beta 15-42}$ 的含量。

【参考区间】　$B_{\beta 1-42}$ 为（0.74～2.24）nmol/L；$B_{\beta 15-42}$ 为（1.56±1.20）nmol/L。

【临床意义】　$B_{\beta 1-42}$ 和 $B_{\beta 15-42}$ 增高：反映纤溶酶活性增强。$B_{\beta 1-42}$ 反映纤溶酶对 Fg 的降解，见于原发性纤溶症；$B_{\beta 15-42}$ 反映纤溶酶对纤维蛋白的降解，见于继发性纤溶症。

（八）血浆纤溶酶 - 抗纤溶酶复合物测定

血浆纤溶酶 - 抗纤溶酶复合物（plasmin-antiplasmin complex，PAP）测定采用 ELISA 法，用兔抗人抗纤溶酶（PLG）多抗（或单抗）包被酶标板，以 HRP 标记抗 α_2- 纤溶酶（α_2-AP）N 末端的单抗 CHT 作为指示剂建立夹心 ELISA 法。

【参考区间】　PAP 为（590±130）μg/L（上海血液研究所）。

【临床意义】　本试验反映纤溶酶活性，PAP 增加见于血栓前状态和血栓性疾病，如 DIC、急性冠脉综合征、心肌梗死、缺血性脑血管疾病、严重创伤、体外循环、DVT、肝病、糖尿病等。

七、出血性疾病的实验室诊断步骤

出血性疾病的诊断，常依赖于实验室的检查才能明确出血的原因，出血性疾病的实验室检查项目甚多，临床工作中可分为初筛试验和确诊试验。

（一）一期止血缺陷的初筛试验

一期止血缺陷指血管壁和血小板缺陷所致的出血性疾病，常选用血小板计数（PC）和出血时间（BT）作为筛选试验，根据筛选试验的结果，大致分为以下 4 种情况。

1. BT 和 PC 都正常　除正常人外，多数是由于单纯血管壁通透性、脆性增加所致的血管性紫癜。临床上常见于过敏性紫癜、单纯性紫癜和其他血管性紫癜等。

2. BT 延长，PC 减少　多数是由于血小板数量减少所致的血小板减少性紫癜。临床上多见于原发性或继发性血小板减少性紫癜。

3. BT 延长，PC 增多　多数是由于血小板数量增多所致的血小板增多症。临床上多见于原发性或继发性血小板增多症。

4. BT 延长，PC 正常　多数是由于血小板功能异常或某些凝血因子缺乏所致的出血性疾病。如血小板无力症、贮存池病，以及低（无）纤维蛋白原血症、血管性血友病（vWD）等。

（二）二期止血缺陷的初筛试验

二期止血缺陷指凝血因子缺陷或病理性抗凝物质存在所致的出血性疾病，常选用 APTT 和 PT 作为筛选试验，大致有以下 4 种情况。

1. APTT 和 PT 都正常　除正常人外，仅见于遗传性和获得性凝血因子 XⅢ 缺乏症。获得性者常由于严重肝病、肝肿瘤、恶性淋巴瘤、白血病、自身免疫性溶血性贫血和恶性贫血等引起。

2. APTT 延长，PT 正常　多数是由于内源性凝血途径缺陷所引起的出血性疾病，如血友病 A、血友病 B、凝血因子 XI 缺乏症、血液循环中有凝血因子抗体存在、DIC、肝病和口服抗凝血药等。

3. APTT 正常，PT 延长　多数是由于外源性凝血途径缺陷所引起的出血性疾病，如遗传性和获得性凝血因子 Ⅶ 缺乏症。

4. APTT 和 PT 都延长　多数是由于共同凝血途径缺陷所引起的出血性疾病，如遗传性和获得性凝血因子 X、V、凝血酶原和纤维蛋白原缺乏症。

此外，临床应用肝素治疗时，APTT 也相应延长；应用口服抗凝血药治疗时，PT 也相应延长。

（三）确诊试验

根据初筛试验的结果，结合疾病史、体征及可能的病因，做进一步检查，即可明确出血的原因。

1. 血管因素　对血管因素引起出血的进一步试验很少，有条件者可做毛细血管镜检查，本试验可观察毛细血管的形态、数量、结构、血流状态和对各种刺激有无反应，如遗传性出血性毛细血管扩张症者，其甲襞及黏膜毛细血管扩张、扭曲、畸形及排列紊乱。此外尚可做反映内皮细胞功能的试验，如 vWF 抗原定量、vWF 多聚体分析；凝血酶调节蛋白（TM）抗原及活性测定；测定 6- 酮 -PGF$_{1\alpha}$ 抗原，可了解血管内皮细胞 PGI$_2$ 合成能力及其代谢情况。

2. 血小板因素

（1）骨髓检查：可了解骨髓中巨核细胞数量的多少；巨核细胞及血小板的形态有无异常，巨核细胞形成血小板的成熟过程有无障碍。亦可做骨髓中巨核细胞祖细胞 CFU-MK 培养，用抗 GP Ⅱb- Ⅲa、GP Ⅰb、凝血酶敏感蛋白（TSP）、vWF 抗体酶标法检测进一步了解巨核细胞是否有成熟障碍。如 ITP 患者骨髓巨核细胞数正常或增多，但巨核细胞成熟有障碍；MDS 患者有小巨核或微巨核细胞，血小板生成障碍；再生障碍性贫血患者巨核细胞数减少，形成血小板障碍等。原位杂交法测骨髓巨核细胞和血小板生成情况发现：ITP 患者骨髓巨核细胞增高者，*c-MYE* 基因表达亦增高，*C-SIS* 基因表达下降。

（2）血小板膜糖蛋白（GP）测定：用聚丙烯酰胺凝胶电泳及单抗放免方法检测可检测出多种血小板膜糖蛋白，如 GP Ⅰb、GP Ⅱb、GP Ⅲa、GP Ⅳ、GP Ⅴ 及 GP Ⅰb- Ⅸ 和 GP Ⅱb- Ⅲa 复合物等。巨血小板综合征者血小板膜 GP Ⅰb 缺乏或减少，血小板无力症者 GP Ⅱb- Ⅲa 缺乏或减少。此外，血栓性疾病及药物亦可致血小板膜 GP 改变。

（3）血小板功能试验：包括血小板黏附功能、聚集功能、释放功能、血小板因子3活性测定、血浆血栓烷 B_2 水平测定等。①遗传性血小板功能缺陷病患者往往只表现为一种血小板功能缺陷，如血小板无力症、灰色血小板综合征，患者的血小板聚集功能降低；②贮存池病，则表现为在ADP或肾上腺素诱导聚集的第一波正常，而第二波减弱（释放功能障碍）；③巨血小板综合征及vWD患者表现为瑞斯托霉素诱导血小板聚集功能降低；④获得性血小板功能缺陷病，常表现多种障碍，如尿毒症、服用抗血小板药（阿司匹林、吲哚美辛等）；⑤肝病、巨球蛋白血症等，可表现为血小板黏附、聚集功能及释放功能降低。

（4）血小板相关免疫球蛋白测定：本试验包括血小板相关免疫球蛋白G（PAIgG）、PAIgM、PAIgA及PA-G3、PA-C4等的测定。

3. 凝血因子异常

（1）凝血活酶生成及纠正试验：本试验可了解参与内源性凝血系统的凝血活酶生成有无障碍，明确所缺乏的凝血因子及血液循环中有无抗凝物质存在，属定性试验。可确定血友病A、血友病B及凝血因子XI缺乏症，以及有无抗凝血因子Ⅷ、Ⅸ、Ⅺ的抗体。

（2）凝血因子抗原及活性测定：用抗血清检测各凝血因子的抗原含量。用缺乏凝血因子的血浆作一期法测各凝血因子的促凝血活性。本法临床常用、快速、可定量。①FⅧ：C活性降低见于血友病A、vWD、FⅧ抗体、DIC；②FⅨ：C降低见于血友病B、肝病、维生素K缺乏症、DIC、口服抗凝血药；③FⅡ：C、FⅤ：C、FⅦ：C、FⅩ：C等减低，主要见于肝病、DIC、维生素K缺乏症、口服抗凝血药，以及先天性凝血因子Ⅱ、Ⅴ、Ⅶ、Ⅹ缺乏症；④凝血活性增高，则见于血栓前状态和血栓性疾病、口服避孕药、肾病综合征、恶性肿瘤等。

（3）病理性抗凝物质测定

1）血浆凝血因子抗体测定：方法是用正常人血浆与患者血浆等量混合，在37℃水浴中孵育2h，然后测定混合血浆中该凝血因子的凝血活性。如患者血浆中有抗凝血FⅧ抗体存在时，正常人血浆中的FⅧ：C被患者血浆中的抗FⅧ抗体所中和，则因子Ⅷ：C降低。按规定将正常人FⅧ：C中和50%的抗FⅧ：C抗体的量定为一个Bethes-da单位（BU）。

2）肝素样抗凝物质：甲苯胺蓝或鱼精蛋白有中和肝素的作用，若在TT或APTT、PT延长的患者血浆中加入鱼精蛋白后，延长的TT被纠正，则提示患者血浆中有肝素样物质或肝素增多。血中肝素样物质增多见于：严重肝病、DIC、过敏性休克、放疗后、肝叶切除及肝移植术后等。

3）抗磷脂抗体：约10%的SLE患者、自发性流产、某些血栓形成性疾病患者血浆中存在抗磷脂抗体，可用Lupo试验或Lucor试验测定法证明。但是在免疫性血小板减少性紫癜、白血病、肿瘤服用某些药物（氯丙嗪、苯妥英钠、肼屈嗪、奎尼丁等）也可表现抗磷脂抗体阳性。

4）生理性抗凝蛋白检测：包括血浆抗凝血酶Ⅲ活性及抗原测定；血浆蛋白C、蛋白S测定；血浆组织因子途径抑制物测定等，对出血和血栓性疾病的病因确诊有益。

（四）纤维蛋白溶解（纤溶）亢进引起的出血筛选试验

纤维蛋白溶解亢进包括原发性纤溶症和继发性纤溶症两种。可选用FDP和DD作为筛选试验，大致有下列4种情况。

1. FDP和DD均正常 表示纤溶活性正常，临床的出血症状可能与纤溶无关。

2. FDP阳性，DD阴性 理论上只见于纤维蛋白原被降解，而纤维蛋白未被降解，即原发性纤溶症。实际上这种情况多数属于FDP的假阳性，见于肝病、手术出血、重症DIC、纤溶初期、剧烈运动后、类风湿因子阳性、抗Rh（D）抗体存在等。

3. FDP阴性，DD阳性 理论上只见于纤维蛋白被降解，而纤维蛋白原未被降解，即继发性纤溶症。实际上这种情况多数属于FDP的假阴性，见于DIC、静脉血栓、动脉血栓和溶栓治疗等。

4. FDP和DD都阳性 表示纤维蛋白原和纤维蛋白同时被降解，见于继发性纤溶症，如DIC和溶栓治疗后。这种情况临床最为多见。

原发性和继发性纤溶亢进的鉴别诊断见表6-18-17。

表6-18-17 原发性和继发性纤溶亢进的鉴别

检查项目	BPC	B-TG	PF4	F_{1+2}	FPA	sFMC	PAP	DD	$B_{\beta_{1-42}}$ 肽	$B_{\beta_{15-42}}$ 肽
原发性纤溶症	N	N	N	N	N	N	N	增高	增高	N
继发性纤溶症	减低	增高	增高	增高	增高	增高	增高	增高	N	增高

N代表正常。

（五）抗栓和溶栓治疗的监测

1. 普通肝素（uFH）和低相对分子质量肝素（LMWH）的监测

（1）应用 uFH 的监测：①首选 APTT 作为监测试验，使 APTT 测定值维持在正常对照值的 1.5～2.5 倍；②活化的凝血时间（ACT）测定，参考值为 75～125s，治疗安全有效值为 300～450s，适于使用大剂量肝素（如体外循环和血液透析时）的监测。

（2）应用 LMWH 的监测：应用较大剂量 LMWH 也需要监测，可选用抗因子 Xa 活性测定。无论应用 uFH 或 LMWH，均需要进行血小板计数，使其维持在正常范围内，若低于 $50×10^9/L$ 需暂停药。由于肝素抗凝需依赖 AT，故在应用肝素的过程中需测定血浆 AT 活性，使其维持在 80%～120% 为宜，低于 70% 时肝素抗凝作用降低，低于 30% 时肝素失效。

2. 口服抗凝血药（OAT）的监测 口服抗凝血药的出血发生率为 7.1%～20.5%。监测选用：①血浆凝血酶原时间比率（PTR），维持在 1.5～2.0 为佳；② WHO 推荐用国际标准化比值（INR）作为口服抗凝血药的首选监测，中国人 INR 维持在 2.0～3.0 为宜。

3. 溶栓治疗的监测

（1）提示可能会发生出血的指标：①纤维蛋白原在溶栓后数小时内即降至 1g/L 以下；②治疗 3d 时的血小板计数低于 $100×10^9/L$；③ APTT 延长 2.5 倍。

（2）提示溶栓治疗安全有效的指标：纤维蛋白原为 1.2～1.5g/L，凝血酶时间（TT）在正常对照值的 1.5～2.5 倍，FDP 在 300～400mg/L 时，可视为应用溶栓药安全有效的范围。

抗凝溶栓治疗简易监测方案见表 6-18-18。

表 6-18-18 抗凝溶栓治疗简易监测方案

实验方法	实验的临床意义
PT	口服抗凝血药（OAT）监测的经典方法，以 INR 为判断标准
APTT	肝素治疗时延长，延长到正常对照值的 1.5～2.0 倍为安全
TT	溶栓治疗监测，安全范围为正常对照值的 1.5～2.5 倍
Fg	溶栓治疗时纤维蛋白原有明显改变，小于 1.0g/L 可有出血危险
DD	纤维蛋白溶解异常的指标，可用于疗效判断

案例 6-18-9

男性，55 岁。因"乏力、食欲缺乏、腹胀伴皮肤、巩膜黄染 3 个月"入院。3 个月前出现乏力、食欲缺乏、腹围较前增大、尿量减少，家人发现患者巩膜黄染。近期症状较前明显加重，无呕血、便血，无发热。30 年前曾患急性肝炎，治疗后好转，以后症状时有发作，多次查肝脏酶学异常。5 年前发现脾大。有 20 多年饮酒史，多为白酒，已戒酒 5 年。

体格检查：体温 36.8℃，脉搏 90 次/分，呼吸 16 次/分，血压 100/70mmHg。皮肤灰暗，黄染，无瘀斑，左上胸部及右颈部可见蜘蛛痣，面部毛细血管扩张。浅表淋巴结未触及，巩膜明显黄染，心肺未见异常。腹部膨隆，腹壁可见静脉曲张，血流方向向上。腹软，全腹无压痛，肝肋下未触及，剑突下 4cm，质地较硬，未触及结节，脾肋下 6cm，质地中等，表面光滑。移动性浊音阳性。

实验室检查：①血常规：WBC $3.0×10^9/L$，中性分叶粒细胞 0.45，中性杆状粒细胞 0.04，淋巴细胞 0.45，单核细胞 0.06，Hb 98g/L，Hct 0.33，RBC $3.0×10^{12}/L$，MCV 100fl，PLT $56×10^9/L$，Ret 3.0%（$0.090×10^{12}/L$）。②肝肾功能检查：总胆红素 70μmol/L（↑），结合胆红素 34μmol/L（↑），非结合胆红素 36μmol/L（↑），总蛋白 56g/L（↓），白蛋白 25g/L（↓），球蛋白 31g/L，ALT 60μmol/L（↑），AST 70μmol/L（↑），ALP 140U/L（↑），尿素、肌酐正常。③凝血检查：PT 20s/14.5s，APTT 55s/39s，TT 20.5s/15s，均可被正常血浆纠正，不被鱼精蛋白纠正，纤维蛋白原 1.0g/L，FDP（＋），DD（－）。④乙型肝炎病毒检测：HBsAg（＋）、Anti-HBs（－）、HBeAg（－）、Anti-HBe（＋）、Anti-HBc（＋）、Anti-HBcIgM（－）。⑤骨髓检查：增生活跃，粒红比例为 2.5：1，粒细胞系统占 55%，各期细胞比例及形态正常；红细胞系统占 22%，形态正常；巨核细胞 135 个，生成血小板功能好。其他检查：腹部彩超肝左叶肿大，右叶缩小，回声不均，脾大。中量腹水，门静脉宽度为 1.6cm，流速加快，未发现血栓。

问题：

1. 患者的病例特点有哪些？

2. 患者的实验室检查结果符合什么因素造成的凝血异常？

3. 该患者的诊断是什么？

案例 6-18-9 分析

本病例具有以下临床特点：①中年男性，有明确的肝病，有慢性肝炎、肝硬化失代偿表现（有乙型肝炎病史、腹水、脾大、黄疸、门静脉高压）；②无明显的临床出血征象；③肝功能异常（黄疸、白蛋白低、酶学增高）、乙肝病毒阳性；④血常规检查全血细胞减低，而骨髓造血良好，符合脾功能亢进；⑤凝血检查，PT、APTT、TT 均延长，纤维蛋白原降低，能被正常血浆纠正，不被鱼精蛋白纠正，说明无抗凝物质及肝素样抗凝物质。FDP 阳性而 DD 阴性，不支持 DIC。诊断为慢性乙型肝炎、肝硬化失代偿期、门静脉高压、腹水、肝病性凝血功能障碍。

（王　莹）

第19章 排泄物、分泌物及体液检测

第一节 尿液检验

尿液是血液流经肾时，经过肾小球滤过、肾小管和集合管重吸收和排泌所产生的终末代谢产物，尿液的组成和性状可反映机体的代谢状况，并受机体各系统功能的影响。临床上，尿液检验最常用于判断以下情况：①泌尿系统疾病的诊断和疗效观察；②引起血液成分改变的其他系统疾病的诊断、鉴别诊断和疗效观察；③安全用药的监护；④人群健康状况的初步评价。

一、一般性状检验

（一）尿量（urine volume）

见本书第一篇第1章第十九节。

（二）外观

外观包括颜色和透明度。尿颜色受食物、尿色素、药物等影响，正常新鲜尿液清澈透明，一般呈淡黄色。多种因素如尿量、机体代谢率、尿pH及食入的色素均可能影响尿液的颜色变化。病理情况下，尿液中的特殊物质可使尿色出现显著异常。

1. 血尿　尿内含有一定量的红细胞，称为血尿，可呈淡红色云雾状、洗肉水样或混有血凝块。每升尿中含血量超过1ml，即可出现淡红色，称肉眼血尿。如尿液外观变化不明显，离心沉淀后，镜检时每高倍镜视野红细胞平均>3个，称为镜下血尿。血尿多见于泌尿系统炎症、结石、肿瘤、结核、外伤等，也可见于血液系统疾病，如血友病、血小板减少性紫癜等。

2. 血红蛋白尿及肌红蛋白尿　当血红蛋白和肌红蛋白出现于尿中，尿液可呈浓茶色、红葡萄酒色、酱油色，甚至黑色。血红蛋白尿主要见于严重的血管内溶血，如溶血性贫血、血型不合的输血反应、阵发性睡眠性血红蛋白尿症等；肌红蛋白尿常见于挤压综合征、缺血性肌坏死等。正常人剧烈运动后，也可偶见肌红蛋白尿。

3. 脓尿（pyuria）和菌尿（bacteriuria）　尿中含有少量脓细胞时，尿液可无异常变化。当尿内含有大量的脓细胞（白细胞）、炎症渗出物或细菌时，排出的新鲜尿液即呈白色混浊（脓尿）或云雾状（菌尿），加热或加酸均不能使混浊消失。脓尿/菌尿的出现多提示尿路感染。临床常见疾病有：①肾及肾盂的疾病（如肾盂肾炎、肾盂积液、肾乳头坏死、肾结核、肾肿瘤等）；②输尿管、膀胱、尿道疾病（包括炎症、结石、肿瘤等）；③前列腺、精囊炎症及肿瘤；④泌尿生殖系统邻近器官组织有蜂窝织炎、脓肿等。

4. 胆红素尿（bilirubinuria）　尿内含有大量的结合胆红素，尿液呈豆油样改变，振荡后出现黄色泡沫且不易消失，常见于胆汁淤积性黄疸和肝细胞性黄疸。

5. 乳糜尿（hyiuria）和脂肪尿（lipiduria）　尿中混有淋巴液而呈稀牛奶状称为乳糜尿，若同时混有血液，称为乳糜血尿（hematochyluria）。尿中出现脂肪小滴则称为脂肪尿。乳糜尿与脂肪尿常用乙醚试验鉴别，用乙醚等有机溶剂抽提乳糜微粒、脂肪小滴，尿液变清，苏丹Ⅲ使脂肪颗粒着红色，可与其他混浊尿鉴别。乳糜尿和乳糜血尿，可见于丝虫病及肾周围淋巴管梗阻；脂肪尿见于脂肪挤压损伤、骨折和肾病综合征等。

（三）气味（odor）

正常尿液的气味是由尿液中的脂类和挥发性酸的气味共同产生。尿液长时间放置后，尿素分解可出现氨臭味。正常尿液的气味可受食物或药物的影响，如进食蒜、葱、韭菜、饮酒过多或服用药物等均可使尿液呈特殊气味。病理情况下，若新鲜尿液即有氨味，见于慢性膀胱炎及慢性尿潴留等；有机磷中毒者，尿带蒜臭味；糖尿病酮症酸中毒时尿呈烂苹果味；苯丙酮尿症者尿有鼠臭味等。

（四）酸碱度

尿液酸碱性受食物、生理活动和药物等因素的影响，尿液酸碱度可有较大的生理性变化。

【参考区间】　新鲜尿液常呈弱酸性，pH多在5.5～6.5，有时也可呈中性或弱碱性。

【临床意义】

1. 尿pH降低　酸中毒、慢性肾小球肾炎、高热、痛风、糖尿病等，低钾性代谢性碱中毒排酸性尿为其特征之一。

2. 尿pH增高　碱中毒、尿潴留、膀胱炎、尿路感染、肾小管性酸中毒和原发性醛固酮增多症等。

3. 药物干预　根据尿液pH变化可指导临床用药。如用氯化铵酸化尿液，可促使碱性药物从尿中排出；而用碳酸氢钠碱化尿液，可促使酸性药物从尿中排出。尿液pH变化也可以预防尿路结石的形成和复发。

（五）尿比重（specific gravity，SG）

尿比重又称尿比密或相对密度，指在4℃条件下尿液与同体积纯水的重量之比。尿比重与尿液的溶质成正比，受年龄、饮水量、排尿量、出汗量及饮食、气温等因素的影响，尿比重的高低因尿中水分、盐类及有机物的含量与溶解度而异，与尿中溶质（氯化钠等盐类、尿素、肌酐）的浓度成正比。

【参考区间】　成人：1.015～1.025；婴幼儿尿比重偏低。

【临床意义】

1. 尿比重增高　急性肾小球肾炎、血容量不足导致的肾前性少尿、糖尿病、肾病综合征等。

2. 尿比重降低　大量饮水、慢性肾小球肾炎、慢性肾衰竭、肾小管间质性疾病、尿崩症等。

二、尿液的化学检验

（一）尿液的蛋白质检验

正常情况下，由于肾小球的滤过膜屏障及电荷屏障作用，能够有效阻止相对分子质量在40 000以上的蛋白质通过，相对分子质量小于40 000的带正电荷的蛋白质能够通过滤过膜，但又被近曲小管重吸收，因此每日尿中仅有30～130mg的微量蛋白排出，用常规定性的方法无法检出。

【参考区间】　定性：阴性；定量：0～80mg/24h。

【临床意义】

1. 生理性蛋白尿　指由于各种内、外环境因素改变，引起正常机体尿蛋白生理反应性增多，可分为功能性蛋白尿（functional proteinuria）和体位性蛋白尿（postural proteinuria）。功能性蛋白尿是机体在剧烈运动、发热、寒冷、精神紧张、交感神经兴奋及血管活性药等刺激下所致血流动力学改变，肾血管痉挛、充血，导致肾小球毛细血管壁通透性增加而出现的蛋白尿；体位性蛋白尿又称直立性蛋白尿（orthostatic proteinuria），是指由于直立或脊柱前突体位而卧位消失的轻、中度蛋白尿。上述蛋白尿发生时，泌尿系统无器质性病变，尿内暂时出现蛋白质，程度较轻，持续时间短，诱因解除后消失。

2. 病理性蛋白尿（patholocal proteinuria）　因各种肾及肾外疾病所致的蛋白尿，包括肾前性蛋白尿、肾性蛋白尿和肾后性蛋白尿，多为持续性蛋白尿（表6-19-1）。

表6-19-1　蛋白尿类型和标志性蛋白

蛋白尿类型	形成原因	蛋白特点
选择性肾小球性蛋白尿	肾小球对中相对分子质量蛋白质的通透性增加	白蛋白、运铁蛋白
非选择性肾小球性蛋白尿	肾小球对高相对分子质量蛋白质的通透性增加	IgG、IgA、IgM和补体C3
肾小管性蛋白尿	肾小管对低相对分子质量蛋白质的重吸收降低	α_1-M、β_2-M、视黄醇结合蛋白、半胱氨酸蛋白酶抑制物C、β-NAG
混合性蛋白尿	增加高相对分子质量蛋白质的通透性、继发性损害或肾小管重吸收饱和溢出	白蛋白、α_1-M、总蛋白
肾前性蛋白尿	血浆对低分子蛋白质释放分泌增加，超过肾小管重吸收能力（溢出性蛋白尿）	血红蛋白、肌红蛋白、轻链蛋白等
肾后性蛋白尿	下尿路出血或渗出	α_2巨球蛋白、载脂蛋白A-I

（1）肾性蛋白尿（renal proteinuria）

1）肾小球性蛋白尿（glomemlar proteinuria）：各种原因导致肾小球滤过膜通透性及电荷屏障受损，血浆蛋白大量滤入原尿，超过肾小管重吸收能力所致。常见于肾小球肾炎、肾病综合征等原发性肾小球损害性疾病，以及糖尿病、高血压、系统性红斑狼疮、妊娠高血压综合征等继发性肾小球损害性疾病。肾小球性蛋白尿是最常见的一种蛋白尿，根据肾小球滤过膜损伤的严重程度及尿液中蛋白质的组分不同，可将其分为两类：选择性蛋白尿（selective proteinuria）和非选择性蛋白尿（non-selective proteinuria）。

2）肾小管性蛋白尿（tubular proteinuria）：由于肾小管炎症或中毒等因素引起近曲小管对低相对分子质量蛋白质的重吸收减弱所致的以低相对分子质量蛋白质为主的蛋白尿。常见于肾盂肾炎、间质性肾炎、肾小管性酸中毒、重金属（如汞、镉、铋）中毒、药物（如庆大霉素、多黏菌素 B）及肾移植术后。

3）混合性蛋白尿（mixed proteinuria）：同时累及肾小球和肾小管所致的蛋白尿，尿中以白蛋白和 β_2 微球蛋白同时增多为主，但高、中、低相对分子质量的蛋白质均可见增多。如肾小球肾炎或肾盂肾炎后期，以及可同时累及肾小球和肾小管的全身性疾病，如糖尿病、系统性红斑狼疮等。

（2）肾前性蛋白尿（prerenal proteinuria）：肾前性蛋白尿是不直接造成肾损害而引起的蛋白尿。主要是因血浆中出现异常增多的低相对分子质量的蛋白质，如游离血红蛋白、肌红蛋白、凝溶蛋白等增多，超过肾小管重吸收能力所致的蛋白尿，亦称溢出性蛋白尿（overflow proteinuria）。可见于溶血性贫血、多发性骨髓瘤、浆细胞病、轻链病等。

（3）肾后性蛋白尿：是肾小管以下的尿路出血和渗漏物进入尿液所致的蛋白尿。包括以下两种类型。

1）组织性蛋白尿（histic proteinuria）：由于肾组织被破坏或肾小管分泌蛋白增多所致的蛋白尿，多为低相对分子质量的蛋白尿。

2）假性蛋白尿（false proteinuria）：由于尿中混有大量血、脓、黏液等成分而导致蛋白定性试验阳性。一般不伴有肾本身的损害，经治疗后很快恢复正常。肾以下泌尿道疾病，如膀胱炎、尿道炎、尿道出血及尿内掺入阴道分泌物时，尿蛋白定性试验可阳性，也称偶然性蛋白尿（accidental proteinuria）。

（二）尿液葡萄糖检验

尿糖一般指尿液中的葡萄糖。正常人尿中可有微量的葡萄糖，定性试验为阴性。当血糖浓度超过肾糖阈（一般为 8.88mmol/L）时或血糖虽未升高但肾糖阈降低，将导致尿中出现大量的葡萄糖，葡萄糖定性试验为阳性，称为糖尿（diabetic urine glucosuria）。糖尿的发生与血糖浓度、肾小管重吸收的能力有关。

【参考区间】 尿糖定性试验阴性；定量为 0.56 ～ 5.00mmol/24h 尿。

【临床意义】

1. 血糖增高性糖尿 是由于血糖浓度增高，超过肾糖阈而出现的糖尿。常见的原因：①糖尿病最为常见，因胰岛素分泌量相对或绝对不足，使体内各组织对葡萄糖的利用率降低，血糖升高，超过肾糖阈出现糖尿。尿糖除作为糖尿病的诊断依据外，还可作为病情严重程度及疗效监测的指标。②其他使血糖升高的内分泌疾病，如库欣综合征、甲状腺功能亢进症、嗜铬细胞瘤、肢端肥大症等均可出现糖尿，又称为继发性高血糖性糖尿。③其他：肝硬化、胰腺炎、胰腺癌等。

2. 血糖正常性糖尿 又称肾性糖尿，是由于肾小管病变导致对葡萄糖的重吸收能力降低所致，即肾糖阈降低产生的糖尿。常见于慢性肾炎、肾病综合征、间质性肾炎和家族性糖尿等。

3. 其他糖尿 ①生理性糖尿，如大量进食糖类（碳水化合物）或静脉注射大量的葡萄糖后可出现一时性血糖升高，尿糖阳性；②应激性糖尿，见于颅脑外伤、脑出血、急性心肌梗死时，肾上腺素或胰高血糖素分泌过多或延髓血糖中枢受到刺激，可出现暂时性高血糖和糖尿；③非葡萄糖性糖尿，尿液中除葡萄糖外，也可以出现乳糖、半乳糖、果糖、甘露糖及一些戊糖等，这些糖也有还原作用，当进食过多或体内代谢失调使血中上述糖类物质浓度升高时，可出现相应的糖尿；④尿中具有还原性物质，如维生素 C、尿酸、葡萄糖醛酸或一些随尿液排出的药物（如异烟肼、链霉素、水杨酸、阿司匹林等），可使尿糖班氏定性试验出现假阳性反应（但还原性物质对尿干化学试纸的葡萄糖氧化酶法可导致假阴性干扰）。

（三）尿中酮体检测

酮体（ketone bodies）是脂肪代谢的中间产物，包括 β- 羟丁酸、乙酰乙酸和丙酮。当体内糖分解代谢不足时，脂肪分解活跃但氧化不完全可产生大量酮体，当酮体产生的速度超过酮体利用的速度时，血中酮体增加，可出现酮血症（ketonemia），过多的酮体从尿中排出形成酮尿（ketonuria）。

【参考区间】 定性试验为阴性。

【临床意义】

1. 糖尿病酮症酸中毒 糖尿病酮症酸中毒时，由于糖利用减少，分解脂肪产生酮体增加而引起酮症。酮尿是糖尿病性昏迷的前期指标，此时多伴有高血糖症和糖尿，而对接受苯乙双胍（降糖灵）等双胍类药物治疗者，虽然出现酮尿，但血糖、尿糖正常。

2. 非糖尿病性酮尿 高热、严重呕吐、腹泻、长期饥饿、禁食、过分节食等可因糖代谢绝对或相对不足，产生暂时性酮尿；妊娠剧吐、进食少和对能量需求增加等可致酮尿；酒精性肝炎、肝硬化患者等可因糖代谢障碍而出现酮尿；嗜铬细胞瘤患者因异常增多的肾上腺素等对糖代谢的影响，也可出现酮尿。

3. 中毒所致酮尿 氯仿、乙醚麻醉后，以及有机磷中毒等可出现尿酮体阳性。

4. 药物等所致酮尿 服用降血糖药时，由于药物可抑制细胞呼吸的作用，可以出现酮尿；尿中含有较多的阿司匹林、非那西汀、L-多巴等药物或其代谢产物可致尿酮体假阳性。

（四）尿胆红素与尿胆原检测

尿胆红素和尿胆原为反映机体胆红素代谢的重要指标，尿胆红素和尿胆原检测主要用于黄疸的鉴别。

【参考区间】 尿胆红素定性为阴性，定量 $\leq$ 2mg/L；尿胆原定性为阴性或弱阳性，定量 $\leq$ 10mg/L。

【临床意义】

1. 尿胆红素阳性或增高 见于急性黄疸性肝炎、胆汁淤积性黄疸；门静脉周围炎、肝纤维化及药物所致的胆汁淤积；先天性高胆红素血症 Dubin-Johnson 综合征和 Rotor 综合征。

2. 尿胆原阳性或增高 见于肝细胞性黄疸和溶血性黄疸。

三、尿液的显微镜检验及尿沉渣自动分析

尿沉渣（urinary sediment）是指随尿液排出体外的有形成分（图 6-19-1），如来自于肾或尿道脱落、渗出的细胞及肾发生病理改变而形成的各种管型、结晶，以及感染的微生物、寄生虫等。尿沉渣的检测是对尿液离心沉淀物中有形成分的鉴定，通过尿沉渣的检验可以了解泌尿系统的病理变化，对泌尿系统疾病的诊断、鉴别诊断、治疗及预后判断等有重要意义。临床常用的方法是直接涂片法和尿沉渣定量计数法，主要检测尿液中细胞、管型和结晶等成分。

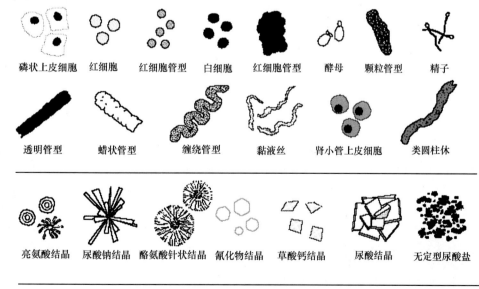

| | | | | | | | |
| 磷状上皮细胞 | 红细胞 | 红细胞管型 | 白细胞 | 红细胞管型 | 酵母 | 颗粒管型 | 精子 |

| | | | | | |
| 透明管型 | 蜡状管型 | 缠绕管型 | 黏液丝 | 肾小管上皮细胞 | 类圆柱休 |

| | | | | | | |
| 亮氨酸结晶 | 尿酸钠结晶 | 酪氨酸针状结晶 | 氰化物结晶 | 草酸钙结晶 | 尿酸结晶 | 无定型尿酸盐 |

| | | | | |
| 三磷酸盐结晶 | 磷酸钙结晶 | 尿酸氨结晶 | 碳酸钙结晶 | 无定型磷酸盐 |

图 6-19-1 尿沉渣中常见的有形成分

（一）细胞

1. 红细胞 尿沉渣中不染色红细胞（erythrocyte），典型形状为浅黄色双凹盘形，但受 pH、渗透压及红细胞来源的影响，形态可发生变化（图 6-19-2）。碱性尿中红细胞边缘不规则；高渗尿因红细胞脱水皱缩，呈表面带刺、颜色较深的桑椹状；低渗尿中红细胞因吸水胀大，可有血红蛋白溢出，呈大小不等的空环形，称红细胞淡影（blood shadow）；肾小球源性血尿（glomerular hematuria）时，红细胞因通过肾小球滤过膜时，受到挤压损伤，在肾小管中受到不同 pH 和渗透压变化的影响，使红细胞形态变化较大，呈多形性改变；非肾小球源性血尿（non-glomerular hematuria）时，红细胞形态类似外周血中的红细胞，呈双凹盘形。

【参考区间】 正常中段尿离心，取尿沉渣镜检平均 0 ～ 3 个 /HP，定量检查 0 ～ 5/μl。

【临床意义】 正常尿中无或仅有极少量红细胞，尿液中红细胞异常增多称为血尿（hematuria）。尿肉眼观未见血色，而尿沉渣镜检红细胞 > 3 个 /HP，称为镜下血尿（microscopichematuria）。临床上血尿见于：①肾病，如多种原发性、继发性肾小球肾炎及肾血管性疾病、肾盂肾炎、肾结核、肾或肾盂肿瘤，以及多种先天性肾病；②尿路结石，包括肾内结石及肾盏、肾盂、输尿管、膀胱、尿道结石；③全身性出血性疾病，如血小板减少性紫癜、血友病等；④膀胱、输尿管、前列腺、尿道的其他疾病，包括炎症、肿瘤、外伤等。

2. 白细胞和脓细胞 尿中白细胞以中性粒细胞较多见，也可见少量淋巴细胞和单核细胞（图 6-19-3）。健康成人 24h 随尿排出的白细胞小于 200 万个。如尿液中白细胞大于 5 个 /HP，或每小时尿液中白细胞大于 40 000 个，称镜下脓尿（pyuria）；如尿液中含大量的白细胞，呈乳白色，甚至出现块状，称为肉眼脓尿。

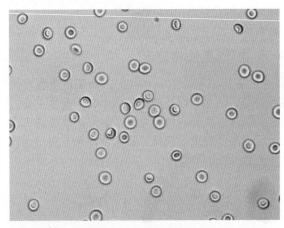

图 6-19-2 尿液中的红细胞

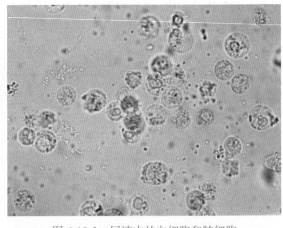

图 6-19-3 尿液中的白细胞和脓细胞

【参考区间】 0 ～ 5 个 /HP。

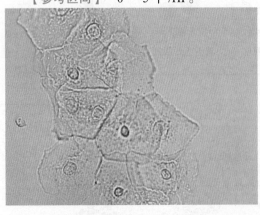

图 6-19-4 尿液中的上皮细胞

【临床意义】 尿液中白细胞和脓细胞增多主要见于尿路感染，如肾盂肾炎、膀胱炎、尿道炎和前列腺炎等；应用抗生素、抗癌药物引起的间质性肾炎则以淋巴细胞、单核细胞增多为主；过敏性炎症、变态反应性疾病引起的泌尿系统炎症可见嗜酸性粒细胞增多；成年女性生殖系统有炎症时，阴道分泌物混入尿内，可见白细胞增多并常可见成团脓细胞。

3. 上皮细胞 尿液中的上皮细胞来源于肾小管、肾盂、肾盏、输尿管、膀胱和尿道等部位，鉴别尿中上皮细胞的来源对泌尿系统病变的定位诊断有重要的意义（图 6-19-4）。尿中上皮细胞按组织学和形态学进行分类可分为 3 类。

（1）肾小管上皮细胞：常提示肾小管病变。在某些慢性炎症时，可见肾小管上皮细胞发生脂肪变性，胞质中充满脂肪颗粒，称为脂肪颗粒细胞（fatty granular cells），观察尿中肾小管上皮细胞，对肾移植术后有无排斥反应亦有一定意义。

（2）移行上皮细胞：正常尿中无或偶见移行上皮细胞，在输尿管、膀胱、尿道有炎症时可出现。大量出现应警惕移行上皮细胞癌。

（3）鳞状上皮细胞：尿中鳞状上皮细胞增多且伴有白细胞、脓细胞可见于尿道炎。

（二）管型

管型（cast）是蛋白质、细胞或细胞碎片在肾小管、集合管中凝固而成的圆柱形蛋白聚体。临床常见管型的特征及临床意义如下。

1. 透明管型（hyaline cast） 是尿液中最常见的管型，主要由 T-H 糖蛋白、白蛋白和氯化物构成，为无色半透明、内部结构均匀、两端钝圆的圆柱状体，由于其折光性低，需在暗视野下观察。透明管型因其是否含有颗粒和细胞等又分为两种：①单纯性透明管型，不含颗粒和细胞；②复合性透明管型，含有少量颗粒、细胞或脂肪体。正常人为 0～1 个 /HP，老年人清晨浓缩尿中也可见到。在运动、重体力劳动、麻醉、用利尿药、发热时可出现一过性增多，临床价值不大。尿中出现大量透明管型特别是复合性透明管型时，多见于肾实质性病变，如肾小球肾炎、肾盂肾炎、肾病综合征、间质性肾病等。透明管型常与其他管型同时出现在尿液中，有时透明管型内含有少量红细胞、白细胞和上皮细胞，又称透明细胞管型。透明红细胞管型出现提示肾出血；透明白细胞管型出现提示肾盂肾炎；透明脂肪管型多见于肾病综合征。

2. 颗粒管型（granular cast） 组成管型的基质中含有大小不等的颗粒物，颗粒含量超过管型体积的 1/3 以上时称颗粒管型。按颗粒的粗细和大小又可分为粗颗粒管型和细颗粒管型。①粗颗粒管型（图 6-19-5）：粗颗粒的主要成分为白细胞碎片，多见于慢性肾小球肾炎、肾盂肾炎、肾病综合征或某些药物中毒等原因引起的肾小管损伤；②细颗粒管型：细颗粒的主要成分为上皮细胞碎片，少量出现可见于无肾病者尿中，特别是运动后、发热或脱水时；大量出现常提示慢性肾小球肾炎或急性肾小球肾炎后期。

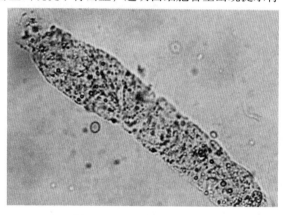

图 6-19-5 尿液中颗粒管型

3. 细胞管型（cellular cast） 管型基质中含有细胞及细胞碎片等，其含量超过管型体积的 1/3，称为细胞管型。按其所含细胞类型分为：①红细胞管型（red blood cast，erythrocyte cast）。管型中可见大量红细胞，提示肾单位有出血性改变，常与肾小球血尿同时存在，是判断肾小球血尿的重要依据，其临床意义与血尿相似。②白细胞管型（leucocyte cast）。管型中有大量白细胞或脓细胞，提示肾有炎性改变，可作为上尿路感染的标志物（图 6-19-6）。常见于急性肾盂肾炎、肾脓肿、间质性肾炎等，也可见于肾的非感染性炎症，如急性肾小球肾炎、肾病综合征、红斑狼疮性肾炎等。③肾小管上皮细胞管型（renal tubular epithelium cast）。管型中含有大量肾小管上皮细胞，提示有肾小管的脱落、坏死性病理改变。在各种原因所致的肾小管损伤时出现，如急性肾小管坏死、肾淀粉样变性、间质性肾炎、肾病综合征、肾移植后排斥反应等。④混合管型（mixed cast）。管型中同时可见红细胞、白细胞、上皮细胞等各种细胞。常见于多种原发性或继发性肾小球肾炎、肾梗死、肾缺血性病变及肾病综合征。肾移植后出现上皮细胞和淋巴细胞混合性管型常提示急性排斥反应发生。

4. 蜡样管型（waxy cast） 由颗粒管型、细胞管型衍化而来，其在肾小管中长期停留变性或直接由淀粉样变性的上皮细胞溶解后形成（图 6-19-7）。此类管型出现多提示有严重的肾小管变性坏死，预后较差。可见于慢性肾小球肾炎晚期、长期少尿或无尿、尿毒症、肾病综合征或肾功能不全等。

5. 脂肪管型（fatty cast） 管型中可见大量脂肪滴或含有脂肪滴的肾小管上皮细胞，是由肾小管上皮细胞脂肪变性、崩解，大量的脂肪滴进入管型内而形成。脂肪管型提示肾小管损伤、肾小管上皮细胞发生脂肪变性。常见于肾病综合征、慢性肾小球肾炎急性发作及其他肾小管损伤性疾病。

6. 宽大管型（broad cast） 由肾小管上皮细胞碎片在明显扩大的集合管内凝聚而成。该管型外形宽大，含有大量颗粒，不规则，易折断。提示肾病严重，常见于慢性肾衰竭少尿期，预后不良，又称肾衰竭管型。

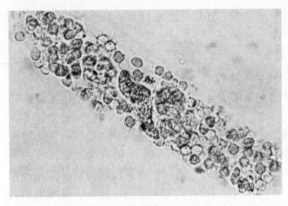

图 6-19-6 尿液中的白细胞管型

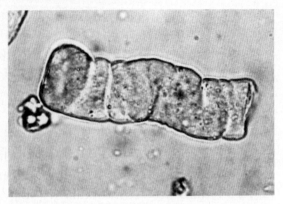

图 6-19-7 尿液中的蜡样管型

（三）结晶

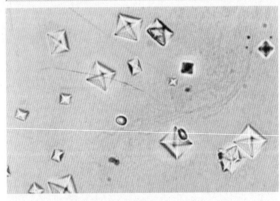

图 6-19-8 尿液中的草酸钙结晶

尿液经离心沉淀后，在显微镜下观察到形态各异的盐类结晶。结晶经常出现在新鲜尿中并伴有较多红细胞应怀疑患有肾结石的可能。

（1）易在碱性尿中出现的结晶：磷酸钙、碳酸钙和尿酸钙结晶等。

（2）易在酸性尿中出现的结晶：尿酸、草酸钙（图 6-19-8）、胆红素、酪氨酸、亮氨酸、胱氨酸、胆固醇、磺胺结晶等。

四、尿液其他检验

（一）本周蛋白

本周蛋白（Bence-Jonces protein，BJP）是免疫球蛋白的轻链，能自由通过肾小球滤过膜，当 BJP 血中浓度增高超过肾近曲小管重吸收阈值时可自尿中排出，形成本周蛋白尿。此种蛋白质在 pH 4.9±0.1 条件下加热至 40～60℃时可发生凝固，温度升至 90～100℃时又可再溶解，而温度下降至 56℃左右时蛋白又凝固，故又称凝溶蛋白。

【参考区间】 阴性。

【临床意义】 BJP 阳性主要见于多发性骨髓瘤等单克隆免疫球蛋白血症患者；巨球蛋白血症患者血清内 IgM 显著增高，约有 20% 呈阳性反应；肾小管损伤、肾盂肾炎、慢性肾炎、肾肿瘤、肾病综合征等患者尿液中偶可检出 BJP。

（二）尿电解质测定

1. 尿钠测定 正常情况下体内钠的摄入与排出保持动态平衡，摄入量决定于食物种类与饮食量。钠的排出途径主要是经肾由尿液排出，钠可以自由通过肾小球，并由肾小管重吸收，尿液排出的钠少于肾小球滤过量的 1%，当肾有病变时血钠浓度偏低，而尿液钠含量增高。测定尿钠量可了解体内钠代谢及肾小管功能。

【参考区间】 130～260mmol/24h。

【临床意义】

（1）尿钠减少：各种原因引起的低钠血症，如呕吐、腹泻、严重烧伤、糖尿病酮症酸中毒等。

（2）尿钠增多：各种原因导致肾小管损伤，影响对钠的重吸收可致尿钠增高，如急性肾小管坏死等。

（3）一次性尿钠检测的意义：①急性肾小管坏死时，肾小管对钠的重吸收减少，常呈急性少尿，一次性尿钠大于 40mmol/L；②肾前性少尿时，肾小管重吸收钠能力正常，为急性少尿，呈低尿钠，尿钠＜ 30mmol/L。

2. 尿钙检查 肾是排泄钙的重要器官，肾小球每日滤出的钙约 10g，其中 50% 在近曲小管重吸收，30% 在髓袢升支重吸收，其余在远曲小管和集合管重吸收，仅 1% 随尿排出，尿钙含量的高低可反映血钙水平。

【参考区间】　2.5～7.5mmol/24h。

【临床意义】

（1）尿钙减少：①甲状旁腺功能减退症，由于甲状旁腺激素分泌不足或缺如，骨钙动员及肠钙吸收明显减少，血钙降低，使尿钙浓度明显减少或消失；②慢性肾衰竭；③慢性腹泻；④小儿手足搐搦症。

（2）尿钙增加：①甲状旁腺功能亢进症，由于甲状旁腺激素分泌过多，钙自骨动员至血，引起血钙过高，尿钙增加；②多发性骨髓瘤时，由于骨髓瘤细胞在骨髓腔内大量增生，侵犯骨骼和骨膜，引起骨质疏松和破坏，出现高钙血症。再加上肾功能受损，肾小管的重吸收作用差，更使尿钙增加；③用药监护，如维生素 D_2、维生素 D_3 及 A.T10（双氢速固醇）的治疗效果，可做尿钙检查并作为用药剂量参考。

3.尿钾检查　机体钾的排出主要通过肾。在正常情况下，自肾小球滤过的钾 98% 被重吸收，而尿中排出的钾主要是由远端小管上皮细胞在醛固酮作用下分泌的，即 K^+-Na^+、K^+-H^+ 交换的结果。

【参考区间】　51～102mmol/24h。

【临床意义】

（1）尿钾增多：呕吐、腹泻、原发性醛固酮增多症、库欣综合征、肾小管间质性疾病、肾小管酸中毒、糖尿病酮症酸中毒、药物（如锂、乙酰唑胺）的影响等。

（2）尿钾减少：多见于各种原因引起的钾摄入减少、吸收不良或丢失过多。

案例 6-19-1

患儿，男，11 岁。以"双眼睑水肿、少尿 1 周"入院。患者 1 周前晨起发现双眼睑水肿，尿色发红偏混。尿量进行性减少，每日 150～200ml。既往曾患支气管炎、咽炎。近 10d 来有咽部不适，无用药史。

体格检查：体温 36.9℃，脉搏 90 次 / 分，呼吸 24 次 / 分，血压 145/80mmHg。发育正常，营养中等，重病容，精神差，眼睑水肿，结膜稍苍白，巩膜无黄染。咽稍充血。扁桃体Ⅰ～Ⅱ度肿大，未见脓性分泌物，黏膜无出血点。心肺无异常。腹稍膨隆，肝肋下 2cm，无压痛，脾未触及，移动性浊音阴性。双下肢压凹性水肿。

实验室检查：WBC 11.3×10^9/L，S 82%，PLT 207×10^9/L，Hb 83g/L，RBC 2.8×10^{12}/L，Ret 1.4%，ESR 88mm/h，CRP 23mg/L。尿常规：尿蛋白（++），红细胞 15～20 个 /HP，白细胞 1～4 个 /HP，红细胞管型 0～2 条 / 低倍，比重 1.010，24h 尿蛋白定量 2.2g。尿素 36.7mmol/L，肌酐 546.6μmol/L，总蛋白 60.9g/L，白蛋白 35.4g/L，补体 C3 0.48g/L，抗链球菌 O（ASO）800U/L。

问题：

1.患者的突出特征有哪些？

2.患者的实验室检查结果符合哪种疾病？

3.患者的诊断依据是什么？

案例 6-19-1 分析

1.患者的突出特征

（1）前驱感染史：近 10d 来咽部不适，体格检查见咽部稍充血，扁桃体Ⅰ～Ⅱ度肿大。血常规升高，CRP 升高，ESR 增快。

（2）尿量减少，双眼睑水肿，双下肢呈压凹性水肿，血压升高。

（3）尿液化验异常：血尿、蛋白尿，尿比重减低，尿中有红细胞管型及白细胞。

（4）肾功能异常。

（5）免疫学检查异常：补体 C3 减低，抗 ASO 升高。

2.诊断　急性肾小球肾炎、急性肾损伤、急性上呼吸道感染。

3.诊断依据

（1）急性肾小球肾炎：前驱感染史，肾损害（血尿、蛋白尿、水肿、高血压），补体 C3 减低，ASO 升高。

（2）急性肾损伤：尿少，血尿素和肌酐明显升高。

第二节 粪便检验

粪便（feces）是食物在消化道中经消化和吸收后形成的最终产物，主要由食物残渣、消化道分泌物、分解产物、肠道脱落的上皮细胞、细菌等成分组成。粪便检验的目的：①肠道寄生虫病检查，可根据粪便涂片找到相应虫卵而确定诊断；②根据粪便的性状与组成了解胃肠道和肝胆系统的功能状况；③检查肠道致病菌，协助诊断肠道感染性疾病；④粪便隐血试验可作为消化道恶性肿瘤的筛选试验；⑤根据粪便的颜色、粪胆素的检查有助于鉴别黄疸类型。

一、一般性状检查

粪便标本首先要肉眼观察，通常根据粪便性状即能做出初步诊断。

1.量 正常人每日排便 1 次，为 100～300g，随食物种类、进食量及消化器官功能状态而异。

2.颜色与性状 正常成人的粪便为黄褐色圆柱形软便，婴儿粪便因其胆红素代谢尚未健全而呈黄色或金黄色糊状便。病理情况可见如下改变：①鲜血便，见于直肠息肉、直肠癌、肛裂及痔疮等；②柏油样便，为稀薄、黏稠、漆黑、发亮的黑色粪便，形似柏油，见于消化道出血；③白陶土样便，见于胆道梗阻、钡餐造影；④脓血便，见于肠道下段病变，如痢疾、溃疡性结肠炎、结直肠癌等；⑤米泔样便，呈白色淘米水样，内含有黏液片块，量大，稀水样，见于重症霍乱、副霍乱患者；⑥细条样便，若排出细条样或扁片样粪便，提示直肠狭窄，多见于直肠癌；⑦乳凝块，乳儿粪便中见有黄白色乳凝块，亦可见蛋花样粪便，常见于婴儿消化不良、婴儿腹泻。

3.气味 食物在肠道中经细菌作用后产生吲哚（靛基质）、硫醇、粪臭素、硫化氢等很多有臭味的物质，故健康人粪便有一定臭味。一般情况下肉食者臭味较浓，素食为主者臭味相对较淡。慢性肠炎、胰腺疾病、消化道大出血、结肠或直肠溃烂时多因未消化的蛋白质发生腐烂而致粪便有恶臭气味；脂肪及糖类消化不良或吸收不良时，由于脂肪酸分解及糖的发酵而致粪便有酸臭味；阿米巴肠炎时粪便有鱼腥臭味。

二、化学检验

粪便隐血试验（facal occult blood test，FOBT）：胃肠道少量出血时粪便外观的颜色可无明显变化，因红细胞被溶解破坏，故显微镜也观察不到红细胞，这种肉眼及显微镜均不能证实的出血称为隐血（occult blood，OB）。血红蛋白中的含铁血红素有催化过氧化物分解的作用，能催化试剂中的过氧化氢分解，释放新生态氧，使色原物质氧化而显色，显色的深浅与血红蛋白含量成正相关。检验常用化学方法有邻联甲苯胺法、联苯胺法、氨基比林法、无色孔雀绿法、愈创木酯法等；免疫学检测方法有胶体金法、免疫斑点法等。

【参考区间】 阴性。

【临床意义】 消化道疾病，如消化性溃疡、药物（如阿司匹林、糖皮质激素、吲哚美辛等）对胃黏膜的损伤、肠结核、克罗恩病、溃疡性结肠炎、钩虫病、结肠息肉及消化道肿瘤（如胃癌、结肠癌等），粪便隐血试验常为阳性。粪便隐血试验可作为消化道恶性肿瘤普查的一个筛选指标，其连续检测对早期发现结肠癌、胃癌等恶性肿瘤有重要的价值，以胃癌为例，早期胃癌诊断符合率为 20%，晚期符合率高达 95%。粪便隐血试验对消化道出血鉴别诊断有一定意义：消化性溃疡，阳性率为 40%～70%，呈间歇性阳性；消化道恶性肿瘤，阳性率可达 95%，呈持续性阳性。

三、显微镜检验

粪便显微镜检验是临床常规项目之一，通过显微镜检验可以发现粪便中的病理成分，如细胞、寄生虫虫卵等，也可通过检验食物残渣了解消化、吸收功能情况。粪便的显微镜检验是常规检验的重要手段。

（一）细胞检查

1.白细胞 主要是中性粒细胞，正常粪便中不见或偶见，肠道炎症时增多。主要见于：①急性肠炎，白细胞数量一般＜15 个/HP，常分散存在；②细菌性痢疾、溃疡性结肠炎，白细胞大量增多，可见成堆脓细胞；③肠道寄生虫病、过敏性肠炎等，可见较多嗜酸性粒细胞。

2.红细胞 正常粪便中无红细胞，当下消化道出血、痢疾、溃疡性结肠炎、结直肠癌时，粪便中可见到红细胞。细菌性痢疾时红细胞少于白细胞，散在分布，形态正常；阿米巴痢疾时红细胞多于白细胞，多成堆出现并有残碎现象。

3.巨噬细胞 为一种吞噬较大异物的单核细胞，含有吞噬颗粒及细胞碎屑。见于细菌性痢疾和溃疡性结肠炎。

4.肠上皮细胞 正常粪便不可见，大量增多或成片出现见于结肠炎、假膜性肠炎等。

5.肿瘤细胞 可见于结肠癌、直肠癌患者的血性粪便，肿瘤细胞易成堆出现。

（二）食物残渣

正常粪便中的食物残渣系已消化的无定形细小颗粒，仅可偶见淀粉颗粒和脂肪小滴等。腹泻者粪便中易见到淀粉颗粒；慢性胰腺炎、胰腺功能不全时粪便中脂肪小滴增多；急、慢性胰腺炎及胰头癌或肠蠕动亢进、腹泻、消化不良综合征等患者粪便中脂肪小滴增多；在胃蛋白酶缺乏时粪便中较多出现结缔组织；肠蠕动亢进腹泻时肌肉纤维、植物细胞及植物纤维增多。

（三）寄生虫和寄生虫卵

肠道寄生虫病时，粪便中能见到相应的病原体，主要包括阿米巴、鞭毛虫、孢子虫、纤毛虫等单细胞寄生虫和蠕虫的虫体及其虫卵。粪便中检测到寄生虫虫体或虫卵对肠道寄生虫病有诊断价值。

（四）细菌学检测

粪便中细菌占干重的1/3，多属正常菌群。大肠埃希菌、厌氧菌和肠球菌是成人粪便中的主要菌群，产气杆菌、变形杆菌、铜绿假单胞菌多为过路菌，此外还有少量芽孢菌和酵母菌。上述细菌均无临床意义。肠道致病菌检测主要通过粪便直接涂片镜检和细菌培养。疑为霍乱、副霍乱时，取粪便于生理盐水中作悬滴试验，可见鱼群穿梭样运动活泼的弧菌；怀疑为假膜性肠炎时，粪便涂片革兰染色镜检可见革兰阴性杆菌减少或消失，而葡萄球菌、念珠菌增多。若能进行粪便培养，则更有助于确诊及菌种鉴定。

案例 6-19-2

男性，72岁。因"间断腹泻6个月，脓血便1个月"入院。

患者于6个月前出现腹泻，稀便3～4次/日，无脓血，有时腹部隐痛，并伴里急后重感，呈间断性，无恶心、呕吐、呕血，未诊治。近1个月来出现脓血便，时有腹部绞痛、腹胀，并有乏力、食欲缺乏，近半年体重下降8kg。

体格检查：结膜略苍白，心肺无异常，腹软，左下腹略压痛，肝脾未触及，未及包块，肠鸣音活跃。

实验室检查：粪便隐血试验阳性，镜检WBC 10个/HP，RBC 25个/HP。尿液检查正常。血常规：WBC $10.2×10^9$/L，Hb 101g/L，RBC $3.81×10^{12}$/L，PLT $211×10^9$/L。

问题：

1.实验室检查结果结合临床表现，初步考虑诊断是什么？

2.需要与哪些疾病相鉴别？

3.单从实验室检查出发，发现脓血便时，是否可以帮助临床对疾病的诊断？

案例 6-19-2 分析

1.根据患者为老年男性、体重降低、大便性状及实验室粪便检查结果，高度怀疑为直肠癌。

2.需要与肛门疾病、下消化道肿瘤、细菌性痢疾和阿米巴痢疾等疾病进行鉴别诊断。脓血便是肠道有器质性病变的一种特殊临床症状，主要为结肠、直肠和肛门等部位的肿瘤和炎症反应。

3.单从实验室检查出发，仅凭脓血便这一点不能对疾病做出诊断，但是从脓血便粪便标本中发现致病菌、阿米巴及寄生虫成虫或虫卵时，对感染性疾病的鉴别诊断有十分重要的作用。

笔记栏

第三节 痰液检查

一、一般性状

1.量 正常人一般不咳痰或仅咳少量泡沫样痰或黏液样痰，当呼吸道有病变时痰量增多（＞50ml/24h），慢性呼吸系统炎症的痰量较急性为多，细菌性炎症较病毒感染为多。大量痰液见于慢性支气管炎、支气管扩张症、肺脓肿、肺结核等。痰量突然增加并呈脓性见于肺脓肿或脓胸破入支气管腔。

2.颜色 正常人咳出的少量痰为无色或灰白色，病理情况下痰色有以下改变。

（1）红色或棕红色：系痰液中含有血液或血红蛋白所致。血性痰见于肺癌、肺结核、支气管扩张症等；粉红色泡沫样痰见于急性肺水肿；铁锈色痰是由于血红蛋白变性所致，见于大叶性肺炎、肺梗死等。

（2）黄色或黄绿色：黄痰见于呼吸道化脓性感染，如化脓性支气管炎、金黄色葡萄球菌肺炎、支气管扩张症、肺脓肿及肺结核等。铜绿假单胞菌感染或干酪性肺炎时痰呈黄绿色。

（3）棕褐色：见于阿米巴肺脓肿及慢性充血性心力衰竭肺淤血时。

（4）烂桃样灰黄色：由于肺组织坏死分解所致，见于肺吸虫病。

（5）黑色：由于吸入大量尘埃及长期吸烟所致，见于煤矿工人及长期吸烟者。

3.性状

（1）黏液性痰：质黏、无色透明或略呈灰色，见于支气管炎、支气管哮喘和早期肺炎等。

（2）浆液性痰：稀薄，常带有泡沫或略带粉红色，由于肺淤血时毛细血管内液体渗入肺泡所致，见于肺水肿。

（3）脓性痰：黄色、黄绿色或黄褐色脓性混浊痰，内含大量脓细胞。大量脓痰静置后可分为3层：上层为泡沫和黏液，中层为浆液，下层为脓细胞及坏死组织。见于呼吸系统化脓性感染，如支气管扩张症、肺脓肿及脓肿向肺组织溃破等。

（4）血性痰：痰中混有血丝或血块，或为大量鲜红色泡沫样血痰，亦可为纯粹鲜血或血块，后者又称为咯血。血性痰是由于肺组织破坏或肺内血管高度充血所致，见于肺结核、支气管扩张症、肺癌、卫氏并殖吸虫病等。口腔及鼻腔出血，有时易被误认为咯血，应给予区别。

（5）混合性痰：由两种或3种性状痰混合，如黏液脓性痰、浆液脓性痰等。

4.气味 正常人咳出的少量痰液无特殊气味。血性痰可带有血腥气味；肺吸虫脓肿、支气管扩张症合并厌氧菌感染时痰液有恶臭；晚期肺癌的痰液有特殊臭味。

5.其他

（1）支气管管型：由纤维蛋白、黏液及白细胞等在支气管内凝聚成的灰白色树枝状物，如混有血红蛋白则呈棕红色，在新咳出的痰内常卷曲成团，放入生理盐水溶液中，则迅速展开成树枝状，见于纤维蛋白性支气管炎、肺炎球菌肺炎。

（2）痰块：在支气管内形成，针头大小，黄色或黄绿色干酪样小块，由破坏细胞、脂肪组织和细菌组成，压碎后有恶臭，见于慢性支气管炎及支气管扩张症患者。

（3）寄生虫：有时可检出肺吸虫，偶见蛔虫及钩虫的幼虫。

二、显微镜检查

（一）不染色涂片

取新鲜痰的脓样或带血部分少许，直接与生理盐水溶液混合，在玻片上涂成薄片镜检。

1.白细胞 正常痰内可见少量白细胞。中性粒细胞（或脓细胞）增多，见于呼吸道化脓性炎症或有混合感染；嗜酸性粒细胞增多，见于支气管哮喘、过敏性支气管炎、肺吸虫病等；淋巴细胞增多，见于肺结核患者。

2.红细胞 脓性痰中可见少量红细胞；呼吸道疾病及出血性疾病，痰中可见多量红细胞。疑有出血而痰中无红细胞时，可做隐血试验证实。

3.肺泡巨噬细胞（pulmonary alveolar macrophage） 存在于肺泡隔中，可通过肺泡壁进入肺泡腔。吞噬炭粒者称为炭末细胞，见于炭末沉着病及吸入大量烟尘者；吞噬含铁血黄素者称含铁血黄素细胞，又称心力衰竭细胞，见于心力衰竭引起的肺淤血、肺梗死及肺出血患者。

4. 寄生虫及虫卵 找到肺吸虫虫卵可诊断为肺吸虫病；找到溶组织阿米巴滋养体，可诊断为阿米巴肺脓肿或阿米巴肝脓肿穿破入肺。偶可见钩虫蚴及肺包囊虫病的棘球蚴等。

5. 结晶 夏科 - 莱登晶体为无色透明、两头尖长的菱形结晶，见于支气管哮喘及肺吸虫病患者；胆固醇结晶见于肺脓肿、肺结核患者。

6. 柯什曼螺旋体（Curschmann spiral） 由黏液卷曲扭转而成，展开后呈螺旋状，中央贯穿一无色发亮的致密纤维，周围包以一层柔细纤维，见于支气管哮喘和喘息性支气管炎患者痰中。

7. 硫黄样颗粒 肉眼可见的黄色小颗粒，将该颗粒放在载玻片上压平，镜下检查中心部位可见到菌丝放射状排列呈菊花形，称为放线菌，见于放线菌病患者。

■（二）染色涂片

1. 脱落细胞检查 正常痰涂片以鳞状上皮细胞为主，若痰液确是肺部咳出，则多见纤毛柱状细胞和尘细胞。肺癌患者痰中带有脱落的癌细胞，如取材适当，检查方法正确，阳性率较高，对肺癌有较大诊断价值。癌细胞检查最好用巴氏染色法，癌细胞形态学上可分为鳞癌、腺癌、未分化癌、混合性癌（腺鳞癌）及其他类型癌。支气管炎、支气管扩张症、肺结核等急、慢性呼吸道炎症，均可引起上皮细胞发生一定程度的形态改变，有时需要与癌细胞鉴别。

2. 细菌检查 一般细菌检查常用革兰染色，痰中可见到的致病菌种类很多，如葡萄球菌、肺炎球菌、链球菌、白喉杆菌、铜绿假单胞菌及肺炎克雷伯菌等。一旦发现致病菌应做痰培养，以鉴定菌种，并做药物敏感试验。

3. 结核分枝杆菌检查 使用抗酸染色法检查结核分枝杆菌，为提高检出阳性率，可做沉淀集菌法或漂浮集菌法，PCR 法可进一步提高结核分枝杆菌的检出率。

三、痰 培 养

根据所患疾病有目的地进行细菌、真菌和支原体培养，如结核分枝杆菌、厌氧菌等需有特殊培养基，取材也应严格，进行厌氧菌培养不能用咳出的痰，而必须由环甲膜穿刺术取痰，按厌氧菌培养要求进行。用咳出的痰进行培养，在判断结果时，应考虑到由于痰液很易受口、咽部污染，所得细菌不一定是深部呼吸道致病菌，因此必须结合临床或多次培养后决定。如有必要可采集支气管肺泡灌洗液进行真菌培养或取其沉淀物直接分离培养。痰细菌培养应在使用抗生素之前进行。

四、痰液检测的临床应用

1. 肺部感染性疾病的病原学诊断 咳出黄色或黄绿色脓痰，提示为呼吸道化脓性感染；痰有恶臭提示为厌氧菌感染。取痰液涂片革兰染色，可大致识别为何种细菌感染。如能严格取材进行细菌培养，则可鉴定菌种，通过药物敏感试验，指导临床用药。

2. 开放性肺结核的诊断 肺部不典型病变影像学诊断有困难时，可借助于痰涂片抗酸染色，若发现结核分枝杆菌，则可诊断为开放性肺结核，不仅指导治疗，而且有助于控制传染源，减少结核病的传播。若用集菌法进行结核分枝杆菌培养，除能了解结核分枝杆菌有无生长繁殖能力外，还可做药物敏感试验和菌型鉴定。

3. 肺癌的诊断 肺癌的早期诊断可依据早期临床症状、胸部 X 线检查、痰液涂片检查及支气管镜等方面配合进行。后者可直接吸取支气管分泌物做细胞学检查或将冲洗液沉淀涂片检查。痰脱落细胞检查阳性是确诊肺癌的组织学依据。正确采集标本，肺癌的痰液细胞学阳性检出率为60% ~ 70%，且方法简单，无痛苦，易被患者接受，是当前诊断肺癌的主要方法之一。

4. 肺部寄生虫病的诊断 如肺吸虫病、肺孢子虫病等诊断。

第四节 脑脊液检查

脑脊液（cerebrospinal fluid，CSF）是存在和循环于脑室和蛛网膜下腔（subarachnoid space）内的一种无色透明的液体，大约70%来自脑室脉络丛的主动分泌和超滤，30%由脑室的室管膜和蛛网膜下腔所产生。正常成人脑脊液总量平均为130ml，新生儿为10 ~ 60ml。脑脊液标本采集对于疾病的诊断有重要价值，应正确掌握适应证和禁忌证（见第五篇第16章第四节）。

一、一般性状检查

1. 颜色 正常脑脊液为无色透明水样液体，新生儿含胆红素较多，脑脊液可呈黄色。当中枢神经系统有炎症、损伤、肿瘤或梗阻时，由于破坏了血－脑屏障而使脑脊液成分发生改变，从而导致其颜色发生变化。因脑脊液中含有变性血红蛋白、胆红素或蛋白量异常增高引起颜色变黄称为黄变症（xanthochromia）。脑脊液常见的颜色变化见表6-19-2，脑脊液黄变症的原因及临床意义见表6-19-3。

表 6-19-2 脑脊液常见的颜色变化及临床意义

颜色	原因	临床意义
红色	出血	主要见于穿刺损伤、蛛网膜下腔或脑室新鲜出血
黄色	黄变症	陈旧性出血、黄疸、脑脊液淤滞和梗阻等
白色	白细胞增高	化脓性脑膜炎
绿色	铜绿假单胞菌	急性肺炎球菌性假膜炎
褐色	脑膜黑色素瘤	黑色素瘤
无色		正常脑脊液、病毒性脑炎、轻型结核性脑膜炎、脊髓灰质炎、神经梅毒

表 6-19-3 脑脊液黄变症的原因和临床意义

黄变症	原因	临床意义
出血性	红细胞破坏，胆红素增加	蛛网膜下腔出血或脑出血
黄疸性	胆红素增高呈黄色	黄疸性肝炎、胆道梗阻、新生儿溶血症、肝硬化、钩端螺旋体病
淤滞性	胆红素增高、红细胞渗出	颅内静脉、脑脊液循环淤滞
梗阻性	蛋白质含量显著增高	髓外肿瘤所致的椎管梗阻

2.透明度 正常脑脊液清澈透明，其混浊度与其所含的细胞和细菌数量有关，当脑脊液中的白细胞超过300×10^6/L 时，可呈混浊。病毒性脑膜炎、流行性乙型脑膜炎、中枢神经系统梅毒等由于脑脊液中细胞数仅轻度增加，脑脊液仍清晰透明或微混浊；结核性脑膜炎时细胞数中度增加，呈毛玻璃样混浊；化脓性脑膜炎时，脑脊液中细胞数极度增加，呈乳白色混浊。

3.凝固 正常脑脊液不含纤维蛋白原，放置24h后不会形成薄膜、凝块或沉淀。当有炎症渗出时，化脓性脑膜炎的脑脊液在1～2h呈块状凝固；结核性脑膜炎的脑脊液在12～24h结薄膜或结网状或纤细的凝块，如果取此薄膜涂片检查结核杆菌阳性率极高；蛛网膜下腔梗阻时，由于阻塞远端脑脊液蛋白质含量可高达15g/L，使脑脊液呈黄色胶冻样凝固；神经梅毒的脑脊液可有小絮状凝块；病毒性脑膜炎的脑脊液一般不凝固。

二、化 学 检 查

（一）蛋白质

由于有血－脑屏障，脑脊液中的蛋白质含量甚微，不到血浆蛋白的1%，主要为白蛋白。病理情况下蛋白含量增加，脑脊液蛋白质的检查包括定性和定量试验。

1.蛋白质定性试验（Pandy试验） 脑脊液中蛋白质与苯酚结合形成不溶性蛋白盐而出现白色混浊或沉淀。

【参考区间】 阴性或弱阳性。

【临床意义】 脑脊液中的蛋白质含量增高是血-脑屏障功能障碍的标志，由于脑脊液白蛋白只能来自血清，因此，更能反映血-脑屏障的完整性。脑脊液蛋白质增高可见于中枢神经系统感染、梗阻和出血等多种疾病，其常见的原因见表6-19-4。

2.蛋白质定量试验 脑脊液中蛋白质遇生物碱等蛋白沉淀剂而产生混浊，其浊度与蛋白质含量成正比，用光电比色计或分光光度计进行比浊，即可得到蛋白质含量。常用的方法为磺基水杨酸－硫酸钠比浊法，由于脑脊液蛋白质检验方法较多，其灵敏度和特异性也不相同。

【参考区间】 腰椎穿刺：0.20～0.45g/L；小脑延髓池穿刺：0.10～0.25g/L；脑室穿刺：0.05～0.15g/L；蛋白商（球蛋白与白蛋白比值）：0.4～0.8。

【临床意义】 同蛋白质定性试验。

表 6-19-4 常见脑脊液蛋白质增高的原因

原因	临床意义
感染	化脓性脑膜炎增高最明显，结核性脑膜炎中度增高，病毒性脑膜炎轻度增高
出血	高血压、脑血管畸形、脑动脉硬化症及全身出血性疾病等
梗阻	脊髓肿瘤、蛛网膜下腔粘连
神经根病变	常见于急性感染性多发性神经根神经炎，有蛋白质 - 细胞分离的现象
其他	肺炎、尿毒症等出现中枢神经系统症状时，脑脊液蛋白质含量也可增高

（二）葡萄糖测定

脑脊液葡萄糖来自血糖，含量约为血糖的 60%，其高低与血糖浓度、血 - 脑屏障的通透性、脑脊液葡萄糖的酵解速度有关。脑脊液中葡萄糖的测定应该在禁食后 4h 做腰椎穿刺检查比较理想，其测定多采用葡萄糖氧化酶法或己糖激酶定量法。

【参考区间】 腰椎穿刺：2.5 ～ 4.4mmol/L；小脑延髓池穿刺：2.8 ～ 4.2mmol/L；侧脑室穿刺：3.0 ～ 4.4mmol/L。

【临床意义】

（1）葡萄糖减低主要见于：①化脓性脑膜炎早期减低最明显，这是由于感染的病原体或被破坏的细胞均能利用并分解葡萄糖，使脑脊液中的葡萄糖减低；②结核性脑膜炎，葡萄糖的减少不如化脓性脑膜炎显著；③其他，以下均可导致葡萄糖不同程度的减少，包括脑肿瘤（如脑膜白血病）、梅毒性脑膜炎、寄生虫病（如脑猪囊尾蚴病、血吸虫病、钩虫病）、风湿性脑膜炎、低血糖状态。

（2）葡萄糖增高主要见于：①血 - 脑屏障通透性较高的新生儿及早产儿；②颅内出血所致的血性脑脊液；③急性颅脑外伤、中毒、缺氧、脑出血等所致丘脑下部损伤，由于肾上腺素分泌过多，促进糖原分解，使血糖增高，导致脑脊液葡萄糖增高；④糖尿病或静脉注射葡萄糖使血糖增高。

（三）氯化物测定

脑脊液中氯化物含量与血清氯化物的含量相关，由于脑脊液蛋白质含量较少，为了维持脑脊液和血浆渗透压的平衡，氯化物含量较血浆高 20% 左右。病理情况下，脑脊液中氯化物含量可发生不同程度的变化，检验方法同血氯测定。

【参考区间】 成人：120 ～ 130mmol/L（腰池）；婴儿：110 ～ 130mmol/L。

【临床意义】

（1）氯化物减低：①结核性脑膜炎时减低最明显，可降至 102mmol/L 以下。其他细菌或真菌感染，如化脓性脑膜炎、隐球菌性脑膜炎的急性期、慢性感染的急性发作期，氯化物均降低不如结核性脑膜炎明显，多为 102 ～ 116mmol/L，并与葡萄糖的减低同时出现，这是由于细菌或真菌分解葡萄糖为乳酸，使脑脊液呈酸性，而导致氯化物含量减低。②在细菌性脑膜炎的后期，脑脊液氯化物含量也减低，这是由于脑膜有明显的炎症浸润或粘连，局部有氯化物附着所致。③呕吐、肾上腺皮质功能减退症时，由于血氯减低，使脑脊液氯化物含量亦减低。

（2）氯化物增高：主要见于病毒性脑膜炎或脑炎、尿毒症、肾炎、心力衰竭。

（四）免疫球蛋白

正常脑脊液免疫球蛋白浓度极低。在病理情况下，由于血 - 脑屏障功能破坏及脑脊液中有激活的免疫细胞，可产生免疫球蛋白，而使其含量增高。

【参考区间】 IgG：10 ～ 40mg/L；IgM：0 ～ 13mg/L；IgA：0 ～ 6mg/L。

【临床意义】

（1）IgG 增高：见于多发性硬化症、亚急性硬化性全脑炎、结核性脑膜炎等。

（2）IgA 增高：见于各种脑膜炎及脑血管疾病。

（3）IgM 增高：多见于化脓性脑膜炎，也可见于多发性硬化症、肿瘤和血管通透性改变等。IgM 明显增高，可排除病毒性感染。

（五）蛋白电泳测定

脑脊液中蛋白质的特点：有较多主要来自血清的前白蛋白，β 球蛋白较多且高于血清，γ 球蛋白为血清的 50%。

【参考区间】 前白蛋白：0.02～0.07；白蛋白：0.56～0.76；α_1 球蛋白：0.02～0.07；α_2 球蛋白：0.04～0.12；β 球蛋白：0.08～0.18；γ 球蛋白：0.03～0.12。

【临床意义】 脑脊液蛋白质电泳的变化及其临床意义见表 6-19-5。

表 6-19-5 脑脊液蛋白质电泳的变化及其临床意义

指标增高	原因	临床意义
前白蛋白	脑组织细胞退行性变	中枢神经系统变性、脑萎缩和脑积水疾病
白蛋白	脑血管通透性增高或脑供血不足	椎管梗阻、脑血管疾病等
α_1、α_2 球蛋白	炎症损伤或占位性病变	急性化脓性脑膜炎、结核性脑膜炎、脑膜肿瘤浸润、脑肿瘤转移
β 球蛋白	脑组织萎缩或脂肪代谢障碍	脑血栓形成、动脉硬化、脑组织萎缩退行性变
γ 球蛋白	免疫、占位性病变或暂时性脑功能失调	中枢神经系统的感染和肿瘤、脱髓鞘病（多发性硬化症、视神经脊髓炎）

（六）髓鞘碱性蛋白测定

髓鞘碱性蛋白（myelin basic protein，MBP）是组成中枢神经系统的主要蛋白质，约占髓鞘蛋白质总量的 30%。在外伤和神经系统疾病患者中，由于神经组织细胞破坏，血 - 脑屏障通透性改变导致脑脊液 MBP 增加。MBP 是反映神经细胞有实质性损伤的灵敏指标和脑组织实质损伤的特异性标记，特别是髓鞘脱失的诊断指标，损伤范围和病情严重程度影响其含量。

【参考区间】 成人：0～4μg/L。

【临床意义】 MBP 现已广泛应用于多发性硬化症的辅助诊断。90% 以上的多发性硬化症的急性期表现为 MBP 明显增高，50% 的慢性活动者 MBP 增高，非活动者 MBP 不增高。因此，MBP 是多发性硬化症病情活动的指标，对判断多发性硬化症的病程、病情严重程度、预后和指导治疗很有意义。MBP 增高也可见于神经梅毒、脑血管疾病、颅脑外伤等。此外，重度新生儿缺氧缺血性脑病患儿脑脊液 MBP 水平明显增高，而中度和轻度组无明显改变。脑积水患者脑脊液 MBP 也显著增高，且与脑积水的程度呈正相关。

（七）tau 蛋白测定

【参考区间】 诊断阿尔茨海默病的临界值为 375ng/L。

【临床意义】 临床应用时需考虑其他因素，如痴呆及急、慢性脑损伤，以及脑膜疾病等导致的脑脊液 tau 蛋白水平增高。tau 蛋白是最符合标准的阿尔茨海默病的生物学指标，从早期到晚期的阿尔茨海默病患者，脑脊液 tau 蛋白水平均增高。

三、显微镜检测

（一）细胞计数和分类计数

此方法原理为：①清亮或微混的脑脊液标本，可以直接计数细胞总数或稀释后再计数；②白细胞直接计数后，在高倍镜下根据白细胞形态特征进行分类计数。也可采用瑞氏染色后，油浸物镜下分类计数。

【参考区间】 ①无红细胞；②白细胞极少，成人为（0～8）$\times 10^6$/L，儿童为（1～15）$\times 10^6$/L，主要为单个核细胞，淋巴细胞与单核细胞之比为 7：3。

【临床意义】 脑脊液白细胞达（10～50）$\times 10^6$/L 为轻度增高，（50～100）$\times 10^6$/L 为中度增高，大于 200$\times 10^6$/L 为显著增高。脑脊液细胞增高的程度及临床意义见表 6-19-6。

表 6-19-6 脑脊液细胞增高的程度及临床意义

程度或种类	临床意义
显著增高	化脓性脑膜炎：以中性粒细胞增高为主
轻度或中度增高	结核性脑膜炎：前期以中性粒细胞为主，后期以淋巴细胞为主
正常或轻度增高	病毒性脑膜炎、脑水肿、浆液性脑膜炎
嗜酸性粒细胞	寄生虫感染
红细胞	蛛网膜下腔出血或脑出血

四、病原体检查

1. 细菌学检查

（1）显微镜检查：脑脊液涂片常用革兰染色或碱性亚甲基蓝染色检查致病菌。显微镜检查对化脓性脑膜炎诊断的阳性率为 60% ～ 90%；如果怀疑为结核性脑膜炎，可采用抗酸染色，油浸物镜下寻找抗酸杆菌；新型隐球菌检查常采用印度墨汁染色法，若呈假阳性，可采用苯胺墨染色法。

（2）细菌培养：主要适用于脑膜炎奈瑟菌、链球菌等。同时，也要注意厌氧菌、真菌的培养。

（3）ELISA 检测：结核分枝杆菌感染时，采用最简便、灵敏度高的检测方法 ELISA 检查抗结核抗体。如果脑脊液抗结核抗体水平高于血清，对结核性脑膜炎的诊断及鉴别诊断具有特殊价值。

2. 寄生虫检查

（1）脑脊液涂片显微镜检查：可发现血吸虫卵、卫氏并殖吸虫卵、弓形虫、阿米巴滋养体等。

（2）脑猪囊尾蚴检查：ELISA 法对诊断脑猪囊尾蚴病具有高度的特异性。

五、脑脊液检查的临床应用

脑脊液检查对中枢神经系统感染性疾病的诊断具有重要价值，一般常规检查往往不能满足临床需要，必须结合临床表现选择恰当的检查指标，才能对中枢神经系统疾病做出准确诊断。但由于影像诊断学，特别是 CT、磁共振成像技术的发展与应用，对颅内出血、占位性病变的检出率越来越高，脑脊液检查在许多情况下并非首选项目。

1. 中枢神经系统感染性疾病的诊断与鉴别诊断　通过检查脑脊液压力、颜色，并对脑脊液进行化学和免疫学检查、显微镜检查和病原体检查，不仅可以确立诊断，而且对疾病的鉴别诊断也有极大的帮助。3 种脑膜炎推荐的脑脊液检验项目及可能结果见表 6-19-7。

表 6-19-7　化脓性脑膜炎、结核性脑膜炎、急性病毒性脑膜炎脑脊液检验项目

检验项目	化脓性脑膜炎	结核性脑膜炎	急性病毒性脑膜炎
外观	混浊	毛玻璃样混浊	透明或微混浊
R_{alb}（$\times 10^{-3}$）	> 25	> 20	20
乳酸（mmol/L）	> 3.5	> 3.5	< 2.1
葡萄糖		<血糖 50%	
免疫球蛋白		IgG、IgA 增高	
溶菌酶（mg/L）	> 1		
细胞计数（$\times 10^{6}$/L）	明显增高，数千	数百	数百
细胞分类	以中性粒细胞为主	以淋巴细胞为主	主要是淋巴细胞
革兰染色			
细菌培养	细菌检查	结核分枝杆菌检查	

2. 脑血管疾病的诊断与鉴别诊断　血性脑脊液的患者合并头痛、昏迷或偏瘫，首先要鉴别的是穿刺损伤出血还是脑出血或蛛网膜出血；若脑脊液为均匀一致的红色，则为脑出血或蛛网膜下腔出血；若第 1 管脑脊液为红色，以后各管变清，则多为穿刺损伤出血；若头痛、昏迷或偏瘫患者的脑脊液为无色透明，则多为缺血性脑病。诊断一定要结合影像诊断学。

3. 脑肿瘤的辅助诊断　大约 70% 的恶性肿瘤可转移至中枢神经系统，此时的脑脊液中单核细胞增加、蛋白质增高、葡萄糖减少或正常。因此，脑脊液细胞计数和蛋白质正常，可排除肿瘤的脑膜转移。若白血病患者脑脊液出现白血病细胞，则可诊断为脑膜白血病。涂片或免疫学检查发现肿瘤细胞则有助于肿瘤的诊断。

4. 脱髓鞘病的诊断　脱髓鞘病是一类颅内免疫反应活性增高的疾病，多发性硬化症是其代表性疾病。除了脑脊液检查外，MBP、免疫球蛋白、AChE 等检查也有重要诊断价值。

常见脑或脑膜疾病的脑脊液检查结果见表 6-19-8。

表 6-19-8　常见脑或脑膜疾病的脑脊液检查特点

疾病	压力	外观	凝固	蛋白质	葡萄糖	氯化物	细胞增高
化脓性脑膜炎	↑↑↑	混浊	凝块	↑↑	↓↓	↓	显著，多核细胞
结核性脑膜炎	↑↑	毛玻璃样混浊	薄膜	↑	↓	↓↓	中性粒细胞，淋巴细胞
病毒性脑膜炎	↑	透明或微混浊	无	↑	正常	正常	淋巴细胞
隐球菌性脑膜炎	↑	透明或微混浊	可有	↑↑	↓		淋巴细胞
流行性乙脑	↑	透明或微混浊	无	↑	正常或↑	正常	中性粒细胞，淋巴细胞
脑出血	↑	血性	可有	↑		正常	红细胞
蛛网膜下腔出血	↑	血性	可有	↑↑	↑	正常	红细胞
脑肿瘤	↑	透明	无	↑	正常	正常	淋巴细胞
脑脓肿	↑	透明或微混浊	有	↑	正常	正常	淋巴细胞
神经梅毒	↑	透明	无	↑	正常	正常	淋巴细胞

案例 6-19-3

患儿，1 岁。因"反复发热伴呕吐 3d"就诊。

患儿于 3d 前无明显诱因出现发热，体温达 39℃，伴咳嗽，为黄色痰，曾呕吐数次，非喷射性，无惊厥，有哭闹。体格检查：体温 38.4℃，脉搏 140 次 / 分，呼吸 22 次 / 分，血压 80/65mmHg，神志清，精神差，易激惹，前囟张力稍高，颈强（＋），心肺及腹部无异常，Kernig 征（＋），Brudzinski 征（－）。急诊血常规：WBC 29.6×10^9/L，S 77.92%，L 18.08%，RBC 3.89×10^{12}/L，Hb 122g/L，PLT 150×10^9/L。为进一步明确诊断，主诊医师为患儿进行了腰椎穿刺，收集脑脊液送检。报告单如表 6-19-9。

表 6-19-9　报告单

序号	项目	结果	参考区间	单位
1	颜色	血性	无色	
2	透明度	混浊	透明	
3	蛋白	阳性	阴性	
4	细胞总数	5760	＜8	10^6/L
5	白细胞数	360	＜8	10^6/L
6	中性粒细胞	86		%
7	淋巴细胞	8		%
8	巨噬细胞	6		%

注：离心后上层液体颜色为浅灰白色，白细胞校正值：319×10^6/L

问题：

1. 结合患儿症状、体征，初步考虑诊断是什么？

2. 为什么该患儿脑脊液为血性而离心后上层液体为浅灰白色？

案例 6-19-3 分析

1. 患儿神志清，精神差，易激惹，前囟张力稍高，颈强（＋），Kernig 征（＋）Brudzinski 征（－），定位于脑膜，外周血及脑脊液呈现以中性粒细胞增高为主的白细胞极度增多的特征。脑脊液压力增高，上清液为浅灰白色混浊，潘氏试验阳性，初步考虑为化脓性脑膜炎。

2. 该患儿脑脊液离心后上清液为灰白色而非红色，说明为非陈旧性出血，考虑为患儿不配合，穿刺过程不顺利导致损伤出血，而上清液为浅灰白色考虑化脓性脑膜炎白细胞增高导致。该标本脑脊液白细胞应校正，需减去外周血中的白细胞数。

第五节 浆膜腔积液的检查

人体的胸腔、腹腔、心包腔和关节腔统称为浆膜腔。正常情况下，浆膜腔内仅含有少量起润滑作用的液体，如胸腔液 < 20ml，腹腔液 < 50ml，心包腔液为 15 ~ 50ml。病理情况下，浆膜腔内有大量液体潴留而形成浆膜腔积液（seromembranous effusion）。根据产生的原因及性质不同，将浆膜腔积液分为漏出液（transudate）和渗出液（exudate）。漏出液是通过毛细血管滤出并在组织间隙或浆膜腔内积聚的非炎性组织液，渗出液多为炎性积液。区分浆膜腔积液的性质对于疾病的诊断和治疗具有非常重要的意义。其常见的原因和产生机制见表 6-19-10。

表 6-19-10 漏出液、渗出液发生机制和常见原因

积液	发生机制	常见原因
漏出液	毛细血管流体静压增高	充血性心力衰竭和静脉栓塞
	血浆胶体渗透压减低	肝硬化、肾病综合征
	淋巴回流受阻	肿瘤压迫、丝虫病（常为乳糜样的）
渗出液	感染性的	细菌性感染、结核性感染
	非感染性的	癌细胞浸润（乳腺癌、淋巴瘤）、化学物质刺激（血液、胆汁、胰液和胃液等刺激及外伤）

浆膜腔穿刺具有一定的创伤性，所以在采集标本时必须掌握好适应证（见第五篇第 16 章第一、二、五节）。

一、一般性状检查

1. 颜色 正常积液一般为淡黄色、清亮的液体，病理情况下可出现不同的颜色变化。渗出液颜色深，可以呈血性、脓性、乳糜性；漏出液颜色多为淡黄色。常见浆膜腔积液的颜色变化见表 6-19-11。

表 6-19-11 常见浆膜腔积液的颜色变化

颜色	颜色变化	原因
红色	淡红色、暗红色或鲜红色	出血性疾病、内脏损伤、结核、肿瘤、穿刺损伤
黄色	深黄色、淡黄色	黄疸
草黄色	草黄色	尿毒症所致心包积液
绿色	淡绿色、墨绿色	铜绿假单胞菌感染
棕色	棕色、棕褐色	阿米巴脓肿
黑色	黑色、灰黑色	曲霉菌感染
白色	脓性或乳白色	化脓性感染及真性、假性乳糜液

2. 透明度 正常积液为清澈透明的液体。其透明度常与其所含的细胞、细菌、蛋白质等有关。渗出液因含有大量细菌、细胞而呈不同程度的混浊，乳糜液因含有大量脂肪也呈混浊，漏出液一般清澈透明。

3. 凝固性 正常积液放置后不会出现凝块。漏出液中纤维蛋白原含量少，一般不易凝固；渗出液由于有较多的纤维蛋白原等凝血因子、细菌和组织裂解产物，往往自行凝固或有凝块出现。另外，黏稠样积液多见恶性间皮瘤，含有碎屑样物的积液多见于类风湿性病变。

4. 比重 渗出液由于含有蛋白质、细胞等成分较多，其比重常大于 1.018；而漏出液因其含有的细胞、蛋白质等成分少，其比重常小于 1.015。

二、化学检查

（一）黏蛋白定性试验（Rivalta 试验）

浆膜上皮细胞受炎症刺激分泌黏蛋白量增加，黏蛋白是一种酸性糖蛋白，其等电点 pH 为 3 ~ 5，因此可在稀醋酸溶液中析出，产生白色沉淀。

【参考区间】 阴性。

【临床意义】 漏出液黏蛋白含量很少，多为阴性反应；渗出液中因含有大量黏蛋白，多呈阳性反应。

（二）蛋白质定量试验

总蛋白定量是鉴别渗出液和漏出液最有价值的指标，其测定方法同血清蛋白质测定。

【参考区间】　漏出液< 25g/L，渗出液> 30g/L。

【临床意义】　不同部位积液蛋白质的测定有不同的价值。①测定血清腹水白蛋白梯度（serum ascites albumin gradient，SAAG）对鉴别肝硬化腹水与其他疾病所致的腹水有一定价值。肝硬化门静脉高压性腹水 SAAG 大于 11g/L，而非门静脉高压的腹水 SAAG 小于 11g/L。②鉴别积液的性质，测定蛋白质后需结合其他指标综合判断，如积液蛋白质与血清蛋白质之比大于 0.5，则多为渗出液。

（三）葡萄糖定量

正常积液葡萄糖含量与血糖相近，渗出液葡萄糖较血糖明显减低（< 3.33mmol/L），而漏出液葡萄糖含量较血糖稍低。因此，葡萄糖定量检查对鉴别积液的性质有一定的参考价值。

【参考区间】　3.6 ~ 5.5mmol/L。

【临床意义】　感染性渗出液葡萄糖减少最明显，是由于细菌和炎症细胞对葡萄糖的酵解作用增强、炎症细胞利用葡萄糖增多和葡萄糖从血浆转移到浆膜腔减少等所致。主要见于化脓性积液，其次是结核性积液。恶性积液中葡萄糖含量减少提示肿瘤有广泛转移、浸润，预后不良。

（四）酶学检查

浆膜腔积液中的酶很多，如乳酸脱氢酶（LDH）、溶菌酶（LZM）、腺苷脱氨酶（ADA）、血管紧张素转换酶（angiotensinconverting enzyme，ACE）等，其在诊断与鉴别诊断积液的性质等方面具有重要的意义。LDH 测定有助于渗出液和漏出液的鉴别，化脓性胸膜炎时 LDH 显著升高，当乳酸含量大于 10mmol/L 时，高度提示细菌感染；结核性积液时 ADA 活性增加明显，常大于 40U/L，癌性次之，漏出液最低，当抗结核药治疗有效时，积液内 ADA 随之下降，因此可作为抗结核药治疗疗效的观察指标。LZM 可用于结核性和癌性胸腔积液的鉴别，大多数结核性积液与血清的 LZM 活性比值大于 1.0，而癌性积液此比值小于 1.0。急性胰腺炎引起的腹水淀粉酶活性是血清淀粉酶的数倍甚至数十倍，另外，约 10% 的恶性肿瘤积液中的淀粉酶活性增高。

（五）其他

浆膜腔积液的成分较多，除了检查蛋白质、葡萄糖、酶类以外，还有其他化学和免疫学检查指标，这些指标的变化对鉴别积液的性质也有意义。如乳酸铁可以鉴别化脓性和结核性积液：化脓性积液乳酸铁含量升高；结核性、病毒性积液乳酸铁含量较低。甲胎蛋白对诊断原发性肝癌所致的腹水有重要价值；癌胚抗原对腺癌所致的积液诊断价值最高。

三、显微镜检测

1. 细胞计数

（1）红细胞计数：恶性肿瘤引起的积液中，血性积液占 50% ~ 85%。积液中红细胞大于 100 000×10⁶/L，见于恶性肿瘤、创伤、肺栓塞、心脏手术后损伤综合征及结核病、穿刺损伤等，其中如果能排除外伤因素和穿刺损伤，积液中红细胞增多最常见的原因是恶性肿瘤。10% ~ 15% 的漏出液也可呈红色，所以红细胞计数对鉴别漏出液与渗出液意义不大。

（2）白细胞计数：漏出液白细胞计数一般小于 100×10⁶/L，结核性和肿瘤性积液白细胞计数常大于 500×10⁶/L，而化脓性积液白细胞计数常大于 1000×10⁶/L。肝硬化合并自发性细菌性腹膜炎时腹水的白细胞计数往往大于 500×10⁶/L。心包腔积液白细胞计数大于 10 000×10⁶/L，常提示细菌性、结核性或肿瘤性心包炎。所以白细胞计数对鉴别漏出液与渗出液有一定价值。

2. 有核细胞分类　积液的有核细胞分类应在穿刺抽取积液后立即进行检查。渗出液中细胞种类较多，各种细胞增高的临床意义见表 6-19-12。漏出液中细胞较少，以淋巴细胞和间皮细胞为主。

表 6-19-12　渗出液中各种细胞增高的临床意义

细胞	临床意义
中性粒细胞	化脓性积液、膈下脓肿、结核性积液早期，以化脓性最明显
淋巴细胞	结核、病毒、肿瘤或结缔组织病等所致的渗出液

续表

细胞	临床意义
浆细胞	多发性骨髓瘤引起的积液
间皮细胞	浆膜损伤或受刺激
嗜酸性粒细胞	寄生虫或真菌感染、血胸和气胸、慢性腹膜透析、充血性心力衰竭

3. 结晶检查 有脂肪变性的陈旧性胸腔积液及胆固醇性胸膜炎所致的胸腔积液中常见胆固醇结晶。浆膜腔出血可见含铁血黄素颗粒。

4. 脱落细胞检查 在浆膜腔积液中检出恶性肿瘤细胞是诊断原发性或继发性肿瘤的重要依据，越来越受到重视。怀疑恶性肿瘤性积液时应进行脱落细胞检查，确认有无肿瘤细胞，明确肿瘤细胞的类型，但积液细胞学检查难以确定恶性积液的来源。引起积液的原发性恶性肿瘤很少见，主要是恶性间皮瘤。

5. 病原体检查

（1）寄生虫及虫卵：积液离心沉淀后显微镜下观察有无寄生虫及虫卵。乳糜样积液中注意有无微丝蚴；阿米巴病的积液中可见阿米巴滋养体；棘球蚴病所致积液中可见棘球蚴的头节和小钩。

（2）细菌：如果积液标本已肯定为漏出液，一般不需做细菌学检查。如肯定或疑是渗出液，则应作细菌培养及涂片染色检查。感染性积液可同时由多种细菌感染引起，引起感染性积液常见的细菌有脆弱类杆菌属、大肠埃希菌、粪肠球菌、铜绿假单胞菌、结核分枝杆菌等。

四、浆膜腔积液检验的临床应用

胸腔积液（hydrothorax）、腹水和心包腔积液（hydropericardium）是临床常见的体征，其病因比较复杂。腹水的主要病因有肝硬化、肿瘤和结核性腹膜炎等，约占90%；另外，还有心血管疾病、肾病、结缔组织病等。胸腔积液主要病因为结核性胸膜炎和恶性肿瘤，且有以恶性肿瘤为主的发展趋势。心包积液主要病因为结核性、非特异性和肿瘤性，结核性仍占首位，但呈逐年减低的趋势，而肿瘤性则呈逐年上升趋势。

1. 渗出液与漏出液的鉴别 不明原因的浆膜腔积液，通过穿刺液检验大致可鉴别是漏出液还是渗出液。凡是积液中LDH、积液LDH与血清LDH比值、积液蛋白质与血清蛋白质比值中任何一项异常，均可诊断为渗出液。如果积液中蛋白质大于30g/L，则诊断为渗出液的假阳性率或假阴性率只有1%，但渗出液与漏出液的检验结果仍有许多交叉，分析时应特别注意。漏出液与渗出液的鉴别见表6-19-13。

表 6-19-13　漏出液与渗出液的鉴别

项目	漏出液	渗出液
病因	非炎性	炎性或肿瘤、化学或物理性刺激
颜色	淡黄色、浆液性	黄色、血性、脓性或乳糜性
透明度	清晰透明或微浑	混浊
比重	＜1.015	＞1.018
凝固性	不易凝固	易凝固
pH	＞7.4	6.8
蛋白质定量（g/L）	＜25	＞30
积液蛋白质与血清蛋白质比值	＜0.5	＞0.5
葡萄糖（mmol/L）	与血糖相近	低于血糖水平
LDH（U/L）	＜200	＞200
积液LDH与血清LDH比值	＜0.6	＞0.6
细胞总数×10⁶/L	＜100	＞500
有核细胞分类	淋巴细胞为主，偶见间皮细胞	炎症早期以中性粒细胞为主，慢性期以淋巴细胞为主，恶性积液以淋巴细胞为主
肿瘤细胞	无	可有
细菌	无	可有

传统检测中，积液的比重和蛋白质定量测定被认为是最有价值的分类标准，但近年研究表明，应用积液蛋白质/血清蛋白质的比值，积液LDH/血清LDH的比值和LDH三项检测，可做出100%

正确的积液分类。在解释实验室结果时应结合临床考虑，若为渗出液，要区别是炎症还是肿瘤性，此时应进行细胞学和细菌学检测。

2. 寻找病因 通过积液的外观、病原生物学、细胞学或肿瘤标志物检查，有助于积液的病因诊断。①腹水常见的原因中，83% 为良性，如肝硬化（75%）、感染、结核病、胰腺和肾病（5%）、心力衰竭（3%）等；17% 为恶性肿瘤并多伴有腹膜转移。②胸腔积液的常见原因中，36% 为心脏性，如充血性心力衰竭；27% 为恶性，如乳腺癌、肺癌、卵巢癌、胃肠道癌、肾癌、淋巴瘤或白血病，以及间皮瘤；20% 为炎症性，如肺炎、肺栓塞后、外伤后、内脏性红斑狼疮、石棉沉着病；6% 为结核性；11% 为混杂性，如肝硬化、多发性骨髓瘤、细菌性腹膜炎等。

结核性与恶性胸腔积液、良性与恶性腹水的鉴别见表 6-19-14、表 6-19-15。

表 6-19-14 结核性与恶性胸腔积液的鉴别

项目	结核性胸腔积液	恶性胸腔积液
年龄	青少年多见	老年多见
结核中毒症状	有	无
PPD 试验	低浓度强阳性	阴性
淋巴结肿大	少见	可有
胸痛	有积液后减轻	持续、顽固
外观	黄色、偶见血性	血性多见
pH	7.4	＞7.40
腺苷脱氨酶（U/L）	＞40	＜25
积液 ADA 与血清 ADA 比值	＞1.0	＜1.0
溶菌酶（mg/L）	＞27	＜15
积液溶菌酶与血清溶菌酶比值	＞1.0	＜1.0
癌胚抗原（μg/L）	＜5	＞15
积液 CEA 与血清 CEA 比值	＜1.0	＞1.0
铁蛋白（μg/L）	＜500	＞1000
IFN-γ	增高	减低
细菌	结核分枝杆菌	可有
细胞	淋巴细胞为主	肿瘤细胞为主
抗结核治疗	有效	无效

表 6-19-15 良性与恶性腹水的鉴别

项目	良性腹水	恶性腹水
外观	血性少见	多为血性
总蛋白（g/L）	多大于 40	20～40
血清腹水白蛋白梯度（g/L）	＞11	＜11
胆固醇	阴性	增高
磷脂	阴性	增高
乳酸脱氢酶	减低	增高
积液 LDH 与血清 LDH 比值	＜0.6	＞0.6
铁蛋白（μg/L）	＜100	＞500
纤维连接蛋白（mg/L）	＜30	＞30
纤维蛋白降解产物	减低	增高
溶菌酶	增高	减低
癌胚抗原（μg/L）	＜20	＞100
积液 CEA 与血清 CEA 比值	＜1.0	＞1.0

续表

项目	良性腹水	恶性腹水
AFP（μg/L）	＜100	＞100
CA125	正常	增高
细胞学检查	阴性	多为阳性

案例6-19-4

女性，70岁。因"排便困难2个月，腹胀，伴呕吐，乏力1周"入院。

体格检查：腹软，膨隆，上腹部压痛，无反跳痛，移动性浊音阳性。于当地医院行肠镜示：直肠距肛门8cm环腔生长溃疡浸润性病变伴肠道梗阻；病理结果显示：直肠黏膜慢性炎症伴肉芽组织增生。

实验室检查：血清检测显示CEA 220μg/L，总蛋白60g/L，LDH 143U/L；腹水检测显示ADA 10U/L，LDH 198U/L，GLU 5.1mmol/L，蛋白质36g/L。腹水常规结果如表6-19-16。

表6-19-16 腹水常规结果

序号	项目	结果	单位
1	细胞学检查	查见恶性肿瘤细胞	
2	颜色	黄色	
3	透明度	微混浊	
4	蛋白质	++	
5	红细胞总数	4000	10^6/L
6	白细胞数	150	10^6/L
7	中性粒细胞	2	%
8	淋巴细胞	50	%
9	巨噬细胞	48	%

问题：

1. 患者腹水检查结果结合临床表现，考虑初步诊断是什么？

2. 如何通过浆膜腔积液检查结果判断其性质？

案例6-19-4分析

1. 患者腹水常规检查发现细胞及蛋白质明显增多，细胞分类以淋巴细胞及巨噬细胞为主，肿瘤标志物CEA增高且积液中查见恶性肿瘤细胞，结合患者临床症状、体征及肠镜检查结果，初步考虑诊断为直肠癌伴腹膜转移。

2. 判断浆膜腔积液性质首先确定积液是漏出液还是渗出液，根据上述积液检验结果描述，该患者的腹水为渗出液；其次判断浆膜腔积液产生的原因，患者腹水中查出恶性肿瘤细胞，所以可判断为癌性腹水，即肿瘤腹膜转移产生的腹水。

第六节 生殖系统分泌物检查

一、精液检查

精液（semen）是男性生殖系统的分泌物，由精子（sperm）和精浆（seminal plasma）组成。在促性腺激素的作用下，精子在精曲小管内生成，在附睾内获能与成熟。成熟的精子70%左右储存于附睾尾部，少部分储存在靠近输精管的附睾段内，精囊腺内仅存少量精子。射精时精子随精浆一起经输精管、射精管和尿道排出体外。精浆是多种腺体和组织分泌的混合液体，精浆主要由精囊液、前列腺液、尿道球腺液和尿道旁腺液组成。精浆是精子生存的介质和能量来源，对精子的存活和生理运动功能有重要作用。精浆的组成成分及作用见表6-19-17。

笔记栏

表 6-19-17 精浆的组成成分及作用

精浆	含量（%）	性状	成分	供给精子作用
精囊液	50～80	碱性胶冻样	蛋白质、果糖、凝固酶	能量，使精液呈胶冻状
前列腺液	15～30	酸性乳白色	酸性磷酸酶、纤溶酶	纤溶酶能使精液液化
尿道球腺液	2～3	淡灰色清亮		润滑和清洁尿道的作用
尿道旁腺液	2～3	淡灰色清亮		润滑和清洁尿道的作用

精液检验的目的：①评价男性生殖力，检查男性不育症（male infertility）的原因及其疗效观察；②观察输精管结扎术后的效果；③辅助诊断男性生殖系统炎症、结核、肿瘤等疾病；④法医学鉴定；⑤婚前检查（premarital check up）；⑥为人类精子库（sperm bank）和人工授精（artificial insemination）筛选优质精子。

（一）一般性状检查

1. 量

【原理】 一次射精量与射精频度有关。

【参考区间】 2～6ml/1 次射精。

【临床意义】 一定量的精液是精子活动的介质，并可中和阴道的酸性分泌物，保持精子的活动力，以利于精子顺利通过子宫颈口而致孕。①精液减少（oligospermia）：已数日未射精而精液量少于 1.5ml 者，称为精液减少。精液减少时，即使精子计数和精子活动力均正常，也难致孕，但不能肯定为男性不育症的原因。②无精液症（aspermia）：精液量减少至 1～2 滴，甚至排不出，称为无精液症。常见于生殖系统感染，如结核、淋病和非特异性炎症等。③精液过多（polyspermia）：1 次射精的精液量超过 8ml，称为精液过多，常由于垂体促性腺激素分泌功能亢进，雄激素水平增高所致，也可见于长时间禁欲者。精液过多可导致精子数量相对减少，也影响生育。

2. 颜色和透明度

【参考区间】 白色或乳白色，久未射精者可呈淡黄色，液化后为半透明样或稍有混浊。

【临床意义】 ①血性精液：精液呈鲜红色、淡红色、暗红色或酱油色，并含有大量红细胞者。常见于生殖系统炎症、结核、肿瘤、结石，也可见于生殖系统损伤等。②脓性精液：呈黄色或棕色，常见于精囊炎、前列腺炎等。

3. 黏稠度和液化时间 刚射出的精液高度黏稠，呈胶冻样。精液呈胶冻状，可以防止射入阴道内的精液外溢。离体后由于纤溶酶的作用，可自行液化。精液由胶冻状态转变为流动状态所需要的时间称为精液液化时间（semen liquefaction time）。

【参考区间】 刚射出的精液呈胶冻样；液化时间＜30min。

【临床意义】 精液的黏稠性和液化过程极其复杂，前列腺、精囊的分泌物均可影响其液化，但液化也与室温高低有关。①黏稠度减低：刚射出的精液黏稠度极低，似米汤，可能为先天性精囊缺如、精囊液流出受阻所致，也可见于精子数量减少或无精子症；②液化时间延长或不液化：新采集的精液标本在室温下超过 60min，仍不液化，称为精液延迟液化症（semen delayed liquefaction），常见于前列腺炎，液化时间延长或不液化可以抑制精子活动力，从而影响生育力。

4. 酸碱度 正常精液呈弱碱性，可中和阴道的酸性分泌物，以维持精子的活动力。

【参考区间】 pH 7.2～8.0。

【临床意义】 精液放置过久可导致 pH 增高，精液 pH 增高或减低均可影响精子的活动力。pH＞8.0 常见于前列腺、精囊腺、尿道球腺和附睾的炎症；pH＜7.0 常见于输精管阻塞、先天性精囊缺如、慢性附睾炎等。

5. 气味 正常精液具有粟米花或石楠花的特殊气味，这种气味是前列腺液分泌的精氨酸被氧化所致。

（二）显微镜检查

精液液化后，于显微镜下观察有无精子及精子活动情况。若无精子，将精液离心后再检查，若仍无精子，则称为无精子症；若仅见少量精子，称为精子减少症。无精子症和精子减少症是男性不育的主要原因，常见于睾丸结核、淋病、先天性睾丸下降不全、先天性输精管发育不全、先天性睾丸附睾分离、睾丸炎后遗症等，也可见于输精管结扎术 6 周后。若精液中有精子则可继续进行显微镜检查。

1. 精子活动率和活动力　精子活动率（sperm activate rate）是活动精子占精子总数的百分率。观察 100 个精子，计算活动精子的百分率。如果不活动精子大于 50%，应进行伊红体外活体染色（supravital stain）检查，以鉴别其活动情况。

精子活动力（sperm motility）是精子向前运动的能力，即活动精子的质量，WHO 将精子活动力分为 3 级：前向运动（progressive motility，PR）、非前向运动（non-progressive motility，NP）和无运动（immotility，IM）。其分级标准见表 6-19-18。

表 6-19-18　WHO 精子活动力分级与评价

分级	评价
前向运动	精子运动积极，表现为直线或大圈运动，速度快
非前向运动	精子所有的运动方式都缺乏活跃性，如小圈的游动，鞭毛力量（flagellar force）难以推动精子头部，或只有鞭毛抖动
无运动	精子没有运动

【参考区间】　精子活动率正常值：①射精 30～60min 精子活动率为 80%～90%，至少＞60%；②伊红染色精子存活率＞58%；③射精 60min 内（PR+NP）≥40%，PR≥32%。

【临床意义】　精子活动率和精子活动力与受精有密切关系。精子活动率小于 40%，且以 c 级为主，则为男性不育症的主要原因之一。常见于：①精索静脉曲张（varicocele），血流不畅，导致阴囊温度升高及睾丸组织缺 O_2 和 CO_2 蓄积，使精子活动力降低；②生殖系统感染；③应用抗代谢药、抗疟药、雌激素、氮芥等。

2. 精子计数　有两种方式，一种是指计数单位体积内的精子数量，即精子浓度；另一种是精子总数（即一次射精的精子的绝对数量），以精子浓度乘以本次射精的量，即得到一次射精的总数。

【参考区间】　精子浓度≥15×10⁹/L；精子总数≥39×10⁶/ 次射精。

【临床意义】　正常人的精子数量存在着明显的个体差异，即使同一个体在不同的时间内，其精子数量也有较大的变化。致孕的最低限为精子浓度 20×10⁹/L，精子浓度持续小于 15×10⁹/L 称为少精子症（oligospermatism）；精液多次检查无精子称为无精子症（连续检查 3 次，离心后沉淀中仍无精子）。常见于：①男性结扎术后，一般在结扎术后第 6 周开始检查，每周 1～2 次，连续检查 3 次无精子，则表明手术成功；②睾丸病变，如精索静脉曲张、睾丸畸形、结核、炎症、肿瘤及隐睾等；③输精管疾病，如输精管、精囊先天性缺如和免疫性不育（睾丸创伤和感染使睾丸屏障完整性受到破坏，产生抗精子抗体所致）；④内分泌疾病，如垂体、性腺、甲状腺和肾上腺皮质功能亢进或减退等；⑤食物影响，长期食用棉酚等；⑥其他，逆行射精、理化因素（如抗癌药、重金属、乙醇、放射线等）损伤。

3. 精子形态　正常精子由头部、体部和尾部组成，长 50～60μm，外形似蝌蚪。

精子形态异常：①头部异常，为最常见的形态异常，如大头、小头、梨形头、锥形头、无定型头、空泡样头、双头等；②体部异常，如分支、体部肿胀或消失、双体等；③尾部异常，如短尾、尾部弯曲、尾部消失、双尾等。

【参考区间】　异常精子＜20%。

【临床意义】　精液中异常形态精子大于 20% 为异常，如果正常形态精子低于 30%，称为畸形精子症（teratospermia）。异常形态精子增多常见于：①精索静脉曲张；②睾丸、附睾功能异常；③生殖系统感染；④应用某些化学药物，如卤素、乙二醇、重金属、雌激素等；⑤放射线损伤等。

4. 细胞

（1）未成熟生殖细胞：即各级生精细胞和发育不完全的精子细胞。未成熟生殖细胞体积大，常有 1～2 个细胞核，有时易与中性粒细胞相混淆，正常人未成熟生殖细胞小于 1%。当睾丸精曲小管受到某些药物或其他因素影响或损害时，精液中可出现多的未成熟生殖细胞。

（2）其他细胞：精液中可见到少量的白细胞和上皮细胞，偶见红细胞。当白细胞大于 5 个 /HP 或白细胞计数大于 1×10⁹/L 时，称为脓精症或白细胞精子症（leukocytospermia），常见于前列腺炎和附睾炎等。白细胞可通过直接吞噬作用或释放和分泌细胞因子、蛋白酶及自由基等破坏精子，使精子的活动率和活动力降低，导致男性不育。红细胞增多常见于睾丸肿瘤、前列腺癌等，此时还可出现肿瘤细胞。

（三）化学与免疫学检查

通过精液化学成分和免疫学指标的变化可以了解睾丸及附属性腺分泌功能，对男性不育症的治疗均有重要意义。常见精液化学和免疫学指标变化及意义见表6-19-19。

表 6-19-19 常见精液化学和免疫学指标变化及临床意义

指标	参考范围	临床意义
果糖	9.11 ～ 17.67mmol/L	减低见于精囊炎；无果糖见于精囊缺如、输精管发育不良
乳酸脱氢酶 -X	（1430±940）U/L	减低可于睾丸萎缩、长期食用粗制棉籽油
抗精子抗体	阴性	阳性见于输精管阻塞、睾丸损伤、生殖系统感染
顶体酶	（36±21）U/L	减低见于男性不育症
精子低渗肿胀试验（%）	g 型精子＞ 50	男性不育症患者的精子肿胀率明显降低

（四）病原体检查

男性生殖系统任何部位的感染均可从精液中检查到细菌、病毒、支原体和原虫等病原体。精液中常见的病原体有葡萄球菌、链球菌、淋病奈瑟菌、大肠埃希菌、类白喉杆菌、解脲支原体等。男性不育症患者精液中细菌总检出率达33%，精液中细菌毒素可影响精子的生成和精子的活动力，导致男性不育。

（五）精液检验的临床应用

1. 评价男性生殖功能与诊断男性不育症 评价男性生殖功能的实验室检查包括睾丸活检、激素检验和精液检验，其中精液常规检验可为评价男性生育能力提供较标准、客观和简便的指标。男性不育症的原因：①精子生成障碍及精液异常；②输精管阻塞；③精液不能进入阴道。通过精液检验可以发现精子是否异常及输精管是否阻塞，为男性不育症的诊断和疗效观察提供依据。

2. 辅助诊断男性生殖系统疾病 男性生殖系统常见的疾病有炎症、结核、肿瘤、性病等。生殖系统有炎症时，精液的量和颜色会发生改变，并在精液中发现白细胞，对精液进行培养可检出相应病原体，精液涂片找到肿瘤细胞可诊断为生殖系统肿瘤。

3. 为精子库和人工授精筛选精子 人类精子库的建立及人工授精技术的开展对无精子症、少精子症、弱精子症、免疫性不育等导致的男性不育症的治疗有重要作用。精液检验能为精子库和人工授精提供优质精子，以保证人工授精的顺利进行和人工授精的质量。

二、前列腺液检查

前列腺液（prostatic fluid）是精液的重要组成成分，占精液的15% ～ 30%，其成分比较复杂，主要有纤溶酶、酸性磷酸酶、β- 葡萄糖腺苷酶、免疫球蛋白、补体及前列腺特异抗体、葡萄糖及钠、钾、锌、钙等，还有少量上皮细胞、白细胞。前列腺液主要的生理功能：维持精浆适当的pH；参与精子的能量代谢；抑制细菌生长，使精液液化。

前列腺液检验可用于前列腺炎、前列腺脓肿、前列腺结核及前列腺癌等疾病的辅助诊断、疗效观察，也可用于性传播性疾病（sexually transmitted disease，STD）的检验。

（一）一般性状检查

1. 量 正常成人经 1 次前列腺按摩可采集的前列腺液为数滴至1ml，前列腺炎时前列腺液减少或缺如。

2. 颜色和透明度 前列腺液为乳白色、半透明的稀薄液体。①血性：见于精囊炎、前列腺炎及前列腺结核、结石和肿瘤等，也可为按摩前列腺用力过重所致；②黄色脓性或混浊黏稠样：见于前列腺炎。

3. 酸碱度 正常前列腺液呈弱酸性，pH 为 6.3 ～ 6.5，50 岁以上者 pH 稍高。pH 增高见于前列腺液中混有较多精囊液。

（二）显微镜检查

1. 非染色涂片 前列腺液的非染色涂片检查的内容较多，常见的成分变化及意义见表6-19-20。

表 6-19-20 常见的前列腺液成分变化及临床意义

成分	参考范围	临床意义
卵磷脂小体	大量	前列腺炎时卵磷脂小体减少或消失，且分布不均，并有成堆现象
红细胞	<5个/HP	增多见于前列腺炎、精囊炎或前列腺结核、肿瘤，以及前列腺按摩过重
白细胞	<10个/HP	增多且成堆出现见于前列腺炎、前列腺脓肿
精子	可有	按摩前列腺时因精囊受挤压而排出精子，无临床意义
颗粒细胞	>1个/HP	增多伴有大量白细胞见于前列腺炎，也可见于正常老年人
滴虫	无	阳性多见于滴虫性前列腺炎
淀粉样小体	有	常随年龄增长而增加，无临床意义
结石	可见	可见碳酸钙、磷酸钙、胆固醇、磷酸胺镁结石，少量无意义

2. 染色涂片 当直接显微镜检查发现异常细胞时，可进行染色涂片检查，以诊断前列腺癌和与前列腺炎鉴别，但细胞学检查阴性不能排除前列腺癌。肿瘤一般体积较大、核质比例高、细胞核大而畸形、核仁大而明显，胞质量少而呈明显的嗜碱性；肿瘤细胞常分化不一、细胞边界不清，可成群出现。

（三）病原体检查

前列腺液涂片进行革兰染色、抗酸染色，以检查病原体。直接涂片染色检查的阳性率低，必要时可做细菌培养。前列腺、精囊腺感染时，革兰染色可检查出大量致病菌，以葡萄球菌最常见，其次是链球菌、革兰阴性杆菌和淋病奈瑟菌。抗酸染色有助于慢性前列腺炎和前列腺结核的鉴别诊断，但已确诊为前列腺结核时，不宜进行前列腺按摩，以免引起感染扩散。

三、阴道分泌物检查

阴道分泌物（vaginal discharge）主要是由子宫颈腺体和前庭大腺的分泌物组成，也有来自子宫内膜和阴道黏膜的分泌物。其成分有细菌、白细胞、子宫颈及阴道黏膜的脱落细胞等。阴道分泌物检验主要用于诊断女性生殖系统炎症、肿瘤及判断雌激素水平等。

（一）一般性状检查

1. 颜色与性状 正常阴道分泌物为白色稀糊状，无味，量与雌激素水平高低和生殖器官充血程度有关。排卵期阴道分泌物量增多，清澈透明、稀薄似鸡蛋清；排卵期 2～3d 后，分泌物量减少、混浊黏稠，月经前又增多；妊娠期分泌物的量也较多。病理情况下，阴道分泌物可出现的颜色、性状及量的变化，见表 6-19-21。

表 6-19-21 阴道分泌物颜色与性状及临床意义

阴道分泌物	颜色与性状	临床意义
黏稠透明样	无色、透明、量多	卵巢颗粒细胞癌和应用雌激素等药物治疗后
血性	红色，有特殊臭味	宫颈癌、子宫体癌、宫颈息肉、子宫黏膜下肌瘤、老年性阴道炎、重度慢性宫颈炎及宫内节育器损伤等
脓性	黄色、黄绿色，有臭味	化脓性细菌感染引起的慢性宫颈炎、滴虫性阴道炎、老年性阴道炎、子宫内膜炎，以及阴道异物
黄色水样	病变组织变性、坏死	子宫黏膜下肌瘤、宫颈癌、子宫体癌、输卵管癌
豆腐渣样	豆腐渣样或凝乳状小块	念珠菌阴道炎
泡沫样脓性	黄色、黄绿色	滴虫性阴道炎
奶油样	灰白色、稀薄均匀，黏稠度低	阴道加德纳菌感染

2. 酸碱度 女性青春期后，由于受卵巢功能影响而周期性脱落的阴道上皮细胞破坏并释放出糖原，阴道杆菌将糖原转化为乳酸，使阴道分泌物呈酸性，此时只有阴道杆菌得以生存。因此，健康女性的阴道具有自净作用（self-purification），并形成自然的防御机制。

【参考区间】 pH 4.0～4.5。

【临床意义】 pH 增高见于①阴道炎：由于病原体消耗糖原，阴道杆菌酵解糖原生成的乳酸减少；②幼女和绝经期女性：由于缺乏雌激素，阴道上皮变薄且不含糖原，以及阴道内无阴道杆菌而使

pH 增高；③由于羊水呈碱性（pH 7.0 ~ 7.5），如果发生胎膜早破，则阴道分泌物 pH 可大于 7.0。

（二）显微镜检查

阴道清洁度检查：阴道清洁度（vaginal cleanness）是根据阴道分泌物中白细胞（脓细胞）、上皮细胞、阴道杆菌和杂菌的多少来划分的，是判断阴道炎症和生育期女性卵巢性激素分泌功能的指标。其结果判断和分度标准见表 6-19-22。

表 6-19-22　阴道分泌物清洁度分度标准

清洁度	杆菌	球菌	上皮细胞	白细胞（个 /HP）
I	多量	无	满视野	0 ~ 5
II	少量	少量	1/2 视野	5 ~ 15
III	极少	多量	少量	15 ~ 30
IV	无	大量	无	> 30

【参考区间】　I 度、II 度。

【临床意义】　阴道清洁度与女性激素的周期变化有关。排卵前期雌激素逐渐增高，阴道上皮增生，糖原增多，乳酸杆菌随之繁殖，pH 下降，杂菌消失，阴道趋于清洁；当卵巢功能不足（如经前及绝经期后）或感染病原体时，阴道易感染杂菌，导致阴道清洁度下降，故阴道清洁度检查的最佳时间为排卵期。

清洁度 III 度提示炎症，如阴道炎、宫颈炎；IV 度多见于严重阴道炎，如滴虫性阴道炎、淋菌性阴道炎等。但在细菌性阴道炎时，仅为乳酸杆菌的减少、杂菌的增多，而白细胞不增多，上皮细胞却增多，故不能将阴道清洁度作为判断是否存在感染的唯一标准，还应根据不同疾病的诊断标准和临床检查结果进行综合分析。

（三）病原体检查

引起阴道感染的寄生虫、细菌和病毒等，从阴道炎患者的阴道分泌物中可找到相应的病原体，见表 6-19-23。

表 6-19-23　阴道分泌物中的病原体

种类	病原体	临床意义
细菌	加德纳菌、淋病奈瑟菌、类白喉杆菌、葡萄球菌、链球菌、大肠杆菌、枯草杆菌	细菌性阴道炎
真菌	白假丝酵母菌、纤毛菌	真菌性阴道炎
病毒	单纯疱疹病毒、人巨细胞病毒、人乳头瘤病毒	滴虫性阴道炎
寄生虫	阴道毛滴虫、溶组织阿米巴	性传播性疾病

（四）子宫颈（阴道）脱落细胞学检查

子宫颈癌是妇科常见的恶性肿瘤，发病率居女性恶性肿瘤的第 2 位，仅次于乳腺癌，是威胁妇女健康的主要疾病之一。子宫颈（阴道）脱落细胞绝大多数来自于子宫颈及阴道上皮细胞。阴道分泌物常用苏木精 - 伊红（HE）染色和 Papanicolaou 染色检查。临床上主要用于：①诊断恶性肿瘤和判断预后；②了解卵巢功能。

子宫颈脱落细胞学的诊断标准包括 Papanicolaou 5 级（I ~ V）分类及轻、中、重度不典型增生和原位癌 4 级分类，以及宫颈上皮内瘤变（cervical intraepithelial neoplasm，CIN）的 3 级分类。然而，3 种分类方法的混用、诊断术语的不规范阻碍了病理医师之间、临床医师和病理医师之间的交流。1988 年，WHO 提出了 Bethesda 系统（the Bethesda system，TBS），2001 年 4 月进行了修订，判读意见 / 结果的基本内容如下。

1. 无上皮内病变或恶性病变（negative for intraepithelial lesion or malignancy，NILM）

（1）微生物：滴虫、真菌、菌群变化、放线菌感染、单纯疱疹病毒感染。

（2）反应性细胞改变：炎症、放射线治疗、宫内节育器。

（3）子宫切除术后腺上皮细胞状态：萎缩。

2. 鳞状上皮细胞异常

（1）非典型鳞状细胞（atypical squamous cell，ASC）：定义不明确，不除外高级别鳞状上皮内病变。

（2）低级别鳞状上皮内病变（low-grade squamous intraepithelial lesion，LSIL）。

（3）高级别鳞状上皮内病变（high-grade squamous intraepithelial lesion，HSIL）。

（4）鳞状细胞癌（squamouscell carcinoma，SCC）。

3. 腺上皮细胞异常 包括非典型腺细胞（atypical glandular cells）、腺癌。

4. 来源于子宫外的其他肿瘤 TBS 系统报告特别强调标本质量的重要性，除了包括各种细胞学判读结果外，还包括了相应的处理建议。同时 TBS 对诊断术语的界定更加明确，强调了子宫颈细胞学诊断分类和术语应与组织学分类和术语相一致，以反映病变的性质，有益于临床医师和检验、病理医师之间的交流。

液基细胞学检测（liquid-based cytologic test）技术改变了原有的取材方法，去除血、黏液及大量炎症遮盖物，提高了样本的收集率并使细胞均匀、单层分布在玻片上，面积小、省时省力，异常细胞容易被发现，提高了阳性率和诊断的准确率，重复性高。

人乳头瘤病毒（human papilloma virus，HPV）感染是宫颈癌和癌前病变的主要致病因素。及早发现和治疗癌前病变，是防止宫颈癌发生的关键。资料显示，超过 92% 的宫颈癌能通过 2 年一次的子宫颈脱落细胞学筛查得到有效预防。

子宫颈脱落细胞液基细胞学检测的细胞形态见图 6-19-9。

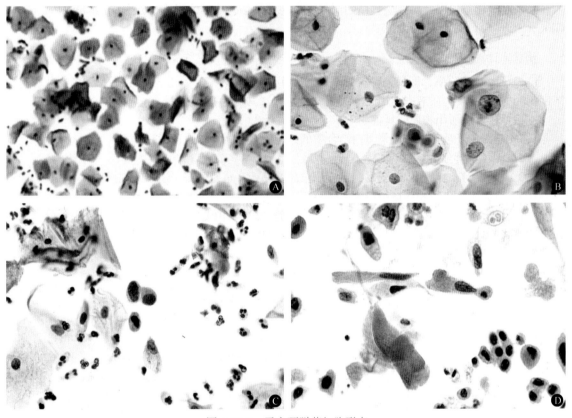

图 6-19-9 子宫颈脱落细胞形态

A. 正常子宫颈脱落上皮；B. 低级别鳞状上皮内病变；C. 高级别鳞状上皮内病变；D. 鳞状细胞癌

（五）阴道分泌物检验的临床应用

1. 诊断女性生殖系统感染 女性生殖系统感染后，其阴道清洁度的分级增高，可达Ⅲ、Ⅳ级。通过阴道分泌物诊断滴虫性阴道炎、念珠菌阴道炎必须检查出相应的病原体。

2. 诊断女性生殖系统肿瘤和了解卵巢功能 ①诊断恶性肿瘤和判断预后：女性生殖系统恶性肿瘤，尤其是宫颈癌患者阴道分泌物涂片中可发现不同分化程度的鳞状细胞癌细胞和腺癌细胞，对早期临床诊断和预后判断有重要意义。②了解卵巢的功能：阴道上皮细胞受卵巢激素的影响。雌激素水平高时，阴道分泌物涂片中有较多的角化细胞，细胞核致密、深染；雌激素水平低时，涂片中出现小而呈圆或卵圆形、细胞核疏松蓝染的底层细胞。

（王剑超）

第20章 肾功能实验室检测

肾的主要功能单位称为肾单位，由肾小体和肾小管组成，肾小体又由肾小球和肾小囊组成。肾的主要功能是生成尿液，以维持体内水、电解质、蛋白质和酸碱等代谢平衡，维持机体内环境稳定。机体新陈代谢过程中产生的代谢最终产物、多余的水、无机物及药物、异物，经血液循环，通过肾，以尿的形式排出体外，主要由肾小球的滤过和肾小管的重吸收功能来完成。肾又是一个内分泌器官，可以分泌或活化激素，如肾素、红细胞生成素、活性维生素 D 等，以实现调节血压、钙磷代谢和红细胞生成的功能，主要通过肾上腺的内分泌功能来完成。

第一节 肾小球功能检测

肾清除率即单位时间内（每分钟）肾排出某物质的总量（尿中浓度 × 尿量）与同一时间该物质血浆浓度之比。根据肾对某一物质的清除率可间接评估肾小球滤过率（glomerular filtration rate，GFR）。

清除率计算的基本公式是：$C \times P = U \times V$ 或 $C = \dfrac{U \times V}{P}$。

C 为肾血浆清除率，即每分钟若干毫升血浆中该物质被清除（ml/min）；P 为血浆中某物质的浓度（mg/ml）；U 为尿液中某物质的浓度（mg/ml）；V 为每分钟尿量（ml/min）。

在清除试验中所用物质应具备如下基本条件。

（1）相对分子质量小，血浆蛋白结合率低，能完全经肾小球自由滤过。

（2）无肾小管分泌，亦不被肾小管重吸收。

（3）该物质在血及尿中的浓度测定方法较简便易行、重复性好，适于常规操作。

（4）试验过程中该物质血中浓度能保持相对恒定。

目前能满足上述（1）（2）两项要求的是菊粉，它能自由通过肾小球，而不从肾小管分泌也不被重吸收，因此菊粉清除率被认为是最能准确反映 GFR 的标准方法，被誉为"金标准"。但菊粉是一种外源性物质，为保持血中浓度必须采取静脉滴注输入，试验过程中还要多次采血，操作烦琐，因此临床基本不用，仅用于研究领域。

案例 6-20-1

女性，32 岁。因"乏力、气短 6 个月"来诊，既往体健。体格检查：血压 170/100mmHg，脉搏 92 次 / 分，面色苍白。实验室检查：血 Urea 42.2mmol/L，Cr 478μmol/L，Na^+ 132mmol/L，K^+ 6.7mmol/L，Ca^{2+} 1.78mmol/L，P 3.8mmol/L，pH 7.2，CO_2CP 12mmol/L，ALB 32g/L，Hb 62g/L。

问题：

1. 患者发生了哪些代谢紊乱？

2. 患者低血钙、高血磷的发病机制是什么？

3. 患者高血钾的发病机制是什么？

案例 6-20-1 分析

1. 患者存在肾小球损害，导致血中尿素和肌酐潴留，两者在血中浓度升高，同时出现低血钠、高血钾、低血钙、高血磷、代谢性酸中毒。

2. 肾功能障碍时，肾小球滤过率下降，肾排磷量减少，血磷上升；维生素 D_3 的 1- 羟化发生在近端小管，有功能的肾单位减少致 1-α 羟化酶合成减少，致活性维生素 D_3 的生成减少；同时，高磷抑制 1-α 羟化酶活性；磷升高使 Ca-P 失调，血钙浓度下降。

3. 高钾血症的发病机制：①尿少或无尿，尿钾排出减少；②代谢性酸中毒，氢离子的排泄及碳酸氢根离子产生受损，并引起血钾升高；③钠离子滤过减少致远曲小管 Na^+-K^+ 交换降低等而致高钾血症。

一、内生肌酐清除率的测定

（一）肌酐的代谢和测定

血液中的肌酐（creatinine，Cr）是由肌酸脱水而生成，肌酸在肾、肝内由精氨酸、甘氨酸合成，储于肌肉、脑中，在肌肉收缩时，可进一步代谢生成肌酐：

$$肌酸 + ATP \xrightarrow{\text{肌酸激酶}} 磷酸肌酸 + ADP$$
$$脱水 \longrightarrow 肌酐 \longrightarrow 自动去 P$$

血中肌酐 90% 以上由肾小球滤过而从尿中排出，仅 7%～10% 由肾小管分泌排出，但肾小管对肌酐不重吸收，故对判断肾小球滤过功能比尿素（Urea）敏感。

【参考区间】

男：20～59 岁　57～97μmol/L；

　　60～79 岁　57～111μmol/L。

女：20～59 岁　41～73μmol/L；

　　60～79 岁　41～81μmol/L。

【临床意义】

1. 评价肾小球滤过功能　血 Cr 增高见于各种原因引起的肾小球滤过功能减退。①急性肾衰竭：血 Cr 明显的进行性升高为器质性损害的指标，可伴有少尿或非少尿。②慢性肾衰竭：血 Cr 升高程度与病变严重性一致。肾衰竭代偿期，血 Cr < 178μmol/L；肾衰竭失代偿期，血 Cr > 178μmol/L；肾衰竭期，血 Cr 明显升高（可大于 445μmol/L）。

2. 鉴别肾前性和肾实质性少尿

（1）肌酐：①器质性肾衰竭，血 Cr 常超过 200μmol/L；②肾前性少尿，如心力衰竭、脱水、肝肾综合征、肾病综合征等所致的有效血容量下降，使肾血流量减少，血 Cr 浓度上升多不超过 200μmol/L。

（2）Urea/Cr（单位为 mg/dl）比值：①器质性肾衰竭，Urea 与 Cr 同时增高，因此 Urea/Cr ≤ 10 : 1；②肾前性少尿，肾外因素所致的氮质血症，Urea 可较快上升，但血 Cr 不相应上升，此时 Urea/Cr 常 > 10 : 1。

3. 生理变化　老年人、消瘦者 Cr 可能偏低，因此一旦血 Cr 上升，就要警惕肾功能减退，应进一步做内生肌酐清除率（Ccr）检测。

4. 药物影响　当血 Cr 明显升高时，肾小管肌酐排泌增加，致 Ccr 超过真正的 GFR。此时可用西咪替丁抑制肾小管对肌酐的分泌。

案例 6-20-2

男性，45 岁。因"发现蛋白尿 6 年，乏力、恶心 2 个月"入院。高血压病史 5 年。体格检查：血压 180/110mmHg，贫血貌，睑结膜苍白，心、肺、腹体格检查无异常发现。实验室检查：Cr 1135μmol/L，Ccr 5ml/min，K^+ 6.8mmol/L，Cl^- 100mmol/L，Hb 65g/L。患者在住院期间突发四肢搐搦，神志清楚，无二便失禁。

问题：

1. 该患者临床诊断为何种疾病？

2. 最可能的病因是什么？

3. 患者出现四肢搐搦的原因是什么？

案例 6-20-2 分析

1. 中年男性，有蛋白尿病史 6 年，近 2 个月乏力、恶心，贫血貌，Hb 65g/L，血压 180/110mmHg，血肌酐 1135μmol/L，慢性肾病尿毒症期诊断成立。

2. 因其有高血压病史 5 年，而蛋白尿病史已经 6 年，高血压的时间短于蛋白尿的时间，故最可能病因应考虑慢性肾小球肾炎。

3. 出现四肢搐搦的原因应是有功能的肾单位减少，致合成的 1-α 羟化酶减少，导致血中游离钙降低，而发生四肢搐搦。

（二）内生肌酐清除率

正常人肌酐每日约有 2% 的恒定更新，由肾排出。人体血液中肌酐的生成可有内、外源性两种。如在严格控制饮食条件和肌肉活动相对稳定的情况下，血浆肌酐的生成量和尿的排出量较为恒定，其含量的变化主要受内源性肌酐的影响，而且肌酐大部分是从肾小球滤过，不被肾小管重吸收，排泄量很少。因此，肾单位时间内，把若干毫升血浆中的内生肌酐全部清除出去称为内生肌酐清除率（endogenous creatinine clearance，Ccr）。

【方法】　收集 24h 尿并计尿量，同时采血 2 ～ 3ml，检测血清和尿液中肌酐的浓度，根据下面公式计算 Ccr。

计算公式：Ccr=U（尿中 Cr）×V（24h 尿量）/P（血中 Cr）。

由于受检者个体差异较大，所以要用体表面积进行标准化。

校正后的清除率＝实际内生肌酐清除率（Ccr）× 标准体积面积（1.73m^2）/受试者体表面积（m^2）。

【参考区间】　109 ～ 148L/24h 或 80 ～ 120ml/min。

【临床意义】

（1）较敏感地反映各种类型的慢性肾小球肾炎、糖尿病肾病、慢性间质性肾炎和慢性肾盂肾炎等引起的肾小球滤过功能损害。

（2）根据内生肌酐清除率对慢性肾衰竭进行分期及预后评估（表 6-20-1）。

表 6-20-1　内生肌酐清除率与肾衰竭分期

分期	内生肌酐清除率（ml/min）	血肌酐（μmol/L）	主要临床表现
代偿期	＞ 50	＜ 178	无，但肾储备功能减低
失代偿期			
肾功能不全期	20 ～ 50	186 ～ 442	轻度贫血、乏力、食欲缺乏
肾衰竭期	10 ～ 20	451 ～ 707	酸中毒、贫血、高磷血症、低钙血症、多尿、夜尿
尿毒症期	＜ 10	＞ 707	低蛋白血症、全身中毒症状、各脏器系统功能障碍

（3）对严重肾衰竭，内科医师可以作为肾透析的指标。

（4）影响肾小球滤过的肾前、肾后因素也可影响 Ccr。

【注意事项】

（1）受检者应禁食肉类、鱼类 3d，以排除外源性 Cr 的干扰，且禁止剧烈活动。

（2）肾功能不全时，血 Cr 增高，但肾小管分泌肌酐也增加，从而影响了与肾衰竭程度的正相关性。

（3）Cr 测定方法特异性差，干扰因素多，质量难控制。

二、血尿素的测定

血 Urea 是蛋白质和氨基酸代谢的终末产物。氨基酸经脱氨基作用生成氨和 CO_2（全身各组织），经血液运至肝，加上肠道吸收的氨一起在肝经鸟氨酸循环而生成尿素。尿素主要经肾小球滤过，正常情况下约 40% 从肾小管重吸收入血。因此，血液中尿素的含量与蛋白质的分解代谢、肝的功能状况、肾小球滤过功能及肾小管重吸收功能有关。

【参考区间】

男：20 ～ 59 岁 3.1 ～ 8.0mmol/L；

　　60 ～ 79 岁 3.6 ～ 9.5mmol/L。

女：20 ～ 59 岁 2.6 ～ 7.5mmol/L；

　　60 ～ 79 岁 3.1 ～ 8.8mmol/L。

【临床意义】

（1）Urea 是用来评估肾小球滤过功能的指标之一，由于肾代偿能力强，故只有在 60% ～ 70% 肾单位完全失去功能时血 Urea 才会增高，故其仅对慢性肾功能不全、尿毒症的诊断有价值，也用于判断预后。急、慢性严重的肾小球肾炎、肾病晚期，以及急、慢性肾衰竭都可使其增高。

（2）引起肾小球滤过率减少的肾前、肾后因素，可使血中的 Urea 增高。肾前性因素见于休克、失血过多、心力衰竭、血容量减少；肾后性因素见于引起排尿困难的尿路梗阻，如结石、肿瘤、前列腺增生等。

笔记栏

（3）蛋白质分解亢进的疾病，如创伤、甲状腺功能亢进症、上消化道大出血、急性感染等。

（4）严重的肝病，如肝硬化，使血氨增高，Urea 合成障碍，血 Urea 减少。

（5）急性单纯性肾小管功能损害，可使 Urea 重吸收障碍，排出增多，血 Urea 减少。

三、肾小球滤过率测定

^{99m}Tc- 二乙三胺五醋酸（^{99m}Tc-DTPA）几乎完全经肾小球滤过而清除，其最大清除率即为肾小球滤过率（GFR）。用 SPECT 测定弹丸式静脉注射后两肾放射性计数率的降低，按公式自动计算 GFR，并可显示左右两侧肾 GFR，灵敏度高，可与菊粉清除率媲美。

【参考区间】　总 GFR　（100±20）ml/min。

【临床意义】

1. GFR 影响因素　与年龄、性别、体重有关，30 岁后每 10 年 GFR 下降 10ml/（min·1.73m^2），男性比女性高约 10ml/min，妊娠时 GFR 明显增加，第 3 个月增加 50%，产后降至正常。

2. GFR 降低　急性和慢性肾衰竭、肾小球功能不全、肾动脉硬化、肾盂肾炎（晚期）、糖尿病（晚期）和高血压（晚期）、甲状腺功能减退症、肾上腺皮质功能不全、糖皮质激素缺乏。

3. GFR 升高　肢端肥大症和巨人症、糖尿病肾病早期。

4. 其他　可同时观察左右肾位置、形态和大小，也可结合临床症状初步判断肾血管有无栓塞。

四、血清胱抑素 C 测定

胱抑素 C（cystatin C，Cys C）是半胱氨酸蛋白酶抑制蛋白 C 的简称。它是一种非糖基化碱性蛋白，人体内几乎各种有核细胞均可表达，且每日分泌量较恒定，分子质量仅为 13kDa，故能自由透过肾小球滤膜。原尿中的 Cys C 在近曲小管几乎全部被上皮细胞摄取、分解，不回到血液中，尿中仅微量排出，因此，血清 Cys C 水平是反映肾小球滤过功能的一个灵敏且特异的指标。

【参考区间】　成人血清 0.59～1.03mg/L。

【临床意义】　同血肌酐、尿素及内生肌酐清除率。与血肌酐、尿素相比，在判断肾功能早期损伤方面，血清 Cys C 更为灵敏。

1. Cys C 作为糖尿病肾病肾滤过功能早期损伤的评价　约 1/3 糖尿病患者发展为肾衰竭需要透析，必须以可靠的 GFR 来评价糖尿病患者的肾功能状况，Cys C 能对轻度的肾损伤反应灵敏，在糖尿病患者中定期检测 Cys C 可以动态观察病情的发展。

2. Cys C 与肾移植　Cys C 不但能够快速反映肾受损的情况，而且可以及时反映肾功能的恢复情况，特别是移植肾功能延迟的患者。Cys C 在肾移植术后对检测肾小球滤过率而言，比肌酐和肌酐清除率更敏感，可以快速诊断出急性排斥反应或药物治疗造成的肾损伤。

3. Cys C 在化疗中的应用　由于化疗药物对肾小管有一定的损伤，很可能损害肾功能，当肾功能受到损害时，化疗药物更容易积蓄并引起多方面的不良反应，检测 Cys C 可适当调整药物的剂量。

第二节　肾小管功能检测

一、远端肾小管功能试验

▐（一）肾浓缩和稀释功能试验

【方法】　莫氏试验：试验前日晚 8 时后禁食，试验当日正常进食，每餐含水分 500～600ml，不再饮任何液体。晨 8 时排尿弃去，于上午 10 时、12 时，以及下午 2 时、4 时、6 时、8 时（日间尿）及次晨 8 时（夜间尿）各留尿一次，尿须排尽。准确测定各次尿量及比重（SG）。

【参考区间】　24h 尿量为 1000～2000ml，日间与夜间尿量之比≥2：1，夜间尿 SG＞1.020。日间尿 SG 因饮水量而有变异，可在 1.002～1.020 及以上，最高与最低比重差应＞0.009。

【临床意义】　肾浓缩功能减退时，尿量增多，24h 尿量常超过 2500ml；昼夜尿量相差不大，夜间尿量增加，常超过 750ml（早期表现）；各次尿间 SG 接近，最高 SG＜1.018，SG 差＜0.009，严重者甚至只有 0.001～0.002，常固定在 1.010 左右，提示远端肾单位的浓缩功能丧失，见于慢性肾小球肾炎及慢性肾盂肾炎晚期，高血压肾病失代偿期。

▐（二）尿渗量测定

1. 尿渗量的概念　溶液的渗量代表溶液中一种或多种溶质的质点数量，而与质点的种类、大小、电荷无关。如 1mol/L 的葡萄糖溶液（180g 溶于 1kg 水），其渗量为 1mol；而 1mol/L 浓度的 Na_2HPO_4 因解离为 3 个离子，即 $2Na^+$ 和 HPO_4^{2-}，其渗量为 3mol；同样 1kg 水中分别溶解等重的 NaCl 和 $(NH_2)_2CO$（尿素），两者 SG 接近，但 NaCl 溶液（解离为 Na^+ 和 Cl^- 离子）较尿素溶液的渗量大 1 倍。

渗量有两种表示方法（单位）。

（1）质量渗摩尔：指 1kg 水中含有 1mol 不能电离的溶质时，该溶液的渗量为 1mol/kg H_2O。

（2）体积渗摩尔：指 1L 水中含有 1mol 不能电离的溶质时，其渗量为 1mol/L。从热力学的角度来说质量渗量较为准确，因不受温度影响，所以是常用单位。生物体液的渗量较低，通常用毫渗量（mmol/kg H_2O）来表示。毫渗量为渗量的千分之一。

2. 方法　目前普遍采用冰点下降法，即以冰点（F.P.，纯水的冰点）0℃为标准，因任何溶液的 F.P. 都低于水，故测定值为负值。F.P. 越低，负值越大，表明溶液的渗量越高。1kg 水中增加 1mol 的溶质，可使 F.P. 下降 1.858 ℃，其渗量增加 1mol/kg H_2O。

【参考区间】　尿渗量（Umol）：$600 \sim 1000$ mmol/（kg·H_2O），平均为 800mmol/（kg·H_2O），24h 变动范围：$50 \sim 1200$ mmol/（kg·H_2O）（决定于受试者液体入量）。

二、近端肾小管功能试验

（一）β_2 微球蛋白的测定

β_2 微球蛋白（β_2-microglobulin，β_2-MG）分子质量为 11.8kDa，血中的 β_2-MG 可自由通过肾小球滤过，几乎全部（99.9%）在近曲小管重吸收，经肾小管上皮细胞胞饮进入细胞内，被溶酶体消化分解为氨基酸供机体再利用，由尿排出者仅占 0.1%。β_2-MG 主要由淋巴细胞生成，存在于有核细胞膜上，肿瘤细胞合成 β_2-MG 的能力很强。目前测定方法主要为酶免疫法和免疫浊度分析等方法。

【参考区间】　血清 β_2-MG $1 \sim 2$ mg/L；尿液 β_2-MG 0.3mg/L。

【临床意义】

（1）GFR 减低时血清 β_2-MG 水平升高，升高程度与血清 Cr 呈正相关，但其变化较血清 Cr 更明显。在肾移植中移植物存活后血清 β_2-MG 下降比血清 Cr 更早，发生排斥反应时由于 β_2-MG 的排出减少和合成增加，使 β_2-MG 回升，但如使用环孢素 A 等免疫抑制药时会影响淋巴细胞合成 β_2-MG，使其在移植监测期间的变化复杂化，不易评价。

（2）血清 β_2-MG 升高还可见于恶性肿瘤及自身免疫病，如系统性红斑狼疮、类风湿关节炎、干燥综合征等（在疾病活动期升高）。

（3）高龄者血 β_2-MG 高于低年龄组，反映其肾功能有一定的减退。

（4）仅尿 β_2-MG 排出增高说明肾小管重吸收障碍，称为肾小管性蛋白尿，以区别白蛋白增高为主的肾小球性蛋白尿。因此，要区分是来源增加还是肾小管吸收下降，需要同时测定血清和尿液的 β_2-MG。

（二）α_1 微球蛋白测定

α_1 微球蛋白（α_1-microglobulin，α_1-MG）为肝细胞和淋巴细胞产生的一种糖蛋白，分子质量为 26kDa。血浆中 α_1-MG 有游离或与 IgG、白蛋白结合的两种形式存在。游离 α_1-MG 可自由透过肾小球，但原尿中 α_1-MG 约 99% 被近端肾小管上皮细胞以胞饮方式重吸收并分解，故仅有微量从尿中排泄。

【参考区间】　成人尿 α_1-MG < 15 mg/24h 尿，或 < 10 mg/g 肌酐；血清游离 α_1-MG 为 $10 \sim 30$ mg/L。

【临床意义】

1. 近端肾小管功能损害　尿 α_1-MG 升高，是反映各种原因（包括肾移植后排斥反应）所致早期近端肾小管功能损伤的特异、灵敏的指标。与 β_2-MG 比较，α_1-MG 不受恶性肿瘤影响，酸性尿中不会出现假阴性，故更可靠。

2. 评估肾小球滤过功能　血清 α_1-MG 升高提示 GFR 降低所致的血潴留。其比血 Cr 和 β_2-MG 检测更灵敏，在 Ccr < 100 ml/min 时，血清 α_1-MG 即出现升高。血清和尿中 α_1-MG 均升高，表明肾小球滤过功能和肾小管重吸收功能均受损。

3. 其他　血清 α_1-MG 降低见于严重肝实质性病变所致生成减少，如重症肝炎、肝坏死等。

在评估各种原因所致的肾小球和近端肾小管功能，特别是早期损伤时，β_2-MG 和 α_1-MG 均是比较理想的指标，尤以 α_1-MG 最佳，有取代 β_2-MG 的趋势。

（三）视黄醇结合蛋白测定

视黄醇结合蛋白（retinol binding protein，RBP）是在肝细胞中合成，是视黄醇（维生素 A）的转运蛋白。其在血清中的浓度反映了肝的合成能力，所以在营养不良和其他疾病时其浓度会明显下降。由于 RBP 的半衰期很短，可特异地反映机体的营养状态，血清 RBP 水平是一项诊断早期营养不良的灵敏指标。

【参考区间】 血清 RBP 约为 45mg/L，尿液约为（0.11±0.07）mg/L，男性高于女性，成人高于儿童。

【临床意义】

1.升高 见于慢性肾小球肾炎、肾硬化、糖尿病肾功能损害、系统性红斑狼疮、甲状腺功能减退症等。

2.降低 见于急性肝炎、慢性活动性肝炎、肝硬化、甲状腺功能亢进症、营养不良、胃肠道疾病等。

（四）肾小管葡萄糖最大重吸收量试验

肾近曲小管对葡萄糖的重吸收随血浆葡萄糖浓度的升高而增加，当血浆中葡萄糖浓度超过肾小管的重吸能力时部分葡萄糖从尿排出，此时的重吸收量称为肾小管葡萄糖最大重吸收量（TmG）。用每个单位时间内由肾小球滤出的葡萄糖量减去单位时间内尿中排出的葡萄糖量，可求出 TmG 值。

测算公式如下：

$$TmG = PG \times Cin - UG \times V$$

式中，PG 为血浆葡萄糖浓度；UG 为尿葡萄糖浓度；V 为尿量；Cin 为菊粉清除率；PG×Cin 为每分钟肾小球滤过率中葡萄糖浓度；UG×V 为每分钟尿葡萄糖排泄量。

【参考区间】 成人 TmG：330 ～ 440mg/min。

【临床意义】 为近端肾小管重吸收功能的评价试验。TmG 减低见于慢性肾炎、慢性肾盂肾炎、间质性肾炎等，并根据其减低程度可估计有效肾单位数量。

（五）N- 乙酰 -β- 氨基葡萄糖苷酶测定

N- 乙酰 -β- 氨基葡萄糖苷酶（N-acetyl-β-glucosaminidase，NAG）是广泛分布于组织细胞中的溶酶体水解酶，分子量约为 130KD，不能被肾小球滤过，尿液中的 NAG 主要来自于近曲小管上皮细胞损伤时的释放。尿 NAG 活性可作为肾小管损伤的敏感标志物。以酶法进行检测。

【参考区间】 速率法：< 2.37U/mmol Ucr 或 < 21U/g Ucr；终点法：< 1.81U/mmol Ucr 或 < 16U/g Ucr。

【临床意义】 尿 NAG 活性升高可见于氨基糖苷类抗生素、顺铂等抗癌药和重金属等引起的肾小管毒性损伤，以及糖尿病肾病、高血压肾病的早期肾损伤、尿路感染、肾移植排斥反应等。

正常时 NAG 不能经肾小球自由滤过，但是肾小球病变时 NAG 可升高，在使用该指标诊断肾小管疾病时需首先排除肾小球病变。与 α_1-MG 和 β_2-MG 联合检测更有价值。

第三节 血清尿酸的测定

在人体内，嘌呤核苷酸分解生成嘌呤核苷及嘌呤后，经水解脱氨和氧化，最后生成尿酸（uric acid，UA）。血中 UA 全部通过肾小球滤过，在近曲小管几乎完全被重吸收，故 UA 的清除率极低（< 10%）。由肾排出的 UA 占一日总排出量的 2/3 ～ 3/4，其余在胃肠道内被微生物的酶分解。GFR 减低时 UA 不能正常排泄，血中 UA 浓度升高。一些药物也影响 UA 排泄，如噻嗪类利尿药和丙磺舒可促进 UA 排出；水杨酸制剂在高剂量时也增加其排泄。

【参考区间】 男性：208 ～ 428μmol/L；女性：155 ～ 357μmol/L。

【临床意义】

（1）GFR 减退时血清 UA 上升，但因其肾外影响因素较多，血中浓度变化不一定与肾损伤程度平行。

（2）在临床上血清 UA 主要用作痛风的诊断指标。

（3）核酸代谢亢进可引起内源性 UA 生成增加，见于白血病、多发性骨髓瘤、真性红细胞增多症等。

（4）妊娠高血压、子痫等肾血流量减少的病变，因 UA 排泄减少而使血清 UA 升高，但此时血尿素常无变化。

（5）其他：血清 UA 升高还见于慢性铅中毒、氯仿及四氯化碳中毒；血清 UA 减低见于肝豆状核变性（Wilson 病）、Fanconi 综合征、严重贫血等。

第四节　肾功能检测项目的选择与应用

肾具有强大的储备能力，当肾损害较局限时，各种试验检查结果仍可正常，故不能据此排除肾病的诊断。肾功能检查的主要目的不在于对疾病的早期诊断，而是用来协助了解病情、估计预后、制订治疗措施和观察疗效。一些肾外因素，如心功能不全、贫血、水肿、药物、输尿管梗阻等都可影响肾功能试验的结果。选择和应用肾功能检测的原则：①在进行试验结果分析时，必须要结合临床资料、其他辅助检查，做出正确的判断；②根据检验的目的，正确选择合适的项目，利于肾病的鉴别诊断（表 6-20-2）。

表 6-20-2　肾病实验诊断项目的选择与应用

检查目的	选择项目	临床意义
一般筛查	尿液分析	显示 pH、比重、蛋白质、细胞、糖等信息
肾小球功能	肌酐清除率、血肌酐、血尿素	肾功能状态和肾功能分期
肾小管功能	浓缩-稀释试验、尿渗量测定、二氧化碳结合力	远端肾单位功能试验
	β_2 微球蛋白测定、肾小管葡萄糖最大重吸收量试验（TmG）	近曲小管功能试验
早期肾损伤	尿酸化功能试验、氯化铵负荷试验、碱负荷试验	诊断肾小管酸中毒
	尿微量白蛋白	肾小球损伤的标志蛋白
	α_1 微球蛋白测定、脲酶或 NAG	肾小管损伤标志物

（张丽梅）

第21章 肝功能实验室检测

肝是人体内最大的实质性腺体器官，其生理功能十分复杂而广泛，而且储备功能强，在人体新陈代谢过程中起关键作用。肝合成、加工体内许多重要的物质，如蛋白质、葡萄糖、脂类、维生素及激素等，维持一定的血液浓度，供应身体各组织需要；肝产生并分泌胆汁，是胆色素和胆汁酸代谢过程中的中心环节；肝通过转化和解毒，将体内代谢产生的废物和外来的毒物、药物转变为毒性或活性较低的物质后加以清除；此外，肝还能调节水、电解质代谢，调节机体免疫功能。肝的上述功能多通过生化反应来完成，不同的生化反应则由各种特定的酶催化。为了发现肝损伤及了解、评估肝的各种功能状态而设计的众多实验室检测方法，广义上可统称为肝功能试验（liver function test，LFT），主要包括反映肝状态的相关指标及反映肝损伤的相关指标。

> **案例 6-21-1**
>
> 男性，50 岁。因"腹胀、乏力 5 个月"来诊。患者 5 个月来出现腹胀、乏力，并有尿量减少，双下肢水肿，食欲明显下降。既往有长期饮酒史。
>
> 体格检查：面色灰暗，巩膜黄染，可见肝掌，前胸见数枚蜘蛛痣。腹部膨隆，腹软，肝未触及，脾大，肋下 2cm，移动性浊音（+），双下肢水肿。
>
> 实验室检查：肝功能结果显示为 ALT 250U/L，AST 150U/L，ALP 126U/L，GGT 380U/L，TP 55g/L，ALB 30g/L，STB 70μmol/L，CB 36μmol/L。肝炎病毒血清标志物阴性。
>
> 问题：
>
> 1. 患者可能患何种疾病？
> 2. 患者白蛋白降低和胆红素升高的原因是什么？
> 3. 引起转氨酶升高的因素有哪些？

第一节 蛋白质代谢功能检测

一、血清总蛋白、白蛋白、球蛋白的测定

90% 以上的血清总蛋白（serum total protein，STP）在肝内合成，其中的白蛋白（albumin，A）则全部由肝合成。白蛋白为非急性时相蛋白质，成人每日合成 10 ～ 16g，体内半衰期为 20 ～ 26d，分子质量为 66kDa，在维持血浆胶体渗透压、体内代谢物质转运和提供营养等方面均起着重要作用。球蛋白（globulin，G）为多种蛋白质的总和，包括 α_1 球蛋白（主要为糖蛋白）、α_2 球蛋白、β 球蛋白（主要为脂蛋白）及 γ 球蛋白（系免疫球蛋白），尚有补体、金属结合蛋白及酶蛋白等。球蛋白与机体免疫状态、血浆黏度等有密切关系。

目前，血清总蛋白采用双缩脲法测定，血清蛋白采用溴甲酚绿或溴甲酚紫染料结合法测定，均能实现自动化分析。血清总蛋白量减去白蛋白量即为球蛋白量。根据白蛋白和球蛋白的量，计算白蛋白与球蛋白的比值（A/G）。

肝细胞受损时，白蛋白、糖蛋白、脂蛋白、凝血因子及转运蛋白等合成能力下降，尤以白蛋白减少最明显。γ 球蛋白由 B 淋巴细胞和浆细胞产生，肝病特别是慢性炎症时，库普勒细胞吞噬功能降低，在外来抗原刺激下 γ 球蛋白生成增加。

【参考区间】 成人血清总蛋白为 65 ～ 85g/L，白蛋白为 40 ～ 55g/L，球蛋白为 20 ～ 40g/L，A/G 为（1.2 ～ 2.4）：1。

儿童血清总蛋白：

新生儿	46 ～ 70g/L；
7 个月至 1 周岁	51 ～ 75g/L；
> 3 周岁	62 ～ 76g/L。

儿童血清白蛋白：

新生儿　　　　　　　　28～44g/L；
＜14岁　　　　　　　　38～54g/L；
老年人（＞60岁）　　　34～48g/L。

【临床意义】　生理情况下，血清总蛋白和白蛋白量与性别有一定关系，女性较男性平均低1～2g/L；新生儿、婴幼儿、60岁以上老年人稍低；体位改变可使血清总蛋白波动，站位时略高于卧位；激烈运动后血清总蛋白浓度相对增加5%～10%，但A/G值不变，可能与血液浓缩有关；溶血标本因混入血红蛋白使总蛋白值增高；乳糜血标本检测受干扰，需预先处理标本后再检测。

病理状态时，血清总蛋白受到血容量变化的影响，脱水时其浓度相对增加，水潴留时则降低，A/G值不变。此外，血清总蛋白升高大多数与球蛋白增加，特别是γ球蛋白增加有关；总蛋白降低则主要因白蛋白减少所致。由于肝功能代偿能力很强，而且白蛋白半衰期较长，严重肝损害也于1周后才出现血清白蛋白降低，因此，STP、A、G及A/G等指标都不是反映急性肝病患者蛋白质代谢功能的良好指标，主要用于检测慢性肝损害患者，估计肝细胞储备功能。

1. **血清总蛋白和白蛋白增高，A/G值正常**　与血清水分减少、单位容积中蛋白质浓度增加有关，见于脱水、肾上腺皮质功能减退症等。

2. **血清总蛋白和球蛋白增高，A/G值降低**　当STP＞80g/L或G＞35g/L，称为高蛋白血症或高球蛋白血症。常见原因：①慢性肝病，如各种病因引起的慢性肝炎、肝硬化，球蛋白增高程度一般与肝病严重性相关；②结缔组织病，如系统性红斑狼疮、类风湿关节炎、风湿热；③单克隆免疫球蛋白血症（M蛋白血症），如多发性骨髓瘤、巨球蛋白血症、重链病或轻链病等；④慢性炎症和慢性感染，如结核病、疟疾、慢性血吸虫病、麻风病及梅毒等。

3. **血清总蛋白和白蛋白降低**　STP＜60g/L或A＜25g/L称为低蛋白血症或低白蛋白血症，此时常同时有球蛋白增加，A/G值降低。见于：①肝细胞严重损害，合成白蛋白及其他血白蛋白减少，如亚急性重症肝炎、慢性肝炎、肝硬化、肝细胞肝癌等，患者可合并水肿、腹水及胸腔积液。血清白蛋白水平与有功能的肝细胞数量成正比，白蛋白持续下降，降至20g/L以下则提示预后恶劣；经治疗，血清白蛋白上升者，提示近期预后尚好。②白蛋白的合成原料（如氨基酸，特别是色氨酸）供应不足，如营养不良、摄食过少或消化吸收障碍时。③白蛋白分解过多，成人每日分解11g左右，感染、发热、甲状腺功能亢进症或癌肿等情况使之分解增加。④白蛋白从异常途径丢失，如大出血时从血液丢失；肾病患者从尿中丢失大量白蛋白；蛋白质丢失性胃肠病时从胃肠黏膜丢失；烧伤患者从皮肤创面丢失等。⑤白蛋白在体内分布异常，健康成人体内可交换的白蛋白总量约500g，其中40%分布在血管内，60%分布于血管外池，即各器官、组织和组织液中。水肿、胸腔积液、腹水患者血管内白蛋白大量进入血管外池，使血清内水平下降。⑥血液稀释，如静脉补充过多的晶体溶液。⑦其他，如先天性低白蛋白血症，很少见。

4. **血清球蛋白降低**　这种情况主要与γ球蛋白合成减少有关。见于：①3岁以内婴幼儿，生理性合成不足；②免疫功能抑制，如长期使用肾上腺皮质激素或免疫抑制药等；③先天性低γ球蛋白血症。

5. **A/G值倒置**　此为血清白蛋白降低和（或）球蛋白增高的后果，常见于慢性严重肝细胞损伤及M蛋白血症。

> **案例6-21-1分析1**
>
> 　患者有腹胀、乏力、食欲缺乏等表现，并有黄疸、肝掌、蜘蛛痣、腹水、脾大等征象，结合长期饮酒史，诊断为酒精性肝硬化失代偿期。
>
> 　其总蛋白和白蛋白均降低与肝细胞严重损害，合成白蛋白减少有关，由于白蛋白降低，导致出现水肿、腹水。

二、血清前白蛋白测定

前白蛋白（prealbumin）由肝细胞合成，分子质量为62kDa，体内半衰期为1.9d，属载体蛋白，运输维生素A，并能与甲状腺素结合，故又称甲状腺素结合前白蛋白。乙酸纤维素薄膜电泳时其向阳极泳动速度较白蛋白快，在电泳扫描图白蛋白区带前方出现一条淡区条。目前实验室常采用免疫比浊法测定其血清浓度。

【参考区间】　1岁以内：100mg/L；1～3岁：168～281mg/L；成人：280～360mg/L。

【临床意义】　由于前白蛋白半衰期很短，因此能反映早期肝细胞损害。营养状况也明显影响其血清浓度。

1. 降低　见于：①肝炎、肝硬化、肝癌及胆汁淤积性黄疸。急性肝炎早期即可明显降低，随病情好转，可迅速恢复正常；如持续处于低值，提示重症肝炎。②营养不良、慢性感染及晚期癌肿等。

2. 增高　见于肾病综合征、霍奇金病。

三、血清 α₁- 抗胰蛋白酶

α₁- 抗胰蛋白酶（α₁-antitrypsin，AAT）由肝合成，分子质量为 51.8kDa，是蛋白酶抑制物（proteinase inhibitor，Pi），含量虽比另一蛋白酶抑制物 α₁- 巨球蛋白低，但 AAT 占血清中蛋白酶抑制活力的 90% 左右。AAT 分子较小，可透过毛细血管进入组织液，能抑制胰蛋白酶、糜蛋白酶、胶原酶，以及白细胞起吞噬作用时释放的溶酶体蛋白水解酶，形成不可逆的酶 - 抑制物复合体。AAT 具有多种遗传表型，其表达的蛋白质有 M 型、Z 型和 S 型，人群中最多见的是 PiMM 型，占 95% 以上，其他还有 PiZZ、PiSS、PiSZ、PiMZ 和 PiMS。对蛋白酶的抑制作用主要依赖于 M 型蛋白的浓度。

【参考区间】　0.9 ～ 2.0g/L。

【临床意义】

1. AAT 缺陷与肝病　新生儿 PiZZ 和 PiSZ 型与胆汁淤积、肝硬化和肝细胞癌的发生有关；新生儿 PiZZ 型由于 Z 蛋白在门静脉周围干细胞聚集，10% ～ 20% 在出生数周后易患新生儿肝炎，最后可因活动性肝硬化致死。PiZZ 表型的某些成人也会发生肝损害。

2. AAT 缺陷与其他疾病　PiZZ 型、PiSZ 型个体年轻时（20 ～ 30 岁）常发生肺气肿。当吸入尘埃和细菌引起肺部多形核白细胞活跃吞噬时，溶酶体弹性蛋白酶释放；如果 M 型 AAT 蛋白缺乏，蛋白水解酶可作用于肺泡壁的弹性纤维而导致肺气肿发生。低血浆 AAT 还可出现在胎儿呼吸窘迫综合征。

四、铜蓝蛋白

铜蓝蛋白（ceruloplasmin，Cp）电泳位置在 α₂ 球蛋白区带，是由肝实质细胞合成的单链多肽，含糖 8.0% ～ 9.5%，肽链和碳水化合物总分子质量平均为 132kDa，每分子 Cp 含 6 ～ 8 个铜原子，由于含铜而呈蓝色。血浆铜 95% 存在于 Cp 中，另 5% 呈可扩散状态，在血液循环中 Cp 可视为铜的没有毒性的代谢库。Cp 主要参与氧化还原反应，根据其他物质的性质，它既可作为氧化剂，又能作为抗氧化剂；Cp 具有铁氧化酶作用，能将 Fe^{2+} 氧化为 Fe^{3+}，Fe^{3+} 可结合到运铁蛋白上，对铁的转运和利用非常重要；同时 Cp 具有抑制膜脂质氧化的作用。

【参考区间】　0.2 ～ 0.6g/L。

【临床意义】　Cp 是肝豆状核变性的辅助诊断指标。肝豆状核变性是一种常染色体隐性遗传病，因血浆 Cp 减少，游离铜增加，并沉积在肝而引起肝硬化，沉积在脑基底核的豆状核则导致豆状核变性。但该病的原因不全是 Cp 减少，因为有一小部分患者 Cp 水平正常，可能是铜掺入 Cp 时所需的携带蛋白减少，从而导致 Cp 结合铜减少。患者其他相关指标变化包括血清总铜降低、游离铜增加和尿铜排出增加。

五、血清蛋白电泳测定

血清蛋白质为两性电解质，在碱性环境中（pH 8.6）白蛋白及多数球蛋白带负电荷，因蛋白质之间等电点和分子质量不同，所带电荷量也不等，在直流电场作用下泳动速度快慢不一，因此把蛋白质区分开来。目前常用乙酸纤维素薄膜电泳法和琼脂糖凝胶电泳法，在低电压即能获得较好的分离效果，从阳极到阴极依次排列为白蛋白、α₁ 球蛋白、α₂ 球蛋白、β 球蛋白和 γ 球蛋白 5 个区带，然后用光密度计扫描图表示。

【参考区间】　乙酸纤维素薄膜法：白蛋白　0.62 ～ 0.71（62% ～ 71%）；α₁ 球蛋白　0.03 ～ 0.04（3% ～ 4%）；α₂ 球蛋白　0.06 ～ 0.10（6% ～ 10%）；β 球蛋白　0.07 ～ 0.11（7% ～ 11%）；γ 球蛋白 0.09 ～ 0.18（9% ～ 18%）。

【临床意义】　正常及常见疾病血清蛋白电泳扫描图见图 6-21-1。

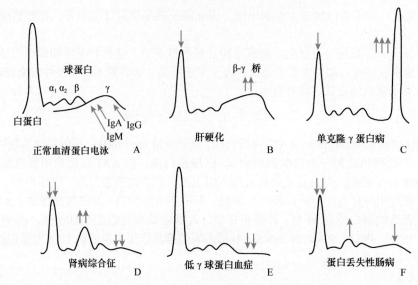

图 6-21-1 常见疾病血清蛋白电泳扫描图

1. 肝病 急性及轻症肝炎时白蛋白电泳速度和比例一般无变化。慢性肝炎、肝硬化及肝硬化合并肝细胞肝癌时，白蛋白减少，γ球蛋白增加，α₁球蛋白、α₂球蛋白、β球蛋白亦有减少倾向；肝硬化特别是酒精性肝硬化时出现β-γ桥，即从β区到γ区连成一片，难以分开，呈"滑雪跑道斜坡"型（图6-21-1B）。

2. 单克隆免疫球蛋白血症 多发性骨髓瘤、原发性巨球蛋白血症等，可见白蛋白稍下降，单克隆免疫球蛋白升高极为显著，在γ区带或β与γ区带之间呈现基底窄、峰高尖的M蛋白区带，α球蛋白、β球蛋白也可升高（图6-21-1C）。

3. 肾病综合征、糖尿病肾病 由于血脂高，含脂蛋白的α₂球蛋白、β球蛋白明显增高，白蛋白和γ球蛋白下降（图6-21-1D）。

4. 其他 肝细胞肝癌患者可能在白蛋白和α₁区带之间出现甲胎蛋白峰；结缔组织病常为多克隆γ球蛋白增高；先天性低γ球蛋白血症时，γ球蛋白降低（图6-21-1E）；蛋白丢失性胃肠病时，白蛋白和γ球蛋白降低，而α₂球蛋白可增高（图6-21-1F）。

六、血 氨 测 定

肝是体内唯一可利用氨合成尿素的器官。体内蛋白质代谢过程中氨基酸产生的氨，以及在肠道中产生、经肠黏膜吸收、通过门静脉进入肝的氨，大部分在肝内经鸟氨酸循环生成尿素，然后从肾滤过，由尿排出体外；小部分氨在肝内转变为谷氨酸，在严重肝细胞损害和（或）广泛门-体静脉分流时，血氨增高。

【参考区间】 $18 \sim 72\mu mol/L$。

【临床意义】

1. 生理性升高 见于进高蛋白质饮食、剧烈运动后。

2. 病理性升高 见于：①暴发性肝衰竭，大块肝坏死时；②肝硬化有广泛的侧支循环形成时；③门静脉高压患者做了门-体静脉分流术或经颈静脉肝内门-体支架分流术，特别在摄入过多蛋白质或应用排钾利尿药后；④先天性鸟氨酸循环酶系中某种酶缺乏，如鸟氨酸氨基甲酰转移酶、精氨酸琥珀酸合成酶等；⑤其他：消化道出血、尿毒症等。

第二节 胆红素代谢检测

胆红素是血液循环中衰老红细胞在肝、脾及骨髓的单核巨噬细胞系统中分解和破坏的产物。红细胞破坏释放出血红蛋白，然后代谢生成游离珠蛋白和血红素，血红素（亚铁原卟啉）经微粒体血红素氧化酶的作用，生成胆绿素，进一步在胆绿素还原酶作用下被催化还原为胆红素。当红细胞破坏过多（溶血）、肝细胞损害（肝炎、脂肪肝、肝硬化等）、胆汁淤积（肝炎、药物、胆道阻塞等）及先天性肝细胞对胆红素转运、结合、排泄障碍（各种体质性黄疸）时，均可使胆红素代谢障碍，检测血清总胆红素、结合胆红素，以及尿内胆红素及尿胆原有助于了解肝代谢胆红素的功能，鉴别黄疸的性质。

（一）血清总胆红素测定

血清总胆红素（serum total bilirubin，STB）为血清结合胆红素和非结合胆红素之和。前者和重氮试剂直接反应而显色；后者需先在血清中加入某种溶剂（如咖啡因试剂、茶碱和甲醇等），之后加入重氮试剂，才能生成显色的重氮胆红素。

【参考区间】

新生儿：0～1d　34～103μmol/L；

　　　　1～2d　103～171μmol/L；

　　　　3～5d　68～137μmol/L。

成人：3.4～17.1μmol/L。

【临床意义】

1. 判断有无黄疸，了解黄疸程度　STB是判断黄疸的客观指标。当STB增高，引起巩膜、皮肤和黏膜黄染即为黄疸，成人STB为17.1～34.2μmol/L时临床可不出现巩膜及皮肤黄染现象，称隐性黄疸或亚临床黄疸。STB在34.2～171μmol/L为轻度黄疸，172～342μmol/L为中度黄疸，＞342μmol/L为重度黄疸。

2. 粗略估计黄疸类型　溶血性黄疸时STB一般在85.5μmol/L以内，胆汁淤积性黄疸常超过342μmol/L，但均与肝细胞性黄疸时有重叠。

3. 了解病情演变过程　定期检测STB，进行比较，有助于判断病情变化、疗效，指导治疗。

4. 一些药物可干扰测定结果　如普萘洛尔、甲基多巴、对氨基水杨酸、甲氨蝶呤、呋喃妥因等可使STB测定值假性升高，氨基比林使之偏低。

（二）血清结合胆红素与非结合胆红素测定

血清中未加溶剂，直接与重氮试剂反应显色的胆红素即为结合胆红素（CB）。

胆红素氧化酶可特异地氧化胆红素。当pH为7.2时，该酶氧化血清中所有类型的胆红素，测得值为STB；在pH为3.7时，仅和结合胆红素反应，故可测定CB。胆红素氧化酶法抗干扰能力强，正在国内逐步推广。血清总胆红素量减去结合胆红素量即为非结合胆红素（UCB）值。

【参考区间】　结合胆红素：0～6.8μmol/L；非结合胆红素：1.7～10.2μmol/L。

【临床意义】

1. 估计黄疸类型　根据CB/STB值可进一步估计黄疸类型，如CB/STB＜20%，提示溶血性黄疸，胆汁淤积时常大于60%，肝细胞性黄疸时该比值多在30%～40%，但上述数据在后两种黄疸之间也有重叠。

2. 缩小黄疸鉴别诊断范围　根据CB是否升高，将黄疸分为高非结合胆红素血症和高结合胆红素血症两种类型。临床上引起高非结合胆红素血症的疾病主要为各种原因引起的溶血和Gilbert综合征。

3. 早期诊断肝胆疾病　一些急性肝炎黄疸前期、无黄疸型肝炎、代偿期肝硬化、肝淤血、胆道不完全性阻塞及肝癌等患者，可能在STB尚未升高前即表现为CB增高，有助于早期诊断。

正常人及不同类型黄疸患者胆红素代谢试验结果见表6-21-1。

表6-21-1　正常人及不同类型黄疸患者胆红素代谢试验结果

类别	血清胆红素（μmol/L）			尿内胆色素	
	STB	CB	CB/STB（%）	胆红素	尿胆原（μmol/L）
正常成人	3.4～17.1	0～6.8	20～35	阴性	0.84～4.2
溶血性黄疸	轻度升高	正常或略高	＜20	阴性	明显增加
肝细胞性黄疸	升高	升高	＞35	阳性	增加
胆汁淤积性黄疸	明显升高	明显升高	＞60	强阳性	减少或缺如

案例 6-21-1 分析 2

患者为慢性肝病，血清STB升高，CB及UCB均升高，为肝细胞性黄疸。同时白蛋白降低，球蛋白升高，与慢性肝病肝功能损伤有关。

笔记栏

第三节 胆汁酸代谢检测

肝细胞以胆固醇为原料合成初级胆汁酸，包括胆酸（cholic acid，CA）和鹅脱氧胆酸（chenodeoxycholic acid，CDCA），并将胆汁酸分别与甘氨酸或牛磺酸结合，生成结合胆汁酸。结合胆汁酸随胆汁进入肠道，在肠道菌群作用下脱去甘氨酸或牛磺酸，恢复为游离胆汁酸，经代谢 CA 转变为脱氧胆酸（deoxycholic acid，DCA），CDCA 转变为石胆酸（lithocholic acid，LCA），两者称为次级胆汁酸。在回肠特别是其末端，约 95% 胆汁酸被吸收，经门静脉返回肝，在肝内重新结合为结合胆汁酸，形成胆汁酸的肠-肝循环，每日循环多次。肝是体内唯一能利用胆固醇合成胆汁酸的器官，而且肝在结合、排泄和摄取胆汁酸过程中均起着重要作用。当肝细胞受损和（或）胆汁淤积时，胆汁酸代谢紊乱，检测血清或体液中胆汁酸浓度及其中成分的改变，有助于诊断肝病和判断其性质及程度。

从肠道吸收、经门静脉进入肝的胆汁酸，大部分被肝细胞摄取，尚有少量逸入体循环。可于空腹或餐后 2h 抽血，采用高效液相色谱法或循环酶法等测定总胆汁酸及其中成分，餐后 2h 测定结果较空腹时更敏感。

【参考区间】 空腹血清总胆汁酸（酶法）：0～10μmol/L；胆酸（色谱法）：0.08～0.91μmol/L；甘氨胆酸（色谱法）：0.05～1.0μmol/L；鹅脱氧胆酸（色谱法）：0～1.61μmol/L；脱氧胆酸（色谱法）：0.23～0.89μmol/L。

【临床意义】 血清胆汁酸测定对诊断肝病具有一定的敏感性和特异性。肝细胞损害早期即可出现血清总胆汁酸升高，肝损害越重，其升高越明显。该检查对诊断慢性肝炎和肝硬化也有较好价值。肝病时合成 CA 减少，CDCA 相对或绝对增加，CA/CDCA 值下降（0.1～0.5），且降低幅度常与肝损害严重程度相平行，有助于判断预后。胆汁淤积时血清 CA 增加幅度超过 CDCA，CA/CDCA ＞ 1.5。因无胆汁排入肠道，无 DCA 产生，血清 DCA 减少或消失。

第四节 血清酶学检验

肝既是合成酶蛋白的重要场所，又是人体内含酶最丰富的器官，酶蛋白量约占肝内总蛋白量的2/3，种类多达数百种。肝病时肝内某些酶含量发生变化，使血液中该酶的浓度随之改变。血清酶变化的机制：①胆碱酯酶、磷脂酰胆碱-胆固醇酰基移换酶由肝细胞合成，部分释放入血中。肝细胞受损，其合成减少，血清酶下降。这些酶主要反映肝细胞的合成功能。②转氨酶、腺苷脱氨酶等正常时存在于肝细胞内，当肝细胞膜通透性改变和（或）肝细胞坏死时，这些酶逸入血液中，血清酶增高，故能反映肝细胞变性和坏死的程度。③碱性磷酸酶、γ-谷氨酰转肽酶等系由肝细胞合成，并与肝细胞膜结合的酶。肝内炎症、肿瘤和胆汁淤积时，肝细胞过度合成之，使血液中酶浓度增加，这些酶主要作为胆汁淤积的标志。④单胺氧化酶、脯氨酰羟化酶等在结缔组织中含量丰富，肝内纤维组织增生时，血清酶水平上升，故反映肝纤维化。由于血清酶含量极微，目前的检测方法难以测得其绝对值，通常采用测定酶催化活力的方法来衡量血清内酶浓度的变化。

同工酶（isoenzyme）指具有相同催化活性，但分子结构、电泳行为、理化性质和免疫特性不同的一组酶，又称同工异构酶。同工酶存在于人体不同组织，或在同一组织、同一细胞的不同细胞器中，或在异常的细胞中。测定同工酶对判断血清酶的组织来源、肝细胞损害程度和病变性质等，均优于酶总活力测定，因此，大大提高了酶学诊断肝病的特异性和敏感性。

一、主要反映肝细胞损害的酶

（一）血清转氨酶及其同工酶

1. 血清转氨酶测定 血清氨基转移酶（aminotransferase）简称血清转氨酶（transaminase），人体内有数十种之多，催化氨基酸与α-酮酸之间的氨基转移反应。正常血清中以谷丙转氨酶（alanine aminotransferase，ALT）和谷草转氨酶（aspartate aminotransferase，AST）活性最高，也是目前用于肝功能检查的两种转氨酶。ALT 主要分布在肝，其次为肾、心肌和骨骼肌等组织；AST 以心肌内最丰富，其次为肝、骨骼肌和肾等。在肝细胞中，ALT 主要存在于胞质；而 AST 80% 位于线粒体，仅小部分在胞质。血清中该两种酶来源于富含这两种酶的脏器和组织。肝内酶活性比血清中活性高约 100 倍，因此，肝细胞即使损害轻微，仅细胞膜通透性改变，胞质内酶即可逸出，使血液中酶活性明显升高。肝细胞损害严重，累及线粒体膜时，线粒体内的 AST 大量释放入血，使血清中 ALT/AST 值下降。

【参考区间】　检测方法较多，不同方法测得的结果不同。

比色法（Reitman 法）：ALT　5～25 卡门单位；AST　8～28 卡门单位。

连续监测法（37℃时）：ALT　男性 9～50U/L，女性 7～40U/L；AST　男性 15～40U/L，女性 13～35U/L。AST/ALT：1.15。

【临床意义】　血清 ALT 和 AST 是肝细胞损害的敏感标志，在各种肝病时均可升高。由于 ALT 和 AST 的半衰期分别 47h 和 17h，故 ALT 的灵敏度和特异度优于 AST。

（1）急性肝炎：急性病毒性、药物性肝炎黄疸前期即有血清转氨酶明显升高，尤以 ALT 为著，常在参考值上限的 10 倍以上，ALT/AST＞1。血清转氨酶升高可能是急性无黄疸型肝炎唯一异常的肝功能项目。酒精性肝炎转氨酶一般不超过 300 卡门单位，AST 升高幅度大于 ALT，ALT/AST＜0.5，可能是因乙醇明显损伤了肝细胞线粒体，也可能是由于乙醇耗竭了作为 ALT 辅酶的吡哆醛。其他急性肝损害，如休克时肝缺氧、急性右侧心力衰竭时肝淤血，血清转氨酶也大幅度升高，随病情好转，其活性逐步下降，直至正常。一般来说，血清转氨酶恢复正常早于其他肝功能指标。当肝细胞持续损伤或病情出现反复时，转氨酶活性持续升高或反复波动，若时间逾半年，且 ALT/AST＜1，提示肝炎迁延，已转为慢性。

（2）慢性肝炎或肝硬化：血清转氨酶水平反映了慢性肝病的活动性，活动性慢性肝炎、肝硬化时，血清转氨酶轻度或中度升高，ALT/AST＜1。但在慢性肝病静止期，转氨酶活力可在正常范围。

（3）血清转氨酶活力升高幅度与肝细胞损伤的严重程度不一定平行。如急性重症肝炎初期转氨酶可明显升高，以 AST 更为显著；当病情进展、恶化时，黄疸进行性加深，血清胆红素上升，转氨酶活力反急剧下降，甚至正常，呈转氨酶 - 胆红素分离（"酶 - 胆分离"）现象。此为重症肝炎时肝细胞大量坏死，不能合成转氨酶之故，为预后凶险的征象。

（4）胆道系统疾病尤其是胆总管结石引起胆道梗阻时，血清转氨酶也可大幅度升高。但不管梗阻是否解除，转氨酶在 24～48h 后明显下降或降至正常。

（5）急性心肌梗死发生后 6～12h，血清 AST 活性开始上升，16～48h 达最高值，可为参考值上限的 4～10 倍，其高低与心肌坏死范围呈正相关，3～6d 后恢复至正常。若持续不降或下降后再度上升，提示梗死范围扩大或发生新的梗死灶。心肌炎时 AST 也可升高。

（6）生理情况下，肌肉剧烈运动可使血清转氨酶升高。皮肌炎、进行性肌萎缩等骨骼肌病变，以及肺梗死、肾梗死、胰腺炎及传染性单核细胞增多症等均可使血清转氨酶轻度升高。

案例 6-21-1 分析 3

引起转氨酶升高的因素：急性病毒性肝炎时，AST 和 ALT 均显著升高，可达正常上限的 20～50 倍；慢性病毒性肝炎时转氨酶轻度升高或者正常；酒精性肝炎、药物性肝炎、脂肪肝、肝癌等非病毒性肝病，转氨酶可轻度升高或正常；肝硬化时转氨酶活性取决于肝细胞进行性坏死程度，终末期肝硬化转氨酶活性正常或降低；肝内、外胆汁淤积时转氨酶活性通常正常或轻度上升；急性心肌梗死后 6～12h，AST 增高，16～48h 达高峰，其值可达参考值上限的 4～10 倍，与心肌梗死范围和程度有关，3～6d 后恢复，若再次升高提示梗死范围扩大或有新的梗死发生。其他疾病如骨骼肌疾病（皮肌炎、进行性肌萎缩）、肺梗死、肾梗死、胰梗死、休克及传染性单核细胞增多症，转氨酶轻度升高。

---

2. AST 同工酶测定　肝细胞中的 AST 有两种同工酶，分别存在于胞质基质和线粒体中，各自称为上清液 AST（supernatant-AST，ASTs）和线粒体 AST（mitochondrial-AST，ASTm）。ASTm 约占 AST 总量的 80%，难以释入血中，因此正常血清中主要为 ASTs，ASTm 不足 10%。当肝细胞轻、中度损伤时，仅胞质中的 ASTs 逸出肝细胞膜，进入血清；肝细胞严重损伤乃至坏死时，ASTm 即可释出，使血清中 ASTm 活力升高。

【参考区间】　正常人血清：ASTm（DEAE sephadex A-50 柱色谱法）＜5U；ASTm/AST 值为 16.7%±6.7%。

【临床意义】

（1）反映肝细胞损害程度：轻、中度损害时血清 ASTs 升高；如 ASTm 明显升高提示肝坏死，血中 ASTm 水平与肝坏死程度呈正相关。

（2）估计肝病预后：ASTm 半衰期短，从血中消失快于 ALT。如 ASTm 长期升高，反映肝病向慢性进展。

（3）其他：可引起肝细胞线粒体损害的肝病，如酒精性肝炎、Reye 综合征、妊娠脂肪肝及心肌梗死等 ASTm 也明显升高。

（二）乳酸脱氢酶及其同工酶

1. 乳酸脱氢酶测定 乳酸脱氢酶（lactate dehydrogenase，LDH）在体内分布很广，主要存在于心肌、骨骼肌和肾等，红细胞内含量甚丰，脑、肝、脾、胰、肺及肿瘤组织也含有。上述组织、器官损伤时，LDH 释放入血液，使血清 LDH 升高。测定血清 LDH 总活力特异性差，对诊断肝病价值不大。

2. 乳酸脱氢酶同工酶测定 根据 LDH 酶蛋白 H、M 两种亚单位排列组合的概率，组成 $LDH_1 \sim LDH_5$ 五种同工酶。LDH_5 主要存在于肝和骨骼肌，LDH_1 主要分布在心肌，正常人 $LDH_2 > LDH_1 > LDH_3 > LDH_4 > LDH_5$。肝病时 LDH_5 升高，心肌病时 LDH_1 增加。

二、主要反映肝内、外胆管阻塞和肝占位性病变的酶

（一）碱性磷酸酶及其同工酶

1. 碱性磷酸酶（alkaline phosphatase，ALP）测定 ALP 分布在肝、骨骼、肠和胎盘等脏器。血清 ALP 在小儿主要来自骨骼，成人主要来源于肝。肝内 ALP 位于肝细胞膜和毛细胆管微绒毛上。肝胆疾病特别是胆汁淤积时，毛细胆管内压增高，ALP 生成增加，又由于胆汁酸的表面活性作用，将肝细胞膜上的 ALP 渗析出来，使血清 ALP 显著升高。

【参考区间】 采用磷酸对硝基酚连续监测法（37℃时）。

男性：45 ～ 125U/L。

女性：20 ～ 49 岁，35 ～ 100U/L；

　　　50 ～ 79 岁，50 ～ 135U/L。

儿童：< 250U/L。

【临床意义】

（1）胆汁淤积：ALP 是胆汁淤积的经典标志，增高幅度常超过参考值上限的 2.5 倍。

（2）肝内实质性占位：肝脓肿、肝癌患者即使无黄疸，血清 ALP 也常增高。病灶越大，酶活力增高越明显。肝细胞损伤时血清 ALP 增高一般在参考值上限 2.5 倍以内。严重肝损害时，血清 ALP 可能正常，甚至下降。

（3）肝细胞损伤：血清 ALP 增高一般在参考值上限 2.5 倍以内。严重肝损伤时，血清 ALP 可能正常，甚至下降。

（4）鉴别黄疸：同时检测血清 ALP 和 ALT 有助于黄疸的鉴别诊断。ALP 明显增高，ALT 轻度增高，提示胆汁淤积；ALP 正常或稍高，ALT 活性很高，常为肝细胞性黄疸；溶血性黄疸时，两种酶大多正常。

（5）其他：发育中的青少年及妊娠中、晚期孕妇的血清 ALP 生理性增高；骨骼疾病，如佝偻病、成骨细胞瘤、转移性骨癌、骨折愈合期或骨质疏松等，以及甲状腺功能亢进症时血清 ALP 也可升高。

2. 碱性磷酸酶同工酶测定 ALP 是一组磷酸单酯水解酶，测定其同工酶有助于了解血清 ALP 的来源和病变性质。在琼脂糖凝胶电泳上，ALP 可分为 6 种同工酶，即 $ALP_1 \sim ALP_6$；用聚丙烯酰胺凝胶电泳可将之分为 ALP Ⅰ ～ Ⅶ共 7 个区带（表 6-21-2）。

表 6-21-2　ALP 同工酶的脏器来源及临床意义

琼脂糖凝胶电泳	脏器来源	临床意义
ALP Ⅰ	肝癌细胞	为原发性肝癌标志物
ALP Ⅱ	肝	正常血清成分，肝、胆疾病时升高
ALP Ⅲ	成骨细胞	青少年发育期、骨病升高
ALP Ⅳ	胎盘	见于妊娠晚期
ALP Ⅴ	小肠绒毛上皮，成纤维细胞	肝纤维化及 O、B 血型
ALP Ⅵ	肝（与 IgG 结合）	溃疡性结肠炎活动期
ALP Ⅶ	肝（高分子 ALP）	胆汁淤积、转移性肝癌

（二）γ- 谷氨酰转移酶及其同工酶

1. γ- 谷氨酰转移酶（γ-glutamyl transferase，GGT 或 γ-GT）测定　GGT 广泛分布于人体组织中，肾内最丰富，其次为胰腺和肝等，正常人血清 GGT 主要来自于肝。在肝内，GGT 分布于肝细胞胞质和肝内胆管上皮中。当肝内合成亢进或胆汁淤积时，均可使血清 GGT 增高。

【参考区间】　男性：10 ～ 60U/L；女性：7 ～ 45U/L。

【临床意义】　血清 GGT 升高的机制与 ALP 相似，其临床意义也与 ALP 大体相同。其优点是不受骨病影响。但因 GGT 在体内分布广，易受药物诱导的影响，以致特异性不如 ALP。

（1）胆汁淤积：血清 GGT 明显升高，可超过参考值上限的 10 倍。

（2）急、慢性肝细胞损害：GGT 也可升高，但多在参考值上限 5 倍以内。在急性肝炎恢复期，其降至正常的时间常迟于转氨酶。如 GGT 持续升高，即使转氨酶已正常，仍提示病情恢复欠佳，病变有慢性化可能。慢性肝炎、肝硬化患者 GGT 增高，提示有肝病活动。

（3）肝内实质性占位病变：原发性肝癌时 GGT 常显著增高，手术切除肿瘤后，GGT 恢复正常，肿瘤复发时又上升。肝外肿瘤患者血清 GGT 增高，应警惕肿瘤向肝转移。

（4）酒精性肝炎：血清 GGT 升高明显，戒酒后下降。

（5）其他：急性心肌梗死、胰腺炎、前列腺肿瘤、常服抗癫痫药等情况时，GGT 也可轻度升高。

2. GGT 同工酶　目前，尚未发现不同来源的 GGT 在蛋白质结构上有差异，虽然在电泳或层析时呈现异质性，故不少学者认为，不同形式的 GGT 并非真正的同工酶。高分子形式 GGT（HM-GGT）见于胆汁淤积时，其他肝病罕见。肝癌特异性 GGT 存在于肝癌和胚胎组织的细胞上清液及微粒体部分。用聚丙烯酰胺凝胶梯度电泳法可分出肝癌特异性区带（GGT Ⅱ），其诊断肝癌的敏感性和特异性均较高，在甲胎蛋白阴性肝癌患者中其阳性率为 86.4%，与甲胎蛋白联合检测诊断肝癌的准确率达 94.4%。

（三）5′- 核苷酸酶

5′- 核苷酸酶（5′-nucleotidase，5′-NT）是特异性催化核苷水解的酶，体内主要分布于肝、肠、脑、心、血管及胰腺等组织中。在肝内，该酶主要分布于毛细胆管和肝窦胞质膜，其生理功能尚不清楚。血清中 5′-NT 活性升高一般仅见于肝病时。

【参考区间】　< 17μ/L

【临床意义】　各种肝胆疾病时 5′-NT 均可升高，尤以肝内、外胆汁淤积时升高最明显。在多数情况下其变化与碱性磷酸酶一致，但血清 5′-NT 在正常儿童先天性升高，骨病时不升高，妊娠期妇女始终正常。肝内占位性病变、肉芽肿肝病时 5′-NT 的敏感性常高于 ALP。

三、主要反映肝硬化的酶

（一）单胺氧化酶

单胺氧化酶（monoamine oxidase，MAO）分布于肝、肾、胰、心等脏器，结缔组织中含量高，肝中 MAO 位于线粒体。肝纤维化时血清 MAO 升高，其活性与肝内结缔组织增生程度相平行，但对反映早期肝硬化并不敏感。测定 MAO 同工酶有助于区别 MAO 的来源，电泳上向阴极泳动的 MAO 来自结缔组织，泳向阳极的来自肝细胞线粒体，后者反映肝坏死。

【参考区间】　速率法（37℃）0 ～ 3U/L。

【临床意义】　MAO 活性升高可见于下列疾病：①重症肝硬化及肝硬化伴肝癌时明显增高；②暴发性重症肝炎时 MAO 明显升高，一般急性肝炎和慢性肝炎轻度时 MAO 正常，慢性肝炎中、重度时 MAO 增高占 50%；③严重脂肪肝时可增高；④其他疾病：甲状腺功能亢进症、糖尿病、肢端肥大症、结缔组织病、慢性充血性心力衰竭肝淤血时亦可见增高。MAO 是肝纤维化诊断的参考指标，但对早期肝硬化不敏感。

MAO 活性降低：服用避孕药、肾上腺皮质激素、左旋多巴肼类等药物引起。

（二）脯氨酰羟化酶

脯氨酰羟化酶（proline hydroxylase，PH）是合成胶原纤维的关键酶。肝纤维化时，肝内胶原纤维合成亢进，血清中 PH 增高，其水平与肝组织中 PH 活性相关，可作为肝纤维化的标志物，但特异性不高。检测 PH 及其同工酶的技术均较困难。采用放射免疫法检测。

【参考区间】 20.8～58.2μg/L。

【临床意义】 用于肝纤维化的诊断、随访及预后判断。肝纤维化及伴有纤维化的肝病时 PH 活性增高，见于：①肝硬化及血吸虫性肝纤维化，PH 明显增高；②原发性肝癌时 PH 增高；③急性肝炎及轻型慢性肝炎时 PH 多数正常，如肝坏死加重并出现胶原纤维合成亢进，则 PH 增高；④中、重度慢性肝炎时 PH 增高；⑤PH 活性增高与肝细胞坏死及纤维化程度平行，慢性肝炎、肝硬化患者如 PH 进行性增高，提示肝细胞坏死和纤维化加重，如治疗后 PH 逐渐下降，提示治疗有效，病情好转。

四、其他酶学试验

（一）α-L 岩藻糖苷酶

α-L 岩藻糖苷酶（α-L-fucosidase，AFU）是一种溶酶体酸性水解酶，广泛分布于机体的组织细胞、血液和体液内，其主要生理功能是参与含岩藻糖基的糖蛋白、糖脂的分解代谢等。

【参考区间】 27.1±12.8U/L。

【临床意义】

1. 用于岩藻糖苷蓄积病的诊断 如遗传性岩藻糖苷酶缺乏时 AFU 降低，出现岩藻糖蓄积，患儿多于 5～6 岁死亡。

2. 用于肝细胞癌与其他肝占位性病变的鉴别诊断 血清 AFU 升高主要见于原发性肝癌，阳性率为 81.2%，与 AFP 联合检测，可提高肝癌的诊断，阳性率达 93.1%。其他肝占位性病变时 AFU 增高阳性率低于肝癌。AFU 活性高低与肝癌的大小和 AFP 浓度无明显相关，有些肝癌体积很小，但 AFU 活性明显升高，因此其可以作为原发性肝癌的早期诊断参考指标。

（二）谷氨酸脱氢酶

血清谷氨酸脱氢酶（glutamine dehydrogenase，GLDH 或 GDH）是仅存在于细胞线粒体内的酶，主要来源于肝（主要分布于肝小叶中央区肝细胞线粒体中），其升高反映肝小叶中央区肝细胞坏死。

【参考区间】 采用连续监测法（37℃）

男性：0～8U/L；女性：0～7U/L。

【临床意义】

1. GDH 活力显著升高 是肝细胞线粒体损伤的敏感指标。升高见于：①肝细胞坏死时；②急性暴发型肝炎时；③严重的慢性肝炎时；④肝硬化进展发生肝癌时；⑤原发性胆汁性胆管炎时；⑥其他：脂肪肝、缺氧性肝损伤亦可升高。

2. 正常人血清 GDH 活力很低，一般的炎症性和病毒性肝炎并不升高，对肝病灵敏性只有 47%，不适合做肝病的筛选试验。

（三）胆碱酯酶

胆碱酯酶（cholinesterase，ChE）有两种，其一为乙酰胆碱酯酶，又称真性或全血胆碱酯酶，主要分布于红细胞、脑灰质、交感神经节和骨骼肌运动终板等，在有机磷农药中毒时明显降低。其二为丁酰胆碱酯酶，又称假性或血清胆碱酯酶，主要存在于血清、肝和脑白质等。丁酰胆碱酯酶由肝细胞合成，体内半衰期为 12～14d，比白蛋白短，是反映肝合成功能的标志物，比白蛋白敏感。

【参考区间】

乙酰胆碱酯酶：80 000～120 000U/L（比色法）；930～3425U/L [连续监测法（37℃时）]。

丁酰胆碱酯酶：3 000～80 000U/L（比色法）；620～1370U/L [连续监测法（37℃时）]。

【临床意义】

1. 降低

（1）有机磷中毒：两种 ChE 均降低，但丁酰胆碱酯酶下降幅度比乙酰胆碱酯酶更明显，是诊断有机磷中毒并判断中毒程度的重要依据。

（2）肝细胞损害：急、慢性肝炎，肝硬化及阿米巴肝脓肿等疾病时肝细胞合成 ChE 减少，血中活性降低，随肝功能改善而上升，乃至恢复正常；持续降低者预后不良。

2. 增高 见于肾病、肥胖、脂肪肝、甲状腺功能亢进症、溶血性贫血等；也可见于神经精神系统疾病，如进行性系统性硬化症、精神分裂症、阿尔茨海默病等。

第五节　摄取、排泄功能检查

一些体内代谢的终末产物、肝内代谢产物（如胆色素、胆汁酸等）和从外界进入体内的药物、毒物、染料，包括从肠道吸收而来的非营养物质，均可经肝细胞摄取、代谢、转运、分泌，随胆汁进入肠腔，然后随粪便排出体外。当肝功能减退和（或）肝血流量减少时，上述物质摄取、排泄减少。临床通过给予外源性色素染料或药物，检测肝的摄取和排泄功能。目前主要采用靛氰绿（吲哚菁绿）滞留率试验和利多卡因代谢试验。早先曾使用的磺溴酞钠排泄试验，虽对判断肝硬化严重程度较敏感，对诊断 Dubin-Johnson 综合征也有独特价值，但因磺溴酞钠偶能引起致死性过敏反应，国内现已被明令废除。

一、靛氰绿滞留率试验

吲哚菁绿（indocyanine green，ICG）为含碘的化学色素，进入血液后，与血清白蛋白和脂蛋白结合，流经肝时，几乎全部被肝细胞摄取，在肝细胞内不经结合和代谢以原形排入胆汁，进入肠道，而且无肠 - 肝循环。因此，ICG 滞留率取决于肝血流量、正常肝细胞的数量及胆道排泄通畅程度。当上述因素出现异常时，ICG 在血中滞留率增加。

ICG 极少发生过敏反应，但试验前仍必须给被试者做 ICG 皮肤过敏试验。碘过敏者该检查属禁忌。过敏试验阴性者空腹时以每千克体重 0.5mg 剂量计算，在 30s 内从肘静脉注射完毕，然后从另一侧肘静脉采血，用分光光度计测定 ICG，计算滞留率（R15 ICG）。

【参考区间】　15min 血内 ICG 滞留率为 7.83%±4.31%，上限为 12.1%。

【临床意义】

（1）诊断肝病，判断预后。ICG 滞留率试验是筛选肝病、判断肝损害程度的敏感试验。各种病因所致肝损害早期即可出现 ICG 滞留率增高；急性肝炎时随病情好转而降至正常；慢性肝损害时，ICG 滞留率与病情呈正相关；慢性肝炎时为 15%～20%；肝硬化时平均为 30%～35%，明显高于慢性肝炎（15%～20%）。因此，本试验主要用于诊断无黄疸型肝炎及随访其转归，以及诊断隐匿性或非活动性肝病。

（2）表现为高结合胆红素血症的先天性黄疸的鉴别诊断。Dubin-Johnson 综合征患者 ICG 滞留率正常，Rotor 综合征患者 ICG 滞留率大于 50%。

（3）服用含碘药物或 1 周内曾接受过与碘有关的临床检查（如甲状腺吸碘试验），可干扰 ICG 滞留率。

二、利多卡因代谢试验

肝对利多卡因的摄取率高。在肝内利多卡因经微粒体 P450 酶系催化，代谢为单乙基甘氨酰二甲苯（MEGX）。利多卡因很少从肾清除，故血清 MEGX 浓度取决于肝的摄取和代谢功能，而不受肾功能的影响。静脉注射利多卡因的剂量为每千克体重 1mg，15min 后抽血，采用荧光偏振免疫法或高效液相色谱法测定血清 MEGX 浓度。

【参考区间】　正常成人为（100±18）μG。

【临床意义】

1.估计终末期肝病患者预后　随着肝病患者的肝组织学恶化，血清 MEGX 浓度逐步降低。故本试验有助判断肝的储备功能。

2.选择肝移植的时机　晚期肝病患者血清 MEGX 明显降低（≤25μg/L），即使临床状况稳定，也应尽早接受肝移植。

3.肝移植术前估计供肝的功能　若肝移植术前供肝者的血清 MEGX 高，则手术的成功率高，术后成活时间长。本试验有助于选择供肝。

第六节　肝病检测项目的选择与应用

肝功能试验是临床各科医师诊治疾病必不可少的重要辅助检查手段，由于肝功能极为复杂，根据某种代谢功能所设计的检查方法只能反映肝功能的一个侧面，而不能揭示其全貌，而且肝的再生和代偿能力很强，当肝损害达一定程度后才能出现某些肝功能检测结果异常。另外，肝病种类多、病因多，一种肝功能试验异常可由多种病因、多种性质的疾病引起，甚至肝外因素也可影响检测结果。

因此，临床医师必须熟悉各种肝功能试验的原理和临床意义，充分认识其敏感性和特异性，根据患者的具体情况，运用科学的临床思维方法，合理地、有的放矢地选择检查项目。选择原则和步骤一般为：①先选择几项筛选试验；②做进一步的肝功能检查；③配合有关影像学检查（超声、CT等）；④病理学和病原学检查。

一、了解肝损害

1.健康体格检查 可选择血清转氨酶、血清总蛋白、A/G值、肝炎病毒标志物和甲胎蛋白等。

2.疑急性肝损害 选择血清转氨酶、ALP、GGT、STB、CB、前白蛋白和肝炎病毒标志物等。

3.疑慢性肝损害 上述项目加查血清总蛋白、A/G值、血白蛋白电泳等。

4.疑非活动性、隐匿性肝病 ICG试验。

二、鉴别黄疸

1.证实黄疸和区分高胆红素血症类型 选用尿胆红素、尿胆原，STB、CB。

2.高非结合胆红素血症 外周血红细胞、网织红细胞及有关溶血试验等。

3.高结合胆红素血症时鉴别肝细胞性黄疸或胆汁淤积性黄疸 选择血清转氨酶、ALP、GGT、胆汁酸、胆固醇、胆固醇酯及LP-X等。

4.胆汁淤积性黄疸时鉴别肝内胆汁淤积或肝外阻塞 选择LP-X定量和超声检查。

5.疑先天性黄疸 ICG试验。

三、判断预后

1.急性肝损害 转氨酶、GGT、前白蛋白、白蛋白、STB和凝血酶原时间（PT）等。

2.慢性肝损害 胆碱酯酶、ICG试验、MAO、PH、HA、PⅢNP等。

四、病因和特殊肝病诊断

1.疑病毒性肝炎 检测各型肝炎病毒标志物。

2.疑肝细胞肝癌 测甲胎蛋白、异常凝血酶原、碱性磷酸酶同工酶Ⅰ（ALPⅠ）和γ-谷氨酰转移酶Ⅱ（GGTⅡ），以及超声、CT等影像学检查。

3.疑血色病 测血清铁。

4.疑肝豆状核变性 测血清铜。

案例 6-21-1 小结

患者肝功能异常，白蛋白降低，并有肝细胞性黄疸，存在慢性肝功能损害。GGT升高明显，与酒精性肝炎有关。进一步行血常规、尿常规、凝血检查，以及腹部超声或CT检查，并行腹腔穿刺术明确腹水性质，有利于确定诊断。

（张丽梅）

第22章　临床常用生物化学检测

第一节　血糖及其代谢产物的检测

糖是机体中重要的能源和结构物质，血液中的糖（主要是葡萄糖）称为血糖。成年人在空腹状态下血糖浓度是比较恒定的，一般维持在 3.9～6.1mmol/L。如果血糖浓度过低或过高，就会导致糖代谢紊乱，出现高血糖症或低血糖症。

血糖主要来源于食物中的糖（淀粉、糖原等糖分物质），在胃肠道中被消化，并以单糖形式被吸收。空腹时血糖的来源主要为肝糖原的分解，亦可通过糖异生、其他单糖转化等方式获得。血糖的去路主要是组织细胞对葡萄糖的摄取和利用，如氧化供能、合成糖原、转化为非糖物质（甘油、氨基酸）等。

血糖受神经系统和激素调节，后者被认为对血糖的调节作用最直接、最精细，其中胰岛素作为调节血糖最重要的激素，主要作用是降低血糖；胰高血糖素则是升高血糖最重要的激素。

一、空腹血糖的检测

空腹血糖（fasting blood glucose，FBG），是指在隔夜空腹（至少 8～10h 未进任何食物，饮水除外）后，早餐前采血所测得的血糖值，是诊断糖代谢紊乱最常用和最重要的指标。检测常规方法为葡萄糖氧化酶法，参考方法是己糖激酶法。

【参考区间】　成人空腹血浆（清）葡萄糖：3.9～6.1mmol/L。

【临床意义】

1. FBG 升高　FBG ＞ 7.0mmol/L 时称为高血糖症。当 FBG 超过 9mmol/L（肾糖阈）时，尿糖即为阳性。FBG 升高见于：①各型糖尿病；②内分泌疾病：如巨人症、肢端肥大症、皮质醇增多症、甲状腺功能亢进症、嗜铬细胞瘤等；③应激性高血糖：如颅脑损伤、脑卒中、心肌梗死等；④药物影响：如噻嗪类利尿药、口服避孕药等；⑤肝源性血糖升高：如严重肝病导致肝功能障碍，葡萄糖不能转化为肝糖原而出现餐后高血糖；⑥胰腺病变：如胰腺炎、胰腺癌等；⑦其他病理性升高：如妊娠呕吐、脱水、缺氧、麻醉等；⑧生理性增高：如餐后 1～2h、高糖饮食、情绪激动等。

2. FBG 降低　当 FBG ＜ 2.8mmol/L 时称为低血糖症。FBG 降低常见于：①胰岛素分泌过多，如胰岛素瘤、胰岛 B 细胞增生或肿瘤、胰岛素用量过大等；②对抗胰岛素的激素分泌不足，如生长激素、肾上腺皮质激素缺乏等；③肝糖原储存缺乏，如重症肝炎、肝硬化、肝癌等严重肝病；④其他，如长期营养不良、急性酒精中毒、尿毒症、特发性低血糖等；⑤生理性低血糖，如饥饿、剧烈运动、妊娠期等。

【评价】

（1）标本采集后应尽快分离血清或血浆，一般来说血清或血浆测定结果更为可靠，因为使用分离胶分离血细胞与血清或使用抗凝血药（如氟化钠 - 草酸盐）可有效防止糖酵解。全血标本在 25℃下放置 1h，其葡萄糖值减低 0.44mmol/L，因此，如用全血标本时应尽快完成检测。

（2）空腹血糖全血样本浓度比血浆样本浓度低 12%～15%。另外，不同采血部位也影响血糖结果：静脉血＞末梢血＞动脉血。

二、口服葡萄糖耐量试验

正常人服用一定量葡萄糖后，血糖暂时升高，同时刺激胰岛 B 细胞分泌胰岛素，后者促进葡萄糖合成肝糖原储存，使血糖在短时间内恢复至空腹水平，此现象称为耐糖现象。当糖代谢发生异常时，口服一定量的葡萄糖后，血糖升高但不能在短时间内降至空腹水平，称为糖耐量异常（impaired glucose tolerance，IGT）。口服葡萄糖耐量试验（oral glucose tolerance test，OGTT）是指口服一定量葡萄糖后，间隔一定时间测定血糖水平。现多采用 WHO 推荐的 75g 葡萄糖（无水葡萄糖）标准 OGTT，将葡萄糖溶解在 300ml 水中，5min 内口服，分别检测空腹血糖和口服葡萄糖后 30min、1h、2h、3h 的血糖。

【参考区间】 健康成年人 OGTT：FPG ＜ 6.1mmol/L；口服葡萄糖 0.5 ~ 1h 血糖达到高峰，应＜ 11.1mmol/L；2h 血糖（2h-PG）＜ 7.8mmol/L；3h 血糖基本恢复至正常水平。

【临床意义】

1. 糖尿病诊断依据 2h-PG ≥ 11.1mmol/L 是诊断糖尿病的依据之一。糖尿病诊断标准见表 6-22-1。

表 6-22-1 WHO 1999 年糖尿病诊断标准

满足下列任何一条即诊断为糖尿病：
① FPG ≥ 7.0mmol/L
② OGTT 2h-PG ≥ 11.1mmol/L
③ 具有典型糖尿病症状，随机血糖（RPG）≥ 11.1mmol/L

2. 糖代谢紊乱阶段的指示 ①正常糖耐量：2h-PG ＜ 7.8mmol/L。②糖耐量异常：2h-PG ≥ 7.8mmol/L，但＜ 11.1mmol/L。IGT 常见于 2 型糖尿病、肢端肥大症、甲状腺功能亢进症、皮质醇增多症等。③糖尿病：2h-PG ≥ 11.1mmol/L。

糖耐量曲线见图 6-22-1。

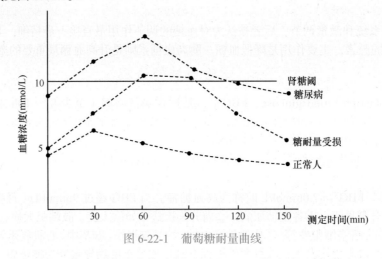

图 6-22-1 葡萄糖耐量曲线

【评价】 采用空腹血糖诊断糖尿病会遗漏 30% ~ 40% 的患者，因此 OGTT 是临床糖尿病诊断的依据之一，2h-PG 比空腹血糖更灵敏。

三、糖化血红蛋白检测

糖化血红蛋白（glycosylated hemoglobin，GHb）是指血红蛋白 A（HbA）与血液中的糖（主要是葡萄糖）发生渐进性的非酶促反应形成的糖基化产物。由于 HbA 所结合的己糖种类不同，GHb 又分为 HbA_1a（与磷酰葡萄糖结合）、HbA_1b（与果糖结合）、HbA_1c（与葡萄糖结合），其中 HbA_1c 含量最高（60% ~ 80%），是目前临床用于糖尿病诊断的组分。HbA_1c 定义为：人体血液中葡萄糖与血红蛋白 β 链 N 末端缬氨酸残基以共价键结合的稳定的化合物，全称为：血红蛋白 β 链（血液）-N-（1- 脱氧果糖 -1- 基）血红蛋白 β 链。HbA_1c 测定可用高效液相色谱、亲和层析或免疫学方法。

【参考区间】 HbA_1c（用 HbA_1c 占总 Hb 的百分比表示）：3.6% ~ 6.0%。

【临床意义】

1. 监测糖尿病患者血糖控制情况 HbA_1c 能反映过去 2 ~ 3 个月的平均血糖水平，可作为糖尿病患者血糖控制和长期随访的良好指标。HbA_1c ＞ 10% 提示有较严重的并发症。

2. 糖尿病诊断 美国糖尿病协会 2010 年将 HbA_1c ≥ 6.5% 作为诊断糖尿病的新标准。

【评价】 HbA_1c 水平与红细胞平均寿命和该时期内血糖浓度有密切联系，不受每日葡萄糖波动的影响，亦不受饮食和活动的影响，有更好的稳定性。但某些溶血性疾病或其他原因引起的红细胞寿命缩短，可引起糖化血红蛋白明显减少。

2011 年世界卫生组织推荐：在有条件的地区通过测定 HbA_1c 诊断糖尿病。我国新版 2 型糖尿病防治指南（2013 年版）建议：“暂不推荐在我国将 HbA_1c 作为糖尿病诊断切点，但对于采用标准化检测方法，并有严格质量控制，正常参考值在 4.0% ~ 6.0% 的医院，HbA_1c ＞ 6.5% 可作为诊断糖尿病的参考。”

四、血清胰岛素检测和胰岛素释放试验

（一）胰岛素检测

胰岛素（insulin）由胰岛 B 细胞分泌，血清胰岛素的测定可反应胰岛 B 细胞的功能。检测方法常用放射免疫法、化学发光免疫分析法和电化学发光免疫分析法。

【参考区间】　空腹胰岛素（化学发光免疫分析法）：1.9 ～ 23.0mU/L。

【临床意义】　血清胰岛素的临床意义见表 6-22-2。

表 6-22-2　血清胰岛素临床意义

血清胰岛素增高	血清胰岛素降低
2 型糖尿病，常见于早期、中期	1 型糖尿病及 2 型糖尿病晚期
胰岛 B 细胞瘤、胰岛素自身免疫综合征、甲状腺功能减退症	胰腺炎、胰腺外伤等
妊娠、肝功能损伤、应激状态（如外伤）	服用噻嗪类药物、β 受体阻滞药

（二）胰岛素释放试验

葡萄糖作为胰岛素生成的最强的刺激物，在进行 OGTT 的同时测定血清胰岛素浓度变化，从而反映胰岛 B 细胞分泌功能、有无胰岛素抵抗，称为胰岛素释放试验（insulin releasing test）。在检测 OGTT 的同时测定血清胰岛素，检测方法同 OGTT。

【参考区间】　口服葡萄糖后胰岛素高峰在 0.5 ～ 1h，为空腹的 5 ～ 10 倍。2h 胰岛素＜ 30mU/L，3h 到达空腹水平。

【临床意义】

1.胰岛素低水平曲线　提示 1 型糖尿病。

2.胰岛素低水平或延迟曲线　提示 2 型糖尿病（图 6-22-2）。

3.胰岛素高水平曲线　常见于胰岛 B 细胞瘤。

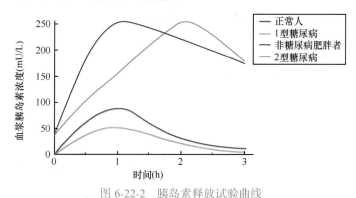

图 6-22-2　胰岛素释放试验曲线

五、血清 C 肽检测

C 肽（c-peptide）是由胰岛素原（proinsulin）降解产生的与胰岛素等分子的肽类物，其测定可评价胰岛 B 细胞的功能。检测方法采用放射免疫法、化学发光免疫分析法和电化学发光免疫分析法。

【参考区间】　空腹 C 肽（CLIA 法）：0.9 ～ 7.1μg/L。

【临床意义】　C 肽的测定不受注射胰岛素的影响，与胰岛素无免疫交叉性，同时不被肝灭活，对于胰岛素治疗的患者，C 肽更能反映胰岛 B 细胞的功能。C 肽结合血浆胰岛素测定对于鉴别 1、2 型糖尿病及指导治疗有重要意义。

1.C 肽水平升高　见于胰岛 B 细胞瘤。

2.C 肽水平降低　①空腹 C 肽水平降低见于糖尿病；②C 肽释放试验曲线低平提示 1 型糖尿病，释放延迟见于 2 型糖尿病。

3.用于鉴别低血糖的原因。

第二节　血清脂质和脂蛋白检测

一、血清脂质检测

血清脂质包括三酰甘油、总胆固醇、磷脂（phospholipid，PL）和游离脂肪酸（free fatty acid，FFA）等，参与多种代谢性疾病的发生和进程，与临床密切相关的脂质主要是胆固醇和三酰甘油。

> **案例 6-22-1**
>
> 男性，60 岁。因"体格检查发现血糖升高 2 个月"来院就诊。既往史无特殊异常情况。其母、兄有糖尿病病史。身高 155cm，体重 66kg。体格检查未发现特殊异常情况。行相关检测后确诊为 2 型糖尿病。其血脂检测结果为：TC 6.50mmol/L，TG 1.78mmol/L，HDL-C 1.33mmol/L，LDL-C 3.77mmol/L，ApoA 1.55g/L，ApoB 1.19g/L。
>
> 问题：
>
> 1. 如何评价该患者的血脂水平？
>
> 2. 对于 2 型糖尿病患者为何要监测血脂水平，应如何监测？
>
> 3. 糖尿病患者建议血脂控制的水平是什么？
>
> 4. 哪些人群应该定期监测血脂？

（一）总胆固醇测定

总胆固醇（total cholesterol，TC）是指血液中各脂蛋白所含胆固醇的总和，其中约 70% 为酯化型胆固醇（cholesterol esterase，CE），30% 为游离胆固醇（free cholesterol，FC）。采用酶法进行检测。

【参考区间】

（1）合适水平：< 5.18mmol/L（200mg/dl）。

（2）边缘升高：5.18 ～ 6.19mmol/L（200 ～ 239mg/dl）。

（3）升高：≥ 6.22mmol/L（240mg/dl）。

【临床意义】　TC 主要作为心血管疾病危险因素的评估指标和用于降脂治疗的效果监测。影响 TC 水平的主要因素：①年龄与性别。TC 水平随年龄而上升，中青年女性低于男性，女性绝经后 TC 水平较同龄男性高。②饮食习惯。长期高胆固醇、高饱和脂肪酸摄入可使 TC 升高。③遗传因素。与脂蛋白代谢相关酶或受体发生基因突变是引起 TC 显著升高的主要原因。

（二）三酰甘油测定

三酰甘油（triglyceride，TG）是甘油分子中的 3 个羟基被脂肪酸酯化而形成，构成脂肪组织，是机体恒定的供能来源，参与 TC、CE 合成及血栓形成。采用酶法进行检测。

【参考区间】

（1）合适水平：< 1.7mmol/L（150mg/dl）。

（2）边缘升高：1.7 ～ 2.25mmol/L（150 ～ 199mg/dl）。

（3）升高：2.26 ～ 5.64mmol/L（200 ～ 499mg/dl）。

（4）很高：≥ 5.65mmol/L（≥ 500mg/dl）。

【临床意义】　TG 水平受遗传和环境因素的双重影响，与种族、年龄、性别及生活习惯（如饮食、运动等）有关。与 TC 不同，TG 水平个体内及个体间变异大。

（1）TG 增高：见于冠心病、原发性高脂血症、急性胰腺炎、糖尿病、肾病综合征、胆汁淤积性黄疸等。有研究表明，TG 水平与胰岛素抵抗有关，是糖尿病的独立危险因子。

（2）TG 减低：①原发性低 TG 血症，如低 β 脂蛋白血症和无 β 脂蛋白血症；②继发性降低，见于严重肝病等消化系统疾病或内分泌疾病。

二、血清脂蛋白检测

脂蛋白（lipoprotein）是血脂在血液中存在、转运及代谢的形式。根据脂蛋白密度不同可将其分为：乳糜微粒（chylomicron，CM）、极低密度脂蛋白（very low density lipoprotein，VLDL）、中间密度脂蛋白（intermediate density lipoprotein，IDL）、低密度脂蛋白（low density lipoprotein，LDL）和高密度脂蛋白（high density lipoprotein，HDL）。此外，还有一种脂蛋白称为脂蛋白 a，其脂质成分与 LDL 相似。各类脂蛋白分类见表 6-22-3。

表 6-22-3　各类脂蛋白特性

分类	水合密度（g/ml）	颗粒直径（nm）	主要成分	主要载脂蛋白
CM	＜ 0.950	80 ～ 500	TG	B48、A I、A II
VLDL	0.950 ～ 1.006	30 ～ 80	TG	B100、E、Cs
IDL	1.006 ～ 1.019	27 ～ 30	TG、胆固醇	B100、E
LDL	1.019 ～ 1.063	20 ～ 27	胆固醇	B100
HDL	1.063 ～ 1.210	8 ～ 10	磷脂、胆固醇	A I、A II、Cs
Lp（a）	1.055 ～ 1.085	26	胆固醇	B100、（a）

（一）高密度脂蛋白胆固醇测定

高密度脂蛋白胆固醇（high density lipoprotein cholesterol，HDL-C）是血清中颗粒最小、密度最大的一组脂蛋白，其蛋白质和脂质各占 50%。HDL 能将外周组织（如血管壁）内胆固醇转运至肝进行分解代谢（胆固醇逆转运），起到抗动脉粥样硬化作用。因为 HDL 中胆固醇含量比较稳定，故目前多通过检测其所含胆固醇（HDL-C）的量间接反映血清中 HDL 水平。采用酶法、沉淀法检测。

【参考区间】

（1）合适水平：≥ 1.04mmol/L（40mg/dl）。

（2）升高：≥ 1.55mmol/L（60mg/dl）。

（3）降低：＜ 1.04mmol/L（40mg/dl）。

【临床意义】　HDL-C 也明显地受遗传因素影响。饮食、运动、药物或并发的疾病都可能影响 HDL-C 水平。

HDL-C 与动脉粥样硬化性心血管疾病（atherosclerotic cardiovascular disease，ASCVD）的发病危险呈负相关，也与 TG 呈负相关。血浆 HDL-C 水平高于 60mg/dl 是冠心病的一个独立低风险因子。

（二）低密度脂蛋白胆固醇测定

低密度脂蛋白（LDL）是富含胆固醇的脂蛋白，作为 VLDL 的代谢终产物在循环中形成，也有一部分是直接由肝细胞合成释放入血。低密度脂蛋白胆固醇（low density lipoprotein cholesterol，LDL-C）增高是动脉粥样硬化发生、发展的主要危险因素之一。采用酶法、沉淀法、直接匀相法检测。

【参考区间】

（1）合适水平：＜ 3.37mmol/L（130mg/dl）。

（2）边缘升高：3.37 ～ 4.12mmol/L（130 ～ 159mg/dl）。

（3）升高：≥ 4.14mmol/L（160mg/dl）。

【临床意义】　一般情况下，LDL-C 水平随着年龄而上升。LDL-C 增高见于家族性高胆固醇血症、II a 型高脂蛋白血症。一般情况下，LDL-C 与 TC 相平行，但 TC 水平也受 HDL-C 水平影响，故最好采用 LDL-C 作为 ASCVD 危险性的评估指标。

（三）脂蛋白 a 测定

脂蛋白 a[lipoprotein（a），Lp（a）] 由肝合成，结构与 LDL 相似，与纤溶酶有很高的同源性，密度介于 HDL 和 LDL 之间，是一类与缺血性心血管疾病、脑血管疾病有关的独立的脂蛋白。采用免疫透射比浊法、免疫散射比浊法检测。

【参考区间】　＜ 300mg/L。

【临床意义】　血清 Lp（a）浓度主要与遗传有关，基本不受性别、年龄、体重和大多数降胆固醇药物的影响。

Lp（a）升高是心血管疾病的独立危险因素，Lp（a）＞ 300mg/L 者患冠心病的危险性明显增高。此外 Lp（a）增高还可见于各种急性时相反应、肾病综合征、糖尿病肾病、妊娠和服用生长激素等。但有研究表明，降低 Lp（a）水平并不能减轻冠心病的病情。目前 Lp（a）仅被认为是 ASCVD 的独立危险因素。中国 ASCVD 一级预防人群血脂合适水平及异常分层见表 6-22-4。

表 6-22-4　中国 ASCVD 一级预防人群血脂合适水平及异常分层 [mmol/L（mg/dl）]

分层	TC	LDL-C	HDL-C	TG
合适水平	＜ 5.18（200）	＜ 3.37（130）		＜ 1.7（150）
边缘升高	5.18 ～ 6.19（200 ～ 239）	3.37 ～ 4.12（130 ～ 159）		1.7 ～ 2.25（150 ～ 199）
升高	≥ 6.22（240）	≥ 4.14（160）		≥ 2.26（200）
降低			＜ 1.04（40）	

三、血清载脂蛋白检测

载脂蛋白（apolipoprotein，Apo）是脂蛋白中的蛋白质，通过淋巴系统和循环系统输送脂质。同时载脂蛋白还可作为辅酶、受体配体，调节脂蛋白的代谢和其在组织中的摄取。Apo 一般分为 ApoA、ApoB、ApoC、ApoE 和 Apo（a）。

（一）载脂蛋白 A Ⅰ 检测

载脂蛋白 A（ApoA）是 HDL 的主要结构蛋白，ApoA Ⅰ 和 ApoA Ⅱ 约占蛋白质的 90%。ApoA Ⅰ 可催化磷脂酰胆碱 - 胆固醇酰基转移酶（LCAT），将组织内多余的 CE 转运至肝，因此 ApoA 具有清除组织脂质和抗动脉硬化的作用。ApoA 包括 ApoA Ⅰ、ApoA Ⅱ 及 ApoA Ⅲ，但是 ApoA Ⅰ 在组织内含量最高（占 65% ～ 75%），而其他脂蛋白中 ApoA Ⅰ 极少，因此 ApoA Ⅰ 常用于临床检测。采用免疫透射比浊法、免疫散射比浊法检测。

【参考区间】　1.2 ～ 1.6g/L。

【临床意义】　正常人群血清中 ApoA Ⅰ 水平女性略高于男性，且与 HDL-C 水平呈明显正相关，其临床意义也与 HDL 大体相似。但 ApoA Ⅰ 较 HDL 更精准，更能反映脂蛋白状态。

（二）载脂蛋白 B 检测

正常情况下，每一个 LDL、IDL、VLDL 和 Lp（a）颗粒中均含有 1 分子载脂蛋白 B（ApoB），因 LDL 颗粒占绝大多数，大约 90% 的 ApoB 分布在 LDL 中。ApoB 有 ApoB48 和 ApoB100 两种，前者主要存在于 CM 中，后者主要存在于 LDL 中。ApoB 具有肝内、外细胞 LDL 受体与血浆 LDL 之间平衡的作用。一般情况下，临床常规测定的 ApoB 通常指的是 ApoB100。采用免疫透射比浊法、免疫散射比浊法检测。

【参考区间】　中青年：0.8 ～ 0.9g/L；老年人：0.95 ～ 1.05g/L。

【临床意义】　血清 ApoB 主要反映 LDL 水平，与血清 LDL-C 水平呈明显正相关，两者的临床意义相似，且其在预测冠心病的危险性方面优于 LDL 及胆固醇。在少数情况下，可出现高 ApoB 血症而 LDL-C 浓度正常的情况，提示血液中存在较多小而密的 LDL（sLDL）。与大而轻的 LDL（A 型 LDL）相比，sLDL 颗粒中 ApoB 含量较多而胆固醇较少，故可出现 LDL-C 虽然不高，但 ApoB 升高的情况。所以，ApoB 与 LDL-C 同时测定有利于临床判断。

动脉粥样硬化和冠心病时，ApoA Ⅰ 下降、ApoB 升高；而在脑血管疾病时，ApoA Ⅰ 和 HDL-C 下降更明显，ApoB 往往正常或偏低。

案例 6-22-1 分析

1. 患者 TC、LDL-C、TG 及 ApoB 升高，存在脂质代谢异常。2 型糖尿病患者以混合型血脂紊乱多见，其特征包括：高 TG 血症、HDL-C 水平降低、TC 和 LDL-C 水平正常或轻度升高。富含三酰甘油脂蛋白的载脂蛋白水平升高。

2. 2 型糖尿病患者血脂异常发生率明显高于非糖尿病患者，血脂异常是 2 型糖尿病患者心血管并发症发生率增加的危险因素。及早发现 2 型糖尿病患者存在的血脂异常并给予早期干预，可预防动脉粥样硬化，减少心脑血管疾病发生。

2 型糖尿病患者在确诊时均应同时检测血脂、脂蛋白和载脂蛋白水平，根据基线水平制定相应的干预策略。如果血脂正常且无其他心血管疾病风险，在糖尿病治疗过程中每年至少要进行 1 次血脂检测；如果患者血脂异常且有多重心血管疾病风险因素（男性 ≥ 45 岁或女性 ≥ 55 岁、吸烟、肥胖、早发缺血性心血管疾病家族史等），应每 3 个月监测 1 次。该患者无心血管疾病病史，但年龄大于 40 岁并有肥胖危险因素，属于高危人群。

3. 糖尿病患者建议血脂控制水平：LDL-C ＜ 2.6mmol/L，HDL-C ＞ 1.25mmol/L，TG ＜ 1.7mmol/L。

4. 已有冠心病、脑血管疾病或周围动脉粥样硬化病者；有高血压、糖尿病、肥胖、吸烟者；有冠心病或动脉粥样硬化家族史者，尤其是直系亲属中有早发病或早病死者；有家族性高脂血症者；40 岁以上男性、绝经后女性。

第三节　心肌酶和心肌蛋白检测

心肌细胞由于各种原因可导致损伤，如急性冠脉综合征（acute coronary syndrome，ACS）、病毒性心肌炎、心脏毒性药物、风湿性疾病、导管射频消融术等，心肌细胞损伤后细胞内的各种成分包括多种酶类、蛋白质及其他大分子被释放入血，其中可以较为特异和敏感地反映心肌损伤的成分，称为心肌损伤标志物。

一个理想的反映心肌损伤的生化标志物应具备以下特点：①具有高度的心脏特异性；②心肌损伤后迅速升高，且持续时间较长，能在早期被检测出，窗口期长；③检测方法简便、迅速；④其应用价值已被临床证实。

一、心肌酶检测

（一）血清肌酸激酶及其同工酶测定

肌酸激酶（creatine kinase，CK）也称为肌酸磷酸激酶（creatine phosphatase kinase，CPK），是一种重要的能量调节酶，存在于细胞的胞质和线粒体中，主要分布于骨骼肌和心肌，其次为脑组织和平滑肌，肝和红细胞中的 CK 含量极少。CK 根据酶蛋白亚基组成不同分为 3 种同工酶：CK-BB、CK-MB 和 CK-MM。①CK-MM：主要分布于骨骼肌和心肌；②CK-MB：主要分布于心肌；③CK-BB：主要分布于脑、胃肠、肺、膀胱、前列腺、子宫、甲状腺等器官组织。正常人血清中 CK 以 CK-MM 为主，占 94% ～ 96%，CK-MB 活性＜ 5%，CK-BB 含量极低。

1. CK 总活性检测　常用速率法检测其活性。

【参考区间】　男性：50 ～ 310U/L；女性：40 ～ 200U/L。

【临床意义】

（1）急性心肌梗死（acute myocardial infarction，AMI）：其发病 3 ～ 8h CK 水平开始增高，10 ～ 36h 内达到峰值，3 ～ 4 d 恢复正常（表 6-22-5）。CK 是 AMI 早期诊断的较敏感的指标。如果在 AMI 病程中 CK 再次升高，常表明有再次心肌梗死的发生。

（2）心肌炎和肌肉疾病：病毒性心肌炎时 CK 明显增高。各种肌肉疾病（如多发性肌炎、横纹肌溶解症等）因各种原因引起的骨骼肌损伤时 CK 均增高。

（3）手术：心脏手术或非心脏手术均可导致 CK 增高，其增高程度与肌肉损伤程度、手术范围、手术时间等有密切关系。转复心律、心导管术和无并发症的冠状动脉成形术均可导致 CK 增高。

（4）溶栓治疗：AMI 溶栓治疗后出现再灌注可导致 CK 增高，并使峰值时间提前。因此，CK 水平有助于判断溶栓后再灌注情况，但不能用于 AMI 早期再灌注评估。

表 6-22-5　AMI 时心肌损伤标志物变化

指标	开始升高时间（h）	峰值时间（h）	恢复正常时间	灵敏度（%）	特异性（%）
cTnT	3 ～ 6	10 ～ 24	10 ～ 15d	50 ～ 59	74 ～ 96
cTnI	3 ～ 6	10 ～ 24	5 ～ 7d	6 ～ 44	93 ～ 99
Mb	1 ～ 3	6 ～ 12	18 ～ 30h	50 ～ 59	77 ～ 95
CK	3 ～ 8	10 ～ 36	3 ～ 4d		
CK-MB	3 ～ 8	9 ～ 30	2 ～ 3d	17 ～ 62	92 ～ 100
LDH	8 ～ 12	48 ～ 72	7 ～ 12d		

2. CK-MB 测定　CK-MB 活性测定以免疫抑制法为主；CK-MB 质量测定（CK-MB mass）常用抗 CK-MB 单抗测定。

【参考区间】　CK-MB ＜ 15U/L；CK-MBmass ＜ 3.6ng/ml。

【临床意义】

（1）AMI：CK-MB 水平在 AMI 起病 3～8h 开始增高，9～30h 内达到峰值，2～3d 恢复正常（表 6-22-5），其对于 AMI 早期诊断的灵敏度高于总 CK。溶栓治疗后梗死相关动脉开通时，CK-MB 峰值提前（14h 以内）。有证据表明 CK-MB 增高程度可较准确地反映梗死范围；且 CK-MB 半衰期较短，消失快，也可用于再发心肌梗死的诊断。虽然 CK-MB 对于判断心肌坏死有较高特异性，但用于诊断 AMI 的特异性较差，且对于心肌的微小损伤不敏感。

（2）其他心肌损伤：心绞痛、心包炎、慢性心房颤动、心脏相关手术等 CK-MB 可增高。

（3）肌肉疾病：某些肌肉疾病和骨骼肌损伤疾病时 CK-MB 也可增高，但 CK-MB/CK 常小于 6%，以此可与心肌损伤相鉴别。

3. CK-MB 亚型检测　CK 的 M、B 亚单位的羧基翻译后修饰即产生了 CK-MB 的不同亚型，其中 $CK-MB_1$ 和 $CK-MB_2$ 亚型对于 AMI 的诊断更具敏感性和特异性。

【参考区间】　$CK-MB_1 < 0.71U/L$；$CK-MB_2 < 1.0U/L$；$MB_2/MB_1 < 1.4$。

【临床意义】　以 $CK-MB_2 > 1.0U/L$、$MB_2/MB_1 > 1.5$ 为临界值，则 AMI 发病后 2～4h 诊断 AMI 的敏感性为 59%，4～6h 诊断 AMI 的敏感性为 92%。$MB_2/MB_1 > 3.8$ 提示冠状动脉再通。

（二）乳酸脱氢酶及其同工酶测定

乳酸脱氢酶（lactate dehydrogenase，LDH）是葡萄糖无氧酵解的关键酶，广泛存在于肝、心脏、骨骼肌、肺、脑、红细胞等组织细胞和线粒体中。能引起各器官组织损伤的许多疾病都可导致血清 LDH 总活性的升高。

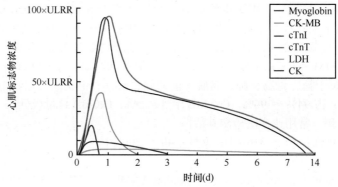

图 6-22-3　AMI 时各心肌损伤标志物升高的时间过程

LDH 由 H 亚基和 M 亚基构成 5 种不同的同工酶：H_4（LDH_1）、MH_3（LDH_2）、M_2H_2（LDH_3）、M_3H（LDH_4）、M_4（LDH_5），这 5 种同工酶在各组织中的分布显著不同。心脏、肾、红细胞、脑等，其同工酶主要为 LDH_1、LDH_2；脾、胰、肺、淋巴结等，其同工酶主要为 LDH_3、LDH_4；肝、皮肤、骨骼肌等，其同工酶主要为 LDH_5。LDH 常用速率法检测其活性；LDH 同工酶常用电泳法测定。

【参考区间】　LDH：95～200U/L；LDH_1：14%～26%；LDH_2：29%～39%；LDH_3：20%～26%；LDH_4：8%～16%；LDH_5：6%～16%；LDH_1/LDH_2：< 0.7。

【临床意义】　LDH 同工酶对于 AMI 发生 24h 后的诊断有一定参考价值。LDH 和 LDH_1 在 AMI 发病后 8～12h 升高，48～72h 达到峰值，7～12d 恢复正常（表 6-22-5）。当 $LDH_1/LDH_2 > 1$ 时，对于 AMI 的诊断更有价值。

LDH 增高还见于病毒性肝炎、肝硬化、胆汁淤积性黄疸等肝病，以及胰腺癌、前列腺癌、淋巴瘤等恶性肿瘤等。LDH 降低常无临床意义。

α- 羟丁酸脱氢酶同样作为 AMI 的诊断指标，使用羟丁酸作为底物时测得的 LDH 活性，反映了 LDH_1 和 LDH_2 的活性。

【评价】　由于机体多种组织存在 LDH，单纯用 LDH 活性诊断心肌损伤特异性仅为 53%，且 LDH 不适用于评估溶栓效果。临床不推荐使用 LDH 作为诊断 AMI 的常规项目，胸痛发作 24h 后检测可作为 CK-MB 的补充。

二、心肌蛋白检测

（一）心肌肌钙蛋白检测

肌钙蛋白（troponin，Tn）存在于骨骼肌和心肌细胞胞质的细丝中，由钙调节肌肉收缩，平滑肌中无肌钙蛋白。

心肌肌钙蛋白（cardiac troponin，cTn）由肌钙蛋白 T（TnT，是调节蛋白部分）、肌钙蛋白 I（TnI，含抑制因子，在骨骼肌中不表达）和肌钙蛋白 C（TnC，与钙结合的蛋白）3 个亚单位组成。TnT 和 TnI 是心肌特有的抗原，当心肌细胞损伤时 cTn 从心肌纤维上降解释放入血，因此，血清 cTn 浓度变化对于诊断心肌缺血损伤的严重程度有重要价值。检测方法为放射免疫法和化学发光法，后者较常用。

【参考区间】

（1）常规：cTnT < 0.1μg/L，cTnI < 0.2μg/L。

（2）高敏：cTnT < 0.014μg/L，cTnI < 0.034μg/L。

对于 cTnI，不同检测系统结果可能有一定的差异。

【临床意义】　心肌肌钙蛋白是现今心肌损伤时可在血液中检测到的特异性和敏感性最高的标志物。对于诊断 AMI、不稳定型心绞痛、围术期心肌损伤、急性心肌炎等疾病有较高价值，尤其对于微小或局灶性心肌梗死的诊断更有价值。

AMI 起病 3 ～ 6h，cTnT/cTnI 即开始升高，10 ～ 24h 达到峰值，恢复正常时间分别为 cTnT 10 ～ 15d、cTnI 5 ～ 7d（表 6-22-5）。由于其升高在心肌梗死时窗口期较长，不宜诊断即时发生的再梗死，但是对于检测溶栓治疗是否出现再灌注有一定的意义（图 6-22-4）。

不稳定型心绞痛（unstable angina pectoris，UAP）时肌钙蛋白常升高，提示有微小范围心肌损伤。

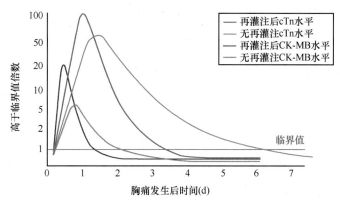

图 6-22-4　肌钙蛋白与 CK-MB 在心肌梗死再灌注前后的变化

（二）肌红蛋白测定

肌红蛋白（myoglobin，Mb）是一种氧结合蛋白，含有亚铁血红素，能结合和释放氧分子，因而有贮氧和运输氧的能力。Mb 主要分布在骨骼肌和心肌组织内，约占肌肉中蛋白总量的 2%，位于肌细胞胞质中，故心肌损伤后易释放入血。它是心肌损伤后最早可测出的标志物。常用荧光免疫测定法、化学发光法及电化学发光法等检测。

【参考区间】　男性：28 ～ 72ng/ml；女性：25 ～ 58ng/ml。

【临床意义】

（1）AMI：AMI 起病后 3h 内 Mb 开始升高，6 ～ 12h 达到高峰，18 ～ 30h 恢复正常。其诊断 AMI 的灵敏度为 50% ～ 59%，特异性为 77% ～ 95%（表 6-22-5）。由于 AMI 时 Mb 升高早于其他心肌标志物，故可用于 AMI 的早期诊断。由于心肌和骨骼肌的 Mb 在免疫活性上无差异，因此其诊断 AMI 特异性较差。急性胸痛发作 6 ～ 10h 检测 Mb 阴性可除外 AMI。

（2）肌红蛋白尿症：主要见于遗传性肌红蛋白尿症、挤压综合征和某些病理性肌肉组织变性、炎症等。

（3）其他：急性骨骼肌损伤、肾衰竭、心力衰竭等。

案例 6-22-2

男性，58 岁。因"胸骨后压榨性疼痛，伴呕吐 2h"入院。患者 2h 前爬楼梯时突感胸骨后疼痛，呈压榨性，休息及舌下含硝酸甘油不能缓解，伴大汗淋漓，恶心、呕吐 2 次，呕吐物为胃内容物。既往无心血管疾病史。体格检查无明显异常。患者急诊心电图示 ST 段 $V_1 \sim V_5$ 呈 Qr 型，T 波倒置和室性期前收缩。心肌损伤标志物示：cTnI 1.1μg/L，CK-MBmass 4.5ng/ml，Mb 520ng/ml。

问题：

1. 该患者的初步诊断是什么？

2. 诊断依据是什么？

3. 患者急行冠状动脉造影，术中见冠状动脉前降支闭塞，行球囊扩张后植入支架。患者术后一般情况好，是否需要复查心肌损伤标志物，为什么？

案例 6-22-2 分析

1. 患者初步诊断为：冠心病、急性广泛前壁 ST 段抬高型心肌梗死。

2. 诊断依据：①典型心绞痛表现，且持续 2h 不缓解，休息及口服硝酸甘油无效；②心电图示急性前壁心肌梗死；③cTnI 及 Mb 均升高。

3. 经皮冠状动脉腔内血管成形术术后一般还需进行心肌标志物监测，目的是了解心肌再灌注效果，并检测是否发生再次心肌梗死。心肌损伤再灌注后，由于"冲刷效应"使坏死的心肌组织加快释放到血液中，因此心肌标志物会有一过性升高，之后回落。由于 cTn 半衰期较长，不能敏感地反映心肌再次损伤的情况，因此临床一般采用 Mb 或心肌酶（如 CK、CK-MBmass）等检测有无再梗的发生。

第四节　血、尿淀粉酶和血脂肪酶的检测

一、血、尿淀粉酶测定

淀粉酶（amylase，AMY）主要存在于胰腺和腮腺，有唾液型（S-AMY）和胰腺型（P-AMY）两种同工酶。AMY 相对分子质量小，可从肾小球滤过出现在尿液中。IFCC 推荐使用对硝基苯麦芽庚糖苷法（EPS 法）检测。

【参考区间】　血 AMY：35 ～ 135U/L；尿 AMY：< 900U/L。

【临床意义】　AMY 是急性胰腺炎（acute pancreatitis，AP）诊断最常用的实验室指标。

（1）血清 AMY 常在腹痛开始 6 ～ 12h 升高，20 ～ 48h 达到峰值，3 ～ 5d 恢复正常。峰值一般高于参考值 4 ～ 6 倍或更高，但是 AMY 值的高低与病情严重程度和预后关系不大。若持续升高达数周，常提示胰腺炎有反复或有并发症发生。

（2）如果血清 AMY 已经明显升高又出现与临床表现不符的 AMY 下降，提示有坏死性胰腺炎的可能。

（3）尿 AMY 于发病后 12 ～ 24h 开始升高，下降也比血 AMY 慢，因此在急性胰腺炎后期测定尿 AMY 更有价值。血 AMY 升高而尿 AMY 正常应考虑巨淀粉酶血症。

二、脂肪酶测定

脂肪酶（lipase，LPS）是一种胰腺外分泌酶，它催化脂肪分解为脂肪酸和甘油。血液中 LPS 主要来自胰腺，少量来自胃肠黏膜。常用比浊法和分光光度法检测。

【参考区间】　比浊法：< 110U/L。

【临床意义】　主要用于急性胰腺炎的诊断及与其他急腹症的鉴别。

（1）急性胰腺炎发病后 24h 内升高，其升高比 AMY 明显，持续时间较 AMY 长，常为 7 ～ 10d。LPS 诊断急性胰腺炎灵敏度可达 82% ～ 100%，且特异性高于 AMY，两者联合检测诊断急性胰腺炎灵敏度可达 95%。

（2）非胰腺性急腹症 LPS 不升高。

（3）各种原因导致的脂肪组织破坏，血清 LPS 可稍增高。

案例 6-22-3

　　男性，40 岁。因"上腹痛伴呕吐 1d"入院。患者 1d 前饱食后出现上腹痛，放射到后腰背处，伴大汗、恶心、呕吐，呕吐物为胃内容物。既往无特殊异常情况。

　　体格检查：体温 38.0℃，急病面容，双手抱膝体位，腹软，上腹部偏左压痛、反跳痛，无肌紧张，墨菲征阴性，移动性浊音阴性。实验室检查：血 AMY 1746U/L，LPS 512U/L。

　　问题：

　　1.患者初步诊断是什么？诊断依据是什么？

　　2.为何要同时测定 AMY 及 LPS？

案例 6-22-3 分析

　　1.患者初步诊断为急性胰腺炎。

　　诊断依据：①患者饱食后出现上腹部持续性疼痛，向背部放射，伴呕吐 1d；②体格检查：体温 38.0℃，腹软，上腹部偏左压痛、反跳痛；③ AMY 及 LPS 均升高。

　　2.血淀粉酶诊断胰腺疾病灵敏度高而特异性较低，在急性胰腺炎时上升快，下降也快，持续时间短，对早期就诊患者有重要诊断价值。脂肪酶特异性较淀粉酶高，且窗口期较长，对就诊的患者有重要诊断价值，与血淀粉酶有互补作用。

第五节　血清电解质检测

一、血钾检测

　　钾离子 98% 分布于细胞内液，是细胞内的主要阳离子，少量存在于细胞外液，血钾实际反映细胞外液钾离子浓度。常用离子选择电极法和紫外分光光度法检测。

　　【参考区间】　3.5～5.3mmol/L。

　　【临床意义】　血钾超过 5.3mmol/L 时称为高钾血症（hyperkalemia）。血钾低于 3.5mmol/L 时称为低钾血症（hypokalemia）（表 6-22-6）。

　　【评价】　红细胞内钾约为血浆的 20 倍，因此，溶血标本可导致血钾偏高。血液离体后红细胞能量代谢受抑制，细胞膜上 Na^+-K^+-ATP 酶不能正常运转，细胞内逸出的钾不能被转运回细胞内，因此标本采集后未及时检测或未及时分离血浆或血清，也可导致血钾结果偏高。

表 6-22-6　血钾异常原因及机制

低钾血症	高钾血症
摄入不足	摄入过多
消耗性疾病、长期低钾饮食、禁食、吸收障碍等	输注大量库存血、补钾速度过快、高钾饮食等
排出过多	排泄障碍
①严重呕吐、腹泻等从胃肠道丢失 ②肾病、醛固酮增多症等引起肾性失钾 ③长期使用呋塞米等排钾利尿药	①急性肾衰竭的少尿期或慢性肾衰竭等，肾小球滤过功能减退导致肾小球排钾减少 ②肾上腺皮质功能减退症和长期使用保钾利尿药 ③远端肾小管泌钾功能障碍，如系统性红斑狼疮等
分布异常	分布异常
细胞外钾内移，如碱中毒、大量应用胰岛素等	细胞内钾外移，如重度溶血、大面积烧伤、缺氧、酸中毒、洋地黄类药物、血浆晶体渗透压升高等

二、血钠测定

　　钠是细胞外液的主要阳离子，44% 存在于细胞外液，9% 存在于细胞内液，47% 存在于骨骼中。血清钠主要功能在于保持细胞外液容量、维持渗透压及酸碱平衡，并具有维持肌肉、神经正常应激作用。常用离子选择电极法和紫外分光光度法。

　　【参考区间】　137～147mmol/L。

【临床意义】 血清钠超过 147mmol/L，并伴有血液渗透压增高者，称为高钠血症（hypernatremia）。血清钠低于 137mmol/L 称为低钠血症（hyponatremia）（表6-22-7）。

表 6-22-7 血钠异常原因及机制

低钠血症	高钠血症
摄入不足	摄入过多
长期低钠饮食、饥饿、营养不良等	进食过量钠盐或注射高渗盐水、心肺复苏时输入过多碳酸氢钠等
排出过多	水分比例失衡
①胃肠道丢失：幽门梗阻、呕吐、腹泻等 ②肾性丢失：慢性肾衰竭多尿期、大量应用利尿药等 ③皮肤失钠：大面积烧伤、大量出汗只补充水分未补充钠等	①水分摄入不足 ②水分丢失过多：如大量出汗、烧伤、渗透性利尿等
内分泌疾病	内分泌疾病
尿崩症、肾上腺皮质功能减退症等	肾上腺皮质功能亢进症，如库欣综合征、原发性醛固酮增多症等

三、血氯检测

氯是细胞外液的主要阴离子，但细胞内外均有分布。常用离子选择电极法检测。

【参考区间】 96 ～ 108mmol/L。

【临床意义】 血清氯超过 108mmol/L 称为高氯血症（hyperchloremia），发病机制和原因见表6-22-8。血氯低于 95mmol/L 称为低氯血症（hypochloremia），常见于摄入不足，如饥饿、营养不良、长期低盐饮食等；氯的丢失常伴随于钠的丢失，因此导致钠丢失，如严重呕吐、腹泻，以及应用噻嗪类利尿药、醛固酮分泌不足等均可导致血氯降低。另外，呼吸性酸中毒时 HCO_3^- 增高，氯重吸收减少也可导致血氯降低。

表 6-22-8 高氯血症原因及机制

机制	原因
摄入过多	食入或静脉注射过多的 NaCl
排泄减少	尿路梗阻及急、慢性肾衰竭少尿期，以及心功能不全等
血液浓缩	反复呕吐、腹泻，以及大量出汗等导致水分丧失
代偿性增高	呼吸性碱中毒时 HCO_3^- 减少，血氯代偿性增高

四、血钙检测

钙是人体含量最多的金属宏量元素，同时是骨组织的主要无机元素（以磷酸钙或碳酸钙的形式存在），血钙含量很少，仅约占人体钙含量1%。血清钙由 3 部分组成，即游离或离子钙、蛋白结合钙（大部分与白蛋白结合，不具有生理功能）、复合结合钙（主要与其他阴离子如磷酸盐等结合）。检测血钙水平对了解骨代谢及骨代谢紊乱性疾病有重要意义。常用离子选择电极法和邻甲酚酞络合酮分光光度法检测。

【参考区间】 总钙：2.20 ～ 2.70mmol/L；离子钙：1.10 ～ 1.34mmol/L。

【临床意义】 血清钙超过 2.70mmol/L 称为高钙血症（hypercalcemia）。血清钙低于 2.20mmol/L 称为低钙血症（hypocalcemia）。当血清总钙浓度超过 3.50mmol/L 时出现的极度消耗、代谢性脑病和胃肠道症状，称为高钙血症危象。血钙异常的原因及机制见表6-22-9。

五、血磷检测

体内的磷除以磷酸钙的形式沉积于骨骼中，大部分磷是以有机大分子（如磷脂、磷蛋白等有机磷）形式存在，难以检测。细胞外液有少量以磷酸盐形式存在的无机磷（Pi），临床检测血磷通常是指血浆中的无机磷。常用磷钼酸法和酶法检测。

【参考区间】 0.85 ～ 1.51mmol/L。

表 6-22-9　血钙异常原因及机制

低钙血症	高钙血症
成骨作用增强	溶骨作用增强
甲状旁腺功能减退症	①原发性甲状旁腺功能亢进症、恶性肿瘤骨转移
	②多发性骨髓瘤、骨肉瘤
	③急性骨萎缩、骨折后等
摄入不足	摄入过多
长期低钙饮食	静脉输入钙过多
吸收不良	吸收增加
乳糜泻或小肠吸收不良综合征、胆汁淤积性黄疸等影响钙及维生素 D 吸收	大量应用维生素 D、维生素 D 中毒等
其他	其他
慢性肾衰竭、肾性佝偻病及急性坏死性胰腺炎	急性肾衰竭多尿期，沉积于软组织的钙大量释放

【临床意义】

（1）高磷血症：多见于维生素 D 中毒、甲状旁腺功能减低症、急慢性肾功能不全、多发性骨髓瘤、糖尿病等。

（2）低磷血症：多见于维生素 D 缺乏、甲状腺功能亢进症、肾上腺皮质功能不全、抗维生素 D 佝偻病等。

（3）血磷与血钙之间的关系：健康人血磷与血钙有一定浓度关系，即正常人的钙、磷浓度（mg/dl）乘积为 36 ～ 40。当疾病引起血钙升高，则血磷降低，当乘积过低时可发生佝偻病或软骨病；乘积超过 40 时，钙磷可以骨盐的形式沉积在骨组织中。

一般情况下，低钙血症伴高磷血症者，常见于甲状旁腺功能减退症、肾功能不全；伴低磷血症则多见于继发性甲状旁腺功能亢进症、骨软化症、维生素 D 缺乏症等。

案例 6-22-4

男性，62 岁。3 年前体格检查时发现高钙血症，未诉明显不适，X 线检查未见异常。实验室检查：Na^+ 142mmol/L，K^+ 3.6mmol/L，Cl^- 110mmol/L，Ca^{2+} 2.92mmol/L，Pi 0.75mmol/L，ALP 72U/L。未进行特殊诊治。此后 3 年，患者一直存在高血钙，后来发展为肾结石，遂至医院进一步诊治。实验室检测：Ca^{2+} 2.89mmol/L，ALP 67U/L，PTH 8.0mmol/L。骨骼 X 线检测示骨膜下侵蚀影。进一步行颈部 X 线检测示胸骨切迹上甲状旁腺腺瘤。

问题：

1. 患者应考虑何诊断？

2. 诊断依据有哪些？

案例 6-22-4 分析

1. 患者应诊断为原发性甲状旁腺功能亢进症。

2. 诊断依据为：①根据影像学检测示甲状旁腺腺瘤；②患者血钙长时间中等程度升高；③血浆 PTH 升高；④血磷降低。

第六节　内分泌功能测定

内分泌系统通过合成和分泌各种激素（hormone）并在神经系统的调节下对机体基本生命活动及各种功能活动发挥作用。激素一般是与靶细胞受体或细胞内受体结合，引起信号转导并最终产生生物学效应，各种激素在血液中浓度很低，一般在 nmol/L 甚至 pmol/L 数量级，激素水平较小变化就可导致生理功能较大变化。有些激素只对特定的靶器官或靶细胞发挥作用，如促甲状腺激素只作用于甲状腺。有些激素作用范围广泛，如生长激素、甲状腺激素等。

激素可以经过血液循环对远处或经过组织液对近旁组织细胞的功能进行调节，分别称为远距分泌和旁分泌（paracrine）；如果激素分泌及作用对象均为同一细胞则称为自分泌（autocrine）。激素分泌调节机制主要有下丘脑 - 腺垂体 - 靶腺轴的调节、反馈调节（feedback）

和神经调节，通过对激素合成和分泌水平的调节，维持人体内环境相对稳定和机体正常的生理功能。

一、垂体激素检测

垂体可分为神经垂体和腺垂体，分泌的激素均为肽或糖蛋白。腺垂体激素主要包括生长激素、促肾上腺皮质激素、促甲状腺激素、卵泡刺激素、黄体生成素、催乳素等。神经垂体激素在下丘脑视上核及视旁核合成后沿神经轴突流向神经垂体的神经末梢，包括抗利尿激素、催产素。

（一）促甲状腺激素测定

促甲状腺激素（thyroid stimulating hormone，TSH）是腺垂体分泌的重要激素。TSH 与甲状腺滤泡上皮细胞膜上的 TSH 受体结合，刺激甲状腺细胞发育、合成和分泌甲状腺激素。TSH 受促甲状腺素释放素（thyrotropin releasing hormone，TRH）的调节。常用化学发光法检测。

【参考区间】 成人（CLIA 法）：0.34 ～ 5.60mU/L。

【临床意义】 TSH 是诊断原发性和继发性甲状腺功能减退症（甲减）的最重要指标。由于 TSH 不与血浆蛋白结合，并且在测定时干扰因素比甲状腺激素少，因此被认为是甲状腺功能紊乱的首选检测指标。

（1）TSH 增高：主要见于原发性甲状腺功能减退症。原发性甲减时，T_3、T_4 分泌减少，负反馈刺激垂体分泌 TSH 增加。也可见于异源性 TSH 分泌综合征，单纯性甲状腺肿、腺垂体功能亢进、甲状腺炎等。服用甲状腺激素治疗甲减时，TSH 也可作为判断疗效的指标。

（2）TSH 减低：常见于甲状腺功能亢进症（甲亢）、继发性甲状腺功能减退症（TRH 分泌不足）等。也可见于过量应用糖皮质激素和抗甲状腺药。

（二）促肾上腺皮质激素测定

促肾上腺皮质激素（adrenocorticotropic hormone，ACTH）是腺垂体分泌的一种多肽激素，其合成和释放受促肾上腺皮质激素释放激素（corticotropin releasing hormone，CRH）的调节，其分泌表现为脉冲式及昼夜节律性（夜间水平低，清晨达分泌高峰）。ACTH 主要作用于肾上腺皮质，刺激肾上腺皮质合成和分泌糖皮质激素、盐皮质激素和雄激素。

【参考区间】 上午 7：00 ～ 10：00：7.2 ～ 63.3ng/L。

【临床意义】 ACTH 检测常与皮质醇测定结合用于肾上腺皮质功能紊乱性疾病的鉴别诊断。

（1）ACTH 增高：常见于原发性肾上腺皮质功能减退症、先天性肾上腺皮质增生、异源性 ACTH 综合征等。

（2）ACTH 减低：常见于腺垂体功能减退、原发性肾上腺皮质功能亢进症等。

（三）生长激素测定

生长激素（growth hormone，GH）是由腺垂体分泌的一种单链多肽激素，是腺垂体中含量最丰富的一种激素，其合成和释放受生长激素释放激素（growth hormone releasing hormone，GHRH）、生长抑素（somatostatin）、多巴胺、去甲肾上腺素等调节。GH 分泌呈脉冲式和有明显的昼夜节律，睡眠后分泌增高，深睡眠期达到高峰。GH 的生理作用主要是促进机体生长发育、促进蛋白质合成、促进释放分解、升高血糖等。

【参考值】 成年男性：0.003 ～ 0.971μg/L；成年女性：0.010 ～ 3.607μg/L。

【临床意义】

（1）GH 增高：主要见于垂体肿瘤所致的巨人症和肢端肥大症（图 6-22-5）。也可见于异源性 GHRH 或 GH 综合征。

（2）GH 减低：主要见于垂体性侏儒症、垂体功能减退症、遗传性 GH 缺乏等。

二、甲状腺激素及相关指标检测

甲状腺激素具有重要的生理功能，参与人体生长发育和糖、蛋白质、脂质的代谢，对神经系统、内分泌系统及生殖功能也有一定的影响。甲状腺激素受下丘脑 - 垂体的调控，又可对下丘脑 - 垂体进行反馈调节，从而维持甲状腺激素水平的稳态（图 6-22-6）。

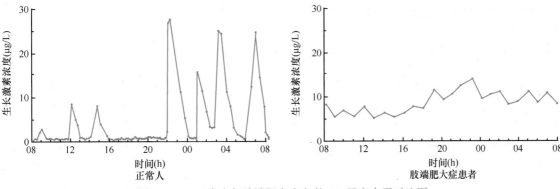

图 6-22-5　正常人与肢端肥大症患者 GH 昼夜水平对比图

（一）甲状腺激素检测

1. 血清甲状腺激素测定　甲状腺激素（thyroxine）又称四碘甲状腺原氨酸（3，5，3'，5'-tetraiodothyronine，T_4）。T_4 与甲状腺结合球蛋白（thyroid-binding globulin，TBG）结合储存在甲状腺滤泡中，在 TSH 的调节下释放。外周血中 99% 以上的 T_4 以与血清蛋白质（主要是 TBG）结合的形式存在，仅约 0.04% 是具有生物活性的游离甲状腺素（free thyroxine，FT_4），两者之和为总 T_4（TT_4）。常用化学发光法或放射免疫法检测。

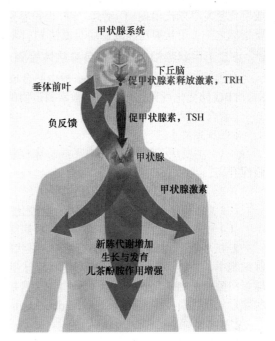

图 6-22-6　甲状腺激素分泌及调控系统

【参考区间】　成人 TT_4：66 ～ 181nmol/L。

【临床意义】　甲状腺激素是甲状腺功能检查的最基本筛选指标。甲状腺功能亢进症治疗过程中，TT_4 反应最灵敏，但其在血清中水平受 TBG 及其结合力的影响。对于常规甲状腺功能紊乱评价项目而言，FT_4 优于 TT_4。

（1）TT_4 升高：常见于甲状腺功能亢进症、部分急性甲状腺炎、肥胖等。血清中 TBG 在妊娠、病毒性肝炎和服用雌激素、避孕药等情况下升高，TT_4 也相应升高。

（2）TT_4 减低：见于甲状腺功能减退症、TBG 减少、甲状腺炎、长期服用糖皮质激素等。血清 TBG 在低蛋白血症、应用雄激素或泼尼松时降低，TT_4 也随之减低。

2. 血清游离甲状腺素（FT_4）测定

【参考区间】　成人 FT_4：12.0 ～ 22.0pmol/L。

【临床意义】　FT_4 不受 TBG 浓度和结合特性变化的影响，是反映甲状腺激素活性更好的指标，对诊断甲状腺功能亢进症（甲亢）的灵敏度明显优于 TT_4。当 TBG 正常时，血清 FT_4 意义基本等同于 TT_4。另外，检测 FT_4 对甲状腺功能减退症（甲减）的诊断价值高于 FT_3。

3. 血清三碘甲状腺原氨酸测定　三碘甲状腺原氨酸（triiodothyronine，T_3），主要是 T_4 在肝和肾脱碘后转变成 3，5，3'- 三碘甲状腺原氨酸，少量由甲状腺直接分泌，是甲状腺对各种靶器官作用的主要激素。T_3 含量是 T_4 的 1/10，活性是其 3 ～ 4 倍。与 T_4 类似，99% 以上 T_3 与 TBG 结合，有生物活性的游离 T_3（free triiodothyronine，FT_3）约占 4%，两者之和为总 T_3（TT_3）。

【参考区间】　成人 TT_3：1.3 ～ 3.1nmol/L。

【临床意义】

（1）TT_3 增高：TT_3 是诊断甲亢最灵敏的指标。甲亢时 TT_3 高出正常人 4 倍，是诊断 T_3 型甲状腺功能亢进症的一种特异性指标。T_3 型甲亢是指患者血清 TT_4 正常而只有 TT_3 水平显著升高的甲亢，在功能亢进性甲状腺瘤或多发性甲状腺结节性肿大患者中较多见。

（2）TT_3 降低：甲减时 TT_3 降低，但由于甲状腺仍然具有产生激素的能力，所以 TT_3 降低不明显，因此 TT_3 不是检测甲减的灵敏指标。

同样，TT_3 的检测也受 TGB 的影响。

4. 游离 T_3 测定 游离 T_3（FT_3）是 T_3 的生理活性形式，其优点是不受 TBG 的影响，是诊断甲亢较为灵敏的指标之一。

【参考区间】 成人 FT_3：$3.1 \sim 6.8$pmol/L。

【临床意义】 对伴有 TBG 变化者及疑似甲亢患者，FT_3 有优越的早期诊断价值。血清 FT_3 是诊断 T_3 型甲亢的一项重要指标。FT_3 减低可见于低 T_3 综合征（low T_3 syndrome）。

5. 血清反 T_3 测定 反 T_3（rT_3）也是 T_4 在甲状腺以外的组织器官（尤其是肝）中脱碘形成，与 T_3 结构基本相似。rT_3 浓度与血清中 T_3、T_4 成一定比例，rT_3 的活性仅为 T_4 的 10%。常用化学发光法检测。

【参考区间】 $0.54 \sim 1.46$nmol/L。

【临床意义】 rT_3 与 T_3、T_4 在各种甲状腺疾病中的变化基本一致，但某些甲状腺功能亢进症或甲亢复发早期仅出现 rT_3 增高。rT_3 也是鉴别甲状腺功能减退症和非甲状腺疾病等甲状腺异常的重要指标之一（甲状腺功能减退症时血清 rT_3 降低）。

（二）甲状腺相关蛋白及自身抗体检测

1. 血清 TBG 测定 TBG 是一种由肝合成的酸性糖蛋白，是人血浆中甲状腺激素的主要转运蛋白，TBG 的变化可导致总甲状腺激素测定值的改变。

【参考区间】 $13 \sim 30$mg/L。

【临床意义】

（1）主要用于评估 TSH 水平或临床症状与 T_3、T_4 不符的情况。血清 TBG 升高可导致 T_3、T_4 假性升高，此时 TSH 正常。

（2）甲减时 TBG 升高，但随病情好转，可逐渐恢复正常。

（3）某些肝病，如病毒性肝炎、肝硬化等 TBG 显著升高。

（4）甲亢、遗传性 TBG 减少症、肾病综合征和大量应用糖皮质激素可导致 TBG 减低。

2. 抗甲状腺过氧化物酶抗体测定 甲状腺过氧化物酶（thyroid peroxidase，TPO）存在于甲状腺细胞中，并表达在细胞表面，与甲状腺球蛋白有协同作用，在生物合成 T_3、T_4 过程中催化甲状腺球蛋白酪氨酸的碘化。TPO 是一种潜在自身抗原，自身免疫病引起的甲状腺炎常伴有外周血中抗甲状腺过氧化物酶抗体（thyroid peroxidase antibody，TPOAb）的升高。

【参考区间】 < 9U/ml。

【临床意义】 TPOAb 升高见于 90% 的慢性桥本甲状腺炎和 70% 的突眼性甲状腺肿患者。TPOAb 未增高不能排除自身免疫病，与其他抗甲状腺抗体同时检测可提高敏感性。TPOAb 增高程度一般与疾病严重程度无关。

3. 抗甲状腺球蛋白抗体测定 抗甲状腺球蛋白抗体（thyroglobulin antibody，TGAb）是甲状腺滤泡胶质中甲状腺球蛋白的自身抗体。

【参考区间】 < 4U/ml。

【临床意义】 在 60% $\sim$ 70% 的桥本甲状腺炎和原发性黏液性水肿患者中 TGAb 升高，也有一部分 Graves 病患者 TGAb 升高。其敏感性低于 TPOAb。

三、甲状旁腺激素测定

（一）甲状旁腺激素测定

甲状旁腺激素（parathyroid hormone，PTH）是甲状旁腺主细胞分泌的一种直链肽类激素。主要靶器官是肾、骨骼和肠道。PTH 的主要生理功能是拮抗降钙素、动员骨钙释放、加快磷酸盐的排泄和维生素 D 的活化等。以化学发光法或放射免疫法检测。

【参考区间】 $12 \sim 88$ng/L。

【临床意义】

（1）PTH 升高：是诊断甲状旁腺功能亢进症的主要依据。若 PTH 增高，同时伴有高钙血症和低磷血症，则为原发性甲状旁腺功能亢进症，多见于维生素 D 缺乏、肾衰竭等。PTH 增高也可见于肺癌、肾癌所致的异源性甲状旁腺功能亢进症。

（2）PTH 减低：主要见于甲状腺或甲状旁腺手术后、特发性甲状旁腺功能减退症等。

（二）降钙素测定

降钙素（calcitonin，CT）是由甲状腺 C 细胞分泌，主要作用是降低血钙和血磷，主要靶器官是骨骼，其次是肾。CT 浓度受血钙调节，当血钙升高时，CT 也升高。CT 与 PTH 对血钙的调节作用相反，共同维持体内血钙的稳定。检测以化学发光法为主。

【参考区间】　10.1 ～ 120.0ng/L。

【临床意义】

（1）CT 增高：是诊断甲状腺髓样癌很好的指标之一，对判断手术疗效及术后复发有重要意义。另外 CT 增高也见于燕麦细胞型肺癌、结肠癌、乳腺癌、严重骨病和肾病等。

（2）CT 降低：常见于甲状腺切除术后、重度甲状腺功能亢进症等。

四、肾上腺激素检测

（一）肾上腺皮质激素及其代谢产物检测

1. 血浆醛固酮检测　醛固酮（aldosterone，ALD）由肾上腺皮质球状带细胞合成分泌。醛固酮的分泌受肾素 - 血管紧张素 - 醛固酮的调节（图 6-22-7）。机体受到刺激时，垂体释放 ACTH 增加，促进醛固酮分泌，醛固酮作用于肾远曲小管和集合管上皮细胞，可增加 Na^+ 和水的重吸收，同时增加 K^+ 的排泄。醛固酮的浓度有昼夜变化规律，并受体位、饮食及肾素水平影响。以放射免疫法或化学发光法检测。

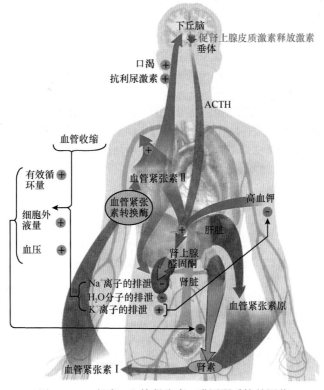

图 6-22-7　肾素 - 血管紧张素 - 醛固酮系统的调节

【参考区间】　100 ～ 1000pmol/L。

【临床意义】　主要用于醛固酮增多症的诊断（表 6-22-10）。

表 6-22-10　ALD 变化及临床意义

变化	临床意义
增高	①原发性醛固酮增多症，多数 ALD > 500pmol/L ②继发性醛固酮增多症（有效血容量减低、肾血流量减少所致），多数 ALD > 1000pmol/L ③肾上腺盐皮质激素过多综合征等
减少	①肾上腺皮质功能减退症、垂体功能减退症、高钠饮食等 ②药物影响：应用普萘洛尔、利舍平等

2. 尿 17- 羟皮质类固醇测定　尿 17- 羟皮质类固醇（17-hydroxycorticosteroids，17-OH）包括尿液中所有 C-17 上有羟基的类固醇物质，主要是肾上腺皮质分泌的糖皮质激素及其代谢产物，可间接反映肾上腺糖皮质激素分泌情况。由于糖皮质激素的分泌具有明显的昼夜节律性，因此通常检测 24h 尿 17-OH。以分光光度法检测。

【参考区间】　男性：21.28 ～ 34.48μmol/24h；女性：19.27 ～ 28.21μmol/24h。

【临床意义】

（1）尿 17-OH 升高：常见于肾上腺皮质功能亢进，如库欣综合征（cushing syndrome）、异源性 ACTH 综合征、先天性肾上腺皮质增生症、原发性肾上腺皮质肿瘤等。另外也可见于甲亢、肥胖、腺垂体功能亢进症等。

（2）尿 17-OH 减低：可见于原发性或继发性肾上腺皮质功能减退症、垂体功能减退症、甲状腺功能减退症、肝硬化等。

3. 尿 17- 酮类固醇测定　尿 17- 酮类固醇（17-ketosteroids，17-KS）包括尿液中所有 C-17 上为酮基的类固醇，是雄激素代谢产物的总称。女性及儿童尿 17-KS 几乎全部来自肾上腺皮质；男性则大部分来自肾上腺皮质，少部分来自睾丸。由于这些类固醇类物质的分泌具有昼夜节律性，因此通常检测 24h 尿 17-KS。以分光光度法检测。

【参考区间】　男性：28.5 ～ 61.8μmol/24h；女性：20.8 ～ 52.1μmol/24h。

【临床意义】　尿液 17-KS 的排泄提示肾上腺和性腺皮质类固醇合成速率。其临床意义与尿 17-OH 基本相同。但先天性缺乏 21- 羟化酶或 11-β- 羟化酶的患者，尿 17-OH 可无异常，而尿 17-KS 明显升高。

4. 皮质醇测定　皮质醇（cortisol）由肾上腺皮质束状带及网状带细胞合成，也是最主要的糖皮质激素。其分泌呈脉冲式，且有昼夜节律变化，早晨最高，午夜最低。皮质醇是体内调节糖代谢的重要激素之一，并可促进蛋白质及脂肪的分解；皮质醇刺激骨髓的造血功能，在机体应激反应中也起到重要作用。

皮质醇进入血液后 90% 以上与皮质醇转运球蛋白结合，其余具有生物活性的游离皮质醇较少，并随尿液排出。24h 尿液游离皮质醇（urine free cortisol UFC）不受节律性影响，更能反映肾上腺皮质分泌功能。血清皮质醇和 24h UFC 是作为筛选肾上腺皮质功能异常的首选指标。以化学发光法检测。

【参考区间】

血清皮质醇：8:00　6.7 ～ 22.6μg/dl；

　　　　　　　16:00　< 10μg/dl。

UFC：36 ～ 137μg/24h。

【临床意义】

（1）血清皮质醇和 24h UFC 升高：常见于肾上腺皮质功能亢进症、双侧肾上腺皮质增生或肿瘤、异源性 ACTH 综合征等，且血清浓度一般失去节律变化。早晨（8：00）无应激状态下皮质醇基础水平升高常提示库欣综合征。如果 24h UFC 边缘性升高，应进行低剂量地塞米松抑制试验，当 24h UFC < 276nmol/L 时，可排除肾上腺皮质功能亢进症。其他如肥胖、肝硬化、妊娠等皮质醇也可升高。

（2）血清皮质醇和 24h UFC 减低：常见于肾上腺皮质功能减退症、腺垂体功能减退症等，但一般存在昼夜节律变化。

（二）肾上腺髓质激素检测

肾上腺素（epinephrine，E）、去甲肾上腺素（norepinephrine，NE）、多巴胺（dopamine）是由肾上腺髓质嗜铬细胞分泌的儿茶酚胺（catecholamine，CA）类激素。肾上腺素及去甲肾上腺素的主要最终产物是尿 3- 甲氧基 -4- 羟苦杏仁酸（vanillymandelic acid，VMA）。采用高效液相色谱法、化学发光法检测。

【参考区间】　血浆 NE：≤ 163.0pg/ml；血浆 E：≤ 96.6pg/ml；尿儿茶酚胺以 NE 计算为 15 ～ 80μg/24h，以 E 计算为 0 ～ 20μg/24h，尿 VMA：2.0 ～ 7.0mg/24h。

【临床意义】

（1）CA 及 VMA 升高主要见于嗜铬细胞瘤，但发作期间 CA 多正常。另外，交感神经母细胞瘤、心肌梗死、高血压、甲亢、肾上腺髓质增生时也可升高。

（2）CA 及 VMA 降低主要见于 Addison 病。

笔记栏

五、性激素检测

性激素（sex hormone）是维持人体生理活动的重要激素。其主要生理作用包括影响胚胎发育、刺激性器官和生殖器官生长、维持性欲、促进性特征的出现并维持在正常状态，并且影响蛋白质的合成代谢、脂质代谢、骨骼代谢、红细胞生成等。性激素的主要分泌器官为睾丸、卵巢、子宫及肾上腺皮质。各种性激素的分泌活动受下丘脑 - 垂体的调控，性激素又可对其进行反馈调节，从而维持各种性激素的稳态。

（一）血浆睾酮测定

睾酮（testosterone）是体内最重要的雄激素，男性睾酮几乎全部在睾丸间质细胞线粒体内合成。血浆睾酮可反映睾丸分泌功能，血液中 98% 的睾酮以结合形式存在，仅有 2% 有生物活性的以游离形式存在。睾酮的分泌受下丘脑 - 垂体的调控（图 6-22-8），且分泌具有昼夜节律变化，早晨（8:00）为分泌高峰。其生理作用主要是促进生殖器官生长和发育、促进并维持男性第二性征的发育、维持前列腺及精囊的功能和生精作用，以及促进骨骼生长、红细胞的生成等。以电化学发光法检测。

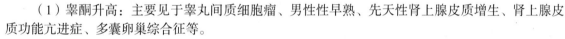

图 6-22-8　下丘脑 - 垂体 - 睾丸轴的调节

【参考区间】

男性：20 ～ 49 岁　2.49 ～ 9.36μg/L；

　　　≥ 50 岁　1.93 ～ 7.40μg/L。

女性：20 ～ 49 岁　0.084 ～ 0.481μg/L；

　　　≥ 50 岁　0.029 ～ 0.408μg/L。

【临床意义】

（1）睾酮升高：主要见于睾丸间质细胞瘤、男性性早熟、先天性肾上腺皮质增生、肾上腺皮质功能亢进症、多囊卵巢综合征等。

（2）睾酮降低：主要见于原发性小睾丸综合征（Klinefelter 综合征）、睾丸不发育、Kallmann 综合征、男性 Turner 综合征等，也可见于睾丸炎症、肿瘤、外伤等。严重的肝病、肾病都可引起血清睾酮水平下降。

（二）血浆孕酮测定

孕酮（progesterone）属于类固醇激素，主要在黄体的细胞及妊娠期的胎盘中形成，孕酮的浓度与黄体的生长与退化密切相关。在月经周期的卵泡前期可以降低，几乎测不出，在排卵前一天，孕酮开始升高。排卵后，黄体细胞大量分泌孕酮，使血中孕酮从卵泡期的平均 700ng/L 上升到黄体期的约 9700ng/L。孕酮在排卵后 6 ～ 8d 达到高峰，随后逐渐降低（孕酮随月经周期的变化见图 6-22-9）。孕酮的生理作用绝大多数是以雌激素作用为基础的，并对垂体分泌的某些激素起到调节作用，影响生殖器官生长发育和功能，促进乳腺发育，使基础体温升高。以化学发光法检测。

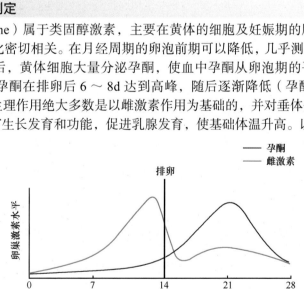

图 6-22-9　不同激素随月经周期变化

【参考区间】　见表 6-22-11。

表 6-22-11 血浆孕酮的参考区间

人群	血浆孕酮（μg/L）
成年男性	0.2 ～ 0.4
成年女性	
卵泡期	0.2 ～ 1.5
黄体期	1.7 ～ 27
孕妇	
妊娠早期	4.73 ～ 50.74
妊娠中期	19.41 ～ 45.30

【临床意义】

（1）孕酮升高：常见于葡萄胎、黄体化肿瘤、妊娠高血压综合征、卵巢肿瘤、多胎妊娠等。

（2）孕酮降低：可见于垂体功能衰竭、卵巢功能衰竭、黄体功能不全、胎盘发育不良等。

（三）雌二醇测定

雌二醇（estradiol，E_2）是雌激素的主要部分，由睾丸、卵巢和胎盘分泌。卵泡期主要由颗粒细胞和内膜细胞分泌，黄体期由黄体细胞分泌。妇女怀孕期间主要由胎盘产生（雌激素随月经周期的变化见图 6-22-9）。E_2 的生理作用主要是促进女性生殖器官发育，是卵泡发育、成熟和排卵的重要调节因素，促进子宫的发育和子宫内膜周期性变化及阴道生长发育；E_2 可促进乳腺发育，还可预防骨质疏松、降低低密度脂蛋白等。以化学发光法检测。

【参考区间】 见表 6-22-12。

表 6-22-12 血浆雌二醇的参考区间

	血浆 E_2（ng/L）
成年男性	7.63 ～ 42.6
成年女性	
卵泡期	12.5 ～ 166
黄体期	43.8 ～ 211
绝经期	5.00 ～ 54.7
妊娠前 3 个月	215 ～ 4300 及以上

【临床意义】

（1）E_2 升高：常见于女性性早熟、男性女性化、卵巢肿瘤及性腺母细胞瘤、垂体瘤等，由于雌激素在肝灭活，因此升高也可见于肝硬化等严重肝病。

（2）E_2 降低：各种原因所致的原发性性腺功能减退症，如卵巢发育不全，也可见于下丘脑和垂体病变所致的继发性性腺功能减退症等。E_2 可用于不孕症激素治疗的监测及卵巢功能的评价。卵泡期 < 10ng/L 提示无排卵周期。

（四）催乳素测定

催乳素（prolactin，PRL）测定是一种由垂体前叶腺嗜酸细胞分泌的蛋白质激素。主要作用为促进乳腺发育生长，刺激并维持泌乳，还有刺激卵泡 LH 受体生成等作用。胎儿垂体也能分泌、储存与释放 PRL，到分娩前几周，其在血中浓度达高峰。PRL 的分泌受下丘脑的 PRL 释放因子及 PRL 释放抑制因子的双重控制。在生理情况下，PRL 释放抑制因子起作用。吸吮乳头的动作，引起神经冲动经脊髓传入下丘脑，使 PRL 释放因子神经元兴奋，引起 PRL 分泌。以化学发光法检测。

【参考区间】 女性：2.5 ～ 14.6ng/ml；男性：2.3 ～ 11.5ng/ml。

【临床意义】

1. 生理学变异 生理性增加见于运动后、性交、妊娠、产后、吮乳、夜间睡眠、应激状态及月经周期中的分泌期。药理性增加见于使用氯丙嗪及其他吩噻嗪类药物、氟哌啶醇、三环抗抑郁药、利舍平、大剂量的雌激素、某些抗组胺药、α- 甲基多巴、合成的促甲状腺激素释放激素，以及一般麻醉药、精氨酸及胰岛素诱导的低血糖时。

2. 病理学变异 增加：见于垂体肿瘤、乳腺肿瘤、非功能性肿瘤、库欣综合征、肢端肥大症、垂体柄肿瘤、下丘脑肿瘤、肉芽肿、脑膜炎、Chiari-Fromel 综合征、肾衰竭、原发性甲状腺功能减退症合并促甲状腺激素释放激素增加、Nelson 综合征、肾上腺皮质功能减退症、肿瘤的异位生长（如垂体瘤肺转移）、胸壁损伤、外科手术、创伤、带状疱疹、闭经和闭经 - 溢乳综合征。减少：因乳腺癌切除垂体后，PRL 浓度下降。但不完全切除垂体时，血清 PRL 可增加。L- 多巴治疗后减少。

（五）促卵泡激素

促卵泡激素（follicle-stimulating hormone，FSH）是垂体前叶嗜碱性细胞分泌的一种糖蛋白类激素，它调控人体的发育、生长、青春期性成熟，以及与生殖相关的一系列生理过程，刺激生殖细胞的成熟。FSH 内部分裂的速度晚于其他细胞激素，主要作用为促进卵泡成熟。促进卵泡颗粒层细胞增生分化，促进整个卵巢长大发育。若作用于睾丸精曲小管，可促进精子形成。以化学发光法检测。

【参考区间】

男性：1.42 ～ 15.20U/L。

女性：卵泡期　1.37 ～ 9.90U/L；

　　　排卵期　6.17 ～ 17.20U/L；

　　　黄体期　1.09 ～ 9.20U/L；

　　　绝经期　19.30 ～ 100.60U/L。

【临床意义】

1. 增高　见于原发闭经、原发性性腺功能减退症、早期垂体前叶功能亢进、睾丸精原细胞瘤、Turner 综合征、Klinefelter 综合征等，以及摄入氯米芬、左旋多巴等药物。

2. 减低　见于雌激素或黄体酮治疗、继发性性腺功能减退症、希恩综合征（又称席汉综合征）、晚期垂体功能低下，以及摄入口服避孕药、性激素等药物。

特别说明：Turner 综合征是一种性染色体只有一条 X 染色体的遗传病（正常男性的性染色体应该是 XY 两条，正常女性的性染色体是 XX 两条）。Klinefelter 综合征是性染色体为 XXY 的一种遗传病，患者既有部分男性特征，又有部分女性特征。希恩综合征是因为垂体缺血性萎缩坏死，分泌激素功能减退后引起的一系列疾病。

（六）促黄体生成素

促黄体生成素（Luteinizing hormone，LH）是由腺垂体细胞分泌的一种糖蛋白类促性腺激素，可促进胆固醇在性腺细胞内转化为性激素。对于女性来说，与促卵泡激素共同作用促进卵泡成熟、分泌雌激素、排卵，以及黄体的生成和维持，分泌孕激素和雌激素。对于男性来说，促进睾丸间质细胞合成和释放睾酮。以化学发光分析法检测。

【参考区间】

男性：1.24 ～ 8.63mU/ml。

女性：卵泡期　2.12 ～ 10.89mU/ml；

　　　排卵期　19.18 ～ 103.03mU/ml；

　　　黄体期　1.20 ～ 12.86mU/ml；

　　　绝经期　10.87 ～ 58.64mU/ml。

【临床意义】

（1）血清 LH 与 FSH 联合检测：对于女性主要用于鉴别原发（卵巢性）闭经和继发（垂体性）闭经，后者血清 LH 降低。对于男性主要用于鉴别原发性睾丸功能低下和继发性睾丸功能低下。

（2）血清 LH 检测可鉴别青春期前儿童真性或假性性早熟。

（3）在月经周期中，LH 高峰一经出现，预示 24 ～ 36h 卵巢排卵，因此在月经中期监测血清 LH 峰值，可以确定最佳受孕时间。

（4）血清 LH 增高见于多囊卵巢综合征（持续性无排卵及雄激素过多等）、Turner 综合征、原发性性腺功能减退症、卵巢功能早衰、卵巢切除后及更年期综合征或绝经期妇女。

（5）长期服用避孕药、使用激素替代治疗后，LH 也可下降。

（王玉明）

第23章 临床常用免疫学检测

临床免疫学是免疫学的一个分支，是将现代免疫学技术应用于临床检验领域的一门学科，包括机体免疫功能的评价和免疫学方法的检测。随着免疫学和免疫学技术的发展，临床免疫学在临床诊断中的地位越来越重要，在感染性疾病、免疫系统疾病和肿瘤等疾病的诊断、辅助诊断、疗效观察和预后判断等方面都具有十分重要的作用。特别是新发传染性疾病的出现，对其提出了严峻的挑战，同时也为其发展提供了广阔的空间。

第一节 体液免疫检测

免疫球蛋白（immunoglobulin，Ig）是B淋巴细胞经抗原刺激，分化为浆细胞后合成和分泌的一类具有抗体活性或抗体样结构的球蛋白。Ig分布于血液、体液、外分泌液和部分细胞的膜上，主要执行机体的体液免疫。按功能和理化性质不同分为：IgG、IgA、IgM、IgD和IgE五大类，相对分子质量分别为：IgG 146 000、IgA 385 000、IgM 970 000、IgD 184 000、IgE 188 000。Ig的检测对疾病的诊断、鉴别诊断、治疗和一些免疫机制的研究有重要意义，Ig测定的常用检测方法有单向环状免疫扩散法（single radial immunodiffusion，SRID）、免疫比浊法、酶联免疫吸附测定（enzyme-linked immunosorbent assay，ELISA）等。

一、免疫球蛋白检测

（一）免疫球蛋白G检测

免疫球蛋白G（immunoglobulin G，IgG）是人血清中含量最高和最主要的一种免疫球蛋白，占总Ig的70%～80%。IgG于出生后3个月开始合成，3～5岁接近成人水平，半衰期为20～30d。它是唯一能通过胎盘的Ig，对病毒、细菌和寄生虫具有免疫作用。大多数抗菌、抗病毒及抗毒素的抗体都属于IgG类，一些自身抗体和引起Ⅱ、Ⅲ型超敏反应的抗体均属于此类抗体。

【参考区间】 成人血清：7.0～16.0g/L（免疫比浊法）。

【临床意义】

1. 生理性变化 不同年龄、性别的Ig含量不同。新生儿可通过胎盘获得母体IgG，故血清含量近于成人水平；婴幼儿因其体液免疫系统尚未成熟，Ig含量低于成人；女性稍高于男性。

2. IgG增高 IgG增高是再次免疫应答的标志，常见于各种感染性疾病、慢性肝病、淋巴瘤及自身免疫病，如慢性活动性肝炎、传染性单核细胞增多症、淋巴瘤、肺结核、链球菌感染，以及系统性红斑狼疮、类风湿关节炎、某些恶性肿瘤等。

3. IgG降低 常见于各种先天性和获得性免疫缺陷病、重链病、轻链病、肾病综合征、恶性肿瘤骨转移、病毒感染及服用免疫抑制药的患者。还可见于代谢性疾病，如甲状腺功能亢进症和严重胃肠道疾病及一些原发性肿瘤等。

（二）免疫球蛋白A检测

免疫球蛋白A（immunoglobulin A，IgA）主要由肠系膜淋巴组织中的浆细胞产生，占血清中总Ig的10%～15%，IgA分为血清型IgA和分泌型IgA（SIgA），后者在外分泌系统中有重要的免疫功能。呼吸道、消化道、泌尿道和生殖道的淋巴组织合成大量的SIgA，SIgA与这些部位的局部感染、炎症或肿瘤等病变密切相关。

【参考区间】 成人血清IgA为0.7～5.0g/L（免疫比浊法）；SIgA：唾液平均为0.3g/L，泪液为30～80g/L，初乳平均为5.06g/L，粪便平均为1.3g/L。

【临床意义】

1. 生理性变化 新生儿出生4～6个月开始合成IgA，儿童的IgA水平比成人低，且随年龄的增长而增加，到16岁前达到成人水平。

2. IgA增高 见于溃疡性结肠炎、系统性红斑狼疮、类风湿关节炎、肝硬化、过敏性紫癜、前列腺癌、皮肌炎及其他皮肤病等。在中毒性肝损伤时，IgA浓度水平与炎症程度相关。

3. IgA 降低　见于反复呼吸道感染、非 IgA 型多发性骨髓瘤、重链病、轻链病、原发性和继发性免疫缺陷病、自身免疫病和代谢性疾病等。

（三）免疫球蛋白 M 检测

免疫球蛋白 M（immunoglobulin M，IgM）是机体初次免疫应答反应中的 Ig，IgM 是机体出现最早，相对分子质量最大的 Ig，占血清总 Ig 的 10% ～ 15%，感染过程中血清 IgM 水平升高表明存在近期感染。

【参考区间】　成人血清：0.4 ～ 2.8g/L（免疫比浊法）。

【临床意义】

1. 生理性变化　IgM 是个体发育过程中最早合成和分泌的抗体，从孕 20 周起，胎儿自身合成大量的 IgM。胎儿和新生儿的 IgM 浓度为成人的 1/10，且随年龄的增长而增高，8 ～ 16 岁达到成人水平。

2. IgM 增高　见于病毒性肝炎初期、感染性疾病早期、肝硬化、类风湿关节炎和系统性红斑狼疮等。在原发性巨球蛋白血症时，IgM 明显增高。

3. IgM 降低　见于 IgG 型重链病、IgA 型多发性骨髓瘤、先天性免疫缺陷病、免疫抑制疗法后、淋巴系统肿瘤和肾病综合征及代谢性疾病等。

（四）免疫球蛋白 D 检测

免疫球蛋白 D（immunoglobulin D，IgD）在正常人血清中的浓度较低，仅占总 Ig 的 0.2%，为 0.04 ～ 0.4g/L，可在个体发育的任何时间出现。IgD 确切的生物学功能尚不明确，检测的临床意义较小。

【参考区间】　健康人血清中的 IgD 含量波动范围较大，一般成人血清 < 0.15g/L。

【临床意义】　病理性 IgD 增高多见于新生儿溶血病、败血症和亚急性甲状腺炎等。变态反应疾病中（如过敏性哮喘和皮炎）也可明显增高。在罕见的 IgD 型骨髓瘤患者血清中 IgD 水平可比健康人高数千到上万倍，故具有诊断价值。

（五）免疫球蛋白 E 检测

免疫球蛋白 E（immunoglobulin E，IgE）又称反应素或亲细胞抗体，是一种亲细胞性抗体，半衰期为 2.5d，是血清中最少的一种 Ig，约占血清总 Ig 的 0.002%；其合成部位主要是在呼吸道、消化道黏膜，故血清中的 IgE 浓度并不能代表体内 IgE 的整体水平。IgE 可通过其 Fc 片段与肥大细胞、嗜碱性粒细胞上的高亲和力 Fc 受体结合，激发肥大细胞、嗜碱性粒细胞脱颗粒，引起 I 型超敏反应，因此检测血清 IgE 对 I 型变态反应的诊断和过敏原的确定有重要价值。

【参考区间】　一般成人：< 100 IU/ml（免疫比浊法），IgE 的检测结果随年龄、种族及检测方法的不同而有所差异。

【临床意义】

1. 生理性变化　IgE 的检测结果与年龄、种族有关。

2. IgE 增高　见于各种变态反应性疾病，如异位性皮炎、过敏性哮喘、变应性鼻炎、间质性肺炎、荨麻疹、嗜酸性粒细胞增多症、疱疹样皮炎、寄生虫感染，以及 IgE 型多发性骨髓瘤、重链病、肝病、结节病、类风湿关节炎等。

3. IgE 降低　见于恶性肿瘤、长期使用免疫抑制药及先天性或获得性丙种球蛋白缺乏症等。

（六）血清异常免疫球蛋白检测

1. M 蛋白检测　M 蛋白（monoclonal protein，MP）即单克隆免疫球蛋白（monoclonal immunoglobulin），是浆细胞或 B 淋巴细胞单克隆恶性增殖所产生的一种异常免疫球蛋白，其本质是一种免疫球蛋白或免疫球蛋白的片段，一般不具有抗体活性。因临床上多出现于多发性骨髓瘤（multiple myeloma，MM）、巨球蛋白血症（macroglobulinemia）和恶性淋巴瘤（malignant lymphoma）患者的血或尿中，故称为 M 蛋白。M 蛋白产生的机制尚不清楚，目前认为与环境、遗传因素等有关。M 蛋白的检测方法主要有血清蛋白电泳、免疫电泳和免疫比浊法等。

【参考区间】　定性：阴性。

【临床意义】

（1）多发性骨髓瘤：约 99% 的多发性骨髓瘤患者的血、尿或两者均可出现 M 蛋白。

（2）巨球蛋白血症：属于慢性淋巴细胞、浆细胞的恶性肿瘤，特点是血中出现大量单克隆 IgM。

笔记栏

（3）重链病（heavy chain disease，HCD）：其M蛋白的实质是免疫球蛋白重链的合成异常增多。已知的类型有γ、α、μ和δ四型，以δ重链病最为多见。

（4）半分子病（Half-molecular immunoglobulin disease）：由免疫球蛋白的一条重链和一条轻链构成的半个Ig分子的单克隆蛋白片段异常增生而导致的疾病。

（5）恶性淋巴瘤：患者血中可检出M蛋白。

2. 冷球蛋白检测　冷球蛋白（cryoglobulin，CG）即冷免疫球蛋白（cryoimmunoglobulin），是血清中的一种特殊的蛋白质，在37℃以下（一般0～4℃）时易发生沉淀，在37℃时又可再溶解的病理性免疫球蛋白。检测主要依据冷球蛋白37℃溶解，4℃时又可发生可逆性沉淀的物理特性进行检测。

【参考区间】

定性：阴性。

定量：冷球蛋白比容＜0.4%；冷球蛋白蛋白质浓度＜80mg/L。

【临床意义】　冷球蛋白可直接堵塞血管并通过形成的免疫复合物激活补体系统，导致炎症反应，故常引起全身性血管炎，最常见的为小动脉炎或静脉炎。其临床表现有紫癜、荨麻疹、雷诺现象、关节痛（70%）、膜增殖性肾小球肾炎（10%～30%）或腹痛（20%）。冷球蛋白血症可分为原发性、继发性与家族性3种。继发性多见于胶原病、淋巴增殖性疾病，如淋巴瘤、多发性骨髓瘤和巨球蛋白血症等肿瘤和自身免疫病及各种传染性疾病。

二、补体检测

补体（complement，C）是存在于人和脊椎动物血清及组织液中的一组具有酶活性的蛋白质，包括30多种可溶性蛋白质及膜结合蛋白，统称为补体系统，广泛参与机体免疫防御及免疫调节。血清补体的测定包括总补体溶血活性测定、补体旁路途径溶血活性测定、补体单一成分测定等。

（一）血清总补体溶血活性检测

总补体溶血活性（complement hemolysis 50%，CH_{50}）反映的是补体9种成分（C1～C9）的综合水平。溶血素（抗体）致敏的绵羊红细胞（抗原抗体复合物）激活待测血清中的C1，进而引起补体活化的连锁反应，在绵羊红细胞上形成多分子的聚合物，影响绵羊红细胞膜表面的结构与功能，最终导致绵羊红细胞溶解。在一定范围内溶血程度与补体量呈正相关，为S形曲线关系，一般以50%溶血率作为判断指标（CH_{50}）。

【参考区间】　50～100U/ml。

【临床意义】　总补体溶血活性测定主要反映补体（C1～C9）经典途径的活化能力。

1. CH_{50}升高　见于急性炎症，如风湿热、皮肌炎、结节性动脉周围炎、急性传染病等；急性组织损伤，如心肌梗死等；某些恶性肿瘤及妊娠等。

2. CH_{50}减低　补体消耗过多，如急性肾小球肾炎、系统性红斑狼疮合并肾小球肾炎；补体丢失过多，如大面积烧伤、肾病综合征；补体合成减少，如病毒性肝炎、肝硬化等；先天性补体缺乏症等。

（二）补体旁路途径溶血活性检测

该实验主要检测的是参与补体旁路活化的成分，即补体C3、C5～C9及D、B、P、H、I因子活性。在反应体系中加入乙二醇双氨基四乙酸（EGTA）与血浆中的钙螯合，EGTA与Mg^{2+}的结合能力很弱，故经典途径被封闭。用兔红细胞直接激活血清中的B因子而引起补体旁路途径活化，致使兔红细胞溶解，其溶血程度与补体旁路途径的活性呈正相关，但不呈直线关系，而是呈S形曲线关系，故也用50%溶血率作为判断指标。

【参考区间】　16.3～27.1U/ml。

【临床意义】

1. 溶血活性增高　见于某些自身免疫病、甲状腺功能亢进症、感染、肾病综合征、慢性肾炎、肿瘤等。

2. 溶血活性降低　见于急性肾炎、肝硬化、慢性活动性肝炎等。

（三）补体单一成分检测

1. 补体C1q检测　补体C1q（complement 1q，C1q）是构成补体C1的重要成分，可结合免疫复合物或抗体非依赖性 C1 激活剂，从而启动补体活化的经典途径。C1q 检测的常用方法是凝集法和单向免疫扩散法。

【参考区间】 乳胶凝集法：阴性；免疫扩散法：实验室应根据所用的检测方法采用相应的参考区间。如使用文献或说明书提供的参考区间，使用前应加以验证。。

【临床意义】

（1）C1q 含量增加：见于骨髓炎、类风湿关节炎、系统性红斑狼疮、血管炎、痛风、硬皮病、活动期过敏性紫癜、慢性疲劳综合征等。

（2）C1q 含量降低：见于系统性红斑狼疮、混合性结缔组织病活动期、重度营养不良、肾病综合征、重度联合免疫缺陷病等。

2. 补体 C3 检测 补体 C3（complement 3，C3）是血清中含量最高的一种补体成分，主要由巨噬细胞和肝合成，是补体经典途径和旁路途径活化的一种关键成分。补体 C3 测定通常采用免疫比浊法。

【参考区间】 免疫比浊法：$0.9 \sim 1.8g/L$。

【临床意义】

（1）C3 含量增高：见于急性炎症、传染病早期、肿瘤、排斥反应等，如风湿热急性期、心肌炎、心肌梗死、关节炎等。

（2）C3 含量降低：见于严重类风湿关节炎、急性肾小球肾炎早期及晚期、基膜增生型肾小球肾炎、慢性活动性肝炎、肝硬化、肝癌、活动性红斑狼疮、冷球蛋白血症等。

3. 补体 C4 检测 补体 C4（complement 4，C4）由肝、吞噬细胞合成，是 C1 酯酶的底物。在 Mg^{2+} 的参与下，C4 裂解为 C4a 和 C4b 两个片段，参与补体经典途径的激活。C4 的测定方法同补体 C3。

【参考区间】 免疫比浊法：$0.1 \sim 0.4g/L$。

【临床意义】

（1）C4 含量增高：见于风湿热的急性期、结节性动脉周围炎、皮肌炎和组织损伤等。

（2）C4 含量降低：见于自身免疫性肝炎、系统性红斑狼疮、多发性硬化症、类风湿关节炎、肾病、亚急性硬化性全脑炎、多发性骨髓瘤、IgA 肾病等。

4. B 因子检测 B 因子（factor B，BF）是参与补体旁路活化的一个重要成分，不耐热，56℃ 30min 即可灭活，电泳表现为 β 球蛋白。B 因子可被活化的 D 因子裂解成 Ba、Bb 两个片段，后者可与 C3b 结合构成旁路途径的 C3 转化酶。B 因子是补体旁路活化途径中的一个重要成分，又称 G 激活剂前体，多采用单向免疫扩散法测定，也可用免疫比浊法测定。

【参考区间】 免疫比浊法：$0.025 \sim 0.05g/L$；单向免疫扩散法：$0.1 \sim 0.4g/L$。

【临床意义】 同 C1q 相似。

（1）增高：见于某些自身免疫病、肾病综合征、慢性肾炎、恶性肿瘤。

（2）减低：见于肝病、急性肾小球肾炎、自身免疫性溶血性贫血。

第二节 细胞免疫功能检查

淋巴细胞是组成机体免疫系统的主要细胞群体，占外周血白细胞总数的 20%～40%。淋巴细胞可分为表型和功能不同的群体，如 T 淋巴细胞、B 淋巴细胞、NK 细胞等。这些淋巴细胞及其亚群在免疫应答过程中相互协作、相互制约，共同完成对抗原物质的识别、应答和清除等功能，从而维持机体内环境的稳定。

一、T 淋巴细胞检测

（一）T 淋巴细胞测定

T 淋巴细胞是由一群功能不同的淋巴细胞组成，在形态学上难以区分，但是可以借助其细胞膜表面分子的不同加以区别，这些膜表面分子即为 T 淋巴细胞的表面标志。

1. T 淋巴细胞总数测定 T 淋巴细胞表面标志物众多，其中 CD3 是所有成熟 T 淋巴细胞的特有标志，表达于所有成熟 T 淋巴细胞的表面，故 CD3 的数量就可以代表 T 淋巴细胞总数。目前对 T 淋巴细胞总数的检测方法主要有流式细胞术（flow cytometry，FCM）和免疫荧光法等。流式细胞术检测 T 淋巴细胞总数是利用荧光素标记抗 CD3 单克隆抗体，对细胞进行染色后，用流式细胞仪进行检测；免疫荧光法是首先分离外周血单个核细胞，再加入荧光素标记的抗 T 淋巴细胞表面标志的单克隆抗体，孵育 20 ～ 30min 后，用荧光显微镜进行计数，并计算出阳性细胞的百分率。

【参考区间】 目前国内尚无统一的参考区间，一般的参考区间为流式细胞术：61% ～ 85%；免疫荧光法：52.3% ～ 73.9%。

【临床意义】

（1）升高：见于甲状腺功能亢进症、淋巴细胞性甲状腺炎、传染性单核细胞增多症、某些急性淋巴细胞白血病、重症肌无力、慢性活动性肝炎、系统性红斑狼疮活动期及器官移植排斥反应等。

（2）降低：主要见于免疫缺陷病，如获得性免疫缺陷综合征（acquired immunodeficiency syndrome，AIDS）、恶性肿瘤、联合免疫缺陷病、某些自身免疫病、某些病毒感染、大面积烧伤、多发性神经炎等。

2. T 淋巴细胞亚群测定 人类 T 淋巴细胞膜表面有多种特异性抗原，WHO（1986）统称为白细胞分化抗原（cluster differentiation，CD）。如 CD3 抗原几乎存在于所有的成熟 T 细胞上，用以代表 T 细胞；CD4 是辅助性 T 淋巴细胞的标志（Th）；CD8 是细胞毒性 T 淋巴细胞或抑制 T 细胞（Ts）的标志等。应用这些细胞的单克隆抗体与 T 细胞表面抗原结合后，再与荧光标记二抗（兔或羊抗鼠 IgG）发生反应，在流式细胞仪中或荧光显微镜下计数 CD 阳性细胞的百分率。

【参考区间】 目前国内尚无统一的参考区间，一般建议的参考区间为，流式细胞术：CD3$^+$T 淋巴细胞为 61% ～ 85%，CD4$^+$T 淋巴细胞为 28% ～ 58%，CD8$^+$T 淋巴细胞为 19% ～ 48%，CD4/CD8（Th/Ts）为 1.5 ～ 2.5；免疫荧光法：CD3$^+$T 淋巴细胞为 52.3% ～ 73.9%，CD4$^+$T 淋巴细胞为 33.3% ～ 52.3%，CD8$^+$T 淋巴细胞为 11.0% ～ 22.8%，CD4/CD8 值为 1.5 ～ 2.9。

【临床意义】

（1）CD4$^+$T 淋巴细胞：升高见于类风湿关节炎活动期、病毒感染早期等；降低见于巨细胞病毒感染、慢性活动性肝炎、恶性肿瘤、遗传性免疫缺陷症、AIDS、使用免疫抑制药的患者。CD4$^+$淋巴细胞绝对值的变化可用于获得性免疫缺陷综合征的免疫状况分析、疗效观察及预后判断。

（2）CD8$^+$T 淋巴细胞：升高见于传染性单核细胞增多症急性期、巨细胞病毒感染及慢性乙型肝炎；减低见于类风湿关节炎、重症肌无力、胰岛素依赖型糖尿病、自身免疫病或变态反应性疾病。

（3）CD4/CD8 值：增高见于类风湿关节炎活动期、系统性红斑狼疮及器官移植后的排斥反应，若 CD4/CD8 较移植前明显增高，则可能发生排斥反应；减低见于 AIDS、急性巨细胞病毒感染、传染性单核细胞增多症，其中 AIDS 显著降低，多在 0.5 以下。

（二）B 淋巴细胞检测

1. B 淋巴细胞膜表面免疫球蛋白检测 B 淋巴细胞膜表面免疫球蛋白（surface membrane immunoglobulin，SmIg）又称 B 淋巴细胞受体（BcR），是 B 淋巴细胞的特征性表面标志。B 淋巴细胞上的 SmIg 可分为：SmIgG、SmIgM、SmIgA、SmIgD 和 SmIgE。检测常采用荧光素标记抗体的免疫荧光法和免疫酶技术。

【参考区间】 目前国内尚无统一的参考区间，一般建议的参考区间为，免疫荧光法：SmIg 阳性细胞总数为 16% ～ 28%；SmIgG 阳性细胞为 4% ～ 13%；SmIgM 阳性细胞为 7% ～ 13%；SmIgA 阳性细胞为 1% ～ 4%；SmIgD 阳性细胞为 5% ～ 8%；SmIgE 阳性细胞为 0% ～ 1.5%。

【临床意义】

（1）SmIg 阳性细胞升高：常见于 B 细胞恶性增殖性疾病，如毛细胞白血病、慢性淋巴细胞白血病、巨球蛋白血症等。

（2）SmIg 阳性细胞降低：主要与体液免疫缺陷有关，常见于慢性丙种球蛋白缺乏症、重度联合免疫缺陷病等。

2. B 淋巴细胞分化抗原检测 B 淋巴细胞表面有多种分化抗原，如 CD19、CD20、CD21、CD22 等。应用上述抗原的单克隆抗体，分别与 B 淋巴细胞表面抗原结合，通过免疫荧光法、免疫酶标法或流式细胞技术进行检测，可分别检测 CD19、CD20、CD21、CD22 阳性细胞百分率和 B 淋巴细胞数。

【参考区间】 流式细胞术：CD19 阳性细胞为 8.01% ～ 15.47%。

【临床意义】

（1）CD19 阳性细胞增多：提示 B 细胞增殖增加，见于 B 细胞恶性增殖性疾病，如急性淋巴细胞白血病、慢性淋巴细胞白血病、多发性骨髓瘤和 Burkitt 淋巴瘤等。

（2）CD19 阳性细胞降低：见于体液免疫缺陷病，如无丙种球蛋白血症、化疗或应用免疫抑制药后。

二、淋巴细胞功能检测

（一）T 淋巴细胞转化试验

检测 T 淋巴细胞转化为 T 淋巴细胞母细胞能力的试验，称为淋巴细胞转化试验，可以反映 T 淋巴细胞的免疫功能。

T 淋巴细胞与植物血凝素（phytohemagglutinin，PHA）、刀豆蛋白（concanavalin A，ConA）等非特异性有丝分裂原或特异性抗原（曾经致敏 T 淋巴细胞的抗原）在体外共同培养时，T 淋巴细胞被 PHA 或 ConA 激活，代谢活跃，蛋白质、DNA、RNA 的合成增加，转化为淋巴母细胞。计数 T 淋巴细胞及转化的淋巴母细胞数可得出转化的百分率。常用的检测方法：形态学计数法、^{3}H-TdR 掺入法及 MTT 比色法等。

【参考区间】　①形态学计数法：T 淋巴细胞转化率为 52.5% ～ 67.7%，低于 50% 为转化低下。②^{3}H-TdR 掺入法：刺激指数（SI）=测定组 cpm 均值 / 对照组 cpm 均值。刺激指数 SI ＞ 2 为有意义，SI ＜ 2 为淋巴细胞转化率降低。③ MTT 比色法：SI ＞ 2 有临床意义。

【临床意义】　同 T 淋巴细胞花环形成试验。本试验主要用于体外检测 T 细胞的功能，反映机体的细胞免疫水平；也用于观察疾病的疗效和判断预后。

（二）混合淋巴细胞反应

将两个无关个体的淋巴细胞混合培养时，由于不同个体 MHC 等位基因差异，双方淋巴细胞会以对方为抗原发生反应，T 淋巴细胞发生转化，此为双向混合淋巴细胞反应（mixed lymphocyte reaction，MLR）。提供抗原刺激的细胞为 B 细胞与单核巨噬细胞，反应细胞为 T 淋巴细胞。如果在混合培养前将一方的淋巴细胞经过丝裂霉素 C 或 γ 射线处理，保留其 MHC 分子的抗原，抑制其分裂能力，则为单向混合淋巴细胞反应。观察混合淋巴细胞反应的方法有两种，即形态学法和 ^{3}H-TdR 掺入法，原理同 T 淋巴细胞转化试验。

【参考区间】
形态学法：淋巴细胞转化率 ＜ 5% 为阴性；＞ 10% 为阳性。
^{3}H-TdR 掺入法：实验组 cpm 值＞对照组 cpm 值的 10% 为阳性。

【临床意义】
（1）反映机体整体的细胞免疫功能水平。
（2）用于 HLA 的细胞学分型，预测细胞介导的移植排斥反应，供体与受体淋巴细胞混合反应能力越低，证明供体与受体 HLA 抗原差异越小，移植后存活率越高。一般转化率 ＜ 5% 可进行器官移植，如若配合使用免疫抑制药转化率 ＜ 10% 也可进行器官移植。

（三）NK 细胞活性测定

NK 细胞即自然杀伤细胞（nature killer cell，NK），是一类大颗粒淋巴细胞，介导天然免疫应答。NK 细胞表面无抗原识别受体，不依赖抗体和补体即能直接杀伤多种肿瘤细胞，特别是造血系统肿瘤细胞及受病毒感染的细胞和细胞内寄生菌感染细胞等。故 NK 细胞活性是反映机体免疫功能的一项重要指标，在机体早期抗肿瘤和抗感染免疫中发挥着重要作用。NK 细胞活性的测定方法有乳酸脱氢酶释放法或流式细胞仪分析，乳酸脱氢酶释放法为间接反映 NK 细胞的活性，结果用细胞毒指数表示。

【参考区间】　目前国内尚无统一的参考区间，一般建议：
细胞毒指数：27.5% ～ 52.5%。
流式细胞术法：7.9% ～ 19.7%。

【临床意义】　NK 细胞活性可作为判断机体抗肿瘤和抗病毒感染的指标之一。

1. NK 细胞活性升高　见于病毒感染早期、唐氏综合征、接受器官移植者、宿主抗移植物反应强烈者。

2. NK 细胞活性降低　见于恶性肿瘤、重度联合免疫缺陷病、获得性免疫缺陷综合征和使用免疫抑制药等。

3. 肿瘤疗效观察及预后判断 结肠癌、鼻咽癌等实体瘤患者机体免疫功能受损，NK 细胞活性下降，经临床治疗后 NK 细胞活性上升，提示治疗有效。

三、细胞因子检测

细胞因子（cytokine，CK）是由活化的免疫细胞或某些基质细胞分泌的，具有生物活性，能介导和调节免疫反应、炎症反应的小分子多肽。细胞因子的种类较多，可分为白细胞介素、集落刺激因子、干扰素、肿瘤坏死因子、转化生长因子、趋化因子等。细胞因子测定常用的方法：免疫学检测法、生物学测定法、分子生物学测定法和单个细胞产生细胞因子测定法等。

（一）白细胞介素检测

1. IL-2 检测 IL-2 即白细胞介素 -2，主要是由活化的 $CD4^+$ 淋巴细胞产生，通过自分泌和旁分泌作用于分泌 IL-2 的细胞本身或邻近的 $CD4^+$ 和 $CD8^+$ 淋巴细胞，IL-2 是机体免疫网络中最重要的调节因子，在免疫应答、免疫调节及抗肿瘤免疫中具有重要作用。因此，IL-2 活性的检测已成为评价机体免疫功能的重要指标之一。检测血清中 IL-2 含量常用 ELISA 法。

【参考区间】 目前国内尚无统一的参考区间，如使用文献或说明书提供的参考区间，使用前应加以验证。

【临床意义】

（1）IL-2 升高：主要见于肿瘤、心血管疾病和肝病等，器官移植后出现早期排斥反应时 IL-2 也会升高。

（2）IL-2 产生低下：主要见于系统性红斑狼疮、活动性类风湿关节炎、获得性免疫缺陷综合征、持续性全身淋巴腺病（PGL）、I 型糖尿病、活动性黑热病、尖锐湿疣等。接受免疫抑制治疗者和老年人 IL-2 产生也明显下降。

2. IL-6 检测 IL-6 由多种淋巴类和非淋巴类细胞产生，具有多种生物学功能，在机体的免疫应答、骨髓造血及炎症反应中起重要作用。检测血清中 IL-6 含量常用 ELISA 法。

【参考区间】 目前国内尚无统一的参考区间，一般为 < 10ng/L。

【临床意义】 IL-6 水平升高见于：①多克隆 B 细胞激活或自身免疫病，如类风湿关节炎、获得性免疫缺陷综合征、系统性红斑狼疮、Reiter 综合征、硬皮病、酒精性肝硬化、膜性增生性肾小球肾炎、银屑病；②淋巴细胞系肿瘤，如多发性骨髓瘤、淋巴瘤、霍奇金病、Kaposi 肉瘤，以及心脏黏液瘤、宫颈癌；③其他，如烧伤、急性感染、移植物排斥反应等。

3. IL-8 检测 IL-8 由单核巨噬细胞、成纤维细胞、上皮细胞和内皮细胞等多种细胞产生，其生物学活性主要是激活中性粒细胞。检测血清中 IL-8 含量常用 ELISA 法。

【参考区间】 目前国内尚无统一的参考区间，一般为 < 10ng/L（ELISA 法）。

【临床意义】 血清 IL-8 水平升高见于慢性斑状银屑病、类风湿关节炎、麻风、自发性肺纤维化和成人呼吸窘迫综合征患者。

4. IL-10 检测 IL-10 由辅助性 T 细胞亚群 Th1 和 Th2、巨噬细胞、B 细胞和角质细胞产生。其生物活性广泛，可选择性地抑制单核巨噬细胞的某些功能，对 T 细胞、B 细胞等的功能亦有明显影响。

【参考区间】 目前国内尚无统一的参考区间，如使用文献或说明书提供的参考区间，使用前应加以验证。

【临床意义】 黑色素瘤、非霍奇金淋巴瘤、卵巢癌、肾小球疾病、慢性肾衰竭等患者血清 IL-10 水平升高，其病理、生理及临床意义未明。

（二）肿瘤坏死因子检测

肿瘤坏死因子（tumor necrosis factor, TNF）包括 α 和 β 两种类型，虽然产生的细胞类型不尽相同，但能与相同的受体结合，故两者的生物学活性极其相似。此外，两者又包括膜结合型与分泌型两种形式。

【参考区间】 目前国内尚无统一的参考区间，一般总 TNF-α 为 < 20ng/L（ELISA 法）。

【临床意义】

（1）正常人血清中通常检测不到 TNF 活性，病理情况下，TNF-α 水平升高见于：慢性类风湿关节炎、多发性硬化症、恶性肿瘤及肾移植患者发生排斥反应时。

（2）革兰阴性杆菌或脑膜炎奈瑟菌引起的弥散性血管内凝血、中毒性休克。

（3）病毒性暴发性肝衰竭时外周血细胞产生的 TNF 活性升高，且与病情程度相关。

（4）获得性免疫缺陷综合征（AIDS）患者单核细胞培养上清液和血清中 TNF-α 水平升高。

（三）干扰素 -γ 检测

干扰素（interferon-γ，IFN-γ）是机体一类重要的细胞因子，具有广谱抗病毒、抗肿瘤及免疫调节功能，根据干扰素细胞来源不同、理化性质和生物学活性的差异，可分为 IFN-α、IFN-β、IFN-γ。IFN-γ 主要由活化 T 细胞和 NK 细胞产生，检测方法主要有 ELISA、放射免疫法。

【参考区间】 目前国内尚无统一的参考区间，ELISA 法为 1 ～ 4U/ml。

【临床意义】 与 IL-2 相似，IFN-γ 有着广泛的生物学活性。

（1）IFN-γ 能诱导单核细胞、巨噬细胞、血管内皮细胞等 MHC Ⅱ类分子的表达，使其参与抗原递呈和特异性免疫识别的过程，促进巨噬细胞对病原微生物的杀伤作用。

（2）IFN-γ 能诱导细胞对病毒感染产生多种抗病毒蛋白，增强机体免疫活性细胞对病原体的杀伤作用，并协同促进机体对病毒感染细胞的清除，也可通过干扰病毒基因转录或病毒蛋白组分的翻译，从而阻止或限制病毒感染。

（3）IFN-γ 能够干扰细胞周期，抑制细胞增殖与生长，有着重要的抗肿瘤作用。实体瘤患者外周血淋巴细胞产生干扰素的能力明显降低；细胞免疫缺陷的患者产生 IFN-γ 的能力下降，如 AIDS 患者，这也是导致致死性病毒感染的原因之一。

（4）类风湿关节炎、硬皮病、活动性红斑狼疮等自身免疫病患者血清中的 IFN-γ 水平明显上升，而非自身免疫病患者血清中很少能查到 IFN-γ 的改变，因此血清 IFN-γ 水平测定能区分是否患自身免疫病，以及了解疾病的活动期。

第三节 肿瘤标志物检测

肿瘤标志物（tumor marker，TM）是指肿瘤在发生和发展过程中，由肿瘤细胞合成和释放，或者是由机体对肿瘤细胞产生和（或）升高的一类物质，存在于血液、体液、细胞或组织中。肿瘤标志物的检测对肿瘤的筛查、辅助和鉴别诊断、预后判断、疗效观察及复发预测等方面具有一定的价值。检测的方法主要有化学发光免疫分析（chemiluminescent immunoassay，CLIA）、电化学发光免疫分析（electrochemiluminescent immunoassay，ECLIA）、RIA、ELISA、分子生物学等方法。

一、蛋白质类肿瘤标志物

（一）甲胎蛋白检测

甲胎蛋白（alpha fetoprotein，AFP）是胎儿发育早期，由肝和卵黄囊合成的一种糖蛋白。出生后，AFP 的合成很快受到抑制并逐渐消失。正常成人血清中含量极微，肝细胞恶变时，含量可明显升高。检测血清中 AFP 是临床上诊断肝癌的重要指标。

【参考区间】 一般血清 AFP ＜ 25μg/L，使用不同的方法和不同的试剂盒检测结果可能会有差异。

【临床意义】

（1）原发性肝细胞癌患者血清中 AFP 明显升高，若以血清含量大于 400μg/L 为诊断阈值，其诊断原发性肝细胞癌的阳性率可达 60% ～ 80%，但 AFP 阴性不能排除肝癌，约有 18% 的原发性肝癌患者 AFP 不升高。若 AFP ＞ 200μg/L，持续 8 周，ALT 正常，排除妊娠、生殖胚胎恶性肿瘤，则倾向于原发性肝癌的诊断。AFP 对原发性肝细胞癌的诊断具有较高的价值，但无特异性，故 AFP 含量升高需结合临床加以判断。

（2）病毒性肝炎、肝硬化时 AFP 可有不同程度的升高，但升高水平常小于 300μg/L。

（3）生殖腺恶性肿瘤患者血清中 AFP 可见升高，如睾丸癌、卵巢癌、畸胎瘤等。

（4）妊娠 3 ～ 4 个月的孕妇 AFP 开始升高，7 ～ 8 个月时达高峰，但一般都低于 400μg/L，分娩后 3 周恢复正常。孕妇血清中 AFP 异常升高应考虑胎儿有神经管缺损畸形的可能。

（二）甲胎蛋白异质体（AFP-L3）检测

AFP 是一种糖蛋白，其结构中所含的碳水化合物的构象，形成了 AFP 的各种异质体，根据其与植物血凝素（如小扁豆凝集素、刀豆素、豌豆凝集素）等的亲和力不同，可以区分不同的 AFP 糖链结构，这种糖链结构的不同导致与植物血凝素的亲和力不同的 AFP 称为 AFP 异质体。其中 AFP

异质体（alpha-fetoprotein variant，AFP-L3）是重要的肝癌诊断指标，AFP-L3 对肝癌的诊断特异性高于 AFP，但敏感性与 AFP 无明显差异，两者联合可提高原发性肝细胞癌诊断的准确性。AFP-L3 的检测方法主要包括亲和交叉免疫电泳法、亲和电泳印迹法和亲和吸附离心管法。前 2 种为经典方法，吸附离心管法为推荐方法。

【参考区间】　AFP-L3%（AFP-L3/ 总 AFP）＜ 10%。

【临床意义】

（1）用于肝癌的辅助诊断时，AFP-L3 值与总 AFP 值无相关性，是独立于总 AFP 值的肝癌辅助诊断指标。AFP-L3 ＞ 10% 应高度怀疑肝癌的存在，但 AFP-L3 为低值时不能否定肝癌的存在，因为有 15% ～ 30% 的 AFP 阳性肝癌患者 AFP-L3 ＜ 10%。此外，某些肝良性疾病，如急性肝炎、暴发性或重症肝炎、自身免疫性肝炎等也可能会出现 AFP-L3 的升高，建议与其他检查手段联合使用，综合判断。

（2）AFP-L3 可用于区别原发性肝细胞癌与非原发性肝癌或良性肝病引起的 AFP 升高，目前认为 AFP-L3 ＞ 25% 提示为原发性肝细胞癌。

（3）AFP-L3 连续监测可用于原发性肝细胞癌治疗疗效、复发转移的监测和预后的判断。

（4）AFP-L3 与提示肝细胞癌预后不良的组织学特征的相关性较 AFP 更强。

（三）癌胚抗原检测

癌胚抗原（carcinoembryonic antigen，CEA）是一种富含多糖的蛋白复合物，最初发现于成人结肠癌组织中。胚胎期主要存在于胎儿的胃肠管、胰腺和肝，妊娠 6 个月以后含量逐渐减少，出生后降至正常水平。CEA 是一种广谱肿瘤标志物，尽管不是诊断某种恶性肿瘤的特异性指标，但在恶性肿瘤的鉴别诊断、病情监测、疗效评价等方面仍有着重要的临床价值。常用的检测方法是ELISA、CLIA 和 ECLIA 定量分析法。

【参考区间】　血清 CEA ＜ 5μg/L。

【临床意义】

（1）CEA 升高常见于由内胚层分化来的恶性肿瘤，尤其是消化道腺体肿瘤，如结直肠癌、胃癌中有较高的阳性率。乳腺癌、肺腺癌、肝癌、卵巢黏液性囊腺癌、甲状腺髓样癌等也会升高。

（2）某些良性肿瘤，如直肠息肉、结肠炎、肝硬化、肝炎等，CEA 可呈现一过性的轻度增高。5% ～ 10% 的吸烟人群也可见 CEA 轻度升高。

（3）血清 CEA 连续随访检测，可用于恶性肿瘤手术后的疗效观察及预后判断，也可用于对化疗患者的疗效观察。一般情况下，病情好转时血清 CEA 浓度下降，病情恶化时升高。

（四）细胞角蛋白 19 片段检测

细胞角蛋白 19（cytokeratin 19，CYK-19）是角蛋白家族中最小的成员，广泛分布于鳞状和层状上皮之中。当上皮细胞癌变时蛋白酶激活加速细胞降解，CYK-19 可溶性片段（CYFRA21-1）释放入血，与单克隆抗体 KS19.1 和 BM19.21 发生特异性结合，是非小细胞肺癌的首选肿瘤标志物。

【参考区间】　血清 CYFRA21-1 ＜ 3.3ng/ml（ECLIA 法）。

【临床意义】

（1）CYFRA21-1 是诊断肺小细胞肺癌最敏感的 TM，对不同组织类型的肺小细胞肺癌诊断敏感性不同，鳞癌、腺癌、大细胞癌诊断敏感性分别为 67%、46% 和 67%。但 CYFRA21-1 在大多数上皮和间质肿瘤中也会升高，因此其肿瘤特异性较差。

（2）CYFRA21-1 血清浓度随分期增加而升高，与肿瘤恶性程度和转移一致，可作为肺癌治疗后复发的有效指标，还可作为预测化疗敏感性的指标。高浓度的 CYFRA21-1 与疗效差相关；治疗有效时，CYFRA21-1 浓度迅速降低；血清浓度下降后又升高，则提示疾病复发。

（3）CYFRA21-1 在一些良性疾病和急、慢性感染情况下也会出现升高，如肺炎、结核病、肝硬化、肾衰竭等。

（五）鳞状上皮细胞癌抗原检测

鳞状上皮细胞癌抗原（squamous cell carcinoma antigen，SCC）是一种从子宫颈鳞状细胞癌组织中分离出来的糖蛋白，属于肿瘤相关抗原 TA-4 亚型，存在于鳞状细胞癌的胞质中，是一种较好的鳞癌肿瘤标志物。

【参考区间】　血清 SCC ＜ 1.5μg/L。

【临床意义】

（1）SCC 是最早用于诊断鳞癌的肿瘤标志物，血清中 SCC 水平增高可见于 83% 的宫颈癌、25%～75% 的肺鳞状细胞癌、30% 的 I 期食管癌、89% 的 III 期食管癌。也可见于卵巢癌、子宫癌和头颈部鳞状上皮细胞癌。

（2）临床上常用于检测上述恶性肿瘤的治疗效果、复发、转移和评价预后。

（3）SCC 升高也可见于一些皮肤病，如湿疹、银屑病及肾衰竭患者。此外标本处理过程中汗液和唾液的污染也是导致结果假阳性的常见原因。

（六）促胃液素释放肽前体检测

促胃液素释放肽（gastrin-releasing peptide，GRP）是于 1978 年从猪的胃组织中分离出的一种具有促进胃液素分泌作用的脑肠肽，促胃液素释放肽前体（progastrin-releasing peptide，ProGRP）是 GRP 的前体结构，主要表达于胃肠道、呼吸道和中枢神经系统。ProGRP 被广泛用于临床 SCLC 的辅助诊断、疗效监测及预后评估。

【参考区间】　血清 ProGRP ＜ 65pg/ml（ECLIA 法）。

【临床意义】

（1）ProGRP 对 SCLC 的诊断敏感性为 47%～86%，特异性接近 100%。如果 ProGRP ＞ 150pg/ml，应首先考虑 SCLC 或神经内分泌肿瘤。如果没有肾功能受损，ProGRP 浓度＞200pg/ml 要高度怀疑肺癌，大于 300pg/ml 尤其考虑 SCLC。ProGRP 对于 SCLC 的特异性优于 NSE，两者联合可提高对 SCLC 诊断的敏感度。

（2）一些良性疾病，如肝病和胸腔积液也可以导致 ProGRP 的少量增加，通常＜100pg/ml。ProGRP 在其他良性疾病升高的情况较少，如果有也通常＜100pg/ml。肾衰竭是造成 ProGRP 假阳性的主要原因。

（七）前列腺特异抗原检测

前列腺特异抗原（prostate specific antigen，PSA）是一种由前列腺上皮细胞分泌产生的单链糖蛋白，存在于前列腺管道的上皮细胞中，正常人血清 PSA 含量极微。前列腺癌患者正常腺管结构遭到破坏，血清中 PSA 含量明显升高。近年研究发现，血清总 PSA（T-PSA）中有 80% 的 PSA 以各种结合形式存在，称为复合 PSA（C-PSA）；20% 的 PSA 以未结合的形式存在，称为游离 PSA（F-PSA）。总 PSA、游离 PSA 及 F-PSA/T-PSA 值是目前协助前列腺癌临床诊断、治疗监测的有效指标。

【参考区间】　T-PSA ＜ 4.0μg/L，F-PSA ＜ 0.8μg/L，F-PSA/T-PSA 值＞0.25。

【临床意义】

（1）PSA 是最重要的前列腺癌肿瘤标志物，在临床上广泛用于前列腺癌的检测和诊治，但不具有肿瘤特异性，不能用于评价肿瘤的侵袭性，只能用于最严重的前列腺癌的检测。因为 PSA 几乎和所有的前列腺疾病相关，如前列腺增生、前列腺炎，肾和泌尿生殖系统的疾病也会引起血清 T-PSA 和 F-PSA 轻度升高，必须结合其他检查进行鉴别。

（2）前列腺癌患者血清 PSA 水平显著升高，50%～80% 的病例 T-PSA ＞ 4.0μg/L。T-PSA 的血清浓度和阳性率随病程的进展而增高。前列腺癌手术后，T-PSA 浓度可逐渐降至正常，若手术后 T-PSA 浓度不下降或下降后再次升高，应考虑肿瘤转移或复发。因此，PSA 测定可作为监测前列腺癌病情变化和疗效的重要指标。

（3）F-PSA/T-PSA 值可避免年龄及良性前列腺疾病的影响，尤其在 T-PSA 为 4.0～10.0μg/L 时比值测定更有意义。前列腺癌患者比值明显降低，通常＜0.1，前列腺增生患者比值则＞0.25，可借此来鉴别前列腺癌患者和前列腺增生。

（八）人附睾蛋白4检测

人附睾蛋白 4（human epididymis protein 4，HE4）是 1991 年由 Kirchhoff 等从人的附睾中克隆出的一种酸性蛋白。HE4 可分泌入体液，正常卵巢不表达，在恶性肿瘤中高表达，多见于卵巢癌、子宫内膜癌，少见于肺腺癌及间皮瘤。

【参考区间】　血清 HE4 ＜ 105pmol/L（ECLIA 法），不同年龄、性别、种族和方法的检测结果有差异。

【临床意义】

（1）HE4 可作为 CA125 单项检测卵巢癌的很好补充，且在盆腔良、恶性疾病鉴别诊断中明显

笔记栏

优于 CA125。HE4 辅助诊断早期上皮性卵巢癌的敏感性约为 72.9%，特异度为 95%，特异度优于 CA125。

（2）CA125 和 HE4 联合测定，有助于提高对盆腔恶性肿瘤的诊断。根据患者的绝经状态，通过下面的公式可计算卵巢癌风险预测模型（risk of ovarian malignacy algorthm，ROMA）指数，用于评估女性患上皮性卵巢癌的风险。

$$ROMA 指数 = expPI/[1+expPI] \times 100$$

绝经期前预测指数（predictive index，PI）：

$$PI = -12.0 + 2.38 \times LN[HE4] + 0.0626 \times LN[CA125]$$

绝经期后 PI：

$$PI = -8.09 + 1.04 \times LN[HE4] + 0.732 \times LN[CA125]$$

绝经期前、绝经期后 ROMA 指数高于临界值判为高风险。

对于绝经前的患者，ROMA 指数诊断卵巢癌的敏感度平均为 76.0%，特异度约为 85.1%；而在绝经后的患者中，其敏感度约为 90.6%，特异度约为 79.4%。

二、糖蛋白类肿瘤标志物

（一）糖类抗原 125 测定

糖类抗原 125（carbohydrate antigen 125，CA125）是一种大分子的多聚糖蛋白，在正常人组织中含量极低，主要存在于上皮性卵巢癌组织和患者的血清中。CA125 主要用于辅助诊断恶性浆液性卵巢癌、上皮性卵巢癌，同时也是卵巢癌手术和化疗后疗效观察的指标。

【参考区间】 血清 CA125 < 35U/ml。

【临床意义】

（1）卵巢癌患者血清 CA125 水平显著升高，其阳性率高达 90%，故对诊断卵巢癌有较大临床价值，尤其对观察治疗效果和判断复发较为灵敏。临床上可依据 CA125 的浓度变化，选用化疗药的疗程和全面监测病情变化。血清 CA125 持续增高常与进行性恶性疾病的疗效不佳有关；如 CA125 水平下降，提示预后良好和治疗有效。

（2）宫颈癌、乳腺癌、胰腺癌、胆管癌、肝癌、胃癌、结肠癌、肺癌等也可出现阳性反应。

（3）3%～6% 的良性卵巢瘤、子宫肌瘤患者血清 CA125 有时也会明显升高，但多数不超过 100U/ml。

（4）肝硬化失代偿期血清 CA125 明显升高。

（二）糖类抗原 -50 测定

糖类抗原 50（carbohydrate antigen-50，CA-50）是一种肿瘤糖类相关抗原，主要由唾液酸糖脂和唾液酸糖蛋白组成，存在于结肠、直肠、空肠、回肠、肺、胰、胆囊、膀胱、子宫及肝等肿瘤组织中。正常人组织不产生 CA-50，常在多种上皮类恶性肿瘤患者体液和组织中出现。

【参考区间】 血清 CA-50 < 24U/ml。

【临床意义】

（1）增高见于 87% 的胰腺癌、80% 的胆（管）囊癌、73% 的原发性肝癌、50% 的卵巢癌，以及 20% 的结肠癌、乳腺癌、子宫癌等。

（2）动态观察其水平变化对判断肿瘤治疗疗效、监测复发及预后判断具有一定价值。

（3）在慢性肝病时，CA-50 也可升高。

（三）糖类抗原 72-4 测定

糖类抗原 72-4（carbohydrate antigen 72-4，CA72-4）是一种糖蛋白抗原，是胃肠道和卵巢肿瘤的标志。

【参考区间】 血清 CA72-4 < 6.9U/ml（ECLIA 法）。

【临床意义】

（1）CA72-4 增高见于 67% 的卵巢癌、47% 的大肠癌、45% 的胃癌、40% 的乳腺癌、42% 的胰腺癌。

（2）CA72-4 和 CA125 联合检测，对诊断原发性和复发性卵巢癌的特异性可达 100%。

（3）正常人和良性胃肠道疾病患者 CA72-4 的阳性率分别为 3.5% 和 6.7%。

（四）糖类抗原 19-9 测定

糖类抗原 19-9（carbohydrate antigen 19-9，CA19-9）是一种糖蛋白，胚胎期分布于胎儿的胰腺、肝、胆囊和肠道等组织；在成人的胰、胆等部位也有少量存在，是存在于血液循环中的胃肠癌相关抗原，正常人血清中含量甚微。

【参考区间】　血清 CA19-9 ＜ 37U/ml。

【临床意义】

（1）CA19-9 是诊断胰腺癌患者较好的标志物，血清 CA19-9 ＞ 70U/ml 时，可作为胰腺癌的诊断指标之一。胰腺癌血清 CA19-9 浓度显著升高，慢性胰腺炎正常或轻度升高，故有助于鉴别胰腺癌与慢性胰腺炎。

（2）胆囊癌、胆管癌 CA19-9 的阳性率为 85% 左右，可用于鉴别胰腺癌、胆管癌合并黄疸与胆汁淤积性黄疸，一般后者的 CA19-9 ＜ 100U/ml。

（3）胃癌、结肠癌 CA19-9 的阳性率为 40%，直肠癌为 30% ～ 50%。

（4）急性胰腺炎、胆汁淤积性胆管炎、胆石症、急性肝炎、肝硬化等，血清 CA19-9 也可出现不同程度的升高。

（5）CA19-9 检测可用于胰腺癌、结直肠癌、胃癌和肝癌等各种胃肠道恶性肿瘤的治疗监测。若在治疗后血清 CA19-9 浓度仍居高不下，则说明可能存在潜在转移或肿瘤残余；持续增高则与恶性疾病的发展和疗效低下有关；浓度下降说明预后较好。

（五）糖类抗原 15-3 测定

糖类抗原 15-3（carbohydrate antigen 15-3，CA15-3）是由抗原决定簇、糖和多肽组成的糖蛋白，是一种乳腺癌相关抗原。在乳腺癌患者的血清中可见 CA15-3 的水平明显升高，对乳腺癌有重要的辅助诊断作用。

【参考区间】　血清 CA15-3 ＜ 28U/ml。

【临床意义】

（1）30% ～ 50% 的乳腺癌患者可见 CA15-3 明显升高，但在早期乳腺癌时，阳性率仅为 20% ～ 30%。CA15-3 常用于乳腺癌的疗效监测，如果血清水平未能恢复正常提示尚有肿瘤残留，而肿瘤复发时，在出现明显的临床症状之前，通常都伴有血清 CA15-3 的升高；CA15-3 对乳腺癌的特异性要高于 CEA，两者联合用于乳腺癌早期可提高诊断特异性。

（2）结肠癌、支气管癌和肝癌患者也会出现血清 CA15-3 水平升高。

（3）妊娠时血清 CA15-3 水平可见不同程度的增高。

（六）糖类抗原 242 检测

血清中的糖类抗原 242（carbohydrate antigen 242，CA242）是一种唾液酸碳水化合物，能识别 CA-50 与 CA199 的抗原决定簇。CA242 水平在正常人和良性肿瘤患者中很低，但在消化道恶性肿瘤尤其是胰腺癌和结直肠癌患者中高表达，是胰腺癌和结直肠癌的第三代肿瘤标志物。

【参考区间】　血清 CA242 ≤ 20U/ml（ELISA 法）。

【临床意义】

（1）胰腺癌、胆管癌 CA242 的阳性率高达 88% ～ 100%，优于 CA19-9，是胰腺癌患者较理想的标志物。

（2）CA242 在其他肿瘤中的阳性率分别是：肺腺癌 76%、直肠腺癌 79%、食管癌和乳腺癌 62%、小细胞肺癌 50%、肺鳞癌的阳性率为 9%。对腺癌的检出率 CA242 高于 CEA，两者联合检测可提高肿瘤检测的敏感性。

（3）CA242 假阳性率较低，只有 5%，可用于正常人群早期肿瘤筛查。

三、酶类肿瘤标志物

（一）异常凝血酶原检测

异常凝血酶原（abnormal prothrombin，APT）又称维生素 K 缺乏或拮抗剂 Ⅱ 诱导蛋白（protein induced by vitamin K absence or antagonist- Ⅱ，PIVKA Ⅱ）或称脱 -γ- 羧基凝血酶原（des-gamma-carboxy prothrombin，DCP），在临床中，当维生素 K 缺乏或应用维生素 K 拮抗药（如华法林等药物）时，肝不能合成正常的依赖维生素 K 的凝血因子（Ⅱ因子、Ⅶ因子、Ⅸ因子、Ⅹ因子），生成只有凝血酶原抗原性而无凝血功能的 APT，引起 APT 增高。1984 年 Liebman 等首先发现了 APT 在 PHC 患者的血清内增高，可能由于肝癌细胞对凝血酶原前体生成亢进、羧化不足而产生。

【参考区间】 血清 APT < 40.0mAU/mL（CLIA 法）。

【临床意义】

（1）APT 增高见于 80% 以上的肝细胞癌，40% ～ 50% 转移性肝癌也可见 APT 升高，但其水平较低。

（2）转移性肝癌和慢性肝炎仅有轻度升高，转移性肝癌的阳性率为 40% ～ 50%。在肝癌组织被切除或治疗有效时，APT 明显下降，复发后又升高。AFP 水平较低的肝细胞癌，APT 往往升高，因此，同时检测 AFP 和 APT 能将低 AFP 型肝癌的诊断率由 48% 提高到 68%。

（3）APT 轻度升高还见于维生素 K 缺乏、使用口服抗凝血药、胆酸缺乏、肠道菌群紊乱等，但在补充维生素 K 之后可得到纠正。

（二）神经元特异性烯醇化酶检测

神经元特异性烯醇化酶（neuron specific enolase，NSE）是烯醇化酶的一种同工酶，烯醇化同工酶由 α、β、γ 3 个亚基组成，分别为 αα、ββ、γγ、αβ、αγ 五种二聚体同工酶。其中 γγ 亚基组成的同工酶属神经元和神经内分泌细胞所特有，故命名为神经元特异性烯醇化酶，此酶在正常人脑组织中含量最高，起源于神经内分泌细胞的肿瘤组织可有异常表达。目前认为 NSE 是小细胞肺癌和神经母细胞瘤的肿瘤标志物。

【参考区间】 血清 NSE < 15μg/L。

【临床意义】

（1）小细胞肺癌患者 NSE 水平明显高于肺腺癌、肺鳞癌、大细胞肺癌等其他类型肺癌的 5 ～ 10 倍，敏感性可达 80%，特异性达 80% ～ 90%。其他组织型肺癌仅 10% ～ 20% 的患者 NSE 增高。因此，它可作为小细胞肺癌高特异性和高敏感性的肿瘤标志物；NSE 可用于鉴别诊断和监测小细胞肺癌放疗、化疗后的治疗疗效，治疗有效时 NSE 浓度逐渐降低至正常水平，复发时血清 NSE 升高。

（2）NSE 也是神经母细胞瘤患者的肿瘤标志物，神经母细胞瘤时 NSE 水平异常增高，其敏感性可高达 90% 以上。NSE 的水平也可用来监测神经母细胞瘤的病情变化，评价疗效和预测复发。发病时，NSE 明显升高，有效治疗后降低，复发后又增高。

（3）神经内分泌细胞肿瘤，如嗜铬细胞瘤、胰岛细胞瘤、甲状腺髓样癌、黑色素瘤等患者血清内 NSE 也可增高。

（4）NSE 也存在于正常红细胞中，标本溶血会影响测定结果，因此采血时要特别注意避免溶血。

（三）α-L- 岩藻糖苷酶检测

参见本篇第 21 章第四节。

四、肿瘤标志物检测的应用原则

肿瘤的发病率逐年升高，发病年龄有年轻化的趋势，而肿瘤的早期诊断及定位相对困难，且死亡率高，严重危害人类健康。肿瘤标志物（tumor marker，TM）在肿瘤的筛查、辅助诊断、疗效观察、预后判断、复发预测等方面发挥了重要作用。理想的 TM 应是敏感性高、特异性和重复性好、器官定位价值高，其表达量或血液含量与肿瘤组织发展呈正相关，筛查费用经济合理。目前所应用的肿瘤标志物虽未达到上述要求，但如果合理使用，仍有很大的临床价值。TM 的临床选择建议主要参考美国临床生化学会（National Academy of Clinical Biochemistry，NACB）、欧洲肿瘤标志物协作组（European Group on Tumor Markers，EGTM）和美国临床肿瘤学会（American Society of Clinical Oncology，ASCO）等组织发布的肿瘤标志物临床应用指南。我国可参照相关肿瘤诊疗规范。

此外，肿瘤标志物的临床应用还须关注血液和其他体液中标志物浓度及其变化，受到如产生肿瘤标志物的肿瘤细胞的总数量、表达量、合成速度、释放速度、代谢情况以及不同方法或仪器所导致的实验室间结果差异等因素的影响。同时还须关注一种肿瘤可含有一种或多种肿瘤标志物，不同肿瘤组织类型也可有共同的肿瘤标志物。血清肿瘤标志物既存在于肿瘤患者中，也可能存在于非肿瘤患者及正常人群中，不能仅凭肿瘤标志物阳性（或升高）进行确诊。临床针对肿瘤标志物的临床应用选择应综合考虑，应选择对待测肿瘤有较强的特异性与敏感性，同时能够对良、恶性肿瘤及正常人群有明显区分的特异标志物或组合进行检测。选择特异标志物或最佳组合有利于提高肿瘤的诊断，同时进行肿瘤标志物的动态监测有利于良性和恶性肿瘤的鉴别，也有利于肿瘤疾病复发、转移和预后的判断，表 6-23-1 总结了部分肿瘤标志物的选择要求。

表 6-23-1　部分肿瘤标志物的选择和联合应用

肿瘤	首选指标	次选指标	补充指标
小细胞肺癌	ProGRP、NSE	CEA	
非小细胞肺癌	CEA、CYFRA21-1	SCC	CA125
乳腺癌	CA153	CEA	
结直肠癌	CEA	CA19-9、CA-50	CA242
肝癌	AFP、AFP-L3	AFU	APT
胃癌	CA72-4	CEA	CA19-9
食管癌	SCC	CYFRA21-1	CEA
卵巢癌	CA125、HE4	CA72-4	CEA
宫颈癌	SCC	CEA	CYFRA21-1、CA125
前列腺癌	PSA		
胰腺癌	CA19-9	CA242	CEA

第四节　自身抗体检测

一、实验室常见自身抗体检测

（一）抗核抗体的检测

抗核抗体（antinuclear antibody，ANA）是一组针对自身真核细胞的各种细胞核成分作为靶抗原的自身抗体的总称。随着人们对 ANA 认识的不断深入，又发现了许多针对其他细胞成分的抗体，并对疾病的诊断、鉴别诊断、治疗及预后判断也具有很重要的意义。因此，ANA 的靶抗原已不再局限于细胞核，而是扩展到整个细胞内的所有抗原成分，包括细胞核、细胞质、细胞骨架及细胞分裂周期蛋白等。ANA 的类型主要是 IgG，也有 IgM、IgA 和 IgD，其无器官和种属特异性，可以与来源不同的细胞成分发生免疫反应。ANA 主要存在于血清中，也可存在于其他体液，如滑膜液、胸腔积液和尿液中。ANA 的检测是临床诊断自身免疫病的一项重要指标。由于细胞成分复杂，不同成分的抗原性也不同，因此在不同的自身免疫病也可表现为不同的组合。

由于 ANA 的复杂及多样性，测定方法繁多，ANA 常用以 Hep-2 细胞为试验基质的间接免疫荧光技术（indirect immunifluorescence，IIF）来检测。通过在荧光显微镜下观察细胞内特征性的荧光模式来判断自身抗体的存在，根据 2016 年第二届 ANA 荧光模型国际共识达成的共识，ANA 主要分为细胞核荧光模型、细胞质荧光模型和细胞有丝分裂期荧光模型共 28 个荧光模型，其中临床必报核型包括：①均质型；②颗粒型或斑点型；③着丝点型；④核点型；⑤核膜型；⑥核仁型；⑦细胞质颗粒型；⑧细胞质纤维型；⑨细胞质网状 / 线粒体型；⑩细胞质高尔基体型；⑪细胞质棒环状型；⑫细胞质线性 / 肌动蛋白型。

【参考区间】　阴性。

【临床意义】　ANA 阳性可见于多种自身免疫病，高滴度的 ANA 对自身免疫病的预测价值较大，对有临床症状及体征的患者可作为诊断依据，但在老年人和儿童中有 10% 左右的假阳性率，同时某些感染、肿瘤患者血清中也会出现 ANA 阳性，且多数表现为低滴度。ANA 在未经治疗的 SLE 中的阳性率＞ 95%，因此具有很好的筛查价值。ANA 不同的荧光模式与不同的自身抗体及自身免疫病有关，见表 6-23-2。

表 6-23-2　抗核抗体不同荧光模型与自身抗体及自身免疫病的关系

荧光模型	相关的自身抗体	相关的自身免疫病
均质型	抗 dsDNA、抗核小体抗体、抗组蛋白抗体	SLE、类风湿关节炎、慢性肝病、药物诱发的狼疮患者等
颗粒型 / 斑点型	抗 u1-RNP、抗 Sm、抗 SSA、抗 SSB	MCTD、SLE、硬皮病、干燥综合征、系统性硬化症、多发性肌炎等

续表

荧光模型	相关的自身抗体	相关的自身免疫病
核膜型	抗 dsDNA 抗体、抗核膜蛋白抗体、抗核孔蛋白抗体	SLE、原发性胆汁性肝硬化、自身免疫性肝病等
核仁型	抗 Scl-70 抗体，抗 PM-Scl-70 抗体	硬皮病、系统性硬化症、多发性肌炎
着丝点型	着丝点蛋白 A-E	局限性硬化症

目前，ANA 检测已成为临床上的一个极重要的自身免疫病的筛查实验。ANA 可见于多种疾病，特别是结缔组织病，在非结缔组织病中也可出现阳性，但效价低，并且常表现为 IgM 型。高效价的 ANA 可高度提示有自身免疫病的可能。同时 ANA 的荧光染色模型分析对自身免疫病的鉴别诊断也具有重要的提示作用。应该注意的是，一种抗体可以表现为不同的荧光染色模型，不同的抗体也可以出现同样的荧光染色模型，仅根据荧光染色模型特点来推断抗体的类型是片面的，如要确定是哪一类型的自身抗体，必须做进一步选择特异性更高的抗核抗体谱系检测，不能仅凭荧光染色模型做出相关自身抗体类型的判断。

（二）抗 DNA 抗体检测

抗 DNA 抗体识别嘌呤和嘧啶碱基，可分为两种基本类型：①抗双链 DNA 抗体（double stranded DNA antibody，dsDNA）；②抗单链 DNA 抗体（single stranded DNA antibody，ssDNA）。检测抗 dsDNA 抗体最特异和敏感的方法是以绿蝇短膜虫或马疫锥虫作为抗原基质的间接免疫荧光法，这也是目前抗 dsDNA 抗体检测最常用及推荐的方法。

【参考区间】 阴性。

【临床意义】

1. 抗 dsDNA 抗体阳性 见于活动期 SLE，阳性率为 70% ～ 90%，特异性较高，是 SLE 的重要诊断指标之一，已列入美国风湿病学会 2012 年推荐的 SLE 分类诊断标准。高效价的抗 dsDNA 主要见于 SLE 活动期。抗 dsDNA 抗体效价与疾病的活动程度有相关性，抗体效价的动态检测有助于疗效观察。其他结缔组织病患者抗 dsDNA 也可出现阳性，但此类患者一般是 SLE 重叠综合征。抗 dsDNA 抗体诊断 SLE 的敏感度仅为 30% ～ 50%，因此，抗 dsDNA 抗体阴性不能排除 SLE。

2. 抗 ssDNA 抗体阳性 70% ～ 95% 的 SLE 患者抗 ssDNA 抗体阳性，尤其是合并有狼疮性肾炎。还可见于一些重叠结缔组织病、药物诱导的狼疮和慢性活动性肝炎等，但无特异性。

（三）抗 ENA 抗体谱检测

可提取性核抗原（extractable nuclear antigens，ENA）是指可溶于盐溶液（生理盐水或磷酸盐缓冲液）而能被提取的核物质中的一类蛋白抗原的总称。其不含 DNA，由许多小分子质量的 RNA 和多肽组成，目前认为 ENA 属于小核糖核蛋白（small nuclear ribonucleoprotein，snRNP）家族。抗 ENA 抗体是针对 ENA 的一种自身抗体，可应用于多种结缔组织病的诊断。目前已发现的抗 ENA 抗体有二十余种，临床最常检测的抗 ENA 抗体包括抗 Sm、抗 u1-RNP、抗 SSA/Ro、抗 SSB/La、抗 rRNP、抗 Scl-70 和抗 Jo-1 等自身抗体，其他抗 ENA 抗体还包括抗 PCNA、抗 PM-1、抗 Ku、抗 Mi-2、抗 RA33、抗 Ki、抗 SRP、抗 RANA、抗 PL-7 和抗 PL-12 等抗体。

【参考区间】 阴性。

【临床意义】

1. 抗 Sm 抗体 即抗 Smith 抗体，是 SLE 的血清标志性抗体，对 SLE 具有较高的诊断特异性，与抗 dsDNA 抗体一起被列入 SLE 的诊断标准，但阳性率较低，仅 30% ～ 40% 的 SLE 患者抗 Sm 抗体阳性，故抗 Sm 抗体阴性并不能排除 SLE 诊断。相对抗 dsDNA 抗体而言，抗 Sm 抗体水平与 SLE 疾病的活动程度及临床症状不相关，治疗后的 SLE 患者也可存在抗 Sm 抗体。若将抗 dsDNA 抗体和抗 Sm 抗体联合检测，可提高对 SLE 的诊断。

2. 抗核 RNP 抗体 在混合性结缔组织病（mixed connective tissue disease，MCTD）患者中阳性率 > 95%，几乎见于所有的 MCTD 患者。出现高效价的抗核 RNP 抗体，且无其他特异性的抗核抗体，是诊断 MCTD 的重要血清学依据，已列入 MCTD 的诊断标准。但抗核 RNP 抗体可在多种自身免疫病中检出，如 SLE 中阳性检出率为 30% ～ 40%，干燥综合征为 20%，进行性系统性硬皮病为 10% ～ 15%。

3. 抗 SSA/Ro 抗体 又称抗干燥综合征抗原 A 抗体。抗 SSA/Ro 抗体是干燥综合征最常见的自身抗体，阳性率为 70% ～ 80%。抗 SSA/Ro 抗体能直接参与组织的病理损害，特别是皮肤的损害，可引起亚急性皮肤型狼疮的皮损。抗 SSA/Ro 两种蛋白（52kDa 和 60kDa）的抗体均可见于干燥综合征及系统性红斑狼疮，但单独出现抗 52kDa 抗体更多见于干燥综合征中，而单独出现抗 60kDa 抗体则更多见于系统性红斑狼疮，尤其是亚急性皮肤型狼疮。

4. 抗 SSB/la 抗体　又称抗干燥综合征抗原 B 抗体或抗 Ha 抗体。抗 SSB/la 抗体和抗 SSA/Ro 抗体常同时出现，也是干燥综合征最常见的自身抗体，但其阳性率为 40%，低于抗 SSA/Ro 抗体，而抗 SSA/la 抗体用于干燥综合征的诊断比抗 SSB/Ro 抗体特异性更高，达 50% ～ 60%。抗 SSB/la 抗体还可在少数 SLE 患者中出现，阳性率为 10% ～ 15%。

5. 抗 Scl-70 抗体　几乎仅在进行性系统性硬皮病（progressive systemic sclerosis，PSS）患者的血清检出，抗 Scl-70 抗体对诊断 PSS 的特异性为 100%，敏感度为 40%。抗 Scl-70 抗体在其他自身免疫病及正常人中也极少阳性，因此该抗 Scl-70 抗体为 PSS 的特异性血清标志性抗体。

6. 抗 Jo-1 抗体　最常见于多发性皮肌炎（polymyositis，PM），故又称为 PM-1 抗体。抗 Jo-1 抗体对皮肌炎的诊断特异性较高，是 PM 的特异抗体，抗 Jo-1 抗体在 PM 的阳性检出率可达 40% ～ 50%。在合并肺间质变的 PM 患者中，抗 Jo-1 抗体的阳性率可达 60%。抗 Jo-1 抗体的效价与疾病的活动性相关，抗 Jo-1 抗体阳性皮肌炎患者与抗体阴性者相比，抗 Jo-1 抗体阳性皮肌炎患者病情进展较快，疗效差、肌力完全恢复的可能性较小、易复发。

（四）类风湿关节炎相关自身抗体检测

1. 类风湿因子检测　类风湿因子（rheumatoid factor，RF）是类风湿关节炎（rheumatoid arthritis，RA）患者血清中针对变性的 IgG 分子 Fc 片段上抗原表位的一类自身抗体，可与人或动物的变性 IgG 结合。类风湿关节炎患者中 70% ～ 90% 的血清和 60% 的滑膜液中可检出 IgG 类 RF。RF 包括 IgM、IgG、IgA 和 IgE 等不同类型。IgM 型 RF 是 RF 的主要类型，也是临床免疫检验中常规方法所测定的类型。

【参考区间】　定性：阴性；定量＜ 20U/ml。

【临床意义】

（1）RF 是类风湿关节炎的标志性自身抗体，在 RA 患者中的阳性检出率较高，可达 70% ～ 90%，但诊断特异性不高，RF 阳性不能作为诊断 RA 的唯一标准，如在系统性红斑狼疮、干燥综合征等自身免疫病患者和部分正常老年人血清中也可检测到。同时 RF 阴性不能排除 RA，部分 RA 患者血清 RF 可一直呈阴性，这类患者关节滑膜炎轻微，很少发展为关节外的类风湿疾病。

（2）高效价的 RF 支持 RA 的诊断，RF 的效价与 RA 患者的疾病严重程度并不平行，但与疾病的活动性有关，即随症状加重，效价升高，因此可将 RF 的效价变化作为疾病是否活动及治疗是否有效的评价指标。

（3）多种疾病中均存在 RF，但效价一般小于 40U/ml，随着 RF 效价的增加，RF 对 RA 的诊断特异性逐渐增高。血清中 IgM 型和 IgG 型 RF 量的持续增高则是 RA 预后不良的表现。

（4）有 3% ～ 5% 的健康人可检出 RF，阳性随着年龄的增长而增加。

2. 抗环瓜氨酸肽抗体检测　抗环瓜氨酸肽抗体（cyclic citrullinated peptide antibody，CCP）也是类风湿关节炎患者血清中出现的一种自身抗体，以 IgG 为主，抗 CCP 抗体与 RF 均已被列入 2010 年美国风湿病协会修订的类风湿关节炎的分级诊断标准中。

【参考区间】　阴性。

【临床意义】

（1）对类风湿关节炎，敏感性为 40% ～ 60%，特异性＞ 90%。

（2）抗 CCP 抗体阳性时患者更容易出现关节的损伤，且与影像学的进展相关。

（3）疾病早期即可出现阳性，具有较好的疾病早期预测价值。

（五）自身免疫性肝病抗体检测

自身免疫性肝病（autoimmune liver diseases，AILD）是由自身免疫反应引起的肝的慢性炎症，主要包括：自身免疫性肝炎（autoimmune Hepatitis，AIH）、原发性胆汁性肝硬化（primary biliary cirrhosis，PBC）和原发性硬化性胆管炎（primary sclerosing cholangitis，PSC）。自身免疫性肝病的自身抗体包括有多种，其临床意义大多都已明确，对其的检测有助于自身免疫性肝病的诊断。常见慢性肝炎中的自身抗体实验室检测主要包括以下几种。

1. 抗平滑肌抗体的检测 1965 年，Johnson 等应用 IIF 法，用大鼠胃冷冻切片为抗原，在慢性活动性肝炎患者血清中首先发现抗平滑肌抗体（anti-smooth muscle antibody，ASMA）。ASMA 是自身免疫性肝炎的血清标志抗体。

【参考区间】 阴性。

【临床意义】

（1）ASMA 是诊断 AIH 的重要血清学标志抗体，在 AIH 患者中 ASMA 的阳性率可达 90%。

（2）高效价的 ASMA（IgG 大于 1 ：1000），对 AIH 的特异性几乎达到 100%；而低效价的 ASMA 可为非特异性，见于某些感染性疾病、系统性自身免疫病、炎性肠病、干燥综合征等。

（3）在自身免疫性肝炎患者中，ASMA 主要为 IgG 型，而同时患 AIH 和 PBC 的患者，常同时出现 IgG 和 IgM 型。此外，ASMA 亦可见于支原体肺炎、传染性单核细胞增多症、梅毒、干燥综合征、类风湿关节炎及肿瘤和病毒感染者。

2. 抗线粒体抗体的检测 抗线粒体抗体（anti-mitochondria antibodies，AMA）是针对细胞质中线粒体内膜和外膜蛋白质成分的自身抗体，无器官和种属特异性，主要是 IgG，现已知有 9 种亚型（M1 ～ M9），其中，M2 亚型是 PBC 患者血清中的主要 AMA，是协助诊断 PBC 的特异性自身抗体。

【参考区间】 阴性。

【临床意义】

（1）对原发性胆汁性肝硬化最具诊断意义的为 AMA-M2 型，阳性率可达 98% 以上，高滴度阳性的诊断特异性可达 97%。

（2）慢性活动性肝炎时此抗体阳性率亦较高，可达 90% 以上，故对慢性活动性肝炎诊断也有一定的参考价值。

（六）糖尿病相关自身抗体检测

1. 抗胰岛细胞抗体检测 1 型糖尿病（type1 diabetes mellitus，T1DM）患者在亚临床期前期或发病后，约 90% 的患者血清中可检测到数种针对胰岛 B 细胞抗原的自身抗体，其中比较重要的有胰岛细胞抗体（islet cell antibodies，ICA）、胰岛素自身抗体（insulin autoantibodies，IAA）、谷氨酸脱羧酶自身抗体（gultamic acid decarboxylase autoantibody，GADA）等。对早期代谢指标正常的糖尿病患者，这些自身抗体是重要的临床辅助诊断指标。

【参考区间】 阴性。

【临床意义】

（1）ICA 是 T1DM 最有价值的血清学指标，可用于预测 T1DM 的发病及筛查高危人群，并可协助糖尿病分型及指导临床治疗。

（2）ICA 阳性预示胰岛 B 细胞的自身免疫损害，可作为糖尿病的高危指标。儿童 ICA 阳性或高水平持续阳性，对 T1DM 具有较高的预测价值。

（3）患者直系亲属 ICA 阳性，预示着该家族成员患病的风险大。

2. 胰岛素自身抗体检测 胰岛素自身抗体（insulin autoantibodies，IAA）可在 T1DM 的亚临床期和临床期出现。这些抗体可与其他物种的胰岛素发生交叉反应。

【参考区间】 阴性。

【临床意义】 IAA 可在 T1DM 起病的临床期和亚临床期出现。小于 5 岁的 T1DM 患者 IAA 阳性率可达 90% ～ 100%，大于 12 岁的 T1DM 患者 IAA 阳性率约为 40%，成人 T1DM 患者 IAA 阳性率较低。IAA 不是糖尿病的特异性抗体，在胰岛素自身免疫综合征、甲状腺疾病等也可出现。IAA 单独测定意义不大，但与 ICA、GADA 联合检测，可增加 ICA 对 T1DM 的预测价值。

3. 谷氨酸脱羧酶自身抗体（glutamic acid decarboxylaseautoantibody，GADA）检测 谷氨酸脱羧酶（glutamate decarboxylase，GAD）在脑及胰岛 B 细胞内催化 γ- 氨基丁酸的合成，γ- 氨基丁酸是中枢神经系统的主要神经递质。GAD 存在两种 GAD 同工酶：相对分子质量为 65 000 的 GAD65 和相对分子质量为 67 000 的 GAD67。人胰岛 B 细胞只表达 GAD65，GAD65 是 T1DM 的靶抗原，T1DM 的自身免疫反应通常是针对 GAD65，但与 GAD67 存在交叉反应。

【参考区间】 阴性。

【临床意义】

（1）GADA 的抗原 GAD 是人及动物体内抑制神经递质 γ- 氨基丁酸的合成酶，是引起 T1DM 免疫反应的关键始动靶抗原，是糖尿病患者早期较特异的免疫指标。

（2）GADA 和 ICA 常伴随出现，在青少年患者中以 ICA 为主，中老年糖尿病患者以 GADA 阳性为主。T1DM 患者中 GADA 的阳性率可达 62.2%，显著高于 ICA 和 IAA，对糖尿病分型的价值也高于 ICA 和 IAA。GADA 在体内可以维持较长时间，甚至在 20 年后仍可检出，在一定程度上可反映胰岛 B 细胞损害程度。

（3）T1DM 患者中 GADA、ICA 和 IAA 三者自身抗体的检出率显著高于 2 型糖尿病组和健康人。单项自身抗体检测的敏感度和诊断符合率均不高，联合检测可显著提高诊断敏感度和诊断符合率。

（七）其他自身抗体检测

1. 抗肾小球基膜抗体检测　肾小球毛细血管从管腔向外，由内皮细胞、肾小球基膜（glomerular basement membrane，GBM）和上皮细胞足突构成。GBM 是由内、外透明层及中间致密层构成的网状结构。肺泡基膜与 GBM 化学成分相似，且两者具有交叉抗原性。在某些因素作用下，肺泡基膜受损害，成为自身抗原并诱导产生自身抗体。抗肺泡基膜抗体除可在补体的参与下引起肺免疫损伤外，也可引起肾小球的免疫病理损伤。

【参考区间】　阴性。

【临床意义】

（1）GBM 抗体是抗肾小球基膜型肾小球肾炎的特异性抗体，包括肺出血 - 肾炎综合征、急进性肾小球肾炎及免疫复合物肾小球肾炎，肺出血 - 肾炎综合征抗体阳性率几乎为 100%。

（2）GBM 抗体也见于药物诱导的间质性肾炎。

2. 抗精子抗体检测　男性体内的血 - 睾屏障可保障精子与人体免疫系统相隔离，当此屏障受损时，精子或其可溶性抗原逸出，可导致机体产生自身抗精子抗体（anti-spermatozoa antibody，ASA），从而抑制精子产生，造成男性不育。女性生殖道有某种酶系统，能降解进入的精子抗原，使其不能引起免疫反应。此种酶系统的缺陷可使精子抗原保持完整而刺激同种抗精子抗体产生。10% ～ 30% 的原因不明的女性不孕症可能与 ASA 有关。

【参考区间】　阴性。

【临床意义】　ASA 的检出率因采用的检测方法不同，结果也不一致。通常不育者血清中 ASA 的检出率在 10% ～ 30%，尤其是梗阻性无精子症患者，ASA 阳性率可高达 60%。

二、自身抗体检测项目的选择和应用

自身抗体是诊断自身免疫病的重要指标，目前临床上自身免疫病的诊断在很大的程度上有赖于自身抗体检测，但在选择和应用时应注意以下几方面。

（1）抗核抗体分为总抗体的检测和针对靶抗原的特异性抗体检测，一般来说，对于非器官特异性自身免疫病患者，如系统性红斑狼疮，可以先检测总抗体，若为阳性，再进行针对靶抗原的特异性抗体检测；对器官特异性的自身免疫病患者，可以检测器官特异性抗体。但由于不同方法学对靶抗原检测的敏感性和特异性存在较大差异，可能会导致总抗体和针对靶抗原的特异性抗体检测结果不一致。因此，对临床高度怀疑自身免疫病的患者应同时检测 ANA 总抗体和针对靶抗原的特异性抗体。

（2）对于临床怀疑有自身免疫病的患者建议进行自身抗体的检测，疾病分类或诊断标准中列出的抗体应包括在检测之列，同时需要结合患者疾病史、症状、体征及自身抗体水平等对自身免疫病进行诊断及鉴别诊断。

（3）自身抗体的检测建议选用国家推荐的方法。ANA 检测建议以 Hep-2 细胞为底物的免疫荧光法为首选，ANA 检测报告中建议注明检测方法、特异性的荧光核型和抗体滴度，同时应标明参考区间及最低检测限。健康人群中 ANA 的阳性率在 10% 左右，多见于老年人、儿童及感染、肿瘤患者，因此应结合临床给予鉴别。当自身抗体检测结果与临床不符时，建议结合患者性别、年龄、疾病史及其他实验室指标等特点，对检验结果做出适当解释及进一步的实验室检测建议。

（4）一些自身免疫病的自身抗体免疫指标阳性率不高，容易漏检，应采用联合指标检测以提高早期诊断及检出率。如对临床考虑有类风湿关节炎的患者，应进行包括类风湿因子、抗 CCP 抗体等在内的相关自身抗体的联合检测，以提高 RA 的早期诊断率。

（5）新的自身抗体在自身免疫病诊断及疾病监测中的作用还需临床验证和探讨，临床工作中应根据患者的具体情况合理选用。

（杨　丽）

第 24 章　临床常见病原体检测

微生物是一大群广泛分布于自然环境中、个体微小、结构简单、能够快速生长及增殖的单细胞或多细胞甚至无细胞结构的低等生物，大多难以用肉眼观察到，主要包括细菌、病毒、真菌、放线菌、立克次体、支原体、衣原体、螺旋体及单细胞藻类，其与人类关系密切，大部分对人体无害甚至有益，但当条件发生改变，如人体免疫力降低，微生物就可引起人感染。能引起人感染的微生物即病原微生物（pathogenic microorganism）或病原体；凡由病原微生物入侵人体所致的感染疾病，统称为感染性疾病。病原体引起人感染的严重程度与病原体的致病力、数量及感染途径有关。病原体检查是诊断感染性疾病的关键证据之一，主要目的：①协助临床医师对感染性疾病进行诊断；②对病原体的耐药性进行检测和监测，指导临床合理用药；③配合医院管理部门开展对院内感染的控制等。

临床病原体检查结果的可靠与否，除了实验室的能力和效率外，很大程度上取决于临床对标本的采集及送检标本的质量。

第一节　病原体检测方法

（一）直接显微镜检查

1. 染色标本检查　标本直接或离心浓缩集菌后涂片，经干燥、固定后染色，在显微镜下观察病原体的形态、染色等特征，可为临床提供早期诊断依据。临床常见的染色方法有革兰染色、抗酸染色、鞭毛染色等。

2. 不染色检查　即采用悬滴法或压滴法，在不染色状态下借助暗视野显微镜或相差显微镜直接观察病原体的形态及运动方式。

直接显微镜检查简单、快捷，不足之处是敏感性相对较低，对检测人员的形态学识别能力要求高。

（二）病原体的培养、分离和鉴定

病原体的培养、分离和鉴定是目前病原学检测的主要手段，通过对病原体的培养及分离，可进一步开展病原体的药物敏感试验。由于病原体的营养需求不同，实验室需根据病原体选择适宜的培养基，提供合适的气体和温度等培养条件，以保障细菌能在人工培养条件下生长、繁殖并形成菌落。培养分离出的病原体，实验室可进一步根据菌落性状、形态、染色性等，再结合细菌生化反应结果和血清学试验进行鉴定，也可借助商品化的自动化鉴定仪、质谱仪等技术手段完成。

对于不能在体外培养的病原体，如病毒、立克次体、衣原体等，可接种于易感动物、鸡胚或组织培养细胞上进行病原体分离。接种动物后，根据动物感染范围、发病情况及潜伏期，初步推测为某种病原体，最后用血清学方法或分子生物学等方法进一步鉴定。

（三）病原体核酸检测

核酸检测技术可用于感染病原体的诊断，具有快速、敏感性和特异性均较高的特点，还可应用于目前尚不能分离培养、不易培养或生长极为缓慢，而其他方法难以检测的病原体。该技术发展迅猛，日新月异，具有较好的发展前景。随着探针标记技术的不断改进，检测试剂的商品化，操作更加简便易行，使核酸检测在临床病原体实验诊断中得到广泛应用。目前，核酸检测技术主要有 PCR 技术、核酸探针技术、基因芯片技术和序列分析等。

PCR 技术的基本原理类似于 DNA 的天然复制过程，其特异性依赖于与靶序列两端互补的寡核苷酸引物，是一种用于扩增特定的 DNA 片段的分子生物学技术，PCR 技术具有较高的敏感性，但影响因素很多，容易出现假阳性结果，临床检测时需要制定严格的操作程序防止污染发生，并设立阴性对照。

核酸探针技术是目前分子生物学中应用最广泛的技术之一，通过检测特异 RNA 或 DNA 序列，可以检测任何特定的病原体。核酸探针杂交以固相法为多，分为斑点杂交、Southern 印迹杂交、Northern 印迹杂交和原位杂交等。核酸杂交法适用于目前尚不能分离培养或难以分离培养的微生物检测，该类方法可同时检测许多病原体，但该项技术的操作方法复杂，费用较高，临床不易普及，多在实验室内对病原体做深入研究时使用。

（四）血清学实验

病原体的抗原主要包括细菌的菌体、鞭毛、毒素、酶等，以及病毒的衣壳蛋白、包膜抗原等。实验室用已知抗体，借助免疫荧光、酶联免疫、化学发光、胶乳凝集、对流免疫电泳等技术，可以检测标本中病原体的抗原，有助于早期诊断，阳性结果提示某种病原体的存在。

血清抗体的诊断对于某些不能培养或难以培养的病原体，可以提供诊断的依据。但是，抗体检出最早也需在感染 4～5d 或以后，一般在病程 2 周后效价才逐渐增高，因而不适于疾病的早期诊断。在进行血清抗体检测时，一般要在病程早期和晚期分别采集血清标本 2～3 份检查，如抗体效价在病程中呈 4 倍以上增高时有诊断价值。对患者血清内的 IgM 检测不仅可做早期诊断，而且可区分原发性感染和复发性感染，前者急性期血清检出 IgM，而后者为 IgG。

第二节　病原体耐药性检测

抗菌药的发现和应用对感染性疾病的治疗起着十分重要的作用，自 20 世纪 40 年代青霉素应用于临床，现在抗菌药的种类多达几千种，在临床上常用的亦有几百种。但是随着临床抗菌药的不断广泛使用，细菌的耐药性越来越严重，而新型抗菌药的研发却逐渐减缓，细菌耐药已成为影响人类健康的重大公共卫生问题。

一、耐药性及其发生机制

（一）细菌耐药性

细菌耐药性是指细菌对抗菌药作用的耐受性，耐药性一旦产生，药物的抗菌作用就明显下降。细菌对抗菌药的耐药性，可以分为固有耐药和获得性耐药。

固有耐药是菌株所表现的内在特性和重要的遗传学特征，通常是由染色体介导，可垂直传播给子代细菌，较少通过水平传播。固有耐药菌株常规不需要进行抗微生物药物敏感试验（antimicrobial susceptibility test，AST），但临床及实验室人员均需掌握固有耐药。

获得性耐药发生在一个菌种或菌属中的部分菌株，可经质粒和转座子介导在同菌种或不同菌种之间水平传播。获得性耐药是细菌产生耐药的主要原因。实验室可以针对其耐药情况利用 AST 开展耐药性检测。

目前，临床感染的病原微生物主要耐药类型有质粒介导的产超广谱 β- 内酰胺酶（extended-spectrum β-lactamases，ESBL）的肺炎克雷伯菌、大肠埃希菌等；碳青霉烯耐药的肺炎克雷伯菌和鲍曼不动杆菌、耐甲氧西林的葡萄球菌（methicillin resistant staphylococcus，MRS）、耐青霉素的肺炎球菌（penicillin resistant streptococcus pneumoniae，PRSP）、耐万古霉素的肠球菌（vancomycin resistant enterococcus，VRE）等，另外，日益上升的多重耐药甚至泛耐药的铜绿假单胞菌、嗜麦芽窄食单胞菌和不动杆菌等病原体所引起的感染，也成为临床治疗上的棘手问题。

（二）细菌耐药机制

细菌耐药
机制

细菌耐药性的获得可以通过细菌染色体耐药基因的突变、耐药质粒的转移和转座子的插入等方式获得。突变是 DNA 的一个核苷酸的变化（点突变）或是大段 DNA 的倒位、复制、插入、缺失，是由细菌自发或在 X 线等物理因素或化学物质诱导下产生，一般只对一种或两种相似药物耐药，在细菌耐药上不占主要作用。

接合型质粒主要通过接合方式，非接合型质粒则通过转化、转导等方式使细菌产生耐药。另外，通过位点特异的基因重组即通过整合子也可使耐药基因发生转移。上述各类变异使细菌产生一些酶类（灭活酶或钝化酶）和多肽类物质，通过下述几种机制导致细菌耐药：①细菌膜通透性发生改变，抗菌药渗入量减少；②产生灭活抗菌药的酶（如 β- 内酰胺酶）和钝化酶（如氯霉素乙酰转移酶）等；③细菌抗菌药结合靶位蛋白改变导致不能和抗菌药位点相结合（如青霉素结合蛋白）；④细菌生物膜的屏障作用；⑤代谢拮抗药的产生或代谢途径的改变等。

二、抗菌药物敏感试验

对临床分离菌株进行抗微生物药物敏感试验是对所分离的菌株进行体外药物敏感试验，以指导临床合理选择抗菌药进行治疗，提示或发现细菌耐药机制的存在，同时耐药谱分析有助于某些菌种鉴定，也有利于医院内感染的流行病学调查。

临床微生物实验室在分离出病原体时，必须选择合适的抗菌药及方法进行药物敏感试验。抗菌药的选择应遵循相关行业标准或指南文件，并与医院内相关部门及临床专家共同讨论决定，在我国目前主要参照美国临床和实验室标准协会（Clinical and Laboratory Standards Institute，CLSI）的相关文件进行选择。药物敏感性的判断折点按 CLSI 的最新标准进行。该技术标准解读药物敏感试验是基于细菌在体外常规剂量下对在血液或组织可达到的抗菌药的反应。根据试验方法的不同，折点可以用最小抑菌浓度（minimal inhibitory concentration，MIC）和抑菌圈直径来表示。

敏感（susceptible，S）是指临床对患者感染部位使用推荐剂量的抗菌药进行治疗时，该抗菌药在患者感染部位通常所能达到的抗菌药浓度可抑制该病原体的生长，并产生可能的临床疗效。剂量依赖性敏感（susceptible-dose dependent，SDD）是指菌株的敏感性依赖于患者用药方案。

中介（intermediate，I）有下列几种不同的含义：①抗菌药的 MIC 接近于血液和组织中通常可达到的浓度，抗菌药治疗的疗效可能低于敏感菌株；②根据药动学资料，若抗菌药在某些感染部位有生理性浓集，则中介意味着该药常规剂量治疗该部位感染可能有效，或者若提高抗菌药剂量用药安全，中介则意味着加大剂量临床治疗可能有效；③意味着可能是一个技术缓冲区，防止一些无法控制的技术因素导致结果解释有偏差，当药物敏感试验结果是 SDD 时，为了达到临床疗效，采用的是修正用药方案（如加大剂量、增加给药频次或两者兼有）。

耐药（resistant，R）是指细菌存在某种耐药机制，药物无法抑制菌株的生长，而且临床治疗研究显示该抗菌药的疗效不可靠。

非敏感（non-susceptible，NS）主要是针对目前未发现或罕见出现耐药的菌株，该菌株只有敏感性折点，分离菌株的 MIC 高于敏感折点或抑菌圈直径小于敏感折点时，就应报告非敏感。

常用药物敏感试验的方法有以下几种。

1. 纸片扩散法（Kirby-Bauer disc diffusion method，K-B） 是将含有定量抗菌药的纸片贴在已接种测试菌的琼脂平板上，纸片中所含药物吸收琼脂中水分溶解后不断向纸片周围扩散形成递减的浓度梯度，在纸片周围测试菌的生长被抑制，可形成无菌生长的透明圈即抑菌圈。抑菌圈的大小反映测试菌对测定药物的敏感程度，并与其 MIC 呈负相关，试验的结果以抑菌圈直径（mm）来表示，采用美国临床实验室标准化委员会标准判别敏感、中介或耐药。

2. 稀释法 是定量测定抗菌药抑制细菌生长的体外方法，试验的结果以 MIC（μg/ml）数值报告，采用美国临床实验室标准化委员会标准来判别敏感、中介或耐药。

3. E 试验 是一种浓度梯度法药敏试验，能直接定量检测出药物对测试菌的 MIC。该方法结合了稀释法和扩散法的原理和特点，在涂布待测菌的琼脂平板上放置一条含药试纸条即 E 试验条（内含浓度由高至低呈指数梯度分布的抗菌药），35℃孵育 16～18h 后出现椭圆形抑菌圈，读取抑菌圈和试纸条横向相交处的刻度即为 MIC，采用美国临床实验室标准化委员会标准判别敏感、中介或耐药。E 试验结果准确，重复性好，但 E 试验纸条较贵。

4. 联合药敏试验 指同时使用两种抗菌药观察其对细菌的作用是否显著大于单独作用的试验。联合药敏试验分定性试验和定量试验，前者有纸片搭桥法和纸片扩散法，为初筛定性试验，而棋盘稀释法（checkerboard assay）则是定量试验。

三、病原体耐药性检测项目

（一）临床耐药菌株的检测

1. 耐甲氧西林葡萄球菌检测 耐甲氧西林葡萄球菌（methicillin resistant staphylococcus，MRS）指对甲氧西林耐药的葡萄球菌。MRS 的检测包括耐甲氧西林金黄色葡萄球菌（methicillin resistant staphylococcus aureus，MRSA）和耐甲氧西林凝固酶阴性葡萄球菌（methicillin resistant coagulase-negative staphylococcus，MRSCoN）。MRS 是目前导致医院内感染的重要病原体，且由于此类葡萄球菌具有多重耐药性，即对包括青霉素类和头孢菌素类及临床常用的其他多种 β- 内酰胺类抗菌药均耐药。因此，MRS 的早期检出和鉴定具有重要临床意义。MRS 多由 *mecA* 基因介导，其基因产物是低亲和力的 PBP2a。实验室可使用头孢西丁纸片法、苯唑西林或头孢西丁 MIC 法检测 *mecA* 介导的苯唑西林耐药，如果上述药物同时被用于检测金黄色葡萄球菌的耐药性时，其中任一药物耐药，都应报告该菌株为 MRSA。

2. 耐青霉素肺炎球菌检测 耐青霉素肺炎球菌（penicillin resistant streptococcus pneumoniae, PRSP）即对青霉素耐药的肺炎球菌。青霉素的纸片扩散法不能准确检测肺炎球菌对青霉素的敏感性，应使用 1μg 的苯唑西林纸片进行筛查，当肺炎球菌对苯唑西林的抑菌圈直径 ≤ 19mm 时，则提示该菌对青霉素耐药或中度敏感，此时需进一步检测其对青霉素的 MIC 值，目前常采用 E 试验法检测。针对脑脊液分离的肺炎球菌，需常规检测青霉素、头孢噻肟、头孢曲松或美罗培南的 MIC 值，而对于非脑膜炎分离的菌株，如青霉素 MIC ≤ 0.06μg/ml 或苯唑西林抑菌圈直径 ≥ 20mm，可推测对如氨苄西林（口服或静脉）、氨苄西林 / 舒巴坦、阿莫西林、阿莫西林 / 克拉维酸、头孢克洛、头孢吡肟、头孢噻肟、头孢泊肟、头孢唑肟、头孢曲松、头孢呋辛、厄他培南、亚胺培南、美罗培南和青霉素（口服或静脉）等 β- 内酰胺类抗菌药的敏感性。

3. 氨基糖苷类高水平耐药肠球菌检测 当肠球菌对庆大霉素的 MIC > 500μg/ml 或链霉素的 MIC > 2000μg/ml 时，即为肠球菌对庆大霉素或链霉素高水平耐药。肠球菌对氨基糖苷类高水平耐药（high-level aminoglycoside resistance，HLAR）是由于存在细菌产生质粒介导的氨基糖苷钝化酶 AAC（6′）-APH（2′）。此时该菌株与作用于细胞壁合的药物（如氨苄西林、青霉素和万古霉素）无联合作用，而当庆大霉素的 MIC ≤ 500μg/ml 或链霉素的 MIC ≤ 2000μg/ml 时，该菌株与作用于细胞壁合成且敏感的药物（如氨苄西林、青霉素和万古霉素）可出现联合作用，所以及时筛选肠球菌 HLAR 菌株，对临床治疗具有重要指导价值。

4. 耐万古霉素肠球菌检测 肠球菌对万古霉素耐药即为耐万古霉素肠球菌（vancomycin resistant enterococcus，VRE），由于 VRE 菌株的临床感染治疗十分棘手，而且还存在将万古霉素耐药传播到毒力更强细菌的危险，因此对 VRE 菌株的检测和预防相当重要。VRE 的检验方法包括纸片扩散法、BHI 琼脂筛选法、E 试验法和显色培养基法等。肠球菌对 30μg 万古霉素纸片抑菌圈直径 ≤ 14mm 或其 MIC ≥ 32μg/ml 即可判断为 VRE。

5. 超广谱 β- 内酰胺酶检测 超广谱 β- 内酰胺酶（ESBL）是指一类由质粒介导，能水解青霉素类、头孢菌素类及单环 β- 内酰胺类（如氨曲南）的酶，主要是 A 类和 D 类酶。ESBL 不能水解头霉素类和碳青霉烯类药物，可被克拉维酸、舒巴坦和他唑巴坦等 β- 内酰胺酶抑制药所抑制。ESBL 主要由克雷伯菌和大肠埃希菌等肠杆菌科细菌产生，其他如肠杆菌属、枸橼酸菌属、变形杆菌属、沙雷菌属等肠杆菌科细菌、不动杆菌、铜绿假单胞菌亦可产生。CLSI M100-S20 建议，实验室如使用新的头孢吡肟折点时，无须常规检测 ESBL，但为了证实 ESBL 或碳青霉烯酶的存在或为了流行病学、细菌耐药性监测等目的，临床实验室应执行 ESBL 的筛查试验，如果筛查试验阳性，需进一步执行确证试验。

6. 碳青霉烯酶检测 碳青霉烯酶是目前临床比较重要，能水解碳青霉烯类抗菌药的一类 β- 内酰胺酶，主要包括 A 类酶（如 KPC、SME、IMI 和 NMC-A）、B 类酶（金属酶，如 VIM、IPM 和 NDM）及 D 类酶（苯唑西林酶，如 OXA-48 类）。目前检测方法主要采用碳青霉烯类药物（如亚胺培南、美罗培南等）进行表型初筛，对初筛阳性菌株分别采用改良 Hodge 试验、Carba NP 试验及基于酶抑制的方法（如用金属螯合剂检测金属酶）进行表型确证，也可进一步选用商品化的 RT PCR 和 DNA 芯片试剂盒进行检测。

（二）病原体耐药基因的检测

随着分子生物学技术的不断发展，临床上采用分子生物学方法检测病原体耐药基因成为可能，病原体耐药基因的直接检测将是未来病原体耐药性检测的主导方法。耐药基因检测的方法包括 PCR、多重 PCR、实时荧光 PCR、限制性片段长度多态性分析（PCR-RFLP）、单链构象多态性分析（PCR-SSCP）、基因芯片等分子生物学方法。其检测的临床意义在于：①可比培养法更早检测出病原体的耐药性，尤其适用于检测生长缓慢的病原体（如结核分枝杆菌），有利于临床早期合理选择治疗药物；②耐药基因的检出对病原体的耐药性具有进一步确证的价值；③在耐药菌传播的流行病学监测中，耐药基因的检测比常规方法检测病原体的耐药性更具有指导价值；④耐药基因的检测也可作为评价其他耐药性检测方法的可靠手段。

第三节　细菌感染的检测

明确病原学诊断是临床诊断细菌感染性疾病的基本要求。根据不同临床表现选择合适标本，采用适宜培养方法，将培养后分离菌株进行鉴定，进一步判断是否为致病菌，有时还需借助血清学方法完善诊断。近年来，细菌鉴定的自动化缩短了鉴定所需时间。随着分子生物学技术的发展，新的检测技术也逐渐被应用于菌株的鉴定。

一、细菌感染检测程序

临床细菌学检测程序见图 6-24-1。

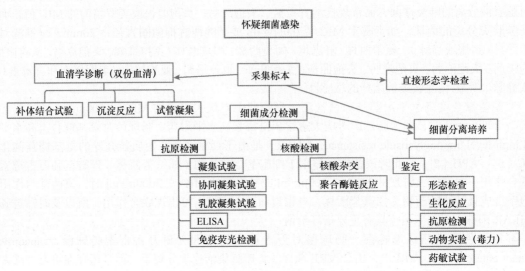

图 6-24-1 临床细菌学检测程序图

二、常见临床感染细菌检测

目前我国导致临床感染的病原体主要以革兰阴性菌为主，约占 70%，革兰阳性菌分离率约占 30%。革兰阴性菌分离率排名前五位的是大肠埃希菌、肺炎克雷伯菌、铜绿假单胞菌、鲍曼不动杆菌和阴沟肠杆菌；革兰阳性菌分离率排名前五位的是金黄色葡萄球菌、表皮葡萄球菌、肺炎球菌、屎肠球菌和粪肠球菌。下面仅就临床常见的几种病原体检测做简单介绍。

（一）金黄色葡萄球菌属检测

金黄色葡萄球菌为革兰染色阳性，直径为 0.5 ～ 1.5μm，为成单、双、短链或不规则葡萄状排列的球菌，其在自然界分布广泛，多存在于周围环境及人与动物的皮肤、黏膜等部位。可引起侵袭性和毒素性两类疾病。①侵袭性疾病：主要表现为化脓性感染，如疖、痈、甲沟炎、蜂窝织炎、伤口、肺炎、脓胸、中耳炎、心内膜炎、脑膜炎、败血症、脓毒血症等局部或全身感染；②毒素性疾病：主要由外毒素引起，包括食物中毒、烫伤样皮肤综合征（staphylococcal scalded skin syndrome，SSSS）和中毒性休克综合征等毒素性疾病。金黄色葡萄球菌感染的检测可采集脓液、伤口分泌物、穿刺液、血液、尿液、脑脊液、粪便、感染组织等标本进行检测。

（二）肺炎球菌检测

肺炎球菌属于链球菌科的链球菌属，为革兰阳性球菌，直径为 0.50 ～ 1.25μm，菌体呈矛头状，成双或链状排列，有荚膜。肺炎球菌是社区获得性肺炎（community-acquiredpneumonia，CAP）最常见的呼吸道病原体，也是儿童与成人脑膜炎患者的重要病原体，发病率及死亡率均较高。可引起大叶性肺炎或支气管肺炎，还可引起化脓性脑膜炎、中耳炎、乳突炎、鼻窦炎、脑脓肿、菌血症和心内膜炎等。肺炎球菌不产生外毒素，其主要致病因素是靠荚膜的侵袭作用，有荚膜的肺炎球菌有毒力，失去荚膜以后毒力减低或丧失。中国是全球范围内肺炎球菌引起感染病例数最多的国家之一，占全球病例的 12%，也是 5 岁以下儿童肺炎球菌感染引起死亡的病例数最多的国家之一。

（三）肠球菌检测

肠球菌为革兰阳性球菌，单个、成双或短链排列。肠球菌所致感染多见于尿路感染，与尿路器械操作、留置导尿管、尿路生理结构异常等有关；其次为腹部和盆腔等部位的创伤和外科术后感染，是引起医院内感染的重要病原体。肠球菌引起的菌血症常发生于有严重基础疾病的老年人、长期接受广谱抗菌药治疗的免疫功能低下的住院患者。临床常见于老年人和心脏瓣膜疾病及泌尿生殖系统病变的患者；此外肠球菌还可引起心内膜炎、呼吸道和中枢神经系统感染，但较少见。近年来，肠球菌耐药性逐渐增加，耐万古霉素的肠球菌也有报道，肠球菌所致重症感染的治疗成为临床棘手的问题。

（四）大肠埃希菌检测

大肠埃希菌为革兰阴性杆菌，大小为（1.1 ～ 1.5）μm×（2.0 ～ 6.0）μm，单个或成对排列，多数有鞭毛，能运动，为埃希菌属的模式菌种。大肠埃希菌是临床最常见的病原体之一，其致病因素主要与侵袭力、内毒素和肠毒素有关，K 抗原和菌毛与侵袭力有关。K 抗原能抗吞噬，并能够抵抗抗体和补体的作用；菌毛能帮助细菌黏附于黏膜表面，使细菌在肠道内定植，产生毒素而引起相应症状。有侵袭力的菌株能直接侵犯肠道黏膜上皮并引起炎症。内毒素为大肠埃希菌细胞壁上的结构成分，其毒性部位在类脂 A（lipid A），与所有革兰阴性杆菌产生的内毒素一样，具有相似的病理、生理作用，如引起患者发热、休克、DIC 等。

大肠埃希菌也是泌尿道、腹腔内等感染及腹泻的主要病原体，其中尿路感染是主要的肠道外感染；此外大肠埃希菌还可引起胆囊炎、新生儿脑膜炎、菌血症及肺炎等；常见于腹腔内脓肿、肠穿孔继发腹膜炎、肠道手术后继发感染或大面积灼伤创面感染等。大肠埃希菌是人肠道的正常菌群，但其中有些菌株能引起人肠道内感染并导致患者腹泻，并能引起致死性并发症，如溶血性尿毒症综合征（hemolytic uremic syndrome，HUS）。

（五）肺炎克雷伯菌检测

肺炎克雷伯菌为革兰阴性杆菌，菌体大小为（0.3 ～ 1.0）μm×（0.6 ～ 6.0）μm，单个、成双或短链状排列，无鞭毛，无芽孢，广泛分布于自然界水和土壤中，是人类呼吸道的常居菌，在人和动物肠道内也常见，为条件致病菌，但也是引起医院内感染的重要病原体。临床分离率仅次于大肠埃希菌，其中肺炎克雷伯菌肺炎亚种可引起原发性肺炎。肺炎克雷伯菌肺炎亚种还能引起各种肺外感染，包括肠炎和脑膜炎（婴儿）、尿路感染及菌血症，是酒精中毒者、糖尿病和慢性阻塞性肺疾病患者并发肺部感染的潜在的危险因素。

（六）铜绿假单胞菌检测

铜绿假单胞菌属为革兰阴性杆菌、直或微弯曲杆菌，菌体大小为（0.5 ～ 1.0）μm×（1.5 ～ 5.0）μm，末端多呈圆形，散在排列，无芽孢，无荚膜，有端鞭毛或丛鞭毛，在暗视野显微镜或相差显微镜下观察可见其运动活泼，大多数菌株有菌毛。在非发酵菌感染中，以铜绿假单胞菌感染最为常见。铜绿假单胞菌含有多种毒力因子，包括菌体结构、分泌毒素和侵袭性酶类等，在细菌的侵入、扩散和感染中发挥重要作用。铜绿假单胞菌可引起伤口和创面感染、呼吸道感染、尿路感染、败血症等。严重的铜绿假单胞菌感染，可发生在局部组织损伤或抵抗力下降人群，如烧伤、长期卧床者及呼吸机使用者，应用广谱抗菌药、激素、抗肿瘤药及免疫抑制药等药物的患者，以及早产儿、先天畸形儿童、囊性纤维化患者、艾滋病和老年患者。在烧伤患者中，由铜绿假单胞菌引起的伤口感染，应特别注意防范脓毒症的发生，以降低感染后的死亡率。感染铜绿假单胞菌的患者，经抗菌药治疗3 ～ 4d 后，原来敏感的抗菌药易变成耐药。近年来，铜绿假单胞菌对抗菌药的耐药性呈上升趋势，且在抗菌药治疗的过程中可产生诱导性耐药。因此，对于初代敏感的铜绿假单胞菌，在治疗3 ～ 4d 后有必要重复检测其药物敏感性结果。

（七）艰难梭菌检测

艰难梭菌为（1.3 ～ 1.6）μm×（3.6 ～ 6.4）μm 大小的革兰阳性、粗长芽孢杆菌，芽孢呈卵圆形或长方形，位于菌体的次极端，无荚膜。艰难梭菌为严格的专性厌氧菌，对氧极为敏感，因其分离培养困难而得名。艰难梭菌是引起院内肠道感染的主要病原体之一，可引起假膜性肠炎等相关疾病，如抗菌药相关性腹泻、抗菌药相关性结肠炎、假膜性肠炎等，通常是与临床长期或不规范使用抗菌药导致产毒素艰难梭菌大量繁殖，肠道菌群失调并释放毒素有关。艰难梭菌的主要毒力因子为肠毒素 A 和细胞毒素 B，其毒素可导致细胞通透性增加，细胞内物质外流，产生炎症最终导致细胞死亡、肠壁坏死、液体积蓄，出现水样腹泻，坏死的肠壁细胞和炎症细胞在肠黏膜上形成假膜。

目前艰难梭菌感染的病原学检查的方法主要有：粪便厌氧培养、谷氨酸脱氢酶（glutamate dehydrogenase，GDH）检测、艰难梭菌毒素免疫检测、艰难梭菌毒素基因检测。其中厌氧培养敏感性较高，但不能区分菌株是否产生毒素，且目前由于厌氧菌的培养、鉴定和药敏试验技术较复杂，国内很多实验室不能开展此项工作，培养分离主要用于流行病学调查；GDH 是艰难梭菌高水平表达的代谢酶，可用于筛查疑似艰难梭菌患者的粪便样本，通常使用酶联免疫方法直接检测粪便标本中的 GDH 抗原。该方法敏感性高，GDH 试验阴性，可直接报告临床，用于排除艰难梭菌感染；GDH 试验阳性则需要进一步检测其毒素或对毒素基因进行确证。艰难梭菌毒素免疫检测是直接检测腹泻粪便标本中的艰难梭菌毒素，优点是特异性高，能区分产毒株和非产毒株，并且检测周期短，数小时即可出结果，操作简便，应用广泛；缺点是敏感性较低，不能单独用于艰难梭菌感染的实验室诊断。临床上对于艰难梭菌毒素基因检测还可采用分子生物学技术，定性检测粪便样本中的艰难梭菌毒素基因，该方法具有高敏感性和特异性，且检测时间短，能够及时隔离和治疗艰难梭菌感染的患者，从而减少院内传播的机会。

不同的诊断方法各有优缺点，目前徐英春等专家撰写的中国专家共识推荐使用两步法或三步法进行艰难梭菌感染的诊断。①三步法：即首先使用 GDH 试验初筛，GDH 阳性进行毒素免疫试验，两者结果不一致再使用艰难梭菌基因检测确证；②两步法：即同步联合检测 GDH 和毒素免疫试验，两者结果不一致再使用艰难梭菌基因检测确证。

三、细菌感染的免疫学检测

细菌感染的免疫学检测是用已知抗体检测标本中或分离培养物中未知细菌的抗原，或者用已知细菌或特异性抗原检测患者血清中有无相应抗体及其效价的检测方法，可进一步协助临床对感染性疾病进行诊断或疗效观察。

（一）降钙素原检测

降钙素原（procalcitonin，PCT）是无激素活性的降钙素（CT）前肽物质，健康人中 PCT 小于 0.05ng/ml，PCT 的升高与细菌感染密切相关，在全身系统性严重感染中 PCT 早期即可升高，患者在经抗菌药治疗感染控制后，PCT 会下降。而病毒性感染及局部而无全身感染表现的患者中 PCT 仅轻度升高。PCT 已被用作全身严重感染或细菌性脓毒血症时的一个重要的观察指标，PCT 在体外较稳定，半衰期为 25 ～ 30h。PCT 常用检测方法有免疫荧光法、化学发光法、酶联免疫法、胶体金免疫层析法等。

【参考区间】 定量（免疫荧光法）：＜ 0.046ng/ml。如用文献或说明书提供的参考区间，使用前应加以验证。

定性（胶体金免疫层析法）：阴性。

【临床意义】

（1）PCT 在细菌性脓毒血症，尤其是重症脓毒血症和感染性休克时，PCT 浓度的升高较 CRP 及其他炎症因子早。PCT 可作为脓毒血症的预后指标，也是急性重症胰腺炎及其主要并发症的可靠指标。同时，PCT 也能在早期反映急性胰腺炎的病情程度，还可以早期判断是否合并感染，有助于临床早期合理选择抗菌药来预防和控制感染。

（2）大手术后或创伤并发细菌感染时，PCT 可保持高水平或持续升高，若感染得到控制，则很快会下降至正常水平。

（3）自身免疫病和多数良性或恶性肿瘤患者，PCT 正常或轻微升高，并发感染时可出现异常升高。

（4）对于社区获得性呼吸道感染患者，PCT 轻度升高，可作为抗菌药选择及疗效判断的指标。

（5）PCT 升高还可见于疟原虫和上尿路感染。PCT 对疟疾辅助诊断敏感性为 52%，特异性为 86%，阳性预测值为 74%，阴性预测值为 71%；PCT 对上尿路感染的敏感性为 81.1%，特异性为 85.5%，阳性预测值为 80.3%，阴性预测值为 92.5%，故其对尿路感染的定位有重要临床意义。

（6）由于 PCT 半衰期短，继发性细菌感染患者，在抗菌药治疗有效后 PCT 可快速下降，故 PCT 可以作为抗菌药使用的疗效指标。

（二）结核感染特异性 T 细胞（T-SPOT.TB）检测

【原理】 结核分枝杆菌感染患者后，患者的外周血中会产生特异性活化的效应 T 淋巴细胞，这些效应 T 细胞经结核特异性抗原再次刺激后，可分泌 γ 干扰素，故可通过检测外周血中受结核特异性抗原刺激释放 γ 干扰素的 T 淋巴细胞来判断是否存在结核分枝杆菌感染。

【参考区间】 阴性。

【临床意义】

（1）T-SPOT.TB 的检测是以特异性抗原为刺激抗原，应用酶联免疫斑点技术诊断结核分枝杆菌感染的新方法，不受患者机体免疫力及卡介苗接种的影响，具有较高的敏感性和特异性，是目前诊断结核分枝杆菌感染的一个重要的辅助手段。

（2）阳性结果仅提示可能存在结核分枝杆菌感染，也不能有效区分潜伏性和活动性结核分枝杆菌感染。

（3）检测所用的刺激抗原与部分非结核分枝杆菌抗原（如堪萨斯分枝杆菌）有交叉反应，可能出现假阳性结果。

（4）阴性结果提示患者体内不存在针对结核分枝杆菌特异的效应 T 淋巴细胞，阴性结果的临床排外诊断价值更大。

第四节　病毒感染的检测

病毒（virus）是结构最简单、体积最小的微生物，它们必须严格寄生在活细胞内。病毒的感染非常常见，由微生物引起的感染性疾病中大多由病毒引起。迄今已证实有 500 多种病毒有致病性。常见的有肝炎病毒、流行性感冒病毒、人类免疫缺陷病毒、流行性出血热病毒等。大多数病毒传染性强，传播迅速，流行广泛，且多缺少特效药物，危害极大。尽快对病毒感染进行检测和诊断，对控制病毒的传播、诊断和预防具有极其重要的意义。

目前在我国临床最为常见的病毒是肝炎病毒，其发病率高、流行广，也是全球最主要的传染病之一，我国将其法定为乙类传染病。目前公认的人类肝炎病毒至少有 5 种，分别是甲型肝炎病毒（hepatitis A virus，HAV）、乙型肝炎病毒（hepatitis B virus，HBV）、丙型肝炎病毒（hepatitis C virus，HCV）、丁型肝炎病毒（hepatitis D virus，HDV）和戊型肝炎病毒（hepatitis E virus，HEV）。除 HAV 及 HEV 不引起慢性肝炎外，其余 3 型均可引起慢性肝炎，HBV 为双链 DNA 病毒，其他 4 型都是单链 RNA 病毒，而且上述各病毒感染及致病机制不尽相同，所以各具有不同的疾病特征。HDV 是一种缺损性病毒，依附 HBV 而存在和复制。还有一些与人类肝炎可能相关的病毒，如己型肝炎病毒（hepatitis F virus，HFV）、庚型肝炎病毒（hepatitis G virus，HGV）和输血传播病毒（transfusion transmitted virus，TTV），其中 HFV 的病毒分离和基因克隆均未成功，HGV 和 TTV 的基因组序列虽已明确，但其在人类肝炎中的病原学作用尚未肯定。

病毒入侵人体后，可在体内不断复制和繁殖，人体会针对病毒成分产生特异性抗体。检测病毒成分或检测机体针对病毒所产生的特异性抗体也就成为临床诊断病毒感染的重要依据之一。

一、甲型肝炎病毒标志物检测

（一）甲型肝炎病毒抗原和 RNA 测定

甲型肝炎病毒（hepatitis A virus，HAV）属于微小 RNA 病毒科的肝 RNA 病毒属。HAV 为直径 27 ～ 32nm 的圆球颗粒，无包膜，呈二十面立体对称。HAV 可引起以肝病为主的急性肝炎，好发年龄段为 5 ～ 30 岁。在全世界范围，HAV 感染占临床显性肝炎病例中的 20% ～ 25%。在我国，HAV 在各类急性病毒性肝炎中所占的比例最高，1988 年上海发生的甲型肝炎大流行，共有 31 万人发病。HAV 经粪—口途径感染后，在肠黏膜和局部淋巴结中大量增殖，并侵入血流引起短暂的病毒血症，然后侵犯靶器官肝，病毒在肝细胞大量增殖后，可随胆汁排到肠道。

【参考区间】　粪便 HAV Ag（ELISA 法）：阴性；血清 HAV-RNA（反转录 -PCR，RT-PCR）：阴性。

【临床意义】

1. 粪便 HAV Ag 阳性　表明患者具有排毒性，甲型肝炎患者 70.6% ～ 87.5% 阳性，发病前 2 周即可从粪中检出，发病第 1 周粪便阳性率可达 42.9%，1 ～ 2 周降至 18.3%，2 周后消失。

2. 血清 HAV-RNA 阳性　对早期诊断具有较高的特异性，为 HAV 感染的重要依据，但发病 1 周内阳性率仅为 20% 左右。

（二）甲型肝炎病毒抗体测定

人感染 HAV 后，体内可产生 IgM、IgG 和 IgA 抗体。抗 -HAV IgM 为病毒衣蛋白抗体，抗 -HAV IgG 是体液免疫反应的主要成分。

【参考区间】　无既往感染或 HAV 疫苗接种史者，血清抗 -HAV IgM、抗 -HAV IgG 和粪便抗 -HAV IgA 均为阴性，定量检测＜ 20U/L。

【临床意义】

1. 血清抗 -HAV IgM 阳性　绝大多数甲型肝炎患者在出现临床症状就诊时，其体内已经存在可检出的抗 HAV IgM，因此，检测单份血清抗 HAV IgM 是目前甲型肝炎最为常用和可靠的血清学诊方法。患者感染 HAV1 ～ 2 个月后抗体滴度和阳性率逐步下降，于 3 ～ 6 个月消失。

2. 粪便抗 -HAV IgA 阳性 甲型肝炎早期或急性期患者粪便可呈阳性反应，有早期诊断价值。

3. 血清抗 -HAV IgG 阳性 提示可能是既往感染或接种甲肝减毒活疫苗，该抗体可持续数年至数十年，甚至终身阳性，是流行病学的调查指标。通过胎盘从母亲身上得到的抗 -HAV IgG，婴儿期可持续 1 年以上。抗 -HAV IgG 阳性的人群不需要 HAV 免疫接种。

4. 抗 HAV 的定量方法 能够辨别自然感染与甲肝减毒活疫苗免疫后或感染后长期甚至终身存在免疫力之间的差别。甲肝减毒活疫苗免疫后抗体浓度很少会大于 200U/L，而自然感染后抗体浓度大多高于 200U/L，因此一般认为抗体浓度 < 200U/L 是被动免疫的结果。

二、乙型肝炎病毒标志物检测

乙型肝炎病毒（hepatitis B virus，HBV）属嗜肝 DNA 病毒科的正嗜肝病毒属。HBV 为乙型肝炎病毒的病原体，在全世界范围内广泛流行，我国是乙型肝炎的高发区。HBV 是通过破损的皮肤和黏膜侵入机体，传染源是 HBV 携带者和乙型肝炎患者的血液、唾液、精液和阴道分泌物等。HBV 的传播途径主要有血液、血制品、性及母婴传播等。一般机体感染 HBV 后会产生相应的免疫反应，形成 3 种不同的抗原抗体系统，1976 年 10 月世界卫生组织（WHO）将 3 种抗原抗体系统的名称规范化，并明确了缩写方法，具体如下：乙型肝炎病毒表面抗原（hepatitis B virus surface antibody，HBsAg）、乙型肝炎病毒表面抗体（hepatitis B virus surface antibody，Anti-HBs 或抗 -HBs）、乙型肝炎病毒 e 抗原（hepatitis B virus e antigen，HBeAg）、乙型肝炎病毒 e 抗体（hepatitis B virus e antibody，Anti-HBe 或抗 -HBe）、乙型肝炎病毒核心抗原（hepatitis B virus core antigen，HBcAg）、乙型肝炎病毒核心抗体（hepatitis B virus core antibody，Anti-HBc 或抗 -HBc）。

（一）乙型肝炎病毒表面抗原测定

HBsAg 是 HBV 完整病毒颗粒外层的囊膜蛋白，其基因位于环状双股 HBV-DNA 的 S 基因区，由 S 蛋白（基因）、前 S_1 蛋白和前 S_2 蛋白等组成。HBsAg 是 HBV 感染后第 1 个出现的血清学标志物。在感染后 4 ～ 7 周，血清 ALT 上升前数周，HBsAg 就开始出现在血清中。HBsAg 阳性表示存在 HBV 感染，在急性自限性感染者，HBsAg 在血清中的存在时间不超过 6 个月。

【参考区间】 ELISA 法为阴性，定量检测不同的检测系统参考区间不同，一般为 0.05 ～ 0.20U/ml(化学发光酶免疫分析，CLEIA 法)。如用文献或说明书提供的参考区间，使用前应加以验证。

【临床意义】

（1）HBsAg 有抗原性，无传染性，其阳性表示肝内有 HBV 感染和复制，是 HBV 感染的特异性标志。

（2）HBsAg 阳性见于：①急性乙型肝炎的潜伏期和急性期，如发病后 3 个月不转阴，提示有慢性化趋势；② HBV 所致的慢性肝病，如慢性肝炎、肝硬化、原发性肝癌等；③无症状的 HBV 携带者。

（3）血清 HBsAg 的定量检测，在急性乙型肝炎中，血清 HBsAg 的定量检测是较好的预后指标。如果两个血清间隔 3 周样本浓度降低一半的话，证明这个患者可能有能力清除 HBV。

（二）乙型肝炎病毒表面抗体测定

抗 -HBs 为机体针对 HBsAg 产生的抗体，是乙型肝炎痊愈或 HBsAg 疫苗免疫成功的一个重要标志。抗 HBs 对同型病毒的再感染具有保护作用，可持续数年，一般不与 HBsAg 同时存在。

【参考区间】 ELISA 法为阴性，定量检测为 0 ～ 10mU/ml（CLEIA 法）。

【临床意义】

（1）抗 -HBs 是种保护性抗体，阳性提示机体对乙型肝炎病毒有免疫力。抗 -HBs 一般在感染后 3 ～ 6 个月才出现，可持续多年。注射过乙肝疫苗或乙型肝炎免疫球蛋白者，抗 HBs 也可为阳性。

（2）乙型肝炎免疫后，如果抗 -HBs 定量测定高于 10mU/ml，可认为产生了针对乙型肝炎的免疫球蛋白；如果检测值低于 10mU/ml，则表明疫苗接种没有达到免疫效果。如果抗 -HBs 水平 > 100mU/ml，针对乙肝的免疫力可维持 10 年以上，即使抗 HBs 在此期间降到检测限以下。当再次接触病毒时，抗 -HBs 可迅速产生，因此可避免 HBV 感染。

（三）乙型肝炎病毒 e 抗原测定

HBeAg 是 HBV 核心颗粒中的具有抗原性的可溶性蛋白质，是 HBV 复制的指标之一，在潜伏期与 HBsAg 同时或在 HBsAg 出现稍后数日就可在血清中检出。HBeAg 持续存在时间一般不超过10 周，如超过则提示感染转为慢性化。

【参考区间】 ELISA 法为阴性。

【临床意义】 HBeAg 一般在 HBsAg 阳性患者的血清或体液中可检测到，是 HBV 复制活跃和传染性强的标志。急性乙肝时 HBeAg 呈短暂阳性，如持续阳性提示病情转为慢性。在乙型肝炎病情加重前，常见 HBeAg 持续阳性，提示肝细胞内有 HBV 活动性复制。当 HBeAg 转阴提示 HBV 复制降低或停止，传染性降低。

（四）乙型肝炎病毒 e 抗体测定

抗 -HBe 常在 HBeAg 阴转后出现，不是保护性抗体。

【参考区间】 ELISA 法为阴性。

【临床意义】 出现于急性乙型肝炎恢复期，可持续较长时间。抗 -HBe 的出现，标志着病毒复制减少，传染性减弱。慢性 HBV 感染时，如从 HBeAg 阳性转为抗 -HBe 阳性，称为血清转换，表示慢性肝病的活动性低。急性乙型肝炎出现抗 -HBe 阳性，易发生慢性化；慢性肝炎患者抗 -HBe 持续长期阳性易发展为肝硬化。

（五）乙型肝炎病毒核心抗原测定

HBcAg 是病毒颗粒核心部位结构性蛋白质，是 HBV 存在和复制活跃的直接指标之一。但通常 HBcAg 被包裹在病毒外膜中，不能在血清中被直接检出，同时少量游离的 HBcAg 又被抗 -HBc 结合，故血清中很难检测到游离的 HBcAg。

【参考区间】 ELISA 法阴性。

【临床意义】 通常需采用免疫组化等技术检测肝组织中的 HBcAg，或用去垢剂除去病毒颗粒外膜，再做血清 HBcAg 测定，结果一致性差，故临床上通常不直接检测 HBcAg，而是检测其相应的抗体抗 -HBc。HBcAg 阳性，表明 HBV 复制活跃，传染性强，预后较差。

（六）乙型肝炎病毒核心抗体测定

抗 -HBc 是针对 HBcAg 的抗体，分为 IgM、IgG 和 IgA 3 型。抗 -HBc 出现较早，常出现在 HBsAg 和 HBeAg 之后，早期以 IgM 为主，一般持续 6 ～ 18 周。抗 HBc IgM 可作为急性 HBV 感染的指标，但慢性乙肝患者也可持续低效价阳性，尤其是病变活动时。急性感染恢复期和慢性持续性感染以 IgG 型抗 HBc 为主，可持续存在数年。实验室既可检测抗 -HBc 总抗体，也可分别检测抗 -HBc 的 IgM、IgG 和 IgA。

1. 抗 -HBc 总抗体测定

【参考区间】 ELISA 法阴性。

【临床意义】 抗 -HBc 总抗体主要为抗 -HBc IgG，是反映 HBV 感染的敏感指标，在 HBsAg 阳性患者中多为阳性，HBsAg 阴性患者中仍有 6% 为阳性。抗 -HBc 高滴度表示肝内 HBV 大量复制，肝细胞损伤较重，传染性较强；低滴度可长期持续存在，提示曾有 HBV 感染。因此，检测抗 -HBc 还可用于鉴定乙肝疫苗和血液制品的安全性，筛选献血员等。

2. 抗 -HBc IgM 测定

【参考区间】 ELISA 法阴性。

【临床意义】 抗 -HBc IgM 在感染 HBV 早期即可从血清中测出，急性乙型肝炎时阳性率达100%，并且滴度较高，可持续存在 6 ～ 18 个月。因此，抗 -HBc IgM 是 HBV 急性感染期的标志。抗 -HBc IgM 持续阳性，说明 HBV 在体内持续复制；抗 -HBc IgM 阴转，提示乙型肝炎逐渐康复；重新转阳，预示 HBV 感染复发。

3. 抗 -HBc IgG 测定

【参考区间】 ELISA 法阴性。

【临床意义】 抗 -HBc IgG 在感染 HBV 后 1 个月开始升高，滴度较低，但可持续终身。因此，抗 -HBc IgG 既是 HBV 感染的指标，又可用于流行病学调查研究，但无早期诊断价值。联合检测抗 -HBc IgM 和抗 -HBc IgG 有助于鉴别急性或慢性乙型肝炎，急性乙型肝炎时抗 -HBc IgM 高滴度，抗 -HBc IgG 低滴度；慢性肝炎时则相反。

（七）乙型肝炎病毒脱氧核糖核酸测定

HBV 脱氧核糖核酸（HBV DNA）位于 HBV 的核心，呈双股环状，是 HBV 的基因物质。血清中存在 HBV DNA 是 HBV 感染及复制最直接的证据，目前常用聚合酶链反应（PCR）技术对 HBV DNA 进行定性或定量检测。

【参考区间】 HBV DNA 斑点杂交试验或 PCR 均为阴性。

【临床意义】 HBV DNA 阳性，表明 HBV 复制，传染性强。用于监测注射 HBV 疫苗阻断垂直传播的效果观察时，若 HBV DNA 阳性说明疫苗阻断无效。

常见血清 HBV 标志物检测结果分析见表 6-24-1。

表 6-24-1 常见 HBV 血清学标志物联合检测的临床意义

模式编号	HBsAg	抗 -HBs	HBeAg	抗 -HBe	抗 -HBc	临床意义
1	+	-	+	-	+	见于急性、慢性乙型肝炎或乙型肝炎病毒携带者，如 HBV DNA 阳性预示乙型肝炎病毒复制活跃，传染性强
2	+	-	-	+	+	见于急性乙型肝炎恢复期、慢性乙型肝炎或乙型肝炎病毒携带者，传染性弱，如 HBV DNA 阳性预示乙型肝炎病毒复制活跃，传染性强
3	+	-	-	-	+	急性、慢性乙型肝炎或乙型肝炎病毒携带者
4	-	-	-	-	+	急性乙型肝炎病毒感染早期或既往感染
5	-	+	-	-	+	急性乙型肝炎病毒感染康复期或既往感染，有免疫力
6	-	-	-	+	+	乙型肝炎恢复期
7	-	+	-	+	+	急性乙型肝炎病毒感染康复期，开始产生免疫力
8	-	+	-	-	-	乙肝疫苗接种成功或 HBV 感染后康复，有免疫力
9	-	-	-	-	-	未被乙型肝炎病毒感染

三、丙型肝炎病毒标志物检测

丙型肝炎病毒（hepatitis C virus，HCV）属黄病毒科（Flaviviridae）的丙型肝炎病毒属，为单股正链 RNA 病毒，是丙型病毒性肝炎的病原体，主要通过血液传播。临床上诊断 HCV 的感染主要依据抗 -HCV IgM、抗 -HCV IgG 及 HCV-RNA 的检测。

（一）丙型肝炎病毒抗体 IgM 测定

【参考区间】 ELISA 法阴性。

【临床意义】 急性丙型肝炎发病后 4 周，患者血清抗 -HCV IgM 才出现，持续 1～4 周。肝炎在 6 个月内痊愈者，抗 -HCV IgM 可转阴。持续阳性者提示肝炎慢性化或慢性丙型肝炎活动期。

（二）丙型肝炎病毒抗体 IgG 测定

【参考区间】 ELISA 法阴性。

【临床意义】 抗 -HCV IgG 大多在感染 HCV 后 4 个月或更晚才出现，其阳性是感染 HCV 的标志，但不能区别是现在感染还是既往感染。母体的抗 -HCV IgG 可以通过胎盘进入到胎儿体内，因此 6 个月以内的婴儿抗 -HCV IgG 阳性并不一定代表 HCV 感染，应以 HCV RNA 阳性作为 HCV 感染的依据。

（三）丙型肝炎病毒核糖核酸测定

【参考区间】 丙型肝炎病毒核糖核酸（HCV RNA）斑点杂交试验或 RT-PCR 法均为阴性。

【临床意义】 由于急性丙型肝炎早期即可检出 HCV RNA，因此有早期诊断价值。HCV RNA 阳性提示 HCV 复制活跃，有传染性；HCV-RNA 转阴提示 HCV 复制受抑，预后较好。连续观察 HCV-RNA，结合抗 -HCV 的动态变化，可作为丙肝的预后判断和干扰素等药物疗效的评价指标。HCV RNA 阳性，抗 -HCV 阴性，可能为 HCV 感染早期，抗 -HCV 尚未产生。在严重免疫抑制状态或免疫受损（如人类免疫缺陷病毒合并 HCV 感染），也可出现 HCV RNA 阳性，而抗 -HCV 阴性。故检测 HCV-RNA 对研究丙型肝炎发病机制和传播途径也具有重要价值。

四、丁型肝炎病毒标志物检测

丁型肝炎病毒（hepatitis D virus，HDV）属于沙粒病毒科（Arenaviridae）的 δ 病毒属（Metavirus），是引起急性和慢性肝病的病原体。HDV 是一种缺陷病毒，必须在 HBV 或其他嗜肝 DNA 病毒辅助下才能复制，HDV 感染常伴有 HBV 感染，因而 HDV 与 HBV 的感染关系决定了 HDV 的感染类型及病程。

（一）丁型肝炎病毒抗原测定

【参考区间】　RT-PCR 和核酸杂交法检测均阴性。

【临床意义】　HDV RNA 是病毒存在的直接证据。常用 RT-PCR 和核酸杂交法进行检测，敏感性和特异性均较高。HDV RNA 阳性提示存在 HDV 感染及病毒复制。

（二）丁型肝炎病毒抗体测定

【参考区间】　ELISA 法阴性。

【临床意义】　HDV 抗体分为抗 -HDV IgM 和抗 -HDV IgG 两型。①抗 -HDV IgM 阳性有助于丁型肝炎的早期诊断，感染 HDV 后，一般持续 2 ～ 20 周。②抗 HDV IgG 出现在抗 HDV IgM 下降之际。在慢性 HDV 感染中，其 IgG 抗体持续保持高滴度，即使 HDV 感染终止后仍可存在数年。抗 HDV IgG 是诊断 HDV 感染的指标之一。

（三）丁型肝炎病毒核糖核酸测定

HDV RNA 常用 RT-PCR 检测，其敏感性和特异性均高。HDV RNA 是证明 HDV 存在及复制的一个有价值的指标。

【参考区间】　RT-PCR 法为阴性。

【临床意义】　HDV 核糖核酸（HDV RNA）阳性是 HDV 感染的直接证据。

五、戊型肝炎病毒标志物检测

戊型肝炎病毒（hepatitis E virus，HEV）属杯状病毒科，为无包膜的正单链 RNA 病毒，可引起经胃肠道传播的肝病，主要通过粪—口途径传播，常通过饮用被 HEV 污染的水源而引起暴发流行，主要累及发展中国家，广泛流行于亚洲、非洲及北美洲等发展中国家，散发性病例呈全球性分布。HEV 主要侵犯青壮年，表现为暴发性肝炎的比例较高，患病孕妇的死亡率较高。人感染 HEV 后体内产生抗 -HEV IgG 和抗 -HEV IgM。

【参考区间】　ELISA 法阴性。

【临床意义】　戊型肝炎病后 3d 血清中即出现抗 -HEV IgM，2 周内达高峰，随病情恢复逐渐消失，抗 -HEV IgM 是近期感染 HEV 的最有价值的标志。抗 -HEV IgG 在感染 HEV 后出现，可持续 6 个月至 2 年，甚至长达 10 余年，因此，抗 HEV IgG 阳性是曾经感染 HEV 的标志，可用于流行病学调查。抗 HEV IgG 恢复期血清滴度比急性期高 4 倍以上，也可将抗 -HEV IgG 作为诊断急性戊型肝炎的指标。

应用 RT-PCR 检出患者血清、胆汁和粪便中的 HEV RNA，是诊断急性戊型肝炎特异性最好的方法。急性期血清中 HEV RNA 的检出率可达 70%。由于技术上的难度，该法一时还难以在临床上常规应用。

六、庚型肝炎病毒标志物检测

庚型肝炎病毒（hepatitis G virus，HGV），属于黄病毒科，基因组结构与 HCV 相似，为 RNA 病毒。HGV 的传播途径与 HBV 和 HCV 相似，主要经输血等非肠道途径传播，也可存在垂直传播和医源性传播等。HGV 单独感染时临床症状不明显，一般不损害肝。HGV 常与 HBV 或 HCV 发生联合感染，故有学者认为 HGV 可能是一种辅助病毒。HGV 感染人体后，机体可产生相应的抗体（抗 -HGV）。

【参考区间】　ELISA 法均为阴性。

【临床意义】　抗 -HGV 阳性表示既往感染 HGV，多见于输血后肝炎或使用血液制品引起 HGV 合并 HCV 感染的患者。还可采用 RT-PCR 检测庚型肝炎病毒核糖核酸（HGV RNA），作为早期诊断 HGV 感染的方法之一。

七、其他常见病毒感染的实验室检测

（一）人类免疫缺陷病毒抗体及 RNA 检测

人类免疫缺陷病毒（human immunodeficiency virus，HIV）是获得性免疫缺陷综合征（acquired immunodeficiency syndrome，AIDS，艾滋病）的病原体。HIV 是一种反转录病毒，其基因为单链 RNA，主要有两型，世界上的 AIDS 多由 HIV-1 所致，HIV-2 只在西非呈地区性流行。HIV 感染后主要以侵犯 CD4$^+$ T 淋巴细胞为主，造成细胞免疫功能缺损，并继发体液免疫功能缺损为基本特征的疾病。艾滋病的传染源是 HIV 无症状携带者和艾滋病患者，其传播途径主要有性接触传播、血液传播、垂直传播。当机体感染 HIV 数周到半年后绝大多数患者体内可出现抗 HIV 抗体。对 HIV 抗体的检测分为筛查试验和确证试验。筛查试验主要包括 ELISA、化学发光或免疫荧光试验、明胶颗粒凝集试验、免疫渗滤试验、免疫层析试验等。筛查试验阳性或不确定，须进一步做确证试验。确证试验目前最常用的是免疫印迹试验（western blotting，WB），该试验的敏感性和特异性均较高，如需要进一步鉴别，还可进行 HIV-RNA 检测。HIV-RNA 检测包括 HIV 核酸定性和定量检测，其主要是用于 HIV 感染的早期诊断、疑难样本的辅助诊断、遗传变异监测、耐药性监测、病程监控、预测指导抗病毒治疗及疗效判断等。

【参考区间】 筛查试验和确证试验均阴性，RT-PCR 检查 HIV-RNA 为阴性。

【临床意义】 HIV 抗体初筛试验敏感性高，存在假阳性的可能，必须进一步做确证试验，确证试验阳性才能进一步证实为 HIV 感染。需要注意的是，如果是早期感染，抗体可能较弱或未出现，此时应用 WB 或重组免疫印迹法进行确证是不合适的，应采用 HIV 核酸检测进一步确认检测结果。在尚未建立艾滋病筛查实验室的偏远地区，可由经过培训的技术人员在规定的场所用如明胶颗粒凝集试验、免疫渗滤试验、免疫层析试验等快速试剂进行血液筛查。

（二）流行性乙型脑炎病毒检测

流行性乙型脑炎病毒（epidemic type B encephalitis virus），简称乙脑病毒，是流行性乙型脑炎（epidemic encephalitis B）的病原体。流行性乙型脑炎是由乙脑病毒引起的以中枢神经系统病变为主的急性传染病。乙脑病毒主要侵犯神经系统的星状细胞，可以在神经元内增殖，并产生细胞病变。病毒感染细胞后，不仅干扰细胞的正常代谢，而且在感染细胞膜表面呈递有关的病毒抗原，导致细胞发生程序性死亡。并诱导 T 淋巴细胞释放肿瘤坏死因子（tumor necrosis factor，TNF）等细胞因子，造成神经系统的损害。此病毒通常在蚊→猪→蚊等动物间循环，而且病毒的流行有严格的季节性，主要在夏秋季节流行，属于自然疫源性疾病。我国除西部地域外，大部分地区都有乙脑病毒的流行。人被带毒蚊子叮咬后，大多数处于隐性感染状态，只有少数人发病。此病过去多见于 10 岁以下的儿童，近年来成人及老年人患者相对增多。但随着儿童普遍进行疫苗接种，我国乙型脑炎发病率显著下降。实验室检查的方法主要有免疫荧光技术、ELISA 法、RT-PCR、特异性 IgM 抗体的检测、血凝抑制试验、补体结合试验等检测病毒。

【参考区间】 阴性。

【临床意义】

（1）利用免疫荧光技术和 ELISA 法检测发病初期患者血液及脑脊液中乙脑病毒抗原，结果阳性有早期诊断意义，RT-PCR 检测病毒核酸片段，具有较高的特异性和敏感性，特别适用于抗体尚未产生的早期快速诊断。

（2）采用捕获 ELISA、间接免疫荧光等方法检测患者血清及脑脊液中的特异性 IgM 抗体，也是目前早期诊断较好的方法。该抗体一般在感染后第 4d 出现，第 2～3 周达高峰，阳性率可达 90% 以上。与血凝抑制试验同时测定，符合率可达 95%。血凝抑制试验阳性率比补体结合试验高，敏感性高，但特异性较差，补体结合试验特异性较高，但因补体结合抗体出现较晚，故不能作为早期诊断指标。

（三）流感病毒检测

流感病毒是引起对人类危害较严重的急性呼吸道传染病流感的病原体。按其核蛋白和基质蛋白分为 4 个型别：甲型（A 型）、乙型（B 型）、丙型（C 型），丁型（D 型），其中甲型、乙型流感病毒每年均可引起季节性流行，丙型流感病毒呈散发感染，丁型流感病毒主要感染猪、牛等，目前尚未发现人感染。流感病毒可通过飞沫、易感者与感染者之间的接触或与被污染物品的接触而传播，一般秋冬季节是其高发期。人流感主要是由甲型及乙型流感病毒引起，甲型流感病毒根据病毒表面的血凝素（hemagglutinin，HA）和神经氨酸酶蛋白（neuraminidase，NA）的结构和基因特性，可进一步分为 H1N1、H3N2、H5N1、H7N9 等亚型（H 代表血凝素，目前共有 1～18 个类型；N 代表神经氨酸苷酶，目前共有 1～11 种类型）。当新的流感病毒亚型出现时，人群普遍对其缺乏免疫力，因此容易引起大流行。疾病流行期结合临床症状诊断流感并不困难，但要确诊或为流行监测时必须进行实验室检查，其主要包括病毒分离培养、血清学检测、免疫学检测及病毒核酸检测等方法。其中病毒核酸检测具有快速及可直接检测病毒核酸的特点，为临床实验室首选的检测方法。

【参考区间】 阴性。

【临床意义】 甲型流感病毒曾多次引起世界性大流行，在1918～1919年的灾难性大流行中，全世界有4000万人死于流感；乙型流感病毒对人类致病性较低，常局部爆发；丙型流感病毒主要侵犯婴幼儿或只引起人类轻微的上呼吸道感染，很少流行。流感确诊则须进行病毒分离培养或病毒核酸检测，但甲型流感病毒核酸及抗原易发生变异，流感病毒检测的引物及探针序列，需根据流感流行情况进行更新。

实验室还可采用免疫荧光或酶标记技术，以标记的特异性抗体检测鼻咽分泌物中的流感病毒抗原。该方法具有快速和灵敏度高的优点，有助于早期诊断。阳性结果具有初步诊断的意义，但阴性不能完全排除流感病毒感染。

血凝抑制试验或补体结合试验可以检测急性期和恢复期患者血清总抗体效价，如果恢复期比急性期血清抗体效价升高4倍或以上，具有协助诊断意义，该试验不能用于早期诊断。同时应注意正常人血清中常含有非特异性抑制物，会影响血凝抑制试验结果。

（四）禽流感病毒

禽流感病毒（avian influenza A virus，AIV），为单股负链RNA病毒，属甲型流感病毒，可引起禽类从呼吸系统到严重的全身性败血症等多种症状的病毒，即禽流行性感冒（avian influenza，AI），简称禽流感。AIV除可感染几乎所有禽外，还可感染人、猪、马、水貂和海洋哺乳动物等，且和其他动物的流感有紧密联系，并已开始威胁人类的健康。目前AIV可分为16个H亚型（H1～H16）和9个N亚型（N1～N9），各亚型毒株对人类的致病力是不同的，可分为非致病性、低致病性和高致病性三大类。目前发现的高致病性禽流感亚型多为H5或H7血清型。可感染人的AIV亚型主要有H5N1、H9N2、H7N7、H7N2、H7N3等。2013年3月，我国上海和安徽两地率先发现一种新型H7N9型禽流感病毒，该病毒是全球首次发现的高致病性的新亚型流感病毒，既往仅在禽间检出，未发现过感染人的情况。

【参考区间】 阴性。

【临床意义】 AIV病毒感染的实验室诊断主要依靠免疫学及分子生物学技术进行。免疫学主要采用ELISA法针对AIV特异性IgM和IgG抗体进行检测，分子生物学技术主要采用RT-PCR检测禽流感病毒核酸。

（五）冠状病毒

人冠状病毒在分类上属于冠状病毒科（Coronaviridae）下的冠状病毒属（Coronavirus），是引起严重急性呼吸综合征（severe acute respiratory syndrome，SARS）的病原体，被认为是一种新型的冠状病毒。冠状病毒是单链RNA病毒，含包膜，已知有3种类型。引起SARS的病原体是冠状病毒的一个变种。该变种冠状病毒与流感病毒有亲缘关系，但它非常独特，以前从未在人类身上发现。SARS传染性强，临床主要表现为肺炎，在家庭和医院有显著的聚集现象，部分患者感染后很快出现呼吸困难、呼吸窘迫、呼吸衰竭等症状，因此被世界卫生组织统称为"严重急性呼吸综合征"。

SARS的实验室诊断主要依靠免疫学及分子生物学技术进行。免疫学检测主要针对病毒的特异性IgM和IgG抗体，采用免疫荧光技术、ELISA技术等进行；分子生物学技术主要采用RT-PCR检测病毒核酸。

【参考区间】 阴性。

【临床意义】

（1）ELISA技术：可用于SARS患者血清中IgM和IgG抗体的测定，在感染后21d可出现阳性结果。感染早期，上述抗体有可能无法测出，故血清学试验不能用于SARS的早期诊断，检测阳性提示既往的病毒感染。急性期到恢复期的阳转或是抗体效价的4倍增长，提示有近期感染。有些SARS患者急性期血清标本采集较晚，此时抗体滴度已达到高峰，恢复期血清没有4倍或以上升高，但这些患者的双份血清通常存在高滴度的IgG和（或）IgM抗体，结合临床仍然可以诊断。

（2）PCR为SARS早期诊断首选方法，但阴性不能排除SARS的诊断。

（六）轮状病毒感染

轮状病毒（rotavirus，RV）是引起婴幼儿急性胃肠炎和腹泻的主要病毒病原体，属于呼肠病毒科轮状病毒属。其包括 A ～ G 7 个血清群，其中 A 群 RV 主要引起婴幼儿腹泻；B 群 RV 引起成人腹泻，称为成人腹泻轮状病毒，少数报告 C 群 RV 也感染人；D ～ G 4 个群的 RV 只引起哺乳动物和鸟类腹泻。A 群 RV 感染最为常见。轮状病毒引起的急性胃肠炎主要经粪—口途径传播，接触也是一种重要的传播途径，水源污染可造成感染的暴发流行。婴幼儿在轮状病毒感染所致急性胃肠炎后，可致其免疫功能降低，使疾病转为慢性炎性肠病，粪便中长期排出病毒而成为重要的传染源。

【参考区间】　阴性。

【临床意义】

1. 轮状病毒抗原检测　用 ELISA 法或免疫酶斑点试验从粪便标本中检测轮状病毒抗原，如果结果阳性则可诊断为轮状病毒感染。如用单克隆抗 HRV 抗体检测，灵敏度可大大提高，可用于患者及疫情诊断。

2. 抗体检测　可采用 ELISA 法检测血清中特异性 IgM、IgG 抗体，通常轮状病毒感染 5d 后患者血清中即可测出 IgM 抗体水平的升高，因此可用于临床轮状病毒感染的早期诊断。IgG 抗体的检测常采用发病早期和恢复期双份血清进行，如有 4 倍以上的增长则有诊断意义。

3. 近年来 RT-PCR 被广泛应用于 RV 检测　根据检测的不同基因片段设计引物从粪便标本中直接扩增病毒基因，可进行 RV 的群及血清型鉴定。

第五节　真菌感染的检测

真菌是微生物中的一个大类，在自然界广泛存在，且种类繁多，可以引起人类疾病的病原性真菌和条件致病真菌已在 100 种以上。真菌所致疾病包括致病性真菌侵入机体引起深部和浅部的真菌感染。深部感染性真菌（如荚膜组织胞浆菌）所致感染可引起组织慢性肉芽肿和组织坏死溃疡；浅部感染性真菌如各种皮肤癣菌。真菌感染性疾病的确诊，不论是浅部还是深部真菌感染，均依赖于对临床标本的真菌学检查。

一、几种临床常见真菌检测

（一）念珠菌检测

念珠菌属（candida）属于出芽酵母科，目前已发现 270 余种，是一种条件致病菌。可引起人类感染的念珠菌有白念珠菌（*Candia Albicans*）、光滑念珠菌（*Candia Glabrata*）、季也蒙念珠菌（*Candia Guilliermondi*）、克柔念珠菌（*Candia Krusei*）、葡萄牙念珠菌（*Candia Lusitaniae*）、近平滑念珠菌（*Candia Parapsilosis*）和热带念珠菌（*Candia Tropicalis*），其中以白念珠菌最常见，致病力也最强。白念珠菌广泛分布于自然界，可从正常人的口腔、皮肤、胃肠道及阴道分离出，通常不致病，当机体免疫力下降时，或者长期使用广谱抗菌药、激素、免疫抑制药、化学药物治疗、放射治疗等，易引起白念珠菌的继发感染。

（二）隐球菌检测

隐球菌菌体为球形、较大，有荚膜，折光性强，墨汁染色，可见无色透明的晕圈环绕菌体（荚膜）。隐球菌属包括 17 个种和 7 个变种，其中仅新型隐球菌（*Cryptococcus Neoformans*）及其变种和格特隐球菌（*Cryptococcus Gattii*）对人具有致病性。隐球菌病是细胞免疫受损人群常见的机会性感染，可通过呼吸道进入机体的循环系统，通过无性增殖传播致病。新型隐球菌首先经呼吸道侵入体内，再经血液传播至脑及脑膜，引起慢性脑膜炎，也可侵犯皮肤、骨和心脏等部位。脑脊液墨汁液涂片镜检及荚膜抗原乳胶凝集试验和培养对于诊断具有决定意义。

（三）曲霉菌检测

曲霉病（aspergillosis）是由曲霉（*Aspergillus*）引起的感染性疾病，临床表现复杂且无特异性，系统性与播散性曲霉感染是临床常见但治疗困难的疾病。在免疫力低下引起的条件性系统性真菌感染中，发病率仅次于念珠菌病。临床常见的致病曲霉主要有烟曲霉（*Aspergillus Fumigatus*）、黄曲霉（*Aspergillus Flavus*）和其他曲霉。曲霉可引起变态反应性支气管肺曲霉病、变应性曲霉性鼻窦炎、慢性曲霉肺病、侵袭性肺曲霉病等疾病，其中烟曲霉最常见，烟曲霉可寄生于肺内，发生肺结核样症状，是肺曲霉病的主要病原体，还可产生烟曲霉毒素。目前实验诊断方法主要有显微镜直接镜检、病原体分离培养、免疫学检查、曲霉血清抗原检查、组织病理学检查及 PCR 技术检查。结合临床症状联合应用不同的实验室检测方法，可提高侵袭性曲霉病诊断的阳性率和准确性，是今后进一步有效改进侵袭性曲霉病早期诊断方法的发展方向。

二、真菌感染的免疫学检测

侵袭性真菌感染（invasive fungal infection，IFI）是指真菌侵入人体组织、血液和其他通常无菌部位，并在其中生长繁殖而导致组织损害、器官功能障碍和炎症反应的病理改变及病理生理过程，目前发病率呈逐年上升趋势。目前国内外都制定了相应的关于 IFI 的诊治指南，将 IFI 诊断分为确诊、临床诊断和拟诊 3 个级别。但确诊依据只有两条：组织病理学证据和活组织标本或无菌腔液标本培养阳性，这给临床实践带来很大困难。为提高诊断的阳性率，近年来非侵袭性实验室技术，尤其是真菌抗原检测受到极大的关注，目前主要有 1，3-β-D- 葡聚糖检测（G 试验）和曲霉半乳甘露聚糖抗原检测（GM 试验）的应用，并已成为侵袭性真菌感染的微生物学诊断标准之一。目前上述项目的特异性和敏感性并不十分理想，符合标准的阳性结果仅提示临床可能存在感染，不能作为确诊指标。

（一）1，3-β-D- 葡聚糖检测（G 试验）

1，3-β-D- 葡聚糖为酵母和丝状真菌细胞壁的多聚糖成分，不存在于原核生物和人体细胞中，是具有较高特异性的真菌抗原。人体的吞噬细胞吞噬真菌后，能持续释放该物质，使血液及体液中含量增高。G 试验主要用于念珠菌属、曲霉菌、毛孢子菌属、镰刀菌属、组织胞浆菌属等所致侵袭性感染的诊断，但不能确定菌种。

【参考区间】　不同试剂参考区间不同，一般为≤100pg/ml，如用文献或说明书提供的参考区间，使用前应加以验证。

【临床意义】

（1）不仅可检测念珠菌感染，还可检测多种致病真菌感染，如曲霉菌、肺孢子菌、镰刀菌、地霉、毛孢子菌等，但不能用于检测隐球菌和接合菌感染。

（2）阳性结果只能代表存在侵袭性真菌感染，不能确定种类。

（3）连续动态监测，结果皆为阳性者结合临床具有初步诊断意义，对高危患者根据其临床情况增加检测次数，动态监测还可评价药物疗效。

（二）曲霉菌半乳甘露聚糖抗原 ELISA 检测（GM 试验）

半乳甘露聚糖（galactomannan，GM）是一种对热稳定的水溶性物质，广泛存在于曲霉菌细胞壁中的一类多糖，由甘露聚糖和呋喃半乳糖组成，后者具有抗原性。GM 试验就是利用 ELISA 方法检测人体液中的半乳甘露聚糖抗原成分。主要用于辅助诊断侵袭性曲霉感染所致曲霉病。

【参考区间】　不同试剂参考区间不同，一般为≤0.5μg/L，如用文献或说明书提供的参考区间，使用前应加以验证。

【临床意义】

（1）主要用于侵袭性曲霉菌感染的早期辅助诊断，非确诊方法，其结果阴性预测值高，GM 试验阴性，排除侵袭性曲霉感染价值高。

（2）对高危患者连续动态监测（每周 2 次）具有早期辅助诊断价值。

（3）可用血液、脑脊液和尿液进行检测，作为疗效评价指标。

第六节　其他感染的病原体检测

一、支原体检测

支原体是一群介于细菌与病毒之间，无细胞壁，能在培养基中生长繁殖的原始单细胞生物。已知有 50 多种，14 余种对人有致病性，其中肺炎支原体（M.Pneumoniae）是明确的病原体，主要引起支气管炎及肺炎等感染性疾病，人型支原体（M.hominis）和解脲脲原体（U.Urealyticum）一般认为是机会感染病原体，主要引起泌尿生殖道感染、新生儿感染及免疫抑制患者播散性感染等。支原体因缺乏细胞壁，呈高度多形性，革兰染色不易着色，直接显微镜检测一般无临床意义。分离培养是支原体感染的确诊依据。PCR 技术除用于普通标本的支原体检测外，还可用于污染标本或已进行组织学染色标本中支原体的检测。对于容易分离的人型支原体和解脲脲原体，没有必要进行常规

PCR 检测。对于生长缓慢的支原体，如肺炎支原体，PCR 具有很大的实用价值。血清学在肺炎支原体感染实验室诊断中具有重要的意义，尤其是在 PCR 技术尚未广泛应用的情况下。首次感染肺炎支原体后，肺炎支原体 IgM 抗体在 3～6 周达到高峰，持续数月或数年后逐渐下降。肺炎支原体 IgM 抗体阳性可作为急性感染的指标，但阴性时不能排除支原体感染。急性期和恢复期血清 IgG 或总抗体 4 倍或以上升高作为肺炎支原体急性感染的指标。

二、衣原体检测

衣原体是严格细胞内寄生的病原体，细胞壁化学组成上与革兰阴性菌相似，具有核糖体，可出现胞质内包涵体。直接显微镜检查细胞质内的典型包涵体对衣原体感染诊断有参考价值。

衣原体的分离培养与病毒培养一样，在鸡胚卵黄囊内生长良好，还可采用动物接种和细胞培养法。过去采用传统的组织培养分离衣原体的方法，技术难度大，特异性和敏感性均不理想，花费大、操作烦琐、培养周期长，实验室技术要求高，且阳性率很低，因此，血清学试验是实验室诊断的主要选择。PCR 技术敏感性和特异性均较高。目前应用较多的是荧光标记单克隆抗体的直接荧光抗体法，可快速确定系何种血清型衣原体感染。DNA 探针技术和 PCR 技术目前已经应用于衣原体疾病的诊断、流行病学调查和无症状衣原体携带者的诊断。

三、立克次体检测

立克次体（rickettsia）是一类微小的杆状或球杆状、革兰染色阴性、除极少数外为严格细胞内寄生的原核细胞型微生物。立克次体病多数是自然疫源性疾病，且人畜共患。立克次体是引起斑疹伤寒、恙虫病、Q 热等传染病的病原体。在斑疹伤寒、斑疹热的早期，患者尿中可测出免疫复合物的存在。通过荧光染色从患者皮肤或其他组织中找到病原体有助于确定诊断。PCR 通过检测立克次体特异性核酸可进行早期诊断。外斐反应为非特异性血清学诊断试验，用于斑疹伤寒、斑疹热和恙虫病的筛查，特异性血清学试验有免疫荧光试验、酶联免疫吸附试验和补体结合试验等。

四、螺旋体检测

螺旋体是一群细长、柔软、运动活泼、呈螺旋状的微生物，对人致病的主要有 3 个属。①密螺旋体属（Treponema）：对人致病的主要有梅毒螺旋体（T.Pallidum）和品他螺旋体（T.Carateum）等；②疏螺旋体属（Borrelia）：对人致病的主要有回归热螺旋体等；③钩端螺旋体属（Leptospira）：对人致病的主要是钩端螺旋体。与人类疾病有关的梅毒螺旋体直径约 0.18mm，长 6～20mm，在暗视野显微镜下最易观察，相差显微镜也同样可以看清。未经染色的梅毒螺旋体在明视野显微镜下不可见，将标本置于暗视野显微镜下检查运动活泼、具有特殊形态的螺旋体具有诊断意义。除钩端螺旋体外，其他螺旋体如梅毒螺旋体、回归热螺旋体等尚不能人工培养，因此，血清学诊断广泛应用于梅毒感染检测。

人体感染梅毒后，会产生两类抗体，一类是直接针对梅毒螺旋体的抗体，另一类则是针对类脂质的抗体。梅毒血清学试验分非梅毒螺旋体抗体试验和梅毒螺旋体抗体试验两种。非梅毒螺旋体抗体检测用于梅毒螺旋体抗体的筛查，其优势是价格低廉、操作方便，并可用于疗效的观察；缺点是在检测早期梅毒和晚期梅毒时敏感性较差，存在一定的假阳性，上呼吸道感染、肺炎、活动性肺结核、风湿性心脏病、亚急性细菌性心内膜炎、传染性肝炎、肝硬化、慢性肾炎、钩端螺旋体病、麻风、疟疾、类风湿关节炎、系统性红斑狼疮及海洛因成瘾等疾病，都可导致快速血浆反应素（RPR）或甲苯胺红不加热血清试验（TURST）出现假阳性。梅毒螺旋体抗体试验是使用天然的或重组梅毒螺旋体抗原，临床常用梅毒螺旋体颗粒凝集试验（treponema pallidum particle agglutination，TPPA）和梅毒抗体荧光吸收试验（fluorescent treponemal antibody absorption test，FTA-ABS）。梅毒螺旋体抗体试验主要用于进一步确证及晚期梅毒患者抗体的检测，确证试验的敏感性及特异性均较高，但仍存在一定的假阳性，特别是老年人梅毒血清学检查时。梅毒患者经过治疗，梅毒螺旋体 IgG 抗体仍能长期甚至终身存在，故抗体的滴度不能用于疗效的观察，梅毒的临床诊断必须结合临床综合判断。暗视野显微镜检查是诊断梅毒螺旋体感染唯一快速、直接的方法，主要用于早期梅毒诊断。

第七节　医院感染的常见病原体检测

医院感染（nosocomial infection，NI），又称医院获得性感染（hospital acquired infection），广

义上讲，是指任何人员在医院活动期间遭受医院内病原体侵袭而引起的任何诊断明确的感染或疾病。狭义上讲，是指住院患者入院时不存在，且未处于潜伏期，而在住院期间遭受医院内病原体侵袭引起的任何诊断明确的感染或疾病。医院内感染的感染时间界定中不包括患者在入院前已开始或在入院时已处于潜伏期的感染，潜伏期不明的感染和发生于住院后和出院后48h内者，也属医院感染的范畴，除非流行病学和临床资料能说明此感染系在院外获得。

在我国，医院感染常发部位为下呼吸道、泌尿道、手术切口和胃肠道等，医院感染的病原体多为细菌所致，感染细菌的种类以革兰阴性杆菌为主，主要为大肠埃希菌、肺炎克雷伯菌、变形杆菌、铜绿假单胞菌、不动杆菌属等细菌，但感染部位不同，感染的病原体亦不同。呼吸道感染常见的病原体包括铜绿假单胞菌、肺炎克雷伯菌、金黄色葡萄球菌等；尿路感染常见的病原体包括大肠埃希菌、变形杆菌、肺炎克雷伯菌、肠球菌和葡萄球菌等；手术切口感染常见的病原体包括金黄色葡萄球菌、凝固酶阴性葡萄球菌、大肠埃希菌、肠球菌和铜绿假单胞菌等。

医院感染与其他感染性疾病一样，病原体包括细菌、病毒、支原体、立克次体、衣原体、螺旋体、真菌、寄生虫等。病原体检查是诊断的重要依据。除常规培养分离后鉴定外，免疫学和分子生物学的发展，使病原微生物的检测更加敏感、准确、快速、简便，拓宽了病原微生物的检测范围。目前，细菌、真菌等引起的感染性疾病仍以分离培养鉴定技术为主；病毒、衣原体感染以免疫学、分子生物学等技术为主；支原体以培养鉴定、分子生物学技术为主。同时由于抗菌药的广泛使用，多重耐药菌导致的医院内感染也引起了临床的重视，因此，合理使用抗菌药，对于预防医院内感染至关重要。总之通过对医院感染的病原体及耐药性进行监测及研究分析，可为及时发现医院内感染，杜绝感染蔓延提供有力的保障。

（单　斌）

第25章 临床分子生物学检测

　　传统的实验诊断技术是以描述性诊断为基础，依靠病理学、化学、细胞学或免疫学方法，检测疾病的基因表型变化。由于检测基因表型改变的影响因素较多，因此难以实现准确定性、定量诊断，很难完全满足临床的需求。

　　分子诊断学（molecular diagnostics）是利用成熟的分子生物学技术来研究机体内源性或外源性生物大分子的存在、结构或表达调控的改变，为疾病的预测、预防、诊治和转归提供分子水平信息。分子诊断的主要特点是直接以疾病基因或相关基因为检测对象，特异性高，属于病因学诊断，其检测结果不仅具有描述性，且具有准确预测性。目前分子诊断已被广泛应用于临床，辅助疾病的诊断和治疗，成为临床检验诊断学的一个重要分支。本章简要介绍临床常用的分子生物学技术，包括基因诊断和染色体检测在遗传疾病、感染性疾病、肿瘤、产前诊断和个体化治疗等方面的应用。

第一节　基因诊断

案例 6-25-1

　　男性，41 岁。因"咳嗽、咳痰 3 个月，加重并痰中带血 2 周"就诊。

　　患者 3 个月前出现咳嗽、咳痰，并有胸痛、低热（午后为著）、盗汗、乏力、食欲缺乏、消瘦。近 2 周加重，发现痰中带血，时有胸闷或呼吸困难。既往无高血压、糖尿病病史。

　　体格检查：体温 37.7℃，双侧颈后可触及多个活动、质软的淋巴结，触觉语颤增强，叩诊呈浊音，右上肺可闻及湿啰音，余未见明显异常。

　　实验室检查：血常规检测结果为 WBC 6.6×10^9/L，Hb 126g/L，PLT 205×10^9/L。

　　生化检测：Na^+ 141mmol/L，K^+ 4.6mmol/L，Cl^- 109 mmol/L。

　　微生物学检测：痰涂片抗酸染色，显微镜下找到红色的抗酸阳性分枝杆菌。

　　结核菌素试验：强阳性。

　　辅助检查：胸部 X 线检查显示右上肺云雾状阴影，边缘模糊。

问题：

　　1. 该患者最可能的诊断是什么？

　　2. 为了明确诊断，可进行哪些实验室检查？

　　3. 患者用利福平、异烟肼等四联抗结核药治疗 6 个月后，疗效不佳，疑为利福平耐药。应进行哪种耐药基因的检测？

案例 6-25-1 分析 1

　　该患者最可能的诊断考虑为肺结核。

　　根据：①微热（体温 37.7℃），双侧颈后可触及多个活动、质软的淋巴结，触觉语颤增强，叩诊呈浊音，右上肺可闻及湿啰音；②胸部 X 线显示为片状、絮状阴影，边缘模糊；③结核菌素试验强阳性，痰涂片抗酸染色，显微镜下找到红色的抗酸阳性分枝杆菌。

一、基因诊断的含义

　　基因诊断（gene diagnosis）是指利用分子生物学方法，从 DNA 或 RNA 水平检测患者体内基因存在和表达状态，分析基因结构变异情况，进而对疾病做出诊断的方法和过程。基因诊断是建立在分子生物学理论和技术高速发展的基础之上，被称为继形态学诊断、生物化学诊断及免疫学诊断之后的第 4 代诊断技术。目前已广泛应用于许多临床疾病的诊断，包括感染性疾病、遗传疾病、肿瘤、法医学鉴定、疾病易感性、药物筛选和药物开发的基因诊断等。

　　按照检测内容，基因诊断可分为 DNA 诊断和 RNA 诊断两部分。前者分析基因的结构，如 DNA 序列的缺失、点突变等；后者分析基因的功能，如 mRNA 量的变化，外显子的变异和间接加工缺陷等。按照检测策略，基因诊断也可以分为两大类：一类是直接基因诊断，即直接检查致病基因本身的异常。通常使用基因本身或邻近的 DNA 序列作为探针，或通过 PCR 扩增产物以探查基因有无点突变、缺失突变等异常及其性质。另一类是间接诊断，当基因结构不清或结构复杂或突变过多而无法逐一检测时，则通过对受检者及其家系进行连锁分析，以推断前者是否获得了带有致病基因的染色体。连锁分析是基于紧密连锁的基因或遗传标记，通常一起传给子代，因而考察相邻 DNA 标记是否传给子代，可以间接地判断致病基因是否也传递给子代。

二、基因诊断的特点

与其他诊断方法相比，基因诊断具有突出的优点：①能从基因水平彻底揭示疾病病因及发病机制，可直接对个体的基因状态进行检测，达到对表型正常的携带者或特定疾病的易感者做出诊断和预测的目的。既能检出正在生长的病原体，也能检出潜伏的病原体；既能确定既往感染，也能确定现行感染。②可进行症状前诊断，它以基因的结构异常或表达异常为切入点，而不是从疾病的表型开始，因此往往在疾病出现之前就可做出诊断，达到早检测、早预防、早发现、早治疗的目的，可将 HBV、HCV、HIV 的窗口期分别由血清学方法 60d、70d、40d 缩短到 49d、11d 和 15d，这在献血员筛选中尤为重要。③取材少、来源广，微量标本即可进行诊断，不需要对某一特殊的组织或器官进行检测。④可快速检测不易在体外培养（如艾滋病病毒、各种肝炎病毒等）和不能在实验室安全培养的病原体，可对患者血中的病原体定量检测，对临床评价抗病毒治疗效果、指导用药、明确病毒复制状态及传染性有重要价值。因此，基因诊断迅速在临床诊断领域特别在遗传疾病、感染性疾病等领域得到了较为广泛的应用。

三、基因诊断的常用技术

基因检测是对核酸（DNA 或 RNA）进行检测的技术，检测的手段主要有核酸分子杂交技术、聚合酶链式反应技术、DNA 测序技术和基因芯片技术等。近年来，基因检测以更高的测序通量、更高的检测精度、更加平民化的检测费用，开始加速走进人们的生产、生活。

（一）核酸分子杂交技术

核酸分子杂交技术的基本原理是将具有同源性的两条核酸单链在一定条件下（适当的温度和离子强度等）按照碱基互补配对原则退火形成异质双链。根据检测样品不同可分为：DNA 印迹杂交（southern blot）、RNA 印迹杂交（northern blot）、点杂交（dot blot）和原位杂交（in situ hybridization，ISH）。DNA 印迹杂交和 RNA 印迹杂交具有高度特异性和灵敏性，常用于特定基因的定量和定性检测、基因突变分析及疾病诊断等；点杂交用于检测样品中是否存在特异的 DNA 或 RNA，可得到半定量结果，具有简便、快速、经济等优点，是基因诊断常用方法之一；原位杂交可确定探针的互补序列在细胞内的空间位置，因此具有重要的生物学和病理学意义。此外，原位杂交还可显示病原微生物存在的方式和部位。目前，基于分子杂交技术的原理又发展出多种新技术，如荧光原位杂交、多色荧光原位杂交和比较基因组杂交等。

核酸分子杂交技术已被广泛应用于遗传疾病、感染性疾病及肿瘤等疾病的诊断，如镰状细胞贫血、苯丙酮尿症、β-珠蛋白生成障碍性贫血、结核分枝杆菌检测等。目前已有商业性核酸探针试剂盒用于临床鉴定一些重要的分枝杆菌。另外荧光原位杂交技术广泛用于检测染色体重组和标记染色体，检测多种基因疾病的染色体微缺失和非整倍体疾病的产前诊断，同时在血液学领域中荧光原位杂交技术也得到越来越广泛的应用，尤其是在白血病的诊断、治疗、监测、预后评估和微小残留病变检测等方面成为不可缺少的重要手段。

（二）聚合酶链式反应技术

聚合酶链式反应技术（polymerase chain reaction，PCR）诞生于 1985 年，是在体外模拟天然 DNA 复制过程的方法。首先通过高温（90～96℃）将双链 DNA 变性，即将双链 DNA 解螺旋为单链 DNA；再以此单链 DNA 为模板，将温度降至 50～60℃，以便引物与模板 DNA 碱基互补配对结合；然后在 70～75℃条件下，在 DNA 聚合酶的参与下，以 dNTP 为原料，根据碱基互补配对原则合成一条新链。如此循环将目的基因迅速扩增。利用 PCR 技术可将任意目的基因在体外进行特异性扩增。随着 PCR 技术的不断成熟和发展，在其基础上衍生出多种类型的 PCR 技术，如热启动 PCR、巢式 PCR、RT-PCR、实时荧光定量 PCR、多重 PCR 等。同时，PCR 技术与其他技术的结合使其应用性得到更广泛的发展，如 PCR-ASO（等位基因特异性寡核苷酸分析法）、PCR-RFLP（限

制性片段长度多态性）、PCR-SSCP（单链构象多态性）、PCR-DGGE（变性梯度凝胶电泳）等。目前，PCR 技术主要用于基因缺失或点突变所致疾病的检测及病原微生物的检测。

2000 年日本学者研发出一种新的核苷酸扩增技术，即环介导等温扩增法（loop-mediated isothermal amplification，LAMP），与常规 PCR 相比，其操作步骤更为简单，具有灵敏度高、特异性强等优点。目前该技术已被广泛应用于生命科学领域，在临床检验中主要用于病原体感染方面的检测。

（三）DNA 测序技术

DNA 测序技术是进行突变分析最重要、最直接的方法，其不受其他筛选方法敏感性和特异性的限制。如今，DNA 测序技术由第一代的化学裂解法、Sanger 双脱氧链终止法，经第二代测序的 454、Solexa、Hiseq、SOLiD 技术，发展为第三代的 SMRT、纳米孔单分子测序技术（表 6-25-1）。经典的 Sanger 双脱氧链终止法的原理是利用 DNA 聚合酶将结合在待定序列模板上的引物延伸，反应池中包含 4 种碱基，并混入一定量的双脱氧核苷酸，当双脱氧核苷酸结合到新合成的 DNA 上，即可终止 DNA 链的延伸，进而产生长度不等的 DNA 片段，再由高分辨率的聚丙烯酰胺凝胶电泳分离。由于双脱氧核苷酸上标记有同位素，因而可采取放射自显影读取结果。现在的直接测序法采用四色荧光标记代替放射性同位素标记，避免了放射伤害，测序自动化程度大为提高，操作更加简便。

表 6-25-1　DNA 测序技术的方法与评价

	方法	优点	缺点
第一代	Sanger 双脱氧链终止法、Maxam-Gilbert 化学裂解法	测序长度长，能达到 800～1000bp，且测序用时短，只需要几十分钟即可完成一次测序，测序准确度高，是至今唯一可以进行"从头至尾"测序的方法	通量低、成本高。人类基因组计划即采用这种技术，花费了 30 亿美元，耗时 13 年
第二代	Roche 公司的 454 测序平台、Illumina 公司的 Solexa 测序系统、ABI 公司的 SOLiD 测序系统	测序通量和效率高，成本低廉	测序读长普遍较短，且用时较长，扩增 PCR 前后的 DNA 分子片段数目比例有偏差
第三代	Heli-cos 公司的真正单分子测序技术（tSMSTM）、Oxford Nanopore 公司的单分子纳米孔测序技术；PacBio 公司的单分子实时测序技术（SMRT）	时间短、成本低、灵活性高，在大型基因组，甲基化研究及 RNA 直接测序测等领域有优势	原始数据准确率低，通量低

新一代测序技术除了在科研领域（如通过检测人类基因组上基因拷贝数变异、基因缺失研究人类基因的多态性等）应用广泛外，在临床医学也有着广阔的应用前景。包括：①遗传病的诊断。White 等建立了针对 Angelman 综合征和 Prader-Willi 综合征 SRVPN 基因甲基化检测平台，诊断率达到 100%。②传染性疾病的快速诊断。采用该技术可以有效地预防在国内曾经暴发的甲型 H1N1 流感和 SARS 等传染性疾病，避免疾病的大规模爆发流行，也为较短时间内制定疫情防控策略提供科学依据和坚实保障。③个体化医疗。临床医学已进入从群体治疗向个体化医疗转变时期，越来越多的疾病根据个体的遗传学信息制订针对性的预防疾病措施和治疗方案，譬如肿瘤的靶向治疗等。

（四）基因芯片技术

基因芯片技术是将许多特定的基因片段有规律地排列并固定于支持物上，形成储存有大量信息的 DNA 阵列，然后与待测的标记样品进行杂交，通过检测杂交信号的强弱，获得样品的分子数量和序列信息，进而对基因序列及功能进行大规模、高通量、平行化及集约化的处理和研究。基因芯片技术的出现使对遗传信息进行高效、快速的分析成为可能。基因芯片技术具有快速、简便、高灵敏性和准确性的特点，最重要的是其还可以同时对多种疾病进行检测，便于临床医师了解患者整体的患病情况。

基因芯片在临床医学研究中已经取得了初步进展，包括：①疾病早期诊断和批量筛选。将疾病的特异性基因片段或致病病原体的基因片段固定于芯片上，可制成疾病诊断芯片。提取患者样本中的核酸进行标记作为探针，利用探针与芯片杂交，扫描杂交结果，可分析得到该例患者是否患有此类疾病。目前，肝炎的诊断、珠蛋白生成障碍性贫血的筛选、性病的批量检测等，都有相应的基因芯片的开发和应用。②确定疾病亚型和选择最佳治疗方案。在芯片上固定同一种疾病不同类型的特征性基因，可以得到某种疾病的分型基因芯片。③耐药基因的筛选及新药的研发。乙型肝炎病毒耐药芯片是目前较为成熟的临床检验芯片。通过耐药芯片的实时监测，检测患者血液中的病毒突变情况，在耐药性即将产生时，改变治疗策略，可以得到很好的治疗效果。

> **案例 6-25-1 分析 2**
>
> 　　为了明确诊断，可进行痰结核分枝杆菌培养、检测 PPD-IgG、TB DNA 或 TB RNA。结核分枝杆菌的常规检验方法包括痰涂片找抗酸杆菌、痰培养、结核分枝杆菌 DNA 及 RNA 检测等。痰涂片阳性率低，培养法是诊断的金标准，但结核分枝杆菌生长缓慢，耗时长，不利于临床及时诊断和治疗。血清学试验检测抗 PPD-IgG 特异性不强，因分枝杆菌属各菌之间的抗原有广泛的交叉。TB DNA 检测灵敏、快速、特异，适用于早期、快速诊断。检测 TB RNA 可检测活的结核分枝杆菌。

四、基因诊断的临床应用

　　基因诊断技术是传统诊断技术的一个有效补充，其可以在基因水平上对疾病进行预测、防治和诊断。目前认为，一切疾病（除了外伤）均可以在基因水平找到答案，通过基因诊断技术对相应基因进行检测，可达到早检测、早预防、早发现、早治疗的目的，这是因为其相对于传统诊断技术具有特异性强、灵敏度高、诊断范围广等优点，并且可以进行直接和早期诊断，临床上主要应用于遗传疾病、感染性疾病、肿瘤、血液病及器官移植等领域。

（一）感染性疾病的基因诊断

　　感染性疾病是病原微生物侵入机体导致的，基因诊断是针对病原体的 DNA 或 RNA 进行检测，与传统的细菌培养鉴定方法相比具有耗时短、敏感性和特异性高的优点，已在病毒、细菌、衣原体、支原体、立克次体及寄生虫感染的早期诊断中得到应用。目前已知的与疾病感染相关的病原微生物几乎都已建立了相应的 PCR 检测方法，其原理是通过设计特异性引物对病原微生物的目标基因进行扩增，或对细菌的 18S rRNA、真菌的 28S rRNA 进行检测，以达到鉴定病原微生物的目的。现在临床上常用的实时荧光定量 PCR 技术，是在 PCR 反应体系中加入荧光基团，利用荧光信号积累实时监测整个 PCR 进程，最后通过标准曲线对未知模板进行定量分析的方法。随着环介导等温扩增技术的完善，已成功用于非典型性呼吸综合征、禽流感、人类免疫缺陷病毒、疟疾、弓形虫等疾病病原体和寄生虫的检测。利用基因芯片技术将肝炎病毒等多种病原微生物的特异保守序列集成排列在一块芯片上，可高效、快速、准确地检测出多种致病病原体。

　　基因测序技术还能够检测出新型病原体。如有一名发热待查患者在发生发热、头痛、视力下降等多种症状 2 周多之后到医院就诊，此前经外院诊断与治疗并无好转。于是对该患者的脑脊液进行了基因测序，以明确病原学诊断，最终发现患者感染了猪疱疹病毒。

　　基因诊断技术也可用于感染性疾病病原体耐药基因的检测。病原体的耐药问题是临床面临的难题之一，如果能及时检测病原体的耐药基因，规避耐药药物，选择敏感或相对敏感的药物进行治疗会达到事半功倍的效果，如乙型肝炎耐药基因序列检测和耐甲氧西林金黄色葡萄球菌检测等。

（二）遗传疾病的基因诊断

　　基因诊断是基于分子遗传学发展而来的，因此其在遗传疾病的诊断及预测方面的表现尤为突出，其对已明确致病基因的遗传病有较好的诊断效果。基因诊断可在疾病发生和发展的不同层面、不同阶段进行诊断。首先可进行临床症状基因诊断，即医师根据就诊患者的疾病史、临床症状，为明确或排除某一疾病而进行的检查，如珠蛋白生成障碍性贫血的基因诊断、苯丙酮尿症的诊断等。大多数 α- 珠蛋白生成障碍性贫血是由于 α 珠蛋白基因缺失所致，应用 DNA 限制性内切酶酶谱分析法，或用 PCR 检测 α 珠蛋白基因有无缺失及其 mRNA 水平的方法进行诊断。苯丙酮尿症是一种常见的常染色体隐性遗传病，其病因的分子基础是苯丙氨酸羟化酶基因点突变，可针对突变的类型应用 PCR-RFLP（限制性片段长度多态性分析）检测。症状前基因诊断主要用于遗传病家系或有遗传病倾向的家系中未发病但有高度发病风险人群的诊断，其对早期诊断后可实施预防性干预措施，进而避免出现严重不良后果的疾病有重要意义，如对导致药物性耳聋的相关基因进行检测，早期预防，可避免药物性耳聋的发生。

（三）肿瘤的基因诊断

　　肿瘤的发展过程极为复杂，临床表现多样，其发生与多种因素有关，并且在发展过程中涉及多个基因的变化，因而肿瘤属于多基因病。由于肿瘤的发生和发展主要基于基因的变化，因此基因诊断在肿瘤中有广阔的应用前景。目前已发现多种与肿瘤发生相关的癌基因和抑癌基因，而且这些基因的突变常发生在临床症状出现之前。因此通过对相关基因的检测可以达到早预防和早诊断的目的。另外，基因诊断可对肿瘤进行分级、分期及判断预后，也可对微小病灶、转移灶及血中残留癌细胞进行识别检测，并对治疗效果进行评价。检查癌基因的变化不仅有助于肿瘤的诊断和预后判断，而且还可辅助判断手术中肿瘤切除是否彻底、有无周围淋巴结转移等。

（四）血液病的基因诊断

血液病主要包括白血病和血友病。目前研究结果显示，白血病的病因主要是白血病细胞中存在某些特定的融合基因或基因重排，不同的白血病类型其融合基因不同，因而对融合基因或基因重排进行检测，可对白血病进行分型，为白血病的治疗提供有效的分子靶标。在白血病诊断方面，PCR阳性诊断结果可比传统的细胞学方法及临床症状出现早 5～8 个月，可检出 1×10^6 个有核细胞中的 1 个白血病细胞，在白血病的早期诊断、早期治疗及临床化疗后残留白血病的监测方面有着其他方法无可比拟的特异性和敏感性。血友病是一种由于凝血因子Ⅷ或Ⅸ缺乏导致的 X 染色体连锁的隐性遗传性出血性疾病，均由相应的凝血因子基因突变引起，通过基因诊断技术可有效地筛查出基因缺陷的携带者，并为产前诊断提供有效的诊断依据。

（五）产前基因诊断和胚胎植入前遗传学诊断

遗传疾病最可怕之处在于其可以影响下一代，因而通过基因诊断预测子代的基因状态，在必要时进行干预，可以避免有重大基因缺陷的胎儿出生。这种针对胎儿进行的诊断又分为产前基因诊断和胚胎植入前遗传学诊断。产前基因诊断主要是针对有生育患儿风险夫妇的胎儿进行的诊断，采用的标本常为绒毛膜标本和羊水标本，这两种标本的采集方式具有一定的创伤性，对母婴的伤害很难避免。近年来，随着科学技术的发展，孕妇外周血中的胎儿有核细胞或游离胎儿 DNA 含量已满足检测要求，因此可采用孕妇外周血进行产前基因诊断，有效避免了对母婴的伤害。

胚胎植入前遗传学诊断（PGD）主要用于检查胚胎是否携带有遗传缺陷的基因，一般来讲父母至少一方有明确的染色体或基因异常。当精子卵子结合形成受精卵并发育成胚胎后，在其植入子宫前使用 PGD 技术进行基因检测，以便使体外受精的试管婴儿避免一些遗传疾病。目前 PGD 能诊断一些单基因缺陷引发的疾病，如珠蛋白生成障碍性贫血等疾病。检测技术有巢式 PCR 和全基因组扩增（whole genome amplification，WGA）等。前者第一轮多重 PCR 应扩增多个目标位点（含突变位点及连锁遗传的多态位点），后者 WGA 扩增的产物可采用多种方法进行突变位点及遗传连锁位点的鉴定，包括荧光 PCR、Sanger 测序、单核苷酸多态微阵列芯片（SNP array）、高通量测序（next generation sequencing，NGS）及联合检测等。

（六）药物筛选和药物开发中的基因诊断

由于个体遗传基因上的差异，不同的人对外来物质产生的反应也会有所不同，因此部分患者使用正常剂量的药物时，可能会出现药物过敏、红肿发疹的现象。根据基因检测的结果，制订特定的治疗方案，从而科学地指导用药，避免药物不良反应。芯片技术具有高通量、大规模、平行化等特点，可以进行新药的筛选，尤其在对中药成分的真伪鉴定及有效成分的筛选、理学研究、化学药物的合成等方面具有重要的药化作用，且用基因芯片作大规模的筛选研究可以省略大量的动物实验，缩短药物筛选所用时间。

（七）器官移植组织配型中的基因诊断

器官移植的主要难题是如何解决机体对移植物的排斥反应。基因诊断技术能够分析和显示基因型，更好地完成组织配型，从而有利于提高器官移植的成功率。

（八）疾病易感性的基因诊断

基因诊断在判断个体对某种重大疾病的易感性方面起着重要作用，如人类白细胞抗原复合体的多态性与一些疾病的遗传易感性有关。某些特定基因的存在或基因突变可使机体对某些病毒或细菌等病原体的易患性增加。因此，一旦确定易患基因的存在，及早对高危人群采取预防措施或医疗干预可有效降低机体的感染率。资料证实，有 10%～15% 的癌症与遗传有关，糖尿病、心脑血管疾病等多种疾病都与遗传因素有关。如果患有癌症或多基因遗传病（如阿尔茨海默病、高血压、糖尿病等）的人能够找出致病的遗传基因，就可以有针对性地调整生活方式，预防或延缓疾病的发生。

（九）法医学鉴定中的基因诊断

主要是针对人类 DNA 遗传差异进行个体识别和亲子鉴定。其中最常用的基因诊断技术是 DNA 指纹技术、扩增片段长度多态性分析技术及检测基因组中短串联重复序列遗传特征的 PCR-STR 技术和检测线粒体 DNA 的 PCR-mtDNA 技术。

> **案例 6-25-1 小结**
>
> 患者疑为利福平耐药，应进行 *rpoB* 基因检测。利福平是抗结核治疗的关键药物，对该药产生耐药性的分子基础是 RNA 聚合酶的改变，突变主要集中在 *rpoB* 基因的 81bp 区域。

五、基因诊断面临的问题

随着科技的发展和研究的日益成熟，越来越多的基因诊断方法开始从单纯的实验研究走向临床应用，未来在疾病诊断、预防、预测和个体化治疗中将发挥重要作用，但该过程也不可避免地存在一些问题。首先，基因诊断技术的标准化问题。目前尚缺乏标准化的操作规程和质量认证体系，标准不统一，质量难保证。其次，基因诊断过程中涉及的伦理学问题及所用资源及信息的安全性问题。在基因诊断逐渐兴盛的同时，由于不能准确地评估患病风险，以及对一些可以检测的致病基因所引发的疾病没有有效的预防和治疗措施，基因检测结果反而成为思想负担。尽管基因诊断还存在诸多问题，但是伴随着新技术的日益成熟和发展，其在人类医学领域中的应用将更加广泛。

第二节　染色体检测

> **案例 6-25-2**
>
> 女孩，12 岁。生长发育迟缓 10 年，智力发育略低下，无类似疾病家族史。
>
> 体格检查：身高 130cm，体重 25kg，BMI 14.79，上部量 66cm，下部量 64cm，指间距 130cm。面痣较多，小下颌，眼睑略下垂。无颈蹼及颈静脉怒张，甲状腺未触及肿大。盾牌胸，乳房未发育，乳距宽。无腋毛生长，女童外阴为幼稚型。双上肢不能伸直，呈肘外翻，携带角（carry angle），腕部桡侧面隆起，活动无明显受限，双下肢无畸形，肌力及肌张力正常。神经系统检查未见异常。
>
> 实验室检查：游离 T_3 6.0pmol/L，游离 T_4 18.5pmol/L，促甲状腺激素 2.18mU/L，皮质醇 7.0μg/dl，卵泡刺激素 23.5U/L，黄体生成素 6.6U/L，雌二醇 12.8pg/ml，睾酮 18.1ng/dl，泌乳素 7.0ng/ml。
>
> 辅助检查：左腕部及左手正位片显示双腕骨及掌指骨质稀疏，腕骨角变小，桡骨远端干骺端呈喇叭样变形伴尺桡关节间隙增宽。子宫附件超声未发现子宫、卵巢。
>
> 问题：
>
> 1. 请对患者做出初步诊断并简述诊断的依据。
>
> 2. 如要明确诊断，还应做哪些检查？
>
> 3. 这些相关检查最有可能出现的结果是什么？

染色体是遗传信息的主要携带者，是遗传基因的载体，存在于细胞核内。1883 年，美国学者提出了遗传基因在染色体上的学说。1928 年，摩尔根证实了染色体是遗传基因的载体，并因此获得了诺贝尔生理医学奖。

人类体细胞有 46 条染色体，并按大小、形态配成 23 对。第 1 对到第 22 对叫作常染色体，为男女共有；第 23 对是性染色体，女性性染色体是两条 X 染色体，男性为 1 条 X 染色体和 1 条 Y 染色体。精子和卵子的染色体上分别携带着父亲、母亲的遗传基因，上面记录着父母传给子女的遗传信息。正常情况下，人类染色体自出生之后，不会随年龄的变化而变化（血液病和肿瘤等除外）。当染色体异常时，就会导致遗传疾病。

一、染色体的命名和核型书写

（一）染色体的命名

根据人类细胞遗传学命名的国际体制，人类 46 条染色体按其长短和着丝粒的位置编为 A ～ G

7组，包括1～22号及X和Y染色体；根据各染色体上显带特点，将染色体划区分布，p表示短臂，q表示长臂。描述特定带时，需要写明4个内容：①染色体序号；②臂的符号；③区的序号；④带的序号。这些内容需连续列出，中间无空格与间断，如1p31，表示第1号染色体短臂3区1带。

高分辨显带的命名方法是在原带之后加"·"，在"·"之后写新的带号，称亚带。如1p31带被分为3个亚带，1p31.3表示1号染色体短臂3区1带第3亚带。1p31.3再分带时，则写为1p31.31，称次亚带。

（二）染色体核型的书写

1个体细胞中的全部染色体所构成的图像即称核型。将待测细胞的全部染色体，按照Denver体制配对、排列后，分析确定其是否与正常核型完全一致，就是核型分析（karyotype analysis）。染色体核型书写有统一格式，其书写顺序为染色体数目、性染色体、染色体异常。各项之间以逗号隔开，性染色体以大写的X与Y表示，各染色体变异以小写字母表示，第1个括号内是累及染色体的号数，第2个括号内是累及染色体的区带。t表示染色体片段发生易位，inv表示倒位，iso或i表示等臂染色体，ins表示插入，del表示缺失，r表示环状染色体。"-"代表染色体丢失，"+"表示增加。

如46，XY，t（12；13）（p13；q21），表示46条染色体，性染色体是XY，第12号和第13号染色体之间易位，断裂点分别在第12号染色体短臂1区3带和第13号染色体长臂2区1带。

二、染色体检测的意义

临床上染色体检查的目的就是发现染色体异常和诊断由染色体异常引起的疾病。通过染色体核型分析可以确定：①染色体数目异常；②染色体结构异常；③个体的性别；④个体的某些不育问题等。但不能确定：①基因中微小突变的出现和位置；②突变的类型。

> 案例6-25-2分析1
>
> 初步诊断：先天性卵巢发育不全综合征（Turner综合征）。
>
> 诊断依据与分析：
>
> 1.患儿匀称型的身材矮小，肘外翻，乳房及外生殖器均未发育。症状和体征方面完全符合先天性卵巢发育不全综合征的表现。
>
> 2.由于卵巢发育不全，体内雌二醇水平低下，黄体生成素和卵泡刺激素同时升高，并伴有骨骼发育不良。左腕部及左手正位片显示：双腕骨及掌指骨质稀疏，腕骨角变小，桡骨远端干骺端呈喇叭样变形伴尺桡关节间隙增宽。实验室检查和辅助检查也符合先天性卵巢发育不全综合征的诊断。

三、染色体核型分析的方法

染色体检测由于检测的目的和检测标本的不同，大致可分为外周血染色体核型分析、新生儿脐带血染色体核型分析、羊水染色体核型分析、绒毛染色体核型分析、骨髓染色体核型分析及胸腔积液、腹水染色体核型分析。外周血染色体核型分析目前应用普及最广，主要用于不孕不育研究、优生和染色体畸形综合征的筛查；新生儿脐带血染色体核型分析，主要用于新生儿缺陷等检查；羊水染色体核型分析，主要用于产前诊断；绒毛染色体核型分析，主要用于产前诊断和早孕流产原因检测；骨髓染色体核型分析，主要用于白血病研究；胸腔积液、腹水染色体核型分析，主要用于不明原因胸腔积液、腹水或肿瘤研究。

染色体核型分析是细胞遗传学研究的基本方法，是研究物种演化、分类及染色体结构、形态与功能之间关系所不可缺少的重要手段。经行核型分析后，可以根据染色体结构和数目的变异情况来判断病因。传统的染色体核型分析技术是观察染色体形态，但随着新技术的发现与应用，目前包括三大技术：染色体显带技术、荧光原位杂交技术、光谱核型分析技术。

（一）染色体显带技术

人类染色体用吉姆萨染液染色呈均质状，但是如果染色体经过变性和（或）酶消化等不同处理后，再染色可呈现一系列深浅交替的带纹，这些带纹图形称为染色体带型。显带技术就是通过特殊的染色方法使染色体的不同区域着色，使染色体在光镜下呈现出明暗相间的带纹。每个染色体都有特定的带纹，甚至每个染色体的长臂和短臂都有特异性。根据染色体的不同带型，可以更细致而可靠地识别染色体的个性。染色体特定的带型发生变化，则表示该染色体的结构发生了改变。一般染色体显带技术有 G 显带（最常用）、Q 显带和 R 显带等。

G 显带方法简单恒定，带型稳定，保存时间长，是目前进行染色体分析的常规带型。其原理是利用植物血凝素（PHA）刺激淋巴细胞转化为淋巴母细胞而进入有丝分裂，用秋水仙素在细胞分裂中期破坏纺锤丝，抑制细胞分裂，通过胰酶消化或缓冲液作用，将染色体显带，通过带纹和数目的分析判断染色体数目和结构的情况。在光学显微镜下，可见 R 带亮带相应的部位被吉姆萨染液染成深带，而 R 带暗带相应的部位被吉姆萨染液染成浅带。实验大致过程：常温采集外周血→接种→37℃培养 72h →收获→处理→计数→核型分析。

■（二）荧光原位杂交技术

荧光原位杂交技术（fluorescence in situ hybridization，FISH）是 20 世纪 80 年代末在放射性原位杂交技术的基础上发展起来的一种非放射性分子细胞遗传技术，以荧光标记取代同位素标记而形成的一种新的原位杂交方法，探针首先与某种介导分子结合，杂交后再通过免疫细胞化学过程连接上荧光染料。FISH 的基本原理是将 DNA（或 RNA）探针用特殊的核苷酸分子标记，然后将探针直接杂交到染色体或 DNA 纤维切片上，再用与荧光素分子偶联的单克隆抗体与探针分子特异性结合，来检测 DNA 序列在染色体或 DNA 纤维切片上的定性、定位、相对定量分析，可判断单个碱基的突变，此时，1 个染色体核型，即为 1 个碱基。近年来，采用荧光原位杂交技术，将荧光素标记的探针进行染色体核型特定位点的检测和标记，可以精确地检测染色体上 DNA 链中单个碱基的突变，从而大大提高染色体核型分析的精度。

■（三）光谱染色体自动核型分析技术

光谱染色体自动核型分析（spectral karyotying，SKY）是一项显微图像处理技术，SKY 通过光谱干涉仪，由高品质 CCD 获取每一个像素的干涉图像，形成 1 个三维的数据库并得到每个像素的光程差与强度间的对应曲线，该曲线经傅立叶分析变换之后得到该像素的光谱，再经由软件分析之后用分类色来显示图像或将光谱数据转换成相应的红绿蓝信号后以常规方式显示。

随着技术的进步，使得染色体核型分析变得越来越现代化，很多软件系统的完善也使核型分析结果越来越精确。如果检查中发现夫妇双方任意一方的染色体异常，最常见的是染色体平衡易位、倒位及数量异常，可进行无创胚胎染色体筛查技术（non-invasive chromosome screening，NICS）。无创胚胎染色体筛查技术是指利用游离在培养液中极微量的 DNA，通过目前最先进的单细胞全基因组扩增技术实现对胚胎染色体的全面筛查，以此反映整个胚胎的染色体情况，帮助医师筛选染色体正常的胚胎进行移植，提高试管婴儿的移植成功率。

> **案例 6-25-2 分析 2**
>
> 确诊必须做染色体检查，其核型有以下几种类型。
>
> 1. 单体型　45，XO，是最多见的一型，具有典型症状。
>
> 2. 嵌合型　45，XO/46，XX。若以 46，XX 细胞为主，症状多数较轻，约 20% 可有青春期发育，月经来潮，部分可有生育能力，但其自然流产率和死胎率均高，且子代患染色体畸变的风险率亦高。
>
> 3. X 染色体结构畸变型　一条 X 染色体长臂和（或）短臂缺失，如 46，Xdel（Xq）或 46，Xdel（Xp）；还有 X 等臂染色体，如 46，Xi（Xq）或 46，Xi（Xp）。

四、染色体检测的临床应用

1. 白血病及其他肿瘤患者　白血病及其他肿瘤时出现的染色体异常可使血细胞的癌基因表达，使血细胞恶性生长。不同的白血病常有各自的特征性染色体异常，因此染色体检查有助于白血病的诊断和预后判定。例如，t（15；17）是 AML-M3 的特异性指标，inv（16）与 AML-M4EO 相关，t（8；21）与 AML-M2 相关，Ph 染色体为慢性粒细胞白血病的遗传学特征。

2. 接触过有害物质者　辐射、化学药物、病毒等可以引起染色体的断裂，如果染色体断裂后原来的片段未在原来的位置上重接，将形成各种结构异常的染色体，如缺失、易位、倒位、重复、环形染色体等。这些畸变如发生在体细胞可以引起一些相应的疾病，如肿瘤；如畸变发生在生殖细胞就发生遗传效应，殃及子代，可以引起流产、死胎、畸形儿。

3. 第二性征异常者　常见于女性，如有原发闭经、性发育不良，伴身材矮小、肘外翻、盾状胸和智力稍有低下，阴毛、腋毛少或缺如，后发际低，不育等，应考虑是否有 X 染色体异常。Turner 综合征患者比正常女性少一条 X 染色体，其染色体核型为：45，XO。环形 X 染色体患者由于某种原因使 X 染色体两端同时出现断裂，并在断裂部位重接形成，环形染色体越小临床症状越重。早期发现这些异常并给予适当的治疗可使第二性征得到一定程度地改善，也可能获得生育能力。

4. 外生殖器两性畸形者　对于外生殖器分化模糊，如阴茎伴尿道下裂，阴蒂肥大呈阴茎样，根据生殖器外观常难以正确决定性别的患者，通过性染色体的检查有助于做出明确诊断。根据染色体检查结果和临床其他检查，两性畸形可分为真两性畸形、假两性畸形、性逆转综合征等几种不同情况。

5. 性情异常者　身材高大、性情凶猛和有攻击性行为的男性，有些可能为性染色体异常者，如 XYY 综合征，染色体检查表现为比正常男性多 1 条 Y 染色体，染色体核型表现为 47，XYY。患者多数表型正常，即健康状况良好，常有生育能力，但子代男性中同样为 47，XYY 的机会大于正常人群。该病的发病率占一般男性人群的 1/750。男性如出现身材修长、四肢细长、阴茎小、睾丸不发育和精液中无精子者，有时还可以伴有智力异常，应通过染色体检查确定是否患有 Klinefecter 综合征，该病患者比正常男性多一条 X 染色体，染色体核型表现为 47，XXY。其发病率在一般男性中为 1/800，在男性精神发育不全者中为 1%，而在男性不育者中可高达 1/10。

6. 生殖功能障碍者　在不孕症、多发性流产和畸胎等有生殖功能障碍的夫妇中至少有 7%～10% 是染色体异常的携带者。染色体数量异常，如由于女性少一条 X 染色体造成的 45，XO，或男性多一条 X 染色体造成的 47，XXY。染色体结构异常如平衡易位或染色体多态性倒位，由于无基因的丢失，携带者本身并不发病，但因其生殖细胞染色体异常而导致不孕症、流产和畸胎等生殖功能障碍。性染色体数目异常除可造成不孕外，还常出现第二性征异常。

7. 婚前检查　婚前检查可以发现表型正常但染色体核型异常的患者，如染色体平衡易位或染色体多态性倒位，极易引起流产、畸胎、死胎，盲目保胎会引起畸形儿的出生率增加。婚前检查还可以发现表型基本正常，但性染色体异常者，这些患者可表现为性功能障碍、无生育能力等。因此，婚前检查对优生优育有着重要的意义。

8. 先天性多发性畸形和智力低下的患儿　先天性多发性畸形和智力低下的患儿及其父母染色体病的特点就是多发性畸形和智力低下，常见临床特征有头小、毛发稀而细、眼距宽、耳位低、短颈、鼻塌而短、外生殖器发育不良、腭裂、肌张力低下或亢进、癫痫、通贯掌、肛门闭锁、身材矮小、发育迟缓、眼裂小、发际低、持续性新生儿黄疸及明显的青斑、眼睑下垂、心脏畸形、肾畸形、虹膜或视网膜缺损等。染色体检查可发现有唐氏综合征等异常。

案例 6-25-2 小结

患儿为 12 岁女孩，生长发育迟缓 10 年，至今乳房及外生殖器未发育，乳距宽。血清雌二醇水平低，滤泡刺激激素、黄体生成素明显增高。超声未发现子宫、卵巢，并伴有骨骼发育不良。诊断考虑为先天性卵巢发育不全综合征（特纳综合征），进一步行染色体检查明确。

对于青春期中发现生长明显落后的女性患儿，应尽早进行染色体的核型分析，排除染色体异常的原因，早期明确诊断、尽早治疗方有望改善预后。应积极开展产前筛查和产前诊断，提倡优生优育，避免此类患儿出生尤为重要。

五、常见的染色体病

因先天性染色体数目异常或结构畸变而引起的疾病，称为染色体病（chromosome disease）。染色体病导致许多基因的增加或缺失，常涉及许多器官系统的形态和功能异常，临床表现往往是多样的，故又称染色体畸变（chromosome aberration）。

1. 21 三体综合征　又称唐氏综合征（Down syndrome），是最常见的染色体病。在新生儿中的发病率为 1/800～1/600，该病以智力障碍和多发畸形为主要特征，迄今尚无有效的治疗方法。因此，对胎儿进行早期宫内诊断和有效干预，降低患儿出生率显得尤为重要。92.5% 的患者核型为 47，XX（XY），+21，即比正常人多了一条 21 号染色体；2.5% 为嵌合型；5% 为易位型。

2. 18 三体综合征　又名爱德华综合征（Edwards syndrome）。发病率与母亲年龄增高有关，新生儿发病率为 1/8000～1/3500，男女发病率之比为 1：4，可能女性易存活。主要临床特征是生长发育障碍，肌张力亢进，呈特殊的握拳式。80% 患者的核型为 47，XX（XY），+18；20% 患者为嵌合型，核型为 46，XX（XY）/47，XX（XY），+18，症状较轻。

　　3. 13 三体综合征　又名 Patau 综合征（Patau syndrome）。新生儿发生率为 1/6000 ～ 1/5000，女性明显多于男性，发病率与母亲年龄增高有关。主要特征是生长发育明显迟缓和智力发育差。常有唇裂和（或）腭裂、颌小、多指。80% 患者伴先天性心脏病（房室间隔缺损和动脉导管未闭）。男性多有隐睾，女性半数有双角子宫及卵巢发育不良。80% 患者的核型为 47，XX（XY），+13，其余为易位型和嵌合型。

　　4. 先天性睾丸发育不全综合征　又称为克兰费尔特综合征（Klinefelter syndrome）。该病在男性新生儿中的发病率为 0.13%。主要临床特征是患者外表为男性，性情、体态趋向于女性化。80% ～ 90% 的患者核型为 47，XXY，即比正常男性多了一条 X 染色体；10% ～ 15% 为嵌合型。

　　5. 先天性卵巢发育不全综合征　又称为特纳综合征（Turner syndrome）。在新生女婴中发病率为 1/5000 ～ 1/2500。患者外观女性，身材矮小（120 ～ 140cm），外生殖器幼稚型，原发闭经，不育。核型有以下几种类型，①单体型：45，XO。是最多见的一型，具有典型症状。②嵌合型：45，XO/46，XX。若以 46，XX 细胞为主，症状多数较轻，约 20% 可有青春期发育，月经来潮，部分可有生育能力，但其自然流产率和死胎率均高，且子代患染色体畸变的风险率亦高。③X 染色体结构畸变型。一条 X 染色体长臂和或短臂缺失，如 46，Xdel（Xq）或 46，Xdel（Xp）；还有 X 等臂染色体，如 46，Xi（Xq）或 46，Xi（Xp）。

　　6. X 三体综合征　是一种女性常见的染色体异常。发病率在新生女婴中约为 1/1000，在女性精神病患者中约占 4/1000。X 三体女性可无明显异常，约 70% 的患者青春期第二性征发育正常，并可生育；约 30% 的患者有月经减少，原发或继发闭经或过早绝经等现象，乳腺发育不良，卵巢功能异常。大约有 2/3 的患者智力稍低，并有患精神病倾向。核型除了 47，XXX 外，还有一些患者的核型为嵌合体，症状一般较轻。

　　7. XYY 综合征　发病率占男性的 1/1500 ～ 1/750，监狱中和精神病院中的男性发病率较高，约占 3%。患者的主要临床表现多数是表型正常的男性，身材高大，常超过 180cm，有随身高增加，发病频率亦随之增高的趋势。大多数有生育能力，偶尔可见尿道下裂、隐睾、睾丸发育不全并有生精过程障碍和生育力下降，患者智力正常，但性格暴躁粗鲁，行为过火，常发生攻击性犯罪行为。此时脑电图显示有异常，犯罪年龄较轻，平均为 13.1 岁。除 47，XYY 核型外，还有 48，XYYY 或 49，XYYYY 类型患者，但较少见。这类患者性格更为暴躁，智力发育较差并有指畸形等。

（李　猛）

第七篇　病历书写

病历是医务人员在诊疗工作中形成的文字、符号、图表、影像和切片等资料的总和，包括门（急）诊病历和住院病历。病历书写是指医务人员通过问诊、体格检查、实验室及辅助检查、诊断、治疗和护理等一系列医疗活动收集有关资料，并进行归纳、分析、整理，形成医疗活动记录的行为。

第 26 章　病历书写的重要性

病历全面总结了临床诊断、治疗和护理工作中的体会、经验和教训，是医务人员对病情分析、判断和思考、做出正确诊断、选择治疗、判断预后和制订预防措施的科学依据。病历既是医院管理、医疗质量和业务水平的反映，是评价医院工作绩效的主要依据，也是临床教学、科研和信息管理的基础资料，同时也是考核医务人员医德、医疗服务质量和学术水平的依据。病历书写水平也是医学生和住院医师综合素质的反映。

病历具有法律效力，当发生医疗事故或医患双方产生医疗纠纷时，病历即为进行医疗事故技术鉴定或法律诉讼的原始证明材料。

病历真实记录了个人就诊及健康体格检查资料，是评价个人健康状况和进行医疗保健的重要依据，也是医疗保险部门支付和报销医疗花费和保险金的依据。

因此，病历书写是每一个医务人员必须掌握的基本技能之一。各级医务人员在行医的全过程都必须以极度认真和实事求是的态度，严格按照规定认真地书写好每一份病历。

第27章 病历书写的基本要求

病历书写的基本要求是客观、真实、准确、完整和及时，每一个执业医师都必须严格遵循。

1. 内容真实 病历书写应客观、真实、准确地反映病情，不允许臆造、杜撰或虚构。内容的真实来源于细致的问诊和体格检查及客观、正确的分析判断，这不仅关系到病历质量，也反映出医师的品德和作风。

2. 格式规范 病历有特定的格式，病历中的各部分（如住院病历、病程记录、手术记录、转科记录、出院记录和死亡记录）都有一定的格式和要求，应该严格执行。住院病历格式分为传统病历和表格病历两种，两者格式和记录的项目基本上是一致的。

3. 文字要求 书写病历应该条理清晰、重点突出、层次分明、表述准确、语句简练、通顺流畅、书写工整、字迹清楚、用词恰当、标点正确。要用规范的汉语和汉字书写病历，应当使用中文和医学术语，通用的外文缩写和无正式中文译名的症状、体征、疾病名称、药物名称可以使用外文。疾病诊断、手术、各种治疗操作的名称和编码应符合《国际疾病分类》（ICD10）的规范要求。出现错字，应在错字上用双横线标识，将正确的字写在其上方，并签上修改者名字和日期，不得采用刀刮、胶粘、涂黑、剪贴等方法抹去原来的字迹。

4. 填写完整，不可漏项 各种表格栏内必须按项认真填写，无内容者画"/"或"-"，每张记录用纸均须完整填写楣栏（患者姓名、住院号、科别、床号）及页码。

5. 书写及时，签名确认 病历书写有严格的时间要求。门诊病历即时书写，急诊病历在接诊同时或处置完成后及时书写。住院病历、入院记录应于患者入院后24h内完成，危急患者的病历因抢救未能及时书写时，应在抢救结束后6h内据实补记，并注明抢救完成时间和补记时间。上级医师修改病历应在72h内完成。各项记录书写结束时应在右下角签全名，以示负责，字迹应清晰可辨，且不易被他人模仿。上级医师审核签名应在署名医师的左侧，并以斜线相隔。各项记录应有完整的记录时间，采用24h制和国际记录方式，急诊、抢救等记录应注明至时、分。

住院病历一般由进修医师或住院医师书写，实习医师、规范化培训住院医师书写的病历，应当经过在本医疗机构合法执业的医务人员审阅、修改并签名。

6. 法律意识，尊重权利 对按照规定须取得患者书面同意才可以进行的医疗活动，如特殊检查、特殊治疗、输血、麻醉、手术等，医务人员应就检查或治疗目的、治疗中可能发生的后果及风险等与患者或其委托代理人充分沟通，并将相关情况在病历中详细记载，由患者本人或其委托代理人签署同意书。充分尊重患者的知情权和选择权，医务人员也要保存相关的证据，以保护医患双方的合法权益。

第 28 章　病历书写的种类、格式及内容

第一节　住院期间病历

住院期间病历是指患者住院期间全部的病历资料，包括完整病历和入院记录、病程记录、会诊记录、转科记录、出院记录、死亡记录及手术记录等。因相同的疾病再次住院可书写再入院病历。

一、入院病历格式及内容

入院病历是详细的入院记录和最完整的病历模式，一般由实习医师或住院医师书写，要求在患者入院后 24h 内完成。

1. 一般项目（general data）　包括姓名、性别、年龄、婚姻状况、出生地（写明省、市、县）、民族、职业、工作单位、住址、入院时间、记录时间、病史陈述者（注明与患者的关系），须逐项填写，不可空缺。

2. 主诉（chief complaint）　促使患者就诊的主要症状（或体征）及持续时间。症状或体征超过一项时，则按发生的先后次序列出。主诉要精练，一般在 1～2 句，20 字左右。主诉一般不用病名，除非是诊断已明确，住院目的是对该病做特殊治疗者，如白血病患者入院定期化疗。一些无症状或体征的实验室检查异常也可作为主诉，如"发现血糖升高 1 个月"。

3. 现病史（history of present illness）　指患者本次疾病的发生、演变、诊疗等方面的详细情况，围绕主诉进行描写。主要内容应包括：起病时的情况、患病的时间、主要症状的特点、病因与诱因、病情的发展与演变、伴随症状、诊治经过及患者的一般情况等。

与本次疾病无密切关系，但仍需治疗的其他疾病，在现病史后另起一段记录。凡意外事件或可能涉及法律责任的伤害事故，应详尽客观记录，不得敷衍了事。

4. 既往史（past history）　记录患者以往的健康状况，如曾患多种疾病，则按时间顺序依次记录。其他内容还应包括：①预防接种及传染病史；②药物及其他过敏史；③手术史、外伤史及输血史。

5. 系统回顾（review of system）　包括呼吸系统、循环系统、消化系统、泌尿系统、造血系统、内分泌系统及代谢、神经精神系统、肌肉骨骼系统的常见症状。

6. 个人史（personal history）　主要内容应包括出生地及居留地、生活习惯及嗜好、职业和工作条件、毒物及放射性物质接触史、有无冶游史等。

7. 婚姻史（marital history）　记录未婚或已婚、结婚年龄、配偶健康状况、性生活情况等。

8. 月经史（menstrual history）、生育史（childbearing history）　记录初潮年龄、行经期、月经周期及末次月经时间（或绝经年龄），并记录月经量、颜色、有无血块、痛经、白带等。

记录格式如下：

$$初潮年龄 \frac{经期天数}{月经周期天数} 末次月经时间或绝经年龄$$

生育情况按下列顺序写明：足月分娩数 - 早产数 - 流产或人流数 - 存活数。并记录计划生育措施。

9. 家族史（family history）　主要内容应包括父母、兄弟、姐妹及子女的健康情况，是否患有与患者相同的疾病，如已死亡，应记录死亡原因及年龄；家族中有无结核、病毒性肝炎或性病等传染性疾病；有无家族遗传疾病。

（以上各项内容详见本书第二篇第二章第三节"问诊的内容"）

体格检查

1. 生命体征　体温　　℃，脉搏　　次 / 分，呼吸　　次 / 分，血压　　/　　mmHg。

2. 一般状况　发育（正常、异常），营养（良好、中等、不良、肥胖），神志（清晰、淡漠、模糊、昏睡、谵妄、昏迷），体位（自主、被动、强迫），面容与表情（安静、忧虑、烦躁、痛苦，以及急、慢性病容或特殊面容），检查能否合作。

3. 皮肤、黏膜　颜色（正常、潮红、苍白、发绀、黄染、色素沉着），温度，湿度，弹性，有

484

无水肿、皮疹、瘀点、紫癜、皮下结节、肿块、蜘蛛痣、肝掌、溃疡和瘢痕，毛发的生长及分布。

4. 淋巴结 全身或局部淋巴结有无肿大（部位、大小、数目、硬度、活动度或粘连情况，局部皮肤有无红肿、波动、压痛、瘘管及瘢痕等）。

5. 头部及其器官

头颅：大小、形状，有无肿块、压痛、瘢痕，头发（量、色泽、分布）。

眼：眉毛（脱落、稀疏），睫毛（倒睫），眼睑（水肿、运动、下垂），眼球（凸出、凹陷、运动、斜视、震颤），结膜（充血、水肿、苍白、出血、滤泡），巩膜（黄染），角膜（云翳、白斑、软化、溃疡、瘢痕、反射、色素环），瞳孔（大小、形态、对称或不对称、对光反射、调节与集合反射），眼底（视盘、视网膜血管、黄斑区、视网膜各象限）。

耳：有无畸形、分泌物、乳突压痛，听力。

鼻：有无畸形、鼻翼扇动、分泌物、出血、阻塞，有无鼻中隔偏曲或穿孔和鼻窦压痛等。

口腔：气味，有无张口呼吸，唇（畸形、颜色、疱疹、皲裂、溃疡、色素沉着），牙齿（龋齿、缺牙、义齿、残根，斑釉牙，注明位置），牙龈（色泽、肿胀、溃疡、溢脓、出血、铅线），舌（形态、舌质、舌苔、溃疡、运动、震颤、偏斜），颊黏膜（发疹、出血点、溃疡、色素沉着），咽（色泽、分泌物、反射、悬雍垂位置），扁桃体（大小、充血、分泌物、假膜），喉（发音清晰、嘶哑、喘鸣、失音）。

6. 颈部 对称，强直，有无颈静脉怒张、肝-颈静脉回流征、颈动脉异常搏动，气管位置，甲状腺（大小、硬度、压痛、结节、震颤、血管杂音）。

7. 胸部 胸廓（对称、畸形、有无局部隆起或塌陷、压痛），呼吸（频率、节律、深度），乳房（大小，乳头，有无红肿、压痛和肿块），胸壁有无静脉曲张、皮下气肿等。

8. 肺

视诊：呼吸运动（两侧对比），呼吸类型，有无肋间隙增宽或变窄。

触诊：胸廓扩张度，触觉语颤（两侧对比），有无胸膜摩擦感、皮下捻发感等。

叩诊：叩诊音（清音、过清音、浊音、实音、鼓音及其部位），肺下界及肺下界移动度。

听诊：呼吸音（性质、强弱，异常呼吸音及其部位），有无干、湿啰音和胸膜摩擦音，语音传导（增强、减弱、消失）等。

9. 心脏

视诊：心前区隆起，心尖冲动或心脏搏动位置、范围和强度。

触诊：心尖冲动的性质及位置，有无震颤（部位、时相）和摩擦感。

叩诊：心脏左、右浊音界，可以左、右第 2～5 肋间距正中线的距离（cm）表示，须注明左锁骨中线距前正中线的距离（cm）。

听诊：心率，心律，心音的强弱，P_2 和 A_2 强度的比较，有无心音分裂、额外心音、杂音（部位、性质、收缩期或舒张期或连续性、强度、传导方向及与运动、体位和呼吸的关系，以及收缩期杂音的分级、舒张期杂音的分度）和心包摩擦音等。

桡动脉：脉搏频率，节律（规则、不规则、脉搏短绌），有无奇脉或交替脉等，搏动强度，动脉壁弹性、紧张度。

周围血管征：有无毛细血管搏动、射枪音、水冲脉和动脉异常搏动。

10. 腹部 腹围（腹水或腹部包块等疾病时测量）。

视诊：外形（对称、平坦、膨隆、凹陷），呼吸运动，胃、肠型及蠕动波，有无皮疹、色素、条纹、瘢痕、腹壁静脉曲张（及其血流方向），疝和局部隆起（器官或包块）的部位、大小、轮廓，腹部体毛。

触诊：腹壁紧张度，有无压痛、反跳痛、振水音、液波震颤、肿块（部位、大小、形状、硬度、压痛、移动度、表面情况、搏动）。

肝：大小[右叶以右锁骨中线肋下缘、左叶以前正中线剑突下距离肝下缘距离（cm）表示]，质地（Ⅰ、Ⅱ、Ⅲ度），表面（光滑度），边缘，有无结节、压痛和搏动等。

胆囊：大小、形态，有无压痛、墨菲征。

脾：大小、质地、表面、边缘、移动度，有无压痛、摩擦感，脾明显肿大时以三线测量法表示。

肾：大小、形状、硬度、表面、移动度，有无压痛（肾及输尿管压痛点）。

膀胱：能否触及。

叩诊：肝上界、肝浊音界（缩小、消失）、肝下界，肝区叩击痛，有无移动性浊音、肾区叩击痛等。

听诊：肠鸣音（正常、活跃、亢进、减弱、消失），有无血管杂音等。

11. 肛门、直肠 视病情需要检查。有无肿块、肛裂、肛瘘、痔。直肠指诊（括约肌紧张度，有无狭窄、肿块、触痛、指套染血等；前列腺大小、硬度，有无结节及压痛等）。

12. 外生殖器 根据病情需要做相应检查。

男性：包皮、阴囊、睾丸、附睾、精索，有无发育畸形、鞘膜积液。

女性：检查时必须有女医护人员在场，必要时请妇科医师检查，包括外生殖器（阴毛、大小阴唇、阴蒂、阴阜）和内生殖器（阴道、子宫、输卵管、卵巢）。

13. 脊柱 活动度，有无畸形（侧凸、前凸、后凸）、压痛和叩击痛等。

14. 四肢 有无畸形，杵状指（趾），静脉曲张，骨折及关节红肿、疼痛、压痛、积液、脱臼、强直、畸形，水肿，肌萎缩，肌张力变化及肢体瘫痪等。

15. 神经反射

生理反射：浅反射（角膜反射、腹壁反射、提睾反射），深反射（肱二头肌、肱三头肌、膝腱反射及跟腱反射）。

病理反射：Babinski 征、Oppenheim 征、Gordon 征、Chaddock 征、Hoffmann 征。

脑膜刺激征：颈项强直、Kernig 征、Brudzinski 征。

16. 专科情况 外科、耳鼻咽喉科、眼科、妇产科、口腔科、介入放射科、神经精神等情况按照各专科要求内容记录。

17. 辅助检查 记录入院前所做的与诊断有关的主要实验室检查、器械检查及其结果，并记录检查日期。如在其他医院所做的检查，应注明该医院名称及检查日期。

18. 病历摘要 简明扼要、高度概括地综述病史要点、体格检查、实验室及器械检查中重要的阳性结果和具有重要鉴别意义的阴性结果，使其他医师或会诊医师通过摘要内容能了解基本的病情。

19. 诊断 诊断名称应规范、确切，分清主次，顺序排列，主要疾病在前，次要疾病在后，并发症列于有关主病之后，伴发病排列在最后。诊断应尽可能包括病因诊断、病理解剖诊断和功能诊断。对一时难以确定诊断的疾病，可在病名后加"？"。一时查不清病因、又难以判定在形态和功能方面改变的疾病，可暂以某症状或体征待诊或待查，并应在其下注明 1、2 个可能性较大或待排除疾病的病名，如"发热待查：大叶性肺炎？"

（1）初步诊断：入院时的诊断一律写"初步诊断"，是经治医师根据患者入院时的情况，综合分析所做出的诊断。初步诊断写在住院病历或入院记录末页中线的右侧。

（2）入院诊断：住院后主治医师第 1 次查房所确定的诊断为入院诊断。入院诊断写在初步诊断的下方，并注明日期；如住院病历或入院记录系主治医师书写，则可直接写入院诊断，而不写初步诊断。入院诊断与初步诊断相同时，上级医师只需在病历上签名，则初步诊断即被视为入院诊断，不需重复书写入院诊断。

（3）修正诊断（包含入院时遗漏的补充诊断）：凡以症状待诊的诊断及初步诊断、入院诊断不完善或不符合，上级医师应做出修正诊断。修正诊断写在住院病历或入院记录末页中线左侧，并注明日期，修正医师签名。住院过程中增加新诊断或转入科对转出科原诊断的修正，不宜在住院病历、入院记录上做增补或修正，只在接收记录、出院记录、病案首页上书写，同时于病程记录中写明其依据。

（4）医师签名或盖章：在初步诊断的右下角签全名，字迹应清楚易认。上级医师审核签名应在署名医师的左侧，并以斜线相隔。

二、入 院 记 录

入院记录由住院医师（或管床医师）书写，其内容和要求原则上与住院病历相同，但应简明扼要，重点突出，必须在 24h 内完成。其主诉、现病史与住院病历相同，其他病史（如既往史、个人史、月经生育史、家族史）和体格检查可以简明记录，免去系统回顾、摘要等。

三、再次或多次入院记录

指患者因同一种疾病再次或多次住入同一医疗机构时书写的记录，要求内容基本同入院记录，应在病历上注明本次为第几次住院。主诉要求记录本次发病的主要症状（或体征）及持续时间；现病史中要求首先对本次住院前历次病例摘要及诊治经过进行小结，再重点描述本次发病情况。

四、24h 内入出院记录或 24h 内入院死亡记录

患者入院不足 24h 出院，可书写 24h 内入出院记录。内容包括姓名、性别、年龄、职业、入院时间、出院时间、主诉、入院情况、入院诊断、诊疗经过、出院情况、出院诊断、出院医嘱、医师签名。患者入院不足 24h 死亡的，可写 24h 内入院死亡记录，内容与 24h 内入出院记录基本相同，将出院诊断改为死亡诊断。

五、常用医疗文件

（一）病程记录

病程记录指继住院病历或入院记录后，经治医师对患者病情、诊疗过程所进行的连续性记录。病程记录是记录住院经过的重要证据，能体现医疗水平，并反映病历的内涵质量。病程记录内容应全面系统、重点突出、条理清晰，有分析判断和计划总结。病程记录由经治医师书写为主，但上级医师必须有计划地进行检查，做必要修改和补充，并签字。书写时首先标明记录日期，另起一行记录具体内容，记录结束后签名。病程记录的内容及要求如下。

1. 首次病程记录 指患者入院后由经治医师或值班医师书写的第 1 次病程记录，应当在患者入院后 8h 内完成。内容包括以下几方面。

（1）患者姓名、性别、年龄、主诉。

（2）重要的症状、体征及辅助检查的结果，内容应高度概括，突出特点。

（3）对上述资料做出初步分析，提出诊断、鉴别诊断及依据。

（4）为证实诊断和进一步鉴别诊断还需做哪些检查及其理由。

（5）根据当时的诊断，制订诊疗计划。

2. 日常病程记录 是指对患者住院期间病情变化、诊疗过程的经常性、连续性记录。病程记录一般每 d 记录 1 次，危重病例应随病情变化及时记录，并注明记录时间，具体到分钟。对病情稳定的患者至少 3d 记录 1 次病程记录，新入院患者及手术后患者应连续记录 3d，以后视病情要求进行记录。

3. 上级医师查房记录 指上级医师在查房时对患者病情、诊断、鉴别诊断、当前治疗措施、疗效的分析及下一步诊疗意见，是病程记录的重要内容。国家卫生健康委员会规定必须有三级医师（主任、主治、住院医师）查房记录。主治医师首次查房记录至少应于患者入院 48h 内完成。下级医师应在查房后如实记录，及时完成，在病程记录中要明确标记，注明上级医师的姓名及职称。

4. 疑难病例讨论记录 指对病情危重、确诊困难或疗效不佳病例讨论的记录。讨论由科主任或具有副主任医师以上专业技术任职资格的医师主持。内容包括讨论日期、主持人及参加人员姓名、职称、病情简介、诊治难点、与会者讨论要点、主持人总结等。最后，由记录者签名，主持人审签。

5. 会诊记录 患者在住院期间发现其他专科情况，需要其他科室或医疗机构医师协助诊治时，分别由申请医师和会诊医师书写记录。申请会诊记录简要说明患者病情及诊疗情况、申请会诊的理由和目的，由申请会诊医师签名。常规会诊意见记录由会诊医师在会诊申请发出后 48h 内完成，急会诊时会诊医师在会诊申请发出后 10min 内到场，会诊后即刻书写会诊记录，一般写在会诊申请单内。内容应包括会诊日期及时间、会诊医师对病史及体征的补充、对病情的分析、诊断和进一步检查治疗的意见，由会诊医师签名。

6. 转出（入）记录 患者住院期间需转科时，经转入科室会诊并同意接收后，由转出科室和转入科室经治医师分别书写转出（入）记录。转出记录内容包括入院日期、转出日期及患者姓名、性别、年龄、病历摘要、入院诊断、诊疗经过、目前情况、目前诊断、转科目的、注意事项等。转出记录需经主治医师审签。转入记录由转入科室医师于患者转入后 24h 内书写，内容包括入院日期、转入日期、患者姓名、性别、年龄、转入前病情、转入原因、转入本科后的问诊、体格检查及重要检查结果，转入后的诊断及治疗计划。

7. 交（接）班记录 管床医师发生变更，交班医师和接班医师分别对患者病情及诊疗情况进行简要总结，书写交、接班记录。交班记录应当在交班前由交班医师紧接病程记录书写，接班记录由接班医师于接班后 24h 内完成。交（接）班记录包括入院日期、交接班日期、患者姓名、性别、年龄、主诉、入院情况、入院诊断、诊治经过、交班注意事项及今后的诊疗计划等。

8. **阶段小结** 对住院时间超过 1 个月的患者应写阶段小结。内容包括入院日期、患者姓名、性别、年龄、主诉、入院诊断、诊治经过、目前诊断、目前情况、诊疗计划、医师签名等，交（接）班记录、转科记录可代替阶段小结。

9. **抢救记录** 指对病情危重的患者采取抢救措施时所做的记录。抢救记录由经治医师在抢救结束后 6h 内据实补记，由主治医师审签。内容包括：危重病名称、主要病情、抢救起始时间、抢救措施、抢救结果及参加抢救的医务人员姓名及职称（职务）等。

10. **术前小结** 是指在患者手术前，经治医师对患者病情所做的总结，内容包括：简要病情、术前诊断、手术指征、拟施手术名称和手术方式、拟施麻醉方式、注意事项。

11. **术前讨论记录** 患者病情较重或手术难度较大及新开展的手术，对拟实施手术方式、术中可能出现的问题及应对措施进行手术前讨论并记录，由科主任或具有副主任医师以上专业技术任职资格的医师主持讨论。内容包括：术前准备情况、手术指征、手术方案、可能出现的意外及防范措施、参加讨论者的姓名及专业技术职务、具体讨论意见及主持人小结意见、讨论日期及记录者签名。

12. **麻醉记录** 由麻醉医师记录术中麻醉的经过和处理情况，内容包括：患者一般情况、手术起止时间、术前诊断、术中诊断、麻醉前用药、麻醉方式、麻醉期间用药、术中患者的反应及处理、麻醉效果，由麻醉师签名。

13. **手术记录** 一般由手术者书写，应于术后 24h 内完成。内容包括：一般项目、手术时间、术前诊断、术中诊断、手术名称、手术医师、麻醉方法及麻醉医师、手术经过、术中出现的情况及处理。

（二）出院记录

出院记录系经治医师对患者此次住院期间诊疗情况的总结。在患者出院 24h 内完成，由主治医师审签。内容包括：入院日期、出院日期、入院诊断、出院诊断、住院天数、入院时情况、诊疗经过、出院时情况、出院医嘱。

（三）死亡记录

住院患者经抢救治疗无效者，经治医师应在其死亡后 24h 内完成死亡记录书写。内容包括：一般项目、入院日期、入院诊断、死亡日期及时间、住院天数、入院时情况、诊疗经过，重点记录死亡前的病情变化和抢救经过、死亡原因和死亡时间、死亡诊断，还应包括与患者近亲属商谈尸检的情况。

（四）死亡讨论记录

患者死亡 1 周内（特殊病例及时讨论），由科主任或具有副主任医师以上职称的医师主持，对死亡病例进行讨论分析。记录内容：讨论日期、地点，主持人和参加人员的姓名、职称、职务，患者一般项目、入院日期、死亡日期和时间、死亡原因、死亡诊断（包括尸检和病理诊断）、参加者发言纪要，重点记录诊断意见、死亡原因分析、抢救措施意见、经验教训及本病的国内外诊治进展等。最后由记录者签名，由主持人总结并审签。

（五）知情同意书

凡在临床诊治过程中，需行手术治疗、特殊检查、特殊治疗、实验性临床医疗和医疗美容的患者，应对其履行告知义务，详尽填写知情同意书，并必须由患者或其委托人签字。

六、表格式住院病历

表格式住院病历的内容与住院病历完全相同，主要对主诉和现病史以外的内容进行表格化书写。表格式病历的具体格式在不同医疗单位、不同专业不尽相同，按照表格统一填写即可。

第二节 门（急）诊病历

一、书写要求

（1）门（急）诊病历封面印有姓名、性别、出生年月、民族、婚姻、职业、住址、工作单位、药物过敏史、身份证号码及门诊病历编号等栏目，均应认真填写完整，每次就诊应填写就诊日期（年、月、日）和就诊科别。

（2）书写门诊病历要求简明扼要，重点突出。

（3）急危重患者应注明就诊时间（年、月、日、时、分），记录患者的体温、脉搏、呼吸、血压、意识状态、诊断和抢救措施等。对收入急诊观察室的患者，应书写观察病历。死亡病例要记录抢救经过，参加抢救人员姓名、职称或职务，死亡日期及时间和死亡诊断等。

（4）初步诊断、诊断写于右下方。处理措施、处方及治疗方法记录应分行列出，医师应于右下方签全名。

二、书写内容

（一）初诊病历

1. 主诉 主要症状及持续时间。

2. 疾病史 现病史（包括本次起病日期、主要症状、他院诊治情况及疗效）、与本次疾病有关的既往史、个人史及家族史。

3. 体格检查 重点记录阳性体征及有助于鉴别诊断的阴性体征。

4. 辅助检查

5. 初步诊断 如暂不能明确，一时难以确诊者可暂以症状待诊，如"腹痛待查""发热待查"，其后列出 1 个或几个可疑的诊断。

6. 处理措施 包括治疗方法、应用药物、进一步检查措施及建议、休息时间等。药品应记录药名、剂量、总量、用法。

（二）复诊病历

1. 主诉 上次诊治后的病情变化和治疗反应，不可用"病情同前"字样。

2. 体格检查 着重记录原来阳性体征的变化和新的阳性发现。

3. 辅助检查 需补充的实验室或器械检查项目。

4. 会诊 3 次不能确诊的患者，接诊医师应请上级医师会诊，上级医师应写明会诊意见及会诊日期和时间，并签名。

5. 诊断 对上次已确诊的患者，如诊断无变更，可不再写诊断。

6. 处理措施 要求同初诊。

7. 变更就诊 持通用门诊病历变更就诊医院、就诊科别或患有与前次不同病种的复诊患者，应视作初诊患者并按初诊病历要求书写病历。

8. 签名 医师需签全名。

第29章 电子病历

一、电子病历的概念

电子病历系统是指医疗机构内部支持电子病历信息的采集、存储、访问和在线帮助，并围绕提高医疗质量、保障医疗安全、提高医疗效率提供信息处理和智能化服务功能的计算机信息系统。

二、电子病历的功能

（1）让病历书写更方便，同时提供临床试验病历及教学病历标识、方便查阅相关知识库等。

（2）可以为患者建立个人信息数据库。

（3）对医嘱下达、传递及执行进行管理，并能对医嘱进行校正；对医嘱的医保政策符合性进行自动检查和提示。

（4）提供药物、耗材、诊疗项目等字典，对药品应用有管理功能。

（5）具有管理检验报告及检查结果的功能，如危急值结果提示、查阅影像信息等。

（6）可以用趋势图展现生命体征、历次化验、检查结果。

（7）为病历质量监控、医疗卫生服务信息及数据统计分析和医疗保险费用审核提供技术支持。

（8）电子病历系统功能扩展，可以进行传染病上报、医保患者病种填报、区域医疗信息对接共享等。

三、电子病历的书写和管理

（1）电子病历的书写按照《病历书写基本规范》执行。

（2）为操作人员提供专有的身份识别手段，并设置有相应权限。本医疗机构合法执业的医务人员按照权限，采用身份标识登录电子病历系统，分别进行相应操作、修改、审签，并予电子签名确认。

（3）住院病历在患者出院时经上级医师审核后归档，归档后的电子病历由管理部门专门管理。门（急）诊电子病历记录经接诊医师录入确认即为归档，不得修改。

（4）电子病历系统有严格的复制管理功能，不同患者的信息不得复制。

（5）患者诊疗过程中产生的非文字资料，同时纳入电子病历系统管理，确保随时调阅。

（李春艳）

490

第八篇　疾病的诊断步骤和临床思维方法

　　诊断疾病是医师最重要、最基本的临床实践活动之一，也是医师认识疾病及其客观规律的过程。只有正确地诊断，才可能正确和恰当地治疗。临床思维方法是医师认识疾病、判断疾病和治疗疾病等临床实践过程中所采用的一种推理方法。

第 30 章　疾病的诊断步骤

　　疾病的诊断步骤包括：第 1 步，收集临床资料；第 2 步，资料的综合分析及评价，抓住主要矛盾，做出初步诊断；第 3 步，验证或修正诊断。

一、收集临床资料

　　1. 病史采集　全面系统、详细可靠的病史资料对诊断有极大的帮助。

　　2. 体格检查　在问诊基础上进行全面有序、重点深入、规范细致的体格检查，结合病史资料可解决 50% 以上的临床诊断问题。在体格检查过程中要注意核实和补充病史资料。体格检查也可能有意外发现，千万不要轻易放过。

　　3. 实验室检查和其他辅助检查　在问诊和体格检查的基础上，有目的性、有针对性地选择适当的检查项目，有助于使临床诊断更准确、可靠。

二、综合分析临床资料并做出初步诊断

　　通过对病史、体格检查、实验室检查和辅助检查所获得的各种临床资料进行综合分析和评价，去伪存真，由此及彼，由表及里，归纳出疾病的临床特点。结合掌握的医学知识和临床经验，将可能性较大的几个疾病列出来，进行鉴别诊断，提出初步诊断。

三、验证或修正诊断

　　提出初步诊断之后给予必要的治疗，客观细致的病情观察，选择必要的检查项目，结合进一步检查及对治疗效果的判断，在临床实践中验证或修正诊断。对于疑难复杂病例，通过查阅文献资料、开展病例讨论等明确诊断。

第 31 章　临床思维方法

一、临床思维的基本原则

在疾病诊断过程中，根据科学与医学伦理学原理，必须掌握以下几项诊断思维的基本原则。

1. 首先考虑常见病、多发病　在几种诊断可能性同时存在的情况下，要首先考虑常见病的诊断。

2. 首先考虑器质性疾病的存在　在出现器质性疾病与功能性疾病鉴别困难时，首先考虑器质性疾病的诊断，以免延误治疗。诊断功能性疾病必须先排除器质性疾病。

3. 首先考虑可治性疾病的诊断　当诊断有两种可能时，一种可治且疗效好，而另一种目前尚无有效治疗且预后甚差，在完全没有确诊为"不可治"疾病之前，先考虑可治性疾病并开始治疗。对不可治的或预后不良的疾病亦不能忽略。

4. "一元论"即尽量用一种疾病去解释多种临床表现　尽可能选择单一诊断，以一种疾病去解释多种临床表现，而不用多个诊断分别解释各个不同的症状。若患者的临床表现确实不能用一种疾病解释时，可再考虑有其他疾病的可能性。

5. 实事求是，避免主观臆断　医师必须实事求是地对待客观现象，不能仅根据自己的知识范围和局限的临床经验任意取舍。

6. 以患者为整体的原则　以患者为整体，抓准重点、关键的临床现象。在诊断时应充分考虑心理社会的因素，要避免见病不见人的现象。

二、临床思维的基本方法

1. 推理（inference）　推理是医师获取临床资料或诊断信息到形成结论的中间思维过程。推理不仅是一种思维形式，也是一种认识各种疾病的方法和表达诊断依据的手段，可帮助医师认识诊断依据之间的关系，正确认识疾病，提高思维能力。

（1）演绎推理（deductive reasoning）：根据患者所具有的共性或普遍性线索来推导出诊断结论，这种推理方法是从一般性原理出发，推论出对个别事物的认识，得出新结论的思维方法。结论是否正确，取决于临床资料的真实性。

假设演绎推理（hypothetical deductive reasoning）是指在观察和分析基础上提出问题以后，通过推理和想象提出假说，进行演绎推理，再通过实验验证演绎推理的结论。

假设演绎推理是临床上最常用的临床思维方法。将患者资料进行整合，找出主要问题，通过推理和想象提出可能性诊断假设。

（2）归纳推理：从个别性或特殊的临床资料推导出一般性或普遍性结论。医师所搜集的临床资料中每个诊断依据都是个别的，根据这些诊断依据而提出初步临床诊断，就是由个别上升到一般、由特殊性上升到普遍性。

（3）类比推理：是根据两个或两个以上疾病在临床表现上有某些相同或相似，而其中一个或两个疾病还有另外某些表现或病理改变，经过比较、鉴别、推论而推出其诊断的推理方法。

2. 横向列举　根据疾病临床表现应考虑哪些可能，逐一列举，再进一步根据其他临床特征（包括实验室检查结果），逐渐查找其诊断依据，逐步缩小诊断范围，最后得到最可能诊断和次可能诊断。

3. 模式识别（pattern recognition）　临床医师见到的经长期临床实践反复验证的某些"典型描述"，特定的"症状组合"，可以帮助医师迅速建立起初步诊断。在模式识别的基础上结合其他方法会提高诊断效率与准确性。

三、常见诊断失误的原因

由于临床诊断思维的特点及各种主客观的原因，临床诊断常与疾病本质发生偏离而造成诊断失误，表现为误诊、漏诊、病因判断错误、疾病性质判断错误及延误诊断等。临床上常见诊断失误的原因有以下几方面。

1.病史资料收集不完整、不确切 病史资料未能反映疾病进程和动态及个体的特征，因而难以作为诊断的依据亦可能由资料失实，分析取舍不当，导致误诊、漏诊。

2.临床观察不细致，检查结果误差 临床观察和检查中遗漏关键征象，不加分析地依赖检查结果或对检查结果解释错误，都可能得出错误的结论，也是误诊的重要因素。

3.医学知识不足，缺乏临床经验 对一些病因复杂、临床罕见疾病的知识匮乏，经验不足，未能及时有效地学习各种知识，是构成误诊的另一种常见原因。

4.其他原因 如病情表现不典型、诊断条件不具备及复杂的社会原因等，均可能是导致诊断失误的因素。

（区文超）

参 考 文 献

府伟灵，徐克前，2016.临床生物化学检验.5版.北京：人民卫生出版社

高媛，郑文岭，马文丽，2013.基因诊断技术的临床应用进展.基础医学与临床，33（01）：15-18

康熙雄，2012.临床免疫学检验.北京：高等教育出版社

李金明，2006.染色体检查能发现什么.大众卫生报

李姗姗，焦娟，2015.基因诊断技术及其临床应用.医学综述，21（17）：3198-3200

林果为，王吉耀，葛均波，2017.实用内科学.15版.北京：人民卫生出版社

刘运德，楼永良，王辉，2015.临床微生物学检验技术.北京：人民卫生出版社

尚红，王兰兰，尹一兵，2015.实验诊断学.3版.北京：人民卫生出版社

尚红，王毓三，申子瑜，2015.全国临床检验操作规程.4版.北京：人民卫生出版社

尚红，张丽霞，郭晓临，2015.实验诊断学病案、习题及实习指导.2版.北京：人民卫生出版社

唐承薇，张澍田，2015.内科学.消化内科分册.北京：人民卫生出版社

万学红，卢雪峰，2018.诊断学.9版.北京：人民卫生出版社

王洪奇，王德彦，林辉，2004.基因诊断与基因治疗的伦理问题、基本原则与发展趋势.自然辩证法通讯，02:104-109+112

王萍，2008.哪些情况适用于染色体检查.家庭医生报

徐英春，张曼，程敬伟，等，2017.中国成人艰难梭菌感染诊断和治疗专家共识.协和医学志，8（2）：131-138

张佳星，2018.基因检测走向临床还缺点啥.科技日报：论道健康

中华人民共和国卫生部医政司，卫生部合理用药专家委员会，2017.国家抗微生物治疗指南.2版.北京：人民卫生出版社

中华医学会检验分会卫生部临床检验中心，中华检验医学杂志编辑委员会，等，2012.肿瘤标志物的临床应用建议.中华检验医学杂志，35（2）：103-116

诸骏仁，2016.中国成人血脂异常防治指南（2016年修订版）.中国循环杂志，31（10）：937-953

Clinical and Laboratory Standards Institute，2018.Performance standards for antimicrobial susceptibility testing.28th ed.M100-S28

James H，Jorgensen，2015. Manual of clinical microbiology.11th ed.Washington：ASM Press

Lothar Thomas，1998. Clinical diagnostics. Germany.TH-Books Verlagsgesellschaft